Ateliers
RENOV'LIVRES S.A.
2002

DICTIONNAIRE
DE MÉDECINE
USUELLE ET DOMESTIQUE

À L'USAGE DES GENS DU MONDE

PAR UNE

SOCIÉTE DE MÉDECINS-PRATICIENS

LA RÉDACTION PRINCIPALE CONFIÉE A MM. LES DOCTEURS

A. L. J. BAYLE	ET	C. M. GIBERT
Médecin des dispensaires de la ville de Paris, Professeur agrégé de la Faculté de Médecine, Membre de l'Académie royale de Médecine de Naples, etc., auteur de plusieurs ouvrages de médecine pratique, notamment de la BIBLIOTHÈQUE DE THÉRAPEUTIQUE, *Recueil général d'observations sur le traitement des maladies et l'emploi des médicaments.*		Médecin des hôpitaux de Paris et de l'Asile royal de la Providence, Professeur agrégé de la Faculté de Médecine, Professeur particulier de pathologie cutanée, secrétaire général de l'Association de prévoyance des médecins de Paris, auteur d'un MANUEL SPÉCIAL DES MALADIES DE LA PEAU.

DEUXIÈME ÉDITION

TOME PREMIER

A - F

PARIS

BUREAU CENTRAL, RUE DU FOUR-SAINT-GERMAIN, 40

ET CHEZ TOUS LES LIBRAIRES DE FRANCE

1859

DICTIONNAIRE

DE MÉDECINE

USUELLE ET DOMESTIQUE

DICTIONNAIRE

DE MÉDECINE

USUELLE ET DOMESTIQUE

PARIS. — IMPRIMERIE ET LITHOGRAPHIE LACOUR,
Rue Soufflot, 18, près du Panthéon.

DICTIONNAIRE
DE MÉDECINE
USUELLE ET DOMESTIQUE

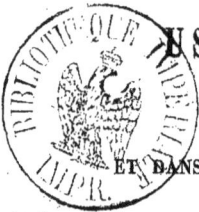

OU SONT EXPOSÉS AVEC CLARTÉ
ET DANS UN LANGAGE DÉPOUILLÉ DE TERMES SCIENTIFIQUES

1° Les premiers secours à donner aux blessés, aux noyés, aux asphyxiés, aux empoisonnés, aux malades éloignés de la demeure du médecin, et généralement l'indication de ce qu'il convient de faire au début de toutes les maladies, particulièrement dans les cas d'accidents graves et subits ;

2° Les conseils les plus propres à préserver des maladies, à entretenir la santé et à prolonger la vie, dans toutes les circonstances où peuvent se trouver les individus des différentes classes de la société ;

3° La réfutation des erreurs populaires relatives à la médecine ;

4° Enfin, pour les personnes charitables qui s'occupent particulièrement des besoins de l'humanité souffrante, la description du mode de pansement approprié à une foule de cas chirurgicaux ou médicaux qui ne réclament pas les soins continuels du médecin, et l'exposition succincte de tous les soins qui constituent, à proprement parler, l'office d'une bonne garde-malade ;

PAR UNE SOCIÉTÉ DE MÉDECINS - PRATICIENS

LA RÉDACTION PRINCIPALE CONFIÉE A MM. LES DOCTEURS

A. L. J. BAYLE   ET   C. M. GIBERT

Médecin des dispensaires de la ville de Paris, Professeur agrégé de la Faculté de Médecine, Membre de l'Académie royale de Médecine de Naples, etc., auteur de plusieurs ouvrages de médecine pratique, notamment de la BIBLIOTHÈQUE DE THÉRAPEUTIQUE, *Recueil général d'observations sur le traitement des maladies et l'emploi des médicaments.*

Médecin des hôpitaux de Paris et de l'Asile royal de la Providence, Professeur agrégé de la Faculté de Médecine, Professeur particulier de pathologie cutanée, secrétaire général de l'Association de prévoyance des médecins de Paris, auteur d'un MANUEL SPÉCIAL DES MALADIES DE LA PEAU.

DEUXIÈME ÉDITION

TOME PREMIER

PARIS
CHEZ M. DU CLOSEL, PROPRIÉTAIRE-ÉDITEUR

DU DICTIONNAIRE DE MÉDECINE USUELLE ET DOMESTIQUE

Rue Neuve-des-Mathurins, 100.

1858

INTRODUCTION

Peut-être ne serions-nous pas, nous-mêmes, très éloignés de partager l'opinion, ou, si l'on veut, le préjugé de ces savants qui croient que c'est dégrader la science que de chercher à y faire participer, quelque peu que ce soit, un public étranger aux études spéciales et approfondies qu'elle réclame... si l'intervention immédiate du médecin était toujours et partout possible; si, surtout, le charlatanisme, arrivé de nos jours à un degré d'impudence qui sera, dans l'histoire, nous le craignons, le cachet spécial de notre époque... si, disions-nous, le charlatanisme n'était pas là toujours veillant sur sa proie, et cherchant sans cesse à attaquer par les yeux ou par les oreilles un public toujours crédule!

Il est difficile pourtant de ne pas reconnaître qu'il est un certain nombre et un certain degré de vérités médicales, accessibles au sens commun, et d'une utilité pratique incontestable pour tous les hommes, pour ceux en particulier qui, par position, par devoir ou par goût, veillent sur l'éducation, la santé et la conservation de leurs semblables.

N'arrive-t-il pas tous les jours, à la ville comme à la campagne, que des accidents imprévus exigent à l'instant même des secours et des soins, qui pourront être plus nuisibles qu'utiles s'ils ne sont pas guidés par quelque peu de lumières? bien plus, qui pourront entraîner, sans profit pour la personne que l'on veut secourir, des dangers réels pour celles que l'humanité ou le devoir appellera au secours de la première? Les *asphyxies* dans les puits, les souterrains, les fosses d'aisance, les cuves de vin qui fermente, sont un exemple frappant de ces cas où il y a danger pour les deux parties ; et les tentatives de suicide ou d'homicide, la *submersion*, la *pendaison*, l'*empoi-sonnement*, des exemples non moins évidents de ceux où quelques soins mal dirigés, des préjugés populaires, le défaut de quelques connaissances faciles à acquérir, peuvent, en faisant perdre un temps précieux, ou en produisant directement de fâcheux effets, entraîner la perte irréparable de la vie chez un sujet qu'on aurait pu sauver. On peut en dire autant des *coups*, des *chutes*, des *blessures* et de beaucoup d'autres accidents.

Mais laissant de côté des cas qui, sans être rares, sortent cependant des chances habituelles de la vie commune, le médecin même le plus pénétré de la dignité de l'art qu'il exerce, et des graves inconvénients attachés partout aux *demi-lumières*, de quelque genre qu'elles soient, pourra-t-il nier que l'on ne puisse répandre dans le monde des conseils utiles sur l'éducation physique, le régime, les habitudes de la vie, le moyen de se préserver, non-seulement des maladies épidémiques ou contagieuses, mais encore de ces nombreuses affections individuelles qui, bien souvent, ne tiennent qu'à un défaut des plus simples précautions ? Enseignez, par exemple, à tous les parents, que les soins les plus tendres et les plus assidus, les antiscorbutiques et les antiscrophuleux les plus vantés, le régime le plus substantiel seront impuissants à fortifier la constitution des enfants faibles, pâles, délicats et mous, tant qu'on les laissera habiter dans des lieux bas, humides, dénués d'air et de soleil, ou qu'on les privera de l'exercice quotidien qui leur est nécessaire, ce qui est si commun chez les habitants des grandes villes! efforcez-vous de démontrer à cette femme mondaine dont la poitrine s'affecte facilement, dont les nerfs sont délicats et irritables, que c'est sa santé et sa vie qu'elle offre en holocauste aux exigences de la société! et assurément vous n'aurez point fait une chose inutile. Mais allons plus loin, et sans nous occuper pour le moment des préceptes qui doivent régler la conduite de ceux qui remplissent temporairement les fonctions de *garde-malade*, ne craignons pas de soutenir que dans un grand nombre d'indispositions ou de maladies, les premiers secours peuvent être convenablement administrés par des personnes étrangères à l'art, mais dirigées par quelques lumières, toujours, bien entendu, dans le cas où la présence du médecin ne peut être obtenue sur-le-champ. Là, sans doute, il faut mettre une grande réserve et une grande prudence dans les conseils que l'on donne aux gens du monde ; bien souvent il faut plutôt retenir une main téméraire que guider et pousser à agir une main inexpérimentée. Dans l'immense majorité des cas le proverbe anglais doit trouver son application, et le public doit chercher à se pénétrer de cette vérité profondément savante; encore que populaire, savoir : que trois docteurs doivent inspirer une confiance universelle.

« Le docteur *Diète*, le docteur *Régime* et le docteur *Repos*. »

Enfin, il est d'un haut intérêt pour les gens du monde de se désillusionner des merveilles dont le charlatanisme est si prodigue, merveilles qui trouvent un tel crédit dans toutes les classes de la société, que l'on pourrait dire, sans exagération, que c'est encore une sorte de *foi* qui reste à ceux qui ont le malheur de n'en avoir plus d'autre !

Entrons donc dans quelques détails, et efforçons-nous de prouver au public que, sans l'initier aux dogmes d'une science dont les abords sont difficiles et laborieux, on peut mettre à sa disposition des connaissances dont il y a pour lui grand profit à faire usage, en même temps que nous chercherons à apaiser les scrupules de ceux de nos confrères que le titre de notre Dictionnaire aurait pu choquer.

La seconde moitié du siècle dernier a donné naissance à deux ouvrages de médecine populaire qui ont acquis une juste célébrité, savoir : L'*Avis au peuple* de Tissot (auquel il faut joindre le *Traité des maladies des gens du monde*, celui *sur la santé des gens de lettres*, ainsi que le livre de l'*Onanisme*) et la *Médecine domestique* de Buchan.

« Il y a longtemps, dit Hallé dans le *Précis historique* placé en tête des œuvres de Tissot, il y a longtemps qu'on a fait aux ouvrages de médecine, mis à la portée des gens du monde et du peuple, un reproche très raisonnable, celui de donner une apparence de simplicité et de facilité à des choses dont la connaissance ne s'acquiert point dans les livres seuls, et demande une grande habitude d'observer, et une éducation pratique toute spéciale. Se fiant sur ces demi-connaissances dont elles ne soupçonnent pas l'insuffisance, les personnes les moins instruites se livrent avec une pleine sécurité à des pratiques dont elles ignorent la valeur et la véritable application, dans des cas dont elles n'ont pas appris à discerner la nature. Beaucoup de malheurs résultent de la triste assurance que leur donne une aussi faible instruction.

« D'un autre côté, on ne peut nier qu'il n'y ait, dans le cours de la vie, une multitude de choses relatives à la médecine, dont la connaissance peut être acquise utilement par tous les hommes, et sur lesquelles des notions simples et justes peuvent les mettre en état d'éviter des erreurs, de se soustraire à des préjugés, de porter utilement des secours dont la promptitude est essentielle dans les accidents qui menacent eux, leurs proches ou leurs enfants; il est des pays où des instructions populaires, simples et claires, sont dressées pour les circonstances imprévues qui exigent de prompts secours, et exposées sous la forme de tableaux pour l'instruction du peuple. Des médecins habiles ont cru devoir publier des ouvrages destinés spécialement à instruire les garde-malades, et par conséquent remplis de préceptes utiles, vulgaires et à la portée du commun des lecteurs. Personne enfin ne doutera qu'une mère éclairée ne soit, dans les cas ordinaires et dans beaucoup d'indispositions, le meilleur guide de ses enfants. Il est donc des choses qu'il serait à désirer que personne n'ignorât.

« C'est cette distinction de ce que l'homme du monde doit savoir ou peut apprendre, ce discernement dans la manière de le lui apprendre, qu'on devait naturellement espérer d'un esprit droit, simple et juste comme celui de *M. Tissot*. On peut dire qu'il a opéré à cet égard dans la société une révolution utile, et qu'il a contribué à mettre des bornes aux exagérations dans lesquelles d'autres hommes ont entraîné la multitude.

« Si quelques inconvénients se sont mêlés aux grands avantages qu'ont procurés ses ouvrages dans ce genre, on ne doit s'en prendre qu'à la condition inévitable de toutes les connaissances humaines, dont l'abus est tellement près de l'usage, qu'on ne peut jamais séparer absolument l'un de l'autre. »

Écoutons maintenant l'auteur lui-même ;

« Il serait à souhaiter, dit-il, dans la préface de l'*Avis au Peuple,* il serait à souhaiter, sans doute, que la médecine ne fût exercée que par les médecins, mais la chose est malheureusement autrement : et aussi longtemps qu'on n'aura pas trouvé le moyen d'y remédier, l'on doit s'occuper, en attendant que la source du mal soit tarie, d'en diminuer les effets autant qu'il sera possible. »

Aussi Tissot a-t-il consacré un chapitre important de son livre, à la réfutation des impostures propagées par le charlatanisme.

BUCHAN, à l'ouvrage duquel le médecin de Lausanne prodigue de grands éloges, rend lui-même une justice éclatante à l'œuvre de son prédécesseur ; mais il a cru devoir traiter le même sujet avec beaucoup plus de développements, et il a publié, à l'usage des gens du monde, un traité complet de médecine, dont la traduction française nous a été donnée en cinq gros volumes in-8°.

Le médecin d'Edimbourg, bien éloigné de la sage réserve de l'auteur de l'*Avis au Peuple*, croit qu'on ne saurait trop *populariser* les préceptes de la science.

Aussi, quoique la *Médecine domestique* de Buchan soit certainement l'œuvre d'un médecin distingué, je n'oserais affirmer qu'elle n'a pas été plus nuisible par l'application intempestive des nombreuses ressources de l'art qu'elle a mises à la portée de mains inhabiles, qu'elle n'a pu être utile en propageant d'importantes vérités et en détournant les gens du monde des erreurs et des préjugés les plus répandus. TISSOT, lui-même, n'est pas entièrement à l'abri du reproche que nous adressons ici au livre de BUCHAN, et, on peut regretter qu'en entrant dans quelques détails qui doivent être uniquement du ressort du médecin, il en ait négligé d'autres qui intéressent essentiellement les gens du monde.

Quant à la *Nouvelle Médecine domestique* publiée en 1825, par M. RATIER, nous ne pouvons approuver non plus dans tous ses détails le *Traité de médecine pratique* qu'elle renferme, non plus que le *Formulaire* et le *Vocabulaire* des mots techniques qui la terminent,

A quoi bon, par exemple, parler à un homme du monde de l'*auscultation médiate*, de l'inflammation du *péricarde*, de l'*irritation nutritive du cœur*, de l'inflammation des membranes *de la moelle épinière*, etc.? Pourquoi lu indiquer des *formules* qu'il ne peut ni ne doit exécuter?

Ce n'est pas ainsi que nous avons considéré notre sujet : comme il a été dit déjà dans le *prospectus* de ce dictionnaire, et comme nous devons le redire ici, nous n'avons jamais songé à faire une *médecine sans médecin ;* car, même rédigé par des hommes de l'art consciencieux et éclairés, un pareil ouvrage ne saurait être qu'inutile ou dangereux, et exécuté par des mains moins habiles et moins pures, ce n'est plus qu'une œuvre de charlatanisme et de mensonge. Notre but a été d'offrir simplement « *le résumé consciencieux de tout ce que le bon sens, éclairé par l'expérience, peut recueillir d'utile et de journellement applicable dans cet art immense qui embrasse tous les besoins et toutes les souffrances de l'humanité.* » Il ne viendra sans doute dans l'idée à personne de récuser, par exemple, l'utilité d'application usuelle et journalière des conseils relatifs à la conservation de la santé, au régime, aux habitudes de vivre, à l'éducation physique des enfants, aux précautions à recommander dans l'exercice de chacune des professions diverses qui existent dans notre état de société, etc., etc., conseils qui se trouvent disséminés dans des livres scientifiques que ne lisent point les gens du monde.

Mais pour aborder un sujet plus spécial et qui touche de plus près à la mé-

decine proprement dite, n'y aura-t-il pas avantage pour les personnes étrangères à l'art, à trouver dans notre dictionnaire toutes les considérations qui
peuvent les intéresser sur les *eaux minérales*, les *empoisonnements*, les
asphyxies, les *brûlures* et une foule d'autres objets présentés sans aucun
entourage scientifique, et étudiés seulement sous le point de vue de l'intérêt
accidentel que peuvent y prendre les gens du monde?

La forme de *dictionnaire* était sans aucun doute la mieux appropriée au
sujet, car dans un ouvrage de la nature de celui que nous avons entrepris, il
faut que toutes les notions que veut recueillir la personne qui le consulte sur
un objet donné, s'offrent à elle sans recherche et sans fatigue, et avec une
facilité telle qu'aucune instruction scientifique préliminaire ne puisse être
jugée nécessaire.

Un des plus graves inconvénients attachés à la lecture des livres de médecine, c'est la facilité avec laquelle, l'imagination venant en aide à quelques
incommodités réelles, chacun s'applique les symptômes dont il lit la description et se croit affligé des maladies qu'il étudie. Les médecins, eux-mêmes,
dans le commencement de leurs études surtout, ne sont point entièrement à
l'abri de ce danger qui peut devenir très sérieux pour les gens du monde ;
aussi mettrons-nous à l'éviter tout le soin possible.

Très concis dans l'indication des choses qui touchent de trop près à l'art
proprement dit, nous ne craindrons pas d'entrer dans beaucoup de détails,
lorsqu'il s'agira, au contraire, d'objets qui intéressent directement le commun
des hommes.

Ainsi, tandis que nous ne ferons pour ainsi dire que mentionner les mots
abcès, *anatomie*, *anévrisme*, *artère*, *bec-de-lièvre*, *carie*, *chirurgie*, *diabète*, *douche*, *forceps*, *fractures*, etc., nous donnerons, au contraire, les développements les plus étendus aux mots *aliment*, *asphyxie*, *bain*, *boisson*,
brûlure, *catarrhe*, *champignon*, *charlatan*, etc., etc.

Ce n'est pas sans raison que nous arrêtons ici l'attention du lecteur sur le
dernier mot que nous venons de tracer.

Nous désirons bien que l'on croie que c'est plus encore l'intérêt *social* que
l'intérêt *médical*, proprement dit, que nous avons en vue, en saisissant dans
ce dictionnaire toutes les occasions de combattre l'une des plaies les plus
honteuses de la société. Nous croirions avoir rendu un bien grand service
aux gens du monde, si, plus heureux que les auteurs qui nous ont précédés
dans la carrière, nous réussissions à inspirer une salutaire défiance sur ce
chapitre, du moins aux personnes éclairées.

Avec quel enthousiasme, hélas! les charlatans ne sont-ils pas accueillis dans toutes les classes de la société! Leur grossière ignorance, leurs absurdes raisonnements, leurs prétentions ridicules, rien ne peut diminuer la stupide confiance de leurs dupes. Si, parfois, un médecin éclairé cherche à dissiper cet étrange aveuglement, la plupart des hommes ne manquent pas de penser qu'il n'est mu que par son intérêt, et que, s'il refuse d'ajouter foi à tant de cures merveilleuses obtenues par des moyens si bizarres, ce sont les préjugés de son état qui enchaînent son esprit et compriment son admiration. Cependant, s'il était permis de plaisanter dans un sujet qui intéresse aussi vivement le bien public, on pourrait affirmer, sans crainte d'être démenti, que cette foule de guérisseurs sert bien plus utilement les intérêts des médecins, par le grand nombre de maladies aiguës et chroniques que ces remèdes incendiaires provoquent, exaspèrent ou entretiennent, qu'elle ne peut leur nuire par le petit nombre de malades qu'elle leur enlève momentanément. Mais les meilleurs raisonnements du monde ont peine à lutter contre ce fléau :

> Chacun tourne en réalités,
>
> Autant qu'il peut, ses propres songes.
>
> L'homme est de glace aux vérités :
>
> Il est de feu pour les mensonges.

Ce que nous venons de dire doit suffire, il nous semble, pour donner une idée de l'esprit dans lequel seront traitées les matières qui entreront dans ce dictionnaire, ainsi que du but auquel nous avons visé. S'il pouvait y avoir quelque intérêt pour nos lecteurs à lire d'avance la liste alphabétique des mots qu'ils y trouveront, nous la placerions ici ; mais ce tableau serait sans utilité pour eux et ferait un double emploi avec les tables qui figureront à la fin du second volume. Qu'il leur suffise de savoir que nous leur donnerons, sur quelque point de la médecine que ce soit, toutes les notions qu'ils pourront appliquer eux-mêmes sans danger et avec avantage, soit pour la conservation de la santé, soit pour la guérison des maladies. Au reste, pour mieux faire apprécier les divisions de cet ouvrage, nous allons reproduire ici une partie de notre prospectus, où se trouvent indiqués quelques-uns des mots les plus importants ; par ceux-là, on pourra juger des autres.

1° Une des branches des connaissances médicales qui, par son importance et son utilité de tous les instants, devra être exposée avec étendue, c'est l'HYGIÈNE, science qui enseigne les moyens de conserver la santé, de prévenir les maladies, d'améliorer l'espèce humaine et de prolonger la vie. Elle comprend les préceptes relatifs à la température, — aux climats, — aux saisons, — aux habitations, — à la salubrité, — à l'influence de l'air et de l'humidité, — aux vêtements, — aux aliments, — aux boissons, — aux exercices, — au sommeil et à la veille, — aux passions, — aux facultés intellectuelles, — aux différentes excrétions, — à l'éducation physique des enfants, etc. On étudiera ces objets, soit chez les individus, soit dans les masses, ce qui constitue l'hygiène publique et privée, sans négliger de faire connaître les modifications qu'ils éprouvent suivant l'âge, le sexe, la profession, le genre de vie, le tempérament, la constitution.

Cette partie hygiénique du *Dictionnaire* comprend encore les soins que réclament la grossesse, — l'accouchement, — les suites de couches, — l'enfant nouveau-né, — l'allaitement, — le choix des nourrices, — la dentition, — le sevrage, etc.

2° Il est une foule d'accidents graves et subits où la vie des malades court le plus grand danger si l'on n'administre des secours prompts. Attendre l'arrivée du médecin avant d'agir, ce serait s'exposer à voir succomber le patient. La connaissance de ces cas graves et des premiers moyens à employer est donc utile et nécessaire à tout le monde. Cette partie embrasse les secours que réclament les asphyxies par submersion, par pendaison, par respiration de vapeurs de charbon, des exhalations du vin qui fermente, du gaz des fosses d'aisance, — les asphyxies des nouveaunés, — les blessures graves, — les hémorrhagies, — les nombreuses espèces d'empoisonnement, — les corps étrangers introduits dans les ouvertures naturelles du corps et menaçant la vie, — les morsures d'animaux enragés, — les piqûres d'animaux venimeux, — les brûlures, — les défaillances, — les attaques subites d'hystérie, d'épilepsie, d'apoplexie, de convulsions chez les enfants, — les cas de mort apparente qu'il importe tant de distinguer de la mort réelle, etc.

3° Dans la plupart des maladies médicales et chirurgicales, le public a un rôle à jouer qui est souvent fort important, et qui consiste en ce qu'il faut faire avant l'arrivée du médecin, dans l'intervalle de ses visites, dans le cas d'accidents subits et imprévus, dans la meilleure manière d'exécuter les prescriptions de l'homme de l'art, etc.

4° Il existe un certain nombre de petites opérations chirurgicales et de remèdes pharmaceutiques simples et d'un usage si fréquent, que tout le monde a intérêt à les connaître, afin de pouvoir les employer lorsqu'ils sont prescrits par un médecin qui ne peut les exécuter lui-même, ce qui arrive très souvent; tels sont les ventouses, — les sangsues, — les vésicatoires, — les cautères et exutoires, — les sétons, — les pansements simples, — les sinapismes, — les différentes manières de composer les lavements, — les emplâtres, — les cataplasmes, — les bains, — les douches, — la vaccination, — les purgatifs légers, etc., etc.

5° Enfin, il importe de combattre certaines erreurs populaires qui règnent dans la société, et qui peuvent avoir une influence fâcheuse sur la santé.

Une partie considérée comme fort accessoire dans les ouvrages purement scientifiques, et qui est fort importante dans celui-ci, c'est le style. Sans prétendre rivaliser, sous ce rapport, avec les ouvrages purement littéraires, nous nous sommes attachés du moins à éviter les termes scientifiques, à proscrire les explications qui supposent des connaissances médicales que ne possèdent point les gens du monde, à traduire en langage ordinaire, simple et clair, les notions d'application qui sont toujours enveloppées dans les ouvrages médicaux de termes techniques inintelligibles pour le commun des lecteurs.

Plusieurs médecins distingués de Paris ont bien voulu concourir avec nous à la rédaction de cet ouvrage. Nous aurons soin de faire connaître leurs noms à la fin du second volume de ce Dictionnaire.

Deux tables termineront cet ouvrage ; l'une, *scientifique,* classera les matières dans un ordre méthodique ; l'autre, *alphabétique,* reproduira non-seulement les mots qui figureront en titre dans l'ouvrage, mais encore beaucoup d'autres mots qui, quoique traités dans le Dictionnaire, ne s'y trouvaient point placés en saillie ; c'est surtout sous ce dernier rapport que cette table sera fort utile aux personnes qui auront des recherches à faire.

DICTIONNAIRE

DE MÉDECINE

USUELLLE ET DOMÉSTIQUE

A

ABCÈS. Collection de pus. D'après le genre de douleurs qui les précèdent, le temps qu'ils mettent à se développer, on distingue les abcès en abcès chauds, en abcès froids. Les abcès chauds sont ordinairement la suite d'une action extérieure, un coup, un corps étranger, une petite plaie. Le point où ils se forment se gonfle, la peau qui le recouvre rougit ; elle devient le siége d'une chaleur vive, beaucoup plus sensible pour le malade qu'elle ne l'est pour celui qui applique la main sur le lieu enflammé. Les douleurs, dont l'intensité diffère, sont pulsatives, c'est-à-dire accompagnées de battements analogues à ceux du pouls. On observe en outre de l'agitation, de la soif, quelquefois même de l'insomnie. Au bout de quatre à six jours les symptômes changent, le centre de la petite tumeur blanchit, s'élève en pointe ; on peut y appliquer le doigt sans provoquer une douleur aussi vive que dans d'autres points de la tumeur ; la chaleur devient douce, halitueuse ; enfin la fluctuation peut être reconnue, mais, pour peu que l'abcès soit profond, elle exige un tact exercé dont un chirurgien seul peut être doué.

Pour diminuer les douleurs qui précèdent et accompagnent la formation d'un abcès chaud, il convient de faire, sur la partie malade, des applications tièdes et relâchantes. Les cataplasmes émollients qu'on doit préférer, sont ceux de farine de lin, de mie de pain, cuite dans l'eau de guimauve ou le lait. Il est bon de les changer fréquemment pour éviter leur refroidissement et empêcher qu'en s'aigrissant ils ne prennent un caractère irritant.

Dès qu'un abcès inflammatoire est complétement formé, il faut s'occuper de l'évacuation du pus. Elle peut être abandonnée aux seuls efforts de la nature, si l'abcès est superficiel, la peau très mince et le foyer peu vaste. Lorsqu'au contraire un abcès est situé profondément, ou que ses dimensions sont grandes, l'ouverture doit en être confiée à un homme de l'art. Le plus ordinairement une seule incision suffit ; il est bon qu'elle soit faite dans le lieu le plus déclive. Dès que le pus est écoulé, on met sur l'ouverture un petit linge-fenêtre ou un peu de charpie ; et un cataplasme, qui s'étend sur toute la partie malade, et plus que moins : il a le double avantage de calmer l'irritation, suite de la petite opération, et de favoriser la sortie du pus par la légère pression qu'il exerce. Aussitôt que l'inflammation sera calmée, on cessera l'usage des cataplasmes, et la charpie seule suffira pour favoriser la détersion.

Les abcès froids se développent souvent sans cause connue, chez des individus faibles, lymphatiques ; ils siégent ordinairement au col, aux aisselles, dans les environs des articulations. La formation du pus est précédée d'un sentiment de gêne, d'une douleur sourde, d'un engorgement de la partie affectée ; au bout de quelques jours, une véritable tumeur existe ; elle est molle, circonscrite ; la fluctuation est manifeste dans toute son étendue ; la peau se distend, devient bleuâtre ; tout annonce qu'elle ne tardera pas à se rompre. Pour favoriser le travail de la nature, on est quelquefois obligé de recourir à des applications irritantes, telles que la térébenthine, le galbanum, des cataplasmes faits avec la moutarde, l'ognon et autres végétaux stimulants. On retire de bons effets des emplâtres de Vigo, de savon, de diachylum composé ; ils sont utiles en pareils cas, en raison de la stimulation qu'ils occasionnent et de la chaleur humide qu'ils entretiennent dans la partie malade.

Lorsque, comme on le dit vulgairement, l'abcès est arrivé à maturité, il n'y a pas d'inconvénient à ce que son ouverture se fasse spontanément ; si l'abcès est petit, superficiel, on cherchera même à la favoriser, en plaçant sur le centre de la tumeur un petit emplâtre d'onguent de la mère, ayant deux à trois lignes de diamètre ; une fois le pus écoulé, l'application d'un peu de charpie sèche, une légère compression, pourront suffire dans la généralité des cas. Quand, au contraire, un abcès froid a une certaine étendue, si les moyens qui doivent précéder son ouverture sont les mêmes, celle-ci ne doit être confiée qu'à un chirurgien, soit qu'il préfère le caustique, les ponctions répétées, ou la simple incision ; il est certain qu'après la sortie du pus, on n'obtiendra que de bons résultats des applications stimulantes, la charpie sèche ou trempée dans le vin aromatique ; si la peau décollée était mince et bleuâtre, et qu'on pût redouter la formation d'une fistule, une compression régulière, modérée, pourrait prévenir cet accident.

Le régime que doit suivre en général le malade affecté d'abcès froids, doit être fortifiant, et si cette indication ne suffisait, on trouverait les détails au mot SCROPHULES OU ECROUELLES.

Pour parvenir au but d'utilité que nous nous proposons, il est certain que les considérations générales que nous venons de présenter, doivent être suivies de quelques indications particulières aux différentes régions du corps que les abcès peuvent occuper.

Les abcès qui occupent quelques régions de la tête, doivent être distingués entre eux, suivant qu'ils sont situés au crâne ou à la face. Ceux du crâne sont distingués en abcès intérieurs, en abcès extérieurs. Les premiers sortent du domaine de la pratique ordinaire, pour entrer dans celui de la haute chirurgie, dont ils constituent un des points les plus importants. Les seconds, sans exiger des connaissances aussi élevées, méritent cependant de fixer l'attention. Dès qu'un abcès se montre sous les téguments du crâne, il faut bien s'assurer : 1° s'il n'est pas lié avec un mauvais état des voies digestives, qu'on doit combattre par la diète, de légers laxatifs, le bouillon aux herbes, le petit-lait, la crème de tartre ; 2° s'il ne dépend pas d'une altération de l'os, ainsi que cela a lieu malheureusement trop souvent au niveau de l'apophyse mastoïde (derrière l'oreille). On peut le soupçonner lorsque le travail de la suppuration se fait lentement ; on en est certain quand l'abcès étant ouvert, le pus a une odeur de putréfaction, et quand, introduisant dans le foyer une petite tige métallique, on trouve l'os dénudé, raboteux, spongieux et sans sonorité.

Les abcès qui peuvent se développer dans *l'oreille* seront étudiés à ce mot (*maladies de l'oreille*).

Les abcès si souvent observés à la face sont superficiels ou profonds ; les premiers se développent fréquemment dans le tissu des paupières ; leur ouverture peut être spontanée ; mais lorsqu'elle doit être faite par incision, il est bon que celle-ci soit dirigée horizontalement, pour que la petite cicatrice qui doit suivre se perde dans les plis des paupières ; les abcès superficiels des joues, lorsqu'ils dépendent de la carie d'une dent, nécessitent, avant tout, son arrachement, et n'exigent du reste que les soins généraux indiqués. Quant à ceux qui se développent dans la région de la parotide (vers l'angle de la mâchoire), ils sont de deux espèces différentes : les uns ne siégent que dans le tissu cellulaire, et seront traités à l'article *Oreillon* ; les autres sont liés à une altération du tissu de la glande et rentrent dans l'histoire des *fistules salivaires*. (*Voy.* le mot FISTULES.)

Les abcès profonds de la face sont ceux qui occupent ses grandes cavités, les orbites, les fosses nasales, le sinus maxillaire, la bouche. Liés à une foule d'altérations, soit des organes que ces cavités renferment, ou des parties que forment leurs parois, ils doivent être compris dans l'histoire pathologique de chacune d'elles. (*Voy.* les mots FOSSES NASALES, BOUCHE, etc.)

A ce que nous avons dit de général sur les abcès, nous devons ajouter, relativement à ceux du cou, que c'est dans cette région qu'on observe le plus ordinairement les abcès froids, et qu'afin d'éviter, autant que possible, la difformité, on se hâte de les ouvrir, soit avec la potasse caustique ou pierre à cautère, soit, de préférence, et pour éviter une large cicatrice, avec l'instrument.

Les abcès de la poitrine, d'après leur situation, sont distingués en deux espèces principales : les uns sont intérieurs, les autres extérieurs.

Dans les premiers, tantôt le pus occupe la cavité de la poitrine, tantôt le foyer se trouve dans le tissu même du poumon. (*Voy.* VOMIQUE.) Nous pouvons établir d'une manière générale que les abcès extérieurs de la poitrine, qu'ils aient l'un ou l'autre des caractères indiqués, n'ont rien qui les distingue ordinairement de ceux des autres régions du corps ; mais nous devons aussi reconnaître que, dans quelques cas, ils exigent des connaissances particulières. Ceux des mamelles seront traités lorsqu'il sera question de cet organe. Les abcès extérieurs de la poitrine peuvent dépendre de l'altération d'un os ; il en sera question au mot *Carie.*

Quand il existe un abcès sur le trajet d'un muscle qui se rend à l'un des bras, le repos du membre devient essentiel. Des mouvements exercés avec prudence, lorsque l'abcès est ouvert, peuvent, au contraire, favoriser la sortie de la matière purulente. Est-il besoin de dire que, quand un abcès est profond, il faut se hâter d'appeler un chirurgien, qui ne manquera pas de l'ouvrir le plus promptement possible, soit pour éviter que

l'inflammation ne se propage aux organes intérieurs de la poitrine, soit aussi de crainte que l'abcès ne se fasse jour dans cette cavité.

Les abcès des lombes (vulgairement *les reins*), envisagés d'une manière générale, n'ont rien qui les distingue de ceux examinés précédemment. Mais dès qu'ils ont été précédés de symptômes graves, que leur étendue est grande, l'homme de l'art peut seul décider s'ils ne dépendent pas d'une affection des reins (organes qui sécrètent l'urine), ou d'une maladie des os de l'épine.

Les abcès superficiels du ventre qui se développent dans l'épaisseur des parois, n'offrent rien de particulier, sinon qu'ils doivent être ouverts de bonne heure, et dans une direction parallèle à celle des muscles, ou, pour mieux dire, de leurs fibres charnues, ce qu'un chirurgien seul est à même de connaître.

Les abcès profonds qui semblent produits par du pus qui, formé dans le ventre, tend à se faire jour au dehors, méritent toute l'attention de l'homme de l'art.

Il suffit de rappeler ici que, croyant à l'existence d'un simple abcès du ventre, on a ouvert la vésicule du fiel distendue, ou même l'intestin, dans certains cas de descentes prises pour des abcès.

Les abcès des régions génitales et de l'anus doivent être l'objet de remarques particulières ; celles relatives aux abcès urineux se trouvent aux *voies urinaires* (maladies des). Comme, dans la généralité des cas, l'abcès de l'anus n'est qu'une conséquence d'une lésion du gros intestin, et se termine par une *fistule*, nous croyons devoir renvoyer à ce mot, tout en faisant observer que le meilleur moyen de prévenir ce fâcheux résultat est d'appeler de bonne heure le chirurgien pour qu'il puisse ouvrir l'abcès le plus tôt possible.

Les abcès des testicules chez les enfants sont quelquefois la suite d'une contusion des bourses. Chez l'homme ils peuvent tenir à cette cause, mais ils sont dus le plus souvent à une *chaude-pisse tombée dans les bourses*, à la présence d'une sonde ou bougie, etc. Quoi qu'il en soit, pour modérer les douleurs qui sont toujours très vives dès le début de l'inflammation, il faut recourir aux bains, aux émollients, aux applications de sangsues, et se hâter d'appeler un chirurgien, qui seul peut reconnaître si un abcès existe, et lui donner une issue convenable. En abandonnant l'ouverture de l'abcès aux seuls efforts de la nature, on exposerait les malades aux douleurs les plus intenses, et on devrait craindre la destruction de l'organe le plus essentiel à la reproduction.

Les abcès des parties génitales sont assez fréquents chez la femme. On les observe surtout chez les jeunes femmes, dans les premiers temps du mariage. Retenues par la pudeur, elles confient à la nature le soin de leur guérison, mais elles s'exposent ainsi à souffrir davantage et à voir l'abcès s'ouvrir au-dessus de la partie la plus déclive du petit foyer ; en sorte qu'il s'établit une fistule qui tôt ou tard réclame les secours de l'art.

Vouloir entrer dans des considérations spéciales sur les abcès des membres, serait anticiper sur les articles *Panaris, Maladies des articulations, Rhumatisme*, etc., etc. Cependant, aux considérations générales qui pourront trouver leur application dans un grand nombre d'abcès des membres, j'ajouterai que c'est dans l'ouverture de ceux situés à la partie interne et supérieure des membres qu'il faut apporter les plus grandes précautions, attendu que c'est dans ce lieu que sont placés les gros vaisseaux.

Plus d'un triste accident relaté dans les fastes de l'art annonce quelle prudence il faut apporter dans l'ouverture, par instrument tranchant, des abcès qui avoisinent les artères.

Nous ne terminerons pas cet article sans insister, en finissant, sur une remarque générale qui a, dans la pratique, une application de tous les jours.

Retenus par la crainte de l'instrument, et préoccupés de cette idée que la peau qui recouvre un abcès blanchit quand il est mûr, les malades ne manquent pas d'opposer un refus à l'invitation que leur fait le chirurgien de laisser ouvrir la tumeur.

Qu'ils sachent bien que, dans l'immense majorité des cas, il y a avantage à ce qu'un abcès soit ouvert de bonne heure, et qu'il est presque toujours temps de l'ouvrir longtemps avant qu'il paraisse mûr aux yeux d'un homme du monde.

Qu'ils sachent surtout qu'il est des cas (nous en avons indiqué quelques-uns dans le cours de cet article) où il n'y a que l'incision faite presque au début du mal, qui puisse mettre à l'abri des conséquences fâcheuses qu'il peut avoir s'il est abandonné à lui-même.

Cette seule vérité, mise à la portée du vulgaire, nous paraîtrait un immense service rendu à l'humanité souffrante.

ABEILLE. Mouche à miel (*apis mellifera*). Ces différents noms rappellent à l'imagination l'insecte le plus étonnant par son industrie, son organisation sociale, et le plus utile à l'homme par ses nombreux produits. Les abeilles vivent en société. L'homme réunit ces sociétés et en forme ce qu'on appelle des ruches. Dans une ruche, on trouve toujours trois sortes d'individus qu'il est important de distinguer, parce qu'ils ne sont pas tous également redoutables par leur aiguillon. Ces individus présentent, outre les différences de sexe, des caractères extérieurs qui les font facilement distinguer.

1° *Les mâles*, ou *faux bourdons*, sont plus gros et plus velus que les neutres ; leurs yeux sont larges et viennent se joindre au milieu de la tête ; les ailes sont de la longueur du corps, qui est plus gros que celui des femelles ou reines ; ils exhalent une odeur très forte au temps de l'essaimage, elle se fait sentir au voisinage des ruches. Leur nombre varie, dans un essaim, de deux cents à six cents ; *ils ne sont pas armés d'aiguillons*, et leur approche est par conséquent sans danger.

2° *Les femelles*, ou *les reines ;* leur corps est plus long et moins gros que celui des mâles ; les ailes sont plus courtes que le corps, leurs yeux ne se touchent point au sommet de la tête, et leurs pattes ne sont point garnies de poils comme celles des deux autres espèces. Réaumur s'est assuré, en plongeant sous l'eau des ruches tout entières, qu'il n'existe qu'une seule femelle dans chaque société ; cependant on en a quelquefois observé plusieurs, mais jamais plus de deux ou trois : *elles portent un aiguillon recourbé*.

3° *Les neutres* ou *mulets*, ou *abeilles ouvrières*, sont les plus petites de toute la troupe ; elles ont les ailes de la même longueur que le corps, les yeux ne se joignent pas au sommet de la tête, les organes qui forment la bouche sont beaucoup plus développés; jeunes, elles ont un point blanc à l'extrémité du ventre; vieilles, elles présentent des ailes usées et comme frangées sur les bords; elles sont souvent au nombre de trente ou quarante mille, et *portent un aiguillon très acéré.* Cet aiguillon est situé à la partie inférieure du corps de l'abeille, et se compose de deux filets très déliés renfermés dans un fourreau formé de deux lames dentelées qui s'écartent lorsque l'aiguillon est entré dans la chair, et rendent sa sortie très difficile; voilà pourquoi l'abeille laisse presque toujours son aiguillon dans la plaie avec une partie de son ventre à laquelle il est attaché; peu de temps après elle meurt. A la base du dard se trouve une poche contenant une substance âcre, qui s'écoule par le fourreau dont nous avons parlé, et cause les vives douleurs dont est suivie la piqûre de l'abeille.

Ces trois espèces jouent chacune un rôle distinct dans l'ensemble de la société. Les mâles paraissent dans une ruche à la fin de l'hiver, et y restent jusqu'au milieu de l'été. A cette époque, ils sont tous immolés par les ouvrières; car leur rôle est fini. La reine est fécondée; la reine est la sentinelle vigilante de l'habitation, se portant partout où il y a quelque danger à craindre, quelque désordre à réparer; elle est fécondée par un mâle au milieu des airs, et pond ensuite une quantité d'œufs innombrable qui donnent naissance aux mâles et aux mulets; ceux-ci sont les travailleurs de la communauté; ils se divisent en deux séries; les uns sortent, et vont butiner dans les fleurs le pollen et les substances sucrées qui, élaborées dans leur estomac, donnent le miel (*voy.* ce mot); les autres se consacrent exclusivement à l'éducation des jeunes abeilles, ne font point de miel et sortent rarement de la ruche. Les uns et les autres travaillent à la construction des gâteaux, qui sont, comme on sait, formés d'une réunion d'alvéoles à six pans, destinées chacune à recevoir un œuf pondu par la femelle. La grandeur de ces alvéoles et la nourriture donnée à la jeune larve ou chenille qui en sort,

déterminent irrévocablement le sexe de l'individu parfait. Ainsi les cellules dans lesquelles éclosent les femelles ont la forme et la grandeur d'un gland de chêne, et leur poids correspond à celui de cent cinquante alvéoles d'ouvrières; les jeunes larves qu'elles contiennent sont nourries du miel et du pollen le plus délicat. Les cellules des faux bourdons sont les secondes en grandeur; viennent enfin celles des ouvrières, qui sont les plus petites; aussi celles-ci sont-elles uniquement des femelles dont les ovaires n'ont pu se développer par suite d'une compression prolongée dans une cellule trop étroite, et dont le corps a pris trop d'accroissement sous l'influence d'une mauvaise nourriture.

Disons quelques mots sur les ennemis que ces intéressants insectes ont à craindre. Les uns en veulent à leur vie, tels sont les araignées, les guêpes, les crapauds, etc.; les autres au miel qu'ils fabriquent, comme le mulot, le campagnol, la tête-de-mort (*sphynx atropos*). Les araignées sont peu dangereuses, il suffit de détruire les toiles qu'elles construisent dans les angles des ruches. Quelques guêpes, plus fortes que les abeilles, les percent de leur dard et les tuent; pour les détruire, on enduit de miel un tamis; elles s'y assemblent en foule le matin; et alors on les couvre d'eau bouillante. Les crapauds se logent souvent sous les tables des ruches; on les perce d'un fer aigu. Les mésanges, les moineaux et le guêpier en immolent un grand nombre; le plomb en fait justice. Les abeilles pillardes viennent en véritables pirates s'emparer d'une ruche; le matin on les voit voltiger à l'entour en grand nombre; une agitation extraordinaire se manifeste alors dans la petite république, les travailleurs entrent et sortent avec bruit, et il n'y a qu'un remède, c'est de prendre la ruche et de la transporter dans un endroit fermé. Les souris, les mulots, les campagnols, les musaraignes, s'introduisent l'hiver dans les ruches, lorsque les abeilles, engourdies par le froid, n'en défendent plus l'entrée, pour se nourrir du miel qu'elles contiennent; on place, pour éviter ce malheur, les ruches sur des tables qui débordent leurs supports. Les quadrupèdes, ne pouvant marcher le dos renversé, ne pénètrent jamais dans la ruche. Le sphinx à tête de mort est un grand papillon de nuit, qui paraît en automne et se réfugie souvent dans les habitations, où on peut le détruire, en même temps qu'on rétrécit l'ouverture des ruches pour l'empêcher d'y pénétrer. Mais le plus terrible ennemi des abeilles, c'est le papillon connu sous le nom de *galerie*, qui dépose ses larves dans les alvéoles des ruches pour les nourrir du miel qu'elles contiennent. Les ruches exactement lutées sur leurs supports s'en garantissent beaucoup mieux que les autres; le meilleur moyen est de faire la chasse à ce papillon qui voltige le soir autour des ruches; on le reconnaît à sa couleur d'un gris obscur tacheté de noir.

Piqûre d'abeille. Le cultivateur qui élève des abeilles est souvent obligé de s'approcher des ruches pour enlever les gâteaux et faire la récolte du miel et de la cire. Les précautions principales sont les suivantes. 1° Il ne faut jamais toucher aux ruches au moment de l'essaimage, c'est-à-dire lorsque les abeilles trop nombreuses dans une ruche se préparent à aller fonder ailleurs une colonie nouvelle; car alors il y a beaucoup de jeunes abeilles, et les autres sortent en foule pour les défendre. 2° Le moment le plus favorable est entre neuf heures et deux heures, parce qu'alors un grand nombre de travailleuses sont aux champs. 3° On doit toujours opérer en silence, en évitant autant que possible de s'agiter autour de la ruche. 4° Lorsque plusieurs abeilles voltigent en bourdonnant autour de vous, il faut, sans s'effrayer, sans les chasser avec la main, se retirer doucement à l'ombre et attendre qu'elles se soient apaisées; si l'une d'elles se pose sur une partie du corps quelconque découverte ou non, le meilleur moyen est de ne pas y porter la main; on devrait même se conformer à cette règle si l'on sentait le dard s'enfoncer dans la peau, car alors l'insecte le retire doucement; si, au contraire, on fait mine de le chasser, il s'envole à l'instant et l'aiguillon brisé reste dans la plaie. Mais cette règle est bien difficile à suivre; l'instinct, plus prompt que le raisonnement, nous fait porter la main vers l'endroit lésé, et en

écrasant l'abeille imprudente, nous gardons dans la plaie le dard envenimé qui cause de si vives douleurs. 5° Les couleurs sombres sont odieuses aux mouches à miel : elles s'attachent aux chapeaux, aux cheveux noirs, aux sourcils. Le costume le plus préservateur consiste en un domino de toile grise, avec un masque de fil de fer qui s'engage sous le capuchon; le pantalon doit couvrir les chevilles et les cou-de-pieds. Les gants de laine très grossiers défendent les mains, tandis que ceux de peau sont percés par les aiguillons. 6° De tous ces moyens, le plus sûr est celui qui consiste à faire usage de l'appareil connu en agriculture sous le nom d'enfumoir; la fumée éloigne les abeilles, les engourdit, les rend inoffensives, et on peut s'emparer de leur miel sans qu'elles y opposent la moindre résistance.

Remèdes contre la piqûre. Immédiatement, il faut presser les chairs doucement autour de l'endroit blessé, afin de faire sortir l'aiguillon et la gouttelette de venin qu'il a déposée dans la plaie; on touchera ensuite avec un peu d'*alcali volatil* mêlé d'eau, si l'on en a à sa disposition, ou bien encore avec de l'*eau de Luce*, à l'aide d'un petit pinceau ou d'une plume; puis on appliquera sur la plaie une compresse trempée dans l'eau froide ou dans un mélange d'eau et d'acétate de plomb ou extrait de saturne (eau de Goulard), appelé eau blanche, et l'on renouvellera la compresse à mesure qu'elle s'échauffera. Si on n'a point d'eau à sa portée, on la remplacera par de la terre humide et fraîche, prise à une certaine profondeur. Néglige-t-on ce moyen, alors il survient souvent du gonflement, de la rougeur à la peau; il se forme, au milieu de la tumeur, un petit abcès dont la matière entraîne l'aiguillon; si ces accidents arrivent, des cataplasmes de farine de graine de lin tièdes, quelques sangsues placées autour de la tumeur, à un demi-pouce du cercle rouge qui l'entoure, soulageront le malade.

Une seule piqûre est un accident peu grave, la nature amène le plus souvent, par ses seules forces, une guérison prompte et durable; mais lorsque toute la figure, ou un bras, ou un membre quelconque, ont été couverts de piqûres, on voit survenir des accidents souvent fort graves, et qui nécessitent l'intervention d'un homme de l'art ; le bras se gonfle, les différentes tumeurs formées par la piqûre se joignent, toute la partie est le siège d'élancements et d'un sentiment de brûlure, la fièvre s'allume, la soif devient ardente, etc., etc. Alors, le malade sera couché, on le mettra à l'usage de limonade, de petit-lait, ou d'eau d'orge ; s'il y a peu de temps que l'accident est arrivé, on couvrira le bras de compresses d'eau blanche, après avoir tâché de retirer autant d'aiguillons que possible. S'il y a déjà quelque temps que les piqûres ont eu lieu (six ou huit heures), on plongera la partie malade dans un bain tiède de décoction de guimauve, puis on la couvrira de cataplasmes de graine de lin ou de feuilles de mauve. Le malade ne recevra aucune nourriture ; s'il est constipé, des lavements lui seront donnés ; une saignée ou des sangsues sont encore indiquées dans ce cas, mais c'est au médecin à décider lequel de ces deux moyens devra être mis en usage.

ABOUTIR. C'est le nom vulgaire qu'on donne à l'acte de la suppuration. On croit, en général, dans le monde, qu'il dépend du médecin de faire fondre ou de faire aboutir une tumeur ou un engorgement quelconque, et qu'il existe des remèdes, des onguents, des emplâtres propres à produire assurément l'un ou l'autre effet : c'est une grande erreur. Plus d'une fois on a obtenu la résolution de tumeurs qu'on croyait devoir s'abcéder, sous l'influence même des médicaments qu'on employait pour favoriser la suppuration : et réciproquement on voit s'ouvrir au dehors et *aboutir* des engorgements inflammatoires dont on avait cherché à déterminer la fonte ou *résolution*. Cette vérité n'est pas facile à démontrer aux bonnes femmes, qui attachent une grande importance aux vertus fondantes, suppuratives ou cicatrisantes, de tel ou tel onguent, emplâtre, cataplasme, etc.; mais les personnes douées de quelque bon sens comprendront facilement que la suppuration étant le produit d'un travail inflammatoire qu'il n'est pas toujours au pouvoir de l'art de modifier à volonté, les effets des remèdes peuvent varier suivant

le degré et la nature de l'inflammation. Toutefois, on peut avancer d'une manière générale que les médicaments regardés comme les plus propres à favoriser et à hâter la suppuration, à faire *aboutir*, comme on le dit, sont doués de vertus plus ou moins irritantes. Ainsi l'onguent de la mère, les feuilles d'oseille cuites avec du sain-doux, la levure de bière, l'ognon de lis, divers emplâtres maturatifs, excitent les parties sur lesquelles on les applique. Aussi conviennent-ils surtout aux abcès froids, aux engorgements glandulaires peu aigus, et seraient-ils, au contraire, le plus souvent nuisibles, quand l'inflammation est forte, que les douleurs sont vives, la peau rouge et sensible, etc. En pareil cas, les simples émollients conviennent mieux et sont aussi les meilleurs moyens de faire *aboutir* la tumeur, si elle doit se terminer par suppuration. (*Voy.* le mot ABCÈS.)

ABRICOT (*Armeniaca vulgaris*). Ce fruit a été accusé d'être fiévreux. Lorsqu'on le mange en grande quantité, quand il n'est pas bien mûr, il peut donner la diarrhée et amener par suite un mouvement fébrile; mais cela est vrai de tous les fruits en général, et l'abricot ne forme point à cet égard une exception qui doive le faire proscrire. On en fait des compotes et des pâtes qui sont fort agréables et fort saines; celles de Clermont et de Metz jouissent, à cet égard, d'une réputation méritée. Avec le noyau les ménagères préparent une liqueur de table qui doit son arôme à une très faible quantité d'acide prussique contenu dans tous les noyaux des fruits appartenant à la famille des amygdalées, dont l'abricotier fait partie.

L'abricot-pêche, qui est un mulet des deux espèces dont il a emprunté les noms, est le plus estimé comme aliment, et celui qui mérite le mieux cette préférence par l'excellence de son goût.

ABSINTHE (l'*Artemisia absinthium*). Cette plante croît dans les parties montueuses de toute l'Europe, et est cultivée abondamment dans les jardins; elle s'élève à deux pieds, et ses feuilles, très découpées, sont d'un gris blanchâtre ; son amertume est proverbiale. En lais sant infuser quatre gros de feuilles d'absinthe dans deux livres d'eau bouillante, on obtient une tisane amère. On emploie plus souvet le vin d'absinthe ou la liqueur du même nom, qui n'est autre chose que de l'esprit de vin dans lequel on a laissé infuser des feuilles de la plante. Mêlée avec de l'eau, elle facilite la digestion. Comme médicament, l'absinthe est maintenant fort peu employée; et cependant elle jouit à un assez haut degré de toutes les propriétés des *amers*. (*Voy*. ce dernier mot.) Le peuple, et même quelques gens de la classe élevée, abusent beaucoup des qualités fortifiantes et digestives attribuées au vin ou à la *liqueur d'absinthe*. Ces qualités deviennent souvent pernicieuses, appliquées à un estomac qui ne paraît languissant que parce qu'il est irrité. C'est, en général, un usage des plus malentendus que celui qui consiste à prendre des spiritueux à jeun ou un certain temps avant le dîner. Ils ont assurément beaucoup moins d'inconvénients à la fin du repas, l'estomac étant alors protégé contre leur action trop vive par la masse des aliments qu'il renferme.

ABSTINENCE, *abstinentia* (de *abstinere*, s'abstenir). Ce mot, dans sa plus grande acception, s'applique à toute espèce de privations. Mais, dans le langage médical, il sert à désigner presque exclusivement la privation des aliments et des boissons.

La vie individuelle est une suite de mouvements de composition et de décomposition. Les premiers s'opèrent par la digestion, l'hématose ou formation du sang, et la nutrition; les autres, par les sueurs, les excrétions de toute espèce, les actes cérébraux, etc. Ces mouvements sont tellement enchaînés, que l'organisme perd et se répare en proportion de ses pertes. Or, comme cette réparation se fait au moyen des aliments, tant liquides que solides, si l'individu vient à en être privé, les pertes ne sauraient être compensées; l'équilibre entre les deux forces opposées sera rompu, et le mouvement de décomposition l'emportant, le corps ne tardera pas à ressentir les funestes effets de ces pertes continuelles, effets variables à l'infini, selon la durée et la nature de l'abstinence, selon les âges, les sexes, les tempéraments, l'état de santé ou de maladie, etc., etc.

Ceci posé, cherchons d'abord à étudier les désordres qu'amène dans l'organisme la privation prolongée des aliments, et voyons ensuite quelles importantes modifications ils reçoivent des circonstances que nous venons d'énumérer tout à l'heure.

L'abstinence peut porter sur les aliments solides et liquides à la fois; elle peut ne porter que sur les uns ou les autres, ou seulement sur quelques aliments, sur quelques boissons. Dans le premier cas, l'abstinence sera complète; dans le second elle sera incomplète ou partielle.

L'abstinence des aliments solides étant, à la durée près, suivie des mêmes accidents que l'abstinence des aliments et des boissons, la description que je donnerai des effets de l'abstinence complète conviendra également à la première. La privation des boissons fera le sujet d'un court paragraphe à la suite de celui-ci; quant à ce qui regarde l'abstinence de certaines boissons, de certains aliments, je renverrai le lecteur aux articles où ces mots seront traités séparément. (*Voy.* notamment les mots DIÈTE et RÉGIME.)

Ce n'est guère qu'au bout de dix-huit ou vingt-quatre heures que les effets de l'abstinence commencent à se faire sentir avec force. Jusque-là le sujet avait seulement éprouvé les incommodités de la *faim* et de la *soif* (voy. ces mots); mais dès ce moment se manifestent des phénomènes d'une gravité bien différente. Le creux de l'estomac devient le siège d'un tiraillement pénible; la face est pâle, exprime le chagrin et l'abattement; l'individu est triste et morose, les mouvements et les fonctions de l'intelligence s'exercent avec peine; la respiration lente, difficile, le refroidissement du corps, les bâillements, la diminution des excrétions, annoncent que la formation du sang, ce fluide vivifiant, ne se fait plus que d'une manière incomplète. Bientôt la maigreur devient extrême, les muscles s'affaissent, perdent leur fermeté, les yeux s'enfoncent dans les orbites, les lèvres décolorées s'amincissent, le visage devient pâle et livide, les oreilles semblent se retirer, la fièvre s'allume, la bouche devient ardente, la salive épaisse; une douleur atroce torture le creux de l'estomac; les selles se suppriment ou sont noires, sèches, et rendues en petite quantité; les urines sont rares, brunes, troubles et fétides, et finissent même par disparaître. Enfin, les sens refusent leur service; les fonctions intellectuelles se pervertissent, un délire furieux se déclare, auquel succède bientôt un état d'accablement général; le malade exhale une odeur fétide de tout son corps; les selles surtout, s'il y en a, répandent une odeur putride, et l'individu meurt, éprouvant quelquefois des mouvements convulsifs peu prononcés, et après avoir rendu du sang par la bouche et par les narines. L'abstinence, longtemps prolongée, amène le rétrécissement de l'estomac et des intestins.

Le délire furieux n'est pas un effet constant de l'abstinence : lorsqu'on l'a rencontré, c'était presque toujours chez des hommes qui, outre les tourments de la faim, étaient minés par le désespoir, enduraient mille autres souffrances, comme cela se voit, par exemple, dans les villes assiégées, les naufrages, etc. Le terrible épisode du naufrage de la *Méduse* nous montre ainsi des malheureux, abandonnés par la plus insigne lâcheté à la fureur des flots, se précipitant, avides de meurtres et de cruautés, sur leurs compagnons; tombant ensuite, lorsque le radeau est déjà jonché de cadavres, aux genoux de leurs chefs; puis, de nouveau dévorés d'une insatiable soif de destruction, jetant à la mer le peu de vin qui pouvait les soutenir, et recommençant leurs odieuses tentatives. D'un autre côté, nous pouvons contempler la sagesse tranquille de quelques-uns de leurs compagnons d'infortune, qui, en proie aux mêmes tourments, savent néanmoins conserver, au milieu de tant d'horreurs, assez de calme et de présence d'esprit pour chercher à y mettre un frein.

Souvent le délire furieux est remplacé par un délire tranquille, quelquefois même rendu agréable par les idées les plus riantes, les songes les plus consolants, comme nous en trouvons encore des exemples dans le récit du naufrage de la *Méduse* ; enfin les facultés intellectuelles peuvent n'être en rien troublées. J'en

donnerai une preuve à mes lecteurs en transcrivant ici la lettre touchante et pleine d'intérêt d'un négociant, victime, à trente-deux ans, d'une abstinence volontaire, insérée dans la *Bibliothèque médicale*, tome LXVII.

«Un négociant, âgé de trente-deux ans, qui par une suite de calamités avait perdu une fortune considérable, et ne s'était pas cru suffisamment secouru par sa famille, conçut le projet de se laisser mourir de faim. A cet effet, il se rendit, le 15 septembre 1818, dans un bois peu fréquenté, y creusa sa fosse, et y séjourna sans nourriture jusqu'au 3 octobre suivant, jour auquel il fut trouvé par un aubergiste du voisinage. Malgré une abstinence prolongée pendant dix-huit jours, le malheureux respirait encore, mais il était sans connaissance, et il expira immédiatement après que l'aubergiste lui eut fait avaler, avec beaucoup de peine, une tasse de bouillon avec un jaune d'œuf. On trouva sur lui le journal suivant écrit au crayon.

« Le généreux philanthrope qui me trouvera un jour ici, après ma mort, est invité à m'enterrer, et à conserver pour lui, en raison de ce service, mes vêtements, ma bourse, mon couteau et mon portefeuille. Je fais au reste observer que je ne suis pas un suicidé, mais que je suis mort de faim, parce que des hommes pervers m'ont privé d'une fortune considérable, et que je ne veux pas être à charge à mes amis. Il est inutile d'ouvrir mon corps, puisqu'ainsi que je viens de le dire, je suis mort de faim. (Suivent quelques détails sur ses affaires de famille.

«Hier, 15 septembre, je me suis préparé cette petite cabane, et aujourd'hui 16, j'écris ces lignes... Hélas, c'est ici que je dois mourir de faim, puisqu'à mon âge on n'est plus reçu soldat, et que je me suis présenté vainement à tous les chefs militaires. Je ne veux pas non plus me présenter à mes autres parents, ni à mes amis; car il est affreux de dépendre des faveurs d'autrui, surtout quand on a été son propre maître, et qu'on a possédé de la fortune.

« Enfin, je supplie le généreux philanthrope qui me retrouvera ici, après ma mort, laquelle aura probablement lieu dans quelques jours, puisque je ne puis supporter plus longtemps la faim et la soif, l'humidité, le froid, et le manque total de sommeil, d'envoyer, par la poste et sous cachet, à mon frère, cet écrit avec un certificat de ma mort. Mon frère lui remboursera volontiers les frais que cet envoi exigera.

Près de Forst, le 16 septembre 1818.

« J'existe encore, mais quelle nuit j'ai passée! que j'ai été mouillé! que j'ai eu froid! Grand Dieu! quand mes tourments cesseront-ils? Aucune créature humaine ne s'est présentée à moi depuis trois jours; seulement quelques oiseaux...

Près de Forst, le 17 septembre 1818.

« Pendant presque toute la nuit précédente, le froid rigoureux m'a forcé de me promener, quoique la marche commence à m'être bien pénible, car je suis bien faible! Une soif ardente m'a contraint à lécher l'eau sur les champignons qui croissent autour de moi; mais elle a un goût détestable. On me reprochera peut-être de n'avoir pas, pour deux gruschen qui me restent, acheté une bouteille de bière ou toute autre chose; à quoi je réponds d'avance que cette emplette m'aurait fait vivre une couple de jours de plus, mais qu'elle aurait aussi prolongé mes tourments. Aujourd'hui je puis espérer que dans quelques jours je ne souffrirai plus.

Près de Forst, le 18 septembre 1818.

« Malheureusement ma situation est toujours la même. Si j'avais seulement un briquet, afin de pouvoir me faire un peu de feu la nuit! car il ne manque pas de broussailles sèches : je manque de gants, et je suis si légèrement vêtu! On s'imaginera aisément ce que je dois souffrir pendant des nuits si longues!!! Dieu! pourquoi faut-il que parmi des millions d'hommes je sois probablement le seul destiné à une mort aussi cruelle, et cela sitôt! j'aurais pu vivre encore cinquante ans.

Près de Forst, le 19 septembre 1818.

« Le Seigneur ne veut jusque-là m'envoyer ni la mort terrible qui m'attend, ni tout autre secours; pas une âme ne se laisse voir en ce lieu, quoique j'y sois depuis sept jours. En attendant, il se fait dans mon esprit un vacarme terrible, et la marche me devient extrêmement pénible. La faim, et surtout la soif deviennent de plus en plus affreuses. Il n'a pas plu depuis trois jours; si je pouvais seulement lécher l'eau des champignons. J'espère du moins être délivré dans deux jours!

Près de Forst, le 20 septembre 1818.

« Afin d'apaiser la soif terrible qui me dévore depuis sept fois vingt-quatre heures, par conséquent depuis cent soixante-huit heures, je me suis rendu au Zirgenkrug (petite auberge), distant d'une lieue de ma cabane; j'y ai pris une bouteille de bière, et pour ma dernière pièce de monnaie, un korn (une bouchée de pain); mais j'ai été obligé d'employer plus de trois heures pour faire cette route. Comme l'aubergiste m'avait vu venir du côté de F, j'allai du côté de B, et je m'établis de nouveau près du Zirgenkrug. Cependant la bouteille de bière m'a peu soulagé, la soif est toujours extrême; mais au moins je trouve de l'eau près de moi, c'est-à-dire à la pompe de l'aubergiste, tandis qu'il n'y en a pas au milieu des bruyères. J'en ferai usage ce soir, quand il sera tard, si la mort ne vient pas bientôt me délivrer. Dieu! que j'ai l'air maigre et défait, lorsque je me regarde dans le miroir de l'aubergiste!

Près de Forst, le 21 septembre 1818.

« Hier 22, j'ai pu à peine me remuer, et moins encore conduire le crayon. La soif la plus dévorante qu'on puisse s'imaginer me fit aller de grand matin à la pompe, mais mon estomac vide refuse l'eau glaciale, et je l'ai non-seulement vomie, mais encore j'ai éprouvé des convulsions tellement violentes, qu'elles étaient à peine supportables, et elles ont duré jusqu'au soir. Alors la soif extrême m'a conduit, comme ce matin, à la pompe. L'estomac paraît vouloir s'habituer à l'eau froide, mais tout cela ne peut plus durer bien longtemps, puisque c'est déjà aujourd'hui le dixième jour que je n'ai pris qu'un peu de bière et de l'eau, et que je n'ai pas eu un instant de sommeil. J'espère que c'est aujourd'hui le dernier jour de ma vie, et dans cet espoir je fais ma prière et je dis : Dieu, je te recommande mon âme.

Près de Forst, le 23 septembre 1818.

«Grand Dieu! encore trois jours d'écoulés, et encore pas d'espoir de la mort ni de la vie! Mes jambes semblent pourtant être mortes, je n'ai donc pu, depuis le 23 au soir, me rendre à la pompe, ce qui a dû naturellement augmenter la soif et la faiblesse, au point que ce n'est qu'aujourd'hui que j'ai pu consigner ce peu de lignes. Cela ne peut plus durer longtemps, mais le cœur est toujours sain.

Près de Forst, le 26 septembre 1818.

«Encore trois jours, et j'ai été tellement trempé pendant la nuit, que mes vêtements ne sont pas encore secs. Personne ne croira combien cela est pénible, et il faut nécessairement que ma dernière heure arrive. Il est vrai que, pendant la forte pluie, il m'est entré de l'eau dans la bouche, mais l'eau ne peut plus me calmer ma soif; d'ailleurs, je ne puis plus m'en procurer depuis six jours, puisque je suis incapable de changer de place !

« Hier j'ai vu, depuis l'éternité que je passe ici, pour la première fois, un homme; il s'est approché de huit à dix pas de moi; c'était un berger qui conduisait des moutons; je l'ai salué silencieusement, et il a répondu de la même manière à mon salut. Peut-être me trouvera-t-il après ma mort!!!

« Je termine en déclarant devant Dieu, le tout-puissant, que, malgré les infortunes qui m'ont accablé depuis ma jeunesse, c'est avec bien du regret que je meurs, quoique la misère m'y ait forcé impérieusement. Cependant je prie pour obtenir la mort. Mon père, pardonne-lui, car il ne savait ce qu'il faisait.

« La faiblesse et les convulsions m'empêchent d'en écrire davantage, je crois que je viens d'écrire pour la dernière fois.

Près de Forst, le 29 septembre 1818. »

Lorsque l'abstinence ne porte que sur les boissons, ses effets sont les suivants : sentiment de sécheresse et de constriction à la gorge qui est rouge; suppression, ou diminution de la salive; œil enflammé; sentiment d'inquiétude vague; respiration accélérée; mouvement fébrile; si l'abstinence se prolonge, la soif devient déchirante, l'anxiété extrême, la respiration haletante, le cours du sang très rapide; les excrétions se suppriment; toute l'économie est en proie à une chaleur brûlante, à une sorte d'embrasement, le délire survient, puis la mort précédée d'horribles souffrances.

L'expérience n'a pas encore pu, jusqu'à présent, nous apprendre d'une manière précise le temps pendant lequel pourrait être supportée la privation complète d'aliments. Plusieurs essais faits sur les animaux par d'habiles physiologistes ont donné lieu à des résultats différents. Ainsi, d'après les expérimentations de Magendie sur des animaux d'un genre voisin de l'homme, l'abstinence totale ne peut être portée impunément au-delà du quatrième ou cinquième jour. Au contraire, des chiens d'une grande stature, soumis aux expériences de M. Collard de Martigny, ont vécu bien au-delà de ce terme. Chez la plupart, l'abstinence a pu être supportée pendant plusieurs semaines. Des chapons, soumis par Redi à une abstinence complète de boissons et d'aliments solides, n'ont pas vécu au-delà du neuvième jour. Un de ces animaux, auquel il donna de l'eau, vécut jusqu'au vingtième jour.

La durée de l'abstinence n'est pas moins variable chez l'homme que chez les animaux. On affirme que les Arabes peuvent rester cinq jours entiers sans manger; que les Tartares supportent l'abstinence complète jusqu'au sixième et au septième jour. Une jeune fille resta huit jours entiers sans boire ni manger. Plusieurs écrivains rapportent que, dans l'Inde, on porte le jeûne absolu jusqu'au neuvième jour. Un mélancolique a jeûné quatorze jours, au rapport de Platon. Un homme enseveli dans des ruines a pu vivre pendant seize jours; un mélancolique, dix-sept jours; une scorbutique, dix-huit jours. Un individu présenté à Clément XI soutint l'abstinence pendant vingt-cinq jours en buvant de l'eau; un autre, qui vomissait toute espèce d'aliments, vécut pendant vingt-sept jours. Labat, dans son voyage d'Italie, rapporte qu'une religieuse, qui avait jeûné pendant trois mois, fut conservée à la vie. Un phthisique, qui ne buvait que de l'eau, vécut trente jours; Richter a raconté à Haller qu'un certain Benhardi avait, par superstition, enduré un jeûne de quarante jours. Une jeune fille mélancolique, au rapport de Stalpart, vécut plusieurs mois sans boire ni manger; un malade, cité par Vallisneri, vécut jusqu'au quarante-sixième jour; mais il buvait de l'eau. Borelli cite une histoire d'abstinence poussée jusqu'au troisième mois. Une fille noble, dans l'indigence, soutint l'abstinence prolongée pendant soixante-dix-huit jours, pour ne pas avouer sa pauvreté; elle prenait du jus de citron[1]. Une autre fille poussa l'abstinence jusqu'au quatre-vingtième jour. Marguerite Lurwer, au rapport de Kœnig, vécut quatre mois sans boire ni manger; Marie Jenfels atteignit un an et un mois; Réné Chauvel, quatorze mois[2]; Marthe Taylor, seize mois; Anne Garbiro mourut à quarante-huit ans, après une abstinence complète, qui dura deux ans, huit mois et onze jours; elle ne prit, pendant tout ce temps, ni boissons ni lavements[3].

Une jeune fille, sur le ventre de laquelle une roue de voiture était passée, fut prise de vomissements de sang pendant plusieurs jours, de perte d'appétit, avec grand obstacle à l'embouchure du gosier; depuis cette époque elle ne mangea, dans l'espace de quatre ans, qu'une livre et demie de pain, ne but que deux verres d'eau, et prit, pour toute nourriture, seulement un peu de sucre couvert de quinze grains d'anis, et de la confiture liquide de la grosseur d'une noix; elle n'avait ni selles ni urines, éprouvait seulement quelques petites sueurs[4].

Une jeune fille cessa à dix ans de prendre aucune nourriture, et continua à vivre de cette manière jusqu'à quinze ans; elle n'était ni maigre ni grasse, avait les couleurs de la santé, et les lèvres vermeilles; elle marchait bien, et se tenait debout longtemps, sans aucune incommodité; elle n'avait aucune évacuation[1].

Apollonie Shreger resta sans boire ni manger, depuis 1702 jusqu'à 1708, c'est-à-dire depuis l'âge de dix-huit ans jusqu'à vingt-quatre ans; à cette époque elles cessa son abstinence, commença à reprendre des aliments, et vécut jusqu'à soixante-dix ans[2].

Enfin, on cite des exemples de personnes malades qui ont pu vivre sans aucune nourriture solide dix ans, onze ans, et même plus; telle est l'histoire surprenante de cette femme qui vécut pendant cinquante ans en ne buvant que du petit-lait.

On trouve, dans la *Nouvelle Bibliothèque médicale*, l'extrait d'une lettre de M. de Varennes, maire de la ville de Coulommiers, à M. le professeur Chaussier, sur une fille qui a été près de onze ans sans prendre aucun aliment solide. Je crois faire plaisir à mes lecteurs en la transcrivant ici :

« L'amour et un travail excessif déterminèrent, à l'âge de trente et un ans, la maladie dont cette abstinence fut le résultat. Dans les dernières années surtout de la maladie de cette infortunée, les facultés intellectuelles et la sensibilité générale étaient anéanties; il n'y avait point de mouvements volontaires, et la raideur de toutes les articulations rendait impossibles les mouvements communiqués; la malade se tenait constamment accroupie et comme pelotonnée, le tronc courbé en avant, les membres fortement fléchis et la tête appuyée sur l'un de ses genoux. La respiration était presque insensible. Lorsqu'on introduisait dans sa bouche, par le vide que laissaient trois dents qu'on lui avait cassées, quelques cuillerées d'eau miellée, seul aliment dont elle fît usage, on voyait s'opérer les mouvements de la déglutition[3], et quelques minutes après, son visage se colorait un peu; les excrétions alvines étaient rares, jaunâtres et un peu moins liquides que sa nourriture. Cette fille est morte en 1784, un an après avoir été examinée par M. de Varennes. »

[1] *Dictionnaire*, en 25 vol., pag. 355.

[2] *Mercure*, 1698.

[3] *Journal d'Omodéi*, octobre 1828.

[4] *Nouvelle République des lettres*, Besançon, Essais, 1668.

[1] *Journal pour et contre*, t. 2, pag. 18.

[2] Lentulus, *Journal de Verdun*, 1712.

[3] C'est l'action d'avaler les aliments.

On voit donc maintenant, d'après la multitude d'exemples que nous avons cités, combien il est difficile d'assigner un terme, même approximativement, à la durée de l'abstinence.

Mais, en même temps, une autre vérité nous frappe : c'est que ces exemples d'abstinence si longtemps prolongés se sont rencontrés presque tous chez des sujets déjà malades, et qui pour la plupart prenaient encore quelques boissons. Nous sommes donc en droit de conclure que l'abstinence est supportée avec bien plus de facilité dans l'état de maladie que dans l'état de santé. La nature même semble avoir voulu en faire une condition de la guérison des maladies dont le début est ordinairement signalé par le défaut d'appétit et le dégoût des aliments. Du reste, cette prolongation de l'abstinence chez les personnes malades se conçoit assez facilement, puisque, comme je viens de le dire, toujours elles font usage d'aliments liquides, qui, si peu riches qu'ils soient en matières nutritives, peuvent néanmoins encore prolonger la vie. Nous serions même assez portés à admettre, avec M. Rostan, que la privation complète de toute substance solide ou liquide ne pourrait être guère supportée, même dans l'état de maladie, au-delà de deux semaines, du moins dans l'immense majorité des cas.

Mais de toutes les maladies, celles du tube digestif, c'est-à-dire de l'estomac et des intestins, sont, avec les affections du cerveau, celles où l'on rencontre les exemples les plus nombreux d'abstinence. Ainsi, parmi celles que j'ai citées, on trouve un malade qui vomissait toute espèce d'aliments : une jeune fille qui, à la suite du passage sur le ventre d'une roue de voiture, fut prise de vomissements de sang et d'obstacle à l'embouchure du gosier. Anne Garbiro avait un cancer du rectum ; et chez la fille Réné Chauvel l'abstinence avait été précédée de dyssenterie.

Parmi les exemples d'abstinence causée par les affections du cerveau, nous en trouvons quatre ou cinq chez des mélancoliques, deux chez des jeunes filles atteintes d'épilepsie. Enfin, l'aliénation mentale en fournit aussi quelques-uns. Ainsi je pourrais citer l'histoire d'un fou, qui, se croyant le Messie, jeûna pendant quarante jours et quarante nuits, fumant du tabac et ne prenant qu'un peu d'eau pour se laver la bouche.

Dans le *Journal de Verdun*, du mois de décembre 1713, on rapporte qu'une jeune fille, de la paroisse de Gumeri, proche Nogent-sur-Seine, âgée de vingt-deux ans, sourde et ayant perdu l'esprit depuis quelque temps, se sauva de la maison, s'enfonça dans un bois, où elle passa cinq jours, près d'un buisson, sans prendre nulle nourriture, et malgré la pluie qui tomba pendant deux jours et deux nuits sans discontinuer. Au sixième jour, elle fut trouvée par des chasseurs ; la surdité était dissipée, et elle était dans son bon sens. Ramenée dans une maison, elle y prit des aliments, sans donner marque de folie ni de surdité dans la suite.

Les affections vives de l'âme permettent aussi une longue abstinence. Ce négociant dont j'ai cité plus haut la lettre ; cette jeune fille qui, par suite des tourments de l'amour, supporta un jeûne de onze ans ; cette autre qui, pour cacher sa pauvreté, s'abstint de toute nourriture pendant plus de trois mois, en sont des preuves suffisantes.

Les études opiniâtres, l'ambition, une dévotion exaltée, peuvent faire oublier le besoin de la réparation. On sait avec quelle sobriété vivait Newton. Les faquirs, dans l'Inde, plusieurs des premiers pères de l'Église chrétienne, ont pu supporter l'abstinence assez longtemps ; la religieuse citée par Labat jeûna trois mois : on se rappellera aussi à ce sujet l'histoire de ce Benhardi, à qui la superstition fit endurer un jeûne de quarante jours.

Les matières alimentaires étant destinées à l'accroissement et à l'entretien de notre corps, il en dépense d'autant plus que son développement est moins avancé. L'enfant qui s'accroît en dépensera donc plus que l'homme adulte, qui n'a besoin que d'entretien ; que le vieillard, dont l'entretien est encore moindre. Mais si l'enfant en dépense davantage, il en sentira plus souvent le besoin. L'abstinence sera donc d'autant plus difficile à supporter, qu'on se rapprochera davantage de l'époque de la naissance, vérité que l'expérience des siècles nous a confirmée, et que le Dante avait si bien sentie, quand il nous transmettait l'histoire du comte Ugolin, de ce père infortuné qui, condamné à périr d'inanition, et renfermé avec ses enfants dans un cachot obscur, mourut le dernier, au huitième jour, après avoir vu périr, au milieu des convulsions de la rage et des cris du désespoir, ses quatre fils, malheureuses victimes de la plus exécrable vengeance dont le souvenir soit resté dans la mémoire des hommes. Le récit du naufrage de *la Méduse* nous en offrirait encore plus d'un exemple.

Enfin nous trouvons, dans les ouvrages de physiologie, un résultat tout à fait semblable obtenu des expériences faites sur les animaux, chez lesquels la jeunesse abrége de beaucoup la durée de l'abstinence.

Plus les mouvements organiques sont rapides, plus le besoin de réparation est impérieux. Une vie active donnant lieu à des pertes plus rapides, les individus qui seront placés dans cette condition, devront par conséquent supporter plus difficilement la privation des aliments. Aussi les femmes, dont la vie est plus paisible, seront plus lentement que les hommes abattues par l'abstinence. Les personnes maigres, d'une constitution sèche, d'un tempérament nerveux, étant en général douées d'une plus grande activité que les individus gras et replets, devront supporter l'inanition moins facilement. Ajoutez à cela que la graisse qui les enveloppe de tous côtés, abondante en sucs réparateurs, contribue à compenser les nécessités par le mouvement de décomposition, et les empêche de ressentir aussi promptement les effets de l'abstinence ; comme dit le vulgaire, elles peuvent, pendant un certain temps, vivre sur elles-mêmes.

Cette vérité se trouve aussi confirmée par l'étude de l'histoire naturelle. Ainsi, c'est parce que les insectes à l'état de chrysalide ne font aucun mouvement, et ne subissent aucune perte, qu'ils n'ont pas besoin de nourriture ; c'est parce que l'activité est peu prononcée dans les animaux à sang froid, qu'ils supportent beaucoup mieux l'abstinence que les animaux à sang chaud. Redi,

Caldesi, Vallisneri, ont vu des serpents, des lézards, des salamandres, vivre pendant un an, dix-huit mois, sans prendre aucune nourriture.

L'état de sommeil, qui nous rapproche jusqu'à un certain point de cette classe d'animaux, devra, par la même raison, être favorable à l'abstinence. Tout le monde sait que les animaux dormants, la marmotte, par exemple, observent l'abstinence complète pendant toute une saison. On cite, dans les ouvrages de médecine, l'exemple d'un homme qui se réveillait tous les huit jours pour prendre de la nourriture : d'où le dicton populaire, *Qui dort dîne.*

L'influence du froid et la privation d'exercice expliquent, d'une manière analogue, comment des individus ensevelis sous de la neige ont pu être retirés vivants après trente-cinq jours. Somès, professeur de médecine pratique à Turin en 1785, rapportait, dans ses cours, que trois femmes surprises par un éboulement de neige, à Bergamoletto, en Piémont, vécurent ensevelies pendant trente-huit jours, privées d'aliments, dans une étable étroite, avec un enfant, un âne et plusieurs poules, qui moururent successivement d'inanition. Chaussier rapporte que des ouvriers renfermés dans une carrière profonde et froide, par l'écoulement subit des étais, purent rester quatorze jours sans boire ni manger ; qu'au bout de ce temps ils furent retirés avec un pouls petit et languissant, une chaleur près de s'éteindre, avec un léger souffle de vie qu'on parvint cependant à ranimer.

L'analogie devrait aussi nous conduire à admettre que l'abstinence sera plus aisément endurée dans les climats froids et dans les saisons froides, que dans les pays chauds et les saisons chaudes. Mais malheureusement, ici, l'expérience n'est plus d'accord avec le raisonnement, sans qu'on puisse soupçonner la cause de cette contradiction. Ainsi, les habitants de la partie méridionale du globe sont en général plus sobres que les peuples septentrionaux. Des caravanes d'Abyssiniens ont pu traverser des déserts en se nourrissant seulement avec quelques morceaux de gomme. Les Indiens ont pu supporter le jeûne pendant quarante jours. Comparez la masse énorme de viande qu'un Anglais engloutit à son repas, avec les deux ou trois ognons qui forment, avec un peu de pain, le repas d'un Espagnol, et vous serez bientôt forcé d'avouer que les pays chauds sont plus favorables à l'abstinence que les pays froids.

Il en est de même pour les saisons ; ainsi c'est dans celles qui sont les plus chaudes, dans celles où le sang circule plus rapidement, et où les sueurs sont le plus abondantes, le plus fréquentes, que le besoin de réparation est le moins senti.

On a pensé que l'absorption qui se faisait à la surface de la peau et des poumons, était susceptible de diminuer l'intensité des pertes qui se font par les excrétions et la transpiration. Aussi a-t-on considéré l'humidité de l'air comme très propre à prolonger l'abstinence. Quelques faits d'individus qui ont souffert l'abstinence dans des endroits humides, semblent donner à cette opinion un certain degré de probabilité. Ne pourrait-on pas regarder comme appartenant en partie à cette catégorie le fait raconté tout dernièrement dans les journaux, d'un homme qui demeura enseveli pendant vingt-trois jours par un éboulement de terre, n'ayant pour toute nourriture qu'un peu d'eau saumâtre qu'il puisait dans le creux de sa main ?

Telle serait encore l'histoire d'une abstinence de douze jours racontée par Thomas Griffith, membre du collège royal des chirurgiens de Londres, et qui me paraît assez intéressante pour mériter d'être rapportée ici (1).

«Le 27 septembre 1819, une immense quantité d'eau qui s'était accumulée dans une mine de charbon, s'ouvrit une route dans un lieu où travaillaient dix-neuf ouvriers, et les submergea ; seize d'entre eux eurent pourtant le bonheur de se sauver. On prit toutes les mesures nécessaires pour retirer les trois autres, sans pouvoir y parvenir. Au neuvième jour, on trouva les cadavres de deux d'entre eux ; et au douzième jour, on crut apercevoir les traces du troisième ; bientôt on entendit sa voix, et peu après il se présenta de lui-même à ses libérateurs étonnés.

³ *Biblioth. méd.*, tom. LIX, pag. 188.

« Il paraît, d'après son rapport, qu'il eut le temps de gagner un passage obscur, bas et étroit, qui se trouvait au-dessus du niveau de l'eau, et qui communiquait avec deux galeries. C'est dans ce lieu qu'il resta douze jours, n'ayant d'autre aliment que de l'eau qui tombait goutte à goutte d'un rocher, à douze pas de lui ; et pour aller la recueillir dans le creux de sa main, il était obligé de se traîner à genoux et sur les deux mains. Il croyait n'être resté dans ce souterrain que neuf jours. Pendant les quatre premiers jours, il éprouva un très vif désir de manger, qui cessa ensuite tout à fait ; il éprouvait seulement, et de temps en temps, une sensation douloureuse au creux de l'estomac, qui se passait lorsqu'il buvait un peu d'eau ! Il dormit la plus grande partie du temps, et d'un sommeil agité par des rêves. Quelques-unes des fonctions paraissaient suspendues, et les autres ne s'exécutaient qu'avec lenteur ; il n'alla qu'une seule fois à la selle ; il urina vingt fois environ, mais en petite quantité chaque fois ; la respiration était très lente, et la peau ne semblait remplir aucune de ses fonctions. Son esprit n'était point abattu, et il espérait que l'eau s'écoulerait et qu'on ouvrirait une communication jusqu'à lui ; mais quand il pensait à la détresse de sa femme et de ses enfants, sa raison cédait à une hallucination agréable : il entendait des sons célestes, qui calmaient toutes ses angoisses, et ne l'occupaient que de pensées de bonheur.

« Lorsqu'on le découvrit, il ne voulut prendre qu'un peu de biscuit sec ; il jouissait de toutes ses facultés intellectuelles ; il était fort animé et exalté, et paraissait très sensible à la joie de ses libérateurs, et anticipait d'avance le plaisir qu'il aurait de revoir sa famille. Il était très maigre, et quatre jours après il pesait vingt-huit livres de moins que quelques semaines auparavant. Il était âgé de vingt-sept ans, de taille moyenne, et musculeux.

« On lui fit prendre des aliments liquides et nutritifs en très petite quantité, à des intervalles réglés, et quoiqu'il les prît avec indifférence, il ne les vomit cependant point. Sa délivrance, le désir de retourner dans sa famille, lui donnaient une énergie et un degré de force extraordinaires, et l'on en profita pour le faire remonter de la mine dans un tonneau assez large pour qu'il pût s'y tenir assis ; il n'éprouva aucun accident. On prit de lui les plus grands soins ; et le 16 septembre suivant, il était complétement rétabli. »

Enfin je terminerai ce qui a rapport aux modifications imprimées aux effets de l'abstinence, par de courtes considérations sur le régime et les habitudes. Ces causes ne sont pas sans influence sur la durée de l'abstinence. Ainsi tout le monde sait avec quelle facilité un homme habitué à vivre de peu supportera la privation d'aliments. Celui qui perd beaucoup par l'exercice soit physique, soit moral, par les excrétions de tout genre, les hémorrhagies habituelles, etc., succombera plus promptement que l'individu vivant dans des circonstances différentes.

Il nous reste maintenant à considérer l'abstinence dans son application au traitement et à la guérison des maladies. La privation des aliments a été, dès la plus haute antiquité, regardée comme un des moyens les plus énergiques de l'art de guérir. Les livres des anciens sont remplis de passages qui prouvent toute l'importance qu'ils attachaient à l'emploi de l'abstinence. Desmoulins, célèbre médecin du siècle dernier, disait en mourant, à ses amis : Je laisse après moi deux grands médecins : la *Diète* et l'*Eau*. De nos jours enfin, la diète n'est-elle pas une des bases principales de la médecine dite *physiologique*, préconisée par le docteur Broussais ?

Nous ne saurions en effet trop recommander à nos lecteurs l'abstinence comme le premier des moyens auxquels ils devront recourir, soit pour prévenir une maladie, soit pour arrêter ses progrès, et détourner la terminaison fatale qui n'est que trop souvent l'effet d'une conduite opposée. Le docteur Edward Miller rapporte [1], d'après les assertions d'observateurs exacts et véridiques, que dans un district des États-Unis, remarquable par la fréquence des maladies épidémiques, en été et en automne, on est dans l'habitude de prévenir les attaques des fièvres dont on est menacé par une abstinence sévère d'aliments. On doit la commencer aussitôt

que les individus ressentent la moindre indisposition, et la continuer jusqu'à ce que l'appétit soit revenu, ou que la faim devienne importune. Ce régime dure plus ou moins longtemps ; il est quelquefois de vingt-quatre, trente-six, ou quarante-huit heures, selon la nature et l'exigence du cas.

C'est surtout dans les maladies aiguës, dans celles qui s'accompagnent de fièvre, que la nécessité de l'abstinence se fait le mieux sentir. En pareil cas, les moindres écarts de régime peuvent être mortels ; plus d'une fois on a vu, dans les affections dites éruptives, la petite-vérole, la rougeole, la scarlatine, l'érysipèle, etc., la plus légère infraction aux règles de l'abstinence être suivie de la suppression brusque de l'éruption de la peau, bientôt remplacée par l'inflammation de quelques viscères intérieurs. Dans ces cas, que dans le monde on désigne sous le nom de petite-vérole, de rougeole rentrées, la mort a souvent été le prix de l'imprudence du malade. Dans une pleurésie, une fluxion de poitrine, dans les inflammations de l'estomac, des intestins, etc., une alimentation prématurée amène presque toujours une rechute. En vain, dans toutes ces affections, essaierait-on toutes les formules de la pharmacie, en vain épuiserait-on toutes les ressources de l'art, si la diète ne vient aider les efforts de la médecine, les désordres déjà existants, loin de diminuer, ne feront qu'augmenter, et finiront par conduire au tombeau l'insensé qui aura méconnu son heureuse influence.

Ce que je dis ici des cas qui sont plus particulièrement du ressort de la médecine, je pourrais le dire également des affections chirurgicales. En effet, sous l'influence d'un écart de régime, on voit souvent un ulcère, une plaie qui jusque-là avaient suivi une marche rapide vers la guérison, prendre tout à coup un mauvais aspect ; la surface se dessèche, la suppuration se tarit. Heureux le malade chez qui cette imprudence ne fera que retarder la cicatrisation ! Trop souvent, dans de telles circonstances, le pus est résorbé à l'intérieur ; les veines charrient jusqu'au cœur ce poison funeste, d'où il est ensuite distribué dans les diverses parties du corps ; des abcès se forment dans le foie, dans le poumon, et le malade

---

[1] *Biblioth. méd.*, tom. XXXI.

s'aperçoit, mais trop tard, d'une faute que rien ne saurait plus réparer ; il meurt, et a été la seule cause de sa mort. Ce funeste résultat ne s'observe que trop souvent dans nos hôpitaux, à la suite des grandes opérations.

Le traitement des *fractures* nous offrirait le sujet de considérations du même genre.

L'abstinence des aliments solides n'est pas moins indispensable dans les premiers jours qui suivent l'accouchement, et pendant le cours de la fièvre de lait. Une convalescence lente et pénible, la suppression des lochies, de la sécrétion du lait, seraient les moindres inconvénients d'un écart de régime. La violation de l'abstinence a plus d'une fois, dans ces cas, été suivie de l'inflammation de la matrice, des intestins, d'hémorrhagies, de pertes qui souvent ont conduit la femme au tombeau.

Dans l'âge mûr, l'abstinence, ou la réduction de quelques aliments, ou de tous, est, avec l'exercice des membres, le meilleur moyen de diminuer la surabondance des sucs nutritifs, qui, à cet âge, se portent vers les organes cérébraux, digestifs, etc., et, ainsi, de remédier aux palpitations, aux éblouissements, aux hémorrhagies, aux céphalalgies, etc., si communs à cette époque de la vie.

Dans les maladies du premier âge, l'abstinence dont il est alors si important de surveiller les effets, puisqu'à cette époque elle peut devenir mortelle, est pourtant le seul moyen qu'on puisse mettre en usage dans beaucoup de cas. Elle est surtout indispensable pour dissiper ces symptômes bilieux, muqueux, ces nausées, ces vomissements, ces diarrhées que les enfants éprouvent ordinairement pour avoir été gorgés par leur nourrice d'une trop grande quantité de lait.

Enfin j'insisterai encore ici sur la nécessité de l'abstinence même dans les maladies chroniques, dans les affections vénériennes, et surtout dans les maladies rebelles de la peau, contre lesquelles un traitement énergique peut seul réussir, et qui serait suivi des plus graves accidents, s'il n'était aidé par un régime convenable.

C'est dans les hôpitaux surtout qu'il est facile d'observer les effets funestes des écarts de régime. Dans ces asiles de la misère, les jours ou lendemains d'entrée publique sont ordinairement ceux où l'on remarque l'exaspération des maladies déterminée par cette cause. Les malades sont convaincus qu'il faut manger pour vivre ; les parents, les amis croient que le médecin veut laisser mourir de faim leur fils, leur frère : ils apportent des vivres dont le malade se gorge, et cette amitié mal entendue devient funeste à celui qu'elle voulait soulager. Je me bornerai à en citer ici quelques exemples remarquables.

Un jeune homme de vingt-six ans entra à l'hôpital Saint-Louis, pour être traité d'une maladie de peau ; il était sujet à des maux de tête violents, qui se dissipèrent pendant quelques jours sous l'influence du régime, secondé de quelques bains de pied. Un jour on me fit appeler pour voir ce malade, qui, disait-on, était menacé d'apoplexie ; je le trouvai dans l'état suivant : la face était rouge, en proie à de violentes contorsions ; il éprouvait une céphalalgie horrible, des fourmillements dans les pieds et les mains, avec engourdissements, etc. Il avait en outre vomi, à plusieurs reprises, une grande quantité de matières alimentaires. Je pris des informations, et je sus que le malade avait acheté du pain à ses camarades, s'était procuré du beurre, du fromage, dont il s'était gorgé, et que c'était peu de temps après son repas que les accidents avaient paru. Plusieurs fois les mêmes accidents revinrent toujours sous l'influence de la même cause. Enfin le malade sortit, trouvant qu'on ne lui donnait pas assez à manger.

Voici un exemple plus terrible d'un écart de régime, puisqu'il s'est terminé par la mort de la malade [1]. Une femme, placée sous la direction de M. Rostan, était affectée d'une pneumonie [2] aiguë, pour laquelle il lui donnait les soins les plus attentifs. Déjà les phénomènes morbides étaient amendés, lorsqu'un matin il trouva la face de la malade profondément altérée, la peau couverte d'une sueur visqueuse, le pouls mou, les crachats supprimés ; en un mot, tous les phénomènes singulièrement aggravés.

[1] *Dict.*, en 25 vol., art. ABSTINENCE.

[2] Fluxion de poitrine.

La cause de cette exaspération subite restait entièrement inconnue, quand, en palpant machinalement les couvertures, M. Rostan découvrit des restes de pâté, et derrière l'oreiller une bouteille de vin fortement entamée. L'accident se dissipa; mais à peine la malade recommençait-elle à aller mieux, que le même danger se renouvela, provoqué cette fois par un pigeon dont elle avait mangé une portion considérable. Elle fut retirée encore de ce fâcheux état. Enfin la troisième convalescence commençait sous d'heureux auspices, la malade se donna une troisième indigestion, à laquelle elle succomba.

Mais, par un travers d'esprit naturel à l'homme, qui l'empêche de se tenir dans les bornes du bien toujours inséparable de la modération, qui lui fait éviter un excès pour retomber dans un excès contraire, et le porte à abuser des meilleures choses, l'abstinence a souvent été plus loin que la raison ne l'ordonne. De cette manière, la diète, cet habile médecin, est souvent devenue la cause d'accidents graves, plus fréquents que jamais, depuis l'invasion d'un système de médecine dont heureusement on commence à revenir. C'est contre les dangers de cet abus, dont il me serait facile de citer plus d'un exemple funeste, que je veux mettre mes lecteurs en garde.

Les maladies chroniques, c'est-à-dire celles qui durent depuis un temps très long, ne pourront pas être soumises à une abstinence trop sévère. Le temps nécessaire à la résolution de ces maladies est trop long pour permettre aux malades une abstinence absolue; et bien que, dans ces affections, ce soit encore un moyen des plus puissants de guérison, il est impossible de ne pas se relâcher sur la sévérité de la diète, puisque le malade mourrait d'inanition avant la résolution de la maladie. D'ailleurs, dans les maladies chroniques, la faim est souvent impérieuse : le malade éprouve un besoin de réparation, ce qui a rarement lieu dans les maladies aiguës, surtout dans leur principe.

Les vieillards, les individus affaiblis avant l'âge par toute sorte d'excès, chez qui les maladies ont toujours une tendance à marcher vers la chronicité, se trouveront, par leur constitution, placés dans les mêmes conditions que les personnes atteintes de maladies chroniques. On devra donc aussi, chez eux, retrancher un peu de l'austérité de la diète; car, loin d'être utile, dans des cas de cette nature, l'abstinence, en diminuant les moyens de reparaître, pourrait devenir funeste. Soutenir les forces du malade par une alimentation appropriée à son âge, à la nature et à la durée de la maladie, sera le seul moyen de mener à bien les affections de cette classe de malades.

Après une grave maladie, ou même après une longue abstinence pour toute autre cause, il arrive quelquefois que l'estomac a, en quelque sorte, perdu l'habitude des aliments, et qu'il ne semble plus apte à fonctionner. Aucune substance n'y est conservée, et n'est soumise à l'acte de la digestion. Dans la pensée que les forces du malade et de son estomac doivent être ménagées, on suspend l'alimentation; et cependant plus on temporise, plus cet état nerveux de l'estomac s'enracine et cause de ravage sur l'économie. Dans ces cas, l'appétit peut être conservé, mais les malades n'osent plus manger; il faut les y engager, les y contraindre même, sous peine de voir la faim s'éteindre, la soif s'allumer, et une véritable *gastrite* par abstinence se développer. La règle à suivre, dans de telles circonstances, est d'insister sur l'alimentation. En agissant ainsi, on voit l'estomac reprendre ses habitudes, et fonctionner enfin comme auparavant.

Dans les affections scrophuleuses ou *écrouelles*, il serait dangereux de soumettre les malades à une abstinence sévère. Une bonne alimentation est ici, avec l'exercice et le bon air, un des meilleurs moyens d'amener plus sûrement la guérison de ces longues et hideuses maladies.

Dans les maladies de l'enfance, on devra surveiller attentivement le jeune malade, et lui donner, sitôt que les phénomènes morbides s'amenderont, quelques aliments; car nous savons avec quelle difficulté les enfants supportent l'abstinence prolongée, ainsi que l'avait si bien remarqué le père de la médecine.

Rappelons, en finissant, à cette femme coquette que l'embonpoint effraie, et qui, pour éviter ce qu'elle appelle une difformité, détériore sa santé par une nourriture trop peu substantielle; à ces personnes nerveuses, hypocondriaques, dont l'imagination malade les pousse à méconnaître leurs besoins, pour guérir une affection qui n'existe que dans leur cerveau débile, rappelons-leur, dis-je, les maux funestes enfantés par l'abstinence, qu'elles ne manqueront pas de s'attirer si elles persistent dans leurs pernicieuses illusions. N'omettons pas d'ailleurs de faire remarquer que si, par l'effet d'une alimentation insuffisante trop long-temps prolongée, l'estomac a perdu, en quelque sorte, l'habitude de sa fonction, on doit, pour ne pas occasionner d'indigestions et d'irritations gastriques, ne procéder dans l'administration des aliments que par une gradation habilement ménagée, et qui doit toujours être réglée par les conseils de l'homme de l'art.

ACCÈS. (Du latin *accedere*, arriver.) On appelle accès, en médecine, une réunion de symptômes qui reviennent et cessent à des intervalles plus ou moins éloignés. Il faut éviter de confondre cette expression avec les mots *attaque, paroxysme, exacerbation.* On entend d'une manière générale, par attaque, l'invasion subite d'une maladie, telle que l'apoplexie, par exemple; le paroxysme ou l'exacerbation ne désigne, au contraire, que le redoublement des symptômes d'une affection continue; et enfin, dans l'accès il existe des intervalles de repos pendant lesquels tous les phénomènes du mal disparaissent. Lorsque ces intervalles sont constants et réguliers, c'est-à-dire reviennent à des jours et à des heures fixes, l'accès est dit *périodique*. Parmi les circonstances d'une maladie, c'est une de celles qu'il est le plus important de noter pour le malade et pour le médecin, puisque c'est d'après elle que sera basé le traitement. Le temps qui s'écoule entre chaque accès *périodique* peut varier d'un à quatre jours, et même plus, ce qui néanmoins est rare; il peut y avoir aussi deux accès par jour, ou bien les accès de chaque jour peuvent se correspondre de deux jours en deux jours. (*Voy.*

les FIÈVRES dites *intermittentes* ou d'*accès*. Pour les mots accès d'ÉPILEPSIE, de MANIE, d'HYSTÉRIE, etc., *voy.* dans ce dictionnaire la description de chacune de ces maladies.)

ACCLIMATEMENT. Les épreuves et les modifications plus ou moins notables que subit l'homme en changeant de patrie ou de localité, les précautions sanitaires qu'il convient de prendre pour en prévenir et pour en atténuer les effets nuisibles ou pernicieux, tel est l'objet de cet article. L'influence du site géographique et des conditions topographiques sur les corps qui y sont habituellement soumis, sera traitée au mot CLIMAT.

Tandis que les végétaux et la plupart des animaux sont invariablement fixés, sous peine de mort, à certaines zones du globe terrestre, ce n'est pas sans étonnement qu'on voit l'espèce humaine disséminée depuis l'équateur jusqu'au-delà des cercles polaires, et le même homme pouvoir partager son existence entre les chaleurs de la ligne et les glaces perpétuelles du Nord. Cette souplesse d'organisation, qui le rend ainsi cosmopolite, n'est certainement pas le moindre avantage de sa nature privilégiée. Toutefois, gardons-nous de croire que l'homme puisse se faire un jeu des influences climatériques qui asservissent les espèces végétales et animales en général. C'est trop souvent aux dépens de sa santé et de sa vie, qu'il tente de se soustraire aux lois puissantes de l'habitude, en fuyant son pays dans des vues d'intérêt ou d'agrément. Quitter un pays pour un autre, ce n'est pas seulement changer d'air, c'est modifier, le plus souvent, son existence tout entière.

L'immunité ou les dangers de l'acclimatement ont pour base première, et en quelque sorte pour échelle de proportions, les rapports ou les contrastes du climat que l'on abandonne, avec celui dans lequel on va habiter. De là, naturellement, des appréhensions infiniment moindres, quand on ne fait que changer de province, ou qu'on se transporte chez une nation rapprochée. Cependant, pour être moins difficile, il ne faut pas considérer comme insignifiante l'épreuve de ces acclimatements si communs. Il suffit quelquefois, pour altérer la santé, de quitter un bas-fond pour un lieu élevé, la plaine pour des montagnes, la campagne pour la ville, des îles pour des continents; et c'est alors que, suivant l'antique précepte du plus beau génie qui ait éclairé la médecine, l'observateur examine comparativement la forme, la composition, les productions naturelles du sol, l'exposition solaire, les vents habituels et tous les états atmosphériques, la nature des eaux, le genre de vie des hommes au milieu desquels il est venu se fixer, les maladies qui leur sont les plus communes, etc., pour déduire de ces observations des précautions hygiéniques, dont l'exposition détaillée nous entraînerait trop loin; nous nous bornerons à ce seul précepte : L'homme qui se fixe dans une localité inconnue, s'il s'aperçoit que sa santé soit devenue chancelante, recherchera avec soin en quoi le nouveau séjour ou ses nouvelles habitudes diffèrent de ce qui était auparavant; et la source du mal reconnue, le sens commun lui indiquera souvent le remède.

C'est pour l'acclimatement lointain, comme quand on passe de la zone tempérée à la zone torride ou glaciale, ou bien d'une atmosphère salubre à un air chargé de malfaisantes émanations, qu'il est précieux de posséder les résultats de l'observation, et d'en faire son profit, sinon pour assurer l'existence, au moins pour augmenter les chances de préservation. Ainsi, avant de se mettre en voyage, on s'informera quelle est la saison la plus saine pour les étrangers et pour les indigènes dans le pays où l'on se propose d'aller séjourner, et l'on prendra ses mesures pour y arriver à propos. Cette notion préalable est essentielle quand on veut se rendre dans des contrées sujettes aux miasmes, à la contagion, aux épidémies. Si l'on n'a à redouter que le contraste des températures, on fait en sorte d'arriver l'hiver dans le sud, et l'été dans le nord. Ces précautions de départ et d'arrivée paraîtront très importantes, si l'on considère que l'insalubrité d'un climat n'est pas la même dans toutes les saisons de l'année, et que pour les inacclimatés, les premiers mois sont ordinairement les plus redoutables. Or, en prenant les mesures que nous venons d'indiquer, on a

de fortes probabilités de n'être pas subitement éprouvé, et d'avoir préparé l'organisation à réagir plus efficacement contre des influences quelquefois terribles. C'est ainsi que de trois cents Allemands débarqués à Cayenne en 1765, en moins de deux mois il n'en subsistait que trois, desquels un seul n'avait pas été malade. De sept cents Français récemment envoyés au Mexique pour fonder une colonie à Goazacoalco, cinq cent trente ont péri en moins de deux ans. La proportion de la mortalité pour les Européens dans les Antilles, dans l'Inde, au Sénégal, sans pouvoir être représentée par des chiffres aussi effrayants, est néanmoins peu rassurante. On s'embarque pour ces pays inhospitaliers, comme le soldat part pour la guerre, en éloignant la prévision décourageante des dangers; mais, dans l'un et l'autre cas, c'est réellement entrer en campagne avec des chances de retour fort variables et fort incertaines.

Le temps ordinaire pour l'acclimatement varie selon les tempéraments et les pays; on s'accorde à reconnaître qu'il est plus prompt aux Antilles que dans l'Inde. Tantôt la constitution est brusquement modifiée par l'atteinte de quelque grave maladie endémique ; d'autres fois , le changement s'opère peu à peu; communément il ne faut pas moins de deux années pour être acclimaté. Dès ce moment, on rentre presque dans la loi commune des indigènes; cependant on a moins de chances de longévité, et la postérité est plus débile. Il paraît que, s'il ne s'opérait pas de croisements, la troisième génération de créoles ne serait plus viable.

Les causes les plus générales de la salubrité ou de l'insalubrité d'un climat, sont dérivées de la température, de la sécheresse ou de l'humidité, de la légèreté ou de la pesanteur de l'air, du calme ou des agitations plus ou moins orageuses de ce fluide, de sa pureté ou des émanations dont il peut être chargé. Ces divers états atmosphériques vont être séparément considérés.

Pour les naturels du centre de l'Europe, c'est dans l'intervalle des tropiques que l'acclimatement est le plus difficile et le plus dangereux. Les pays chauds, les îles et les rivages des mers du Sud, sont des foyers permanents d'épouvantables épidémies. La fièvre jaune, le choléra-morbus, sont là comme un glaive menaçant suspendu sur la tête des étrangers. L'Égypte nourrit dans son sein d'inépuisables germes de peste, et malheureusement l'hygiène spéciale des climats chauds et infectés, dont nous exposerons quelques règles, est un préservatif fort incertain de ces redoutables typhus. Mais son efficacité est mieux constatée relativement à d'autres maladies imminentes, et plus ou moins dangereuses, auxquelles sont sujets les nouveaux venus. Comme on est d'autant plus avantageusement sur la défensive, qu'on sait mieux quel est l'ennemi qu'on attend, ce serait ici l'à-propos de tracer un aperçu de géographie médicale, d'indiquer les maladies communes ou particulières à chaque pays, mais nous ne devons présenter que les généralités essentielles.

Indépendamment des désastreuses épidémies qui attaquent tous les systèmes organiques, on a noté comme plus fréquentes et le plus à craindre pour les exotiques, dans les climats chauds, les affections du foie, de l'estomac et des intestins, la dyssenterie, des hémorrhagies, des éruptions à la peau ; et c'est à les prévenir que doivent d'abord s'appliquer tous les soins. Il convient, dès l'entrée en voyage, de se préparer, par la sobriété et la tempérance, à aborder les rives lointaines où l'on risque de subir l'inhospitalité du climat. Parvenu sur les lieux, on se gardera plus soigneusement encore de donner dans des écarts de régime. La nourriture se composera principalement de végétaux ; elle sera douce, légère, et pourtant suffisante. On usera des fruits avec modération. Pour boisson dans les repas, de l'eau rougie, un peu de vin pur si l'on y était habitué : dans l'intervalle, de l'eau pure ou sucrée, ou acidulée, fraîche et non froide. Les infusions aromatiques, le thé, le café, ne conviennent habituellement que lorsqu'on en a une ancienne habitude. Quant à l'usage immodéré, dans les pays chauds, des épices et des liqueurs fortes, il est probable que la sensualité, plutôt que les lumières de l'instinct, l'ont répandu. Les vêtements seront en rapport avec la température, et souvent, soit pour la forme ou le tissu, il est bon de suivre

l'exemple des indigènes. Cependant, il faut prendre garde que la chaleur accablante du jour fasse négliger les précautions à prendre contre la fraîcheur incisive de certaines nuits. Les arrêts de transpiration sont dangereux, et, dans les régions des tropiques, les transitions de température sont assez fréquemment brusques et considérables. Ainsi, nous avons vu, au mois de janvier 1829, le thermomètre centigrade parcourir en quelques heures de 2 à 26 degrés, au niveau de la première cataracte du Nil, où passe notre ligne tropicale. Les vents aussi et les orages opèrent quelquefois, dans la température, des variations soudaines, contre lesquelles il est bon de se précautionner. Les habitudes d'activité que les Européens apportent dans les pays chauds, et qui contrastent si singulièrement avec celles des indigènes, leur sont souvent nuisibles. Dans la longue saison des chaleurs, il sera salutaire de ne point s'exposer au soleil pendant qu'il est très élevé à l'horizon, et de ne se livrer, à l'intérieur, qu'à des travaux faciles. L'insomnie fatigue fréquemment les étrangers : quelques lotions d'eau à la température ambiante, des bains frais après un souper peu abondant, une couche point trop molle, une moustiquaire serrée pour préserver des innombrables insectes, disposeront au sommeil.

Les climats à haute température offrent quelques compensations des dangers qu'ils font courir. Les personnes dont la poitrine est délicate, les rhumatisants et tous ceux dont les dispositions maladives ou les infirmités existantes tiennent au mauvais état de la transpiration, se trouvent bien d'un air plus chaud que l'air natal.

Tandis que les espèces végétales gagnent à être transportées du nord au sud, il paraît, au contraire, que, dans les grands déplacements, l'homme est plus favorisé en s'avançant dans la direction inverse ; tout au moins les dangers de l'acclimatement ne sont plus de même nature. D'abord, point d'épidémies aussi meurtrières que la fièvre jaune d'Amérique, le choléra indien, la peste d'Orient. Les maladies auxquelles on est le plus exposé dans les pays beaucoup plus froids et plus humides que ceui qu'on a quitté, sont, en première ligne, celles des organes de la respiration, les affections catarrhales de toute espèce, les rhumatismes. Pour obvier à cette inclémence du ciel, l'étranger doit mettre en usage les moyens que l'instinct et l'industrie ont fait connaître pour se procurer un climat artificiel. Ainsi, chaleur douce et égale dans l'appartement, vêtements très chauds, fourrures même, pour s'exposer à l'air. En même temps, nourriture restaurante, usage convenablement sobre d'épices, de vin, de liqueurs, de thé, de café; sans oublier que ces stimulants sont beaucoup plus utiles lorsque l'humidité s'allie au froid. L'activité que celui-ci développe dans les fonctions digestives a parfois besoin d'être modérée; autrement il serait à craindre que, l'exercice ne suffisant pas pour dissiper le superflu de la nutrition, il ne survînt de la plénitude dans les vaisseaux, et par suite des maladies inflammatoires. Si, sous l'empire de cette hygiène, qui tend à maintenir la constitution entière dans un degré de réaction convenable contre la rigueur froide et humide du climat, quelque organe vient à s'affecter, notamment dans les voies respiratoires, on diminue ou l'on supprime les excitants, on évite le grand air. Enfin, l'affection se montrant rebelle, le mieux serait de retourner au pays natal.

Si, dans des circonstances autres que celles que nous venons d'examiner, l'homme, jusqu'alors habitant des vallons ou des plaines, va se fixer sur de hautes montagnes, où la colonne d'air pèse beaucoup moins, où ce fluide est plus froid et plus agité : c'est un acclimatement d'une autre espèce. Il n'y a guère que les maladies des poumons et du cœur, et les dispositions hémorrhagiques qui soient fâcheusement influencées par l'air raréfié, vif et mobile des hautes montagnes. Il nous souvient d'avoir éprouvé un sentiment constant de bien-être pendant un séjour que nous avons fait à Éden, sur le Liban, à une hauteur d'environ 7,000 pieds au-dessus de la mer de Syrie. Dans des excursions sur les cimes des Alpes, nous n'avons éprouvé, et quelques instants seulement, qu'un peu de gêne dans la respiration. Du reste, on trouve des habitations hu-

maines jusqu'à 4,000 mètres d'élévation.

Déjà nous avons parlé de l'acclimatement dans les pays chauds, froids et humides, élevés dans l'atmosphère, mais nous n'avons qu'effleuré l'infection des climats par les émanations du sol. C'est là cependant l'épreuve la plus redoutable, celle à laquelle il est le plus difficile de se soustraire. En effet, pour contrebalancer l'impression physique de l'air, l'homme émigrant peut, par son industrie, se procurer, près des pôles, l'atmosphère chaude de l'équateur, et tempérer considérablement les chaleurs de la ligne; mais sa puissance est bien déchue contre les miasmes qu'il respire avec l'air, et qui agissent comme des poisons plus ou moins actifs sur des organes qui n'en ont pas l'habitude. L'expérience a appris que l'étranger soumis à ces atmosphères miasmatiques de peste, de choléra, de fièvre jaune, de fièvres intermittentes, devait rigoureusement s'abstenir de tout excès débilitant, ne prendre aucun aliment suspect, user modérément des toniques, s'éloigner le plus possible des foyers d'infection ou de contagion quand ils sont connus, ne point coucher au grand air, ni même les fenêtres ouvertes; sans négliger d'ailleurs les autres précautions que nous avons recommandées à propos des températures.

L'habitude, a-t-on dit, est une seconde nature. En effet, des motifs d'intérêt, de santé, d'agrément, obligent-ils l'homme à quitter le pays où il s'était si péniblement acclimaté, pour revoir ses pénates : nouvelles épreuves; cette terre natale dont il avait, dès le berceau, surmonté les vicissitudes et partagé les faveurs, l'accueille maintenant comme un étranger; il faut qu'il se réacclimate. Bien plus, si sous le ciel du Midi il a contracté une maladie de poitrine, des douleurs rhumatismales, sous celui du Nord une affection du foie, des voies digestives ou urinaires, cette terre natale, située entre les deux extrêmes, le recevra comme une marâtre; les maladies qu'il y aura apportées s'aggraveront rapidement. Quand on doit rentrer dans sa patrie, il est prudent de ne point laisser des maladies nées à l'étranger pousser de profondes racines.

Nous conclurons de ce chapitre sur

l'acclimatement, que si l'homme, par son courage et son génie, plutôt que par la souplesse et la résistance de sa constitution physique, peut faire violence aux lois générales des êtres doués de la vie, ce n'est pas toujours impunément qu'il se sert et se glorifie de la faculté cosmopolite qui lui est presque exclusive. Éloigné de son pays, il doit, sans découragement, se précautionner, se tenir sur ses gardes comme s'il était accessible à des ennemis cachés. Qu'il songe qu'il n'est plus, comme aux lieux de sa naissance, sous la protection des éléments, et que ce serait beaucoup pour lui d'être toléré, selon la sage et naïve réponse que nous fit un jour l'iman d'une oasis de Libye, auquel nous demandions pourquoi, dans sa fraîche et fertile vallée, les voyageurs seuls étaient maltraités par les fièvres intermittentes pernicieuses : « Parce que, dit-il, nous sommes ses enfants. Elle nous connaît et nous protége ; aux étrangers, elle ne leur doit rien. »

ACCOUCHEMENT. « On remarque, dit Tissot, qu'il périt plus de femmes à la campagne, dans le temps de l'accouchement, et cela par le manque de bons secours et l'abondance des mauvais ; et qu'il en meurt plus en ville, après les couches, par une suite de la mauvaise santé. » Ajoutons que l'*abondance des mauvais secours* est plus fréquemment encore la source d'accidents que le manque des bons ; car, chez toute femme bien constituée, et même chez le plus grand nombre de celles qu'on pourrait, au premier abord, considérer comme offrant des conditions défavorables, l'accouchement est une fonction *naturelle* et qui s'exécute sans secours étrangers, quand rien ne vient contrarier la marche de la nature.

Dans une table synoptique insérée dans l'ouvrage de madame Boivin, sur 20,357 accouchements opérés à l'hospice de la Maternité de Paris, dans l'espace de temps compris entre l'année 1797 et la fin de 1811, on voit que 20,183 se sont accomplis naturellement et sans aucune intervention de l'art.

Combien les sages-femmes peu éclairées, et les commères dont le zèle égale au moins l'ignorance, seraient plus réservées dans l'assistance qu'elles veulent, à toute force, faire subir à la femme en travail, si ce simple résultat arithmétique pouvait être gravé dans leur esprit !

Nous ne prétendons pas dire qu'on doive complétement abandonner à elle-même une femme qui accouche ; nous ne contestons pas, surtout dans notre état de civilisation, l'utilité, et je dirai presque l'indispensable nécessité du ministère de l'*accoucheur* (*voy.* ce mot), même dans le cours de l'accouchement le plus naturel... mais ce ministère, nous le regardons plutôt comme un ministère d'observation et de préservation, que comme un ministère *d'action*. Ceci va devenir plus clair par les détails dans lesquels nous allons entrer.

La première chose à reconnaître en pareil cas, c'est l'époque même du véritable travail. Bien des fois il est arrivé, en effet, que, par suite d'erreurs de calcul, qui ne sont pas rares en pareille matière, on ait méconnu d'abord les douleurs de l'enfantement, ou, plus souvent encore, qu'on ait cru à l'existence d'un travail qui ne devait commencer que beaucoup plus tard. Quant aux cas dans lesquels il n'y avait pas même de grossesse véritable chez les femmes qui paraissaient sur le point d'accoucher, cas qui peuvent paraître fort extraordinaires aux gens du monde, mais qui sont bien connus des hommes de l'art, nous n'en dirons rien ici, renvoyant au mot Grossesse tout ce qui se rapporte aux phénomènes antérieurs à l'accouchement ; de même que nous renverrons au mot Couches tout ce qui s'observe après l'accomplissement de cette importante fonction. Ainsi, la première question à résoudre est celle-ci : *L'accouchement se fait-il toujours à la même époque de la grossesse, ou bien y a-t-il des naissances tardives et précoces ?*

Cette question, qui a été la source de débats célèbres, et sur laquelle les opinions des médecins les plus illustres ont été divisées, forme le sujet d'un paragraphe de la *Médecine légale* du professeur Orfila, auquel nous empruntons presque textuellement ce qui suit :

« On a vu (dit notre auteur) chacun apporter en faveur du parti qu'il soutenaît, des faits et des raisonnements plus ou moins spécieux. Aussi, jusqu'à l'époque où la législation nouvelle a adopté la disposition du droit romain et celle des Douze Tables, les jurisconsultes ont-ils marché d'un pas incertain, et basé leurs jugements sur des considérations sociales étrangères à la médecine. Ici un enfant est déclaré légitime, quoique né douze mois trois jours après la mort du mari, parce que la conduite de la mère est irréprochable ; là, au contraire, un autre enfant, né dix mois quatre jours après la mort du mari, est jugé bâtard à cause de la mauvaise réputation de la femme ; plus loin, on regarde un enfant comme légitime, quoiqu'il soit né onze mois après l'absence du mari, parce que celui-ci n'était pas dans l'impossibilité de communiquer avec la mère, etc. »

Qu'il nous suffise d'établir : 1° que des enfants peuvent naître, *naturellement* et sans accident, *avant* le neuvième mois de la grossesse ; 2° que la possibilité des naissances, *passé* le neuvième mois, ne peut plus être contestée, et qu'il est même difficile de ne pas admettre qu'elles aient lieu, dans certains cas, plusieurs jours après le trois-centième jour révolu (c'est-à-dire dix mois environ) ; 3° qu'il en est de même pour une foule de femelles d'animaux que M. Tessier, membre de l'Académie des sciences, a soumises pendant plusieurs années à un examen attentif. D'ailleurs la législation actuelle a tranché toutes les difficultés, comme on peut le voir par les articles suivants :

« Le mari pourra désavouer l'enfant, s'il prouve que pendant le temps qui a couru depuis le trois-centième jusqu'au cent quatre-vingtième jour avant la naissance de cet enfant, il était, soit par cause d'éloignement, soit par l'effet de quelque accident, dans l'impossibilité physique de cohabiter avec sa femme. » (Code civ., art. 312.) « La légitimité de l'enfant né trois cents jours après la dissolution du mariage pourra être contestée. » (Code civ., art. 315.)

Il est donc établi, de par le Code, que le terme naturel de la grossesse, ou l'époque *légitime* de l'accouchement, peut varier du sixième mois accompli au dixième.

Ajoutons d'ailleurs que la force ou la faiblesse de l'enfant, généralement prises en considération pour étayer la supposition des naissances tardives ou précoces, peuvent tenir à beaucoup de causes diverses, et ne doivent être rangées que dans les probabilités et nullement dans les preuves.

Tout au plus, dans le cas de naissance tardive, pourrait-on tirer quelque lumière de ce fait d'observation pratique, qui apprend que le plus souvent, chez les femmes qui sont accouchées plus ou moins longtemps après le terme ordinaire de la grossesse, on a observé au neuvième mois des douleurs semblables à celles de l'enfantement.

Quoi qu'il en soit, il n'en est pas moins vrai que, dans la marche ordinaire des choses, l'accouchement s'opère à la fin du neuvième mois de la grossesse ; et lorsque, comme cela se voit très souvent, la conception a eu lieu peu de jours après les règles, le travail se déclare aux approches de la neuvième époque qui suit, lorsqu'il s'agit d'une femme réglée tous les mois exactement.

Mais tant de femmes ignorent la date précise de leur grossesse, qu'il n'est pas étonnant qu'elles se méprennent quelquefois sur l'époque de l'accouchement, et qu'elles soient surprises par le travail véritable, ou, ce qui est plus commun encore, qu'elles attribuent à un travail commençant, des incommodités et des douleurs qui tiennent à toute autre cause.

Dans les cas douteux, la prudence exige toujours que l'on ait recours à un homme de l'art, car souvent c'est le *toucher* seul qui peut établir d'une manière assurée la distinction entre les vraies et les fausses douleurs.

Aussi n'y a-t-il pas d'accoucheur auquel il ne soit arrivé d'être mandé près d'une femme qui se croyait sur le point d'accoucher, et qui devait encore porter son fardeau une ou plusieurs semaines.

Il arrive même qu'un commencement de travail s'établit, puis s'arrête, et que l'homme de l'art, qui avait d'abord cru lui-même à une prochaine délivrance, voit bientôt sa présence devenir inutile. Cela a lieu surtout, comme nous l'avons dit plus haut, chez les femmes qui accouchent un peu après le terme ordinaire, et quelquefois l'opinion populaire, qui admet que l'accouchement véritable s'opère dans les neuf jours qui suivent le travail avorté, se vérifie. Cela a lieu aussi dans les cas où un accident, une chute, une émotion vive, sont venus ébranler la matrice et provoquer des douleurs. Il n'y a que la *durée* qui puisse faire distinguer le véritable travail de l'enfantement de celui qui doit rester incomplet. Le plus ordinairement, ce dernier, qui a d'abord paru se montrer avec un peu d'énergie, va bientôt en diminuant et en se ralentissant, de manière à disparaître tout à fait en quelques heures; tandis que le travail qui doit amener la délivrance, ne fait que s'accroître et se prononcer davantage à mesure que le temps s'écoule.

C'est d'ailleurs une erreur de croire qu'un accouchement à sept mois est plus naturel que celui qui s'opère à huit, et que l'enfant a plus de chances de vie au premier terme qu'au second. C'est, au contraire, une vérité reconnue par tous les hommes de l'art, que l'accouchement est d'autant plus *naturel*, et offre d'autant plus de chances de salut pour l'enfant, dans les circonstances ordinaires, que l'expulsion de celui-ci a lieu à une époque plus avancée de la grossesse, et plus rapprochée, par conséquent du terme légitime. Nous reviendrons sur cette question à l'occasion de l'avortement ou *fausse-couche.* (*Voy.* ce dernier mot.)

Lorsque le terme de la grossesse approche, le ventre *tombe,* comme le disent les femmes; c'est-à-dire que le fond de la matrice, chargée du produit de la conception, qui jusque-là n'avait cessé de s'élever vers la région de l'estomac, s'abaisse un peu, en sorte que cette région devient plus libre, que le ventre est plus proéminent en avant, et que la tumeur qu'il forme s'abaisse un peu; les mouvements de l'enfant se manifestent aussi un peu plus bas que de coutume. La femme éprouve un sentiment de poids plus marqué dans les régions inférieures, et des envies d'uriner plus fréquentes. Toutefois, on dit alors qu'elle se sent plus *légère,* ce qui dépend du dégagement de l'estomac que nous avons signalé ci-dessus, dégagement qui donne plus de liberté à la respiration.

Bientôt les premières douleurs de l'enfantement se font sentir: d'abord faibles et peu marquées (*mouches*), séparées par d'assez longs intervalles, puis plus rapprochées et plus prononcées.

Ces douleurs partent ordinairement des reins et s'étendent au bas-ventre, qu'elles étreignent en forme de ceinture. Celui-ci se durcit et se tend pendant la douleur. Un calme ordinairement complet se remarque dans l'intervalle des douleurs; ce qui sert à les distinguer des *coliques*, des douleurs *nerveuses*, qui constituent ordinairement un état de souffrance plus ou moins permanent.

Au bout de quelques heures, les douleurs, plus intenses et plus fréquentes, commencent à s'accompagner d'un sentiment de pression et d'expulsion vers le bas, qui simule l'envie d'uriner ou d'aller à la garde-robe.

En même temps, les parties de la génération s'humectent de glaires d'abord incolores, puis sanguinolentes.

Quelquefois des nausées, ou même des vomissements, se joignent aux premières douleurs.

Celles-ci croissent encore en énergie: elles *poussent* de plus en plus, et excitent la femme à faire effort comme pour rendre ses excréments.

Au bout d'un certain temps, les eaux se rompent et viennent mouiller les vêtements et le plancher.

Si, jusque-là, on a permis à la femme de s'asseoir, de se tenir debout ou de marcher à volonté, il est dès lors prudent de la placer sur le lit où elle doit accoucher, et, si l'on n'a pas encore obtenu la présence de l'accoucheur ou de la sage-femme, il devient tout à fait urgent de la réclamer.

A Paris, le plus communément, on se sert, pour l'accouchement, d'un lit de sangle garni d'un ou deux matelas ou paillasses, que l'on nomme assez justement *lit de misère.*

Ce lit doit être garni de plusieurs draps pliés en *alèzes* (*voy.* ce mot), c'est-à-dire en un ou plusieurs doubles, dans le lieu qui correspond au siège de la femme, pour la préserver, elle et le matelas qui la supporte, de l'inondation d'eau et de sang qui accompagne et termine l'accouchement.

Il est essentiel que la femme se couche

sur le dos, appuyée sur des oreillers ou sur un matelas ployé en deux, qui tient le tronc et la tête soulevés, et que le lit soit disposé de manière à ce que, dans les efforts auxquels elle se livre, elle trouve un point d'appui solide pour ses mains, sa tête et ses pieds, et que toutes ses forces se concentrent sur le lieu où doit s'opérer l'expulsion de l'enfant.

A cet effet, on appuiera la tête du lit de sangle contre le mur; on fixera une planche en travers au pied, ou du moins on le tiendra soutenu et relevé à l'aide de chaises, de fauteuils ou d'un support quelconque. Une ou deux personnes, placées sur les côtés, assisteront la femme, en soutenant, avec leurs mains, les genoux et le bas des jambes tenues ployées et fléchies pendant les douleurs, et en offrant leur épaule ou leur bras à la femme pour fixer ses mains, si elle le désire. Quelquefois encore, les douleurs de *reins* étant persistantes et pénibles, on se trouve bien de soulever un peu ceux-ci, à l'aide d'une serviette ployée, dont on tient les bouts, ou à l'aide d'un coussin placé sous cette région.

On accordera à la femme en travail les boissons qu'elle désirera, et on lui donnera, de préférence, de l'eau sucrée avec un peu d'eau de fleur d'oranger: le vin sucré, les bouillons confortatifs, conviennent rarement, et ne doivent jamais être donnés que sur la prescription de l'accoucheur. Ils augmentent l'agitation générale, la chaleur et la soif, peuvent déterminer des rapports et des vomissements fréquents, favoriser même une hémorrhagie consécutive.... et, dans tous les cas, sont au moins inutiles, car il n'est pas de femme qui, dans le cours ordinaire des choses, n'ait suffisamment de force pour mener à bien le travail de l'accouchement. Il est même très commun de voir celui-ci se terminer précisément au moment où la femme se dit le plus épuisée, et commence à désespérer de ses forces.

On doit encore avoir soin que la femme ne soit pas trop couverte, que la chambre ne soit pas trop échauffée, qu'elle soit suffisamment aérée, et qu'il n'y ait que le nombre strictement nécessaire de personnes utiles et agréables à la femme en travail.

Beaucoup de femmes exigent que leur mari assiste à leurs souffrances et soutienne leur courage. Il ne serait pas digne du nom d'homme ni du titre d'époux, celui-là qui aurait la lâcheté de se refuser absolument à cette marque d'intérêt, lorsqu'on la lui demande irrévocablement! C'est à l'homme de l'art à encourager la faiblesse des deux parties, en leur montrant le terme prochain et assuré d'une scène douloureuse, il est vrai, mais exempte de danger, et qui doit être suivie de si douces émotions!

Si, malheureusement, l'accoucheur n'est point encore présent, il faut dès lors songer, surtout dans la saison rigoureuse, aux premiers soins que réclamera le nouveau-né. Il faut avoir des linges chauds pour le recevoir, de l'eau chaude pour le laver, des ciseaux pour couper le cordon ombilical, du fil ciré pour le lier.

Cependant, les douleurs de plus en plus violentes, sont devenues tout à fait *expultrices* (grandes douleurs); elles arrachent des cris à la femme, qui, le visage coloré et couvert de sueur, le cou et la poitrine gonflés, s'appuyant sur tout ce qui est à sa portée, se livre à des efforts convulsifs qui vont bientôt chasser l'enfant au dehors.

Heureusement, chacune de ces douleurs est suivie de quelques instants de calme et de repos, durant lesquels même il n'est pas rare de voir une sorte de sommeil survenir.

Enfin le moment est arrivé! La tête de l'enfant paraît à l'entrée des parties génitales, qu'elle entr'ouvre et violente pendant que dure la douleur, pour remonter un peu quand celle-ci se suspend.

Une main prudente doit alors soutenir doucement, pendant la douleur, la peau qui est au-dessous des parties génitales, et que la tête de l'enfant presse avec force; car on a vu quelquefois, dans un premier accouchement surtout, cette partie s'entr'ouvrir et se déchirer, faute de cette simple précaution.

Il n'est pas inutile non plus d'humecter avec de l'huile, de l'eau de guimauve, du cérat, ou du beurre, les parties génitales qui prêtent ainsi plus facilement.

Un dernier effort plus énergique et plus prolongé chasse l'enfant hors des parties: la tête franchit d'abord le passage, puis les épaules et le reste du corps suivent, et presque aussitôt un premier cri vient annoncer la vie du *nouveau-né*. (*Voy.* ce mot.)

Il faut alors séparer l'enfant de la mère qui lui a donné le jour.

Pour cela, on coupe avec des ciseaux le cordon ombilical, à une distance à peu près égale des deux individus; et sans s'inquiéter autrement de l'écoulement de sang qui a lieu, on enlève l'enfant, et on le confie aux soins d'une personne attentive, qui l'enveloppe dans une serviette chaude, le frotte, le nettoie, et le tient près du feu, pour peu que la température de l'air ne soit pas très douce.

Quelquefois, surtout lorsque le travail a été un peu long, que les eaux se sont écoulées de bonne heure, que le cordon ombilical est passé autour du cou et l'étreint, il arrive que l'enfant vient au monde dans un état de *mort apparente*. (*Voy.* ce mot.)

Si le cordon entoure le cou, il faut le couper avec des ciseaux, avant même que l'enfant ne soit entièrement sorti, et dès que la tête paraît hors des parties.

Si l'enfant est violet, livide, a la face turgescente, on laisse saigner le cordon, et l'on cherche par des frictions sur le corps, sur le côté gauche de la poitrine, par l'introduction d'une plume huilée dans les narines et dans le gosier, à exciter le développement de la respiration et de la circulation.

Si l'enfant est pâle et d'apparence faible, on lie de suite le cordon, et on emploie les moyens ci-dessus énoncés; de plus, on plonge l'enfant dans un bain d'eau chaude animée de vin ou d'eau-de-vie; on le frictionne avec la main, on l'expose à l'air momentanément, et ordinairement au bout de quelques instants, on a la satisfaction de voir la vie renaître.

Mais il faut savoir que cet état de mort apparente peut se prolonger fort longtemps, une demi-heure, une et même plusieurs heures, sans qu'il y ait lieu de regarder le cas comme désespéré... Qui n'a entendu parler de ce procès célèbre où un accoucheur qui avait abandonné comme mort un enfant nouveau-né, auquel même, par surcroît, il avait amputé le bras, put, bien des années après, acquérir *à ses dépens* la preuve que son prétendu mort était plein de vie!

On doit donc, avec persévérance, frictionner et stimuler l'enfant, et surtout recourir, s'il est possible, aux secours d'un homme éclairé. Avant de procéder à l'emmaillotement du nouveau-né bien portant, il faut, avons-nous dit, lier le cordon ombilical. Un petit ruban, formé de deux ou trois brins de fil de Bretagne ciré, sert à faire cette ligature; le bout du cordon étant tenu par la main de la personne qui a reçu l'enfant, on entoure le cordon de deux tours de fil, et on fait un nœud double qui serre et étrangle le cordon sans le couper. Cette ligature doit être placée environ à un pouce, un pouce et demi, ou deux travers de doigt à peu près de distance du nombril; on retranche ensuite avec des ciseaux la portion excédante du cordon. Du reste, c'est une erreur de croire que le lieu où l'on met la ligature, et le plus ou moins de longueur qu'on laisse au cordon, peuvent avoir quelque influence sur la chute de celui-ci et sur la saillie ou l'enfoncement du nombril. Qu'on lie ou qu'on ne lie pas, qu'on coupe ou non un bout du cordon, toujours il se détachera, dans l'espace de quelques jours, en un point fixé par la nature, et qui forme la limite entre la peau vivante du ventre de l'enfant et les tissus désormais privés de vie qui entrent dans la composition du cordon.

Mais il y a grande utilité dans le précepte qui indique de placer la ligature à une certaine distance du nombril, parce qu'on a vu parfois une descente exister en ce lieu; et que, dans ce cas, si l'on appliquait le fil trop près du nombril, on s'exposerait à lier, en même temps que le cordon, la portion d'intestin qui pourrait s'y être engagée, ce qui aurait des suites très fâcheuses.

Cette petite opération terminée, on applique une petite compresse sur le nombril, et on entoure le ventre d'une bande de linge de trois travers de doigt de large qui maintient l'appareil, et que l'on a soin de fixer par quelques points de couture.

Quelques bonnes femmes attachent une grande importance à enlever soigneusement avec de l'huile ou avec de l'eau de savon, l'enduit blanchâtre qui recouvre quelquefois la peau du nouveau-né. Si cet enduit s'enlève facilement, il n'y a pas à cela grand inconvénient ; mais s'il est très adhérent, il vaut mieux laisser tout ce qui ne s'ôte pas facilement avec l'éponge et se hâter de sécher et de vêtir l'enfant. Cette espèce de crasse ne tardera pas à se détacher.

L'habillement de l'enfant qui vient de naître se compose d'un petit béguin, d'un bonnet de dessus, d'un petit fichu, d'une petite chemisette, d'une ou deux petites camisoles à manches ou *brassières*, qui s'ouvrent en arrière et s'attachent avec des cordons, et du maillot, qui comprend une couche de toile et un lange de laine ou de coton.

On couvre d'abord la tête de l'enfant, puis on lui passe à la fois les brassières et la chemise emmanchées l'une dans l'autre, en ayant soin d'envelopper sa petite main d'un chiffon de linge qui facilite singulièrement l'introduction.

On enveloppe ensuite le reste du corps avec le maillot, qui doit être assez large pour entourer une fois et demie la ceinture, et assez long pour se replier facilement sur le corps, sans que les membres inférieurs soient gênés dans leurs mouvements.

De l'eau sucrée pour boisson, le sein de la mère aussitôt qu'on voudra, celui de la nourrice dès le lendemain ou le surlendemain de la naissance, tel est le régime de l'enfant. Nous renvoyons au mot Nouveau-né pour les autres détails.

Rappelons ici que la déclaration de la naissance doit être faite à la mairie dans les vingt-quatre heures, et revenons maintenant à la mère que nous avons laissée sur son lit de travail.

Le plus communément, il s'écoule un temps assez long depuis le début des premières douleurs (*mouches*), qui ne font que préparer le travail, jusqu'à l'apparition des grandes douleurs destinées à amener la sortie de l'enfant.

C'est une erreur de croire que ce dernier *aide* lui-même à son expulsion ; la preuve, c'est que l'accouchement d'un enfant mort s'opère à peu près aussi bien que celui d'un enfant plein de vie ; vérité qui est en pleine contradiction avec le préjugé populaire.

Quand il s'agit d'un premier accou-chement, il est rare que la durée du travail ne soit point de six, huit, douze heures au moins, et on la voit assez souvent s'étendre à vingt-quatre et trente-six heures.

Pour ma part, j'ai vu, en pareil cas, surtout chez des femmes déjà un peu mûres, l'accouchement naturel ne se terminer que le troisième jour.

Les légères douleurs qui marquent le début du travail peuvent se montrer un, deux ou trois jours d'avance, laissant entre elles des intervalles qui équivalent presque à une suspension totale. Devenues plus marquées et plus rapprochées, elles se prolongent encore ordinairement pendant trois, quatre, six, huit, douze heures. Puis surviennent les douleurs énergiques, les grandes douleurs, celles qui arrachent des cris et qui s'accompagnent d'efforts d'expulsion ; celles-ci peuvent durer depuis une heure ou deux jusqu'à six, huit, douze et même vingt-quatre heures.

Le terme moyen de la durée totale du travail, dans un accouchement naturel, est de douze à vingt-quatre heures chez une femme qui est enceinte pour la première fois, et de six à douze heures pour celle qui a déjà eu un ou plusieurs enfants.

Mais cette règle générale souffre beaucoup d'exceptions ; nous avons vu assez souvent des femmes accouchant pour la première fois être si promptement délivrées, que l'accoucheur, malgré sa diligence, n'arrivait qu'après le dénoûment ; et, d'autre part, des femmes, déjà mères, chez lesquelles un second ou un troisième accouchement s'opérait avec beaucoup plus de temps et de difficulté que le premier.

Beaucoup d'accoucheurs et de sages-femmes ont la prétention de préciser exactement l'époque de la terminaison de l'accouchement. Il est vrai de dire qu'avec un peu d'habitude cette sorte de prescience fondée sur le caractère des douleurs, et surtout sur les lumières que donne le *toucher*, se trouve rarement en défaut. Toutefois, on a vu les plus habiles se tromper dans leurs prévisions, et il y a toujours de la prudence à ne pas se fier uniquement à des assertions qui peuvent ne pas être rigoureusement vérifiées par l'événement.

Une fois l'enfant sorti, tout n'est pas encore absolument fini, reste la *délivrance*. (*Voy.* ce mot.) Il arrive même, dans quelques cas rares, qu'un second enfant reste encore à expulser. Nous renvoyons ce que nous avons à dire sur cette circonstance au mot Jumeaux.

Dans un grand nombre de cas, la délivrance s'opère toute seule. Peu de temps après la sortie de l'enfant, le calme et le soulagement subits qui ont succédé, sont troublés par quelques douleurs obscures qui se renouvellent dans le bas-ventre.

Si l'on porte la main sur cette région, on sent une tumeur ferme et arrondie que constitue le globe de la matrice, qui se contracte pour chasser le *délivre* ou arrière-faix; alors on peut favoriser l'expulsion de celui-ci en exerçant quelques légères tractions sur le bout du cordon qui pend hors des parties: pour que cette portion de cordon n'échappe pas aux doigts, on l'enveloppe d'un linge. Peu à peu on sent la résistance céder, et l'on amène au dehors une masse charnue et membraneuse, dont le volume varie, mais qui, généralement, égale à peu près la grosseur de la tête de l'enfant. Cette masse molle et lisse franchit facilement le passage; on la reçoit dans la main, et on la retire en la roulant sur elle-même, de manière à entraîner complétement les portions de membranes qui l'enveloppent et la suivent, sans rien laisser au dedans des parties.

Si la résistance est trop forte, et qu'au bout d'une demi-heure à une heure le délivre ne soit point sorti, il faut abandonner l'opération aux soins de l'accoucheur, qui est assez souvent obligé, dans ce cas, d'aller chercher profondément le délivre avec la main introduite dans les parties.

On a beaucoup exagéré d'ailleurs les dangers qui peuvent résulter du séjour prolongé du délivre dans la matrice, comme nous le dirons au mot Délivrance. Plusieurs fois il nous est arrivé à nous-même de n'opérer la délivrance que le lendemain du jour où l'accouchement avait eu lieu, ou de voir, dans le cas de *fausse-couche*, le délivre sortir de lui-même un ou plusieurs jours après l'expulsion du fœtus.

L'accouchement complétement terminé, on s'assure de nouveau, en palpant le bas-ventre, que la matrice forme, dans cette région, une tumeur globuleuse, ferme et résistante, et qu'ainsi il n'y a pas à craindre d'hémorrhagie consécutive; puis on change les *alèzes* placées sous le siége, on lave et on nettoie avec de l'eau tiède les parties génitales, qui font ordinairement éprouver à la femme un sentiment de cuisson assez douloureux pendant quelque temps; enfin on transporte l'accouchée sur son lit, que l'on a préalablement garni d'une alèze destinée à préserver les draps et les matelas.

La femme couchée, on entoure le ventre d'une serviette pliée en bandage de corps, que l'on serre médiocrement, et on place entre les cuisses un linge ou *chauffoir* destiné à recevoir la matière des écoulements qui s'opèrent et qui ont reçu le nom de *lochies*.

Il est bon de couvrir, au moins durant les premières heures, les parties génitales avec des compresses trempées dans une eau émolliente, telle que l'eau de guimauve, par exemple, avec le soin de les renouveler à peu près toutes les heures.

L'accouchée, prise d'abord d'un mouvement de frisson, ne tarde pas à se réchauffer, à se calmer, quelquefois à s'assoupir, à moins qu'elle ne soit tourmentée de *tranchées utérines*, espèce de coliques plus communes dans les accouchements rapides que dans ceux qui se sont opérés lentement; ces tranchées n'ont d'ailleurs aucune gravité, et se dissipent ordinairement d'elles-mêmes au bout de douze, vingt-quatre ou trente-six heures au plus. Nous reviendrons sur ce sujet au mot Couches.

Le plus grand calme doit régner dans la chambre de l'accouchée, qui ne doit recevoir aucune visite avant le troisième ou quatrième jour qui suit l'accouchement; encore faut-il ajouter à ce délai celui qui sera ultérieurement nécessité par la *fièvre de lait*. (*Voy.* ce mot.) Une boisson délayante, l'eau de chiendent, l'eau d'orge, l'eau sucrée, même avec quelques gouttes d'eau de fleurs d'oranger, de l'eau avec un sirop quelconque au goût de la malade, comme les sirops d'orange, de violette, de cerise, etc., prises froides ou chaudes, suivant la saison et suivant le goût de la femme ; la diète au bouillon ou aux potages, durant les premiers jours, plus ou moins rigoureuse, suivant l'appétit de l'accouchée, et suivant qu'elle remplit ou non les fonctions de nourrice (*voy.* ce mot, ainsi que celui ALLAITEMENT) ; quelques demi-lavements à l'eau de son, de guimauve, de pariétaire, d'herbes émollientes, voilà l'ensemble du régime qui doit être prescrit.

Ne pas craindre de laisser la femme se remuer et se placer dans son lit comme cela lui plaît, ne pas la couvrir trop chaudement, ni l'envelopper trop hermétiquement dans ses rideaux, entretenir une température douce dans la chambre, et en renouveler l'air une ou deux fois le jour, en laissant les fenêtres ouvertes pendant quelques moments à l'heure la moins froide de la journée, et avec la précaution de préserver la mère et l'enfant pendant ce temps du contact trop direct de l'air extérieur ; voilà la conduite la plus propre à éviter les accidents qu'on provoque le plus souvent par un excès de précaution.

Il est important que la femme soit surveillée avec soin dans les premiers instants qui suivent l'accouchement, car on a vu quelquefois une hémorrhagie s'opérer, soit à l'intérieur, soit à l'extérieur, sans que la femme en eût la conscience et sans que les personnes placées près d'elle s'en fussent aperçues.

Dans ces circonstances, le visage pâlit tout à coup, la femme a de l'éblouissement, des vertiges, elle s'évanouit ; le pouls s'efface, le corps se refroidit ; il devient urgent d'arrêter le sang.

Ce danger n'est guère à redouter que dans la première ou la deuxième heure qui suit immédiatement l'accouchement ; mais déjà l'accoucheur peut avoir quitté la maison, et il faut se hâter au plus vite d'obtenir du secours.

En attendant l'arrivée de l'homme de l'art, on découvre la femme, on applique sur le ventre et les cuisses des linges imbibés d'eau froide, on en introduit même à l'entrée des parties génitales. Il ne faut pas d'ailleurs s'effrayer trop d'une *syncope*, qui, dans ces sortes de cas, est assez souvent un moyen qu'emploie la nature pour arrêter la perte de sang, en suspendant la circulation.

Nous avons supposé jusqu'ici que les choses se passaient au milieu des conditions les plus ordinaires de la vie ; mais il peut se faire qu'au lieu d'accoucher au milieu de ses proches et dans un lieu convenablement disposé, la femme accouche partout ailleurs, en voyage, en voiture, dans la rue même. Alors tout doit être mis en œuvre pour la replacer le plus tôt qu'il se pourra dans les conditions favorables ; et quant au moment même de l'accouchement, il faut s'arranger pour que l'enfant ne soit pas précipité à terre, si la femme est debout ou assise, et se rapprocher, autant que les circonstances le permettront, des conseils que nous avons donnés plus haut.

En pareil cas, il n'y a pas grand inconvénient à différer la ligature du cordon, qui ne saigne plus dès que l'enfant respire ; mais il y a toujours un grave inconvénient à permettre à la femme de se tenir debout, de marcher ou même d'aller en voiture dans les premiers jours qui suivent l'accouchement.

L'hémorrhagie, le renversement de la matrice, diverses inflammations abdominales pourraient être le résultat d'une pareille imprudence.

Que de fois des femmes coupables ou des filles imprudentes ont payé de leur vie les démarches mystérieuses et précipitées auxquelles elles se sont livrées pour cacher leur faute !

Il y a quelques années, j'ai été forcé d'accoucher ainsi chez moi une jeune personne qui avait réussi à cacher sa grossesse à ses parents, et qui, la nuit, au milieu des douleurs de l'enfantement, avait quitté le toit paternel pour se délivrer en secret du triste fruit d'une secrète intrigue. Cette fille, bravant ainsi les souffrances les plus aiguës et les dangers les plus graves, pour sauver l'honneur de sa réputation, ne put séjourner chez moi que quelques heures, et fut obligée de retourner en voiture à son domicile, le jour même de l'accouchement. Les accidents les plus inquiétants ne tardèrent pas à se manifester ; une inflammation vive de la matrice survint, et ce ne fut qu'après plusieurs semaines de souffrance et à l'aide des soins les plus assidus, que nous réussîmes à arracher cette malheureuse au péril le plus imminent.

Si donc il était indispensable que la femme nouvellement accouchée quittât le lieu où elle a été délivrée, il faudrait qu'elle fût transportée à bras, ou mieux sur un brancard, ou au moins sur un siége quelconque, dans l'endroit le plus voisin, pour y garder ensuite un repos absolu de six à huit jours au moins.

On ne manquera pas sans doute de nous opposer l'exemple des femmes de la campagne, que le besoin ou l'usage ramène à leurs pénibles travaux, dès les premiers jours qui suivent l'accouchement : à cela nous répondrons que si, par l'effet d'une robuste constitution, cet usage n'a point de suites fàcheuses pour quelques-unes, la plupart sont exposées à payer tôt ou tard la peine de leur imprudence. Combien de pertes, de maladies de matrice, d'incommodités diverses, si communes chez les femmes de la campagne, ne reconnaissent point de cause autre que ce pernicieux abus !

Nous croyons inutile d'insister ici sur les modifications qui pourraient être apportées aux règles de conduite que nous avons tracées, d'après les usages divers qui existent dans les différents pays, dans ceux, par exemple, où, au lieu d'accoucher sur un lit, les femmes accouchent sur des chaises ou fauteuils destinés *ad hoc.*

Mais nous devons dire un mot des cas où il est nécessaire de recourir à quelques moyens particuliers pour favoriser le travail de l'accouchement, entravé par certaines dispositions propres à la femme.

Ainsi dans le cas où les douleurs marchent lentement, où la femme est un peu âgée, a les parties fermes et resserrées, surtout dans un premier accouchement, un bain tiède, donné au commencement du travail, des lavements émollients seront fort utiles.

Quant aux remèdes plus actifs, tels que *la saignée,* dans le cas de rigidité du col de l'utérus ; le *seigle ergoté,* dans le cas d'inertie de la matrice, il est évident qu'il n'y a que l'homme de l'art qui puisse juger de leur opportunité.

Nous répétons ici, d'ailleurs, ce que nous avons déjà eu plus d'une fois l'oc-casion de faire pressentir, dans le cours de cet article, c'est que pour en avoir le complément, il est indispensable de recourir aux mots COUCHES, NOUVEAU-NÉ, ALLAITEMENT, etc.

Si nous nous sommes un peu plus étendu que nous n'avons coutume de le faire sur les détails pratiques, c'est qu'il peut arriver que l'accouchement s'opère en l'absence des gens de l'art, et que, dès lors, il est important de donner aux gens du monde des conseils qui puissent les diriger en toute circonstance. Pour les cas ordinaires et réguliers, ici, comme ailleurs, le meilleur guide et le plus sûr conseiller, c'est le médecin qui a obtenu et mérité la confiance de la famille au sein de laquelle il est appelé à exercer son ministère.

Terminons en exprimant le vœu que les sages-femmes, comme les gens du monde, se pénètrent bien de la moralité contenue dans ce vers de notre bon La Fontaine, moralité essentiellement applicable à l'art des accouchements :

> Patience et longueur de temps
> Font plus que force ni que rage.

ACCOUCHEUR. Nous avons dit ailleurs (*voy.* le mot ACCOUCHEMENT) que la nature se suffisait à elle-même, dans l'immense majorité des cas, pour l'accomplissement de la fonction de l'accouchement ; mais nous avons dit aussi qu'il arrivait souvent que les préjugés, les usages vicieux, les précautions et le zèle mal entendu des personnes qui assistent la femme en travail, étaient la source de beaucoup d'accidents. Il ne faut jamais hésiter entre l'ignorance et le savoir ; quelque simple que paraisse le cas, quelque simple qu'il soit en effet le plus ordinairement, les personnes prudentes et éclairées auront toujours recours au ministère de l'accoucheur. Lui seul peut réunir les conditions de savoir, de fermeté, d'autorité capables d'inspirer une confiance absolue ; lui seul peut prévoir et prévenir les accidents possibles, lui seul peut y remédier convenablement quand ils arrivent. Dans l'état actuel de notre société, un homme est vraiment coupable lorsqu'il permet que la femme qu'il doit guider et protéger en toute circonstance, cédant à une pudeur mal entendue, se confie aux soins d'une *sage-femme* (*roy.* ce mot); on ne peut être excusable que dans le cas où l'on n'a pas la liberté du choix, et, alors encore, il faut être très scrupuleux et très attentif, car, s'il est çà et là quelques honorables exceptions, on peut cependant affirmer qu'encore aujourd'hui la masse des sages-femmes est loin d'offrir toutes les garanties d'instruction et de moralité désirables.

Les accoucheurs, eux-mêmes, ne sont pas tous également dignes de la confiance du public. Combien abusent de leur ministère pour encourager certains préjugés ridicules ou nuisibles! combien substituent aux conseils solides, et aux lumières d'une expérience savante, les galanteries de salon, les futilités du monde, et avilissent ainsi la plus noble profession! combien même, plus coupables encore, appliquent sans nécessité *le forceps* pour se faire valoir davantage aux yeux du vulgaire!

Nous aurons occasion, à l'article MÉDECIN, de revenir sur la distinction importante à établir, dans l'intérêt de notre profession comme dans celui de l'humanité, entre les qualités *qui plaisent*, et celles *qui servent*. Nous ferons tous nos efforts pour démasquer le misérable et l'intrigant qui nuisent en flattant, et pour rehausser l'homme honnête et instruit qui sacrifie toute autre considération au seul désir d'être utile. Hélas! dans nos grandes villes surtout, les succès du monde ne sont que trop souvent en raison inverse du mérite et de la probité.

Qu'il nous suffise de dire ici que c'est une erreur de croire que, dans le cours ordinaire des choses, l'accoucheur puisse *épargner des douleurs* à la femme, l'*aider*, et *hâter* la sortie de l'enfant; que la *délivrance* ne puisse s'opérer d'elle-même; qu'il y ait négligence ou danger à quitter, par intervalles, la femme en travail, lorsqu'on s'est bien assuré de l'état des parties; qu'il n'y ait aucune utilité dans les mille et une pratiques recommandées par les commères et exécutées par quelques sages-femmes, dans le but de garantir la mère et l'enfant d'une foule d'inconvénients imaginaires; qu'on se reporte à ce que nous avons dit à l'article Accouchement, et l'on verra, par tout ce que

nous avons omis, combien il y a d'idées fausses et de préceptes inutiles répandus dans le vulgaire.

Ne craignons pas non plus de recommander aux accoucheurs de donner assidûment leurs soins aux femmes pendant les jours qui suivent l'accouchement; eux et les gens du monde doivent toujours avoir présente à l'esprit une importante vérité, savoir, que, dans le plus grand nombre de cas, empêcher le mal, c'est déjà faire beaucoup de bien.

ACCROISSEMENT. (*Voyez* CROISSANCE.)

ACIDE. On entend par acide un corps ayant une saveur aigre.

En chimie, on dit qu'un corps est *acide* lorsqu'il rougit la teinture de tournesol, et qu'il jouit de la propriété de se combiner avec une base salifiable (un alcali ou un oxyde), pour donner naissance à un sel.

Les acides peuvent être solides, liquides ou gazeux; exemple, les acides tartrique, nitrique, carbonique.

Le caractère le plus sensible des acides, avons-nous dit, est une saveur aigre; mais cette propriété existe à des degrés très variés dans les divers acides; tandis que cette acidité est faible dans le vinaigre (acide acétique faible), elle est âcre et même caustique jusqu'à la destruction, dans les acides nitrique, sulfurique, etc.; de là la distinction des acides en *forts* et en *faibles*.

On divise encore les acides en acides *minéraux* et en acides *végétaux*. Parmi les premiers, on compte les acides nitrique, sulfurique, muriatique ou (chlorhydrique); et parmi les seconds, les acides acétique et ceux qu'on rencontre dans l'orange, l'épine-vinette, la groseille, la pomme, etc.

Tous les acides, et particulièrement les acides végétaux suffisamment étendus d'eau pour développer une agréable acidité, calment la soif, modèrent la chaleur fébrile, augmentent la sécrétion urinaire et diminuent la tendance à la putridité.

Les acides faibles sont donc rafraîchissants, diurétiques et anti-septiques; les acides forts, au contraire, lorsqu'ils sont concentrés, déterminent instantanément l'inflammation, la brûlure et la destruction même des parties sur lesquelles on les applique.

Les acides faibles végétaux sont rafraîchissants, et conviennent particulièrement en été et dans les pays méridionaux. Aussi «la nature, toujours attentive à mettre l'instinct à côté du besoin, le remède à côté du mal, a multiplié les fruits acides dans les pays et dans les saisons dans lesquels ils sont le plus utiles; et lorsque les causes qui en nécessitent l'usage viennent à se développer, elle ne manque pas d'en faire naître le goût et le désir. »

Et aussi, comme le bien est à côté du mal, il faut savoir que l'usage immodéré, l'abus des acides, même faibles, devient promptement pernicieux; outre que les acides finissent par attaquer et détruire l'émail des dents, ils attaquent et détruisent aussi à la longue les organes digestifs. Combien, tous les jours, ne voit-on pas de ces déplorables exemples! combien d'imprudentes beautés, pour corriger un embonpoint uni à leur fraîcheur, n'ont-elles pas abusé des acides, et ont vu succéder aux formes arrondies la pâle maigreur, un hideux dépérissement et la mort!

Nous ne parlerons ici que des acides les plus usités, et ferons connaître avec soin les qualités utiles ou nuisibles qui les distinguent.

ACIDE ACÉTIQUE. *Vinaigre radical.* L'acide acétique s'obtient en distillant, en vases clos, l'acétate de cuivre cristallisé (cristaux de Vénus). Cet acide ainsi obtenu et rectifié par la distillation, est liquide, incolore; il a une saveur brûlante et caustique; il est volatil et jouit d'une odeur piquante, très pénétrante et pourtant agréable.

C'est à cet acide que les flacons de sel, de vinaigre, doivent leur propriété. En effet, c'est cet acide qu'on respire, car le sel neutre qu'il imbibe n'est là que comme une éponge. On l'emploie aussi dans les cas de faiblesse, d'évanouissements, et pour corriger l'air vicié par la respiration ou les émanations : il est antispasmodique et antiseptique.

L'acide acétique abonde, dans la nature, à l'état de combinaison, dans les acé-

tates; à l'état de liberté, mais affaibli, dans beaucoup de substances végétales; il se forme dans la fermentation qui succède à la fermentation vineuse, témoin la transformation du vin en vinaigre, lequel, distillé, n'est que de l'acide acétique étendu d'eau. (*Voy.* VINAIGRE.)

ACIDE CITRIQUE. Non-seulement on rencontre cet acide dans le citron, d'où il tire son nom, mais on le retrouve encore dans un grand nombre d'autres fruits, tels que les cerises, les groseilles, le verjus, etc.

C'est du suc ou jus de citron qu'on extrait ordinairement l'acide citrique. Pur, il est cristallisé; il a une saveur aigre très forte, il n'est pas volatil; étendu dans une grande quantité d'eau, il a une saveur très agréable. Quarante-huit grains de cet acide suffisent pour donner à un litre d'eau la saveur agréable de la limonade.

Pour les usages culinaires et domestiques, c'est ordinairement étendu d'eau, et tel qu'on le rencontre dans le citron, qu'on emploie l'acide citrique. (*Voy.* CITRON.)

ACIDE MURIATIQUE. *Acide chlorhydrique,* esprit de sel marin. Chimiquement parlant, l'acide chlorhydrique est gazeux, incolore, produisant des fumées blanches dans l'atmosphère, d'une odeur forte, piquante et qu'on ne saurait respirer sans danger. Uni à une petite quantité d'eau, il forme l'acide chlorhydrique liquide (acide muriatique), lequel est liquide incolore, s'il a été purifié par la distillation. Celui du commerce est légèrement jaune-verdâtre, couleur due à une petite quantité de fer.

Cet acide a une saveur aigre, brûlante, mais moins intense que celle des acides nitrique et sulfurique.

Les usages de cet acide sont très répandus en chimie et dans les arts. En médecine, on l'administre à petite dose dans certains gargarismes; et mêlé au miel, on s'en sert pour toucher les aphthes rebelles, et certains ulcères gangréneux de la gorge.

Pris à l'intérieur, à l'état de concentration, il détermine des accidents qui seront signalés à l'article EMPOISONNE-MENT. (*Voy*. ce mot.)

ACIDE NITRIQUE. Eau forte, esprit de nitre. On retire cet acide du sel de nitre, en traitant celui-ci par l'acide sulfurique. Cet acide est liquide, blanc, odorant, très sapide et corrosif; il désorganise presque subitement la peau qu'il tache en jaune. C'est un des plus violents poisons que l'on connaisse. (*Voy*. au mot EMPOISONNEMENT.)

Mêlé à une certaine quantité d'eau, il est connu et employé sous le nom d'*eau forte*.

L'acide nitrique uni à l'acide *chlorhydrique*, constitue un mélange appelé *eau régale*, qui jouit de la propriété remarquable de dissoudre l'or et le platine.

ACIDE PRUSSIQUE. Acide *cyanhydrique*, acide du bleu de Prusse. Cet acide concentré, tel qu'on l'obtient par des moyens chimiques, est liquide, transparent, incolore, très volatil: sa saveur fraîche devient bientôt âcre et irritante; son odeur est si forte qu'elle produit des maux de tête et des étourdissements. Cette odeur, répandue dans une grande quantité d'air, est la même que celle des amandes amères.

L'action de l'acide prussique sur l'économie animale est des plus vénéneuses. Les faits suivants en donneront la preuve.

« L'extrémité d'un tube de verre *trempé légèrement* dans un flacon contenant quelques gouttes d'acide prussique pur, fut transportée immédiatement dans la gueule d'un chien vigoureux. A peine le tube avait-il touché la langue, que l'animal fit deux ou trois grandes inspirations précipitées, et tomba raide mort. »

Dans une autre expérience, « *une goutte* d'acide prussique étendue de quatre gouttes d'alcool, ayant été injectée dans la veine jugulaire d'un chien, l'animal tomba mort, comme s'il eût été frappé d'un boulet ou de la foudre. »

Cet acide, bien qu'à un état de division extrême, existe tout formé dans la nature. On a reconnu sa présence dans les feuilles, les fleurs et les amandes du fruit du pêcher, dans les fleurs de l'aubépine, dans les amandes des fruits à noyaux, dans les amandes amères, et plus particulièrement dans les feuilles du laurier-cerise. L'acide prussique existe même en telle quantité dans les feuilles du laurier-cerise, que l'usage de ces feuilles est toujours dangereux, et qu'il a trop souvent été mortel. (*Voy*. EMPOISONNEMENT *par l'acide prussique.*)

ACIDE SULFURIQUE. Huile de vitriol. Cet acide, qu'on retire du soufre par un procédé compliqué, est liquide, incolore, transparent à l'état de pureté (dans le commerce il est légèrement coloré); il est épais, comme sirupeux, et d'une pesanteur spécifique très considérable, ce qui le distingue des autres acides. Il est d'une saveur excessivement caustique; son action est si énergique, qu'il brûle profondément et charbonne aussitôt les matières animales et végétales mises en contact avec lui. C'est un poison des plus violents. (*Voy*. EMPOISONNEMENT *par l'acide sulfurique.*)

ACIDE TARTRIQUE. Acide tartreux. C'est un acide végétal qu'on extrait du tartre. Pur, il est cristallisé et ressemble à du sucre candi; mais il est spécifiquement plus lourd, et surtout il développe, par son contact avec la langue, une acidité agréable et très intense. A l'état cristallisé, son énergie est caustique et serait à l'intérieur d'un usage très dangereux. Dissous en petite quantité dans beaucoup d'eau, il forme une boisson rafraîchissante; réduit en poudre et mêlé avec une quantité suffisante de sucre également pulvérisé, il forme de la limonade sèche. Enfin, on l'ajoute en petite quantité dans les confitures de certains fruits dont on veut augmenter l'acidité. Il remplace, pour beaucoup d'usages, l'acide citrique et le citron.

ACONIT. On désigne sous ce nom un genre de plantes assez nombreux en espèces toutes remarquables par leurs propriétés reconnues. En France, il en existe quatre qui viennent dans les parties élevées du Jura, des Pyrénées et des montagnes de l'Auvergne. De ces quatre espèces, deux sont fort communes, et descendent assez bas sur les flancs des montagnes; l'une est l'aconit napel (*aconitum napellus*); l'autre, l'aconit tue-loup (*aconitum lycoctonum*). Le premier a les fleurs d'un bleu foncé et est souvent cultivé dans les jardins ; le second a les fleurs jaunes. Dans les deux espèces, la forme est celle d'un casque romain recouvrant et enveloppant les organes sexuels ; la tige est droite et s'élève à la hauteur de deux ou trois pieds. Les femelles sont découpées comme les doigts de la main, et les fleurs forment un épi qui termine la plante. Celle-ci est vénéneuse dans toutes ses parties ; l'odeur de ses fleurs peut causer des étourdissements, et le miel que les abeilles viennent y recueillir est dangereux ; sa feuille et sa racine sont de vrais poisons, qui ont souvent amené la mort lorsqu'ils ont été pris à l'intérieur ; appliqués sur la peau, ils font l'effet d'un vésicatoire en déterminant la formation d'une cloche. Cependant, cette plante si redoutable est employée par l'homme ; en Russie et en Laponie, on mange ses jeunes pousses, qui n'ont point encore les propriétés pernicieuses qu'elles posséderont plus tard. En médecine, on a conseillé l'extrait d'aconit dans une foule de maladies diverses, tantôt comme calmant, tantôt comme devant augmenter la quantité des urines.

Empoisonnements par l'aconit. On en cite peu d'exemples ; cependant il est arrivé que l'on a confondu sa racine avec celle de livèche ou de navet, ou que ses feuilles ont été mangées en guise de salade. Les symptômes sont les suivants : il y a d'abord des vertiges, de l'oppression, de la soif ; puis viennent des coliques atroces, des vomissements, de la diarrhée ; le malade est en proie tout à la fois à une somnolence qui ne lui permet pas de se soutenir, et à une agitation extrême. Bientôt il est couvert de sueurs froides, le pouls devient misérable, le corps froid, la respiration précipitée, et la mort vient terminer cette scène de douleur, si l'art n'intervient. L'empoisonnement vient-il d'avoir lieu à l'instant même ? un vomitif est le moyen le plus sûr pour débarrasser l'estomac du poison qu'il contient. Quatre à six grains d'émétique amèneront promptement ce résultat ; s'il y a déjà quelque temps que le poison a été pris, alors des boissons gommées et des purgatifs doux suffiront à l'expulser par en bas, et des sinapismes aux jambes réveilleront la sensibilité du malade, en détournant le cours du sang qui se portait avec force vers la tête.

ACUPUNCTURE. Généralement pratiquée, depuis un temps considérable, chez les Chinois et les Japonais, dans le but de calmer divers genres de *douleurs*, cette opération, qui consiste à introduire dans la peau et les chairs une aiguille plus ou moins analogue à celles dont se servent nos dames, n'est connue que depuis un siècle et demi en Europe. Le docteur Berlioz la pratiqua le premier en France, et envoya en 1811, à la société de Médecine de Paris, l'observation d'une femme traitée par ce moyen. Quelques médecins répétèrent les essais de Berlioz, mais il ne paraît pas qu'ils en aient obtenu de grands succès, car l'acupuncture était encore une fois tombée en désuétude, lorsque, dans le cours de l'année 1824, elle reprit faveur tout à coup..... pour retomber bientôt après dans l'oubli. On trouverait difficilement aujourd'hui des médecins qui en fissent un usage habituel ; tout au plus la pratique-t-on encore çà et là dans quelques cas particuliers. Néanmoins, la simplicité du remède, qui le met à la portée de tout le monde, les effets presque miraculeux que prétendent en avoir obtenus quelques hommes de l'art, la vogue dont il a joui il y a peu d'années, nous ont fait un devoir de dire quelques mots sur ce sujet.

Voyons d'abord le mode d'exécution : pour pratiquer cette opération, on peut se servir d'une aiguille à coudre ordinaire, plus ou moins longue, mais surtout très déliée et très pointue. On la recuit à la flamme d'une bougie, pour l'empêcher d'être cassante, et l'on fait à son extrémité supérieure (celle qui sert ordinairement à enfiler) une espèce de tête en cire à cacheter, pour faciliter l'introduction et pour empêcher l'aiguille de pénétrer tout entière dans les chairs. Cette précaution n'est point inutile, car il est arrivé plusieurs fois que des aiguilles que l'on avait laissées longtemps en place se sont enfoncées tout entières, et ont disparu, soit dans les chairs, soit même dans les grandes cavités du corps, ce qui n'est pas absolument sans danger, quoi qu'en aient pu dire quelques partisans outrés de l'acupuncture. On enfonce l'aiguille, tantôt perpendiculairement à la partie, tantôt horizontalement (en la glissant sous la peau), à une profondeur qui varie depuis quelques lignes jusqu'à un, deux ou trois pouces, et on la laisse séjourner pendant un temps qui peut varier depuis quelques minutes jusqu'à plusieurs heures ou même plusieurs jours. Mais, dans ce dernier cas, ce n'est pas sans difficulté ni sans douleur qu'on parvient à la retirer, tandis que l'introduction est fort peu douloureuse lorsque l'aiguille est très déliée, très aiguë et très polie.

C'est surtout dans les affections vulgairement appelées *douleurs*, et qui doivent être rapportées tantôt à la goutte, tantôt au rhumatisme, tantôt à ce qu'on appelle en médecine *névralgie* ou douleurs essentiellement nerveuses, sans que la peau de la partie souffrante offre aucun indice d'inflammation, que l'acupuncture a été regardée comme efficace. Plus d'une fois, pourtant, on l'a vue exaspérer les douleurs qu'elle était appelée à combattre ou bien on a vu le mal se reproduire, après un soulagement momentané. Si nous voulions citer ici les nombreux exemples de guérison rapportés par les auteurs qui se sont occupés de ce sujet, et qui trop souvent s'en sont laissé imposer par une amélioration passagère ou par une suspension d'accidents qui ne devait être attribuée qu'à l'influence d'une imagination frappée, nous allongerions cet article d'une manière démesurée. Qu'il nous suffise de présenter, comme échantillon, une observation empruntée à une brochure anglaise, publiée par le docteur Churchill, et traduite en français par le docteur Charbonnier, en 1825.

« Georges M..., maçon de profession, âgé d'environ trente ans, arriva chez moi (c'est l'auteur qui parle) dans le mois de novembre dernier, marchant à l'aide d'un bâton, d'une main, de l'autre en s'appuyant sur la muraille, et le corps tellement courbé, qu'il formait presque un angle aigu avec les cuisses. Il me rapporta qu'il éprouvait, depuis trois jours, des douleurs lancinantes et excessives dans les lombes (les *reins*) et dans les hanches. Le moindre mouvement du corps provoquait un spasme douloureux, analogue à une commotion électrique, et ses efforts pour se redresser lui causaient des souffrances intolérables.....

« L'ayant fait placer de travers sur une chaise, je lui enfonçai de suite une aiguille d'un pouce et demi dans la région lombaire droite ; après deux minutes d'attente, sa jambe me parut supporter le tronc avec plus de force, ce qu'il m'annonça en me disant que la douleur de la hanche avait disparu : il me confirma cet heureux changement en se redressant ; et, sans la crainte qu'il eut de faire rompre l'aiguille, il aurait pu reprendre entièrement la position droite. Je laissai l'instrument pendant six minutes dans la piqûre ; alors cet homme m'assura qu'il ne ressentait plus de douleur. Il se redressa avec facilité, reprit son habit, et sortit de chez moi comme s'il n'y était pas entré malade, et me témoigna autant de reconnaissance que d'étonnement pour une cure aussi subite. Ne l'ayant pas revu depuis, j'ai tout lieu de croire que cette affection n'a pas récidivé. »

Quelques praticiens se sont bien trouvés, dans certains cas de *paralysie*, de combiner l'électricité avec l'acupuncture, d'où le nom d'*électro-puncture* donné à cette méthode ; mais ceci rentre exclusivement dans les attributions de l'homme de l'art. (*Voy.*, pour plus de détails, la *Bibliothèque de thérapeutique* de M. BAYLE, tome 1er.)

Nous nous dispenserons, d'ailleurs, de rappeler ici tous les *bons mots* auxquels a donné lieu, dans le temps, la pratique de l'acupuncture, et nous nous hâterons de clore cet article, de peur qu'on ne nous accuse nous-même de disserter trop longuement *sur la pointe d'une aiguille*.

ADOLESCENCE. (Du verbe latin *adolescere*, grandir.) L'adolescence est cette période de la vie comprise entre l'apparition des premiers signes de la puberté et le terme où le corps a acquis toute sa perfection physique : ces deux époques varient. Dans nos climats, la puberté commence, pour les femmes, à onze ans ou douze ans, et pour les hommes, à quinze ans ; dans les pays chauds, ce temps est bien avancé ; dans le Nord, au contraire, il est retardé. La puberté est aussi moins précoce parmi les habitants des campagnes, soustraits en partie à toutes ces excitations, telles que les bals, les spectacles, une nourriture stimulante, etc., qui hâtent, dans les grandes villes, l'époque marquée par la nature. On décrira, au mot *Puberté*, l'ensemble des phénomènes qui signalent cette époque orageuse de la vie. Nous indiquerons seulement ici les principaux changements qui en résultent dans l'organisation physique de l'homme et de la femme. Chez le premier, les traits et les contours mous et arrondis de l'enfance disparaissent; la taille s'élance; un léger duvet, puis de la barbe vient recouvrir le menton et les lèvres; la poitrine prend un développement remarquable, et les organes qui y sont contenus un surcroît d'activité quelquefois funeste; les organes génitaux doublent de volume; la voix devient rauque d'abord, et reste ensuite plus forte, en perdant le timbre de l'enfance. Chez la jeune fille, la peau acquiert à cet âge un éclat, une blancheur particulière; tous les contours deviennent arrondis et gracieux; la poitrine et le bassin, ainsi que les organes de la génération, se développent et prennent une nouvelle vie. Les mamelles se gonflent et présentent un mamelon rose et allongé, le cou grossit, sans offrir pourtant cette saillie, si prononcée chez l'homme, et qu'on nomme *pomme d'Adam*. Mais le caractère spécial de la puberté chez le sexe est l'*apparition des règles;* on appelle de ce nom un écoulement de sang par les parties naturelles, qui s'établit chaque mois chez les femmes, et qui indique qu'elles sont aptes à devenir mères.

L'activité de toutes les fonctions est un des caractères de l'*adolescence:* le sang circule avec rapidité et répand sur les joues du jeune homme ce vif incarnat, indice d'une bonne santé; ses sensations sont vives et promptes; il joint à une mémoire étendue une imagination riche et brillante; il est plus attentif que dans l'enfance; mais le jugement et la réflexion lui manquent encore, et cette absence peut l'entraîner dans beaucoup de fautes. La jeune fille, dont le caractère avant la puberté différait peu de celui du jeune garçon, change tout à coup; ses penchants et ses goûts ne sont plus les mêmes; elle devient plus réservée en s'ornant de nouvelles grâces, et acquiert dès lors cette délicatesse, ce tact particulier et cette pudeur, qui ne doivent plus la quitter. Enfin, chez les deux sexes s'est développé le doux penchant qui les attire l'un vers l'autre. Le besoin d'aimer se fera impérieusement sentir et exercera une grande influence, surtout sur la femme, chez laquelle, comme on l'a dit, l'amour est l'histoire entière de sa vie, tandis qu'il n'est souvent qu'une épisode dans la vie de l'homme.

La plupart des maladies de l'adolescence sont liées aux changements brusques qui accompagnent la puberté: il est vrai de dire aussi que cette même révolution amène souvent la guérison de plusieurs affections qui affligeaient l'enfance, telles que l'épilepsie, la danse de S.-Guy, les scrophules, etc. L'accroissement trop rapide de la taille chez l'adolescent, joint à une prédisposition particulière qui s'annonce par une poitrine étroite, a souvent pour effet le développement de la phthisie pulmonaire. Cette cruelle maladie est due à de petites productions morbides arrondies, connues sous le nom de tubercules, qui se développent dans les poumons et qui entraînent le plus souvent la mort du malade. Ce même accroissement rapide occasionne également des fièvres d'une nature particulière et qui se prolongent plus ou moins. Chez la jeune fille, la *menstruation*, ou l'établissement des règles, est souvent difficile et s'accompagne d'une foule de maladies et d'indispositions: les pâles couleurs, les dépravations du goût, les attaques de nerfs, les vapeurs, etc.; c'est aussi le moment où se déclare la phthisie pulmonaire, mais alors les règles ne s'établissent pas ordinairement.

Après ces orages de la puberté, les maladies particulières à l'adolescence sont encore les affections du poumon, les hémorrhagies de cet organe, qui succèdent au saignement de nez, plus fréquent chez l'enfant. Toutes ces maladies ont, en général, un caractère franchement inflammatoire, qui permet d'employer les saignées sans crainte. Il est en outre d'autres affections liées aux nombreux abus vénériens, malheureusement trop fréquents chez les jeunes gens des deux sexes, et dont les suites sont souvent funestes. Les règles hygiéniques de l'adolescence sont surtout les suivantes : l'exercice est un des besoins de cet âge : il faut le favoriser ; il est non-seulement utile au développement du corps ; mais il produit encore une heureuse diversion à certaines idées qu'il importe d'empêcher de naître. Nous avons dit que le jeune homme était disposé aux diverses inflammations des organes contenus dans la poitrine ; ces affections reconnaissent souvent pour cause le passage trop rapide du chaud au froid, ou l'ingestion d'un liquide glacé au moment où le corps est couvert de sueur ; il faudra éviter avec soin ces transitions brusques, funestes à beaucoup de jeunes gens. Chez les jeunes filles, la menstruation mérite une attention particulière ; elle doit surtout être surveillée chez celles qui sont pâles, décolorées et languissantes au physique comme au moral : les conseils d'un médecin éclairé sont alors souvent nécessaires. Les jeunes gens en grandissant mangent beaucoup et digèrent bien. Il faut donc leur accorder une nourriture saine et abondante. L'usage du vin doit être très modéré ; ils se trouvent bien en général d'une vie régulière et réglée. L'activité de la respiration doit leur faire choisir des appartements vastes et éclairés. Des médecins regardent avec raison comme une des causes de la phthisie l'habitation de chambres étroites, humides, obscures, et où couchent un grand nombre d'individus. Enfin, il importe de veiller sur certaines habitudes secrètes, si communes de nos jours ! et si elles existent, d'employer, pour les faire cesser, tous les moyens indiqués par la prudence et la morale. (*Voy.* MASTURBATION.) Cet âge est celui qui doit être surtout consacré à l'éducation ; l'adolescent n'a pas encore de penchants décidés, et par la flexibilité de son caractère, il se plie aux leçons et aux préceptes qu'on lui donne ; sa mémoire et son intelligence lui permettent en même temps de se les rappeler et de les comprendre.

AFFAIBLISSEMENT. « État dans lequel les forces diminuent. Il ne doit pas être confondu avec la faiblesse qui peut être naturelle à l'individu ; au lieu que l'affaiblissement indique toujours un changement dans l'exercice des fonctions.

Autre chose est qu'un individu soit faible et qu'il s'affaiblisse ; l'affaiblissement peut être lent ou rapide, précéder le développement, accompagner l'invasion d'une maladie, ou ne survenir que pendant son cours : il peut porter exclusivement sur les facultés physiques ou morales ; mais, en général, il s'étend à la fois aux unes et aux autres. » (*Nouveau Dictionnaire de Médecine*, en deux volumes.)

La plupart des maladies s'accompagnent d'un degré d'affaiblissement plus ou moins marqué ; mais il y a, sous ce rapport, une foule de nuances qui échappent à l'homme du monde et que le médecin seul peut apprécier. Ainsi, une simple *courbature* force l'homme le plus robuste à garder le lit, tandis que l'affaiblissement radical qui existe chez un individu atteint du choléra, lui permet encore quelquefois de marcher peu de moments avant la mort.

Tissot s'est élevé avec force contre le préjugé si général qui engage à soutenir les malades par de la nourriture. Il serait bien heureux, dit-il, pour le genre humain, et le terme de ses jours serait, en général, bien plus long, si l'on pouvait lui persuader cette vérité si bien démontrée en médecine, *c'est que les seules choses qui puissent fortifier un malade sont celles qui peuvent affaiblir la maladie.*

C'est ainsi qu'on voit assez souvent une *saignée* relever les forces d'un malade affaibli par les souffrances d'une fluxion de poitrine ou d'une inflammation de bas-ventre, tandis que, d'un autre côté, des aliments donnés à contre-temps dans le cours d'une diarrhée ou d'une dyssenterie, ne font qu'ajouter encore à l'épuisement des forces, en augmentant les coliques et en rendant les selles plus fréquentes.

Toutefois, la vogue qu'a obtenue, il y a quelques années, la médecine affaiblissante du docteur Broussais, sans détruire entièrement le préjugé que nous venons de combattre, lui en a, dans un assez grand nombre de cas, substitué un autre entièrement opposé et non moins nuisible.

Rien n'est devenu si commun dans le monde que des gens atteints de prétendues *gastrites* (inflammation de l'estomac), qui se mettent à l'usage de l'eau et au régime le plus sévère, voire même qui s'appliquent de temps à autre des sangsues, et qui auraient besoin de suivre des règles de conduite toutes contraires. Mais l'excitabilité nerveuse augmentant à mesure que les forces diminuent, de nouvelles illusions sont la suite des accidents qui en résultent, et plus le sujet s'affaiblit, plus il croit voir s'augmenter en lui l'*irritation* ou l'*inflammation* qui le mine. On conçoit d'autant mieux ce genre d'erreur chez les gens du monde, que les médecins eux-mêmes sont très sujets à le partager, et que la distinction n'est pas toujours facile à établir entre les cas où il existe un affaiblissement réel et ceux où il n'y a qu'une faiblesse apparente, laquelle prend sa source dans quelque lésion viscérale qui peut être d'une nature inflammatoire. Le docteur Barras a publié, en 1827, un livre destiné à combattre les méprises de ce genre, et il a réuni un assez grand nombre de faits qui prouvent combien peut devenir dangereux l'abus des débilitants, et avec quel avantage on leur substitue un régime restaurant dans les cas où il y a faiblesse et irritabilité nerveuse, et non pas inflammation véritable.

Tout récemment encore, nous avons vu un de nos confrères sur le point de succomber aux terribles conséquences de cette idée préconçue de *gastrite* et *d'entérite* (inflammation de l'intestin), et qu'on est parvenu à ramener à la vie et à la santé, en remplaçant la diète austère à laquelle il s'était assujetti, les boissons fades et débilitantes dont il s'abreuvait, par des bouillons nutritifs et un régime rendu graduellement de plus en plus substantiel.

Un de nos anciens collègues de l'Hôtel-Dieu, le docteur Levesque, a soutenu, en 1822, à la Faculté de médecine de Paris, une thèse fort intéressante sur l'affaiblissement qui suit les grandes évacuations sanguines.

La principale observation rapportée dans cette thèse a trait à une jeune fille, âgée de dix-neuf ans, qui tomba dans l'état d'affaiblissement le plus déplorable, à la suite du traitement qu'elle avait entrepris dans la vue de dissiper un engorgement du sein survenu à l'occasion d'un coup reçu sur cette partie. Un ré-

gime d'une excessive sobriété, des applications de sangsues très fréquentes, avaient fini par réduire cette jeune personne, auparavant forte et bien constituée, à un état de pâleur, d'amaigrissement et d'affaiblissement tel, que toutes les fonctions (respiration, circulation, digestion, règles) étaient ou empêchées, ou fortement dérangées. Il fallut employer les plus grandes précautions et les plus grands soins pour restaurer peu à peu cette jeune fille, et la mettre en état de supporter une petite opération qui pouvait seule la guérir, la tumeur qu'elle portait au sein n'étant de nature à être détruite par aucun autre moyen. La santé ne fut entièrement rétablie qu'onze mois après la cessation du traitement débilitant qui avait amené la malade à deux doigts de sa perte.

Il faut donc que les gens du monde restent bien pénétrés de cette vérité médicale, que l'*affaiblissement* est un effet dont les causes ne peuvent être le plus souvent bien appréciées que par un homme de l'art. Lorsque, comme cela est le plus ordinaire, il n'est que le phénomène secondaire d'un état de maladie bien déterminé, c'est cette maladie elle-même qu'il faut combattre avant tout. Quant à l'affaiblissement naturel qu'entraînent les progrès de l'âge, nous renvoyons aux mots VIEILLESSE et VIEILLARDS.

C'est de même aux mots CONVALESCENCE, MALADIES NERVEUSES et autres, ONANISME, POLLUTIONS, EXCÈS VÉNÉRIENS, etc., qu'il faudra chercher ce qui a trait à l'affaiblissement qui se rattache à ces diverses circonstances.

Enfin, on trouvera au mot FAIBLESSE le détail des remèdes et des précautions qu'on peut opposer à l'affaiblissement considéré d'une manière générale.

AGARIC. Ce mot a deux significations : tantôt il désigne un genre de champignons très nombreux en espèces, les unes bonnes à manger, les autres dangereuses; tantôt il est synonyme d'amadou (*voy.* ce mot). Au mot CHAMPIGNON, nous traiterons des caractères qui distinguent ceux que l'on peut manger impunément de ceux qui sont vénéneux; qu'il nous suffise ici de donner une description succincte de l'agaric, comestible ou champignon de couche, le seul dont la vente soit permise à Paris. Nous ne pouvons laisser passer cette occasion sans prévenir les lecteurs auxquels cet ouvrage est plus spécialement destiné, du danger qu'il y a de manger des champignons recueillis dans les bois. Comment en effet pourraient-ils espérer distinguer les bonnes espèces des mauvaises, lorsqu'ils sauront que des hommes tels que Paulet, Persoon, qui ont fait de ces plantes l'étude de leur vie entière, hésitaient à se prononcer, et avouaient le doute où les mettait l'incertitude des signes diagnostiques!

Agaric comestible, champignon de couche (*agaricus edulis*). Sa couleur est d'un gris clair. Jeune, il est comme une petite boule posée à terre; plus tard, il a un pédicule central d'un pouce ou deux, plein, entouré d'un collier; le chapeau est convexe, lisse et uni; les feuillets qui sont au-dessous sont légèrement rosés; lorsqu'on casse le chapeau, on voit que sa chair est blanche; elle a l'odeur et le goût de la noisette.

Les autres agarics ont de commun avec celui-ci le chapeau et les feuillets placés au-dessous de lui, mais ils en diffèrent pour la couleur, la grandeur, la forme et les propriétés; aussi, à côté d'une bonne espèce, en est souvent une autre malfaisante, qui s'en distingue à peine par quelques caractères si peu marqués, qu'une grande habitude peut seule les faire reconnaître. (*Voy.* AMADOU.)

ÂGE. Espace de temps qui s'est écoulé depuis la naissance. Par extension, on désigne encore sous le nom d'âges, les grandes périodes ou divisions de la vie, caractérisées par des mutations successives dans l'organisation du corps humain. Comme ces changements surviennent après un nombre d'années variable suivant une foule de circonstances, il est préférable de distinguer les âges plutôt d'après ces changements mêmes que par la durée ou la succession du temps; et en effet, tandis que des hommes semblent avoir l'heureux privilège de prolonger leur jeunesse jusqu'à soixante ans et d'en exercer les prérogatives, Bébé, nain du roi de Pologne, avait, à vingt-trois ans, parcouru tou-

tes les périodes de la vie, et s'éteignait réellement dans une vieillesse avancée. Les climats chauds hâtent la puberté. Il n'est pas rare, dans les contrées chaudes de l'Afrique, de voir des jeunes filles mères à onze ans; dans ces mêmes pays, la vie semble s'user plus vite, et la vieillesse arrive avant l'époque ordinaire marquée dans nos climats.

Avec la plupart des auteurs, nous compterons quatre âges de la vie : 1° *l'enfance*, ou laps de temps compris entre la naissance et la puberté; 2° *l'adolescence*, ou jeunesse, qui commence, avec le développement de la *puberté*, à onze ou douze ans pour les filles, et à quinze ans environ pour les garçons, dans nos climats, et qui se termine à l'époque où le corps a pris tout son accroissement, ce qui a lieu à vingt-un ans environ pour les femmes, et vingt-cinq ans pour les hommes; 3° *la virilité*, ou âge mûr, qui s'étend jusqu'à quarante à cinquante ans, époque où commencent la détérioration et le décroissement du corps et de nos facultés, et où cesse en général la reproduction de l'espèce; 4° la vieillesse enfin se prolongeant jusqu'à la mort, qui se fait rarement attendre après quatre-vingt-dix ans. Suivant Haller, un seul individu, sur quatorze cents, atteint à peine cent ans.

La population est inégalement répartie dans ces différents âges; l'enfance en comprend les $\frac{28}{100}$; l'adolescence les $\frac{18}{100}$, la virilité les $\frac{31}{100}$, et la vieillesse les $\frac{23}{100}$.

Nous allons passer à l'examen des principaux phénomènes que présente chacun de ces âges, nous réservant d'entrer dans de plus amples détails, en traitant de chacun d'eux en particulier. (*Voy.* ENFANCE, ADOLESCENCE, etc.)

1° *Enfance.* L'enfant qui naît à terme a une longueur de seize à dix-huit pouces environ; son poids varie entre six et neuf livres; la moitié de son corps correspond un peu au-dessus du nombril; enfin sa peau est enduite d'une substance blanche grasse et onctueuse. L'enfant qui n'est pas à terme est privé plus ou moins de cet enduit particulier. Son poids et sa longueur sont moindres; les ongles existent à peine et ne s'étendent pas jusqu'à l'extrémité des doigts; les paupières sont encore quelquefois adhérentes; enfin le milieu du corps est situé au-dessus du nombril. Mais la plupart de ces signes peuvent induire en erreur, et c'est de leur ensemble seulement qu'un médecin expérimenté peut tirer une conclusion certaine. Les traits de l'enfant naissant présentent une sorte de rondeur et de bouffissure, qui n'a pas échappé aux peintres. A peine est-il né qu'il pousse des cris ; ce n'est pas la douleur qui les excite, comme on l'a dit, mais bien le besoin de respirer. Ses poumons, refoulés dans un coin de la poitrine pendant toute la durée du séjour dans le sein maternel, se dilatent alors, et remplissent toute cette cavité, chargés désormais de l'importante fonction de rendre rouge et de revivifier, par la respiration, le sang altéré par la nutrition des différentes parties du corps. Après le besoin de respirer, vient celui de prendre de la nourriture. Un liquide lui est destiné, c'est le lait de sa nourrice, qu'un instinct naturel le porte à téter. Cette occupation et un sommeil profond prennent environ les deux tiers de la journée. Au bout de quelques mois, l'enfant peut admettre quelque aliment étranger ; et vers le milieu environ de la première année, commence ce qu'on appelle *la première dentition ;* vingt dents, nommées dents de lait, viennent successivement garnir les deux mâchoires. A sept ans environ, elles tombent, chassées par les dents définitives qui les remplacent. Pendant ce temps l'enfant s'est développé rapidement au physique et au moral. Un an s'est à peine écoulé, et déjà il commence à bégayer ; il peut même se tenir sur ses jambes. A sept ans se développe cette mémoire heureuse, partage de l'enfance et de l'adolescence, et dont souvent plus tard on regrette tant de n'avoir pas profité. On connaît le caractère de l'enfant, son étourderie, sa timidité, sa légèreté et son inconstance. Il mange souvent et dort profondément ; les diverses excrétions naturelles se font fréquemment. Le besoin d'exercer ses muscles le porte à aimer la course et les jeux bruyants. A cet âge, les petites filles se distinguent peu des garçons par le caractère.

Les maladies qui menacent l'enfance sont fréquentes et dangereuses ; le malade, souvent, ne peut rendre compte lui-même de son état. Heureusement, les traits de sa face, qui n'ont pas été altérés par les passions de l'adulte, traduisent facilement les besoins qu'il éprouve et les souffrances qu'il endure. Un quart des enfants qui naissent, meurent pendant la première année de leur existence, le plus grand nombre par asphyxie et pendant le travail même de l'accouchement. Divers catarrhes, l'œdème, l'endurcissement du tissu cellulaire, des maux d'yeux purulents, etc., contribuent aussi à cette mortalité. Pendant cette première année et les suivantes, le travail de la dentition est une source de dangers pour l'enfant, qu'emportent quelquefois, en peu d'heures, des convulsions et diverses affections cérébrales. Depuis deux ans jusqu'à sept, il est surtout exposé aux attaques du croup, dont la marche insidieuse doit tenir sans cesse éveillée l'attention des parents. Les autres affections de l'enfance sont surtout le carreau, les scrophules, diverses maladies des os, l'épilepsie, la danse de Saint-Guy, la gourme ou *teigne muqueuse,* la teigne faveuse, la petite-vérole et la rougeole ; le cerveau et le système appelé lymphatique sont les parties du corps les plus disposées à devenir malades pendant l'enfance. Durant les premières années de la vie, la mortalité est considérable, et un tiers des enfants n'atteignent pas l'âge de deux ans ; mais elle diminue ensuite, et dix ans est l'époque de la vie où il meurt le moins de personnes.

2° *Adolescence.* Cet âge, celui des illusions, commence avec la puberté, et finit à l'époque où le corps a pris tout son développement. Il est surtout remarquable par l'apparition de la puberté. (*Voy.* ce mot.) La différence des sexes se prononce alors ; elle est sentie, et de nouvelles facultés, un sixième sens se développe ; des passions, douces encore, viennent agiter l'adolescent, si neuf et si facile à impressionner. L'accroissement du corps s'achève rapidement, et l'équilibre s'établit dans les différents fluides ; aussi la nutrition est-elle remarquable par son activité. La force du tempérament ne met pas cet âge à l'abri d'un grand nombre de maladies. C'est à l'époque de la puberté, ou peu après, qu'apparaît souvent une maladie funeste, qui enlève environ le cinquième de la population ; je veux parler de la phthisie pulmonaire, qui se montre surtout de quinze à trente ans. Les affections aiguës de la poitrine sont aussi très fréquentes. Enfin, à ce même âge, instruits par le hasard ou par de mauvais exemples, beaucoup de jeunes gens se livrent à de nombreux abus vénériens, à des pratiques funestes, qui détériorent la santé et flétrissent l'âme. (*Voy.* MASTURBATION.) Chez les femmes, cette époque de la vie est souvent marquée par des difficultés dans l'établissement des règles, qui ont pour suite la chlorose ou pâles couleurs, des flueurs blanches, etc.

3° *Virilité.* La virilité est caractérisée par l'entier développement des forces physiques et morales de l'homme; il a acquis alors un tempérament propre, et des penchants déterminés, qui ne peuvent guère être changés. La taille moyenne est comprise, pour l'homme, entre cinq pieds trois pouces et cinq pouces et demi. La femme est plus petite; sa taille ne dépasse guère quatre pieds huit pouces à cinq pieds deux pouces; probablement, dit Haller, *afin que force restât aux maris.* L'enfance étant l'âge de la mémoire, l'adolescence celui de l'imagination, la virilité a pour attribut le raisonnement. L'homme fait médite, réfléchit et compare. Mais aussi aux passions douces succèdent les passions haineuses; les rêves d'amour et de gloire sont remplacés par les désirs de l'ambition, par l'amour des richesses et des honneurs. A cet âge seulement, l'homme est apte au mariage, et c'est avec raison que plusieurs législateurs ont défendu ces unions prématurées, trop fréquentes de nos jours chez les personnes riches. Chez l'homme fait, aux maladies de poitrine, fréquentes pendant l'adolescence, succèdent les affections des organes contenus dans le ventre, l'irritation des intestins, le choléra-morbus, les fièvres bilieuses; et sur le déclin de la virilité, différents catarrhes ainsi que des affections goutteuses et rhumatismales. Les femmes sont, de plus, exposées à toutes les maladies qu'entraînent l'accouchement et l'allaitement. On rattache encore à l'âge mûr, chez elles, l'époque de la cessation des règles, époque qui n'est pas sans danger, et qu'on a appelée pour cela *âge critique.* Cette suppression des règles, qui débute d'abord par des irrégularités suivies quelquefois de pertes assez abondantes, a lieu de quarante à quarante-cinq ans environ, plus tôt ou plus tard, suivant que l'apparition des règles a été hâtée ou retardée pendant l'adolescence. Il s'établit dans ce moment une sorte de perturbation dans l'économie, qui a souvent des suites funestes; quelquefois, cependant, il n'en résulte que cet état de plénitude des vaisseaux, appelé *pléthore*, et les femmes acquièrent un embonpoint qui semble dans quelques cas les rajeunir; mais d'autres fois cette cessation des règles entraîne une foule de maladies, des vapeurs, des spasmes, des convulsions, des dépravations du goût, la manie même, etc. Enfin à cette même époque apparaissent les premiers symptômes d'une affreuse maladie, du cancer de la matrice et du sein.

4° *Vieillesse.* C'est l'âge de la détérioration et de l'affaiblissement des organes. La faculté de la reproduction diminue et s'éteint; la pensée et le génie s'affaiblissent, en même temps que les infirmités de toute espèce viennent assaillir le vieillard et l'avertir que le terme de son existence est proche. Ces diverses altérations ont lieu d'une manière graduelle et insensible. Les principaux caractères physiques de la vieillesse sont, comme on le sait, les rides, la teinte sombre, et la flaccidité de la peau, la couleur blanche, et plus tard la chute des poils et des cheveux; un tremblement particulier. Les dents s'usent, s'ébranlent et tombent; les yeux sont rentrés dans l'orbite, le dos se voûte, etc. La vieillesse commençante se trahit par quelques cheveux blancs et par quelques rides au dehors de l'œil et sur la tempe, rides connues sous le nom de pattes d'oie. De toutes les fonctions de la vie, la digestion est celle qui s'altère le moins chez les vieillards; les plaisirs de la table sont même presque les seuls qui leur restent; aussi y tiennent-ils en général beaucoup, et souvent dans leurs maladies les médecins ont-ils de la peine à obtenir d'eux un régime convenable. Leur mémoire s'affaiblit surtout pour les faits nouveaux, car un grand nombre se rappellent parfaitement les divers événements de leur vie. Ces souvenirs et l'expérience rendent leur jugement sûr; aussi leurs conseils sont-ils souvent précieux. De nombreuses maladies attaquent la vieillesse surtout vers son déclin, car une santé parfaite accompagne quelquefois le commencement de cet âge. Le cerveau et les organes du bas-ventre sont le plus souvent le siége de ces affections. L'apoplexie frappe un grand nombre de vieillards; les maladies de la vessie et de l'anus sont aussi fort communes. L'état général de relâchement et de faiblesse les rend sujets aux hernies, aux varices, aux anévrismes du cœur et des artères. Les divers catarrhes, et chez les femmes les fleurs blanches se montrent souvent opiniâtres; enfin la goutte, le rhumatisme et les dartres achèvent de tourmenter les vieillards. Toutes ces maladies, en général, sont remarquables par la lenteur de leur marche et par le caractère d'incurabilité qu'elles prennent. Il en est même plusieurs qu'on ne doit pas tenter de guérir. (*Voy.* pour les soins hygiéniques de chaque âge, les mots ENFANCE, ADOLESCENCE VIRILITÉ, VIEILLESSE.)

AGITATION. « Mouvement continuel et fatigant du corps, ou inquiétude pénible de l'esprit. L'agitation qui a lieu au début d'une maladie, n'est pas très fâcheuse; il en est autrement lorsqu'elle se prolonge au-delà des premiers jours. » (*Nouveau Dictionnaire de Médecine.*)

On observe fréquemment chez les enfants en bas âge, soit de l'assoupissement pendant le jour, soit au contraire de l'agitation pendant la nuit, au début des maladies. C'est, en général, un signe fâcheux dans le cours des maladies, qu'il y ait un sommeil inquiet et agité, et cela est d'autant plus fâcheux, que le sujet s'éloigne davantage de l'enfance ou de la jeunesse. Car, il n'est pas rare de voir certains enfants être dans une agitation extrême, pour peu qu'ils aient une fièvre légère. Toutefois, l'attention doit toujours être éveillée, quand cet état d'agitation existe, et l'on doit se hâter de consulter l'homme de l'art, qui seul peut juger de l'innocuité ou de la gravité du cas.

Il est très ordinaire d'observer, comme premier indice d'une attaque imminente de *délire* dans les maladies aiguës, ou de *folie*, quand la santé générale n'est point autrement altérée, une agitation physique et morale plus ou moins prononcée. Ainsi, chez un sujet qui se trouvera placé

dans les circonstances propres à provoquer le transport au cerveau, et surtout chez celui qui déjà aura éprouvé quelque atteinte de folie, il y aura tout lieu de redouter un accès de cette maladie, lorsqu'on le verra s'agiter sans motif, aller et venir sans but, parler avec vivacité, et l'on fera bien en pareil cas de recourir au plus tôt aux lumières du médecin.

Les personnes nerveuses et irritables sont très sujettes à éprouver de l'agitation, du tremblement, de l'insomnie, à l'occasion de toute contrariété un peu vive, de toute préoccupation un peu forte; mais alors ce n'est qu'un accident passager qui n'offre aucun danger.

On peut dire, d'une manière générale, de presque toutes les maladies graves, que les personnes qu'elles atteignent le plus fréquemment, ne sont pas celles qui les redoutent et s'en occupent le plus. Bien des fois nous avons vu des gens du monde, des littérateurs, des femmes nerveuses, craindre que leur esprit ne se dérangeât, et s'alarmer beaucoup de l'état d'agitation dans lequel ils étaient tombés à l'occasion de quelque circonstance déterminée... Presque toujours nous avons eu la satisfaction de voir que leurs alarmes étaient vaines.

Les bains tièdes, dans lesquels on a le soin de se laver le front et la figure avec de l'eau fraîche, les distractions physiques et morales, un régime doux et sobre, quelque boisson tempérante, telle que le petit-lait, le lait d'amandes léger, l'eau de veau ou l'eau de poulet, l'éloignement des causes qui ont amené l'agitation : tels sont les moyens simples que l'on doit employer dans ce cas.

Quant à l'agitation réellement maladive, nous l'avons déjà dit, elle est uniquement du ressort du médecin, et, par conséquent, nous n'avons point à nous en occuper ici.

Nous devons seulement recommander aux personnes qui donnent leurs soins aux malades *agités*, d'éviter soigneusement tout ce qui pourrait contribuer à entretenir cet état d'agitation. Ainsi, point trop de jour, point de bruit, point de visites, point de conversations: que la personne même qui est préposée à la garde du malade évite de lui parler sans une absolue nécessité; qu'elle ne craigne pas même de laisser parfois ses questions sans réponse, à moins que cela ne paraisse irriter le malade ; qu'elle fasse en sorte de satisfaire ses désirs, lorsqu'ils ne sont point dangereux.

Toutes les fois que nous avons été appelé nous-même à veiller un malade ainsi agité, nous avons mieux aimé lui permettre même *de se lever*, lorsqu'il le voulait absolument, que d'être obligé de recourir à la violence et à la contrainte pour l'en empêcher. Une fois persuadé qu'on met tous ses soins à lui complaire, le malade devient beaucoup moins exigeant et beaucoup plus docile ; s'il conserve sa raison, il ne tarde pas à reconnaître lui-même qu'il est hors d'état de se tenir hors du lit, par exemple ; ou bien, si son agitation va jusqu'au *délire*, presque toujours il se calme un peu à l'occasion de toutes ces concessions que l'humanité prescrit impérieusement, et que la médecine approuve.

Il faut avoir été témoin des souffrances physiques et morales des malades auxquels un zèle mal éclairé s'efforçait d'opposer une trop vive résistance, pour se faire une juste idée de tout ce qu'a de barbare, en pareil cas, une volonté de répression mal entendue.

AGONIE. « Dernière lutte du malade contre la mort. Cet état n'a lieu que dans les cas où la vie s'éteint par degrés. Dans diverses affections, il n'y a pas d'agonie. Celle-ci est ordinairement marquée par une altération profonde dans la physionomie, la faiblesse extrême des mouvements et de la voix, l'abolition progressive du sentiment..... le trouble de la respiration qui devient inégale et *râleuse*... la diminution de la chaleur qui s'éteint graduellement des extrémités vers le tronc, etc. Dans les derniers moments de cette scène pénible, le mourant, froid, immobile, ne diffère plus d'un cadavre que par les mouvements de la respiration qui ont lieu encore par intervalles, jusqu'à ce qu'ils cessent complètement avec la vie. Cet état peut ne durer qu'un petit nombre d'heures ou se prolonger plusieurs jours ; quelquefois on l'a vu persister pendant plusieurs semaines ; sa durée ordinaire est de douze à vingt-quatre heures. » (*Nouveau Dictionnaire de Médecine.*)

La mort n'est pas toujours le dénoûment inévitable de ce dernier effort d'une organisation qui est près de s'éteindre. Il s'est trouvé des cas, malheureusement fort rares, où l'art a pu, à force de persévérance ou par d'heureuses tentatives, ramener des bords de la tombe le moribond qui semblait sur le point d'y descendre. Pour ma part, j'ai vu le professeur Récamier, guidé par une de ces inspirations qu'il savait souvent trouver dans les cas graves et difficiles, arracher à une mort qui me paraissait imminente et inévitable un malade en proie au râle des agonisants, par suite d'une atteinte violente de cette affection complexe qui a été désignée vaguement sous le nom de *catarrhe suffocant*. Malgré l'état de suffocation imminente, le pouls s'était conservé dur et fort, et, se fiant à cet indice, l'habile praticien que nous venons de citer ne craignit point de tenter la saignée poussée à un degré extrême... Un soulagement prompt, et plus tard la guérison, furent le résultat de cette pratique hardie.

Un de nos collaborateurs à la *Revue médicale*, M. de Labonnardière, a consigné dans ce journal plusieurs observations de personnes arrivées à un véritable état d'*agonie*, par suite de catarrhes graves, et dont quelques-unes ont pu être sauvées, grâce au zèle et à la persévérance du médecin, qui, loin de se décourager, avait insisté sans relâche sur l'emploi des moyens propres à favoriser l'expectoration (kermès minéral, oxymel, vin généreux à petites doses, etc.)

Je tiens de la bouche d'un de nos confrères, qui depuis a succombé à la maladie mortelle dont il était dès lors atteint, le récit d'une scène dont l'intérêt s'augmentait beaucoup, racontée par celui-là même qui avait failli en demeurer victime.

Alité depuis quelques jours, et se sentant plus mal que de coutume, par suite d'une gêne de la respiration dont la cause n'était pas bien connue, le docteur*** sentit cette gêne s'augmenter de plus en plus, un peu de râle survenir, la suffocation devenir de plus en plus imminente, la vue s'obscurcir, la tête s'embarrasser... en un mot il se sentait à l'agonie, lorsque heureusement son domestique entra dans sa chambre. Mais le moribond ne pouvait plus parler! Il recueillit toutes ses forces pour indiquer de la main une armoire où était une bouteille de vin vieux. Après quelques instants d'hésitation, qui parurent un siècle au malheureux qui se sentait mourir, le domestique comprit ce qu'on lui demandait et apporta la bouteille à son maître; celui-ci, la saisissant d'une main défaillante, la porta à sa bouche avec effort, et ne la lâcha point qu'il ne l'eût vidée. Ranimé par ce cordial énergique, il fut bientôt pris d'une fièvre brûlante qui le rappela à la vie. Ce ne fut que plusieurs mois plus tard qu'une agonie, cette fois irrémédiable, vint de nouveau s'emparer du malade.

Il y a quelques années, comme je venais m'enquérir de la santé d'un ancien ami, qui, ayant encore tous les attributs d'une constitution robuste, avait offert, depuis près d'un an, des indices d'une maladie chronique de l'organe de la voix, j'arrivai pour être le témoin d'une des agonies les plus effrayantes que j'aie jamais vues. Le malheureux, habillé et assis sur son fauteuil, conservant toute sa présence d'esprit, luttait de tous les efforts de ses muscles contre une suffocation râleuse qui s'augmentait à chaque instant... Il expira sous mes yeux, après avoir fait d'incroyables efforts pour aspirer quelque peu d'air. Je regrettai de n'avoir pas osé lui pratiquer une opération, qui a réussi à prolonger de plusieurs mois l'existence d'un célèbre accoucheur de la capitale. Cette opération consiste à donner entrée à l'air, au moyen d'une canule placée dans une ouverture faite au larynx (l'organe de la voix), au-dessous de l'obstacle qui détermine la suffocation. Ce remède extrême n'est d'ailleurs applicable qu'à quelques cas particuliers, et n'est lui-même, le plus souvent, qu'un moyen de soulagement temporaire.

Ce qu'il est important que sachent les gens du monde, c'est qu'il ne faut pas se hâter de regarder comme voué à une mort inévitable un malade qui paraît agonisant, et par conséquent, qu'il faut, jusqu'au dernier moment, lui prodiguer les soins de l'amitié et les secours de la médecine. Il est encore bon de savoir que bien des gens, arrivés à cet état extrême,

conservent jusqu'au dernier moment la faculté d'entendre et de comprendre, et que non-seulement on doit craindre de laisser échapper auprès d'eux quelque parole indiscrète, mais encore qu'on doit toujours espérer qu'ils ressentent les dernières consolations qu'on leur donne.

Jadis il était d'usage dans nos hôpitaux d'administrer à tous les mourants un breuvage spiritueux qu'on désignait sous le nom d'*illico*, et qui ressemblait un peu à notre punch. L'administration a profité de quelques abus pour supprimer entièrement cette mesure, qui ne laissait pas que d'entraîner quelques frais. Maintenant la plupart de nos malades meurent avec de simples adoucissants : je crois que l'ancienne méthode valait mieux, et je la recommande aux gens du monde.

AIGREURS. « On donne ce nom aux rapports acides qui accompagnent les mauvaises digestions, et qui peuvent avoir lieu, même à jeun, dans quelques maladies. » (*Nouveau Dictionnaire de Médecine.*)

Des expériences récentes tendraient à prouver que lorsqu'il y a une dégénérescence acide de la salive et des fluides de l'estomac, il y a aussi une disposition de ce viscère à l'irritation et à l'inflammation. On sait que les rapports aigres accompagnent les mauvaises digestions et précèdent souvent le vomissement dans l'indigestion proprement dite. Les aigreurs s'observent dans beaucoup de maladies. Elles se montrent opiniâtres et habituelles chez les personnes déjà mûres qui sont menacées de maladies de l'estomac; mais elles se rencontrent aussi avec tous les attributs de la santé chez certains individus; alors elles sont ordinairement faibles et passagères, se reproduisent par intervalles, se montrent surtout le matin à jeun. Beaucoup de femmes enceintes y sont sujettes pendant les premiers mois de la grossesse. On a conseillé d'une manière générale, contre les *aigreurs*, les poudres absorbantes et alcalines propres à neutraliser les acides qui se forment dans l'estomac. La plus commune et la plus innocente est la *magnésie*, dont on peut prendre douze, quinze, vingt grains, ou une petite cuillerée à café, le matin à jeun, dans un verre d'eau sucrée, avec addition d'un peu d'eau de fleur d'oranger. On peut aussi se servir, pour sucrer l'eau, d'un sirop quelconque, pourvu qu'il ne soit point acide. On met d'abord deux fortes cuillerées à bouche de sirop dans le verre, puis on ajoute la magnésie que l'on mêle au sirop, on verse l'eau sur le tout, on remue avec une cuillère, puis on avale un peu précipitamment. La poudre de magnésie ne se fond point, mais elle reste suspendue dans le liquide; elle n'a d'ailleurs ni goût ni odeur. Les pastilles de *Vichy* et les pastilles de *Darcet*, qui contiennent un alcali propre à neutraliser les acides (bi-carbonate de soude), peuvent encore être employées. On en prend une ou deux après le repas; on pourrait aussi en manger une le matin à jeun.

Les substances absorbantes et alcalines que nous avons indiquées, et la magnésie, en particulier, conviennent surtout, lorsque, comme cela est le plus ordinaire, il y a constipation. La magnésie forme alors, avec les acides de l'estomac, un sel neutre qui jouit de propriétés laxatives. On devrait en suspendre l'usage si elle déterminait une purgation un peu violente, surtout dans l'état de grossesse. Le régime est fort important à régler chez les personnes sujettes aux aigreurs. Il convient qu'elles s'abstiennent des ragoûts, des épices, des stimulants, des substances fermentescibles, telles que les choux, les navets, les haricots, les pois, les lentilles. On doit, de préférence, leur conseiller l'usage des œufs, des viandes rôties ou bouillies, des fruits cuits en compotes. En général, et sauf les cas particuliers dont le médecin seul peut être juge, un régime doux et léger est celui qui paraît le plus propre à dissiper les aigreurs. On peut cependant, quand il n'y a pas d'autres signes d'irritation de l'estomac, permettre un peu de fromage de Brie ou de Gruyères au dessert; car ces fromages, surtout un peu faits, contiennent un principe alcalin analogue à celui qui fait la vertu des pastilles de Vichy et de Darcet.

Quant aux aigreurs qui se montrent chez les hommes de quarante à cinquante ans, et chez les femmes arrivées à l'âge critique, comme premier indice d'une maladie de l'estomac qu'il est important de combattre dès le début, un régime sévère, la diète lactée (si l'estomac la supporte); les boissons douces, telles que l'eau de gruau, l'eau d'orge, l'eau de gomme, l'eau de poulet; des cataplasmes de farine de graine de lin, la nuit, sur la région de l'estomac; les bains tièdes, les lavements émollients, tels sont les meilleurs moyens à employer en attendant qu'on ait obtenu les avis d'un médecin expérimenté.

AIGUILLE. Il est très commun de voir des enfants, des jeunes personnes, même des hommes, avaler des épingles ou des aiguilles, que, par imprudence ou autrement, ces personnes avaient placées dans leur bouche. Quoique cet accident ne soit pas constamment la source de symptômes fâcheux, on ne saurait trop recommander à cet égard la surveillance des parents, et l'éloignement des mauvaises habitudes que de grandes personnes peuvent avoir elles-mêmes contractées. La moindre surprise, le moindre mouvement instinctif pour parler, pour avaler sa salive, pour respirer, etc., peuvent amener l'aspiration et la disparition d'un corps étranger placé dans la bouche. La plupart des ouvriers tapissiers ont ainsi la mauvaise habitude de mettre à la fois plusieurs clous dans leur bouche pour s'en servir au besoin; c'est une grande imprudence.

Toutefois la nature, cette mère vigilante et prévoyante, a multiplié les ressources contre le danger que pourrait entraîner le séjour dans nos tissus de corps étrangers pointus, du genre de ceux que nous venons d'indiquer. Assez souvent les aiguilles avalées descendent dans l'estomac, leur extrémité mousse tournée en bas, et parcourant ainsi tout l'intestin, sortent avec les selles sans avoir déterminé d'accidents. D'autres fois elles se fichent dans le gosier par leur pointe, et sont facilement retirées à l'aide de pinces, ou sont rejetées au dehors, après un travail de suppuration qui s'est formé à l'entour, et les a rendues mobiles. Plus souvent encore, elles percent les tissus, cheminent sous la peau, et viennent faire saillie, tantôt au cou, tantôt dans un autre point de la surface du corps; là, elles sont retirées à l'aide d'une petite incision, ou bien même elles sont chassées naturellement par la formation d'un petit abcès qui s'ouvre au dehors.

Malheureusement, les choses ne se passent pas toujours avec autant de bénignité.

On a vu des coliques violentes, le vomissement de sang, la dyssenterie, des syncopes, des convulsions, le marasme, la mort même, survenir en pareil cas.

Un des exemples les plus curieux et les plus tristes à la fois qu'on puisse citer de cette terminaison funeste, est l'observation célèbre dont M. Richerand a donné l'analyse suivante dans sa *Nosographie chirurgicale*.

« Une fille chlorotique (c'est-à-dire atteinte de *pâles couleurs*) fut saisie, à l'âge de treize à quatorze ans, de l'appétit le plus bizarre. Elle désirait vivement les épingles, les aiguilles, et les avalait avec avidité. Elle en avait introduit plusieurs centaines, lorsqu'un violent picotement se fit sentir sous l'appendice xyphoïde (au creux de l'estomac). Un religieux de la Charité fit une incision, et retira une très longue épingle.

« Quelque temps après, les bras et les avant-bras s'en trouvèrent garnis ; on les retira de dessous la peau par des incisions multipliées. Elles se portèrent ensuite sur le vagin (parties génitales), qu'elles hérissèrent de leurs pointes. M. Silvy en retira vingt-deux de ce canal ; mais chaque jour il en paraissait de nouvelles, soit aux cuisses, soit aux jambes, soit dans la vessie, parce que la malade, toujours livrée à son goût dépravé, ne cessait d'en avaler. Enfin elle mourut à Grenoble, à l'âge de trente-sept ans, toute contractée et réduite au marasme le plus affreux. M. le docteur Duvernoy fut témoin de l'ouverture du corps. » — On trouva des épingles et des aiguilles dans les organes de la poitrine, dans ceux du ventre, et surtout dans la cuisse. Les muscles, dans ce lieu, en étaient garnis comme des pelotes.

On lit dans la *Revue médicale* (an 1828) l'observation remarquable d'un maçon qui, se servant imprudemment d'une aiguille enfilée pour se gratter la narine, aspira tout à coup cet instrument qu'il tenait d'une main négligente.

« Aussitôt de la toux et de violents efforts d'expectoration se manifestèrent ; ils furent impuissants pour faire sortir l'aiguille, et ne réussirent qu'à rejeter au dehors, par la bouche, le fil dont celle-ci était garnie. Ce malheureux alors se crut sauvé ; il saisit le fil, exerça sur lui quelques tractions, mais inutilement ; chaque fois qu'il se livrait à ces manœuvres, il ressentait à la gorge de vives douleurs, comme si l'aiguille se fût fichée plus profondément dans les parties. Bientôt la respiration, la voix s'embarrassèrent, et après être resté chez lui pendant trois jours dans un état d'anxiété extrême, après surtout avoir renouvelé lui-même, avec une persévérance incroyable, des tentatives d'extraction à l'aide d'efforts exercés sur le fil, ne pouvant plus prendre aucun aliment, soit liquide, soit solide, le malade se décida à entrer à l'hôpital Beaujon… »

Là, on dut recourir à l'opération, après avoir inutilement essayé des moyens plus doux. M. Blandin fit une incision au larynx (l'organe de la voix), mais ne put extraire immédiatement l'aiguille. Heureusement elle sortit d'elle-même par la plaie, le lendemain. Cette aiguille, longue de dix-neuf lignes, noircie et comme bronzée, fut trouvée fichée dans la compresse qui recouvrait la plaie. On la montra au malade qui s'écria tout joyeux : *Oh ! je la reconnais ! C'est elle ! c'est elle.* Trois mois s'écoulèrent avant que la santé fût entièrement rétablie.

Si donc une aiguille ou une épingle venait d'être avalée, et qu'on ne pût immédiatement obtenir les secours du médecin, on devrait se borner à quelques boissons adoucissantes, telles que le lait, l'eau sucrée, le bouillon, etc., à moins que le corps étranger ne se fût arrêté dans le gosier, et qu'il ne fût possible de le retirer sur-le-champ, soit avec les doigts, soit avec une pince, en s'aidant d'un manche de cuillère pour tenir la langue fortement abaissée, et mettre le fond de la bouche à découvert.

Tant qu'il ne se manifeste aucun accident, il n'y a rien à faire, peut-être même n'y a-t-il rien à craindre ; mais, dès que quelque douleur ou quelque trouble des fonctions survient, il ne faut pas hésiter à recourir au médecin, qui peut seul apprécier la nature du cas.

D'une part, en effet, le dérangement de la santé ne survient parfois que plusieurs jours, plusieurs semaines, ou même plusieurs mois après l'introduction de l'aiguille, et alors le malade peut ne pas croire à la cause réelle de son mal; d'autre part, un esprit préoccupé d'un accident dont il s'exagère les suites, attribue quelquefois à la présence du corps étranger des incommodités avec lesquelles il n'a aucun rapport.

Lorsque quelques coliques, un sentiment de picotement dans le ventre ou vers le fondement, donneront lieu de croire que l'instrument a de la tendance à sortir par les selles, on favorisera cette tendance par les bains, les lavements, les cataplasmes émollients sur le ventre.

On trouvera d'ailleurs à l'article CORPS ÉTRANGERS, tous les détails que nous avons jugé à propos de supprimer ici.

AIGUILLETTE (Nouer l'). On donnait jadis le nom d'*aiguillettes* aux cordons ou rubans destinés à fermer l'ouverture principale du *vêtement nécessaire:* d'où le dicton populaire de *nouer l'aiguillette*, pour désigner un prétendu maléfice propre à empêcher la consommation du mariage. On ne croit plus guère aujourd'hui à la puissance des noueurs d'aiguillettes, et d'ailleurs nous renverrons, au mot IMPUISSANCE, tout ce qui est relatif à cet empêchement vrai ou supposé. Toutefois, nous croyons faire plaisir à nos lecteurs en reproduisant ici l'article du *Dictionnaire des Sciences médicales*, écrit sur le même sujet, le docteur PARISET.

« Catulle soupire pour Lesbie; au souvenir de sa maîtresse, son esprit, échauffé par mille images voluptueuses, ne connaît plus de félicité que dans la possession de tant de charmes. Catulle plaît, Lesbie cède; mais le moment de la victoire est celui de la faiblesse et de l'humiliation. Rendu avant de combattre, Catulle se cherche et ne se trouve plus; il s'étonne de s'échapper à lui-même: affligé d'avoir tant promis, confus de tenir si peu, et de n'accorder à l'amour que le prix de la haine, il gémit d'un triomphe qui le couvre de honte; et consumé désormais de l'ardeur et des vains efforts de sa flamme, adorateur sans culte et sans offrandes, il s'éloigne avec désespoir d'une beauté que ses serments et sa froideur ont doublement outragée.

« Cette disgrâce, si naturelle et si commune, est une suite des lois générales de notre économie. Rien de plus capricieux que nos organes. Jamais l'homme n'est moins maître de soi que lorsqu'il veut trop l'être. La volonté, cet empire intérieur, que la nature lui a donné sur lui-même pour mieux assurer son empire au dehors, cette volonté, dont il est si fier, n'est souvent, comme sa raison, qu'une reine sans sujets, une autorité sans pouvoir, qui parle et n'est point obéie. En pareil cas, les seuls conseils que puisse avouer la médecine sont ceux que donne Montaigne dans le chap. XX de son livre 1. Ce philosophe engage à temporiser comme Fabius, à composer avec l'indocile liberté d'un organe dont la volonté se plaît à contester avec la nôtre, qui se révolte contre la violence, et résiste même à la flatterie et aux caresses. Il veut... qu'on l'invite avec douceur au combat, et que l'attrait de la victoire, plus que des sollicitations indiscrètes, le rappelle à lui-même et le rende à sa véritable destinée. Pourquoi gourmander trop vivement une inertie qui peut n'être qu'apparente? souvent c'est le sommeil du lion! »

AIGUILLON. Un grand nombre d'insectes sont munis d'un aiguillon qui leur sert d'arme offensive: tels sont les cousins, les abeilles, les guêpes (*voy.* ces mots), les frelons, les scorpions, les punaises d'eau ou notonectes. Cet aiguillon est en général situé à la partie postérieure de l'animal, et sert souvent de conducteur à une substance âcre ou vénéneuse, qui s'introduit dans la plaie. Ce qui rend les piqûres faites par les aiguillons très douloureuses, c'est que le plus souvent l'animal le laisse dans la plaie, lorsqu'on veut le chasser. Les aiguillons dont les plantes sont armées ne présentent aucun de ces dangers, si ce n'est ceux qui sont d'une extrême ténuité, tels que les épines des cierges ou *cactus*, qui s'introduisent dans la peau, deviennent invisibles, et causent souvent, par leur nombre, des douleurs assez vives. Quelques végétaux, les orties, par exemple (*voy.* ce mot), ont des poils qui déposent un venin dans la piqûre, comme les aiguillons des insectes. Le vulgaire attribue à tort à des aiguillons ou dards les blessures de beaucoup d'animaux, tels que les vipères, les araignées, les sangsues, etc. (*voy.* ces mots), qui font de véritables *morsures*.

AIL (*allium sativum*), plante de la famille des *asphodelées*. On emploie dans l'économie domestique et en médecine les bulbes de cette plante, connus de tout le monde sous le nom de gousses d'ail. Pour nous, habitants du nord de la France, et pour les autres peuples septentrionaux, l'ail n'est qu'un assaisonnement qui sert dans les ragoûts, les salades, les viandes rôties; mais le Provençal en frotte le pain pour l'aromatiser, et le frugal Espagnol en fait sa principale nourriture. Ajoutons, toutefois, que l'ail perd, dans les contrées méridionales de l'Europe, une partie de son âcreté. Les gourmets assurent que la *morue à la purée d'ail*, que l'on mange chez les *Frères Provençaux* à Paris, ne doit sa supériorité qu'à l'espèce d'ail que ces habiles cuisiniers font venir de la Provence. L'ail ne possède aucune propriété nutritive : il est stimulant pour l'estomac, comme son odeur l'est pour l'organe de l'odorat. Les chevaux qui en mangent, mêlé à l'avoine, passent pour avoir plus de force et de vivacité; les Anglais en donnent aux coqs avant de les faire combattre; et Virgile dit, églogue II, v. 10 :

Thestylis et rapido fessis messoribus æstu
Allia serpyllumque herbas contundit olentes.

« Et déjà Thestylis prépare au moissonneur
« Le serpolet et l'ail à la piquante odeur. »

Ce qui prouve que ce grand poète avait observé l'action excitante que l'ail exerce sur l'homme. Pris avec excès, il produit une sorte d'enivrement et une sensibilité extrême de la vue; son odeur se communique rapidement aux différentes exhalaisons du corps, à l'haleine, à la sueur, à l'urine, etc. Suivant Coxe, les feuilles et les semences de persil ont la propriété de neutraliser l'odeur désagréable que l'ail communique à l'haleine. L'ail ne doit donc être employé comme assaisonnement

que pour faciliter la digestion, et une petite quantité suffit pour produire cet effet: des estomacs robustes peuvent seuls supporter l'ail cru, ou les mets dans lesquels il entre en grande proportion; disons encore que son usage doit avoir certainement moins d'inconvénient dans les pays chauds, où l'estomac est débilité, comme le reste du corps, par l'extrême chaleur. En médecine, l'ail a été administré tour à tour dans un grand nombre de maladies, avec un succès varié; voici ce qu'il y a de plus positif à cet égard: deux ou trois gousses d'ail, bouillies ou infusées dans du lait, mêlées à du pain beurré, ou même mangées crues, sont un excellent *vermifuge* pour les enfants, et même pour les adultes. L'ail réussit surtout lorsque le sujet est affecté des vers dits *ascarides lombricoïdes*, ou *lombrics* (vers ronds). Les cas dans lesquels il a été efficace contre le ver solitaire sont beaucoup plus rares. On peut encore donner l'ail en lavement, et l'on sait qu'introduit de cette manière dans le corps, il produit une fièvre passagère: c'est un moyen auquel la mauvaise foi a eu souvent recours pour simuler une indisposition fébrile. Ecrasé et appliqué sur la peau, soit seul, soit mêlé à la farine de moutarde, il ne tarde pas à la faire rougir fortement, et il déterminerait même la formation d'une cloche, si on le laissait trop longtemps en contact avec elle. De toutes les préparations où entre l'ail, la seule qui soit encore usitée est le vinaigre dit *des quatre voleurs*.

AIR. Ayant pour but surtout le côté usuel ou pratique des choses, nous serons très sobres de notions scientifiques sur l'air. Ce fluide, qui agit sur nos organes par la respiration et le contact, environne notre globe en s'élevant dans l'espace jusqu'à la hauteur de quinze ou seize lieues; sa masse totale prend le nom d'atmosphère terrestre. Comme nous n'avons à considérer qu'en passant l'air en lui-même, nous ne nous arrêterons pas à ses propriétés élastique, compressible, insipide, inodore, diaphane, invisible; nous ne parlerons que de sa composition, de sa pureté et de ses altérations, de sa pesanteur, de sa température, de sa sécheresse et de son humidité; enfin de son action, de ses usages et de ses correctifs, quand il en a besoin.

L'air est l'aliment de la vie ; sans lui plus d'animaux, plus de végétaux ; le globe continuerait ses révolutions, mais tout serait mort à sa surface. Aussi les anciens, qui n'ignoraient point son importance vitale, lui ont-ils donné parfois le nom d'esprit ou d'éther. Introduit dans nos poumons, ce fluide fait subir au sang une modification nécessaire à l'existence; de noir et veineux qu'il était, il devient rouge et artériel; et, lancé par le cœur, après cette transformation, le liquide sanguin apporte partout l'excitation, la chaleur, le mouvement et la vie. Ce n'est pas tout : il paraît que notre peau, semblable en cela aux feuilles des végétaux qui sont leur principal organe respiratoire, agit aussi sur l'air, à la manière des poumons ; qu'elle le décompose pour en absorber l'élément vital. Cet élément vital, c'est l'oxygène, qui entre dans la composition de l'air pour vingt-un centièmes sur soixante-dix-neuf d'azote. Il est parfaitement constaté, par de nombreuses expériences, que sur les mers, les îles et les continents, dans les plaines, les vallées, les hautes montagnes, dans les champs et les cités, l'air offre en tous lieux, à l'analyse chimique, cette invariable composition : sur cent parties, vingt-une d'oxygène, soixante-dix-neuf d'azote et quelques fractions de gaz acide carbonique. Ce n'est donc pas un élément dans l'acception du langage scientifique, qui ne désigne par là que les corps indécomposables ou indécomposés. L'azote qui entre dans l'air pour cette forte proportion tempère l'action de l'oxygène : celui-ci, respiré seul, déterminerait une excitation violente, bientôt suivie de graves accidents.

Comment se fait-il que l'air, composé partout des mêmes éléments, dans les mêmes proportions, agisse sur nous chimiquement d'une manière si différente, et pour ne citer qu'un exemple, que l'air de la campagne soit généralement préférable à celui des villes? On serait tenté d'accuser d'inconstance et de contradiction les agents de la nature, tandis qu'il faut reconnaître la faiblesse de nos moyens d'investigation. Que dire de la chimie, dont les surprenants progrès sont l'une des gloires scientifiques de notre siècle, quand nous sommes obligés d'avouer qu'elle ne découvre aucune différence entre l'air infecté des marais, et celui de la contrée la plus salubre! C'est que les émanations malfaisantes, malgré leur redoutable activité, sont en si faible proportion, qu'elles échappent à l'eudiométrie la plus fine.

La pureté de l'air qu'on respire est l'une des premières nécessités de la vie ; mais comme l'homme n'est ordinairement frappé que des influences promptes et manifestes, il n'apprécie pas à sa valeur l'action lente de l'atmosphère dans laquelle il est plongé. Cependant, averti par ses sensations de l'état physique de l'air, dont nous traiterons bientôt, il peut faire avec discernement une utile application de la méthode des contraires (le chaud au froid, le sec à l'humide, etc.). C'est l'altération dans la composition de l'air, qui lui nuit le plus souvent à son insu, sans parler de l'infection par les marais, les égouts, les latrines, etc., que nous renvoyons au mot MIASME; la respiration et les émanations ordinaires des corps vivants causent incessamment la corruption de l'air, et l'homme s'empoisonne ainsi lui-même. Pendant les guerres de l'Indoustan, les Anglais enfermèrent cent quarante-six prisonniers dans une chambre de vingt pieds carrés, qui n'avait que deux petites fenêtres ouvertes sur une galerie. Le lendemain, au jour, cent vingt-trois n'existaient plus, et les vingt-trois qui avaient survécu étaient dans un état déplorable. Tout l'air respirable avait été épuisé. Il est donc essentiel de le renouveler dans les appartements, et principalement dans les chambres à coucher, dont on devrait bien bannir les alcôves. Pour cela, on choisit le moment le plus propice de la journée : pendant que le soleil est élevé à l'horizon, lorsque c'est en hiver ou que l'atmosphère extérieure est miasmatique ; le matin et le soir, dans la saison des chaleurs. Chacun sait combien les salles de spectacle, les salons où abonde la société, ont besoin de précautions, pour remédier à l'altération de l'air, par la foule, la combustion des foyers et des lumières. (*Voy.* ASPHYXIE.)

Sans être aussi importantes que sa composition, les qualités physiques de l'air exercent sur l'organisation une action que sa durée et sa continuité rendent bien puissante. Nous allons nous en occuper, en commençant par la pesanteur.

Quand on songe avec quelle facilité nous nous mouvons dans l'atmosphère, on a de la peine à croire qu'un homme de moyenne taille supporte trente-trois mille livres d'air. La pression, uniformément exercée dans tous les sens, nous explique ce phénomène. Il en est de même pour la pesanteur de l'eau, que personne ne conteste assurément. La baleine, qui est au fond de l'Océan et qui supporte des millions de livres de liquide, ne se sent pas chargée d'une once; parce qu'elle est aussi pressée dans tous les sens. L'air pèse huit cents fois moins que l'eau. Sa pesanteur est l'une de ses propriétés qui nous affecte le moins, parce que ses variations sont très bornées. Cependant, quand, par un ciel calme et serein, la colonne de mercure du baromètre se soutient à vingt-huit pouces (beau fixe), qui est le maximum de la pesanteur, on se sent plus agile, la respiration et toutes les fonctions s'exécutent mieux. Lorsque le baromètre baisse beaucoup, au contraire, on respire péniblement, un sentiment de malaise, qui peut aller jusqu'à l'anxiété, se manifeste en nous. Pendant les tempêtes et les vents du sud, à l'approche des orages, particulièrement en été, on éprouve des sensations d'accablement qui tiennent au défaut de pesanteur, quoiqu'on dise généralement alors que l'air est lourd, parce que, l'équilibre étant troublé entre la compression extérieure et l'expansion des fluides intérieurs, ceux-ci affluent à la périphérie du corps, avec une abondance insolite, qui distend les tissus et qui fatigue. L'air est toujours raréfié ou moins pesant sur les hautes montagnes.

La température de l'air est l'une de ses propriétés physiques dont nous ressentons et apprécions le mieux les effets. L'air tempéré, comme il l'est ordinairement au mois de mai sous nos latitudes, est, sans contredit, celui qui convient au plus grand nombre. Ensuite, selon les divers tempéraments, c'est telle ou telle autre température qui favorise davantage la santé. Chacun doit posséder à cet égard sa propre expérience. Quant à l'influence générale des températures, la chaleur dé-

mesurée diminue les forces, l'activité, l'appétit, provoque d'abondantes sueurs, la soif et le désir de boissons tempérantes, prédispose aux maladies des viscères, du ventre, de la tête, aux hémorrhagies, etc. Écoutant l'instinct, le mieux est, s'il se peut, d'éviter l'insolation prolongée, les fatigues; de manger moins, en donnant la préférence aux végétaux, aux fruits, aux boissons douces et acidulées, plutôt qu'aux excitantes. Du reste, tant qu'elle est sèche, à moins d'être par trop excessive, la chaleur n'est pas ennemie de la santé, tandis que, combinée avec l'humidité, elle est énervante et nuisible. Les bains frais sont aussi généralement très salutaires, pendant les températures élevées.

Le froid, au contraire, quand il est sec et modéré, active toutes les fonctions. Se mouvoir est un besoin; on est très propre aux exercices pénibles, on mange plus et l'on digère bien. Mais il faut prendre garde aux refroidissements : car le froid sec et les vents du nord sont les causes fréquentes de fluxions de poitrine, et ils exaspèrent les maladies aiguës. Cependant l'air froid et humide est plus malsain. D'abord on se réchauffe plus difficilement, parce que l'humidité éconduit beaucoup mieux le calorique qu'elle nous enlève. La transpiration est plus aisément supprimée, non point de cette manière brusque, qui détermine sur-le-champ des fluxions de poitrine, mais plutôt avec cette lenteur qui cause les rhumes, les diarrhées, les maladies dites catarrhales. Des vêtements secs et chauds, un régime restaurant, dans lequel entrent modérément les boissons excitantes, le vin, le thé, le café, sont les meilleurs correctifs de cet état de l'air, généralement considéré comme très insalubre. Il paraît, cependant, que les tempéraments ardents, bilieux et secs, sont loin d'en être incommodés. Quant au froid excessif, chacun sait que les êtres doués de la vie n'ont pas d'ennemi plus redoutable. Quand on ne peut pas s'y soustraire, à la douleur succède un engourdissement accompagné d'un penchant irrésistible à un sommeil perfide dont on ne se réveille plus.

La température et l'humidité de l'air, exactement mesurées par le thermomètre et l'hygromètre, ne sont pas, comme on sait, soumises à une succession rigoureuse, à un ordre invariable, pour chaque saison de l'année. Ce sont précisément les transitions, les contrastes, les anomalies, enfin les vicissitudes atmosphériques, qui constituent l'insalubrité principale des propriétés physiques de l'air. Cependant on a l'habitude de se conduire comme si chaque saison devait être nécessairement régulière. Guidées par le calendrier, plutôt que par leurs sensations, il est des personnes qui, après avoir pris les vêtements d'été, ne songeraient pas à reprendre les habits d'hiver, alors même que, par un de ces rares hasards, elles verraient les toits se couvrir de neige. Eh bien, c'est toujours une imprudence, quand on serait dans la canicule; si la température baisse, il convient d'y proportionner ses vêtements. Et, règle générale, on s'expose beaucoup moins à se découvrir tard, à se couvrir tôt et à se vêtir plus, qu'en faisant l'inverse.

Plusieurs autres phénomènes importants, qui se passent dans l'air, et sur lesquels il est utile d'avoir des notions, seront considérés aux mots ATMOSPHÈRE, CLIMAT, ÉLECTRICITÉ, MÉTÉOROLOGIE, et MIASME.

AIRELLE (*Vaccinium myrtillum*). C'est le nom d'un petit arbuste de la famille des *vacciniées*, qui s'élève à un ou deux pieds de terre, et auquel ses feuilles luisantes, d'un vert clair, donnent quelque ressemblance avec le buis nain qui forme la bordure de nos allées. Cet arbrisseau habite les forêts, surtout celles des contrées montueuses; et en juillet, il se couvre de petites baies noires de la grosseur d'un pois et d'un goût assez agréable; les Romains les récoltaient pour leur table, témoin ce vers de Virgile :

Alba ligustra cadunt, vaccinia nigra legantur.

« . . . . La noire airelle est cueillie. »

En Suisse, et dans quelques parties de l'Auvergne, on recueille aussi les airelles, soit pour les manger crues, soit pour en faire des tartes dans lesquelles elles sont destinées à remplacer les cerises et les fraises, que nous mettons dans les nôtres. Il est des cantons où l'on s'en sert pour colorer les vins; les sauvages de l'Amérique en préparent une pâte tassée qui, après avoir été cuite au four, peut se conserver un grand nombre d'années. On a essayé d'en faire des confitures et un sirop usité contre la dyssenterie : il se mêle, en effet, au goût sucré et assez agréable de l'airelle une sensation d'âpreté qui indique suffisamment les propriétés astringentes dont elle est douée. En résumé, c'est un fruit qui, pris modérément, ne saurait avoir aucun inconvénient, mais qui pourrait provoquer des aigreurs et déranger les digestions, si on en mangeait outre mesure.

AIX-LA-CHAPELLE (Eaux d'). Ville considérable, située dans un vallon riant et fertile, à l'extrémité de la chaîne de montagnes appelée les Ardennes, à douze lieues de Cologne, à sept de Spa et à quatre-vingts de Paris. L'air qu'on y respire est fort salubre; elle est surtout célèbre pour avoir été la principale résidence de Charlemagne, qui fit restaurer et embellir ses bains. Les eaux minérales qu'elle renferme paraissent avoir été connues des Romains, et méritent encore aujourd'hui la grande renommée dont elles jouissent.

Ces eaux proviennent de plusieurs sources, dont les principales sont *la Grande source*, et la source de *la Grande rue*, qui alimente la fontaine destinée à la boisson. On les distingue en hautes et basses sources. Dans les hautes sources, il y a les bains de vapeur; dans les basses, des douches.

On trouve encore à Aix-la-Chapelle une source minérale froide, ferrugineuse, et non sulfureuse comme les autres, dite de *Spa*, à cause de la ressemblance avec celle du Pouhon, dans cette dernière ville.

Les eaux d'Aix-la-Chapelle sont à la fois sulfureuses, salées et alcalines. L'analyse y a fait découvrir du chlorure de sodium, du carbonate et du sulfate de soude, des carbonates de chaux et de magnésie, enfin de la silice, dans la proportion totale de 4,0227 grammes par kilogramme d'eau; et des gaz azote, acide carbonique et sulfurique, dans celles de 46,6 pouces cubes pour la même quantité de liquide.

Ces eaux, très récentes et encore chaudes, sont claires, transparentes, d'une odeur sulfureuse, d'une saveur alcaline, salée, et qui rappelle fortement les œufs pourris. Le refroidissement leur fait perdre odeur et saveur, et les rend troubles, laiteuses. La température des différentes sources varie un peu ; celle de l'*Empereur*, la plus élevée, marque 57° au thermomètre centigrade ; elles sont toutes plus pesantes que l'eau distillée. La vapeur du bain de l'Empereur laisse déposer du soufre.

Les eaux d'Aix-la-Chapelle sont recommandées pour les maladies nerveuses de toutes les sortes : l'hypocondrie, l'hystérie, etc. ; les affections lymphatiques, entre autres l'induration des glandes et des viscères ; dans les flux muqueux des organes génitaux, les rhumatismes, les affections des articulations et de la peau ; les accidents consécutifs aux plaies d'armes à feu, par exemple, la faiblesse des membres, la raideur et la contraction des muscles, etc. C'est dans les affections chroniques, en général, qu'elles conviennent ; leur excessive énergie les rend dangereuses dans toutes les maladies qui sont encore à l'état aigu.

Ces eaux, comme toutes celles qui jouissent de propriétés énergiques, ne doivent être administrées qu'avec beaucoup de circonspection. Certains cas en défendent absolument l'usage : par exemple, une affection organique du cœur, un état fébrile général, la disposition aux hémorrhagies, les congestions vers la tête ou la poitrine, etc. Elles se prennent en boisson, depuis un ou deux verres, jusqu'à une pinte ; en quantité plus considérable, elles perdraient leur vertu sudorifique en devenant purgatives ; leur usage excite assez ordinairement, les premiers jours, des migraines, des nausées, des vertiges ; on peut alors, pour s'y accoutumer, commencer par les boire refroidies, ce qui diminue beaucoup leur activité. Les personnes faibles, ou très excitables, feront bien de les couper avec un liquide émollient ou du lait ; en bains, elles occasionnent quelquefois de la difficulté à respirer, des vertiges, des bourdonnements d'oreilles, le battement douloureux des artères temporales ; il faut alors se hâter d'en sortir. La durée d'un bain peut être successivement portée de sept à dix minutes à une heure, jamais au-delà. Nous avons signalé des bains de vapeur et des douches ; on peut encore les administrer en lavements et en injections. La saison des eaux est depuis le mois de mai jusqu'à celui d'octobre ; des observations prouvent qu'elles ont été avantageuses même en hiver.

L'art réussit assez bien à imiter les eaux d'Aix-la-Chapelle, sans pouvoir néanmoins y faire dissoudre de la silice, comme dans les naturelles.

AIX EN PROVENCE. Grande et assez belle ville du département des Bouches-du-Rhône, à cinq lieues de Marseille, et cent quatre-vingt-cinq de Paris. Ses eaux minérales sont connues depuis fort longtemps. Les Saliens furent les premiers qui les fréquentèrent, et Strabon dit que, de son temps, elles avaient déjà perdu de leurs vertus primitives. La source principale, qui vient du dehors de la ville, doit son nom au proconsul romain Caïus-Sextius-Calvinus, qui fonda une colonie à Aix, l'an 121 de notre ère. L'établissement actuel renferme quatorze baignoires, et des cabinets particuliers pour les douches.

Les eaux d'Aix en Provence sont limpides et transparentes. Leur température élève à 35° le thermomètre centigrade ; elles n'offrent réellement ni odeur ni saveur particulières, quoique leurs preneurs prétendent y trouver un peu d'amertume et de stypticité. Leur densité est à peu près celle de l'eau ordinaire.

Ces eaux sont rangées dans la classe des salines-thermales. L'analyse la plus récente y a fait découvrir des carbonates de chaux et de magnésie, et du sulfate calcaire dans la proportion de $\frac{3}{4}$ de grain à peine par kilogramme de liquide ; plus, une quantité inappréciable de gaz oxygène et des traces de matière organique onctueuse ; c'est à cette dernière substance que doit être attribuée leur douceur savonneuse.

La proportion excessivement faible de principes minéralisateurs que contiennent les eaux d'Aix en Provence, doit faire déjà présumer le peu d'activité de leurs vertus. Un médecin, auteur d'un ouvrage fort intéressant sur ce sujet, veut bien leur attribuer l'avantage de rafraîchir le teint des dames, et d'entretenir longtemps l'éclat de leur beauté. D'autres les célèbrent comme merveilleuses contre la stérilité. Viennent ensuite des maladies plus vulgaires, telles que les flueurs blanches, les engorgements des viscères abdominaux, la suppression des règles, les rhumatismes et les affections de la peau, si communes dans le pays. Pour moi, je pense qu'elles ont surtout le grand avantage d'être fort rarement nuisibles.

Leur dose, à l'intérieur, est de cinq verres jusqu'à quinze; autant dire à discrétion comme de l'eau ordinaire, même en mangeant. La douce chaleur du bain et son onctuosité, le rendent fort agréable. On prend aussi des douches. C'est ordinairement du mois de mai à celui d'octobre que dure la saison des eaux. Le médecin-inspecteur assure qu'elles peuvent être prises en tout temps, sans aucun danger; nous le croyons sans peine, aussi bien que lorsqu'il prétend qu'elles ne perdent aucune vertu par le déplacement.

AIX en Savoie. Petite ville située au pied du mont Ravel, à douze lieues de Grenoble, et à deux et demie de Chambéry. Ses eaux minérales étaient connues et fréquentées par les anciens. La construction des bains remonte au temps des Romains; l'empereur Gratien les fit réparer. On y distingue deux sources principales.

La première, dite de *Saint-Poul* ou d'*alun*, quoiqu'elle ne contienne pas un atome de ce sel, est sulfureuse, très légèrement saline, et peu gazeuse; la deuxième, dite de *soufre*, offre avec la précédente la différence d'être fort gazeuse.

Les eaux d'Aix en Savoie sont parfaitement transparentes, un peu onctueuses et dégagent, au moment de leur sortie, une odeur forte, mais supportable, d'hydrogène sulfuré (œufs pourris), que leur fait perdre le contact de l'air. La saveur en est douceâtre, un peu terreuse, et quand elles sont encore tièdes, elles laissent un arrière-goût d'œufs pourris. Les eaux d'alun ont un goût moins terreux, mais une amertume et une stypticité plus prononcées que celles de soufre. La température de la première de ces sources est de 50°, et celle de la seconde 49° C. Elles sont plus pesantes que l'eau.

Les substances minérales qu'on y a découvertes sont: Des sulfates de soude, de magnésie et de chaux, du muriate de magnésie, du carbonate et du muriate de chaux; enfin du fer, dans la proportion totale de soixante-dix-huit à soixante-dix-neuf grains, pour vingt-huit livres d'eau. Plus, de la matière animale onctueuse et des gaz hydrogène sulfuré et acide carbonique.

Elles offrent pour les propriétés médicales la plus grande analogie avec les eaux d'Aix-la-Chapelle. Comme ces dernières, elles sont fort énergiques. Les mêmes circonstances réclament leur emploi, ou le contre-indiquent. Il faut les administrer de la même manière, à la même dose, et avec les mêmes précautions.

L'époque où on les prend est depuis le mois de mai au 15 septembre. Les mois de juillet et août sont généralement regardés comme les plus favorables.

C'est à la source qu'il faut en faire usage; elles perdent beaucoup de leur propriété par le refroidissement.

ALCALI. Ce mot dérive de *kali*, nom d'une plante dont, par combustion, on retirait la *soude*. La soude seule d'abord, et à cause de cela, s'appelait *alcali*; mais, dans la suite, le mot alcali est devenu générique, et on l'a appliqué en chimie aux corps qui jouissent de la propriété de ramener au bleu la teinture de tournesol rougie par un acide, de verdir le sirop de violettes, et de se combiner avec les acides pour former des *sels*.

On n'a compté pendant longtemps que six alcalis: la *soude*, la *potasse*, la *chaux*, la *baryte*, la *strontiane* et l'*ammoniaque*. Mais les progrès de la chimie végétale en ont fait connaître un bien plus grand nombre: nous citerons, entre beaucoup d'autres, la *morphine* et l'*émétine*, qu'on retire de l'opium et de l'ipécacuanha.

Nous avons indiqué les caractères chimiques des alcalis; ajoutons qu'ils sont sans odeur, qu'ils sont très sapides, la plupart même très caustiques. (*Voy.* Soude, Potasse, Chaux.)

ALCALI VOLATIL, ammoniaque liquide, alcali volatil fluor. Ce liquide incolore, d'une saveur très caustique, d'une odeur pénétrante et caractéristique, est de l'eau distillée saturée de gaz ammoniac. L'eau pour le saturer dissout le tiers de son poids ou quatre cent trente fois son volume de ce gaz.

Le gaz ammoniac se rencontre dans la plupart des matières animales putréfiées.

On le retire du sel ammoniac (*muriate* d'ammoniaque ou *chlorhydrate* d'ammoniaque), au moyen de la chaux vive. Ce gaz dissous dans l'eau distillée, dans les proportions que nous avons indiquées, constitue l'alcali volatil ou ammoniaque liquide.

L'alcali volatil appliqué sur la peau agit comme caustique ; aussi une compresse imbibée de ce liquide peut faire lever une cloche sur la peau et produire instantanément un vésicatoire.

L'alcali volatil uni à la graisse constitue la pommade vésicante de *Gondret* ; mêlé à la dose d'un gros pour chaque once d'huile d'amande douce, il forme le liniment volatil, auquel, suivant les indications, on peut ajouter du camphre ou du laudanum, et qu'on emploie avec succès contre les douleurs rhumatismales.

L'alcali volatil est excitant, et rappelle à la vie en stimulant la sensibilité. On en fait souvent respirer aux malades dans les cas de *syncopes* ou d'*asphyxie*. On l'a employé aussi avec succès au début des attaques d'épilepsie : on s'en sert enfin (et tous ceux qui fréquentent la forêt de Fontainebleau le savent bien) pour cautériser la morsure des vipères.

Il y a d'ailleurs quelques précautions à prendre dans l'administration de ce remède vulgaire.

A l'intérieur, il constitue un puissant sudorifique ; on s'en est servi aussi avec succès contre l'*ivresse*, et particulièrement contre celle qui est produite par l'eau-de-vie et les liqueurs spiritueuses. Mais on conçoit que, pour que son action soit innocente sur l'estomac, il doit être étendu dans une assez grande quantité d'eau, et donné ainsi sous la forme d'*ammoniaque liquide*, le plus ordinairement à la dose de quatre, six, dix, quinze gouttes dans un verre d'eau sucrée ou de tisane.

Quand on fait respirer aux malades,

dans le cas de syncope, par exemple, un flacon d'ammoniaque ou d'alcali volatil, il faut avoir soin de le passer rapidement sous le nez, sans l'y laisser trop séjourner, et de reboucher le flacon sur-le-champ. Son action irritante et même caustique, sur le nez, les voies aériennes, les yeux, pourrait nuire, sans cela, et à la personne qui l'administre, et surtout à celle que l'on veut secourir.

Dans le cas de morsures d'insectes ou de reptiles venimeux, on peut d'abord cautériser la plaie avec une petite goutte d'alcali prise au bout d'une plume ou d'une allumette, mais ensuite, si l'on veut en laisser appliqué sur la partie, il faut l'étendre d'eau, à peu près comme pour l'administration à l'intérieur.

Dans les cas où l'on a des frictions à pratiquer sur la peau avec un liniment volatil ou *ammoniacal*, il faut frotter avec ménagement et d'une manière proportionnée à la sensibilité du malade, sans quoi l'on pourrait déterminer des inflammations et des excoriations fort douloureuses.

ALCARAZAS. Mot arabe par lequel on désigne des vases poreux de terre argileuse qui laissent doucement suinter les liquides qu'on a mis dedans. L'évaporation des gouttelettes qui ont suinté occasionne une déperdition de chaleur dans le vase ; celui-ci, à son tour, en vertu des lois d'équilibre des températures, emprunte du calorique au liquide contenu, qui est ordinairement de l'eau, et il en résulte un sensible rafraîchissement. Il faut avoir habité les pays chauds pour connaître tout le prix de ces vases évaporatoires, qui vous servent de l'eau fraîche sous un ciel ardent. D'ailleurs, l'évaporation est plus prompte et le refroidissement plus notable quand on expose les alcarazas pleins d'eau à l'ombre dans un courant d'air. Mais toutes les terres ne sont pas propres à la confection de ces bouteilles et amphores ; l'argile cendrée de la haute Égypte, où nous les avons vu fabriquer, est la matière par excellence.

ALCHIMIE. Le mot alchimie se compose de la particule arabe *al*, qui indique l'excellence, et de *chimie*.

Le but que se proposaient les alchimistes était de faire de l'or ; dans leur langage, *la transmutation des métaux*, et la découverte d'un remède universel.

Deux opinions sont également répandues sur l'alchimie. Pour les uns, c'est une science occulte et sublime, dont les importants secrets, révélés à fort peu d'adeptes, se sont perdus dans les révolutions de toute nature qui ont bouleversé notre globe ; d'autres n'y voient qu'un art purement imaginaire, exploité par d'adroits et rusés fripons aux dépens des hommes crédules séduits par leurs brillantes promesses. L'une et l'autre de ces opinions sont bien certainement fausses, et l'on doit, en toutes choses, surtout en celles de cette nature, éviter les extrémités. En effet, si, depuis que la chimie est devenue une science régulière, fondée sur des observations soumises à un examen mathématique, la prétention de faire de l'or avec des substances qui n'en contiennent point, a dû tomber dans le ridicule, il n'en est pas moins vrai que cette erreur d'un siècle d'ignorance a été partagée de bonne foi par des hommes recommandables, animés surtout du désir d'être utiles à l'humanité. Prétendre que tous les alchimistes ont été des fous ou des imposteurs, c'est porter un jugement injuste.

Les critiques ne s'accordent entre eux ni sur l'origine, ni sur l'ancienneté de l'alchimie. Ses partisans la font remonter jusqu'au déluge et même jusqu'à la création. Ainsi, notre premier père travaillait à faire de l'or, dont il n'avait pas besoin, et Noé fut, selon eux, un habile alchimiste, Ce titre conviendrait beaucoup mieux à Moïse, qui fit dissoudre le veau d'or. On voit d'après cela que les *souffleurs*, comme on les a nommés par dérision, ne manquent pas d'autorités respectables. Mais si vous exigez des preuves et leur objectez l'absence totale d'aucune trace de leur science dans les anciens auteurs, soit médecins, soit philosophes, soit poètes, depuis Homère jusqu'au quatrième siècle après Jésus-Christ, ils sauront vous fermer la bouche en disant que si l'on ne rencontre point dans l'antiquité de monuments de l'alchimie, c'est que l'empereur Dioclétien, et même César, ont fait brûler tous les livres des anciens Égyptiens, et c'étaient ces livres qui renfermaient les mystères du *grand œuvre*. Le premier auteur qui parle de faire de l'or est *Zozime*, qui vivait vers le commencement du cinquième siècle de notre ère. Avant *Géber*, auteur arabe du septième, il n'est nullement fait mention du remède universel. Ainsi, ce n'est donc que plus de quatre cents ans après Notre-Seigneur qu'on doit placer raisonnablement le berceau de l'alchimie proprement dite, car il ne faut considérer que comme une supposition purement gratuite, pour ne rien dire de plus, d'attribuer le roman du *Parfait amour*, dans lequel se trouvent quelques opérations de la science hermétique, à un philosophe chrétien *Athénagore*, qui vivait dans l'an 176.

L'alchimie a eu ses temps de gloire et de splendeur, cela même à plusieurs reprises, à de longs intervalles et chez des peuples différents. Mais que faut-il pour qu'une opinion quelconque se propage et devienne même une conviction presque universelle ? De l'enthousiasme dans ses apôtres, quelque chose de mystérieux et de belles promesses. Joignez à cela un langage symbolique, une écriture hiéroglyphique et surtout l'art de lier une doctrine et une théorie aux différents rêves philosophiques et mythologiques de toutes les sociétés. Doit-on s'étonner d'après cela que les alchimistes aient eu de nombreux partisans ? Une remarque curieuse, c'est que les ecclésiastiques ont recherché la *pierre philosophale* avec plus d'ardeur que tous les autres. On compte, parmi les plus célèbres alchimistes, un pape, Jean XXII, un cardinal, Nicolas de Cusa, trois évêques, deux abbés commendataires quatre riches chanoines, vingt moines cordeliers, jacobins, jésuites, bénédictins ou capucins, parmi lesquels figurent surtout Roger Bacon, Albert le Grand et saint Thomas.

De nos jours, l'alchimie demeure complétement ensevelie dans l'oubli si le ridicule ne l'en fait sortir. A la fin du siècle dernier, quelques cerveaux mal organisés croyaient encore à la possibilité de ses miracles. Mais tant de gens se sont ruinés en voulant faire de l'or, que cette folie a cessé d'être contagieuse. Cagliostro et le comte de Saint-Germain sont les derniers qui aient fait des dupes en ce genre, et ils n'auront probablement pas d'imitateurs. Il faut dire pourtant que certains chimistes modernes, frappés des découvertes récentes de leur sience, nourrissent l'idée, non pas que l'on parvienne jamais à faire de l'or de toutes pièces, mais que l'on arrivera quelque jour à reconnaître les métaux pour des corps composés, dont les éléments divers se combinent dans les entrailles de la terre suivant des lois qu'il sera possible de découvrir, et qu'alors on pourrait peut-être augmenter la production des métaux en favorisant le travail de la nature. Cet espoir peut être chimérique, mais il n'est pourtant point déraisonnable.

En résumé, les alchimistes ont donné trop d'importance à leurs travaux, dont le but était un rêve impossible à réaliser. Gardons-nous cependant de partager une erreur trop commune, en les estimant dignes en tout du mépris qu'on a cherché à répandre sur eux. Sans réussir à faire de l'or, ou à composer une panacée universelle, leur patience en étudiant, en tourmentant les différentes substances, leur a fait rencontrer des combinaisons nouvelles douées de propriétés particulières utiles à la médecine et aux arts. La chimie moderne leur a les plus grandes obligations, quoiqu'elle se montre fort peu reconnaissante. C'est à eux que l'on doit l'émétique, la teinture de l'écarlate, la distillation, l'alcool ou esprit de vin, et une infinité d'autres découvertes dont on profite chaque jour sans songer à qui on en a l'obligation.

ALCOOL. Ce mot, d'origine arabe, sert à désigner le produit volatil des liqueurs fermentées, plus généralement connu, dans le monde, sous le nom d'*esprit de vin*. On le retire du vin, du cidre, de la bière, des fruits, des grains, des racines, qui contiennent du sucre susceptible de fermentation. Comme l'alcool est beaucoup plus volatil que les liqueurs qui le contiennent, on l'en sépare au moyen de la distillation.

L'alcool faible est appelé *eau-de-vie*, et marque de dix-huit à vingt degrés à l'aréomètre. L'alcool du commerce, autrement dit esprit de vin, ou trois-six, marque de trente-quatre à trente-six degrés.

On rectifie, par la distillation, cet alcool, et il peut, à un état de plus grande concentration, marquer quarante ou quarante-deux degrés. On lui donne alors le nom d'alcool absolu.

L'alcool est transparent, incolore, d'une odeur pénétrante et suave, d'une saveur chaude et forte; il s'enflamme avec une extrême facilité, aussi n'en doit-on pas approcher de corps en combustion.

L'alcool, soumis au froid le plus excessif, ne se congèle point; cette propriété le rend très propre à mesurer les températures moyennes et inférieures; aussi l'emploie-t-on dans la construction des thermomètres dits à l'esprit de vin; on le colore en rouge pour cet usage.

ALÈZE. « Petit drap, fait d'un seul lé de toile, dont on garnit le lit des malades pour le garantir de l'action du sang, du pus, de l'urine, des lochies et des autres matières excrémentitielles. » (*Nouveau Dictionnaire de Médecine*, en deux volumes.) Un drap de lit ordinaire, que l'on plie en plusieurs doubles, peut très bien servir d'alèze; il faut seulement avoir la précaution de ne pas laisser de plis ni d'inégalités, et de fixer les extrémités avec des épingles, ou de les border sous le premier matelas, de manière à ce que, dans les déplacements du malade, le drap ne se roule pas et ne forme pas des plis qui deviendraient gênants. On garnit d'alèzes le lit des femmes en couches, celui des malades atteints de fièvres graves, de blessures ou d'abcès dont la suppuration pourrait tacher les draps et les matelas, etc. On s'en sert encore pour les personnes atteintes de *maladies des voies urinaires* ou de *maladies de l'anus* (voy. ces mots), et généralement dans tous les cas où, sans cette précaution, il serait à craindre que les malades ne fussent mouillés ou le lit taché. Assez souvent on place au-dessous de l'alèze une pièce de taffetas gommé qui préserve encore le lit plus sûrement. Pour renouveler une alèze, lorsqu'elle a besoin d'être changée, le moyen le plus simple consiste à attacher celle que l'on veut mettre au bord de celle que l'on veut ôter; une personne, placée d'un côté du lit, attire celle-ci et entraîne en même temps l'autre, tandis que le malade se soulève sur ses talons, et qu'une personne, placée de l'autre côté du lit, étend l'alèze nouvelle, et veille à ce qu'elle soit bien posée. Ordinairement, il convient que l'alèze occupe l'espace qui correspond au siége du malade, et s'étende audessous, jusqu'aux jarrets, et au-dessus, jusque vers la poitrine. On la fait d'ailleurs plus large ou plus étroite suivant le besoin.

Lorsque le mode de changement que nous venons de décrire n'est point praticable, on forme de l'alèze un rouleau qu'une seule personne passe sous le tronc du malade, tandis que celui-ci se soulève ou est soulevé par une personne qui soutient les hanches; puis l'on déroule le drap pour l'étendre sous le malade.

Il est clair qu'en hiver l'alèze doit être préliminairement chauffée comme tous les autres linges que l'on applique sur le corps du malade; le moyen le plus sûr et le plus expéditif consiste à appliquer le petit drap ployé sur une bassinoire à demi remplie de braise et de cendre chaude.

Les soins de propreté étant de la plus haute importance dans toutes les maladies, il ne faut jamais négliger de renouveler une alèze toutes les fois qu'elle est mouillée; mais, dans beaucoup de cas où il serait nuisible de déplacer le malade, il faut, d'un autre côté, éviter de la changer sans nécessité. Il est bien important, chez les malades ou infirmes qui gardent le lit constamment pendant un laps de temps considérable, que l'alèze soit entretenue propre, qu'elle ne soit pas d'une toile trop rude ou trop grossière, qu'elle soit bien tendue et ne fasse pas de pli sous le corps du malade, pour éviter la formation de ces écorchures et de ces ulcérations douloureuses qui s'établissent quelquefois en pareil cas, surtout quand il y a une mauvaise disposition générale de l'individu, comme cela se voit dans les fièvres graves, chez les paralytiques, chez les vieillards atteints de maladies des voies urinaires, etc.

ALIÉNATION MENTALE et **ALIÉNÉS.** (*Voy.* FOLIE.)

ALIMENT (*Alimentum*, de *alere*, nour-

rir). Je désignerai sous ce nom toutes les substances qui, introduites dans notre estomac, sont rendues aptes à apaiser notre faim, et, après avoir subi, tout le long du canal intestinal, les changements nécessaires, à fournir des matériaux réparateurs à l'économie, à devenir, en un mot, partie constituante de l'organisation.

Pour bien traiter ce vaste sujet, il est nécessaire que nous le divisions en plusieurs parties. Dans la première, nous rechercherons d'abord quelles sont les substances qui fournissent les *aliments*; dans la seconde, nous considérerons les aliments sous le rapport de leurs propriétés digestives et nutritives, que nous étudierons successivement dans chaque classe et dans chaque espèce de nourriture. Nous terminerons enfin par quelques réflexions sur les modifications qu'apportent dans l'économie les diverses espèces d'alimentation.

L'homme ne tire ses aliments que du règne animal et du règne végétal. Les substances inorganiques ou minérales ne sauraient lui fournir que des assaisonnements ou des poisons. Cependant on a vu, dans certaines contrées, des hommes introduire dans les voies digestives diverses matières crayeuses et argileuses. Mais nous sommes disposés à croire, avec les auteurs, que c'était moins pour y trouver des principes nutritifs, que pour satisfaire à un goût particulier, ou pour tromper la faim, et suppléer à l'insuffisance des aliments végétaux et animaux, dans les temps de disette, que quelques individus ont pu charger ainsi leur estomac de matières terreuses. Quant aux exemples d'alimentation terreuse, rapportés par des voyageurs qui ont assuré que les habitants de la Nouvelle-Hollande et que les sauvages des bords de l'Orénoque étaient réduits, pendant une grande partie de l'année, à ce genre de nourriture, il est permis de les révoquer en doute. Il n'existe aucun fait authentique, dans lequel l'usage de ces substances inertes ne soit uni à quelque aliment du règne végétal ou animal.

Nous nous trouvons ici tout naturellement conduits à l'examen de cette question, qui a fait le sujet de tant de discussions philosophiques, depuis Pythagore jusqu'à nous : L'homme est-il *herbivore* ou *carnivore?* C'est l'observation et l'étude de l'anatomie comparée, qui vont nous en donner la solution. D'un côté, nous voyons certains peuples ne se nourrir que de végétaux. Ainsi les premiers hommes se sont, selon toute probabilité, nourris de fruits et de plantes tendres. Dans certaines contrées sauvages, le règne végétal seulement fournit les aliments. Les brames se nourrissent de cette manière. Mais, de l'autre côté, ne voyons-nous pas les habitants de la Nouvelle-Hollande ne vivre que de poissons, des tribus chasseresses ne manger que du gibier? Maintenant, si nous y faisons bien attention, nous remarquerons que c'est l'influence du climat qui porte l'homme à rechercher exclusivement la nourriture végétale ou animale, et que des circonstances particulières, l'état de civilisation, l'habitude, la nécessité amenée par la disette, enfin certaines idées religieuses ont déterminé quelquefois l'usage exclusif des aliments végétaux ou animaux isolés.

Mais, à ces faits assez rares d'une nourriture prise à l'exclusion de l'autre, dans l'un des deux règnes organisés de la nature, nous opposerons l'observation journalière qui nous montre la plupart des peuples, mettant pour se nourrir aujourd'hui, comme dans les temps les plus reculés, à contribution les animaux et les plantes. Que conclure de là? C'est que l'homme use d'une alimentation mixte; c'est qu'il tient le milieu, sous ce rapport, entre les animaux herbivores et les carnivores, conclusion à laquelle va nous conduire aussi l'anatomie comparée. En effet, elle nous fait voir l'homme doué à la fois des caractères qui distinguent ces deux classes d'animaux. Comme le carnivore, il a des dents incisives et canines, propres à déchirer les aliments, et comme l'herbivore, des dents appelées molaires, destinées à les broyer. Comme chez ce dernier, sa mâchoire peut exécuter des mouvements latéraux, et en même temps, comme chez le carnivore, produire des mouvements assurés du haut en bas. Chez lui, même développement des muscles propres à broyer et à déchirer les aliments. Son canal intestinal n'est ni aussi long que celui de l'herbivore, ni aussi court que celui du carnivore : sa longueur, qui est de cinq fois celle du corps, conserve un juste milieu entre la brièveté du premier et l'étendue du second. L'organisation de l'homme est donc, comme on vient de le voir, intermédiaire, sous le rapport digestif, à celle des animaux herbivores et des animaux carnivores : l'homme en effet est omnivore.

Voyons maintenant quelles sont les conditions de digestibilité des aliments, lesquels possèdent le mieux la faculté nutritive.

Tous les aliments ne sont point également nourrissants : tous ne sont pas également digestibles. Leurs qualités distinctives tiennent en général au principe organique qui prédomine dans leur composition. Ainsi, selon que c'est l'amidon ou fécule, la fibrine, l'albumine, etc., qui se rencontrent dans la substance alimentaire en plus grande quantité, on a donné aux aliments le nom de féculeux ou amylacés, de fibrineux, d'albumineux, etc. Nous admettrons ainsi huit classes d'aliments ; savoir : 1° les aliments fibrineux ; 2° les aliments gélatineux ; 3° les aliments albumineux ; 4° les aliments caséeux ; 5° les aliments féculeux ; 6° les aliments sucrés ; 7° les aliments gommeux ou mucilagineux ; 8° les aliments gras ou huileux.

1er CLASSE. *Aliments fibrineux.* On appelle ainsi les aliments qui, appartenant exclusivement au règne animal, ont pour base la fibrine, c'est-à-dire une substance solide, rouge, dans l'état ordinaire, mais blanche, quand elle est épurée par le lavage, qui forme le caillot du sang et la portion solide des chairs musculeuses. Cette classe renferme, outre les animaux qui fournissent la viande de boucherie, toutes les espèces d'oiseaux, poissons, etc., que l'homme met à contribution pour sa nourriture. Mais comme la fibrine, qui forme la partie principale de cette sorte d'aliment, s'y trouve combinée à divers autres principes, tels que l'osmazôme, la gélatine, la graisse, qui modifient la digestibilité et les propriétés nutritives de ces aliments, nous serons forcés d'admettre ici trois subdivisions fondées sur la prédominance de chacun de ces principes. La première renfermera les aliments fibrineux qui contiennent beaucoup d'osmazôme ; la seconde ceux où la gélatine sera en plus grande quantité unie à la fibrine ; la troisième, les aliments où les chairs sont enveloppées et divisées par une énorme quantité de graisse.

A. Parmi les aliments de la première section, nous trouverons les viandes noires, viandes colorées, comme la chair du daim, du chevreuil, du sanglier, du lièvre, du faisan, du canard sauvage, du pigeon, de l'oie, de la poule d'eau, de la bécasse, de la caille, de la perdrix, de la mauviette, du becfigue, etc., qui renferment une grande quantité d'osmazôme et divers aromes ; puis la chair du bœuf, du mouton, de quelques oiseaux enfin, qui contiennent une moindre quantité du principe animalisé qui donne aux chairs une coloration particulière.

B. Dans la seconde section, nous replacerons les aliments fibrineux, qui contiennent une plus grande quantité de *gélatine* (la matière propre à se prendre en colle ou en gelée), unie à la fibrine avec moins d'*osmazôme* (ou principe animalisé colorant). On les appelle *viandes blanches*, par opposition avec les précédentes appelées *viandes noires*. Elles appartiennent aux jeunes animaux domestiques, l'agneau, le chevreau, le veau, le lapin ; aux volailles nourries dans nos basses-cours, comme le poulet, le dindon, la pintade, le paon ; à celles enfin de plusieurs poissons : le maquereau, la morue, la raie, le brochet, l'esturgeon, la tanche, le thon ; à certains crustacés, tels que l'écrevisse, le homard, les crevettes, etc.

C. Dans la troisième subdivision, nous rangerons plus particulièrement les chairs de certains animaux domestiques chargés de graisse, tels que le cochon, le chapon, les poulardes, la poule d'Inde ; quelques poissons, l'anguille, les carpes grasses, l'alose, la tortue, etc.

Les aliments qui appartiennent à cette première classe se distinguent tous par un degré de cohésion et de densité considérable, mais qui diffère non-seulement dans les diverses espèces d'animaux, mais encore dans les diverses parties des mêmes animaux, et suivant plusieurs autres circonstances ; ainsi les muscles de la fesse, les psoas (aloyau), les masses des régions lombaires, désignées sous le nom de *filet*, *de carré*, les chairs qui forment

l'aile, et l'aiguillette dans la volaille, sont beaucoup plus tendres que les autres parties. En général, les chairs de poissons, celles des viandes blanches, étant moins résistantes que les viandes colorées, et surtout que les viandes noires du daim, du chevreuil, du sanglier, etc., ont souvent besoin, pour être amollies par la cuisson, d'avoir préalablement subi un commencement de décomposition. (*Voy.* VIANDES FAISANDÉES.)

Parmi les poissons, quelle différence entre la chair molle et onctueuse de l'anguille, de l'alose, la chair tendre de la sole, de la perche, du merlan, et la chair ferme de la tanche, du thon, de l'esturgeon !

Gardons-nous ici de confondre cette densité, cette fermeté des chairs, apparentes à un haut degré dans le lapin, le dindon, le porc, l'oie, le canard, etc., avec l'état coriace des chairs des animaux déjà parvenus à un âge avancé.

La matière grasse, interposée dans les chairs des animaux de la troisième section, exerce une influence très marquée sur leur degré de mollesse ou de dureté ; elle amollit leurs fibres, les rend plus souples et plus aisées à diviser ; enfin, l'âge, le sexe des animaux, les endroits où ils vivent, la manière dont ils se nourrissent, certaines mutilations qu'on leur fait subir, apportent, dans le degré de mollesse ou de dureté de leurs fibres, de très grandes modifications. Ainsi, les chairs des animaux âgés, surtout de ceux qui sont épuisés par le travail, sont dures et coriaces. Celles des jeunes animaux sont tendres et molles. La chair des femelles des mammifères, de la vache, de la brebis, fournissent une chair plus tenace, mais plus lâche que celle du mouton ou du bœuf. Les animaux sauvages ont les chairs plus fermes, plus odorantes que les animaux domestiques ; et, parmi ces derniers, ceux qui ont été chaponnés ont la chair beaucoup plus tendre, et pleine de sucs graisseux et abondants.

Les viandes reçoivent des diverses préparations culinaires, des modifications qu'il importe de connaître pour bien apprécier l'action de ce genre d'alimentation sur l'économie.

La coction est la première préparation qu'on fait subir aux viandes. Toutes y sont soumises sans distinction. Cette préparation a la vertu de ramollir les tissus, d'en diminuer la densité; elle développe en outre certaines propriétés, selon que les viandes sont grillées ou rôties, bouillies ou cuites à l'étuvée, frites ou préparées avec un roux. Nous allons passer en revue ces divers états de viandes.

Le rôtissage a la propriété de conserver à la viande ses principes au moyen de la croûte brune et rissolée qui se forme à la surface par l'action modérée et continue du feu, et lui donne un goût assez analogue au caramel. Ce principe aromatique les rend savoureuses et excitantes; cette propriété excitante est due à l'osmazôme conservée et développée dans le rôti, d'autant plus que la viande en contenait davantage.

Le grillage jouit à peu près des mêmes vertus que le rôtissage. Il ne peut convenir qu'aux viandes qui présentent peu d'épaisseur, et que la chaleur doit frapper presque en même temps; il est le résultat de l'action d'un feu vif et peu prolongé.

La cuisson des chairs dans l'eau est le meilleur moyen d'amollir les chairs dures et coriaces. L'eau se charge alors des principes solubles de la viande, et constitue cette espèce d'aliment connu sous le nom de bouillon. Le bouillon est d'autant plus chargé de gélatine et d'osmazôme, que l'ébullition a été plus prolongée. Les viandes qui ont été ainsi bouillies, ne contiennent donc presque plus d'osmazôme et de gélatine; elles sont donc moins substantielles et moins excitantes.

L'étuvée a l'avantage de pénétrer fortement la chair de vapeurs chaudes, de l'attendrir, de la cuire parfaitement, sans l'épuiser, sans la dessécher et en lui conservant tous ses sucs.

La friture jouit, il est vrai, aussi de la propriété de ramollir les chairs sans leur ôter leurs sucs; mais elle a le grand inconvénient de communiquer aux aliments qui ont été soumis à cette espèce de préparation, des propriétés âcres qui tiennent au principe empyreumatique que la cuisson développe dans les graisses et les huiles, et qui est extrêmement nuisible aux estomacs délicats et irritables.

Les roux offrent des inconvénients assez analogues. Enfin, on est dans l'habitude de fumer, de saler, de faire mariner certaines viandes : ces opérations sont destinées soit à les conserver, soit à leur donner une saveur particulière et à les attendrir. Ces préparations sont généralement moins favorables que celles qui s'appliquent aux viandes fraîches.

Voyons maintenant quelles sont les propriétés nutritives et digestibles de cette classe d'aliments. De tous, le *fibrineux* est celui qui séjourne le plus longtemps dans l'estomac; sa partie constituante, étant peu soluble, devra se laisser plus difficilement altérer par les humeurs, en général acides, qui existent dans ce viscère. Mais les principes excitants, contenus dans la viande, favorisent d'autre part la sécrétion de ces sucs destinés à les altérer.

Cet aliment recevra de la cuisson de puissantes modifications; les viandes rôties, grillées, qui conservent tout leur *osmazôme*, seront plus stimulantes et plus digestibles que les viandes bouillies. Celles-ci sont d'autant moins excitantes, d'autant moins abondantes en sucs nutritifs, que le bouillon se sera lui-même plus chargé à leurs dépens d'osmazôme et de gélatine; elles sont, en général, de plus difficile digestion, et nourrissent moins que les viandes rôties. Quant aux viandes étuvées, c'est-à-dire cuites dans leur jus, elles sont, sans contredit, une des préparations culinaires les plus avantageuses à la digestion, puisqu'elles joignent à la propriété de conserver les principes excitants, qui font la qualité du rôti, celle de diviser, d'attendrir davantage les chairs; elles sont donc dans cet état de très facile digestion. Nous ne ferons que répéter ici ce que nous avons dit des fritures et des roux, c'est que l'huile empyreumatique qui s'y développe par la cuisson des graisses qu'on emploie pour ces préparations, leur communique des propriétés nuisibles. Les fritures contiendront, du reste, d'autant plus de ce principe âcre, que la croûte qui les enveloppe sera plus mince, en sorte que les poissons qui auront été simplement roulés dans la farine seront mangés avec moins d'inconvénient.

Les viandes qui ont été salées ou fumées sont irritantes et très nuisibles à l'estomac quand on en fait un usage exclusif; elles ne peuvent convenir qu'aux estomacs robustes. Quant à celles qui ont été marinées dans le vinaigre, elles n'offrent pas le même inconvénient; loin de là, cette préparation, qui attendrit, divise leurs fibres, les rend plus digestibles.

Mais il importe de jeter un coup d'œil sur quelques-unes des viandes qui forment cette classe d'aliments, et surtout de distinguer avec soin les qualités propres à chacune des trois sous-divisions que nous avons établies.

La chair du bœuf constitue une viande très nourrissante et de très facile digestion. Le bouillon qu'on fait avec sa chair jouit de propriétés très excitantes et très toniques; il conviendra beaucoup aux personnes qui ont été débilitées par de longues maladies. Toutefois, pris pur et trop chargé, il pourrait nuire au début de la convalescence.

Le mouton, dont la chair est plus sapide, moins serrée que celle du bœuf, est encore de plus facile digestion que lui; c'est à l'âge de cinq ans qu'il est le meilleur pour être mangé; au-delà de cet âge, il devient plus dur et de plus difficile digestion.

La viande du cochon est plus dense, plus serrée que celle des animaux précédents; sa graisse forme, en s'accumulant sous la peau, ce qu'on appelle le lard: il est d'une digestion pénible et laborieuse; mais il est très nourrissant. On fait, avec le sang de cet animal, un aliment connu sous le nom de *boudin*; cet aliment est très excitant, très tonique et très nourrissant; mais il se digère avec beaucoup de peine et fatigue l'estomac.

Les chairs des autres animaux qui appartiennent à cette section, le daim, le chevreuil, le sanglier, le lièvre, etc., sont, en général, des mets recherchés : ils sont tous plus excitants que les aliments que nous venons de passer en revue; mais, à cause de la densité de leur chair, ils sont d'une digestion plus difficile, et conviennent peu, par conséquent, aux estomacs délicats. Le canard et l'oie sauvages, la plupart des autres oiseaux de cette section d'aliments participent des propriétés des viandes de boucherie; ils sont tous très excitants, assez nourrissants, et ordinairement de facile digestion; il en est peu qui soient indigestes.

Les viandes blanches, qui contiennent une moins grande quantité d'osmazôme, et plus de gélatine, sont moins excitantes, moins nourrissantes, que celles que nous venons de passer en revue, et surtout que celles mentionnées ci-dessus, et qu'on désigne sous le nom de viandes noires. Elles sont, en général, légères, et tiennent le ventre libre; aussi, les regarde-t-on comme rafraîchissantes et convenant particulièrement aux estomacs des convalescents. Les plus communes de cette section sont celles qui proviennent du veau, du chevreau, du lapin, etc.

Le veau est celui qui jouit à un plus haut degré des propriétés de cette section; il est léger, très rafraîchissant; cependant il y a beaucoup d'estomacs qui ne peuvent le digérer, parce qu'il les débilite trop et devient pesant.

On doit donc s'en méfier pour les convalescents et en surveiller les effets. Le bouillon qu'on fait avec cette viande jouit de quelques propriétés relâchantes.

La chair du chevreau, du lapin, des volailles de basse-cour, et même des perdreaux, est, de toutes les viandes dont l'homme se nourrit, celle qui est de plus facile digestion, la moins excitante, et qui convient le mieux aux convalescents. On fait avec le poulet un bouillon très adoucissant, qu'on donne sous le nom de bouillon pectoral, et qui est très convenable dans les premiers jours de la convalescence des maladies aiguës.

La fibre très tendre de beaucoup de poissons de cette section, de la sole, de la lotte, de la limande, de la perche, de l'éperlan, du turbot, de la truite, se digère très facilement et pèse peu sur l'estomac. Les chairs, au contraire, de la brême, du brochet, de la carpe, de la raie, du thon, de la tanche, sont d'une digestion plus difficile; celles surtout du maquereau, du dauphin, de l'esturgeon, du goujon, de la morue, du saumon, sont assez lourdes et demandent un estomac assez valide pour être bien digérées. Quant aux sardines et aux anchois, on ne les emploie guère que comme assaisonnements, et l'on doit en user sobrement.

Les *crustacés* (*voy.* ce mot), tels que l'écrevisse, les homards, les crevettes, sont d'assez pénible digestion ; il est des personnes qui ne peuvent en manger sans éprouver, presque à l'instant, de fortes coliques; ils donnent quelquefois lieu à des rougeurs à la peau, et, en particulier, à une éruption qu'on a désignée sous le nom d'*urticaire*. (*Voy.* ce mot.)

Les aliments fibrineux de la troisième section, ceux dans lesquels la fibrine, ne contenant qu'une très petite quantité d'osmazôme, est unie à une graisse abondante, offrent des conditions moins salubres que ceux contenus dans les deux premières divisions. Le porc, les chapons, les poulardes, les poules d'Inde, l'alose, l'anguille, la carpe grasse, la lamproie, la tortue, entrent dans cette section. Tous ces aliments, en général, sont peu excitants ; en outre, l'énorme quantité de graisse qui les enveloppe les rend lourds, de difficile digestion, puisqu'elle s'oppose à ce qu'ils se dissolvent par les sucs gastriques. La tortue même peut quelquefois, quand on en a fait un peu d'excès, occasionner des diarrhées plus ou moins violentes ; et cependant convenablement préparées et prises en quantité modérée, plusieurs de ces substances constituent de fort bons aliments.

Résumons, en quelques lignes, les effets de l'alimentation *fibrineuse*, ou charnue, sur l'économie; elle imprime à l'estomac plus d'activité, et à tout le corps un surcroît de nutrition, qui rend l'homme propre aux travaux pénibles, qui le met en état de réparer les pertes de toute espèce ; elle excite les passions, enflamme les désirs et rend propre aux actions les plus énergiques l'homme qui s'y soumet; mais aussi elle fait dominer la constitution sanguine, prédispose aux apoplexies, aux hémorrhagies actives, à toutes les maladies aiguës; la goutte et la gravelle paraissent, en outre, quelquefois produites sous l'influence d'une pareille nourriture, par l'effet de la prédominance, dans nos humeurs, d'une matière azotée (l'*urée*), dont un pareil régime ne peut manquer de favoriser la formation, l'*azote* étant le principe constituant caractéristique des substances animales.

L'alimentation fibrineuse, ou animale, conviendra donc surtout aux personnes faibles, aux constitutions molles, aux individus soumis à un mauvais régime habituel ; elle conviendra plus aux habitants des climats froids qu'aux habitants des pays chauds, aux professions qui exigent un exercice musculaire violent qu'à celles qui sont sédentaires. Enfin elle conviendra surtout en hiver ; elle devra être prescrite dans certaines maladies, telles que les *écrouelles*, où il y a tendance à la mollesse et à la décoloration des tissus.

Ces aliments, au contraire, ne conviendront pas aux personnes sanguines, disposées à l'apoplexie, à la goutte, à la gravelle ; ils pourraient aussi nuire aux personnes qui ont un estomac délicat, et surtout au début des convalescences qui succéderont à de longues maladies; car, dans ces circonstances, la digestion en serait pénible et laborieuse.

2e Classe. *Aliments gélatineux.* Nous rangerons dans cette classe d'aliments tous ceux qui, appartenant spécialement au règne animal, présentent pour base, pour partie constituante, une matière animale azotée (la gélatine), matière molle, semi-transparente, sans odeur ni saveur, gluante et visqueuse, qui se rencontre dans toutes les parties solides des animaux, chairs, tendons, ligaments, cartilages, os, etc. Cette matière existe dans la colle-forte et dans toutes les gelées animales.

Parmi les animaux qui se mangent à cet état, on ne trouve guère que les chairs du cochon de lait, le veau, l'agneau, le chevreau, récemment nés, la grenouille, quelques oiseaux ; puis certaines parties telles que celles qu'on désigne sous le nom de jarret, de pied, de tripes; la peau de certains poissons, de la morue, et quelques autres, qui ont peu ou point d'écailles; mais surtout ces parties gluantes, visqueuses, qui occupent l'interstice de certains muscles, et le pourtour des articulations, et que quelques personnes désignent sous le nom de *gluant* : toutes les gelées animales viennent naturellement se ranger dans cette catégorie.

Cette classe d'aliments se distingue par son peu de ténacité, son peu de cohésion, qu'il est si facile de lui faire perdre entièrement par l'action de l'eau bouillante, et qui lui donne un état de semi-fluidité.

Ils ne contiennent que dans de très faibles proportions cette matière animalisée que nous avons appelée *osmazôme*, ils en sont même quelquefois entièrement dépourvus. Ils peuvent, d'ailleurs, être rendus plus digestibles par le rôtissage et les assaisonnements.

L'absence de l'*osmazôme* rend l'alimentation gélatineuse, peu excitante : elle sollicite si peu l'action des sucs de l'estomac, que quelquefois elle a besoin d'être aidée par quelques stimulants pour être digérée : aussi ces aliments sont-ils loin d'être complétement assimilés; souvent même ils sont très promptement expulsés par les selles. La digestion des matières gélatineuses modère l'énergie de toutes les fonctions; elle n'accélère aucunement l'énergie de la circulation, et développe très peu la chaleur animale. Cependant cette alimentation peut rendre le sang plus riche; elle répare assez promptement nos pertes, et nourrit sensiblement. Elle communique même une complexion molle, qui vise à l'embonpoint. La rapidité avec laquelle ces substances traversent le canal intestinal, leur a fait attribuer des propriétés laxatives.

Les personnes douées d'une constitution sèche, bilieuse, celles qui sont disposées aux hémorrhagies, aux apoplexies, aux inflammations aiguës, devront préférer cette alimentation à la précédente; elle conviendra bien aussi aux individus livrés à des travaux sédentaires, ou qui demandent peu d'exercice musculaire. Au contraire, elle conviendra peu aux habitants des climats froids, aux professions actives, aux constitutions molles, lymphatiques, aux écrouelleux, aux personnes atteintes d'affections chroniques. Dans les convalescences des maladies aiguës, on aura avec avantage recours aux aliments gélatineux.

Les gelées animales, qu'on prépare avec la chair des animaux de cette classe, sont toutes plus ou moins adoucissantes; ce qui dépend de la plus ou moins grande quantité d'osmazôme ou de substances étrangères qu'on ajoute pour leur donner du goût ou de l'agrément. De toutes, la plus douce, la plus légère, est celle que l'on prépare avec l'estomac de l'esturgeon (colle de poisson, *icthyocolle*). On l'a recommandée comme nourriture dans certaines maladies longues, dans celles où l'on craint d'irriter et d'échauffer.

Nous ne terminerons point ce qui a trait aux aliments gélatineux, sans dire un mot des discussions auxquelles on s'est livré à l'occasion de la gélatine extraite des os, recommandée par les uns comme propre à remplacer avantageusement une quantité de viande assez considérable dans la confection des bouillons et des soupes économiques, et rejetée par les autres comme une matière lourde, fade et insipide, qui augmente le volume du bouillon, sans en augmenter les qualités nutritives. Ce qu'il y a de sûr, c'est que la gélatine, ainsi extraite artificiellement, ne se trouve plus dans les conditions où la nature l'a placée dans les substances réellement alimentaires; qu'elle communique au bouillon une saveur moins agréable que la viande, et que très certainement elle ne saurait être considérée comme succédanée de celle-ci, encore moins comme pouvant à elle seule constituer un aliment salubre et restaurant.

3e CLASSE. *Aliments albumineux.* Je donnerai ce nom aux aliments qui ont pour base l'*albumine*, matière incolore, transparente, peu sapide et sans odeur, et qui constitue presque à elle seule le *blanc d'œuf*. A cette classe appartiennent les œufs de poule et autre gallinacés, ceux des poissons, de la tortue, le cerveau, le foie, le thymus (riz de veau) des diverses classes d'animaux, la laite des poissons, plusieurs mollusques, les huîtres, les moules, les escargots. Dans ces substances, l'albumine est ordinairement combinée à divers principes gras et à la gélatine.

Les aliments de cette classe se font remarquer par une consistance peu considérable. Presque tous, à l'exception du foie, qui présente un peu plus de fermeté que les autres, sont mous, diffluents, et pèsent sur l'estomac, dans lequel ils séjournent peu de temps. Ils sont dénués de toute espèce de propriété stimulante, excitent peu, par conséquent, les forces digestives et l'action des intestins; ils développent fort peu de chaleur pendant la digestion, activent très peu la circulation, mais néanmoins ils sont assez nourrissants, et réparent assez promptement les forces. On leur attribue des propriétés resserrantes. Jetons un coup d'œil sur chacune de ces substances alimentaires.

Les œufs, avons-nous dit, ont *l'albumine* pour base; mais on doit y distinguer le blanc et le jaune. Le blanc d'œuf crû pèse quelquefois sur l'estomac, mais nourrit très bien. Étendu d'eau, il se digère facilement, et sert quelquefois de boisson, comme adoucissant, dans les maladies aiguës inflammatoires. Frais et cuit à point (dans les œufs à la coque), le blanc d'œuf prend un aspect laiteux, qui le rend plus soluble et plus aisé à digérer; il est alors très nourrissant. Durci, il acquiert le goût et l'odeur du foie, d'autant plus aisément qu'il est moins frais. Il est alors d'une digestion assez difficile, et donne lieu dans l'estomac à une production assez considérable de gaz hydrogène sulfuré.

Le jaune d'œuf ne se mange jamais seul; on l'amalgame toujours avec le blanc qu'il rend moins compact, moins solide. C'est ce que nous voyons pour les diverses préparations culinaires, connues sous le nom d'omelettes, d'œufs brouillés. Ces aliments sont nourrissants, de facile digestion; et si quelquefois ils sont indigestes, ils doivent cette propriété nuisible aux graisses qu'on emploie dans leur préparation. L'œuf déjà avancé a des qualités très malfaisantes : il occasionne souvent des vomissements. De tout ceci, nous pouvons conclure que l'œuf très frais et cuit à point, nourrit beaucoup et se digère bien. Il conviendra donc bien aux convalescents. On ne regarde cet aliment comme échauffant ou resserrant, que parce que, digéré en entier, il ne laisse que peu ou point de résidu excrémentiel. Ce que nous venons de dire s'applique aux œufs des oiseaux et surtout de la poule. Quant aux œufs de poisson, ils jouissent à peu près des mêmes propriétés. On a cru toutefois leur reconnaître une qualité irritante et purgative : rarement, d'ailleurs, les mange-t-on seuls.

Le foie, qui contient une plus grande quantité de matière grasse et dont le tissu est plus compact, résiste plus aux forces digestives que les œufs; mais il nourrit aussi davantage; quand il est bien cuit à l'étuvée, il se digère assez facilement. *Le cerveau*, le thymus (ou ris), la lai-

tance, etc., ont une densité moins considérable que le foie; ils sont donc susceptibles de se laisser dissoudre plus aisément dans les humeurs gastriques; aussi se digèrent-ils avec la plus grande facilité; ils forment une alimentation très substantielle; le cerveau possède cette propriété à un moins haut degré : toutefois les cervelles de mouton bien préparées sont un mets léger et délicat, et qui convient très bien à certains estomacs.

Les huîtres se mangent crues et fraîches, ou cuites ou marinées. Le peu de cohésion de l'albumine quand elles sont crues et fraîches, l'eau salée qu'elles contiennent alors en assez grande quantité, en font un mets très délicat et de facile digestion, surtout si elles sont légèrement assaisonnées. La cuisson les rend dures, coriaces et très réfractaires à l'action de l'organe digestif; elles sont alors très indigestes, et ne pourraient être mangées en quantité aussi grande qu'on en mange à l'état de crudité. Marinées, elles durcissent moins que par la coction, mais elles durcissent toujours; et malgré la stimulation causée par cette préparation, elles se digèrent assez difficilement. Ce que nous venons de dire peut, jusqu'à un certain point, s'appliquer aux *moules* : je dois ajouter qu'elles sont ordinairement d'une plus difficile digestion que les huîtres, et déterminent quelquefois des éruptions à la peau et différents symptômes d'empoisonnement. (*Voy.* les mots COQUILLAGE et URTICAIRE.)

Quant à la chair d'escargot, elle est insipide, conserve une viscosité dégoûtante qui la rend d'une digestion difficile, et réclame un assaisonnement convenable. Le bouillon qu'on fait avec la décoction des chairs de l'escargot, est donné comme pectoral.

Les aliments de la classe que nous venons d'étudier sont, en général, de facile digestion; ils augmentent les forces sans demander une énergie très grande de l'estomac. Ils conviendront très bien aux convalescents, aux vieillards, aux tempéraments irritables, aux femmes, aux gens de lettres. Il est même, on peut le dire, très peu de cas où cette alimentation soit nuisible.

4° CLASSE. *Aliments caséeux.* Cette classe ne renferme que les différentes espèces de lait, et leurs nombreuses préparations, la crème, le fromage, le caillé, le petit-lait, etc. ; elle tire son nom du caséum ou *caillé*, substance semi-fluide, blanche, qui se sépare de la partie séreuse, ou *petit-lait* par la décomposition de ce liquide, et qui fait la base du fromage.

Le lait est formé de plusieurs parties, qui se séparent quand il est abandonné longtemps au contact de l'air : le caillé, le petit-lait et la crème ; il contient en outre une matière sucrée que l'on désigne sous le nom de sucre de lait. La proportion de ces matières varie beaucoup, suivant l'espèce d'animal qui le fournit, et la nature de ses aliments. Ainsi, le lait de vache, de brebis et de chèvre, contient une plus grande quantité de caséum et de crème que celui de l'ânesse, de la femme et de la jument, lesquels sont plus légers, et renferment plus de sucre de lait et de petit-lait; de tous, c'est le lait de femme qui offre une plus grande quantité de sucre de lait, et celui d'ânesse qui donne le plus de sérum; ces deux derniers seront donc, avec celui de la jument, plus légers et moins nourrissants que les trois autres : aussi les conseille-t-on de préférence aux malades et aux convalescents, ainsi qu'aux personnes menacées de la poitrine.

Quant à la nature des aliments, on sait que les femmes nourrices, qui vivent en grande partie de végétaux, donnent une plus grande quantité de lait et un lait de meilleure qualité que celles qui prennent beaucoup de nourritures animales. L'observation a en outre appris que plus les végétaux dont se nourrissent les animaux sont vigoureux, plus leur lait est nourrissant; qu'ainsi ceux qui vivent dans les plaines humides ont un lait léger et séreux, tandis que ceux qui paissent sur les montagnes où la végétation est plus active que partout ailleurs, ont un lait épais, abondant en caillé et en crème. Qui ne sait aussi que les oignons, les poireaux, les cosses de pois, communiquent au lait une saveur particulière, et que l'administration de quelques purgatifs est susceptible de lui donner la même propriété ? Les qualités du lait reçoivent encore une grande influence des impressions morales et physiques, même chez les animaux.

Le lait, peu de temps après être arrivé dans l'estomac, se caille; le petit-lait est absorbé soit dans cet organe, soit dans les intestins ; mais le caillot formé par la partie solide ou *caillé* parcourt, au contraire, toute la longueur du tube digestif. Il agit sur ces viscères à la manière de tous les aliments doux et relâchants, à la tête desquels on pourrait le placer. Il y séjourne peu et n'y active guère la circulation. Il est quelquefois promptement rejeté de l'intestin, surtout chez les personnes qui font habituellement usage d'une nourriture excitante; d'autres fois, et principalement dans des circonstances opposées, il produit la constipation. La digestion du lait est en général facile; elle élève peu la température du corps, et n'accélère aucune fonction que celle des organes destinés à sécréter l'urine (les reins); la quantité de cette excrétion est notablement augmentée.

Le lait est la première nourriture de l'homme, mais il ne tarde pas à devenir insuffisant; on né saurait le regarder comme une substance très nutritive. Quand il est bien digéré, c'est un des meilleurs aliments ; cependant, il est des personnes qui n'en peuvent supporter l'usage; chez les unes, le lait paraît d'abord se bien digérer, puis la bouche devient pâteuse, la langue se charge, l'appétit se perd, et ce n'est que par l'abstinence du lait que ces symptômes disparaissent; c'est surtout dans les constitutions bilieuses que ces effets ont lieu; chez d'autres, son emploi est souvent suivi d'aigreurs, de coliques et de dévoiement; ce qui dépend d'une disposition acide de l'estomac, qui fait cailler le lait trop rapidement; on a remédié quelquefois à cet inconvénient par l'addition de poudres dites absorbantes, l'eau de chaux, la magnésie, etc.

Le régime lacté communique au caractère de la douceur, ôte à l'intelligence son activité, et éteint le feu des passions; il détermine de l'embonpoint, diminue la richesse du sang, et produit, en conséquence, la constitution molle, graisseuse, lymphatique; son usage sera donc nécessaire aux sujets nerveux et très irritables, chez qui l'abus des stimulants aura déterminé une trop grande richesse du sang, une prédisposition aux maladies inflammatoires. On se gardera, au contraire, d'en user chez les individus mous, sans vigueur, lymphatiques ou scrofuleux, chez les personnes affectées de maladies longues, d'engorgements chroniques, d'écoulements abondants, etc., et qui ont besoin d'une nourriture abondante en substance réparatrice.

Le lait conviendra très bien aux personnes convalescentes, aux estomacs délicats, et qu'une excitation un peu considérable fatiguerait; on l'emploie encore chez les personnes affectées de phthisie pulmonaire et d'inflammations chroniques des intestins. On se sert surtout, dans ce cas, du lait d'ânesse, parce qu'il contient plus de petit-lait, ce qui le rend plus léger; le lait de jument, qui contient à peu près les mêmes proportions de sérum; celui de femme, plus riche en sucre de lait, pourraient le remplacer dans de pareils cas.

L'abondance du petit-lait dans le lait de femme, la quantité plus grande de sucre de lait qu'on y trouve, en font un aliment très approprié à la délicatesse de l'enfant qui vient de naître. A défaut de ce lait, on pourrait se servir avec assez d'avantage de ceux de l'ânesse et de la jument, dont la composition se rapproche le plus du premier, ou même du lait de chèvre, qui est plus léger que celui de vache. A mesure qu'on s'éloigne du terme de la naissance, le lait de la mère devient plus riche, plus nourrissant; aussi, dans les derniers temps pourrait-on substituer sans inconvénient, si besoin était, du lait de vache au lait de la mère. Quant à celui de chèvre, ou de brebis, on devra se tenir très réservé sur son usage; ou, si l'on était forcé d'y avoir recours, il faudrait le couper avec une quantité de petit-lait proportionnée à l'âge des nourrissons.

Jetons maintenant un coup d'œil sur les diverses espèces d'aliments qu'on se procure à l'aide du lait.

Le *caillé*, où la partie caséeuse, peut être séparé du sérum, soit spontanément, par l'effet seul du contact de l'air prolongé, soit par un procédé artificiel, avec ou sans acides, et en écrémant, ou en n'écrémant pas le lait; dans le premier cas, lorsque la partie caséeuse n'a pas été égouttée, la matière qui en résulte est légère, tremblante, comme une gelée blanche, pleine d'humidité, et forme le *caillé* proprement dit, qui est légèrement acidule et très rafraîchissant; cette acidité fatigue l'estomac de certaines personnes. Le *caillé* égoutté constitue le fromage blanc, le fromage à la pie, qui jouit des mêmes propriétés, quoique moins léger. Quand la séparation du caillé a lieu artificiellement, il n'est pas sensiblement acidulé; il est d'autant plus doux et plus agréable que la crème y a été conservée en plus grande quantité. S'il conserve toute la crème, le fromage à la pie est moins digestible que lorsqu'il est légèrement acidule; rendu légèrement stimulant, à l'aide du sel, il forme un aliment de très facile digestion.

Dans la plupart des *fromages*, la proportion du caillé et de la crème varie beaucoup; ces fromages peuvent être assaisonnés de plusieurs manières: ou seulement à l'aide du sel, alors ils sont légèrement stimulants et fatiguent peu l'estomac; ou au moyen de la putréfaction, de la fermentation; ce procédé leur communique des propriétés âcres, irritantes, échauffantes, et fait que leur usage, longtemps prolongé, est suivi de graves inconvénients; ce genre d'aliments conviendra peu aux estomacs irritables.

La crème est onctueuse et agréable au goût; elle est souvent indigeste quand on la mange pure; mais unie au lait, ou étendue sur du pain et assaisonnée avec du sucre, elle forme un aliment très délicat et très adoucissant; le café en facilite la digestion, et cependant elle pèse toujours un peu aux estomacs débiles.

Le lait évaporé jusqu'à siccité, et mêlé aux amandes et au sucre, constitue la *frangipane*, aliment doué de propriétés nutritives et émollientes.

Il nous resterait à parler du beurre et du petit-lait. Je renverrai, pour le premier, à la classe des aliments gras et huileux; quant au *petit-lait*, c'est plutôt une boisson, et surtout un médicament; il en sera question plus tard à l'article LAIT, où je renverrai encore mes lecteurs pour plus de détails sur cette espèce d'aliment.

5e CLASSE. *Aliments féculents ou amylacés.* On nomme ainsi tous les aliments ayant pour base une poudre blanche, insipide, inodore, connue sous le nom d'*amidon*, de *fécule* ou farine. La fécule est fournie par le blé et les autres céréales, les légumineuses, et quelques autres familles végétales. Elle est tantôt pure, ou presque pure, comme dans : A le riz, le maïs, l'orge, le sagou, le tapioca, l'arrow-root, tantôt unie à diverses substances; savoir : B à une substance sucrée, le blé, le sarrasin, l'avoine, les haricots, les pois, les gesses, les lentilles, les châtaignes, la patate, etc., et à des matières colorantes et extractives particulières, comme dans certaines espèces de haricots, les fèves, les lentilles; C à une huile grasse, les amandes douces, amères; celles des pêches, des abricots, les avelines, les noix, le cacao; D à un mucilage visqueux, le seigle, la pomme de terre, la fève de marais, etc.; E à du gluten, le froment; F à des matières vénéneuses, telles que les fécules de la bryone, de l'arum, du manioc, de l'ivraie, du cytise.

A. Le riz et l'orge, parfaitement mondés, sont les graines dans lesquelles la fécule paraît être la plus pure et la plus exempte de matières étrangères; il en est de même du *sagou* (extrait de la moelle de divers palmiers), de l'*arrow-root* (produit de plusieurs plantes de la famille des *amomées*). Ces fécules se gonflent en cuisant, se développent et acquièrent une demi-transparence qui caractérise la fécule pure. Le maïs paraît, après ces substances, contenir le moins de mélanges étrangers.

Ces farines forment un aliment très doux, très digestible, et qui nourrit très promptement. Comme elles sont dépourvues de *gluten*, elles sont incapables de lever et de faire du pain. On forme avec la farine du maïs des gâteaux très estimés et d'un usage très commun en Franche-Comté, en Espagne et autres lieux; on en fait aussi des bouillies (*gaudes*) très nourrissantes, et qui font la nourriture d'un grand nombre de peuples, dont la constitution s'est, dit-on, considérablement améliorée sous l'influence de cet aliment. Les bouillies qu'on fait avec le riz sont propres à réparer promptement les forces. Avec cette graine on forme des gâteaux très délicats et très nourris-sants. Les crèmes de riz, les bouillies, les potages avec les farines de tapioca, d'arrow-root, de sagou, etc., sont recommandées comme analeptiques et émollientes dans les convalescences des longues maladies.

B. Les pois, les fèves, les vesces, les haricots, les châtaignes, ne sont très nourrissants qu'à cause de la grande quantité de fécule qu'ils contiennent. Elle y est unie à une matière sucrée, qui n'est, dans aucune des légumineuses, aussi prononcée que dans le pois tendre que nous mangeons sous le nom de *petits pois*. Cet aliment est alors moins nourrissant qu'à l'état sec, mais il est adoucissant et d'assez facile digestion; plus tard, au contraire, comme les autres graines de cette section, il contient, quand il est vieux, plus de principes nutritifs, mais il se digère difficilement, donne lieu à beaucoup de flatuosités; ce qui est dû à la propriété que ces graines ont de se gonfler et de fermenter dans l'estomac, à cause du principe sucré qu'elles renferment; elles conviennent peu aux personnes délicates. En outre, la matière colorante que renferme l'enveloppe de presque toutes les graines de la famille des légumineuses, apparente dans la lentille, la fève, le haricot rouge, auxquels elle communique une saveur particulière, et la propriété de teindre l'eau de leur décoction, les a fait regarder comme toniques et comme échauffantes; mais en même temps elle les rend plus digestibles et moins flatuleuses, tandis que l'enveloppe elle-même est réfractaire aux organes digestifs.

La patate contient une grande quantité de sucre unie à la fécule. Mais aucune des graines farineuses ne renferme ce principe à un si haut degré que la châtaigne. Le sucre qu'elle contient est parfaitement identique à celui de la canne à sucre. La châtaigne constitue, comme on le sait, un des principaux aliments du peuple dans les départements de la Dordogne et de la Corrèze.

L'avoine et le sarrasin contiennent une certaine quantité de matière sucrée. On ne se sert guère de l'avoine que lorsqu'elle a été mondée. Elle est connue alors sous le nom de *gruau*, dont on fait une décoction très convenable pour les valétudinaires et les enfants. Sa farine forme une bouillie qui, bien cuite, est de très facile digestion. On ne fait avec le sarrasin qu'un pain et une galette détestables. Ce qu'on nomme communément dans les villes *pain de gruau*, est fait avec de la fleur de froment.

Les fécules unies à une matière sucrée, jouissent de propriétés adoucissantes ; elles nourrissent beaucoup, mais, par leur fermentation, donnent lieu à des aigreurs et à des flatuosités. Les graines légumineuses ne conviennent qu'à des estomacs forts, et point du tout à ceux qui digèrent mal, ni aux convalescents. Les purées qu'on fait avec les graines des légumineuses, qui sont déjà beaucoup étendues, doivent se développer, se gonfler beaucoup moins dans l'estomac ; elles sont donc plus digestibles.

C. La fécule vient encore communiquer ses propriétés nutritives à une foule de semences, comme les amandes douces, les noisettes, les noix, les avelines, les amandes amères, le cacao, etc. Dans les amandes amères, les noisettes et les avelines, elle est unie à une matière grasse, huileuse et à un mucilage doux, qui lui communique des propriétés adoucissantes, mais l'empêche d'être facilement dissoute par les sucs gastriques ; c'est avec l'huile unie au mucilage de ces semences qu'on fait ces préparations connues sous le nom de *lait d'amandes*. Unie à un principe aromatique et amer, comme dans les amandes amères, de pêches, d'abricots, de prunes, etc., la fécule en reçoit une propriété tonique qui accélère la digestion assez pénible des amandes. L'huile que contient la noix, d'ailleurs assez peu nourrissante, donne à la fécule, qui en forme la base, une âcreté très marquée dans les vieilles noix, et qui rend leur digestion difficile.

Aucune de ces substances farineuses n'est susceptible de faire du pain. Nulle, excepté le *cacao*, ne sert d'aliment habituel. Cette amande est très nourrissante, et même un peu stomachique ; elle pèserait peu sur l'estomac, sans l'huile concrète qu'elle contient ; dépouillée d'une partie de cette huile par la torréfaction qu'on lui fait subir, avant de préparer le *chocolat*, elle est plus facile à digérer,

surtout quand on y ajoute du sucre et un aromate agréable, tel que la vanille, par exemple : c'est le plus souvent un contre-sens que de donner le nom de *chocolat de santé*, précisément à celui qui, étant dépourvu d'aromate, se digère plus difficilement.

D. Certaines fécules contiennent un mucilage visqueux, qui les rend capables de former une pâte plus ou moins liée, sans s'étendre ou se rompre : ce qui leur donne quelque chose de gluant et d'épais, quand elles sont cuites dans l'eau, qui, elle-même, par l'évaporation, se réduit en mucilage épais et collant. La fève de marais, le seigle et la pomme de terre sont des substances farineuses qui se trouvent dans ce cas.

La fécule de la fève de marais est très nourrissante ; elle peut, combinée avec la farine de froment, faire du pain ; seule même, il paraît qu'elle peut encore fermenter et faire un pain préférable à celui de riz, d'orge, de maïs.

Le seigle sert à faire le pain dans bien des campagnes : ce pain a assez bon aspect ; le goût en est assez agréable. Il est moins nourrissant que le pain de froment, et passe pour plus rafraîchissant et un peu relâchant ; il se conserve assez longtemps frais. Mêlée à de la farine d'orge et à du miel, la farine de seigle sert à la fabrication du pain d'épice.

La pomme de terre est un des aliments dont on fait le plus d'usage en Europe ; réduite à l'état de fécule, elle forme un pain excellent et très blanc, quand elle est unie à la farine de froment. On la sert en nature sur nos tables, soit en forme de bouillies, de ragoûts, de fritures, etc. ; elle constitue un aliment doué de propriétés nutritives et d'assez facile digestion. Il est peu de personnes qui ne puissent pas la supporter ; comme tous les farineux, elle donne quelques flatuosités, et se gonfle dans l'estomac. Elle sera très convenable pour les personnes qui ont besoin de réparer promptement leurs forces, et qui ont à redouter une irritation trop vive des organes digestifs, pourvu toutefois que leur estomac soit apte à la bien digérer.

E. Le froment est le seul aliment dans lequel la fécule soit unie au *gluten* : cette substance azotée et fermentescible lui donne la propriété de lever facilement. Aussi, le pain qu'on fait avec cette farine est-il le plus léger, le plus exempt de goût étranger et le plus facile à digérer. Il a encore l'avantage de se dessécher quand il est bien levé et bien cuit, sans s'altérer aucunement; il n'attire point l'humidité de l'air comme le pain de seigle, qui, pour cette raison, moisit très aisément. Quand le pain est bien levé, il devient très léger; sa faculté nutritive diminue, mais il se dissout mieux, se digère plus promptement, et convient mieux par conséquent aux personnes faibles, tandis qu'il nourrit beaucoup moins celles dont l'estomac jouit de toute sa vigueur, le besoin et la faim renaissant plus promptement. C'est l'aliment dont on se dégoûte le moins et qui convient le mieux à tous les âges et à toutes les constitutions. Pris trop tôt, au sortir du four et avant d'être entièrement refroidi, il devient lourd et indigeste.

On fait avec de la farine de froment une assez grande quantité de préparations alimentaires, qui, pour la plupart, constituent une nourriture convenable: la bouillie, le vermicelle, la semoule, le macaroni, etc. On se sert de ces pâtes pour faire des potages avec l'eau, le lait ou le bouillon. Préparées ainsi, elles sont de facile digestion et conviennent à tous les estomacs. Le macaroni emprunte des propriétés particulières des substances auxquelles on l'unit pour le manger.

La bouillie au lait est l'aliment le plus ordinaire des jeunes enfants, et en général celui qui leur convient le mieux, lorsqu'elle est claire et bien cuite. En cet état, elle est de très facile digestion; trop épaisse et mal cuite, elle est lourde et pèse sur l'estomac : certaines personnes supportent difficilement cet aliment. On peut rendre la bouillie plus digestive et plus tonique en la torréfiant, c'est-à-dire en soumettant à l'action de la chaleur d'un four bien chaud la farine placée dans un plat de terre vernissé. On fera bien de la tamiser et de la passer ensuite. Il suffit le plus ordinairement de sucrer et d'aromatiser légèrement la bouillie (avec la fleur d'oranger par exemple), pour qu'elle soit bien digérée.

C'est avec la farine de froment qu'on fait toutes les espèces de pâtisseries. Ces aliments, souvent indigestes, reçoivent quelques propriétés malfaisantes de la rancidité assez rapide du beurre qui entre dans leur composition. Elles conviennent peu aux estomacs délicats, aux convalescents et aux enfants surtout, auxquels on les prodigue bien à tort.

On fait enfin, avec le pain, des panades qui conviennent aux enfants et à beaucoup de personnes qui ont les organes digestifs peu robustes, et des crèmes qui sont très convenables aux malades, aux convalescents et aux jeunes enfants. Alphonse Leroy préconisait, pour ces derniers, une bouillie faite avec de la croûte de pain râpée, et cuite jusqu'à ébullition dans du bouillon gras.

F. Quand les fécules appartiennent à des substances dans lesquelles elles sont, comme dans le manioc, la racine d'arum et de bryone, le cytisè, etc., unies à un principe vénéneux, on les prive facilement de cette propriété délétère, en l'en exprimant. La fécule de manioc forme la principale nourriture des nègres.

La fécule, comme on le voit, est une des substances alimentaires les plus répandues dans la nature. Elle nourrit complétement, et ne laisse, quand elle est pure, qu'une très petite quantité de matière excrémentitielle. Elle pourrait, à elle seule, suffire à tous nos besoins, comme le prouve l'exemple de beaucoup de peuples sauvages, qui en font leur principale et presque unique nourriture. Cet aliment séjourne peu, en général, dans l'estomac, surtout quand il a déjà fermenté. Il répare l'individu, sans développer beaucoup de chaleur animale, sans trop accélérer la circulation, et ne communique que peu de ton aux organes. Aussi fait-il, comme les albumineux, dominer la constitution molle et lymphatique, et rend les hommes qui en font un trop exclusif usage, inertes, lourds, et sans vigueur. Il conviendra surtout aux tempéraments actifs, aux personnes facilement irritables, et dans la première période de convalescence des maladies aiguës. On devra l'éviter, au contraire, dans les circonstances opposées. Cet aliment seul serait peu propre à réparer promptement les forces des malades qui sont affectés de maladies chroniques, sujettes à des pertes fréquentes.

La propriété flatulente des farines, des légumineuses (haricots, pois, lentilles), en fait un aliment lourd, de digestion pénible, et qui conviendrait peu aux estomacs délicats, et dans les convalescences des longues maladies. Dans ce cas, les farines de sagou, de tapioca, d'arrowroot, de froment, etc., sont celles qu'on devra employer d'abord et de préférence, lorsque les aliments féculents seront indiqués.

On évitera avec soin l'alimentation peu tonique et relâchante que procurent les fécules chez les scrofuleux et les gens adonnés à des exercices musculaires violents.

Il resterait encore beaucoup à dire sur la préparation, les altérations des fécules et des aliments qu'elle sert à composer; mais comme je craindrais de dépasser les bornes d'un article de dictionnaire, je renverrai, pour plus de détails, aux mots Fécule, Chocolat, Pain, Patisseries, Légumes, etc., et aux articles où les plantes qui fournissent ces fécules seront décrites.

6ᵉ Classe. *Aliments sucrés.* Quelques auteurs ont rangé dans cette classe, avec les diverses espèces de sucre et le miel, certains fruits tels que la datte, la figue, le raisin, l'abricot, etc. J'ai cru devoir ne pas adopter cette classification, me fondant sur ceci, que le sucre n'est pas la base principale de ces fruits, mais bien le mucilage auquel ils doivent une grande partie de leur propriété. Je ne comprendrai donc sous cette dénomination que le *sucre* proprement dit, de quelque substance qu'il soit extrait, et le miel, renvoyant les fruits à l'article Aliments mucilagineux. Je devrais donc ici étudier le sucre et le miel comme aliments, mais ces substances devant être décrites à part, je renverrai aux mots Miel, Sucre, Abeille, etc. Je passe donc de suite à la septième classe d'aliments, me bornant à signaler les qualités nutritives et digestibles du sucre proprement dit.

7ᵉ Classe. *Aliments mucilagineux et gommeux.* Je désignerai sous ce nom toutes les substances alimentaires ayant pour base la gomme unie à l'eau, avec laquelle elle forme un *mucilage*, et à plusieurs autres principes.

La gomme est un suc qui, comme on sait, est fourni par plusieurs espèces de *mimosa* qui croissent sur le bord du Nil et dans l'Arabie (gomme arabique); on la rencontre aussi dans deux espèces d'arbres qui bordent le fleuve du Sénégal, d'où le nom de gomme Sénégal, et enfin dans l'*astragalus tragacantha*, plante de la famille des légumineuses, qui croît dans l'île de Crète et ses environs. Cette substance paraît être assez nourrissante, puisque des Arabes ont pu traverser des déserts en ne suçant pendant plusieurs jours que quelques morceaux de gomme[1]; elle est considérée comme expectorante et adoucissante, et, comme telle, employée en médecine dans les rhumes, les catarrhes, les diarrhées, etc. (*Voy.* le mot Gomme.)

La gomme peut être combinée à divers principes qui prédominent dans telle ou telle substance, ainsi à une matière sucrée, à un principe acide, et à divers autres principes peu connus. Pour étudier convenablement cette classe d'aliments, j'établirai donc trois subdivisions; dans la première je rangerai les aliments où le mucilage est uni à un principe sucré prédominant; dans la seconde, ceux où l'acidité est la propriété la plus distincte; enfin dans une troisième, ceux dans lesquels le mucilage se trouve uni à divers principes, âcres, aromatiques, volatils, etc.

A. Parmi les aliments mucilagineux et sucrés, ou mucoso-sucrés, je ne placerai que certains fruits, comme la datte, la figue, les raisins, les abricots, les pêches, le melon; quelques espèces de prunes, de poires, de pommes; les fraises, les framboises, l'ananas, la melongène, la pastèque ou melon d'eau.

La datte et la figue sont des fruits très nourrissants, mais la digestion en est quelquefois difficile; elles occasionnent parfois des rapports brûlants; le premier de ces fruits fait la base de la nourriture de plusieurs peuples et surtout des Égyptiens. Les figues se digèrent mieux fraîches que sèches. Celles-ci sont

[1] MM. Magendie, Leuret et Lassaigne pensent que la gomme seule ne peut suffire à la nutrition, et qu'elle ne nourrit sûrement que lorsqu'elle est mêlée à des substances azotées.

plus nourrissantes, et font en Provence, en Grèce, et sur les côtes de l'Asie-Mineure, la base de l'alimentation du peuple pendant une grande partie de l'année. Au rapport de Pline, les athlètes en faisaient usage pour entretenir ou augmenter leur vigueur. Ces fruits sont adoucissants et émollients ; ils servent à la composition de cette tisane pectorale connue sous le nom de tisane des *quatre fruits*.

Les raisins, lorsqu'ils sont mûrs, constituent un aliment doux et de très facile digestion ; ils jouissent aussi de propriétés laxatives ; à l'état sec, ils se digèrent plus difficilement ; ceux de Damas sont plus nourrissants ; ceux de Corinthe, plus laxatifs.

Les poires et les pommes constituent un aliment peu nourrissant, mais doux, agréable, et très rafraîchissant. Les poires sont de plus facile digestion que les pommes, qui ont une chair plus ferme ; les poires d'été, qui sont fondantes, sont plus digestives que celles d'hiver, qui sont croquantes et plus dures. Les pommes, qui contiennent moins de liquide que les poires, se gardent plus facilement. En se desséchant, ces fruits deviennent plus doux et plus sucrés, comme on le voit journellement pour les poires d'hiver, les pommes de fenouillet et de rainette ; ces fruits cuits se digèrent plus facilement. On forme, avec leur pulpe ou leur suc, des compotes, des gelées, des marmelades, aliments très rafraîchissants, de facile digestion, et qui conviennent bien aux convalescents.

L'abricot est un fruit doux et de très facile digestion, que *Cullen* regardait comme le plus sain des fruits à noyaux. La confiture d'abricots forme un mets sucré, très digestible. Les prunes, surtout la prune de reine-Claude, sont dans le même cas. On forme avec ces fruits, en les faisant sécher au four, les pruneaux, aliment plus nourrissant, qui se laisse quelquefois digérer difficilement par certains estomacs, et qui jouit de propriétés relâchantes et même purgatives. La saison des prunes est souvent, dans les campagnes, l'occasion de diarrhées en quelque sorte épidémiques.

La pêche, fruit des plus agréables et des plus succulents que l'on connaisse, est très saine, lorsqu'elle est bien mûre

et qu'on en mange modérément. Mélangée au sucre et au vin, elle se digère mieux.

Les fraises et les framboises constituent un aliment nourrissant et très rafraîchissant ; beaucoup de personnes ne peuvent les digérer qu'unies au vin et au sucre. On forme avec le jus de la framboise et de la groseille un sirop qu'on regarde comme rafraîchissant. La mûre est un fruit doux, rafraîchissant, et de facile digestion.

L'ananas est un fruit d'une saveur exquise, doux et de facile digestion. On le mange cru, et par tranches, dans du vin ou de l'eau-de-vie ; on fait avec son suc une liqueur enivrante. Confit, il passe pour aphrodisiaque.

Les melons constituent presque tous des mets d'un goût exquis ; ils sont peu nourrissants, très froids, très rafraîchissants et de difficile digestion. On peut les rendre plus digestifs en les assaisonnant avec du sucre ou du sel, et en prenant en même temps un peu de bon vin : c'est un usage très convenable de les manger avec du bouilli.

B. La seconde section renferme les fruits mucoso-acides, c'est-à-dire où le mucilage est uni à un principe acide ; ce sont les citrons, les limons, les grenades, les oranges, la prunelle, l'épinevinette, le verjus, les groseilles, les cerises, le coing, la poire de livres, les nèfles.

Le citron contient un suc très acide, qui lui donne une propriété rafraîchissante ; elle existe à un moins haut degré dans le limon. C'est avec le jus de ce fruit, uni au sucre et à l'eau, qu'on fait la limonade, boisson très rafraîchissante et astringente. L'orange a les mêmes qualités. On la mange confite, ou en nature ; à ce dernier état elle est froide, et supportée difficilement par certains estomacs.

Les grenades sont des fruits doux et acides très rafraîchissants : on les mange dans le midi de l'Europe, pour étancher la soif, et rafraîchir la bouche, pendant les chaleurs de l'été.

La cerise aigre est très rafraîchissante. La cerise douce est un fruit agréable et de facile digestion. La guigne et le bigarreau se digèrent avec plus de peine.

La groseille est très acide, très rafraîchissante et de facile digestion; souvent elle donne lieu à des aigreurs. L'espèce dite *groseille à maquereau* est douce et se digère assez facilement. Elle est plus estimée en Angleterre qu'en France; on s'en sert pour assaisonner, quand elle est encore verte, certains mets, les viandes, les poissons, et le maquereau en particulier. Tous ces fruits doivent être pris avec modération, et donnent facilement des coliques aux personnes qui ont les entrailles délicates.

L'épine-vinette est acide, rafraîchissante et astringente; on la mange seule quand elle est mûre, ou confite avec le sucre. On en fait une gêlée et un sirop.

La prunelle, fruit du prunier sauvage, est acerbe et astringente quand elle est verte, et un peu laxative quand elle est mûre. C'est un aliment peu usité; l'usage immodéré en est dangereux.

Les poires de Cotignac, de livres, sont des fruits acerbes qu'on ne mange que cuits ou assaisonnés avec le sucre. Ils conservent même un peu d'acerbité après la coction. Ils sont astringents.

Le coing est un fruit dont la saveur et l'odeur déplaisent à beaucoup de personnes. La décoction lui fait perdre son acerbité. On ne le mange guère que cuit, ou à l'état de marmelades, de gelées. Il jouit de propriétés resserrantes, qui le font employer en sirop dans les diarrhées.

La nèfle a une saveur âpre et acerbe, qu'elle perd par la décomposition spontanée, par un commencement d'altération semblable à celle qui s'opère dans certaines poires. C'est alors seulement qu'on la mange. Elle est astringente et produit la constipation.

E. Le verjus, variété de l'espèce vigne, est un fruit très acerbe et qui sert seulement comme assaisonnement : il jouit de propriétés stimulantes et astringentes; en boisson, il est très rafraîchissant.

Les fruits jouissent tous, à un plus ou moins haut degré, de principes nutritifs, ceux qui en contiennent le plus sont, sans contredit, ceux dans lesquels le mucilage qui en forme la partie la plus nutritive est en plus grande quantité et délayé dans une moins grande quantité d'eau. Ainsi les dattes, les figues, les prunes,

les abricots, les pêches, les pommes, les poires et les raisins, où le mucilage assez épais est uni à une partie sucrée très dominante, sont plus nourrissants que les cerises, les groseilles, les mûres, les melons, les oranges, les citrons, l'épine-vinette, etc., dans lesquels l'eau est dans une forte proportion, relativement au mucilage et au principe sucré.

Par la même raison, ces derniers fruits seront beaucoup plus rafraîchissants que les premiers, car leur propriété rafraîchissante est en raison directe de la quantité d'eau et d'acide qu'ils contiennent. Ainsi les citrons, les oranges, les grenades, les groseilles, jouiront de cette propriété à un plus haut degré que les mûres, les cerises, les melons, les poires, les pommes, et surtout que les figues, les dattes et les raisins secs.

Les fruits, surtout ceux qui sont très acidules, séjournent peu dans les voies digestives : ils excitent l'appétit, et favorisent la digestion des autres aliments. Ils ont aussi pour effet de ralentir les mouvements du cœur, de diminuer la chaleur animale et de produire un sentiment de calme et de fraîcheur; l'augmentation des sueurs et des urines est encore un effet de leur action sur l'économie animale.

L'alimentation par les fruits sera donc très précieuse dans les maladies inflammatoires, dans celles que produit la pléthore, dans les hémorrhagies dites actives, c'est-à-dire par excès de ton. L'emploi des fruits, surtout des acidules, sera très avantageux chez les personnes irritables et mélancoliques. Le scorbut a été quelquefois dissipé sous l'influence des substances acides. Au contraire, ce genre d'alimentation devra être évité avec soin dans les affections qui sont caractérisées par un état de débilité considérable, dans les affections scrofuleuses et autres maladies chroniques. Elle pourrait nuire aux personnes d'une constitution molle et lymphatique.

Pris en trop grande abondance, surtout quand ils n'ont pas encore atteint le degré de maturité convenable, les fruits ont occasionné des accidents; ils ont donné lieu à de la diarrhée, et ont produit des épidémies de dyssenterie.

Il est certaines personnes qui digèrent difficilement les fruits, quoiqu'ils paraissent tous en général d'une digestion assez facile. La trop grande acidité, la fermeté de la chair, la tendance à la fermentation sont les causes les plus ordinaires qui nuisent à leur digestion. On y remédie, dans le premier cas, au moyen de l'eau, qui délaie et affaiblit l'acide; dans le second cas, par la cuisson; dans le troisième cas, il n'existe aucun moyen d'affaiblir ou d'empêcher l'effet de cette fermentation.

Les gelées, les compotes, les marmelades, participent des propriétés des fruits avec lesquels on les compose; mais elles ne sont jamais aussi rafraîchissantes que les fruits mêmes : ces préparations peuvent aussi recevoir du sucre des propriétés échauffantes, quand il y est trop prodigué. Les glaces et les sorbets, qu'on prépare avec le sucre de ces fruits, sont de difficile digestion; prises à une époque très rapprochée du repas, ces préparations peuvent troubler cette fonction, et amener des accidents très graves et fort analogues à ceux de l'empoisonnement. Leur usage immodéré a quelquefois été suivi de gastrite.

C. *Aliments mucilagineux*, où le mucilage est uni à un principe amer, âcre, acide, etc. Dans les malvacées, qui fournissent la mauve, la guimauve, etc., le mucilage est uni à une matière qui n'a aucune âcreté. Cette famille ne fournit point d'aliments chez nous. Les Indiens mangent le fruit d'une plante qui lui appartient (l'*hibiscus esculentum*). Les tiges, les feuilles, les fleurs, les racines des malvacées, servent à faire des tisanes, des bains, des décoctions adoucissantes.

Le mucilage est moins consistant; il est plus délayé et moins nutritif dans la bette, les épinards, la blette, le pourpier, qui sont plus utiles dans l'art culinaire. Les épinards nourrissent peu, mais ils sont légers et adoucissants : ils relâchent le ventre, et laissent dans les matières un principe colorant vert, qui les a fait considérer à tort comme indigestes. La bette ou poirée, le pourpier, sont fort peu nourrissants; ils sont adoucissants et de facile digestion.

La laitue, la chicorée, l'endive, les cardons, sont des plantes mucilagineuses, dont le principe amer et la matière colorante verte, qui sont unis au mucilage,

disparaissent par l'étiolement. La laitue, la plus adoucissante des plantes potagères, est peu nourrissante, mais se digère facilement; on la mange surtout en salade; elle donne quelquefois des vents. On se sert beaucoup en médecine de l'eau de laitue, soit à l'extérieur comme adoucissant, soit à l'intérieur comme véhicule d'un grand nombre de potions. La chicorée, à l'état sauvage, n'est guère usitée que comme tisane; blanchie et rendue douce par l'étiolement, elle est connue sous le nom de scarole, de barbe de capucin, et mangée en salade. L'endive, autre espèce de chicorée, se mange aussi cuite ou en salade. Cuite, elle forme un aliment de facile digestion, dont on peut permettre l'usage aux convalescents. La chicorée et l'endive sont des aliments peu nourrissants. Les cardons, qui ne sont que la base des feuilles étiolées d'une plante d'une amertume insupportable (*cynara cardunculus*), offrent les mêmes propriétés.

Dans le potiron, le concombre, l'asperge, le salsifis, l'artichaut, les topinambours, le mucilage, très peu visqueux, est doux et étendu de beaucoup d'eau. Le potiron et le concombre ne se mangent que cuits; ils sont assez nourrissants, le premier surtout. Froids et rafraîchissants, la digestion en est pénible, surtout pour les estomacs faibles et paresseux. Le cornichon, variété du concombre, se mange cru, et confit dans le vinaigre ou la saumure; il est de difficile digestion. La vertu stimulante qu'il acquiert par ses préparations le fait employer comme assaisonnement. L'asperge, quand elle est jeune, est douce, et se digère très bien. Elle est très diurétique, et communique aux urines une odeur fétide qu'on peut convertir en odeur de violettes en y ajoutant quelques gouttes d'essence de térébenthine. Les salsifis, la scorzonère, sont des racines très nourrissantes, et qui se digèrent avec facilité; quoique un peu venteuses, elles jouissent aussi de propriétés adoucissantes et diaphorétiques. Les topinambours sont des tubercules charnus, nourrissants, et d'un goût à peu près semblable à celui de l'artichaut. On ne mange dans l'artichaut que le réceptacle des fleurs. Cru, cet aliment est de difficile digestion; mais cuit, il se digère mieux. Quelques personnes regardent cet aliment comme échauffant, et occasionnant de l'agitation pendant le sommeil. M. Londe assure qu'il produit sur lui le même effet que le café.

Il n'existe que l'oseille dans les aliments de cette section, où le mucilage soit uni à un acide. Elle constitue une nourriture très légère, mais de facile digestion et très rafraîchissante. Elle est très usitée comme aliment et comme assaisonnement. Certains estomacs irritables, qui ne supportent pas bien les acides, s'en accommodent difficilement.

Quelques racines très abondantes en mucilage contiennent en outre une matière sucrée. Ainsi la betterave, le panais, la carotte, le navet. La betterave ne se mange que cuite : elle est alors nourrissante et rafraîchissante. Certains estomacs ont de la peine à la digérer. On en retire un sucre très estimé. Le panais et la carotte, qui contiennent moins d'eau et moins de sucre, nourrissent un peu davantage, le premier surtout, qui contient beaucoup de fécule ; il est d'une digestion plus difficile que la carotte. Cette racine bien cuite est très douce, passe facilement : elle est peu flatulente. Souvent on la retrouve non digérée dans les selles. Le navet contient aussi beaucoup de parties nutritives, se digère avec assez de facilité, mais donne lieu à beaucoup de vents.

Un principe âcre, qui est une des propriétés de la famille des crucifères, domine dans la rave, le radis, le chou, le chou-fleur, chou brocoli, le cresson et les autres aliments tirés de cette famille. La rave et le radis nourrissent peu, et se digèrent mal. Le principe âcre qu'elles renferment, moins abondant dans la rave que dans le radis, les a fait passer pour diurétiques et antiscorbutiques. Le chou ordinaire (*brassica oleracea*) ne se mange que cuit. Il est médiocrement nourrissant et très venteux. On prépare avec ce chou, du sel et du genièvre, qu'on laisse fermenter ensemble, un aliment appelé *choucroute*. Cet aliment est très nourrissant, stimulant, et même échauffant. Il passe pour un excellent antiscorbutique. Le chou-fleur (*brassica cauliflora*) : on mange les pédoncules floraux de cette plante. Ils perdent, par la décoction, leur principe âcre, qui laisse dans l'eau de cuisson une odeur très forte et presque repoussante. Ainsi préparé, le chou-fleur devient un aliment médiocrement nourrissant, de facile digestion, adoucissant et venteux.

Les cressons de fontaine et alénois ne sont employés, en général, que comme assaisonnement; leur principe âcre, qu'ils communiquent alors au mets, les rend stimulants et excite l'appétit.

L'échalote, le poireau, l'oignon, l'ail, la ciboule, contiennent une matière âcre et volatile, qui rend ces aliments très propres à servir d'assaisonnements; il en est de même du persil, du cerfeuil, du thym, de la sariette, de la marjolaine, qui doivent la même propriété au principe aromatique qui entre dans leur composition.

Les propriétés des aliments mucilagineux varient donc infiniment, ainsi que les effets qu'ils produisent sur notre corps, non-seulement dans les diverses sections que nous avons établies, mais encore selon le principe dominant des aliments de la troisième section.

Nous connaissons déjà la manière d'agir des fruits sucrés, ou doux, sur l'économie; étudions maintenant les effets des mucilagineux qui ne se rapportent point à cette division.

Les mucilagineux purs, ou à peu près purs, sont peu nombreux ; on ne doit guère considérer comme tels que la gomme et ses diverses préparations, quelques plantes des malvacées et la graine de lin. Tout au plus, pourrait-on y placer quelques fruits, la datte et la figue, qui doivent leur propriété nutritive surtout à ce principe; le potiron, le concombre se trouvent aussi dans ce cas. Ces aliments excitent peu l'estomac, ils n'y séjournent pas longtemps; ils développent peu de chaleur et sont peu nutritifs; ils seraient même incapables de soutenir la vie, s'ils n'étaient unis à d'autres aliments. Ainsi, associés aux farineux, par exemple, ils forment un régime nourrissant et adoucissant. Leur effet, longtemps continué, est de produire un relâchement des tissus considérable, de diminuer d'une manière remarquable l'énergie des fonctions. Ces aliments conviennent bien aux tempéraments nerveux, irritables, pléthoriques, aux personnes qui sont affectées de maladies du cœur, d'anévrisme, qui sont sujettes aux affections de poitrine; ils seraient nuisibles, au contraire, aux individus de constitution molle, lymphatique, graisseuse, chez qui l'énergie des organes a besoin d'être réveillée, ainsi qu'à ceux qui, faisant une grande dépense de forces, ont besoin d'une réparation considérable.

Dans la plupart des mucilagineux, le principe aromatique, âcre, amer, acide, etc., qui s'y rencontre, leur communique des propriétés qui modifient singulièrement celles du mucilage auquel ils sont unis. Presque toutes les plantes de cette huitième section sont douées d'une vertu tonique, stimulante, et très propre à ranimer l'action des organes. Elles sont peu nourrissantes; mais en excitant l'estomac, elles activent la digestion qui s'en fait avec facilité et resserrent le corps; la circulation du sang acquiert plus de forces, il se fait un plus grand développement de chaleur que par les mucilagineux purs; leur effet est aussi d'empêcher l'accumulation de la graisse.

Ces aliments sont rarement employés comme unique nourriture; la plupart ne servent que d'assaisonnements; leur abus, leur usage longtemps continué prédispose aux maladies inflammatoires, et surtout à celles de l'estomac. Les personnes irritables devront s'en abstenir; aussi, leur utilité est-elle incontestable dans les constitutions molles, lymphatiques, chez les individus atteints de scrofules, d'affections chroniques, et dans toutes les maladies dont l'inertie est le principal caractère.

En résumé, la classe des mucilagineux renferme des aliments peu nourrissants, mais jouissant de propriétés adoucissantes et rafraîchissantes, corrigées dans quelques aliments de cette classe par l'addition d'un principe astringent ou tonique.

8e CLASSE. *Aliments huileux.* Nous placerons dans cette section toutes les huiles fluides, comme celles de divers poissons, les huiles d'olives, de noix, de faînes, d'amandes, de noix de cocotier, les huiles grasses concrètes, le beurre de cacao, le beurre ordinaire et les graisses animales.

Toutes ces huiles servent rarement d'aliments, mais plus souvent d'assaisonnements; nous nous bornerons à des généralités sur cette classe, ce qui concerne plus particulièrement chacune de ces matières devant être traité dans d'autres articles. (*Voy.* les mots HUILES, ASSAISONNEMENTS, OLIVES, LAIT, CACAO, etc.) Quant aux graisses animales, elles ne se mangent ordinairement que mêlées aux viandes dont elles font partie; et nous avons fait voir les inconvénients de ce genre d'aliment, qui, pris en trop grande quantité, rend la digestion pénible; ou bien elles servent d'assaisonnements, et ce serait sortir de notre sujet que d'en parler ici.

Les huiles sont nutritives; mais prises seules et en quantité, elles excitent un sentiment de pesanteur sur l'estomac, quelquefois des évacuations abondantes par les selles, et même des vomissements. En outre, elles ont l'inconvénient de rancir par un séjour prolongé dans l'estomac. Les graisses sont peut-être un peu plus nourrissantes, mais rancissent plus vite.

Cette alimentation relâche les tissus, diminue l'énergie de l'estomac, ralentit la circulation, et agit à la manière des médicaments laxatifs; elle diminue les sécrétions, les sueurs, et augmente l'embonpoint. La sensibilité, l'intelligence s'affaiblissent; toute la constitution arquiert une mollesse, un état d'inertie qui amène le tempérament lymphatique, les scrofules, les hydropisies et toutes les maladies chroniques et atoniques. Au contraire, une trop grande richesse du sang, une surexcitation générale nécessiteront cette espèce de nourriture, très propre à diminuer l'activité des fonctions de l'organisation.

Il nous reste à dire quelque chose des truffes et des champignons, que nous n'avons pu ranger dans aucune des classes précédentes. L'un et l'autre sont très nourrissants, et de difficile digestion. Ils ne se mangent que cuits, et se servent rarement seuls; on les emploie plus souvent comme assaisonnements; ils jouissent de propriétés échauffantes. Les truffes passent pour aphrodisiaques, mais cette vertu leur est très contestée. (*Voy.* Truffe et Champignon.)

Les réflexions auxquelles nous nous sommes livrés sur les diverses espèces de substances alimentaires, nous conduisent à admettre quatre classes d'alimentation, par rapport à leurs effets sur l'organisation.

La première, l'*alimentation rafraîchissante*, agit en calmant la soif, en tempérant la chaleur animale, en augmentant les sueurs, les urines, etc ; en diminuant enfin l'activité de la nutrition et des passions. A cette classe appartiennent les fruits doux ou acides, l'oseille, les salades, etc. ; elle conviendra très bien aux personnes sanguines, pléthoriques, sujettes aux hémorrhagies, etc.

L'*alimentation adoucissante, relâchante*, qui est constituée par les matières mucilagineuses, huileuses, grasses, gélatineuses, nourrit modérément ; elle diminue l'énergie des forces digestives et de toutes les fonctions, ralentit la circulation, relâche les tissus, qu'elle plonge dans une atonie complète, et fait prédominer la constitution molle, graisseuse, lymphatique. Elle jouit de quelques propriétés laxatives ; elle conviendra dans les mêmes cas à peu près que l'alimentation précédente.

L'*alimentation fortifiante* renferme les viandes et les fécules ; elle est très propre à nourrir beaucoup, n'excite que modérément les organes, mais répare promptement les pertes de l'organisation. Elle conviendra très bien aux personnes débiles affaiblies par de longues maladies, aux sujets scrofuleux, aux gens qui font une grande dépense de forces musculaires.

Une quatrième classe, que j'appellerai alimentation *tonique* ou *échauffante*, parce qu'elle stimule puissamment la digestion, active la circulation, les sécrétions, réveille la chaleur animale et les fonctions intellectuelles, est produite par certaines plantes amères, aromatiques, acides, etc., que nous avons étudiées dans la troisième section des mucilagineux, par les truffes, les champignons, etc. Cette alimentation nourrit peu ; longtemps continuée, elle donne une susceptibilité très grande, qui s'émousse par l'habitude, mais qui prédis-

pose aux maladies inflammatoires. Les individus lymphatiques, scrofuleux, les personnes atteintes d'affections chroniques, se trouveront bien de l'emploi de cette alimentation qui conviendra peu au contraire aux personnes délicates et irritables.

Du reste, les effets produits par ces diverses espèces d'alimentation varieront beaucoup, selon la nature des assaisonnements ; tel aliment, peu excitant, adoucissant même, pourra acquérir cette première qualité par les matières auxquelles on le mélangera. La susceptibilité de l'individu, l'habitude, apporteront encore à leurs effets de très grandes modifications. Ainsi, comme je l'ai dit plus haut, des aliments de très facile digestion pour tout le monde, seront mal digérés par quelques personnes, qui, au contraire, digéreront facilement des mets reconnus généralement comme indigestes. On sait aussi que l'habitude détruit la propriété des mets ; ainsi, tel aliment qui relâche le ventre, cessera de produire cet effet, si l'on en continue longtemps l'usage ; tel autre qui produit une excitation très vive sur certaines personnes, stimulera à peine le palais et l'estomac d'un homme habitué à des mets fortement assaisonnés.

Terminons ce sujet par quelques réflexions sur la quantité des aliments. On sait quel est le résultat de leur privation complète ; je ne reviendrai pas sur ses effets que j'ai longuement décrits au mot Abstinence ; mais une alimentation médiocre peut avoir de grands avantages ; elle modère les forces digestives, repose l'estomac, donne plus d'énergie, plus d'aisance à toutes nos fonctions, et plus d'activité aux facultés intellectuelles. L'histoire nous apprend que Newton prenait pour toute nourriture, pendant qu'il composait son traité d'optique, un peu de vin, du pain et de l'eau ; les moralistes et les philosophes de tous les temps ont loué, à juste raison, la tempérance.

Une alimentation trop abondante donne souvent lieu à de très graves inconvénients. Les personnes qui sont dans ce cas, outre qu'elles sont fréquemment atteintes d'indigestion, acquièrent un embonpoint difforme ; elles deviennent lourdes, paresseuses, peu irritables, portées à l'assoupissement, disposées à l'apoplexie, à toutes les inflammations intérieures, et, selon Morgagni, à la rupture du cœur. La goutte, la gravelle, sont souvent produites par une nourriture trop abondante et en même temps trop riche en sucs alibiles. Ainsi, M. Magendie rapporte l'exemple d'un négociant de Hambourg, qui trois fois fit fortune, et trois fois fut ruiné. Chaque fois que ses affaires étaient florissantes, il était atteint de la gravelle ; chaque fois qu'il retombait dans le malheur, sa gravelle disparaissait pour revenir encore avec sa fortune. Enfin, les maladies inflammatoires se terminent souvent par la mort, chez les grands mangeurs.

Des effets tout contraires peuvent aussi être observés quand on ingère dans l'estomac une trop grande quantité de matières. Les digestions pénibles, laborieuses, se font alors incomplétement ; l'estomac, les intestins ne suffisent plus pour absorber toutes les parties nutritives contenues dans une masse trop grande d'aliments ; la plus grande portion sort avec les selles, à peine altérée, et encore chargée de sucs nourriciers ; alors la réparation, la nutrition, sont loin d'être en rapport avec la masse énorme des matières ingérées ; ces fonctions restent bien au-dessous de ce qu'elles sont dans l'état naturel. Aussi, l'individu maigrit-il ; de plus l'irritation constante produite sur le tube intestinal par le passage des aliments, donne lieu à des diarrhées abondantes qui peuvent conduire le malade au tombeau. Sachons donc modérer notre appétit ; sachons le régler sur le degré d'énergie de notre estomac, et des pertes que nous faisons. Ayons toujours présent à l'esprit ce dicton populaire : « *Ce n'est pas ce qu'on mange qui nourrit, mais bien ce qu'on digère.* »

ALITER (S'). Garder le lit. Pour donner, de suite, une juste idée de l'extrême importance que peut avoir l'observation d'un précepte aussi simple et aussi souvent négligé par les gens du monde, je rappellerai ici un fait qui s'est présenté à moi dans l'épidémie cruelle de 1832. Un homme de cinquante et quelques années fut pris de ce dévoiement désigné

alors sous le nom de *cholérine,* que l'on redoutait, à juste titre, comme pouvant être le prélude du choléra. L'esprit imbu des précautions généralement recommandées à cette époque, M*** s'était empressé de se mettre au lit, et de se faire suer en se couvrant chaudement et en buvant du thé. Quand j'arrivai près de lui, je le trouvai en effet en sueur, et comme il n'y avait, du reste, aucun symptôme alarmant, je pensai qu'il en serait quitte pour la peur, et je me bornai à lui conseiller de garder la diète ET LE LIT, tant que le dévoiement ne serait pas complétement dissipé. De l'eau de riz pour boisson, quelques quarts de lavements à l'eau de guimauve et de tête de pavot, furent aussi prescrits.

Pendant deux jours, tout alla bien : le dévoiement était réduit à fort peu de chose, et les selles étaient purement bilieuses. Le troisième jour, M***, lassé de garder le lit, crut pouvoir, sans inconvénient, rester quelques heures assis dans son fauteuil, au coin d'un bon feu. Je blâmai cette imprudence, tout en espérant bien qu'elle n'aurait pas d'autre suite, et je fis recoucher le malade. La nuit suivante, tous les symptômes du choléra épidémique se manifestèrent, et M*** succomba en vingt-quatre heures ! ! !

Rien n'est si difficile, en général, que d'obtenir que les malades gardent le lit, lorsqu'ils n'y sont pas contraints par une fièvre violente ou par de vives souffrances. Il est cependant beaucoup de cas où le séjour au lit est indispensable, et où l'on voit tous les remèdes échouer tant que cette première condition n'est pas remplie.

Dans toutes les circonstances où la diète est nécessaire, on doit garder le lit, car pour que le corps supporte sans inconvénient la privation d'aliments, il faut qu'il dépense le moins possible, et, par conséquent, qu'il soit tenu dans un état de repos complet. Ainsi, dans la diarrhée, la dyssenterie, la gastrite, et une foule d'autres maladies, le repos au lit est une condition essentielle du succès du traitement.

Dans ce cas, non-seulement le séjour au lit est utile en maintenant le corps en repos, mais encore en entretenant à la peau une chaleur douce et égale, qui contribue beaucoup à la guérison.

Combien de douleurs, de rhumatismes, de fluxions, qui se prolongent et s'exaspèrent, parce qu'on néglige de garder le lit!

Le repos est bien souvent le seul moyen de guérir ces maux de jambes, ces plaies, ces ulcérations, ces écorchures, ces inflammations des membres inférieurs qui résistent à tous les modes de traitement, tant que le malade persiste à se tenir debout.

On ne saurait trop recommander aux gens du monde l'exécution stricte et rigoureuse de cette partie de l'ordonnance du médecin, qu'ils ne sont que trop portés à négliger, faute de pouvoir en apprécier l'importance.

Sans doute, il est dur de forcer un père de famille à s'abstenir des travaux journaliers nécessaires à l'entretien de son ménage; sans doute, il est désagréable pour un homme du beau monde, ou pour une femme habituée aux visites et aux réunions, de se priver tout à coup de ce qui constitue pour eux l'occupation de tous les jours et de tous les instants; sans doute *l'ennui* lui-même est déjà une maladie... mais la nécessité parle, il faut se soumettre! Et d'ailleurs, la promptitude et la sûreté de la guérison ne sont-ils point un ample dédommagement à de semblables privations!

ALLAITEMENT. C'est l'alimentation des enfants en bas âge, quand le lait en fait la base principale. On le distingue en maternel, étranger et artificiel. Pour éviter toute confusion, dans un sujet qui réclame des détails aussi minutieux, nous parlerons successivement de chaque mode d'allaitement en particulier, pour terminer par leur examen comparatif.

Allaitement maternel. Ce n'est pas, ainsi que la croyance en est généralement répandue parmi les personnes du monde, le troisième ou le quatrième jour après l'accouchement que s'établit la sécrétion du lait. Il faut, il est vrai, pour que ses phénomènes se manifestent d'une manière sensible, qu'une certaine quantité de liquide se trouve accumulée dans les seins, et les distende; néanmoins il est bien positif qu'elle a lieu quelquefois dès les derniers mois de la grossesse, souvent dans les premiers, et presque toujours, aussitôt après la délivrance. L'enfant pourrait donc, à la rigueur, puiser dans le sein de sa mère de quoi commencer sa première alimentation, presque à l'instant de sa naissance. Mais cette méthode lui serait-elle profitable? Je ne le pense pas, et tous les auteurs sont d'accord sur ce point. Il est bien rare que la faim se fasse sentir chez lui dès les premiers instants; et il est d'ailleurs nécessaire de lui donner le temps de rendre les glaires qui tapissent son gosier, ainsi qu'une partie du *méconium*, ou matière excrémentitielle, qui remplit le gros intestin. Ainsi l'on peut, sans aucun inconvénient, et l'on doit même, dans l'intérêt de l'enfant, demeurer quatre ou cinq heures, et quelquefois plus, sans lui présenter le sein. Tout ce qu'il convient de faire pendant cet intervalle, c'est de lui donner de l'eau sucrée, pour apaiser ses cris et débarrasser sa bouche des mucosités qui la remplissent.

Si le laps de temps qui vient d'être indiqué est indispensable avant le premier allaitement, il faut, d'un autre côté, bien se garder de trop attendre, et surtout de différer jusqu'à la montée du lait, comme on le dit en langage vulgaire. Une telle conduite priverait la mère et l'enfant des principaux avantages que doit leur procurer l'allaitement maternel. Le plus grand, sans contredit pour la nouvelle accouchée, est de la préserver de la fièvre de lait, ou du moins d'en modérer l'énergie, si elle doit nécessairement survenir. En attendant vingt-quatre, trente-six et même quarante-huit heures, comme le voulait *Levret*, célèbre accoucheur, et comme le conseillent encore certains médecins de nos jours, cette fièvre survient avec tout autant de force que chez la femme qui ne doit pas nourrir. Nous parlerons ailleurs des nombreux accidents auxquels elle peut donner lieu. De plus, le lait qu'on laisse s'amasser dans les mamelles, les distend outre mesure; ce qui rend la succion fort douloureuse, et donne souvent lieu à des crevasses au bout des seins. Si, de nos jours, les femmes qui nourrissent en sont moins souvent affectées, c'est uniquement à l'usage plus généralement répandu, de présenter le sein à l'enfant à une époque plus conforme au vœu de la nature.

Quant à ce dernier, laisser venir la fièvre de lait avant de le faire téter sa mère, c'est le frustrer, sans aucun motif, d'une propriété salutaire que perd alors le *colostrum* ou premier lait. Beaucoup de médecins, à la vérité, ne veulent reconnaître à ce liquide aucune vertu spéciale. Ils pensent même qu'il peut être nuisible, et conseillent de le remplacer par toute autre boisson appropriée, telle que l'eau sucrée ou légèrement miellée. Pour moi, sans élever à ce sujet une discussion que ne permettent ni l'étendue ni la destination de cet ouvrage, je crois à la nature purgative du *colostrum*, dans les premiers instants de l'accouchement, et le regarde comme un moyen destiné par la nature à faciliter l'excrétion du méconium, moyen bien préférable aux purgatifs, même les plus doux, auxquels on se trouve, à son défaut, quelquefois contraint de recourir, et que j'ai vu déterminer une irritation des intestins.

Souvent, après un temps plus considérable que celui conseillé précédemment, l'enfant refuse le sein ou l'abandonne aussitôt après l'avoir pris. Cette inappétence tourmente la sollicitude des mères, toujours si facile à émouvoir, et, dans le cas où elles souhaitent ardemment nourrir, leur persuade à tort que leur lait est de mauvaise nature. Hâtons-nous de les rassurer. Il sera question plus loin des causes qui nécessitent l'allaitement artificiel d'une manière permanente ou temporaire. Examinons seulement ici les obstacles d'une conséquence moins grave, et dont il suffit de connaître la cause pour les faire cesser.

Ces obstacles sont, du côté de la mère, une sorte d'écrasement du mamelon, produite par la tension excessive du sein, l'aplatissement et la déformation du même organe, sa petitesse extrême, et un manque d'excitabilité qui l'empêche de se gonfler suffisamment, ou bien, enfin, sa perforation imparfaite, provenant d'une compression dès longtemps exercée par les vêtements.

Tous ces accidents peuvent céder à la succion opérée par l'enfant lui-même, s'il est vigoureux, ou bien par une personne adulte ou un jeune chien de grande espèce. Dans le cas contraire, il faut recourir à l'aspiration exercée à l'aide d'une pipe en verre et de conformation appropriée à cet usage, ou bien d'une ventouse en forme de flacon, à goulot étroit mais évasé, et muni d'une pompe aspirante. A défaut de ces instruments, on peu recourir à un moyen fort simple, et que la facilité de son exécution rend surtout avantageux pour la campagne. Il consiste à remplir d'eau chaude une de ces bouteilles appelées communément fioles à médecine. Aussitôt que les parois en sont échauffées, on la vide, pour en appliquer immédiatement l'ouverture sur le mamelon. Par le refroidissement, la vapeur se condense; le vide s'opère dans l'intérieur du flacon, où se trouve entraîné l'organe, qui, par ce moyen, acquiert un volume plus considérable, que lui maintient presque toujours l'enfant. Mais dans le cas où le bout du sein ne conserverait pas un développement suffisant, on aurait recours à des espèces de chapeaux coniques, en cuir bouilli, en cire, en bois, en gomme élastique, et mieux encore à de petites cuvettes en verre ou bien en argent, qui, de plus, ont l'avantage de recevoir le lait qui peut s'échapper durant les intervalles où l'enfant ne tète pas, ou seulement d'un sein, tandis que l'autre lui est livré. Tous ces instruments, construits pour un but précis, sont bien préférables aux dés à coudre, dont les rebords tranchants entrent douloureusement dans les chairs, et que veulent encore employer certaines matrones.

Nous avons déjà dit que le *colostrum* peut quelquefois inspirer à l'enfant une répugnance invincible qu'il faut respecter, et que fait assez deviner l'ardeur avec laquelle il suce le doigt, ou tout autre objet de forme semblable. Un peu d'eau sucrée ou de lait très étendu, suffisent alors à sa nourriture, jusqu'à ce que l'on ait, par un des moyens qui viennent d'être indiqués, débarrassé la mamelle de cet objet de dégoût. Parfois encore, les nouveau-nés éprouvent une propension si forte au sommeil, qu'elle leur fait abandonner le sein pour dormir. Cet état n'a rien d'inquiétant par lui-même, et ne réclame aucun soin particulier, si le calme parfait de l'enfant et sa physionomie reposée écartent l'idée de toute souffrance et la possibilité d'un état apoplectique dont les signes caractéristiques seront donnés ailleurs. Un coryza par l'engorgement des fosses nasales et l'enchifrènement qui l'accompagne, peut également forcer l'enfant à quitter le sein pour respirer par la bouche. C'est encore dans un article spécial que l'on trouvera les signes particuliers et le traitement de la maladie. Nous en dirons autant pour le vice de conformation, nommé *le filet* qui consiste dans le prolongement du frein de la langue, jusqu'à sa pointe, et d'où résulte la difficulté, quelquefois l'impossibilité de sucer. Enfin, un enfant peut ne pas suffisamment presser le mamelon pour en faire jaillir le lait, par suite d'aphthes ou d'une faiblesse extrême ; c'est alors avec le lait de la mère, trait, ou bien, suivant l'expression consacrée, rayé dans une cuillère, ou tout autre vase d'une forme convenable, qu'il faut le nourrir jusqu'à la cessation des accidents.

Nous avons déjà signalé les gerçures dont peut être affecté le mamelon, et les douleurs inouïes que l'allaitement fait alors souffrir à la mère. Pour les faire cesser, on enduit l'organe de cérat de Galien, ou de pommade rose dite pour les lèvres; on fait des lotions avec un liquide émollient et calmant, tel qu'une décoction de racines de guimauve et de têtes de pavot; mais tous ces moyens resteraient complétement inefficaces, si la partie malade n'était soigneusement défendue contre l'humidité et l'irritation que détermine la succion. Pour atteindre ce but, on était autrefois dans l'usage d'appliquer immédiatement des pis de vache sur le mamelon; mais cette matière animale a l'inconvénient de se décomposer. Le mamelon artificiel, inventé par M. Martin, de Lyon, procure le même avantage sans présenter cet inconvénient. Il consiste en un petit entonnoir très évasé, de bois ou de métal, terminé par une papille en gomme élastique pure, et imitant aussi bien que possible la forme et la souplesse naturelles.

Après tous ces détails, un peu longs sans doute, mais que nous avons crus indispensables dans un ouvrage comme celui-ci, destiné surtout à donner des con-

naissances usuelles aux personnes étrangères à la médecine, se présentent les questions suivantes :

1° Combien de fois doit-on, chaque jour, donner le sein à l'enfant? Une réponse absolue est presque impossible; la force de l'enfant, celle de la mère, l'abondance et la qualité du lait, ainsi qu'une foule de circonstances de même nature, doivent imposer, pour ainsi dire, autant de règles différentes que de sujets. Le terme donné, comme approximatif, est un intervalle de deux heures dans les premiers temps, et ensuite de trois. Durant la nuit, on peut les faire plus longs. Les mêmes considérations doivent encore influencer la quantité de lait qui peut être prise en une seule fois. Certaines nourrices ne livrent qu'une mamelle, réservant l'autre pour le repas suivant; mais il est rare que l'enfant puisse se contenter de cette espèce de demi-ration, à moins qu'on ne la renouvelle fort souvent. La nature, d'ailleurs, ne semble pas approuver cette réserve, puisqu'elle fait simultanément arriver le lait au deux seins. Il vaut mieux que l'enfant puise à discrétion, et des deux côtés, la quantité qui lui convient; s'il outrepasse un peu la mesure raisonnable, son estomac se débarrasse promptement, et sans aucune douleur, du superflu. Ces régurgitations, qui n'ont rien de commun avec le vomissement d'une indigestion, ne doivent inspirer aucune inquiétude; il en est de même du hoquet, si commun pendant la digestion des nouveau-nés.

2° A quelle époque peut-il devenir nécessaire d'ajouter quelques aliments étrangers au lait de la nourrice? Il est évident que rien ne saurait être plus variable et moins susceptible d'être astreint à une règle fixe. Les forces de la mère, la fatigue qu'elle éprouve, et le besoin que semble ressentir l'enfant, sont des circonstances qui peuvent donner lieu à une foule de modifications différentes. Si pourtant il fallait me prononcer d'une manière absolue, je fixerais le quatrième mois. A cette époque de la vie, les organes digestifs ont acquis chez presque tous les enfants une énergie assimilatrice assez prononcée pour supporter le travail que nécessitent des aliments un peu plus substantiels. Ceux qui méritent la préférence sont, à mon avis, des crèmes de pain, d'abord à l'eau sucrée, et successivement au lait, à l'œuf, et même plus tard au bouillon gras. Les meilleures se préparent avec des croûtes de pain, séchées au four, ensuite ramollies dans l'eau et passées. Je crois ces crèmes ou panades bien préférables à toutes les bouillies de farine non fermentée, et leur accorde, plus qu'à elles, l'avantage de dissiper les flatuosités et les coliques, chez les enfants auxquels la mère ne peut fournir du lait ni en assez grande abondance, ni d'une force réparatrice suffisante pour leurs besoins, ce qui est plus rare qu'on ne croit.

3° À quelle époque enfin doit-on cesser l'allaitement? La réponse à cette question est encore soumise aux mêmes variations que les précédentes. Je crois cependant pouvoir assurer qu'il n'est pas d'enfant qu'on ne doive sevrer à dix-huit mois. Une fois cet âge révolu, le lait ne peut plus être qu'un aliment incomplet et désavantageux, qui débilite et favorise l'établissement du tempérament lymphatique, ainsi que de toutes les maladies qui n'en sont qu'une conséquence, surtout le ramollissement des os, et, par suite, la déviation et la courbure de la colonne du dos. En donnant, il est vrai, une quantité d'aliments étrangers, graduellement croissante, on peut arriver beaucoup plus tôt à une sorte de sevrage spontané, mais les médecins qui s'occupent des enfants d'une manière spéciale, ont observé que si la dentition est peu avancée, et, à plus forte raison, s'il n'existe encore aucune dent, il peut arriver que chaque éruption amène la perte de l'appétit et le dépérissement de l'enfant, si même il n'est pris de quelque maladie des intestins, toujours une chose grave à cette époque de la vie. La température élevée des pays méridionaux donne fréquemment lieu aux mêmes accidents. On devra donc, dans les climats chauds, attendre la saison de l'automne, pour sevrer, et, en tous lieux, bien se garder de le faire, si le travail de la dentition est imminent. Ce n'est pas à dire, pour cela, néanmoins, qu'il faille, comme l'ont prétendu certaines personnes exagérées, différer jusqu'à l'éruption des vingt premières dents, qui n'est complète

que vers deux ans et demi, ni même des canines, qui n'a lieu généralement qu'à deux ans : mais seulement, il convient toujours que l'enfant ait plusieurs dents avant qu'on ne le sèvre; car il est évident que l'éruption des dents est elle-même un indice de la faculté qu'il acquiert de se nourrir d'aliments étrangers. Rarement peut-il être sans inconvénient d'opérer le sevrage avant que l'enfant n'ait atteint la fin de la première année.

La mère doit elle-même nourrir son enfant. C'est le vœu le plus manifeste de la nature; c'est un devoir sacré. Néanmoins on ne peut, avec une foule de philanthropes plus versés dans les études spéculatives que dans l'observation des faits, imposer cette obligation à toutes les femmes, comme a prétendu le faire J.-J. Rousseau. Pour qu'une mère soit moralement tenue d'allaiter, il faut qu'elle puisse le faire sans aucun danger pour elle-même et pour son enfant. Mais l'intérêt de l'un et de l'autre exige quelquefois le contraire. Il est alors du devoir du médecin de donner un avertissement salutaire, et de s'opposer même à la volonté de la mère, si une trop vive sollicitude venait à l'aveugler. Examinons quelles sont les causes qui peuvent être un obstacle à l'allaitement maternel. Elles sont de deux sortes : physiques et morales.

La femme qui n'a qu'une très petite quantité de lait, ne doit pas nourrir. C'est ce qui arrive plus particulièrement aux sujets mariés trop jeunes ou dans un âge trop avancé. Mais hâtons-nous de dire qu'il faut bien se garder d'agir avec précipitation, et d'arracher brusquement l'enfant à sa mère. Une expérience de chaque jour prouve que souvent, et en assez peu de temps, la quantité du lait peut augmenter d'une manière suffisante par le fait seul de la continuation de la lactation. Il ne faut pas non plus déclarer une femme incapable d'être nourrice, par cela seul que l'une de ses mamelles n'est pas apte à fournir du lait. Celle du côté opposé peut devenir, par compensation, plus féconde, et suffire à elle seule aux besoins de l'enfant.

C'est ici le cas de parler des moyens propres à augmenter la sécrétion du lait. Ils varient suivant diverses circonstances.

A la femme trop faible, et que l'intérêt de sa conservation ne force pas néanmoins à suspendre l'allaitement, ce sont des mets succulents, et, en général, un régime propre à réparer l'épuisement des forces, qu'il faut conseiller. Les féculents, les farineux, le sagou, le salep, le racahout, le chocolat, les lentilles, sont généralement regardés comme propres à augmenter la quantité du lait, lorsqu'ils sont, d'ailleurs, convenablement digérés. C'est un véritable abus que d'astreindre une nourrice, sans nécessité bien démontrée, à un régime particulier : qu'elle mange avec appétit et qu'elle digère bien, voilà le principal; du reste, elle peut très bien vivre à peu près comme tout le monde.

Chez les femmes d'un tempérament ardent et voluptueux, un usage modéré du mariage est le meilleur remède. Je sais combien cette manière de voir est en opposition avec les idées les plus généralement répandues, qui veulent, en despotes, que toutes les nourrices gardent une continence absolue, ce qui me paraît singulièrement exagéré. Dans la circonstance qui nous occupe, quelques émulsions simples ou nitrées, ainsi que des bains tièdes, sont encore avantageux. La petite quantité du lait peut aussi provenir de ce que l'enfant trop faible n'exerce pas sur les mamelles une excitation suffisante pour y déterminer l'abord des fluides. Le chatouillement opéré, pendant quelques jours, par un enfant plus vigoureux, rend le sein fécond. A défaut de ce moyen, la bouche d'une personne adulte ou d'un jeune chien de grosse espèce remplirait le même objet.

Toutes les fois que le lait d'une mère est trop séreux, elle doit se résoudre à ne pas allaiter. L'enfant n'en recevrait qu'une nourriture insuffisante qui l'exposerait aux dévoiements séreux et aux coliques venteuses.

Les affections que l'expérience a démontré pouvoir se transmettre héréditairement, telles que les scrofules, le scorbut, quelques dartres, la goutte, etc., sont autant d'obstacles à l'allaitement maternel. L'assertion de Rousseau, qui prétend que l'enfant ne peut avoir de nouveau mal à redouter du sang qui l'a formé, n'est qu'un brillant paradoxe.

L'allaitement, dans ces cas, prolongerait, chez le nourrisson, l'influence délétère exercée déjà par sa mère. L'allaitement, de la part d'une femme *phthisique*, ou poitrinaire, a, de plus, de graves inconvénients pour la mère; il amène l'épuisement et accélère d'une manière rapide la marche de la maladie. Comment donc le célèbre *Morton* pouvait-il regarder l'accomplissement de cette fonction comme un préservatif de cette affection meurtrière? Tout ce que l'on peut trouver maintenant en faveur de son opinion, c'est que la perte du lait peut quelquefois devenir utile, pendant un mois ou six semaines, pour éviter une répercussion sur la poitrine, et le développement d'accidents graves à la suite des couches. Mais ce que l'on ne peut nier, c'est que, trop longtemps prolongé, il détermine fréquemment, sur des femmes bien portantes, des tiraillements dans le dos, de l'irritation dans la poitrine; une forte toux avec expectoration d'apparence purulente, une fièvre hectique; en un mot, tous les symptômes d'une affection de poitrine. Ces accidents, il est vrai, disparaissent avec le sevrage; mais je ne doute pas que leur prolongement ne pût déterminer le développement de la maladie chez une femme qui y serait le moins du monde disposée. On doit encore également défendre de nourrir à toute personne qui a été rachitique, lors même qu'elle jouirait d'une santé parfaite.

La mauvaise conformation du mamelon ne peut devenir que fort rarement un obstacle insurmontable à l'allaitement. Nous avons déjà dit à l'aide de quels moyens on peut la combattre. Ajoutons pourtant qu'il ne faut pas attendre les couches pour les mettre en usage, et qu'il est bien plus sûr de s'y prendre à l'avance, en commençant dès les derniers mois de la grossesse, si l'on a connaissance de cette conformation vicieuse. La faiblesse de constitution proprement dite n'empêche une mère de nourrir que dans des cas fort rares, et que l'on peut considérer comme exceptionnels.

La grossesse est, aux yeux des gens du monde, une circonstance fâcheuse qui doit faire cesser aussitôt l'allaitement, sous peine de voir dépérir l'enfant. Les

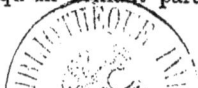

médecins ne sont pas, en général, aussi sévères, ou plutôt leurs avis sont partagés, et chaque parti cite des observations à l'appui de sa conviction. Ainsi *Joubert*, dans son *Traité des erreurs populaires*; *Van Swieten*, *La Motte*, *Pazos* et d'autres médecins fort célèbres, rapportent avoir vu les enfants jouir d'une parfaite santé, quoique leurs nourrices eussent conçu. Il est bien positif, d'un autre côté, que l'état de grossesse a souvent altéré le lait des nourrices, qui est devenu moins abondant et plus séreux, et a donné lieu à des coliques. De plus, l'observation prouve chaque jour que si plusieurs femmes ont pu nourrir sans inconvénient pour elles dans cet état, d'autres n'en ont pas eu la force et sont tombées dans l'épuisement et le marasme. Pour moi, sans entrer dans aucune discussion ni embrasser une opinion exclusive, je crois que l'état de santé de la mère et celui de l'enfant doivent être seuls pris en considération, en pareil cas. A quoi bon les arracher l'un à l'autre, s'ils s'en trouvent également bien? Si, au contraire, l'enfant ou la mère dépérit, il faut se hâter de sevrer. Cette règle doit même être généralisée, sans s'inquiéter le moins du monde que la femme soit grosse ou non.

L'apparition des menstrues ne doit pas non plus être considérée comme un obstacle. Nul doute que, s'il s'agissait du choix d'une nourrice étrangère, il ne fallût préférer, toutes choses égales d'ailleurs, celle qui ne présenterait pas ce phénomène, puisque l'on a vu des enfants refuser avec opiniâtreté le sein pendant toute la durée des règles. Mais il ne doit pas en être ainsi pour une mère. Si du reste l'enfant se porte bien durant les intervalles, on en est quitte pour le nourrir d'une manière artificielle pendant les époques. Quant à la mère, si elle est forte et vigoureuse, c'est une espèce de trop-plein dont se débarrasse la nature, et qui prouve que l'enfant ne consomme pas tout ce qu'elle pourrait fournir; mais, dans le cas où sa constitution serait faible et débile, on doit aussitôt cesser l'allaitement, sous peine de voir la mère périr d'épuisement.

Quelle influence peuvent exercer sur l'allaitement les diverses maladies aiguës dont sont atteintes les nourrices? Les expériences de MM. Deyeux et Parmentier ne permettent plus la moindre incertitude sur les modifications nuisibles qu'en reçoit le lait dans sa proportion et dans sa qualité. Nul doute qu'il ne faille donc interrompre aussitôt l'allaitement, dans l'intérêt du nourrisson; la fièvre de lait, certaines fièvres intermittentes, pendant l'intervalle des accès, et quelques maladies légères, sont les seules exceptions prudentes. La succion est pourtant le plus sûr moyen, par la révulsion et la déplétion qu'elle opère, de conserver alors la vie des nourrices. Nous n'avons plus à revenir sur les moyens de la pratiquer sans nuire à l'enfant.

Ce serait en vain qu'une femme réunirait toutes les conditions nécessaires à une bonne nourrice, si elle n'avait en même temps la ferme volonté de renoncer aux bals, aux spectacles, aux réunions nombreuses; en un mot, à tout espèce de dissipation, qui, en exaltant les passions, devient incompatible avec le calme et le repos physique et moral que nécessite l'allaitement. On cite de nombreuses observations d'enfants pris de coliques et de convulsions, parce que leur nourrice leur avait donné le sein étant en sueur. Tout le monde connaît le fait que rapporte Levret : une femme, à la suite d'un accès de colère, s'étant fait téter par un jeune chien dont elle se servait pour former le bout des seins, l'animal fut pris de convulsions épileptiques. Enfin les deux chimistes que nous avons déjà cités ont prouvé, par des travaux consciencieux, que toutes les passions violentes altèrent instantanément le lait au point de changer sa couleur et sa saveur. Mais ce ne sont pas seulement les passions de cette nature qui peuvent être nuisibles; toutes les affections de l'âme lentes et pénibles, telles que la tristesse, l'inquiétude, la crainte, l'envie, la haine, la jalousie, le chagrin, etc., introduisent dans l'économie un état de langueur qui altère les qualités du lait, qui en diminue la quantité et en même temps l'énergie réparatrice.

Terminons tout ce qui a rapport à l'allaitement maternel, en disant que les obstacles qui s'y opposent sont beaucoup plus fréquents et plus prononcés dans les villes que dans les campagnes. On trouvera tout ce qui concerne le régime et les soins que réclame la femme, pendant et après l'allaitement, aux mots Nourrice et Sevrage. Nous renvoyons également au premier de ces deux mots pour l'examen des qualités qui distinguent une bonne nourrice, et des motifs qui doivent déterminer le médecin dans son choix.

Allaitement étranger. On a déjà vu plus haut que le lait des femmes n'a pas la même consistance à toutes les époques. Le comble de la perfection serait donc, quand il devient nécessaire de recourir à un allaitement étranger, que la nourrice fût accouchée presque en même temps que la mère; s'il en est autrement, il reste à souhaiter que celle-ci puisse toujours commencer l'allaitement, car c'est un préjugé complétement faux de croire que la succion opérée par un jeune enfant puisse rajeunir le lait; mais, au bout de quelques mois, le nourrisson n'a plus guère à redouter le degré de consistance du lait due à l'ancienneté, et s'il vient à dépérir, c'est bien plutôt à la constitution de la nourrice elle-même qu'il faut s'en prendre. Tel lait, en effet, convient à tel enfant, et ne convient pas à tel autre. Somme toute, moins le lait est ancien, plus il convient à l'enfant nouveau-né.

Pour éviter, autant que possible, l'action d'un lait trop substantiel sur les organes digestifs, il faut leur donner le temps de se débarrasser plus complétement du méconium et des mucosités qu'ils contiennent; l'allaitement, dans ce cas, ne doit être commencé que le deuxième jour au plus tôt.

Allaitement artificiel. C'est, de tous les modes d'alimentation du nouveau-né, celui qui présente le plus d'inconvénients, et l'impossibilité de recourir à tout autre doit seule le faire mettre en usage. Un lait de femme, quelque ancien qu'il puisse être, offre toujours une nourriture plus appropriée aux organes de l'enfant que tout autre lait plus récent; mais ce mode d'allaitement est quelquefois inévitablement requis, soit d'une manière temporaire, par un état fébrile ou morbide de la nourrice, une passion violente, l'inflammation de la glande du sein, des crevasses, etc., soit en permanence, par une faiblesse extrême de l'enfant, l'existence d'une maladie contagieuse dont pourrait être infectée la femme qui lui donnerait le sein, un vice de conformation, comme le bec de lièvre, etc.

C'est au lait des animaux domestiques que l'on a recours; mais le moindre contact de l'air faisant instantanément perdre à ce liquide la partie la plus délicate de sa saveur, il serait à souhaiter que l'enfant pût embrasser le pis de l'animal, et faire ainsi passer le liquide dans ses vaisseaux, sans refroidissement et sans la moindre évaporation possible.

La chèvre et l'ânesse se dressent assez facilement à ce service. D'un autre côté, la raison dit qu'entre les différentes espèces de lait, il faut choisir celui dont la composition offre le plus d'analogie avec la liqueur sécrétée par le sein de la femme. D'après les analyses de MM. Deyeux et Parmentier, ce sont les laits d'ânesse et de jument qui s'en rapprochent davantage par la proportion de la partie séreuse, plus considérable que dans tout autre, et la saveur sucrée qu'ils offrent. Ceux de vache et de brebis sont beaucoup plus substantiels et plus lourds à l'estomac de l'enfant. Le lait de chèvre est un peu excitant et cause quelquefois des insomnies; il est néanmoins des circonstances où il mérite la préférence, par exemple, un état scrofuleux et une certaine inertie dans le système lymphatique. L'avis du médecin peut donc être de la plus absolue nécessité pour décider quelle espèce de lait convient le mieux au tempérament d'un enfant.

D'après ce que nous avons déjà fait connaître de la différence de densité qui existe entre le lait de la femme et celui des divers animaux domestiques, il est indispensable, dans les premiers temps du moins, de couper ce dernier avant de le faire prendre à l'enfant. Dans quelle proportion doit-on le faire? c'est ce qui doit varier suivant l'espèce que l'on emploie, et suivant l'âge et la force du sujet. Ainsi le lait d'ânesse et de jument a besoin d'être beaucoup moins étendu que tout autre, que celui de chèvre surtout. Le lait de vache, le plus fréquemment employé, ne doit entrer que dans la proportion d'un tiers de la totalité du liquide durant le premier mois, de la moitié dans le deuxième, et des trois quarts dans les deux suivants. A cinq ou six mois, un enfant qui se porte bien peut le boire pur.

Le lait doit encore être récemment trait; il n'est pas nécessaire de le faire chauffer en été; pendant l'hiver, c'est au bain-marie, et seulement la quantité que l'enfant peut consommer en une seule fois. Quand on le coupe, il suffit d'élever la température du liquide étranger.

Si l'on n'avait en vue que d'étendre le lait en délayant ses parties constituantes, une liqueur émolliente quelconque remplirait indifféremment ce but; mais il faut encore, autant que possible, rapprocher le mélange de la composition du lait de la femme. Le petit-lait, préparé sans acide, est alors fort convenable à cause de la quantité considérable de matière sucrée qu'il renferme; à son défaut, c'est une décoction d'orge germé qui mérite la préférence.

Il est nécessaire de renouveler le lait deux fois par jour, et de le tenir dans un endroit frais. C'est à tort que beaucoup de personnes le font bouillir pour le mieux conserver; elles accélèrent au contraire sa décomposition, en le privant de la substance du beurre qui vient former une pellicule à sa surface; il serait encore à souhaiter qu'il fût constamment fourni par le même animal, qui prendrait toujours sa nourriture en plein air.

Le biberon est l'instrument le plus en usage pour l'allaitement artificiel; on emploie encore une bouteille appelée communément *taupette*, dont l'orifice est garni d'une éponge fine et effilée, en forme de mamelon; la bouteille et l'éponge doivent être soigneusement lavées toutes les fois que l'enfant s'en est servi; le moindre relâchement dans ce soin indispensable de propreté pourrait donner au liquide des propriétés délétères en le faisant aigrir.

Examen comparatif des différents modes d'allaitement. Sans nous arrêter à l'examen de longues et trop souvent stériles discussions des médecins et des philosophes sur l'absolue nécessité de l'allaitement maternel, on ne peut disconvenir que cette conduite de la part de la mère n'établisse entre elle et son enfant un enchaînement d'affections réciproques plus vives et plus durables. Quant aux avantages physiques, ils sont positifs aussi bien pour l'un que pour l'autre, bien qu'on ne puisse, dans l'état actuel de la science, admettre à l'égard de la mère cette masse d'affections morbifiques que le vulgaire attribue au transport d'un *lait répandu*, qu'il fait voyager dans tous les sens avec une incroyable facilité. Mais ce que nous avons déjà dit, et qui ne saurait être révoqué en doute, c'est que l'allaitement préserve la nouvelle accouchée de la fièvre de lait et d'une foule d'accidents inflammatoires dont cette fièvre peut développer le germe, et qui, sans cette espèce de crise violente, eût pu se dissiper inaperçue; il épargne encore, jusqu'à un certain point du moins, l'état de plénitude et de surabondance auquel doivent être le plus souvent attribuées les inflammations du péritoine, de la matrice, etc., connues sous le nom général de *fièvres puerpérales*. La femme qui n'allaite pas est encore plus sujette à des sueurs et à des éruptions, qui, en raison de l'épanouissement et de la sensibilité qu'elles développent sur la peau, la rendent plus susceptible d'éprouver une impression fâcheuse de la part du froid, et prédisposent ainsi l'accouchée aux affections rhumatismales, catarrhales, et à ces espèces de gonflements douloureux des membres inférieurs, connus sous le nom de *phlegmasia alba dolens* (phlegmasie blanche douloureuse), gonflements qui se terminent assez souvent par des abcès, considérés à tort par le vulgaire comme de véritables *dépôts laiteux*. La femme s'épargne encore la tension douloureuse et l'engorgement des mamelles, qui peut en occasionner l'inflammation aiguë ou chronique; celle-ci laisse parfois à sa suite une induration de quelques glandes, que l'on ne peut réussir à dissiper, et qui, lorsqu'arrive l'âge de retour, peut devenir le germe d'un squirrhe ou d'un cancer; l'utérus ne serait pas aussi fréquemment, chez les femmes lymphatiques, atteint d'inflammation lente, qui, plus tard, peut aussi dégénérer en squirrhe, si l'absence de l'allaitement n'avait pas fait refluer vers cet organe, déjà fatigué par la grossesse et l'accouchement, une surabondance d'humeurs, dont il n'a pas eu assez de ressort vital pour se débarrasser complétement. Rien de plus propre à prévenir ou à dissiper, par une dérivation révulsive, de pareils accidents, que le développement et la continuité d'une sécrétion abondante par les mamelles. Les fleurs, ou *flueurs blanches*, qui surviennent si fréquemment chez les femmes délicates, à la suite d'un premier accouchement, et dont l'abondance délabre leur santé et détruit leurs charmes, peuvent aussi tenir à la même cause. En résumé, l'allaitement doit être regardé comme le préservatif le plus assuré des affections dont peuvent être tourmentées les femmes à la suite de l'accouchement, puisqu'il en est parfois le remède le plus efficace lorsqu'elles se sont développées.

Quant à l'enfant, sans partager d'une manière absolue l'opinion de quelques médecins, qui prétendent que la nature établit toujours entre lui et sa mère une sorte de corrélation, en vertu de laquelle le lait de celle-ci est plus approprié que tout autre à celui-là, nous devons dire, pourtant, que la difficulté de se procurer une nourrice dont la force du lait soit en rapport avec celle des organes de l'enfant, fait succomber un grand nombre de nourrissons. C'est ce que l'on peut observer surtout dans les hôpitaux, où l'on entretient des femmes pour allaiter temporairement les nouveau-nés. Ceux-ci dépérissent rapidement entre leurs mains, malgré l'abondance du lait, et cela d'une manière d'autant plus rapide, que la femme est plus anciennement accouchée; tandis que son enfant, à elle, sans être mieux partagé pour les soins et la quantité de l'aliment, ne cesse de croître en force et en embonpoint. Il faut aussi confesser ici que l'examen que le médecin est à portée de faire de la nourrice, est peu propre à rassurer les parents. Beaucoup de maladies peuvent être momentanément dissimulées, telles que les flueurs blanches, la syphilis, etc... D'autres, telles que les dartres, ne sont pas toujours apparentes, et l'on doit ajouter peu de confiance aux réponses que fera la nourrice aux différentes questions qui lui seront adressées sur ce point. D'ailleurs

pour qu'un pareil examen pût donner des résultats assurés, il faudrait qu'il pût être plus complet, plus soutenu et plus répété que cela n'a lieu le plus habituellement.

Il peut encore se faire, dans certains cas, qu'il devienne nécessaire que le lait dont se nourrit l'enfant soit imprégné de substances médicamenteuses. Doit-on compter qu'une femme à gage consente de bonne foi à gêner ses goûts, ses habitudes, à ce point qu'elle se soumette à des médications destinées à agir sur son nourrisson?

Enfin, plusieurs circonstances peuvent faire que la nourrice, qui, pendant quelque temps, aura fourni de très bon lait, n'en ait plus que de très mauvais par la suite. Fera-t-elle connaître ce changement? Ne sera-t-elle pas arrêtée par la crainte de perdre les avantages dont elle est en possession? D'ailleurs, une tendresse factice, et pour ainsi dire de commande, ne peut remplacer la sollicitude d'une mère, toujours si pleine de dévoûment.

Cependant une nourrice étrangère est encore bien préférable à l'allaitement artificiel, malgré les succès que l'on dit en obtenir dans certaines provinces. Nous avons déjà dit que le lait de la femme est toujours plus en rapport avec les organes digestifs de l'enfant que celui de divers animaux. Veut-on, pour obvier à l'inconvénient que présente ce dernier, le couper, le mélanger? il perd alors une partie de la saveur naturelle et de l'arome qui semblent l'animer d'une sorte de vie, à la sortie du mamelon; ce n'est plus qu'un aliment préparé par l'art et d'une qualité toujours variable. Ajoutons à cela les difficultés que présentent les soins relatifs à la température, à la propreté, à l'entretien des moyens qui servent à l'allaitement artificiel, et l'on verra combien celui-ci présente de chances défavorables, surtout lorsqu'il est confié à des mains mercenaires.

ALUN. Sulfate d'alumine et de potasse ou d'ammoniaque. Ce sel est diaphane, incolore, d'une saveur acide styptique; il existe dans la nature, et peut être le produit de l'art.

On distingue trois principales espèces

d'alun, savoir : l'*alun de Rome*, remarquable par sa teinte rouge ; celui d'*Angleterre*, appelé encore *alun blanc*, *alun de glace* ou *alun de roche*, lequel est très répandu et le plus usité, et enfin celui qu'on nomme *alun de plume*, qui se sépare en feuillets, comme l'amiante.

L'alun contient un peu plus que la moitié de son poids d'eau de cristallisation.

L'alun est un astringent énergique : on l'emploie à l'intérieur, mais à petite dose, dans les cas d'hémorrhagie passive et de diarrhées séreuses. On s'en sert aussi à l'extérieur pour toucher les aphthes et les ulcérations scorbutiques de la bouche.

L'*alun calciné*, c'est-à-dire l'alun privé de son eau de cristallisation au moyen de la calcination, devient très léger et d'un blanc neigeux ; il est alors escarotique et dessicatif. Les chirurgiens en saupoudrent les ulcères fongueux et les excroissances baveuses, les végétations, etc.

L'alun est d'un fréquent usage en teinture, et sert à fixer les couleurs sur les tissus.

AMADOU. Il n'est personne qui n'ait remarqué dans nos forêts, sur les vieux chênes, les vieux tilleuls et d'autres arbres encore, un gros champignon horizontal, sans pédicule, et appliqué immédiatement contre la branche qui lui sert de support. Sa consistance est celle du liége ou du bois, sa couleur un brun jaunâtre, sa grandeur variable. Ce champignon a reçu le nom d'agaric de chêne, ou amadouvier (*boletus igniarius*), et sert à fabriquer l'amadou, appelé aussi agaric dans les pharmacies. On sépare d'abord l'écorce du champignon, puis on la coupe par tranches, que l'on bat avec un maillet de fer, sur un billot de bois, jusqu'à ce qu'elles soient devenues souples, minces et spongieuses. Quelquefois on fait subir cette opération au champignon tout entier, s'il est d'une consistance convenable ; certains fabricants le font battre alternativement à sec ou mouillé. Dans cet état, l'amadou réunit toutes les conditions nécessaires pour être employé en médecine ; mais lorsqu'il est destiné aux usages domesti-

ques, on le laisse bouillir dans une dissolution de salpêtre (nitrate de potasse), ou de poudre à canon, ou mieux encore de chlorate de potasse.

La nature spongieuse de l'amadou le rend éminemment propre à arrêter le sang qui s'écoule par l'ouverture de très petits vaisseaux. On le met surtout en usage pour arrêter les hémorrhagies, suite de piqûres de sangsues. Voici comment on doit procéder dans ce cas : on prend un morceau d'amadou ou d'agaric assez épais et bien souple, et on le divise en petits carrés inégaux, au nombre de quatre ou cinq. Le plus petit aura trois lignes, le plus grand, un pouce de diamètre ; les autres seront d'une grandeur intermédiaire. On applique le plus petit sur la piqûre, immédiatement après l'avoir essuyée, et l'on superpose rapidement les autres, en ayant soin d'appuyer avec quelque force, et de maintenir quelque temps cette pression exercée avec le doigt. On forme ainsi une pyramide renversée, dont la pointe est sur la piqûre ; on recouvre cette pyramide de compresses pliées en double ou triple, et l'on maintient le tout avec une bande un peu serrée. De cette manière on arrête presque toujours le sang. Si la partie ne peut être ainsi étreinte circulairement, comme par exemple le cou, l'anus, etc., il faudra comprimer pendant un temps plus long, avec le doigt ou avec la main.

L'agaric ou amadou n'arrête pas le sang en vertu d'une propriété particulière, ainsi qu'on l'avait cru jadis ; il agit uniquement comme corps spongieux, en absorbant la partie liquide et favorisant la formation d'un petit caillot semblable à un bouchon, qui, introduit dans la piqûre, ferme l'orifice des vaisseaux. On laisse l'appareil vingt-quatre heures, et on le détache au bout de ce temps, en mouillant avec de l'eau froide les pièces qui le composent. L'amadou peut aussi servir de *moxa* (*voy.* ce mot) ; c'est même le plus simple de tous. A cet effet, on le coupe en lanières d'un demi-pouce de large, qu'on roule sur elles-mêmes, de manière à former un cylindre du diamètre d'une pièce de vingt sous ; on met le feu au centre de ce cylindre, et on l'entretient avec un soufflet. Enfin l'amadou est employé à faire tomber les cors aux pieds. Pour cela il suffit de tenir appliqué pendant huit jours, sur le cor, un morceau d'amadou tenu *constamment* mouillé. La portion de peau endurcie se détache quelquefois au bout de cinq à six jours de ce traitement simple, mais un peu assujettissant.

AMAIGRISSEMENT.
Diminution graduelle du volume du corps. C'est le passage d'un état quelconque d'embonpoint à la maigreur, et non la maigreur elle-même, avec laquelle l'ont confondu quelques néologistes. C'est également à tort que ce mot est parfois employé comme synonyme d'*atrophie :* cette dernière expression nous semble devoir s'appliquer exclusivement à la diminution partielle du volume d'un membre, d'un organe, ou d'un tissu seulement, et non de la totalité d'un individu. L'amaigrissement peut dépendre de deux ordres de causes bien différents, dont la distinction est de la plus haute importance dans la pratique.

Il se manifeste quelquefois indépendamment de toute maladie, de toute affection organique ; on le dit alors *essentiel*, *physiologique*. Les circonstances qui, dans ce cas, lui donnent le plus fréquemment lieu, sont ; l'époque de l'adolescence ou de la décrépitude ; un accroissement rapide ; des habitudes vicieuses, notamment celle de la *masturbation* (*voy.* le mot ONANISME); des travaux mécaniques ou intellectuels poussés à l'excès ; certaines professions, entre autres celles de mineurs, de fabricants de toile et de bas ; les affections morales profondes et surtout concentrées, telles que la tristesse, la haine, la jalousie, l'ambition, etc. ; ou bien des veilles prolongées, l'excès des plaisirs et l'abus des liqueurs fortes. Mais une cause beaucoup plus directe de l'amaigrissement, et pour ainsi dire immédiate, c'est l'inanition, cause d'autant plus active, qu'elle opère ses effets chez des individus accoutumés à une alimentation abondante, et dont l'âge, le sexe, le tempérament, etc., semblent exiger de plus fréquentes réparations. (*Voy.* le mot ABSTINENCE.) L'usage continué des acides peut encore déterminer la production du phénomène qui nous occupe. (*Voy.* le mot ACIDE.)

D'autres fois, et c'est le plus fréquemment, l'amaigrissement se rattache à l'existence de quelque maladie aiguë ou chronique, dont il n'est qu'un effet. Le genre de l'affection influe d'une manière évidente sur ses progrès, qui deviennent d'autant plus rapides, que l'organe lésé jouit d'une action plus spéciale et plus prononcée sur l'accomplissement de la nutrition. Ainsi, les maladies des intestins, du poumon, du foie, des reins, de la vessie, etc., agissent avec une énergie bien différente sur la production de l'amaigrissement. Dans les affections du cœur, il est peu sensible en général, et plus souvent le résultat de l'abstinence qu'elles exigent, que l'effet direct de la maladie elle-même ; certaines névralgies externes ou internes, les fièvres intermittentes simples, ne l'occasionnent qu'à un bien faible degré ; quelques affections du cerveau, la paralysie, par exemple, s'accompagnent même assez souvent d'une augmentation de l'embonpoint. D'un autre côté, l'amaigrissement symptomatique, quel que soit l'organe affecté, se montre généralement proportionné au nombre et à l'abondance des évacuations qui existent. Le *choléra-morbus*, la dyssenterie, la suette, toutes les suppurations abondantes, ne permettent aucun doute sur la vérité de cette assertion. Les phénomènes fébriles dont s'accompagnent les affections lentes ou chroniques, exercent encore sur sa production une influence directe et toujours en rapport avec leur intensité et leur durée. La présence de vers dans les intestins, du *ténia* surtout, y donne lieu, quoique le sujet n'éprouve ni fièvre, ni diminution de l'appétit, ni trouble dans les fonctions digestives.

L'amaigrissement est en général peu marqué dans la première période des maladies aiguës ; alors, en effet, si l'on excepte le *choléra*, la diarrhée et quelques autres affections en bien petit nombre, les excrétions naturelles se trouvent presque tout à fait suspendues; point de selles, point de transpirations, etc. Dans la deuxième, dite de *coction*, il se manifeste, au contraire, d'une manière bien sensible, si la nature, surtout, opère quelques efforts critiques un peu considérables. Dans ce cas, les humeurs, en raison du surcroît de vitalité dont certaines parties se trouvent animées, s'y portent en plus grande abondance, et laissent ainsi le reste de l'économie maigrir faute de sucs nourriciers. C'est en général à cette répartition inégale, bien plus qu'aux déperditions éprouvées durant les différentes fièvres, et non réparées par une quantité suffisante d'aliments, qu'il faut attribuer l'amaigrissement des malades. C'est également à l'afflux des humeurs vers l'utérus qu'est dû l'état de maigreur des autres parties qu'on observe parfois dans la grossesse, puisqu'on le voit survenir assez fréquemment sans que les femmes éprouvent aucun trouble fonctionnel. Cette même raison explique le peu d'amaigrissement dont sont affectés les sujets convalescents de fièvres éruptives; chez eux, l'organe extérieur, siége de tous les efforts de la nature, regorge de liquides.

Ordinairement les diverses parties du corps éprouvent l'amaigrissement à des degrés différents, et dans une sorte de succession à peu près régulière ; d'abord les membres supérieurs, ensuite les inférieurs, le tronc après, et la face en dernier lieu. Cet ordre néanmoins se trouve quelquefois interverti : dans la grossesse, l'amaigrissement se manifeste à la face et aux bras, tandis que le tronc et les membres inférieurs acquièrent un certain degré d'embonpoint; dans la phthisie pulmonaire, connue vulgairement sous les noms de *maladie de poitrine*, de *pulmonie,* c'est par la poitrine qu'il commence ; et dans la phthisie du mésentère, ou *carreau,* par les membres inférieurs.

L'amaigrissement qui ne dépend d'aucune cause organique est plus rare et moins inquiétant que tout autre. Il réclame néanmoins une attention spéciale du médecin, parce qu'il indique toujours un défaut de répartition et d'équilibre dans les forces vitales, et s'accompagne assez généralement d'une susceptibilité nerveuse qui rend les organes plus aptes à être atteints de quelque irritation ou inflammation. L'amaigrissement pathologique est beaucoup plus grave que le précédent, en ce qu'il se lie toujours à une lésion d'organe plus ou moins profonde, plus ou moins invétérée, et toujours dangereuse par elle-même.

Le genre d'affection et les circonstances au milieu desquelles survient l'amaigris-

sement, peuvent encore quelquefois lui donner une valeur, une signification particulières. Chez les vieillards, une diminution progressive, quoique lente, du volume du corps, sans maladie prononcée, annonce *le marasme,* c'est-à-dire l'excessif épuisement auquel ils doivent bientôt succomber. Un amaigrissement très prompt est un signe fâcheux dans toutes les maladies aiguës. Dans les affections chroniques, ce phénomène est d'autant plus à redouter, qu'il arrive plus subitement, fait des progrès plus rapides, et s'accompagne de fièvre. Sur la fin d'une maladie, il n'est pas bon, en général, que le volume du corps n'ait subi aucune diminution : on doit craindre alors une rechute. Il est fâcheux, après toutes les maladies, de ne pas recouvrer de l'embonpoint en proportion de la nourriture que l'on prend. Il en est de même lorsque la maigreur, causée par des souffrances morales, persiste après que ces souffrances ont cessé complétement, si l'on ne peut surtout l'attribuer à des écarts de régime.

Dans l'amaigrissement, comme dans tout autre phénomène morbide qui n'est qu'un symptôme, c'est contre la cause elle-même qu'il faut diriger tous ses efforts. Des moyens purement hygiéniques, ou qui s'adresseraient uniquement à l'effet, n'obtiendraient aucun succès tant qu'une cause incessante perpétuerait sa durée ; mais une fois cette cause détruite, il convient d'observer un régime fortifiant varié dans ses éléments suivant les diverses circonstances et la disposition des sujets. Les aliments doivent être choisis parmi ceux d'une facile digestion, et qui renferment, proportionnellement à leur masse, beaucoup de sucs nutritifs, mais toujours appropriés, dans leur nature et leur quantité, au degré d'énergie des organes; car ce n'est pas ce que l'on mange qui nourrit, mais bien uniquement *ce que l'on digère* ; et une indigestion épuise toujours plus les forces d'un convalescent qu'un ou deux jours de la diète même la plus absolue. Les bains d'amidon sont fort avantageux, lorsque les forces des malades permettent d'y recourir, en rappelant vers la peau la vitalité qu'elle avait perdue : mais c'est plus particulièrement dans la maigreur provenant de causes d'une nature purement nerveuse ; ils agissent de plus alors comme moyen calmant et adoucissant. On a, dans ces dernières années, singulièrement perfectionné la synonymie des aliments incrassants; ainsi le *racahout*, le *théobrôme*, l'*allanthaïm*, etc., etc., sont des noms pompeux donnés à des substances alimentaires qui, la plupart, se rapprochent plus ou moins, dans leur composition et dans leur action, des *fécules* aromatisées, du *chocolat*, par exemple, et d'autres aliments plus vulgaires, mais parfois tout aussi propres à restaurer et à engraisser que tous les prétendus secrets importés d'Arabie.

AMANDE. Fruit de l'amandier (*amygdalus communis*). Il existe deux variétés d'amandiers qui, semblables en tout, se distinguent seulement par le goût de la graine contenue dans le fruit. L'une fournit les amandes *douces*, l'autre les amandes *amères*. Les amandes douces proviennent des côtes de l'Afrique septentrionale et du midi de la France. On les sert sur nos tables avec des raisins secs, des figues et des noisettes; c'est un aliment d'une digestion assez difficile à cause d'une grande proportion d'huile grasse (54 p 0/0) que contiennent ces graines; elles rendent le gosier sec, et excitent la soif; cette dernière propriété, qui les fait rechercher des buveurs, doit les faire proscrire par l'homme sobre, qui se contente d'en manger un petit nombre. Les amandes sont employées pour les usages de la toilette. Le marc laissé à la presse lors de la fabrication de l'huile, est un cosmétique fort connu sous le nom de *pâte d'amande*. L'huile qu'elles contiennent purge doucement, à la dose de quelques onces; on la donne quelquefois aux enfants affectés de toux; pour les débarrasser des crachats qu'ils avalent et qui s'accumulent dans leur estomac; elle convient aussi dans les cas d'empoisonnement par les acides, l'arsenic, etc., après l'administration des premiers secours. Le *lait d'amandes*, qui, sucré et aromatisé, est une boisson des plus agréables en été ou pour les malades que la fièvre dévore, se prépare en pilant dans un mortier des amandes avec un peu d'eau, du sucre, et en passant le tout à travers un linge. Cette boisson, outre l'avantage d'étancher la soif, a encore celui d'être calmante lorsqu'elle est prise avant de se coucher. Le *sirop d'orgeat*, appelé ainsi parce qu'autrefois il entrait de l'orge dans sa fabrication, est une préparation fort analogue à celle dont nous venons de parler; elle en diffère seulement par la proportion de sucre, qui est beaucoup plus forte dans le sirop, et possède exactement les mêmes propriétés. Le mélange de sirop d'orgeat avec de l'eau est précieux, en ce que c'est une des boissons dont les malades se dégoûtent le moins, et qu'elle peut être continuée à cause de cela pendant très longtemps.

Les amandes *amères* diffèrent des autres par leur goût, et par leur odeur, qui devient surtout sensible lorsqu'on mouille l'amande. L'un et l'autre sont dus à une certaine quantité d'acide cyanhydrique ou *prussique* qu'elles contiennent. Cet acide est, comme on sait, un des poisons les plus énergiques qui existent, et quelque faible que soit la quantité qui se trouve dans les amandes amères, elle participe néanmoins à ses propriétés délétères. On lit dans la *Bibliothèque germanique* qu'un naturaliste prit quatre onces d'amandes amères, et qu'il éprouva tous les effets d'un empoisonnement, auquel il eût succombé si on ne l'eût secouru à temps. M. Christison rapporte que le docteur Grégory ne pouvait manger la moindre quantité de ces fruits sans éprouver les effets d'un véritable empoisonnement, auquel succédait une éruption semblable à l'*urticaire*. Le docteur Kennedy a vu mourir un homme qui avait mangé une grande quantité d'amandes amères, et M. Virey a appelé l'attention de l'autorité sur les accidents que produisent souvent les *macarons*, dans la composition desquels entrent beaucoup de ces graines. Nous ne saurions donc mettre le public trop en garde contre ces dragées de qualité inférieure, ces pralines amères qui se vendent dans les rues, et qui sont, comme on le voit, de véritables poisons.

Les symptômes de l'empoisonnement par les amandes amères sont les suivants : d'abord des convulsions plus ou moins fortes suivant la quantité du poison; nulles, si le malade n'a pris que quelques graines; en même temps le pouls devient plus rapide, la respiration plus accélérée : mais à cet état d'agitation succède bientôt un assoupissement et un abattement extraordinaires; le malade ne peut se soutenir, et il semble être paralysé de tous ses membres. Le remède, c'est l'*émétique*; deux grains pour un enfant, quatre ou six pour un adulte, puis des boissons adoucissantes, et en particulier l'huile des amandes douces. Ce qui prouve l'efficacité de cette huile, c'est qu'une certaine quantité d'amandes amères mangée est moins dangereuse que l'huile *essentielle* que l'on en retire par la distillation, parce que l'huile douce (qui s'obtient par expression) corrige, par sa présence dans l'amande, la propriété toxique de l'huile essentielle qui y est aussi contenue.

AME. Nous n'avons pas à considérer l'âme sous le point de vue simplement psychologique, nous devons l'étudier dans ses rapports avec l'organisation; c'est l'influence du moral sur le physique. Sujet vaste et du plus haut intérêt, également digne des méditations du médecin et du philosophe.

Cependant, comme il existe dans le monde une opinion générale, dont nous aimons, pour notre compte, à repousser la solidarité, celle qui représente les médecins comme une classe de *matérialistes*, nous ne pouvons entièrement éviter la discussion touchant l'existence de l'âme, et nous produirons deux arguments opposés, tirés de notre profession même.

Il n'est d'ailleurs que trop vrai que l'attention soutenue sur les propriétés de la matière finit quelquefois par distraire des phénomènes de l'esprit, et par amener le dédain de toute croyance qui n'a point pour base le témoignage des sens extérieurs. Pour nous, qui n'ajoutons pas moins de foi aux inspirations et aux convictions du sens intime, nous ne saurions adopter cette logique, qui rejette, sans autre forme, tout ce qui ne peut être prouvé physiquement, et qui, pourtant, admet, à regret sans doute, le sentiment, la pensée, le temps et l'espace, quoiqu'on ne puisse ni les voir ni les palper. Toutefois, puisque les matérialistes dédaignent les preuves morales, comme indignes de la sévérité de leur raison, nous acceptons le terrain des objets sensibles de la démonstration, sur

lequel ils nous appellent, et nous sommes bien aises de leur soumettre un argument puisé dans la physiologie même, et qu'il ne nous souvient d'avoir vu nulle part.

Nous avons annoncé que nous ne produirions que des arguments opposés; conséquemment nous devons, en loyal adversaire, mettre en avant la plus forte colonne de l'édifice des matérialistes. La voici, selon nous : Les propriétés de la matière sont relatives à sa nature et à ses modifications. La matière inorganique ne peut ni se mouvoir spontanément, ni sentir, ni penser, parce qu'elle n'est pas arrangée pour cela. Déjà les végétaux ont une animation particulière, qui, peut-être, leur permet de sentir à leur manière, mais non encore de penser, attendu que l'organe spécial leur manque. Dans la chaîne ascendante des animaux, les facultés de mouvement, de sentiment, d'intelligence, sont en rapport de développement avec les perfectionnements de l'organisation de chaque espèce. Partant, si, dans l'échelle zoologique, l'organisation et l'intelligence sont dans des rapports constants, connus, calculés depuis l'huître jusqu'à l'homme, ou il faut accorder, ou il faut refuser à tous ces animaux une âme immortelle, puisqu'on passe des uns aux autres par d'insensibles transitions; or, qui songea jamais à doter d'une âme les plus misérables insectes !

Nous espérons que les matérialistes ne nous reprocheront pas d'avoir éludé ou affaibli leur argument le plus fort, pour avoir meilleur marché de leur doctrine, car elle n'en a pas un autre, à notre connaissance, qui soit de cette trempe-là. S'il n'existait pas d'animaux, a dit Buffon, la nature de l'homme serait bien plus incompréhensible. Cette profonde réflexion est mille fois vraie, et nous n'hésitons pas à considérer ce parallèle, qui s'offre si naturellement, comme la cause la plus influente de la déchéance de l'homme de sa grandeur primitive, aux yeux de ceux qui en sont venus à ne le distinguer, dans la série des animaux, que par sa qualité de bipède et de bimane. Quant à nous, tout en reconnaissant, avec les naturalistes, que l'intelligence est généralement graduée sur l'organisation dans l'échelle animale, nous trouvons que la chaîne est rompue en passant du singe à l'homme, et que les facultés mentales de celui-ci dominent d'une hauteur si prodigieuse celles de tous les autres animaux, que la transition naturelle n'existe plus, et le parallèle n'est plus soutenable. Sans parler des œuvres admirables du génie et des mains de l'homme, nous trouvons que le *moi*, le sens moral, la conscience, la faculté de s'étudier soi-même, d'observer les autres, de contempler la nature, le placent si haut au-dessus des autres espèces animales, que c'est faire violence à la raison, de traiter de leurs âmes respectives parallèlement... mais nous savons que les matérialistes rejettent toute discussion qui s'appuie de considérations morales ; il leur faut absolument des preuves démonstratives, palpables, et nous avons hâte d'arriver à l'argument physiologique que nous avons annoncé. Il a pour texte l'*incompatibilité des phénomènes de la mémoire avec le renouvellement répété et intégral du corps, dans le système des matérialistes.*

Sous l'influence du mouvement vital, notre corps se décompose et se recompose sans cesse ; les aliments que nous prenons fournissent les principes réparateurs des pertes journalières que nous éprouvons : enfin notre physique se renouvelle intégralement plusieurs fois dans le courant de la vie humaine. Les physiologistes, qui sont d'accord sur ce grand phénomène, pensent qu'il ne faut pas plus de sept ans pour changer complétement de substance. Si cette opinion, à peu près unanimement admise par les médecins, paraissait par trop surprenante, nous rappellerions : 1° pour la dissipation et le renouvellement des parties molles, ces hommes robustes qui, atteints d'une grave et longue maladie, se trouvent réduits à la consomption de squelettes, et qui étant heureusement entrés en convalescence, recouvrent leur embonpoint au bout d'un ou de deux mois, et notez bien que leurs organes intérieurs, le cerveau et tous les viscères, avaient subi le même dépérissement; l'autopsie, quand ils succombent dans cet état de maigreur, ne laisse, à cet égard, aucun doute. Ainsi leur substance avait en grande partie disparu, les aliments l'ont renouvelée. 2° Pour la décomposition et la recomposition des par-

ties dures, nous citerons les expériences, tant de fois renouvelées, de Duhamel, concernant la coloration rouge du tissu osseux chez les animaux nourris avec de la garance. Ainsi, qu'on prenne deux cochons; qu'on leur serve journellement de cette plante mêlée à d'autres aliments ; qu'au bout de six mois de cette nourriture spéciale, on tue l'une de ces animaux, on trouvera que la matière colorante de la garance a pénétré partout le tissu des os, et fait corps avec eux aussi bien que la gélatine et le phosphate calcaire. Le cochon, au contraire, qu'on aura laissé vivre, et le sevrant de garance à la mort de son compagnon, et qu'on égorgera quelques mois après, n'aura plus de principe colorant dans son système osseux. Il aura disparu après y avoir été. Il est donc incontestable que les parties liquides, molles et solides du corps humain, éprouvent un mouvement perpétuel de décomposition et de recomposition, en vertu duquel nous changeons définitivement de substance, tout en restant, en apparence, les mêmes. Si l'on objectait les cicatrices indélébiles, qui ne s'effacent pas dans ce renouvellement, nous répondrions qu'il se fait d'une manière assez lente, pour que les molécules qui remplacent celles qui s'en vont, occupent exactement la même place. Si l'on parlait aussi des tatouages, qui se conservent toute la vie, nous ferions remarquer que ce sont des corps étrangers, en dehors des actions vitales, comme les grains de plomb, les balles qui séjournent parfois dans les tissus de notre corps. Si l'on disait encore que dans ce merveilleux tourbillon de la vie, il n'y a que des parties accessoires qui changent, et que la trame primitive reste là même depuis le jour de la naissance jusqu'à la mort, nous citerions ces mutations étonnantes, déterminées, dans les tempéraments, par la succession des âges, par les grandes transitions de climat, les changements d'atmosphère, de régime ; mutations telles, que l'homme est évidemment changé au physique comme au moral. Enfin l'unanimité des physiologistes qui ont approfondi cette question, mérite bien quelque créance, quand ils avancent et démontrent que *notre corps doit changer totalement de matière, plusieurs fois, dans le cours de son existence.*

Ce principe établi, passons aux inductions, et demandons-nous d'abord s'il est possible de concilier les phénomènes de la mémoire avec les mutations intégrales de l'organisation. Le cerveau, disent les matérialistes, est l'organe du sentiment et de la pensée ; il reçoit les impressions, les conserve, les combine, les féconde, les reproduit ; c'est son affaire, comme à l'estomac de digérer. N'allez pas plus loin, vous ne trouveriez que des hypothèses et du vide... Attendez, nous voulons bien vous accorder, en passant, que la matière, organisée pour cela, sent et pense ; mais, en revanche, nous ferez-vous peut-être la concession qu'*il n'y a que la substance cérébrale qui a reçu la sensation qui puisse en perpétuer le souvenir.* Autrement, si au lieu de la *même* matière nerveuse, il vous suffisait qu'elle fût similaire, *identique,* c'est à peu près pour nous comme si vous prétendiez que le cerveau de Jean conservera la mémoire d'un événement qui n'a été connu que de Paul, attendu que les deux organes sont de même nature. Vous nous parlez matière et impression, nous acceptons votre langage ; nous voulons seulement que l'impression ne puisse être reproduite que par la matière qui l'a reçue. En cela, nous ne sommes certainement pas exigeants, et, cependant, prenez-y garde, si vous nous l'accordez, sapé par les fondements, votre système tombe en ruine, et voici comment : *Du cerveau que vous avez aujourd'hui, dans sept ans* (plus tôt ou plus tard, selon les âges), *il ne vous restera pas un atome; comment la nouvelle substance cérébrale pourra-t-elle vous retracer des impressions qu'elle n'a pas reçues?* car, pour rendre, il faut nécessairement recevoir. Mais, direz-vous, par l'opération mentale que nous appelons la réflexion, la réminiscence, le cerveau fait des retours sur lui-même, et il regrave les mêmes idées qui étaient entrées par les sens, dans les molécules nouvelles qui remplacent celles qui s'en vont. Il faut bien encore vous accorder cela, en faveur de notre concession première, et voyons ensuite si vous montrerez autant de désintéressement et de sincérité.

Tout le monde sait qu'on conserve jusque dans l'âge le plus avancé des souvenirs de l'enfance. On n'ignore pas non plus qu'une foule de ces souvenirs ne reparaissent qu'au bout de quarante, soixante, quatre-vingts ans, tantôt en revoyant les lieux de sa naissance, des compagnons du jeune âge, des analogies de situation, etc. Or, que de fois on a changé totalement de cerveau et de physique tout entier, dans ces longs intervalles pendant lesquels la substance cérébrale renouvelée n'a pu recevoir l'impression qu'elle transmet ni des sens extérieurs, ni des retours intérieurs ou réminiscences ! Ces souvenirs ont quelquefois sommeillé au delà d'une moitié ou des trois quarts d'un siècle ! Et voyez pourtant ce vieillard au moment où il retrouve ces souvenirs si longtemps perdus, il vous étonnera par le détail et l'exactitude des circonstances qui s'y rattachent. Si la sensibilité le distingue, vous le verrez, plein de vivacité et d'émotion, animer son récit comme si la scène s'était passée sous ses yeux la veille. Dans ses vieux ans, Rousseau chantait avec bonheur et attendrissement un air de sa nourrice qu'il avait soudainement retrouvé. Oh ! non certes, il n'y a qu'un témoin toujours le même, toujours jeune, sous une enveloppe qui a tant changé, qui puisse retracer le passé avec cette précision, avec des couleurs si vraies et si vives ! Or, le corps a subi plusieurs changements dans sa totalité, l'âme seule est restée la même. Après cela nous n'avons pas à nous occuper des souvenirs à jamais perdus, nous ne devons argumenter que de ceux qui demeurent.

Quelle ressource reste-t-il aux matérialistes, auxquels nous ne parlons pas psychologie, mais matière, pour expliquer ces phénomènes communs de mémoire que nous venons de rappeler ? Répondront-ils avec les antiques pyrrhoniens : Cette objection est pour le moment spécieuse, embarrassante ; plus tard, sans doute, on en trouvera la réfutation ? Non, il n'est pas de mauvaise cause qui ne trouve des arguties, et nous allons mettre en avant la seule réplique qui nous semble imaginable. Le cerveau, diront-ils, se décompose et se recompose lentement ; les molécules cérébrales qui arrivent reçoivent, par le simple contact, la modification que les sensations et la réflexion avaient fait subir aux molécules qu'elleremplacent..... *Or, concevez-vous des atomes qui, se rencontrant dans l'intimité de nos tissus, se communiquent des idées par le contact?* Comprenez-vous que les particules nutritives qui sont encore dans vos champs de céréales, dans les légumes de votre potager, ou les animaux de votre basse-cour, recevront, d'autres particules, en arrivant à leur casier dans le cerveau, l'inscription d'une impression déjà perçue et qui vous reviendra pour la première fois dans soixante, quatre-vingts ans? Il est impossible de soutenir de bonne foi des conceptions de cette espèce; et cependant que peut-on répondre de mieux?

Résumons-nous maintenant. Pour conserver une inscription, il faut qu'un monument se conserve lui-même. On restaure: l'inscription est perdue si on ne la grave pas de nouveau. Le cerveau se renouvelle intégralement plusieurs fois en la vie, les souvenirs persévèrent; il est de toute impossibilité que la substance cérébrale qui, soit par les sensations, soit par les réminiscences, n'a pas reçu une impression, puisse en transmettre le souvenir; or, il en est qui sommeillent assez longtemps pour que le renouvellement entier du cerveau ait pu s'effectuer une et plusieurs fois. D'où nous sommes amenés, par l'évidence et la certitude d'une démonstration, à cette conclusion rigoureuse: *Le principe qui reçoit, conserve et reproduit en nous les impressions, est indécomposable, indestructible, au sein de cette matière qui se décompose et se détruit.* Nos preuves démonstratives ne peuvent pas aller plus loin; mais si la raison sévère dans la logique se borne à établir que ce principe qui sent, qui pense, qui se souvient, est inaltérable, la conscience ajoute qu'il est immortel.

Ici nous terminons une discussion que nous n'avons abordée que pour éloigner le soupçon de matérialisme qui plane sur les médecins, et pour développer un argument puisé dans la médecine même. En renonçant à produire des preuves morales auxquelles nous accordons une grande valeur, nous ne pouvons faire cette remarque familière aux animistes, que les croyances spiritualistes sont plutôt du domaine du sentiment que de la raison, se sentent encore mieux qu'elles ne se prouvent. Aussi Rousseau, qui était si convaincu de l'existence de Dieu et de l'âme, et qui avait tant de ressources intellectuelles pour défendre et faire prévaloir ses convictions, a-t-il avoué, dans un passage de ses *Promenades solitaires*, que, sans le convaincre, les arguments des matérialistes l'inquiétaient, et qu'il sentait que son cœur leur répondait mieux que sa raison.

Et que n'aurions-nous pas à dire encore, s'il fallait exprimer notre sentiment sur les malheurs que les doctrines matérialistes ont répandus dans les modernes sociétés! Oh! certainement, s'ils en avaient prévu toute la portée, s'ils n'avaient été dominés par de malheureuses préoccupations (affaiblir le clergé en attaquant le dogme), plusieurs philosophes du dix-huitième siècle, qui aspiraient au titre de bienfaiteurs de l'humanité, eussent fait un meilleur emploi de leur génie. Matérialistes par genre ou par conviction, ils auraient du moins compris qu'il est des erreurs salutaires qu'on doit respecter, parce qu'elles protégent l'homme contre son semblable et contre lui-même; tout comme il est des maladies qu'il est dangereux de guérir.

Abordons enfin le côté vraiment médical de notre sujet, occupons-nous de l'âme ou du moral dans ses relations avec notre corps, et des préceptes hygiéniques qu'il est utile d'observer pour régler convenablement leur influence réciproque. Le cerveau et le système nerveux étant incontestablement les instruments les plus immédiats de l'âme, et l'âme elle-même aux yeux des matérialistes, c'est sur ces organes que nous aurons plus particulièrement à étudier l'action du moral.

Nous sentons avant de penser; nous sommes sensibles avant d'être raisonnables. Cependant, comme la pensée a plus de part que le sentiment dans notre existence, c'est par les occupations intellectuelles que nous commencerons. En nous donnant les moyens, la nature a voulu la fin; l'exercice convient au cerveau comme à tous les autres organes. Loin donc que le travail intellectuel modéré soit nuisible à l'organisme, il apporte au contraire sa part d'équilibre dans l'ordre régulier des fonctions. L'homme qui pense peu, à moins qu'il ne soit livré à quelque exercice physique difficile ou rude, a les sens engourdis; il a de la propension à l'oisiveté, au sommeil, et ses facultés mentales déclinent d'autant plus, qu'il en fait moins usage. Que de fois nous avons vu des condisciples découragés de ne pouvoir se livrer à l'étude avec l'assiduité et le zèle qu'une résolution trop tardive leur inspirait! Vainement ils voulaient commander à leur attention, elle ne se soutenait point, et ils étaient accablés par une heure seulement d'une lecture sérieuse. Tout l'artifice de leur peine gisait dans le défaut d'habitude. Voyez que de temps il faut au danseur, au pianiste, pour apprendre à mouvoir, l'un ses jambes, l'autre ses doigts, avec cette prestesse qui vous étonne. Eh bien, le cerveau n'a pas d'autres lois organiques que les muscles; plus on l'exerce, plus il acquiert de facilité et d'aptitude à remplir ses hautes fonctions, plus sa matière devient docile au service de l'âme.

Le travail d'esprit soutenu et bien dirigé est si puissant pour développer l'intelligence, que des philosophes n'ont pas craint d'avancer que tous les hommes ayant les sens convenablement conformés, avaient une aptitude intellectuelle égale. Cette assertion encourageante, qui établirait l'omnipotence de l'éducation sur les instincts, les aptitudes, les penchants, sur tout ce qu'on nomme enfin les dispositions natives, n'est malheureusement pas confirmée par l'observation; comme celles du corps, les forces de l'esprit sont naturellement inégales. Le travail de l'esprit méthodiquement tracé peut considérablement pour le développement intellectuel de l'homme; mais les bornes de sa puissance sont posées par l'organisation; il donne difficilement les facultés qui manquent; en dédommagement, il accroît et perfectionne celles qu'il exerce le plus : la mémoire, chez le naturaliste et le philologue; le jugement, chez le mathématicien; l'imagination, chez l'artiste, etc.

Quand on n'a pas encore atteint ou qu'on a perdu l'habitude des occupations intellectuelles, il faut, pour l'acquérir, procéder graduellement, et savoir s'arrêter dès que la fatigue se manifeste. Sans cette précaution, le travail rébute, la santé s'altère et l'esprit y gagne peu de chose, si même il n'y perd pas. Ainsi donc de suite que vous éprouverez vers la tête un sentiment de lassitude, de pesanteur, de plénitude, avec inattention et dégoût pour l'étude, ne vous faites pas violence, n'allez pas plus loin; de toute façon, ce serait en pure perte; cherchez alors des distractions, attendez que le goût vous ramène au travail; variez les sujets s'il le faut, et ne vous lassez pas outre mesure avec le même. Il est des circonstances où, sans cesser d'être attrayants et même faciles, les travaux intellectuels sont néanmoins nuisibles ou dangereux; il est vrai qu'on ne tombe dans la perfidie de ces sortes d'excès que quand la passion nous domine; mais alors le lecteur ou le compositeur ont beau sentir que leur sommeil se perd, que leur cerveau bouillonne, que leur tête est brûlante, tandis que des frissons parcourent d'autres parties du corps et qu'un véritable mouvement de fièvre les agite, trouvant leur conception plus fine, leur composition plus abondante et leurs inspiratoins plus heureuses, ils se dévouent au feu sacré; heureux s'ils peuvent se délecter impunément de cet enthousiasme, de ce ravissement, de ces extases de l'intelligence! Trop souvent des congestions cérébrales, des douleurs de tête, la frénésie, la folie, la disposition apoplectique, la stupidité et d'autres affections nerveuses, sont les suites de la contention trop fréquente et démesurée de l'esprit. Toutefois, gardons-nous, à propos de ces nobles suicides, d'accuser la vigilance tutélaire de la nature ou de l'instinct; l'homme brave alors leurs salutaires avertissements, car il ne donne pas dans les excès que nous venons de signaler sans s'apercevoir qu'ils lui nuisent. Indépendamment des symptômes d'excitation qui se manifestent vers la tête, l'inappétence des aliments, la difficulté des digestions, l'inaptitude et la répugnance de l'exercice, avertissent assez l'opiniâtre penseur qu'il accorde trop au principe divin de sa nature mixte, et que la matière, à laquelle l'esprit est associé, a ses exigences.

Une remarque des plus constantes, c'est que la puissance intellectuelle et la force musculaire se développent inversement chez le même individu, au point qu'on a de la peine à citer de profonds penseurs ou de grands artistes dont les muscles aient été capables de soutenir de moyens efforts. Il paraît cependant que Platon, qui joignait à une imagination poétique un sentiment exquis et une raison supérieure, était vigoureux et musclé comme un athlète; il avait eu la sagesse d'exercer alternativement l'esprit et le corps, usage qu'on ne saurait trop recommander aux savants, aux hommes de lettres et aux artistes; ils se préserveraient ainsi d'une foule d'accidents nerveux et d'autres maladies qui font payer chèrement au sage les modestes ornements de son esprit, à l'homme vain et ambitieux, quelques satisfactions d'amour-propre et un peu de gloire. A ces personnes qui abusent de la vie intellectuelle, nous devons le leur répéter, rien ne saurait suppléer à l'exercice musculaire; la fréquentation des salons, des spectacles, etc., n'est qu'une diversion au travail du cabinet, c'est toujours l'esprit qui s'occupe.

Du reste, les règles de la gymnastique ne sont pas les seules que doivent observer les hommes adonnés habituellement aux occupations mentales; ils travailleraient avec plus de facilité et de fruit étant à jeun ou après des repas légers; d'ailleurs la vie sédentaire entraîne peu de pertes corporelles, et peu d'aliments suffisent pour les réparer. Il ne faut point occuper l'esprit en mangeant; il conviendrait même de ne pas passer immédiatement du travail à la table, et de la table au travail. Les stimulants, le vin, les liqueurs, le café, le thé et toutes les infusions aromatiques activent certainement l'intelligence; mais si l'usage en est permis aux travailleurs dont le tempérament est encore sain, l'abus en serait très nuisible; la constitution nerveuse, déjà prédominante, ne manquerait pas de passer à l'état maladif sous la surexcitation imprudente de ces boissons.

Pendant le travail, il convient d'entretenir dans le cabinet un air pur et tempéré, d'avoir les pieds chauds, la tête légèrement chargée ou découverte, la cravate et les vêtements lâches, etc.; il y aurait encore beaucoup de choses à dire sur l'hygiène spéciale des savants, des hommes de lettres, des artistes, dont les travaux en noblissent l'espèce humaine et sont le plus bel ornement de la civilisation; de cette classe intelligente qui est à la société ce que l'âme est à la matière... mais nous sommes arrêtés par les bornes d'un dictionnaire. A ceux qui désireraient de plus amples détails sur cet intéressant sujet, nous nous ferions un devoir d'indiquer les publications de M. Reveillé-Parise sur l'hygiène des hommes adonnés au travaux de l'esprit, ouvrage d'une brillante composition, et dans lequel des pensées profondes et de belles maximes philosophiques s'allient à des vues médicales du premier ordre. (*Voy.* Littérateurs.)

Les occupations intellectuelles ne constituent qu'une partie de l'existence de l'âme humaine. Nous poursuivrons nos observations touchant l'influence du moral sur le physique, aux articles Émotion, Passion, Folie, etc.

AMERS. Il existe dans la nature un grand nombre de subtances appartenant au règne minéral, au règne végétal ou au règne animal, que leur saveur a fait désigner sous le nom de substances amères, ou simplement d'amers. Il est impossible de décrire la sensation particulière qu'elles causent sur la langue; chacun en a la conscience sans pouvoir en donner une idée à celui qui ne l'a pas éprouvée. Cette sensation est désagréable pour la plupart des individus, surtout pour les enfants; mais il en est qui l'aiment, d'autres la recherchent même; ainsi on a vu des malades, que leur médecin avait mis à l'usage de la rhubarbe mâchée, suivant la méthode du docteur Jackson de Boston, ne plus pouvoir renoncer à cette habitude. Il est vrai de dire cependant que peu de personnes préfèrent les substances amères aux substances sucrées, par exemple; mais on peut affirmer, parce que l'expérience le prouve tous les jours, qu'il est peu de saveurs auxquelles on s'accoutume plus facilement que celle-ci; aussi engageons-nous les malades à ne pas trop se hâter de repousser le calice amer que nous sommes forcés de leur présenter quelquefois; car souvent, au bout de quelques jours, la boisson qui paraissait d'abord insupportable, n'affecte plus désagréablement le palais, qui s'habitue plus facilement aux substances amères et franches qu'à ces saveurs douceâtres ou équivoques qui révoltent l'estomac tout en indisposant le goût. Les amers sont loin d'avoir tous les mêmes propriétés, et l'amertume n'est souvent qu'un caractère accessoire à des principes dont les propriétés sont tout à fait opposées. Ainsi le sulfate de soude (sel cathartique amer) est purgatif; la coloquinte et l'aloès, drastiques; la fève de Saint-Ignace vénéneuse au plus haut degré; le quinquina, tonique. Aussi ne peut-on pas, à l'exemple de Cullen, regarder tous les amers comme des toniques; on pourrait dire tout au plus que l'amertume de toutes ces substances est tonique; mais elles ont souvent d'autres propriétés bien plus énergiques qui altèrent ou annihilent celle-ci. En supposant que l'on ne prenne pour indice des propriétés d'un médicament que les sensations qu'il cause au palais, la règle de Cullen n'en est pas moins fausse, car il est rare qu'une substance ne soit qu'amère, ou, comme on dit, un amer franc : le plus souvent il se joint à ce goût amer un autre goût âcre, aromatique ou astringent; de là la division des amers en diverses classes, que nous allons passer en revue, en nous aidant du travail de M. le docteur Guillemin, sur l'amertume dans les végétaux. C'est le règne végétal, en effet, qui fournit le plus grand nombre d'amers employés comme aliment et comme médicament. L'amertume elle-même offre mille degrés qu'il est inutile d'indiquer. On trouve toutes les saveurs intermédiaires, depuis celle de l'écorce d'orange jusqu'à celle de la noix vomique. Une substance douée d'une amertume légère pourra servir d'aliment; telles sont la chicorée, la dent de lion; celles au contraire où l'amertume est trop développée entreront seulement dans la matière médicale. Cependant il existe des plantes qui ne sont pas également amères dans toutes leurs parties, et peuvent ainsi servir à la fois de médicament et d'aliment; la rhubarbe a une racine purgative, tandis que la queue des feuilles se mange en Angleterre comme nous mangeons les cardons.

L'horticulture enseigne aussi des procédés pour modifier l'amertume des végétaux, en les faisant *étioler*, c'est-à-dire en mettant les parties qu'on veut récolter à l'abri de la lumière ou de l'air dans des caves, ou en les liant en faisceau; c'est de cette manière qu'on fait un aliment agréable du cardon, de la chicorée, de la laitue, dont l'amertume serait insupportable sans cette précaution.

1° *Substances purement amères. Amers francs.* On donne ce nom à des substances presque toutes végétales qui laissent dans la bouche et sur la langue une sensation d'amertume sans aucun mélange d'un autre goût quelconque; elles sont toniques, c'est-à-dire qu'elles ont la propriété de rétablir les forces digestives chez ceux qui les ont perdues, ou de les rendre encore plus énergiques chez les personnes qui les ont dans toute leur intégrité; mais ici il est une distinction importante à faire, distinction dont nous avons parlé en passant, à l'article ABSINTHE. La débilité de l'estomac peut provenir d'une trop grande excitation, d'une inflammation de l'organe. Alors les amers sont contre-indiqués. Cette distinction est souvent fort difficile à faire, et nécessite toutes les connaissances d'un homme de l'art. Cependant voici les principaux signes qui doivent sinon déterminer, au moins mettre sur la voie les personnes étrangères à la médecine, auxquelles ce livre est plus spécialement destiné. Le dérangement des facultés digestives pourra être attribué à une irritation, lorsqu'il reconnaîtra pour cause des excès de table répétés, l'abus d'un régime excitant, tels que des aliments épicés, du vin, des liqueurs, du thé, du café; des chagrins ou des veilles prolongées, l'habitation de lieux élevés, un climat froid et sec. Les symptômes seront une douleur au creux de l'estomac augmentée par la pression, un sentiment de chaleur dans cette région, de la soif, une langue rouge et sèche, des indigestions fréquentes, une constipation ou un dévoiement habituel. La simple débilité de l'estomac sans irritation a été niée à tort par une école fameuse, celle de M. Broussais, qui proscrivait tous les amers en masse: elle reconnaît souvent pour cause une vie trop sédentaire, les travaux de cabinet, l'abus d'aliments de difficile digestion, les eaux non aérées, telles que celles de puits ou de citernes, l'habitation de climats humides ou chauds; quelquefois aussi, nous ne craignons pas de le dire, le soin poussé à l'excès d'éviter tout aliment stimulant, toute boisson excitante; l'usage habituel de limonades, d'eau édulcorée avec le sirop de gomme; enfin, la manie de se borner à un seul aliment ou à un petit nombre d'aliments, dans l'opinion, très souvent fausse, que les autres ne peuvent être digérés. Chez les femmes, les flueurs blanches, la suspension des règles, amènent les mêmes résultats. Le malade éprouve un dégoût, un manque d'appétit continuel; au lieu de désirer des aliments sains et de facile digestion, il se sent plutôt porté vers les assaisonnements de haut goût, tels que des cornichons, de la salade, des anchois, des fruits verts. Après le repas, il éprouve une pesanteur pénible à l'estomac, il est lourd, fatigué, somnolent; si le repas a été pris vers le soir, le malaise se prolonge dans la nuit, le sommeil est agité et troublé par des rêves pénibles: le lendemain la langue est blanche, pâteuse, la bouche amère et l'appétit aussi peu développé que la veille Cet état est le plus souvent accompagné de constipation, quelquefois, quoique rarement, de dévoiement. Il n'est pas rare non plus de voir des selles régulières. Voilà les cas où les amers purs conviennent particulièrement, tandis qu'ils ne pourraient être que nuisibles lorsque l'estomac est irrité.

Amers francs. Les plus remarquables sont: 1° la grande gentiane ou gentiane aune (*gentiana lutea*). Elle doit son nom à un roi des Illyriens, nommé Gentius ou Gentis, qui en recommanda l'usage à son peuple, contre la peste; au rapport de Celse et de Cœlius, elle était un des ingrédients du fameux antidote de Mithridate, au moyen duquel ce roi prétendait braver tous les poisons. Pline a vanté le vin de gentiane; Agricola l'indiquait comme l'entretien d'une longue vie (*longæ vitæ pabulum*). Enfin Lobel l'appelait l'ennemi de la putridité et la mort du venin. Sans partager l'exagération des anciens, nous dirons que non-seulement la grande gentiane, mais encore toutes les autres espèces, telles que la gentiane sans tige (*gentiana acaulis*), la gentiane amère (*gentiana amarella*),

possèdent un principe amer, qui réside principalement dans l'écorce des radicelles ou petites racines de la plante. Elles sont employées avec succès par les habitants des Alpes, qui produisent un grand nombre d'espèces de gentianes, dans les cas de fièvre intermittente; combinées à des moyens hygiéniques bien dirigés, elles conviennent aussi dans les maladies scrofuleuses. Sabatier s'est servi de la racine de gentiane en guise d'éponge préparée, dans le traitement des fistules d'une guérison difficile. La petite centaurée (*erythræa centaurium*), qui fleurit pendant tout l'été dans nos forêts, où ses jolies fleurs roses attirent la vue, a des propriétés analogues à celles des gentianes, quoique moins énergiques; on l'emploie à l'état d'infusion théiforme; elle convient particulièrement dans les débilités d'estomac, résultat de la vie sédentaire; mais pour en obtenir quelques effets, il ne suffit pas d'en prendre pendant quelques jours, il faut en prolonger l'usage beaucoup plus longtemps, pendant des semaines et même des mois, si l'on veut en obtenir des effets appréciables. Le bois de *quassia amara* et l'écorce de *simarouba* doivent aussi trouver place parmi les amers francs; cependant ils sont maintenant moins employés qu'autrefois, parce que l'on a reconnu qu'ils n'avaient aucun avantage sur nos amers indigènes, parmi lesquels nous nommerons encore le houblon; les cônes qui forment les fruits de cette plante sont recouverts d'une poussière jaune, appelée lupuline par les chimistes: c'est en elle que réside l'amertume particulière au houblon; son emploi dans la fabrication de la bière est trop connu pour que nous en fassions une mention plus détaillée dans cet article. Les feuilles de lilas renferment aussi un principe amer; et, dans un cas de fièvre intermittente, M. Cruvelhier a fait usage, avec succès, des bourgeons de cet arbre. La racine de columbo, qui est préconisée depuis longtemps contre la dyssenterie, renferme aussi un principe amer; il n'est pas inutile de faire remarquer ici que, cette racine contenant une grande quantité d'amidon, c'est peut-être à elle, et non au principe amer, qu'on doit attribuer son action. Quoi qu'il en soit, si l'on fait une simple infusion de la racine, alors le principe amer est seul dissous. Si l'on fait une décoction, au contraire, on dissout et le principe amer et l'amidon. La racine de *pareira brava*, fort employée autrefois, est tombée maintenant dans un oubli mérité.

Parmi toutes les substances que nous venons d'énoncer, il n'en est aucune dont l'action soit dangereuse; nous ne saurions cependant ranger ailleurs que parmi les amers francs, la coque du Levant, fruit du *cocculus suberosus* ou *anamirta cocculus*, liane grimpante de l'Inde. L'amande de ce fruit contient un principe amer et vénéneux, actif au point que trois ou quatre grains de ce fruit réduit en poudre suffisent pour donner la mort à un chien. On se sert souvent de cette substance pour enivrer le poisson; mais, M. Goupil, médecin à Nemours, a prouvé, par des expériences directes, que le poisson pris de cette manière pouvait devenir funeste en s'imprégnant du principe délétère de la coque du Levant. Les feuilles du houx commun (*ilex aquifolium*) sont très amères. Déjà anciennement Reil et Durande avaient constaté leur efficacité dans les cas de fièvre intermittente; M. Rousseau en a dernièrement obtenu les mêmes résultats dans un grand nombre de cas, où la poudre de ces feuilles a remplacé le quinquina.

Toutes les substances dont nous venons de parler sont des médicaments. Parmi les aliments nous trouvons peu de substances amères; leur goût a suffi pour les faire proscrire; cependant la salade connue sous le nom d'*escarolle*, de *barbe de capucin*, est purement amère, mais elle ne convient pas aux estomacs délabrés, parce qu'elle est d'une digestion difficile comme toutes les substances crues.

2° *Substances amères âcres*, où l'amertume est mélangée d'âcreté. Nous trouvons ici le plus redoutable des poisons végétaux, la noix vomique, graine contenue dans le fruit du *strychnos nux vomica*. Rien ne peut donner une idée de cette amertume, suivie d'un arrière-goût métallique, qui persiste pendant plusieurs heures; mais, comme nous le verrons avec détail à l'article Noix vomique, ce n'est pas à son amertume que ce fruit doit ses propriétés, mais au principe qu'il

contient, et qui agit spécialement sur le système nerveux. Parmi les substances amères âcres, il n'en est aucune qui soit employée dans le but d'agir sur l'économie par cette propriété même, à l'exception du *strychnos potatorum* de Madagascar, dont les graines connues sous le nom de *titan-cotte*, servent à rendre l'eau potable en lui communiquant une amertume agréable.

3° *Amers astringents*, où l'amertume est mêlée d'astringence. Le mélange de ces deux saveurs indique, dans les substances qui les réunissent, un assemblage de propriétés très précieuses dans une foule de maladies; en effet, il arrive souvent que l'atonie, la faiblesse des intestins s'accompagne de dévoiement, et alors, ce principe astringent combat avec succès cette sécrétion trop abondante, dont le canal intestinal est le siége; on a observé aussi que les fièvres intermittentes sont coupées plus aisément par des substances amères, et astringentes à la fois, que par celles qui sont simplement amères; chez les scrofuleux, où la diarrhée est si fréquente, on doit aussi les préférer, ainsi que chez les femmes affectées de fleurs blanches. On peut dire en un mot que les amers astringents sont indiqués dans tous les cas où les amers purs le sont, et qu'il en est une foule où les derniers ne sauraient les remplacer. Passons en revue les principales substances qui rentrent dans cette catégorie. Les écorces de saule, de chêne, de marronnier d'Inde, ont été bien souvent proposées pour remplacer le quinquina, dont l'imprévoyance des Américains finira par dépeupler le Nouveau-Monde; mais malgré l'analogie de saveur avec l'écorce du quina, tous ces produits indigènes n'ont pu la remplacer; elle joint en effet à une amertume et à une astringence très prononcées, deux principes, la quinine et la cinchonine, qui possèdent la merveilleuse propriété de guérir toutes les maladies, de quelque nature qu'elles soient, qui reviennent à des intervalles réguliers. Aussi ne faut-il pas oublier que le quinquina guérit les fièvres intermittentes, parce qu'il les combat à la fois par son amertume, son astringence et enfin par ses propriétés antipériodiques; les racines de bistorte, de patience, rentrent aussi dans la classe des amers que nous venons de passer en revue.

4° *Aromatiques amers*, où l'amertume est subordonnée aux propriétés aromatiques. C'est une règle à laquelle on trouve bien peu d'exception, que toutes les plantes aromatiques sont légèrement amères; mais presque toujours ce dernier principe est dominé par l'autre, qui communique au végétal ses propriétés principales; ainsi les sauges, le thym, les menthes, la lavande, l'hyssope, le lierre terrestre, sont éminemment aromatiques, comme toute la famille des labiées, dont elles font partie; ici l'amertume ne joue qu'un rôle fort secondaire. Mais dans la germandrée, petit chêne (*teucrium chamedrys*), ces deux principes se balancent, au point que cette dernière plante a été souvent employée avec succès contre des fièvres intermittentes.

Nous arrivons maintenant à une série de végétaux qui vont nous prouver que l'amertume n'est pas un indice certain des propriétés d'une plante. Le suc laiteux de la laitue est amer : eh bien, au lieu d'être tonique et stimulant, il a, au contraire, des propriétés narcotiques, calmantes, tout à fait analogues à celles de l'opium, qu'il remplace souvent avantageusement. La chicorée sauvage et le pissenlit ou dent-de-lion sont amers, mais légèrement laxatifs, dépuratifs comme on dit, et conviennent spécialement dans quelques maladies de la peau qu'on ne guérit qu'en agissant sur le canal intestinal. La camomille, éminemment amère et aromatique, peut être considérée comme le type de la classe qui nous occupe; aussi est-elle employée avec succès dans les cas d'indigestion ou de digestion difficile; l'absinthe jouit de propriétés analogues, tandis que diverses espèces d'armoises, telles que l'absinthe marine, le semen-contra, sont surtout usitées comme vermifuges. Le lecteur a peut-être vu avec étonnement la laitue et la chicorée rangées parmi les plantes amères aromatiques : nous les avons placées ici pour deux raisons : la première, c'est qu'elles échappent par leurs propriétés exceptionnelles à toute classification; la seconde est que nous avons voulu les rapprocher des autres plantes de la famille dont elles font partie, le

groupe naturel des synanthérées. L'angusture vraie est la seule écorce exotique qui réunisse un léger arôme à une saveur très prononcée.

5° *Amers cathartiques*, où l'amertume est inséparable d'un principe laxatif. Cette classe renferme de véritables purgatifs, doués souvent d'une grande énergie, et qui agissent en irritant toujours plus ou moins le canal intestinal. En première ligne se présente la coloquinte, dont l'amertume est proverbiale, car on dit : *amer comme chicotin*. Ce purgatif est maintenant à peu près abandonné; il détermine une violente irritation du canal intestinal, même à la dose très minime de deux à quatre grains. Il en est de même du suc de la plante appelée *momordica elaterium*, et de la bryone. La racine de rhubarbe est précieuse sous ce point de vue, qu'à faible dose, elle est simplement tonique, tandis qu'elle devient purgative lorsqu'on la donne en quantité plus considérable. L'aloès est un drastique dont l'action s'exerce spécialement sur le foie. Voilà pourquoi il a été conseillé par plusieurs médecins dans le choléra, où la sécrétion de la bile est suspendue, ce qui fait que les matières rendues par les malades sont entièrement blanches.

Nous venons de passer en revue les principales substances amères du règne végétal, rangées d'une manière méthodique, sans avoir eu la prétention de donner sur chacune d'elles des détails assez circonstanciés pour diriger dans son emploi médical. Ces détails trouveront naturellement leur place à chacun des articles principaux dont ces substances feront le sujet.

AMERTUME. On donne ce nom à la sensation particulière que produisent sur l'organe du goût les substances amères. *Ce qui est amer à la bouche est doux au cœur*, dit un vieux proverbe qui tire son origine de la propriété stomachique de la plupart des *amers* (*voy.* ce mot), et de la confusion que l'on fait souvent dans le langage vulgaire entre le cœur et l'estomac : d'où cette locution familière, *maux de cœur*, pour dire nausées ou envies de vomir.

La sensation d'amertume à la bouche

est quelquefois *spontanée* : elle se fait surtout sentir le matin à jeun. Lorsqu'elle est jointe à un enduit blanchâtre ou jaunâtre de la langue, à un peu de pesanteur au creux de l'estomac, d'embarras dans le ventre, de malaise et de lassitude dans les membres, elle est ordinairement un indice de cet état de surcharge de l'estomac qu'on désigne en médecine sous le nom d'*embarras gastrique*. (*Voy.* ce mot.) La diète ou un régime sobre, une boisson délayante, telle que le bouillon aux herbes, ou une légère limonade, des lavements à l'eau d'herbes émollientes, telles que la mauve, la pariétaire, etc., doivent être opposés à cet état. S'il s'y joint de la constipation, on peut même sans inconvénient recourir à un léger purgatif : un verre d'eau de Sedlitz artificielle (à huit gros), par exemple, pris tous les matins à jeun pendant trois ou quatre jours, jusqu'à effet laxatif. Mais s'il y a en même temps des coliques, un peu de diarrhée, et que la diète, le repos, les délayants, ne suffisent pas pour dissiper promptement les accidents, il faut de toute nécessité consulter l'homme de l'art, qui peut seul aviser aux moyens convenables pour empêcher qu'une indisposition légère ne se convertisse en une maladie plus ou moins sérieuse.

AMMONIAC (sel). Muriate d'ammoniaque, chlorhydrate d'ammoniaque. Blanc, légèrement transparent, d'un aspect comme corné, d'une saveur salée, fraîche et piquante. Il est volatil, se purifie par la sublimation, et est soluble dans l'eau.

On rencontre le sel ammoniac dans les urines des animaux, et particulièrement dans la fiente des chameaux, d'où on l'extrait, en Égypte, pour les besoins du commerce.

On en fait usage en médecine comme stimulant ; à l'extérieur, on a conseillé les sachets de sel ammoniac comme résolutifs, dans beaucoup d'engorgements qu'on désire fondre.

Quelques personnes emploient aussi ces sachets, que l'on humecte légèrement avant de les appliquer, contre les *oignons* des pieds, lorsque ceux-ci ne sont pas trop enflammés.

C'est de ce sel qu'on extrait l'ammo-

niaque au moyen de la chaux ; enfin on s'en sert dans les arts pour décaper les métaux et principalement le cuivre, lorsqu'on veut étamer ce métal.

AMMONIAQUE. (*Voy.* ALCALI.)

AMOUR. Que devons-nous traiter sous ce titre qui réveille dans le cœur et l'esprit humain tant d'émotions et de réminiscences? Faut-il peindre ce sentiment naturel, tour à tour timide et impétueux, qui fait les délices et le tourment des plus belles années de notre existence, et dont les situations si variées font la fortune des romans? Non, de pareils tableaux seraient ici déplacés ; nous envisagerons l'amour du point de vue de la philosophie et de la médecine. Distinguons-le d'abord de l'amitié et de toutes les affections tendres et paisibles qu'on peut livrer à elles-mêmes, sans inconvénient pour la santé et pour les mœurs. Considérons l'amour comme une dévorante passion, une souffrance morale, une maladie enfin qui a ses causes prédisposantes et occasionnelles, ses signes précurseurs et concomitants, sa marche et ses terminaisons, ses moyens préservatifs et curatifs. Placés à ce point d'observation, recherchons son origine dans les instincts, son développement et ses progrès dans les circonstances extérieures ; rappelons ses caractères connus, dévoilons ses apparences secrètes pour le vulgaire, signalons ses résultats, et indiquons les moyens de maintenir ou de ramener ce sentiment dans de sages limites. Les règles d'hygiène relatives à l'amour physique viendront après.

C'est un phénomène bien remarquable que ce besoin d'amour et d'union qui agite et rapproche dans la nature les êtres sensibles de même espèce et de sexe opposé ! Toutes les fois qu'un sentiment se montre avec cet entraînement et cette presque universalité, il faut chercher quelque grand but dans les préméditations de la Providence. Pour l'amour, il est évident ; ce penchant est l'indispensable condition de la perpétuation des espèces. Après cela, nous n'entrerons pas dans une discussion sur le siége organique de l'amour physique et moral, pour savoir s'il est dans le cervelet, le cœur ou es organes qui distinguent les sexes ; il nous suffit d'établir ce fait capital : que l'amour est une disposition innée, instinctive, inaliénable, et plus ou moins impérieuse. S'imaginer que, par un système d'éducation habilement calculé, on entretiendra la jeune fille ou le jeune garçon dans une indifférence amoureuse et une innocence absolue, qu'aiment à rêver des parents vertueux et des amants pudiques, est l'illusion d'âmes honnêtes démentie par l'observation. Les impulsions de l'instinct n'attendent pas le premier signal de l'éducation ou des provocations des circonstances extérieures, ainsi que le mot (*ins-tinct* piqué dedans) l'indique ; les sensations de cette espèce ont leur source dans notre intérieur, et se réveillent à notre insu. Qui serait assez insensé pour croire que l'appétit ne se ferait pas sentir chez quelqu'un à qui on aurait soin de ne pas parler ou de ne pas montrer d'aliments? Eh bien, l'amour est instinctif comme le besoin alimentaire, celui-ci pour la conservation de l'individu, celui-là pour la reproduction des espèces. Hâtons-nous de déclarer cependant que le sens interne de l'amour n'a pas, à beaucoup près, le même degré d'exigence ; l'indulgence pour ses plaisirs, la faiblesse pour ses passions, le libertinage, s'appuient trop souvent de l'opinion contraire, pour que nous n'ayons pas à la réfuter, et nous y reviendrons au mot Continence. D'abord, la plupart des instincts qui tiennent l'homme sous leur dépendance, comme la faim, la soif, le besoin de respirer, d'évacuer les excrétions, etc., se manifestent dès la naissance, et ne peuvent n'être pas satisfaits sans compromettre prochainement la santé ou la vie. Au contraire, pendant les premières années de l'existence, le sens de l'amour reste assoupi; et certainement on en pourrait souvent prolonger le sommeil jusqu'aux approches et au-delà de la puberté, en exerçant beaucoup le corps et l'esprit, en éloignant le langage et les tableaux obscènes. Une fois réveillé selon les vues de la nature, sans aucune provocation du dehors, son existence est temporaire, et son exercice intermittent à des intervalles que chacun sait pouvoir être très longs. Nous allons plus loin : il nous reste la conviction qu'une volonté

forte, aidée au besoin par l'exemple, par des conseils, des principes religieux et des précautions d'hygiène, est capable de vaincre les incitations instinctives et même environnantes de l'amour, reconnaissant toutefois que l'âge, les tempéraments et le genre de vie apportent à cet égard une grande différence. Seulement nous prétendons que ces sollicitations intérieures du penchant amoureux existent, qu'elles avertissent la conscience et l'entendement quoi qu'on fasse, hormis peut-être le cas de mutilation, et qu'ainsi les parents ne sauraient observer avec trop de sollicitude les premiers mouvements du cœur et des sens chez les pubères et les adolescents de l'un et de l'autre sexe. Qu'au lieu donc de se reposer entièrement sur les soins de l'éducation, comme si toutes les notions ne pouvaient nous venir que des leçons et des exemples, ils ouvrent les yeux de bonne heure sur les sensations instinctives de l'amour. C'est surtout à la révolution de la puberté que les penchants amoureux doivent devenir l'objet d'une active surveillance. On sait qu'alors chez le pubère et la jeune fille la voix mue, le système pileux ombrage des parties jusque-là glabres, les traits perdent la mobilité et l'inexpression enfantine : assez communément les goûts changent; enfin, chez cette dernière, l'apparition des menstrues et le développement des seins sont encore plus caractéristiques.

A cette période de trouble et d'orages, des parents attentifs épieront avec soin la physionomie, les gestes, les propos, tous les actes des adolescents, pour en inférer les indices des sentiments nouveaux qui se préparent ou existent. Alors aussi naissent ou s'aggravent trop souvent des habitudes secrètes dont nous parlerons ailleurs (*voy.* Onanisme), et qui ont sur la santé et sur les mœurs l'influence la plus pernicieuse… Mais continuons. Une existence nouvelle a commencé : à la vie de l'individu est venue s'ajouter la vie de l'espèce. Mille particularités morales trahissent cette révolution physique, dans laquelle, du reste, chaque sexe se dessine sous de différentes couleurs. Le garçon, élevé dans des habitudes moins sévères, moins pudiques, et naturellement plus hardi, recherche la société des femmes;

il sent qu'il les aime davantage, et ne s'en cache guère ou ne s'en cache pas. Toutefois, l'amour contemplatif ouvre ordinairement pour lui la scène amoureuse. L'adolescent qui n'a pas été corrompu par les propos et l'exemple de ses camarades, se fait une divinité de sa première maîtresse, et il brûle pour elle des feux les plus discrets. Qui n'a conservé le souvenir des illusions enivrantes et de la chaste idolâtrie de ses premières amours !... La jeune vierge, qu'une sollicitude éclairée, pieuse, ou tout au moins morale, a constamment entourée de saines impressions, est agitée de mille sensations diverses dont elle ne connaît pas la source, dont elle ose à peine se rendre compte, et qu'elle cherche à dissimuler. Aussi à l'enjoûment, à la naïveté du premier âge, succède un air de rêverie, d'embarras, qui n'échappe guère à un observateur. Un fait dont elle ne doute plus bientôt, c'est qu'elle préférerait les jeunes gens à ses compagnes, et qu'ils produisent sur elle un effet inaccoutumé. De là probablement, en leur présence, ce maintien mal assuré, ce langage souvent embarrassé, ce regard incertain, quoique expressif, ces mouvements de pudeur qui colorent et pâlissent tour à tour son visage... Trouble charmant qui dénote une âme déjà aimante, mais encore vertueuse!

Dès ce moment, ne vous faites plus illusion sur une innocence et une indifférence d'amour désormais imaginaires; nos jeunes gens en ont ressenti les premiers aiguillons. Ce sentiment peut encore rester vague, contemplatif, sans objet déterminé, mais il existe. C'est à éloigner les incitations extérieures que les prévisions doivent s'appliquer. La condition la plus précieuse, c'est assurément la confiance, le respectueux abandon d'un garçon en son père, de la jeune fille pour sa mère. Les sages avertissements qu'ils sont alors en position de donner à leurs enfants lèvent bien des difficultés. De quelque manière, du reste, que l'amour naissant soit connu, l'expérience et la sagesse des parents ne négligeront rien pour en diriger ou en arrêter les progrès. D'abord, point de romans! ils alimenteraient le feu qu'on redoute. Plus d'une fois, dans ces circonstances, l'imagination a fait un choix pour le cœur, et Rousseau

nous parle d'une jeune vierge qui faillit être victime de sa passion pour les perfections de Télémaque. Point de tableaux et de spectacles trop émouvants ou licencieux, point d'imprudents tête-à-tête, point de termes équivoques sur certains objets délicats, car la curiosité des adolescents est extrême...Occupez-les le plus possible du corps et de l'esprit alternativement; après cela viendra un profond sommeil, et le cœur n'aura pas plus de part qu'il ne faut à l'existence, etc. Nous n'avons pas l'ambition de donner ici un traité d'éducation, mais l'hygiène s'occupe aussi des sentiments dont le développement prématuré ou excessif peut compromettre la santé, et il entre dans ses attributions de prévenir les accidents de cette espèce. Poursuivons notre sujet sous le rapport philosophique et médical.

Nous avons dit, en principe, que l'amour était un sentiment qui ne s'apprenait pas. Nous avons tracé les traits principaux qui annoncent son apparition naturelle; il nous resterait à le suivre dans ses développements : mais cela nous éloignerait trop du plan de cet ouvrage. On conçoit facilement, d'ailleurs, que les effets de cette passion deviennent d'autant plus apparents, et par conséquent d'autant plus faciles à reconnaître, malgré toute la réserve et toute la timidité de la jeunesse, que l'amour est plus violent et plus développé.

Les caractères d'un amour excessif sont réellement comparables à ceux de la *monomanie*. En effet, chez les amants et les monomanes, nous observons ceci de commun : ils négligent ou prennent en dégoût leurs habitudes, leurs occupations, leurs devoirs; ils sont absorbés, distraits, indifférents à ce qui les entoure; on les trouve souvent seuls et plongés dans de profondes rêveries, d'où ils semblent sortir comme d'un sommeil quand on les interpelle; tout ce qui les arrache à la solitude, à leurs préoccupations, les ennuie ou les importune; des singularités de caractère, des habitudes, des manières étranges frappent bientôt les personnes qui ont coutume de les voir. Dans cet état moral, on observe de ces deux choses l'une, ou des discours continuels sur un même objet, ou une taciturnité insolite. En attendant, le sommeil diminue ou s'enfuit, l'appétit se

perd, le corps maigrit; l'engourdissement, la paresse de se mouvoir succèdent à l'agilité; les facultés mentales,
notamment la mémoire et l'attention,
déclinent d'une manière sensible, etc.

Beaucoup d'art, d'expérience et de
pénétration, deviennent d'ailleurs quelquefois nécessaires, non pas seulement
pour reconnaître l'existence d'une passion secrète, mais surtout, ce qui n'est
pas moins important, pour discerner
quel peut en être l'objet.

Parmi tant de faits qui, dans le diagnostic des passions, ont illustré l'alliance
de la philosophie à la médecine, nous
nous bornerons à citer, comme exemples, deux observations remarquables,
dont l'une est d'*Érasistrate* et l'autre de
Galien. Érasistrate, dont les découvertes
en anatomie jetèrent tant d'éclat sur
l'antique école d'Alexandrie, fut appelé
à la cour de Séleucus Nicanor, pour
sauver d'un état presque désespéré Antiochus, héritier présomptif de la couronne. Il trouva ce jeune prince plongé
dans cette mélancolie amoureuse dont
nous avons signalé le début; mais tandis
que sa tristesse, sa langueur, son dépérissement, frappaient tous les yeux et alar-
maient sur ses jours, la cause qui le conduisait au tombeau restait ignorée de
tout le monde, ce qui rendait les soins
nuisibles ou superflus. La timidité, la discrétion d'Antiochus, allaient aussi mettre en défaut la science et la sagacité d'É-
rasistrate, quand un jour, par hasard, la
belle Stratonice vint à paraître au moment où l'illustre médecin explorait le
pouls. Les pulsations changent tout à
coup d'ordre et de mesure, la respiration
également; la physionomie du prince s'a-
nime... Antiochus peut être sauvé, la
passion qui le consumait vient d'être découverte. Mais comment annoncer au
roi Séleucus que son fils, son espoir, se
meurt d'un amour concentré pour Stratonice, la femme de son père? Il est inutile de rapporter les versions de l'histoire,
qui ne s'accordent guère avec nos mœurs,
disons seulement que la passion du
prince cessa d'être timide et malheureuse, et qu'il revint à la santé après
qu'on l'avait cru perdu sans retour.

Galien, que son érudition et son génie
ont placé si haut en médecine, ayant quel-

ques raisons pour soupçonner, chez une
noble dame romaine, qui se mourait de
langueur, un amour violent et caché
pour un acteur nommé Pilade, prit le
parti de le nommer et de parler de lui pendant qu'il tâterait le pouls. Son épreuve
obtint le succès attendu, et l'aveu de
cette dame, interpellée par Galien, confirma le jugement auquel son pouls et sa
respiration avaient donné une si adroite
initiative.

Si l'on considère combien sont fréquents et peuvent être graves les accidents de l'amour, on se convaincra que les
signes et les épreuves qui dévoilent cette
passion, ne sont pas des notions de pure
curiosité. En effet, non-seulement l'a-
mour excessif distrait des occupations,
des devoirs sociaux, trouble toutes les
fonctions et peut amener le marasme,
mais encore ses suites possibles et trop
fréquentes sont désastreuses et variées.
Lorsque les convenances s'opposent à
l'union, l'immoralité est en perspective.
Soit avant, soit après des fautes de cette
espèce, l'amour contrarié conduit à l'a-
liénation mentale, à la mélancolie, au
suicide. Les feuilles quotidiennes sont
remplies de récits de pareils accidents.
Ce ne sont pas seulement les déshon-
neurs des familles, les maisons de fous
et les relevés de morts violentes volontaires, qui nous font connaître les ravages de l'amour malheureux : que de personnes, sans tomber dans ces déplorables
fins, conservent une sensibilité maladi-
vement exaltée et le caractère tristement
changé pour le reste de leur existence !
Et combien de malheurs de ce genre
pourraient être prévenus ! Pour cela deux
notions sont au moins essentielles : savoir que l'amour existe, et connaître
l'objet aimé. Or, qu'on se pénètre bien
de l'idée que ce diagnostic n'est nullement aisé chez les femmes, ni parfois
chez l'homme, ainsi qu'on a pu le voir
par l'exemple d'Antiochus, auquel il serait facile d'en ajouter d'autres.

La passion découverte, on n'est malheureusement pas sûr de pouvoir la satisfaire ou la dompter, mais du moins on
est éclairé dans les soins que l'on donne.
On ne perdra pas sa science et son temps
à traiter, par le régime, les sangsues ou
les médicaments, un état qu'on qualifie-

rait d'affection nerveuse lente, d'étisie, que savons-nous? de gastrite peut-être! car l'amour ôte l'appétit!... Le premier objet est de régler les rapports de l'aimant avec l'aimé. On les unit, si les convenances le permettent. Dans le cas contraire, l'isolement est la première des conditions. Dans un langage plein de tendresse et de raison, on expose à l'amante ou à l'amant infortuné les motifs qui commandent de cesser toutes relations avec la personne à laquelle on doit renoncer, et qu'il convient de ne pas revoir. En ce moment pénible, bannissez autant que possible de vos discours l'amertume et l'emportement: car, coupables ou innocents, nos pauvres jeunes gens sont certainement à plaindre. Du reste, après avoir motivé et prononcé votre arrêt, prenez soigneusement vos mesures en conséquence. Cesser de se voir, désespérer de s'appartenir est une sentence affreuse pour des amants; leur esprit en est anéanti, leur cœur se remplit d'angoisses, le présent les accable, et l'avenir leur apparaît sous les plus sinistres couleurs!... Mais que ne devez-vous pas attendre du temps, vous qui êtes aujourd'hui consolés de tant d'épreuves douloureuses, qui vous rendirent temporairement la vie insupportable! Soyez certains que dans cette circonstance, comme dans d'autres, il apportera ses consolations. La durée de la passion sera sans doute plus ou moins longue, suivant le degré qu'elle avait atteint, la constitution physique et morale du sujet aimant, mais rarement elle résistera à l'absence et au temps qui sèment l'oubli. Cependant ne vous en remettez pas entièrement à ces dissolvants ordinaires des impressions passées, favorisez leur action par tous les moyens possibles. Que le nom de la personne chérie et absente ne soit jamais prononcé, il éveillerait trop d'écho dans un cœur rempli de son image. Prenez garde, surtout, qu'un mot indiscret ne fasse craindre son assiduité auprès de quelque autre: car la jalousie, se joignant à l'amour, envenimerait la plaie outre mesure; après cela, multipliez les distractions de nature agréable, en attendant que vous puissiez graduellement faire reprendre les occupations habituelles de l'esprit ou du corps. Ne

laissez pas nos intéressants malades d'amour rêver dans la solitude ou s'isoler mentalement quand vous êtes auprès d'eux. Faites-les causer, vous les ennuierez certainement, mais ce n'est pas le seul cas où les remèdes sont désagréables. Les promenades, les courses journalières poussées jusqu'à la fatigue seront un puissant moyen. Rien n'égale le changement de lieu et le succès des voyages, si l'on en excepte peut-être la formation de quelque autre liaison mûrie, préparée, et dans la ligne des convenances. C'est là de l'*homœopathie* avouée par l'expérience et la raison ; l'amour qui fit le mal s'offre à le réparer, il n'a fait que changer de masque.

Dans l'insuffisance de ces indications capitales et des moyens nombreux qui en découlent naturellement, des maladies nerveuses et notamment le délire mélancolique sont à craindre. Nous dirons encore quelques mots à ce sujet aux articles PASSION, MÉLANCOLIE, etc.

La plus naturelle transition nous conduit de l'amour sentimental à l'amour physique, qui a ses préceptes d'hygiène comme toutes les grandes fonctions. Nous ne mettrons pas en discussion jusqu'à quel point il est permis de séparer ces deux sortes d'amour, et de leur assigner une source différente; deux considérations nous suffisent pour motiver notre plan et notre distinction : il ne s'agissait d'abord que de sentiments concentrés dans un seul individu, tandis que nous allons traiter d'actes physiques, qui nécessitent le concours simultané des deux sexes.

Une remarque bien digne d'attention, c'est que la pudeur se retrouve, quoique à des degrés divers, chez tous les peuples de la terre, et que l'union des sexes, qui entre si ostensiblement dans les desseins de la Providence, est une fonction dont on n'ose parler qu'avec la plus décente réserve et une sorte d'embarras. Qu'on ne croie pas cependant que les principes enseignés de religion et de morale soient la cause première du langage, de la mise et du maintien pudiques, ils ne font que les fortifier; la nature est encore en ceci notre première institutrice, et nous ne saurions trop admirer la profondeur et la sagesse de ses prévisions. Plus soigneuse de la conservation perpétuelle des espèces que de la vie éphémère des individus, elle n'a rien épargné pour assurer l'attrait de l'amour physique, et la pudeur en est sans contredit le plus vif aiguillon. Les grâces, qui ont été libéralement départies à la femme dans le même but, sont centuplées par les apparences pudiques. Voyez quel dégoût inspirent ces filles, belles d'ailleurs, qui étalent sur la voie publique le cynisme de l'impudeur, et qui louent leur sexe comme un portefaix loue ses muscles!

Pleins de respect et d'admiration pour les lois générales de la nature, nous avons pourtant besoin de chercher une explication à cette contradiction apparente de sa suprême sagesse, savoir: l'éveil du sens de l'amour à la puberté, tandis qu'il serait encore imprudent de le satisfaire. Les artifices de l'état social, les prestiges de la civilisation nous semblent avoir considérablement hâté le développement des penchants amoureux chez l'homme. Ils sont moins précoces chez l'agriculteur que chez le citadin. Les animaux domestiques s'accouplent plus tôt que les espèces sauvages... Nous pensons donc que si l'instinct de l'amour se montre prématurément dans nos sociétés, ce n'est pas la nature qui est en défaut, c'est que l'homme a probablement transgressé quelqu'une de ses lois primitives, en façonnant trop à sa guise l'état social auquel il était d'ailleurs destiné.

Quoi qu'il en soit, il n'est pas douteux que l'époque de la puberté n'est le moment nubile ni pour l'un ni pour l'autre sexe, et la loi qui, chez tous les peuples policés, a fixé l'âge de la nubilité quelques années plus tard, a enveloppé sous la même protection la constitution tendre et la raison débile des adolescents, et le maintien valide des races. La législation de Lycurgue n'autorisait le mariage qu'à trente-sept ans pour l'homme et à dix-sept pour la femme. La procréation de générations vigoureuses devait répondre à l'esprit de cette loi, suivant l'interprétation de Xénophon et de Plutarque. Aristote voulait aussi que le mari eût vingt ans de plus que la femme. La sévérité de Platon n'allait rien moins qu'à marquer d'infamie tout enfant né d'une mère qui avait moins de vingt ans et d'un père âgé de moins de trente. Au rapport de Ta-

cite, l'amour précoce n'était pas connu des jeunes Germains. Les Gaulois, dit Montaigne, « estimoient à extresme reproche d'avoir eu accointance de femme avant l'âge de vingt ans. » Rousseau voulait qu'on attendît au moins cet âge ; et si l'on observe les animaux, chez lesquels l'instinct est resté dans sa pureté primitive, on verra qu'ils ne s'occupent généralement de reproduire que quand leur propre corps est formé.

L'observation journalière justifie la prudence des philosophes et des législateurs qui ont défendu les mariages trop précoces. La phthisie pulmonaire, une susceptibilité nerveuse maladive, la fréquence des fausses couches, une postérité languissante, etc., en sont souvent les fruits amers. Du reste, il est encore moins essentiel de considérer l'âge que la constitution, et la femme, qui est plus tôt formée, est dans tous les pays reconnue nubile avant l'homme. La première à vingt, le second à vingt-cinq ans, ont ordinairement atteint le développement physique nécessaire pour que la cohabitation soit sans danger. Toutefois, quand les époux sont réciproquement passionnés, l'abus est bien près de l'usage, et des maux graves peuvent en résulter s'ils ne savent point modérer leur ardeur. L'énervation physique et morale, l'amaigrissement, la décoloration du visage, le cercle plombé des paupières, joint à la langueur et à la stupeur du regard, des pollutions nocturnes, etc., accompagnent et dénotent les excès de cette espèce, et indiquent le besoin d'y mettre un frein. Qu'on se pénètre bien de cet avertissement, que plus on excite les organes sexuels, plus ils deviennent excitables, et plus ils sont avides d'excitation, au grand détriment de la constitution, qui ne peut suffire à une si forte dépense de sensibilité et de liqueur prolifique. Mais comment faire quand la passion est partagée? lequel des deux aura de la force de volonté pour l'autre? Evitez d'abord les plus entraînantes occasions, ayez le courage de faire lit à part, au lieu de vous armer de ces belles résolutions que chaque jour verrait reproduire et avorter. Si vous défendiez de boire à un fiévreux, auriez-vous l'imprudence de placer à portée de sa main un vase d'eau fraîche et limpide.

Diminuez aussi ou supprimez du régime les stimulants. Les femmes résistent généralement mieux que l'homme aux excès dont nous parlons, et nous donnerons ailleurs la raison de cette différence. Cependant, indépendamment d'épuisantes leucorrhées, de lésions organiques et des maladies nerveuses qui leur sont spéciales, il en résulte aussi souvent pour elles la phthisie.

Le mariage dans l'âge mûr a des inconvénients pour la femme. Elle conçoit plus difficilement et accouche avec plus de peine. Dans la vieillesse on ne saurait trop se défier des excitations factices qu'un régime incendiaire ou les rêves de l'imagination pourraient procurer; on abrégerait certainement ses jours, ou l'on risquerait de les trancher par une mort subite, comme on en compte plusieurs exemples. Si, par un bénéfice de nature, à un âge où l'amour est relégué dans les souvenirs, les sens éveillent encore des désirs amoureux, il est permis de les satisfaire, mais qu'on se garde bien de les provoquer. Cependant, l'histoire sacrée et profane, comme les événements contemporains, nous montrent des vieillards s'unissant à de jeunes filles, et retrouvant parfois quelques rapides lueurs d'une nouvelle jeunesse auprès de ces tendres fleurs, qui se fanent par leur contact.

Il est enfin, pour l'amour physique, d'autres règles que celles relatives aux âges et aux tempéraments. Ainsi les rapports conjugaux sont nuisibles pendant la digestion, après des travaux de corps ou d'esprit trop considérables; quand on est mal nourri; ils sont malsains pendant la menstruation; ils doivent être réservés pendant l'allaitement et la grossesse, dans les temps d'épidémie, dans les pays insalubres où l'on n'est pas acclimaté; ils seraient pernicieux dans les maladies aiguës, et nuisent ordinairement dans les affections chroniques... Beaucoup d'autres considérations qui se rattachent plus ou moins à l'amour physique seront présentées aux mots CONTINENCE, EUNUQUE, NYMPHOMANIE, etc.

AMPOULE. (*Ampulla*, bulle.) On donne familièrement le nom d'ampoule ou de cloche à ces petites vessies aqueuses que orme l'épiderme soulevé par de la sé-

rosité, à l'occasion du frottement répété contre un corps rude, d'une brûlure, de l'application des cantharides sur la peau, etc. Ainsi, les jeunes gens qui s'exercent au maniement de la rame, voient souvent de petites ampoules se former à la paume de la main. Dans la plupart des cas, ces cloches, abandonnées à elles-mêmes, se sèchent assez promptement, soit qu'elles s'ouvrent et laissent échapper la sérosité qu'elles renferment, soit qu'elles se convertissent en petites croûtes. Si la peau est enflammée aux environs, on pourra y appliquer un papier huilé, un peu de cérat, de la toile de mai, ou même un petit cataplasme. Si la vessie est volumineuse et fortement tendue, on fera bien de la percer avec la pointe des ciseaux, sans enlever l'épiderme soulevé; on peut ensuite, et notamment dans le cas de brûlure, appliquer un peu de coton cardé, qu'on laisse en place jusqu'à ce qu'il se détache lui-même. Des ampoules plus ou moins volumineuses se forment quelquefois d'elles-mêmes, et sans cause connue, dans certaines espèces de *maux d'aventure*, par exemple, chez les enfants; les soins locaux sont les mêmes dans ce cas que dans les précédents; quelques bains simples se montrent alors fort utiles.

AMULETTE. (*Amoliri*, écarter, préserver.) C'est le nom que l'on donne aux images, inscriptions, recettes, à tout objet enfin qui se porte appliqué ou suspendu à diverses parties du corps, comme un préservatif contre les maladies ou les enchantements. Ce mot est, dans le langage ordinaire, synonyme de *phylactère*.

L'usage des amulettes remonte à la plus haute antiquité. Il nous semble futile de rechercher soigneusement leur origine; aussi nous bornerons-nous à dire, sans avoir vérifié la valeur de ces assertions, que certaines personnes les attribuent à un Égyptien nommé Jacchis, tandis qu'*Ausone*, dans une lettre à saint Justin, en fait honneur à Néupsos, roi d'Égypte, postérieur à ce Jacchis, mais qui vivait néanmoins plus de deux cents ans avant *Salomon*. Le seul fait que nous ayons pris la peine de constater, c'est que nous les tenons des Arabes, très versés, comme on le sait, dans les sciences occultes, et qui en introduisirent l'usage en Europe lors de leur invasion en Espagne.

On perdrait un long temps s'il fallait énumérer les amulettes de toutes les sortes qui ont été successivement en vogue. Pas un peuple, pas une époque connue, sans excepter notre dix-neuvième siècle, qui n'ait préconisé, ou ne préconise encore les siennes. Les antiques Égyptiens ont eu leur *abrasax*, parole magique sur laquelle on a calqué, pour ainsi dire, le fameux *abracadabra*, et à laquelle on ne peut contester l'existence reculée que nous lui assignons, puisqu'on la trouve gravée sur plusieurs amulettes, à côté d'un Harpocrate assis sur son lotus, le fouet à la main. Les phylactères les plus en renom chez les Juifs consistaient en une bande de parchemin sur laquelle étaient tracées quelques lignes des saintes Écritures, et qu'ils affectaient de porter par une interprétation absurde du précepte qui leur commandait d'avoir continuellement la loi de Dieu devant les yeux.

L'usage des talismans de toute nature était devenu assez commun chez les Grecs, pour constituer, au temps d'Antiphane, et plus tard d'Aristophane, un commerce spécial. Ces auteurs citent les noms de deux fabricateurs renommés de préservatifs de ce genre. Le célèbre Galien s'élève fortement contre leur usage, et l'on peut voir, dans ses écrits, quelle confiance le peuple avait en leur vertu. Les Latins eurent également leurs amulettes, sous le nom de *præfiscini* (préservatifs contre les fascinations), et celles qu'ils pendaient au cou des enfants étaient d'ambre ou de corail, et présentaient souvent, on ne sait pourquoi, des figures obscènes. Leur usage était surtout familier aux Romains, puisqu'au rapport de *Macrobe*, la bulle d'or que portaient les consuls ou les généraux dans la cérémonie du triomphe renfermait des amulettes. Pline ne dit-il pas que l'on employait l'hématite contre les embûches des barbares, et que l'opinion commune était que Milon de Crotone ne devait ses victoires qu'aux pierres de jaspe vert qu'il portait habituellement dans les combats? — Les Turcs ont encore beaucoup de foi aux talismans et aux amulettes, qui consistent pour eux en des passages de l'Alcoran, écrits en petits caractères sur du papier ou du parchemin. Le chevalier d'Arvieux nous apprend, dans ses Mémoires, que les chevaux dont lui firent présent quelques émirs portaient au cou des amulettes dont on lui vanta fort la vertu.

La religion chrétienne n'a pu défendre les peuples qui l'ont embrassée de ce genre de superstitions. Saint Jean Chrysostôme, dans son homélie vingt-cinquième, au peuple d'Antioche, reproche à ceux de son temps d'employer des charmes, et de porter sur eux, comme préservatifs, des pièces à l'effigie d'Alexandre le Grand. On voit encore dans l'histoire que ces moyens furent condamnés par Constantin et par plusieurs conciles, entre autres celui de Laodicée, qui les interdit aux ecclésiastiques sous les peines les plus sévères, et celui de Tours tenu sous Charlemagne. Ce prince les défend lui-même au chapitre soixante-douzième du livre six de ses capitulaires. Enfin, c'est le médecin *Sérénus Sammonicus*, de la secte des Valentiniens, qui fut l'inventeur du mot *abracadabra*, dont nous avons déjà parlé, et qui, écrit d'une certaine manière, ou répété un certain nombre de fois, était supposé jouir de la vertu de guérir la fièvre.

Mais il n'est pas nécessaire de remonter aussi loin pour trouver des exemples de pratiques semblables. Vanhelmont, si au-dessus des hommes de son époque en beaucoup de points, partageait leur faiblesse sur celui-ci, en faisant appliquer sur la peau des trochisques de crapauds, et Zwelfer a soutenu que ce moyen l'avait préservé de la peste, lui, ses amis et ses domestiques. Boyle, premier médecin de la Moravie, n'a-t-il pas dit aussi que la poudre de crâne humain, appliquée sur la peau jusqu'à ce qu'elle fût échauffée, l'avait radicalement guéri d'un saignement de nez jusqu'alors rebelle à tous les moyens rationnels? De nos jours, tel assure avoir été préservé de la dyssenterie par un sachet de cire à cacheter; tel autre, qu'une tranche de racine d'angélique ou de colchique, appliquée sur la poitrine, préserve des maladies contagieuses. Enfin quelques guérisseurs vont sur les brisées de l'*herboriste* et de la *garde-femme en couches,* en ordonnant de porter des marrons dans les poches pour éviter les hémorrhoïdes, d'attacher au corps des morceaux de liége ou de persil pour chasser le lait, de suspendre des morceaux de racine de verveine sur le creux de l'estomac pour guérir les scrofules, de placer un vase plein d'eau sous le lit d'un malade pour l'empêcher de s'écorcher, etc. Qui de nous, pendant le choléra, n'a pas été exposé à contracter la migraine causée par l'odeur forte du sachet de son voisin, s'il n'en portait un lui-même? Je plains, tout en respectant leur pieuse simplicité, les bonnes gens de la campagne qui pensent n'avoir rien à redouter des chiens enragés parce qu'ils portent une bague de saint Hubert. Mais que dire des personnes les plus élevées dans l'échelle sociale, que l'on voit chaque jour descendre dans la boutique d'un élégant serrurier pour faire emplette d'*anneaux* contre la migraine, l'hystérie, l'apoplexie, etc., brevetés, dit-on, par le gouvernement? Tout récemment encore j'ai été personnellement à même d'entendre un homme célèbre raconter, avec enthousiasme, les effets merveilleux produits par une bague à laquelle un magnétiseur communiquait son influence par la force de sa volonté ! ! !

S'il est vrai de dire néanmoins que les amulettes ont de nos jours perdu beaucoup de leur crédit, on voit, par ce que vous venons de dire, que la raison et la philosophie n'ont pas encore remporté une complète victoire sur l'ignorance et la superstition. Si l'usage des amulettes pouvait se borner à enrichir ceux qui les vendent, il n'y aurait qu'à rire des personnes qui les portent, et à vouer au plus profond mépris les ignares ou les charlatans qui les prescrivent. Mais il est trop souvent résulté de ce ridicule usage des conséquences fâcheuses. Le malade, pénétré d'une stupide confiance, néglige un traitement efficace; à la fin les symptômes s'aggravent, et ce n'est que lorsqu'il est trop tard pour agir que le malheureux reconnaît son erreur, s'il n'expire même en conservant l'illusion jusqu'à la fin. Sous ce point de vue, les amulettes rentrent dans le domaine de la police médicale, et c'est aux magistrats à en faire justice.

Je dois dire, avant de terminer cet article, qu'une pratique encore récente de la thérapeutique, c'est-à-dire le procédé qui consiste à faire pénétrer certains médicaments dans l'économie par les pores de la peau, pourrait être allégué, jusqu'à un certain point, comme une preuve de l'efficacité possible des amulettes; oui, sans aucun doute, il est des substances assez énergiques pour déterminer, au moyen d'un contact plus ou moins prolongé, des effets sensibles, mais celles qui entrent généralement dans la composition des amulettes ne jouissent d'aucune vertu active; et si, par hasard, il en était autrement, je ne désignerais plus un tel moyen par le mot qui nous occupe, il rentrerait dans la classe des médicaments rationnels.

ANANAS. (*Bromelia ananas.*) Ce végétal, originaire des contrées les plus chaudes de l'Amérique, et dont le port singulier annonce aux yeux les moins exercés une plante appartenant à la flore des tropiques, porte au sommet de la tige un fruit vert d'abord, jaune ensuite, qui doit être considéré comme formé par la réunion d'un grand nombre de baies soudées entre elles. Avant sa maturité, le fruit de l'ananas a un goût très âpre, et son usage n'est pas sans danger, car il contient alors une quantité notable d'acides citrique et malique, qui font rougir la teinture de tournesol; lorsqu'il est mûr, son goût est fort agréable. On le sert, comme les oranges, avec du sucre et de l'eau-de-vie ou du vin d'Espagne, après l'avoir coupé par tranches; mais tous les voyageurs qui ont mangé l'ananas dans son pays natal, s'accordent à dire que celui que l'on élève dans nos serres, peut à peine donner une idée de ce fruit délicieux. En Amérique on en fait une espèce de vin et des confitures très recherchées; ou bien on le confit au sucre, et alors il se conserve très longtemps.

ANATOMIE. (Ἀνατομή, de ἀνατέμνω, je dissèque.) C'est cette branche des sciences naturelles qui consiste à disséquer, à étudier les parties qui entrent dans la composition du corps des animaux et de l'homme en particulier. On est dans l'habitude d'ajouter au mot *anatomie* l'épithète *comparée* ou *comparative*, quand cette science s'occupe à la fois de tous les êtres qui forment le règne animal, réservant ce mot seul et sans épithète pour désigner l'art d'étudier l'organisation du corps humain. L'anatomie est appelée *spéciale* quand elle a pour but la connaissance de chaque organe en particulier, ou de chaque région ; elle constitue l'*anatomie descriptive* dans le premier cas, et *topographique* dans le second.

Tous les organes sont formés de corps élémentaires qui sont communs à plusieurs ou à tous ; la partie de l'anatomie qui s'occupe à étudier les caractères généraux de chacun de ces éléments de nos organes, sans tenir compte de la différence qu'ils présentent dans les différentes régions, s'appelle *anatomie générale*.

Enfin, l'*anatomie pathologique* examine les altérations de structure ou de forme que les maladies ont pu apporter dans les organes. C'est pour rechercher ces lésions qu'on fait les *autopsies*, ou ouvertures de corps.

L'anatomie du corps humain est une des sciences les moins connues de la plupart des gens du monde. Tous les hommes respirent, tous digèrent, et cependant à peine si l'on sait où est l'estomac, où sont les poumons ; l'estomac est-il malade : on dit qu'on a mal au cœur ; est-on enrhumé, tousse-t-on, souffre-t-on dans la poitrine : c'est à l'estomac qu'on rapporte ses douleurs. Tous les jours on prend un nerf pour un tendon, une veine pour une artère, un vaisseau pour un nerf. Ce malade a un rhume de cerveau (*coryza*) : c'est la pituite de cet organe qui s'évacue ; cet autre digère rapidement : c'est qu'il a les *foies* chauds, etc. Il me serait facile de multiplier les exemples des erreurs auxquelles donne lieu, à chaque moment, l'ignorance de la science anatomique, qu'il serait si important de connaître pour éviter les soins hygiéniques ou curatifs mal entendus. Si l'organisation de notre corps nous était plus familière, nous ne dirions pas non plus que le cochon est l'animal qui ressemble le plus à l'homme pour sa structure, erreur accréditée sans doute dans ces siècles de barbarie, où l'homme n'avait à sa disposition, pour disséquer, que les cadavres de ces animaux ; erreur qui fait si peu d'honneur à l'espèce humaine, et dont on voit facilement toute la fausseté, même sans le secours de l'anatomie, quand on se donne la peine de comparer tant soit peu la vie intellectuelle de l'homme avec l'existence presque entièrement végétative de cet animal immonde.

C'est pour aider nos lecteurs à secouer ces préjugés, à éviter ces erreurs nuisibles à notre santé, que je vais essayer de donner une esquisse des différents organes les plus importants qui entrent dans notre organisation.

Os. Les os sont des parties solides, dures, d'un blanc jaunâtre, d'une forme variable selon leurs usages et les régions où on les rencontre, et qui constituent le squelette du corps ; ils sont destinés, soit à former des cavités protectrices des organes (le crâne), soit à servir à la station, à la progression, au mouvement (les os des membres), soit enfin à ces deux usages à la fois, comme l'épine verticale, les os du bassin, etc. Les os des membres, longs pour l'ordinaire, sont creusés d'un canal qui renferme un corps graisseux appelé *moelle de l'os*.

Cartilages. Ce sont des parties dures, flexibles, élastiques, très cassantes, blanches et semi-transparentes, qui tiennent la place des os, dans les premiers temps de la vie, persistent rarement dans l'âge mûr, et entrent essentiellement dans la composition de toutes les articulations (jointures) ; on les connaît sur nos tables sous le nom de *croquant*.

Muscles. Ce sont des organes mous d'un rouge foncé, formés de fibres ou filaments accolés les uns aux autres, susceptibles de se raccourcir et de s'allonger sous ou sans l'influence de la volonté, et destinés à mouvoir les os auxquels ils s'attachent. C'est la viande, la chair, en style culinaire.

Tendons et *aponévroses.* La plupart des muscles sont terminés par des corps destinés à les fixer aux parties osseuses. Ils sont d'un blanc resplendissant et nacré, solides, formés de filaments plus intimement unis que dans les muscles, et jouissent d'une grande élasticité, qui les rend propres, comme les organes qu'ils terminent, à mouvoir le squelette ; mais es uns, les tendons, sont allongés et arrondis le plus ordinairement; les autres, les aponévroses, sont larges, aplatis, épanouis le plus souvent en membranes, et servent quelquefois aussi d'enveloppe aux muscles. Aidons cette description de quelques exemples. Vous avez, sans doute, dans votre jeune âge, pris des pattes de volailles, dont vous fléchissiez et vous étendiez à volonté les *ergots*, en tirant, isolément ou ensemble, certains cordons filamenteux qui se trouvaient libres à l'endroit de la séparation de la patte avec le reste de l'animal; ce sont ces cordons que vous appeliez *nerfs*, auxquels on donne le nom de tendons. Les aponévroses sont ces parties résistantes aux dents, désignées improprement sous le nom de *peaux, de tirants*, et qui se rencontrent en grande quantité dans certaines viandes, les blanquettes de veau, par exemple.

Membranes. Ce sont des parties molles, larges et minces, qui tapissent l'intérieur des cavités du crâne, du ventre, de la poitrine, de la bouche, etc., enveloppent les organes, et entrent dans la composition de quelques-uns d'entre eux ; par exemple, l'estomac, les intestins, etc., qui sont formés de membranes. La peau est une membrane, aussi bien que l'espèce d'enveloppe d'un rouge vermeil (membrane muqueuse), qui tapisse les lèvres, la bouche, etc., et qui n'est qu'un prolongement de la peau, laquelle a subi, en passant de dehors en dedans, quelques modifications.

Vaisseaux. On appelle ainsi des tuyaux formés de membranes destinées à charrier les liquides contenus dans l'économie. Les principaux sont les artères et les veines.

Artères. Vaisseaux qui partent du cœur, et vont, en se divisant à l'infini, se distribuer dans toutes les parties du corps, où ils déposent le sang qu'ils ont puisé dans cet organe. Les artères sont très élastiques; elles sont continuellement agitées par des mouvements alternatifs et réguliers de dilatation et de resserrement, perceptibles au doigt qui les presse, quelquefois même à l'œil nu, et qu'on désigne sous le nom de pulsations du pouls. Ces vaisseaux, en s'élargissant par suite d'altérations morbides, forment des cavités

parfois considérables, qui contiennent du sang, et donnent lieu à des tumeurs saillantes, agitées de mouvements comme les artères elles-mêmes, et qu'on appelle *anévrismes*.

Veines. C'est ainsi qu'on désigne de vaisseaux qui, nés là où finissent les artères, reçoivent des organes le sang qu'elles y ont déposé, pour le reporter au cœur. Les veines ne sont pas agitées de pulsations comme les artères; elles sont presque toujours plus superficielles, et se dessinent sur les peaux bien blanches, sous forme de signes d'un bleu céleste, qui tranche avec la blancheur de cette membrane. Comme les veines ont une force de contraction, de resserrement et de projection plus faible que les artères, et que le sang est obligé d'y remonter contre son propre poids, il en résulte, surtout aux membres inférieurs, que le sang s'arrête dans les portions moins résistantes, les dilate, et donne lieu dans ces points à des cordes noueuses saillantes sous la peau, souvent douloureuses, et qu'on appelle *varices*.

Nerfs. Ce mot sert à désigner des organes mous, filiformes, d'un blanc mat, qui émanent du cerveau ou de la moelle, et vont se rendre, en se divisant en une quantité innombrable de branches et de rameaux, comme les artères et les veines qu'ils accompagnent ordinairement, dans les différentes parties du corps, pour y distribuer le sentiment et le mouvement.

Glandes. Corps solides, obronds, composés de plusieurs grains, fournis de beaucoup de vaisseaux et de nerfs, et qui sécrètent un liquide quelconque. Ainsi la salive, la bile, l'urine, etc., sont les produits de la sécrétion de glandes. Parmi ces glandes, il en est une, la glande ou corps thyroïde, située à la partie antérieure du cou, dont le développement contre nature constitue une infirmité connue sous le nom de *goître*.

Passons maintenant en revue les principaux organes de l'économie que nous examinerons successivement dans chaque région du corps.

Fosses nasales. Cavités anfractueuses pratiquées sur la ligne médiane à la partie antérieure de la base du crâne, et destinées à l'odorat; au nombre de deux, séparées par une cloison moyenne, l'une à droite, l'autre à gauche, elles s'ouvrent en arrière, dans l'arrière-bouche, et se prolongent en avant, à la face, dans une cavité pyramidale, formée d'os et de cartilages, et qu'on appelle le nez. Elles sont tapissées par la membrane *pituitaire*, dans laquelle vient s'épanouir le nerf destiné à produire la sensation des odeurs. C'est cette membrane qui, en s'enflammant, produit le coryza, appelé improprement *rhume de cerveau*, puisque ces cavités ne communiquent point avec cet organe. Le tabac n'est donc pas propre, comme le croient certaines gens, à évacuer la pituite du cerveau; il n'est propre qu'à exciter la membrane qui tapisse les fosses nasales; c'est aussi dans les fosses nasales que s'écoulent les larmes, après avoir humecté le globe de l'œil. L'obstruction du canal qui les y conduit produit la maladie connue sous le nom de fistule et de tumeur lacrymale.

Au fond de la *bouche* on aperçoit le *voile du palais*, toile mobile destinée à empêcher que les aliments ne passent de la bouche dans les fosses nasales qu'elle bouche pendant l'action d'avaler; accident qui ne manque pas d'arriver si l'on rit fortement, ou si l'on aspire l'air en ce moment; alors on voit la boisson ou aliment revenir par le nez. Au bas de ce voile, se trouve sur la ligne médiane un petit corps oblong appelé la *luette*, et dont le relâchement donne lieu souvent à une sensation incommode dans le gosier, qu'on fait cesser en forçant ce petit organe à se contracter au moyen d'un corps astringent, le poivre par exemple, qu'on y porte avec le petit bout d'une cuiller, lorsque ce relâchement ou mieux cet allongement est réel et n'est point dû, au contraire, comme cela arrive souvent, à un engorgement inflammatoire. De chaque côté enfin de la base de la langue, et du voile du palais, on trouve deux petites glandes oblongues, de la forme d'une amande, et qu'on a nommées *amygdales* à cause de cette ressemblance. Elles sont destinées à sécréter un fluide analogue à la salive. Leur tuméfaction donne lieu à un mal de gorge qu'on désigne sous le nom d'*esquinancie*. L'espace compris entre la base de la langue, le voile du palais et les amygdales a reçu le nom d'*isthme* du gosier.

La disposition naturelle des tissus qui composent ces parties, peut devenir la source de singulières illusions pour les personnes étrangères aux connaissances anatomiques. Il n'est pas rare de voir des individus mélancoliques qui croient découvrir, en examinant devant un miroir le fond de la bouche, des *boutons* sur la base de la langue (éminences naturelles que l'on désigne sous le nom de *papilles boutonnées*), ou des rougeurs, des enfoncements, des ulcérations même, qui tiennent à la disposition des piliers du voile du palais et des amygdales, ou aux nuances de colorations naturelles à ces parties. Le mieux, pour les gens du monde, serait de ne pas se livrer eux-mêmes à ce genre d'observations, qui ne peut que les tourmenter sans nécessité et sans fruit.

La bouche est tapissée par une membrane d'un rouge vermeil, qui reçoit l'extrémité de plusieurs nerfs qui font de cette cavité et de la langue qu'elle renferme l'organe du *goût*. C'est dans la bouche que se fait la *mastication* et l'*insalivation* des aliments.

A la partie antérieure du cou, et au-dessous de la mâchoire, on aperçoit une saillie peu marquée chez la femme, très prononcée chez l'homme, et qu'on appelle *pomme d'Adam*; cette saillie est formée par le *larynx*, organe de la voix qui contient dans son intérieur, et de chaque côté, deux petits ligaments appelés *cordes vocales*, dont la tension paraît être indispensable au mécanisme de la voix; ils interceptent entre eux un espace triangulaire appelé la *glotte*, à travers laquelle l'air est obligé de passer, lorsqu'il pénètre dans les poumons, ou lorsqu'il en est expulsé.

Le larynx se continue en bas avec un tuyau formé de cartilages et de membranes élastiques, et susceptible de raccourcissement et d'allongement, de dilatation et de resserrement. Ce canal, appelé *trachée-artère*, est placé au cou et dans la poitrine, au devant de l'épine; il sert à conduire l'air du larynx dans les deux poumons, à chacun desquels il aboutit en se bifurquant en deux branches secondaires (*bronches*).

Derrière le conduit aérien (larynx et trachée) et adossé à lui, on trouve aussi, au devant de l'épine vertébrale, un tube membraneux et musculeux qui fait communiquer l'arrière-bouche avec l'estomac, auquel il aboutit inférieurement. La partie supérieure de ce canal plus large, et placée plus spécialement derrière le larynx, est le *pharynx*, qui prend, ensuite le nom d'œsophage. Ce canal est destiné à conduire les aliments de la bouche dans l'estomac.

La poitrine est séparée de la cavité du ventre, par une espèce de cloison mobile formée d'un muscle appelé *diaphragme*, muscle indispensable pour l'accomplissement de l'acte respiratoire. Cette cavité est divisée dans sa longueur en deux loges, l'une droite, qui loge le poumon droit, et l'autre gauche, qui renferme le poumon gauche, organes de la respiration.

On trouve aussi dans la poitrine *le cœur*, principal organe de la circulation du sang. Il est logé dans une poche particulière entre les deux poumons, plus à gauche qu'à droite, en sorte que sa pointe correspond à l'intervalle de la sixième à la septième côte du côté gauche. C'est dans ce lieu, principalement, que se font sentir les mouvements appelés *battements du cœur* : ils correspondent aux pulsations du pouls dans l'état de santé, et peuvent être perçus aussi bien avec l'oreille qu'avec la main.

Le ventre, ou *abdomen*, est une cavité située au-dessous de la poitrine ; elle forme la moitié inférieure du tronc : cette cavité se termine en bas par une portion rétrécie, environnée d'os très solides, et qu'on appelle le *bassin*. Le ventre, proprement dit, contient les organes de la digestion et les reins ; le bassin renferme une partie des organes de la génération et le réservoir de l'urine, ou la *vessie*, ainsi que la terminaison du tube intestinal.

Les organes de la digestion se composent de l'estomac, de l'intestin grêle, du gros intestin, du foie et de la rate.

L'estomac fait suite à l'œsophage. Il est situé dans la partie supérieure et gauche de l'abdomen, derrière les dernières côtes de ce côté, entre le foie, qui est au-dessus et à droite, et la rate, qui est tout à fait à gauche.

L'extrémité droite de l'estomac se continue par une portion rétrécie en anneau, plus épaisse et plus contractile

que le reste de cet organe, et qu'on nomme le *pylore*, avec l'intestin grêle. Chez l'homme, le pylore correspond à peu près à ce qu'on nomme vulgairement *le creux de l'estomac*. Dans la partie inférieure et droite du ventre, l'intestin grêle s'ouvre en un renflement assez considérable, appelé *cœcum*. A l'ouverture de communication de l'intestin grêle avec le gros intestin, on trouve un repli qui s'oppose à ce que les lavements, une fois arrivés dans la cavité du *cœcum*, parviennent dans celle du petit intestin ; ce qui lui a mérité le nom de *barrière des apothicaires*. Le cœcum est le commencement du gros intestin, qui décrit un arc assez étendu autour de la masse de l'intestin grêle, et se termine ensuite en prenant à la fin le nom de *rectum*, par une ouverture très contractile appelée *anus*. La plus grande portion du gros intestin porte le nom de *colon*, et est assez souvent le siège des douleurs nommées pour cette raison *coliques*.

Le foie est l'organe sécréteur de la bile. C'est une glande très volumineuse, du poids de trois livres chez l'homme d'un âge mûr, et située dans la partie droite supérieure du ventre.

La face inférieure du foie présente, du côté droit, et un peu en avant, une petite poche de la forme d'une poire : c'est la *vésicule du fiel*, qui sert de réservoir à la bile que sécrète le foie.

La rate est un organe mou, spongieux, situé à la partie supérieure du ventre, à gauche et un peu en arrière de l'estomac, avec lequel il a des communications intimes. On ignore entièrement les usages de la rate ; l'observation a prouvé qu'elle n'était pas indispensable à la vie, puisque quelques animaux, quelques hommes même ont pu vivre sans ce viscère.

Les reins sont les organes sécréteurs de l'urine ; ce sont deux corps assez fermes, connus du vulgaire sous le nom de *rognons*, et qui sont situés de chaque côté et profondément cachés dans la région du ventre appelée *flancs*. Ils correspondent en arrière à la partie inférieure et postérieure du tronc, ce qui fait donner à cette région le nom de région des *reins* ; d'où viennent ces expressions impropres : J'ai *mal aux reins*, j'ai des faiblesses dans les *reins*, pour désigner, soit un rhumatisme, soit une courbature dans les muscles qui occupent la région lombaire. Les douleurs de reins, proprement dites, sont celles qui ont leur siége dans cet organe seulement; on les connaît en médecine sous le nom de *coliques* ou *douleurs néphrétiques*.

L'urine que les reins ont sécrétée se rend, par un canal membraneux situé le long de la colonne vertébrale, appelé *uretère*, dans la vessie, organe qui sert de réservoir à l'urine. Ce réservoir membraneux est situé dans le bassin, au devant du *rectum* chez l'homme, et de la matrice chez la femme; c'est la vessie qu'on ouvre pour extraire (dans l'opération de la taille) les *calculs* qu'elle renferme.

La *matrice* ou *utérus* est un organe destiné à recevoir le produit de la conception. Elle n'existe que chez la femme, et se trouve dans le bassin, derrière la vessie, et au devant du *rectum*. Cette disposition rend compte des fréquentes envies d'uriner et de la rareté des selles qui existent souvent à une époque avancée de la grossesse. La matrice a la forme d'une poire tapée, et un volume qui est à peu près celui de ce fruit, dans l'état de vacuité; elle est terminée alors par une extrémité allongée, conique chez les jeunes filles, et arrondie chez les femmes qui ont eu des enfants, et qu'on appelle le col. Pendant la grossesse, la matrice acquiert un volume considérable.

La matrice, à toutes les époques de la vie, est accessible au doigt du médecin ou de l'accoucheur, qui a souvent besoin, pour reconnaître les maladies de cet organe, de pratiquer le *toucher*. On peut encore examiner à l'œil le col de la matrice, en se servant d'un instrument fait de métal poli et brillant, propre à réfléchir les rayons lumineux, et appelé *spéculum*.

Il ne faut pas confondre *la matrice*, organe destiné à contenir le fœtus, pendant la grossesse, avec les parties extérieures de la génération de la femme, comme cela se fait assez habituellement dans le langage vulgaire.

On désigne sous le nom de *vagin* un canal qui recouvre, par son extrémité supérieure, l'utérus, qui s'ouvre à l'extérieur par un orifice nommé *vulve*, fermé en dehors par les petites lèvres ou nymphes, et à la partie antérieure duquel on trouve le *méat urinaire* (*orifice de l'urètre*), et au-dessus le *clitoris*. C'est ce canal que l'enfant est obligé de franchir après avoir été chassé de l'utérus, et que traverse le doigt ou le spéculum quand on veut reconnaître l'état de la matrice.

Le produit de la conception ne se forme pas dans la matrice; il ne fait que s'y développer; il est fécondé dans l'*ovaire*, petit organe situé de chaque côté de la matrice, et qui tient en réserve les germes de l'embryon, jusqu'à leur fécondation, après laquelle ils en sortent, pour se rendre dans l'utérus, à travers un petit canal appelé la *trompe de Fallope*.

ANÉVRISME. On donne ce nom à une tumeur formée par la dilatation d'une artère ou par du sang qui s'est épanché dans les tissus voisins d'une artère ouverte. On a appliqué également ce nom aux dilatations partielles ou générales du cœur.

Toutes les circonstances capables d'augmenter la force d'impulsion du sang dans les artères, ou de diminuer la résistance des parois artérielles, sont susceptibles de déterminer la formation d'un anévrisme. Dans la première catégorie, il faut ranger l'épaisseur trop considérable des parois du ventricule gauche du cœur, et dans la seconde, certaines maladies des artères, telles que leurs ossifications, les productions cartilagineuses, pierreuses, qui s'y remarquent, le ramollissement de leurs parois, etc. Si des mouvements violents et brusques ont lieu de manière à tirailler le tube artériel malade, on conçoit qu'il s'affaiblira d'autant; il n'opposera plus qu'une résistance insuffisante à l'effort du sang qui le parcourt, et un anévrisme se formera. Mais la cause la plus commune de cette maladie est assurément la lésion de l'artère par un instrument vulnérant.

Le caractère propre aux anévrismes, au moyen duquel on peut toujours les reconnaître, c'est de former une tumeur présentant au toucher des battements comme ceux du pouls, et un bruissement particulier; malheureusement ce symptôme, qu'il serait si facile de saisir, n'existe pas pour les anévrismes placés dans la profondeur du corps; et même dans les anévrismes situés à l'extérieur du corps, il peut y avoir des circonstances qui jettent beaucoup d'obscurité sur ce symptôme, et qui rendent la connaissance de la vraie nature de la tumeur un des points les plus difficiles de la chirurgie.

Si les anévrismes restaient stationnaires, ils n'offriraient aucun danger; mais ils ont une tendance à faire de continuels progrès, ils acquièrent un volume de plus en plus considérable, et finissent par se rompre. Alors survient une hémorrhagie promptement mortelle.

La tumeur ne se borne pas à acquérir du volume; elle altère plus ou moins profondément les parties avec lesquelles elle se trouve en contact. Elle les refoule, les distend, les comprime et finit par les faire disparaître. Les os, les muscles, les nerfs, la peau, sont peu à peu corrodés par l'action lente mais progressive de la maladie, et finissent par être détruits complétement; les phénomènes qui en résultent présentent souvent un grand intérêt, et c'est par eux, le plus ordinairement, que l'on est conduit à reconnaître la présence des anévrismes situés à l'intérieur du corps.

La maladie qui fait le sujet de cet article est toujours fort grave, et par elle-même et par les complications diverses qui viennent s'y joindre. Son traitement diffère beaucoup suivant que la tumeur siége sur une artère placée superficiellement, ou qu'elle est logée dans la profondeur des organes.

Lorsqu'elle est située de manière à pouvoir être mise à nu, la chirurgie lui oppose une opération qui consiste à obliterer l'artère par une ligature et à empêcher ainsi le sang d'y circuler, opération délicate, qui demande de la part de l'opérateur des connaissances anatomiques bien précises et une adresse toute chirurgicale. Depuis le commencement de ce siècle, cette partie de la chirurgie a fait de tels progrès, que la plupart des anévrismes, regardés jusque-là comme incurables, se guérissent aujourd'hui avec assez de facilité.

Quant aux anévrismes placés hors de l'atteinte des moyens chirurgicaux, ce n'est qu'en diminuant la masse du sang et l'impulsion qui lui est communiquée par le cœur, qu'on peut espérer d'en arrêter les progrès ou d'en retarder la marche. Le succès est bien moins certain que par le traitement chirurgical. Cependant on a obtenu quelques guérisons par des saignées très répétées, une diète excessivement sévère, un repos absolu, et l'emploi de substances qui ont la propriété de retarder les battements du cœur, la digitale, par exemple; à cela il faut joindre le calme de l'esprit le plus complet, et éviter tout ce qui peut précipiter la circulation.

Anévrisme du cœur. De tous les anévrismes, ceux du cœur sont sans contredit les plus fréquents; ils se développent surtout à la suite d'efforts, d'exercices violents. Les professions qui exigent un grand déploiement de forces musculaires y exposent beaucoup, surtout celles qui nécessitent des efforts de voix ou de respiration, comme cela est ordinaire chez les orateurs, les chanteurs, les joueurs d'instruments à vent, etc. Les grandes passions, telles que la colère, la haine, la jalousie, etc., peuvent également produire l'anévrisme du cœur; les acteurs tragiques en sont très souvent affectés. Le célèbre Talma qui succomba, il est vrai, à une maladie d'une autre nature, portait cependant le germe d'une affection de ce genre. Les déviations de l'épine, les déformations de la poitrine, les vêtements trop serrés, peuvent aussi en amener le développement; toutes ces causes agissent en déterminant une accumulation de sang dans les cavités du cœur.

Les signes de cette affection varient suivant que l'anévrisme est *actif*, ou avec augmentation de l'épaisseur des parois; ou bien qu'il est *passif*, ou avec amincissement de ces mêmes parois.

On reconnaît l'anévrisme *actif* à l'augmentation de la force des battements du cœur. Ces battements ressemblent à des coups de marteau, et s'entendent dans une plus grande étendue que dans l'état naturel. Ils ont quelquefois une telle force, qu'ils repoussent avec énergie la main placée sur la région du cœur; souvent même ils sont visibles à travers les vêtements. Parfois la région du cœur semble soulevée, elle présente un relief qui n'existe pas dans l'état naturel ; les principales artères battent avec force, et leurs battements, qui sont entendus par le malade, causent, principalement lorsqu'il est couché, un bruit insupportable. Les mouvements du cœur sont également perçus d'une manière douloureuse. Ces sensations sont très pénibles et tourmentent beaucoup les malades, qui ne peuvent se livrer à quelque exercice sans être pris de *palpitations* et de gêne dans la respiration. Il y a souvent des hémorrhagies, soit par le nez, soit par la bouche ; et il n'est pas rare de voir survenir une attaque d'apoplexie. Le pouls est en général très développé, dur et régulier. N'omettons pas d'ailleurs de faire remarquer par avance, pour rassurer les personnes qu'un pareil tableau pourrait effrayer, que la plupart de ces accidents peuvent être simulés par une simple affection nerveuse ; que toute émotion vive, l'influence seule d'une imagination prévenue, suffisent pour produire les *palpitations* les plus violentes chez certains sujets ; enfin qu'il n'y a rien de si commun que de voir des personnes qui se croient atteintes de *maladies du cœur*, tandis qu'elles n'ont que des accidents nerveux exempts de toute espèce de danger.

L'anévrisme *passif* indique en général une constitution faible, un caractère sans énergie, et survient souvent à la suite de maladies longues ; la figure est pâle, fatiguée, quelquefois bouffie, violacée ; les lèvres sont gonflées, violettes ; les membres sont affectés d'hydropisie, ainsi que le ventre et la poitrine ; il y a une gêne continuelle et excessive de la respiration ; le malade est obligé de conserver une position assise, il ne peut se coucher ; il y a insomnie complète, ou sommeil souvent troublé par des rêves effrayants et des réveils en sursaut ; les veines du cou offrent une fluctuation particulière désignée sous le nom de *pouls veineux ;* les battements du cœur sont tumultueux, mais faibles : la main appliquée au-dessous de la mamelle gauche les sent à peine ; le sentiment d'étouffement et de suffocation est des plus pénibles ; ils reviennent quelquefois par accès plus forts la nuit que le jour.

Il existe deux moyens qui serv

médecin à reconnaître la maladie d'une manière précise, ce sont la *percussion* et l'*auscultation* (voy. ces mots) ; comme les signes qu'ils fournissent ne peuvent être appréciés que par l'homme de l'art, je ne m'arrêterai que pour insister sur l'indispensable nécessité qu'il y a pour les malades de se soumettre à ce genre de recherches, qui peut seul donner au médecin la certitude nécessaire sur la nature d'affection qu'il a à traiter. Le traitement des anévrismes du cœur consiste à diminuer la masse du sang par des saignées plus ou moins répétées, et à s'opposer ainsi à l'engorgement des cavités du cœur par ce liquide. On joint aux évacuations sanguines un régime très sévère et des préparations de digitale ; ces moyens produisent ordinairement une diminution notable des accidents ; on recommande le repos le plus parfait, le calme de l'esprit. Des cautères ou des moxas, de la glace, appliqués sur la région du cœur, ont produit d'heureux résultats. Quelques médecins prétendent avoir retiré de bons effets, dans l'anévrisme passif, de préparations de plomb ; mais jusqu'à présent les faits favorables sont en trop petit nombre pour qu'on puisse compter beaucoup sur ce moyen.

Cette maladie d'ailleurs est une de celles qui exigent le plus impérieusement qu'on ait recours de bonne heure aux lumières de la médecine, et qu'on se soumette aveuglément à ses conseils, car ce n'est qu'à une époque peu avancée que cette maladie est guérissable, et elle exige toujours un traitement très sévère.

Anévrisme de l'aorte. Il est peu de maladies aussi insidieuses que l'anévrisme de l'*aorte* (principal vaisseau artériel qui part du cœur). Ce n'est guère que lorsqu'il a acquis un grand volume que l'on en reconnaît l'existence ; quelquefois le premier indice de sa présence est une mort subite, que l'on attribue alors volontiers à une prétendue *apoplexie foudroyante.* Rien de moins rare que de voir périr de cette manière des individus que l'on croyait dans l'état de santé le plus florissant, et qui avaient dissimulé aux autres et s'étaient dissimulé à eux-mêmes les incommodités peu graves qu'ils avaient éprouvées jusque-là. Ordinairement, cependant, il est des signes au moyen desquels on peut reconnaître cette maladie : ils varient suivant que celle-ci siége dans la poitrine ou dans le ventre. Dans le premier cas, qui est le plus commun, il existe habituellement une oppression plus ou moins considérable, et quelquefois un sifflement particulier de la respiration avec de la raucité et même une extinction complète de la voix. Il y a souvent de la bouffissure de la figure, de la disposition à l'assoupissement, un sommeil troublé par des rêves effrayants : quelquefois il s'y joint de la gêne à avaler : elle peut même être portée au point d'empêcher l'ingestion des aliments et même des boissons, qui sont alors vomis aussitôt qu'avalés. Mais ces symptômes sont ceux qui résultent de la compression des parties voisines par la tumeur anévrismale. Les phénomènes propres à celles-ci ne peuvent être reconnus que par l'homme de l'art, à l'aide de la percussion et de l'auscultation. Il peut arriver que, sans avoir fourni d'autres signes, la tumeur ait acquis un volume considérable, celui de la tête d'un enfant, par exemple, et se rompre dans l'intérieur de la poitrine ; ce qui se reconnaît aux accidents suivants : il y a subitement pâleur de la figure, refroidissement, défaillances, syncope. Quelques malades meurent aussi subitement que s'ils eussent été frappés d'un coup de foudre. Lorsque l'anévrisme s'ouvre dans un conduit communiquant avec l'extérieur, il y a crachement ou vomissement de sang excessivement abondant.

Il n'est pas rare que les anévrismes de l'aorte usent les os qui forment la paroi antérieure de la poitrine et viennent faire saillie sous la peau. Il est alors facile de reconnaître, par la vue et le toucher, les battements qui les caractérisent. Dans ces cas, ils s'ouvrent habituellement au dehors, après avoir distendu et aminci la peau ; le malade périt baigné dans son sang, qui jaillit au loin.

Lorsque l'anévrisme de l'aorte siége au ventre, le seul symptôme est souvent une douleur en général peu vive, au dos ou aux reins, douleur qui a été confondue avec les douleurs rhumatismales chroniques de cette région. Le palper du ventre fait reconnaître une tumeur plus ou moins volumineuse, qui est le siége de battements d'une force énorme. Cette tumeur se rompt souvent dans l'estomac ou dans le ventre : elle ne vient jamais faire saillie au dehors.

Le traitement ne diffère pas de celui que nous avons indiqué pour les anévrismes du cœur. Nous renvoyons à ce que nous avons dit en parlant de ces derniers, en recommandant de nouveau aux personnes robustes, et à celles qui ont atteint l'âge de quarante à cinquante ans, de ne pas négliger, comme elles ne sont que trop portées à le faire, les douleurs profondes, les étouffements qu'elles éprouvent, premiers indices d'une affection qui ne saurait être trop tôt combattue par un homme de l'art expérimenté.

Tout récemment encore j'ai vu périr misérablement et presque subitement une dame d'une soixantaine d'années, d'une constitution robuste, chez laquelle on avait attribué à la *goutte*, et négligé par conséquent, une douleur opiniâtre dans la poitrine, accompagnée de fréquents étouffements qui tenaient certainement à un anévrisme de l'aorte déjà assez avancé.

Anévrisme du pli du bras. De tous les anévrismes par cause externe, ceux-ci sont de beaucoup les plus communs : ce qui s'explique par la fréquence des saignées que l'on pratique dans cette région, et dont la blessure de l'artère peut être un accident. Ce vaisseau se trouve généralement placé au-dessous de la veine la plus volumineuse et la plus apparente du pli du bras : la veine et l'artère ne sont séparées l'une de l'autre que par un intervalle peu considérable, et si la lancette vient à traverser les deux parois opposées de la veine, il y aura presque infailliblement blessure de l'artère. Qu'on juge d'après cela des dangers auxquels on s'expose lorsqu'on se confie au premier venu pour une opération qui paraît si simple. Qu'on juge surtout de l'imprudence de ces philanthropes dépourvus d'une instruction suffisante, qui ne craignent pas de pratiquer une saignée dans l'occasion ! Il y a d'ailleurs une précaution fort simple et que nous pouvons recommander à tout le monde en pareil cas : c'est d'abord de préférer, pour la saignée, une veine autre que celle qui est en travers ou oblique dans le pli même du bras ; et surtout de s'assurer avec le doigt placé sur la veine, avant de mettre la ligature autour du bras, qu'il n'y a point dans ce lieu de battement analogue à celui du pouls qui vienne soulever la veine que l'on veut piquer. On reconnaîtra cet accident aux signes suivants : la saignée est formée par un sang rouge, brillant, qui s'élance à une grande distance, par un mouvement saccadé et non continu comme dans une saignée où la veine seule a été intéressée. On a la plus grande peine à arrêter le sang : on n'y parvient qu'en serrant fortement le membre et en comprimant l'ouverture au moyen d'un corps résistant, tel qu'une pièce de monnaie. Au bout d'un temps plus ou moins long, on voit se former, à l'endroit de la saignée, une petite tumeur qui va en augmentant de volume : on y sent facilement des battements, et quelquefois un frémissement particulier. Les progrès de la tumeur continuant, elle acquiert un volume de plus en plus considérable, et finit par se rompre. Dans ce cas le malade pourrait périr s'il n'était secouru.

Aussi ne faut-il pas négliger cette maladie. Comme elle gêne les mouvements d'extension et de flexion de l'avant-bras, et comme souvent elle s'accompagne d'engourdissement du membre, les malades réclament presque toujours les secours de l'art.

La ligature de l'artère est le seul moyen infaillible de guérir cette maladie. Cependant, dans quelques cas, on a retiré des avantages de l'application longtemps continuée de la glace sur la tumeur, aidée par une compression exacte et bien soutenue. On a vu, sous l'influence de ce traitement longtemps continué, la tumeur diminuer peu à peu, durcir, se réduire à un noyau solide, et la guérison s'opérer. Mais si la tumeur est ancienne, si elle a un grand volume, on doit sans plus tarder procéder à la ligature de l'artère, moyen bien plus sûr, et qui, seul, peut mettre à l'abri de toute récidive.

Nous aurons occasion de revenir plus loin sur cette espèce d'anévrisme, suite de saignée. Nous signalerons l'impossibilité pour les gens du monde de reconnaître eux-mêmes la nature des symptômes que nous avons indiqués comme propres à en indiquer l'existence, les erreurs grossières qui ont été commises en pareil cas. Nous aurons à parler surtout d'un procès où, supposant (peut-être à tort) que cet accident fâcheux avait eu lieu, on avait fait un crime au médecin, auteur involontaire de cet accident, d'avoir mis en usage les seuls moyens (la compression par un bandage convenable et les résolutifs) convenables en pareil cas. Tant il est vrai que ce n'est qu'avec la plus grande réserve qu'on doit permettre aux gens du monde de s'immiscer dans des matières qui réclament tout le discernement et toute l'expérience d'un homme mûri par l'étude !

ANGÉLIQUE (*Archangelica officinalis*.) Cette plante fait partie de la famille des ombellifères ; elle croît dans les parties froides et montueuses de l'Europe, telles que la Bohême, l'Auvergne, les Alpes, les Pyrénées ; dans l'Europe septentrionale, dans l'Islande, la Norvége, la Laponie, la Sibérie ; elle sert à la fois d'aliment et d'assaisonnement. On recueille, dans ces pays, les tiges, avant leur entier développement, et les racines encore jeunes, qu'on mange crues, sur du pain beurré, ou confites dans du sucre. Nos confiseurs font une consommation énorme des tiges d'angélique, pour les transformer en sucreries, et il est certain que c'est un des *bonbons* les plus agréables au goût, et le moins dangereux pour la santé, en ce qu'il n'est pas formé uniquement de sucre. En médecine, l'angélique est maintenant peu usitée, et il faut aller chez les Lapons pour trouver des médecins bien convaincus de ses propriétés. Les docteurs de ces peuples hyperboréens font mâcher la racine, en guise de tabac, assurant que son usage prolonge la vie ; ou bien ils la donnent dans une espèce de colique à laquelle ces peuples sont sujets. Quant à nous, nous ne pouvons accorder à la racine et aux tiges d'angélique que des propriétés légèrement excitantes, qu'elles partagent avec une foule d'autres substances.

ANGINE. (*Voy.* Esquinancie.)

ANIMAUX VÉNIMEUX. (*Voy.* ce dernier mot.)

ANIS. (*Pimpinella anisum.*) Cette plante est originaire de l'Espagne, de l'Égypte, de Malte et du Levant; maintenant on la cultive en Touraine, en Provence, surtout aux environs d'Albi, en Espagne, dans les parties méridionales de l'empire russe, et dans l'île de Malte. Le meilleur vient d'Espagne, mais celui d'Albi est aussi fort estimé. Les fruits de cette herbe, désignés souvent sous le nom inexact de graines d'anis, renferment une huile essentielle aromatique et excitante, dont l'action est assez énergique; elle agit surtout en tonifiant les intestins, et provoque ainsi leur contraction; de là l'emploi populaire de l'anis dans le cas de vents ou de flatuosités; mais l'administration de ce remède peut avoir des inconvénients, s'il est donné dans certaines circonstances qui semblent, à des yeux peu exercés, nécessiter son usage, tandis que l'homme de l'art se hâterait de conseiller des moyens non-seulement différents, mais encore opposés. On peut prendre sans crainte quelques dragées d'anis ou une infusion d'un gros de poudre d'anis, dans huit onces d'eau bouillante, lorsque des gaz, c'est-à-dire des vents, se sont amassés dans les intestins et les distendent, soit que l'on ait mangé des haricots, des lentilles ou d'autres légumes qui les engendrent, soit que la digestion ait été troublée par une cause quelconque. On s'assurera facilement que les coliques que l'on éprouve sont dues à des vents, si, en frappant sur le ventre, il rend un son clair comme celui d'un tambour, si ces douleurs se déplacent et traversent l'abdomen de gauche à droite, en faisant entendre un bruit de gargouillement; mais si, au lieu de cela, le creux de l'estomac était chaud, et douloureux à la pression, s'il y avait de la soif, de la chaleur à la peau, de la fièvre, en un mot, alors il faudrait bien se garder de faire prendre au malade une substance échauffante, qui ne ferait qu'aggraver ces symptômes. Dans quelques pays, on met l'anis dans certaines pâtisseries, dans le fromage, les ragoûts à titre de digestif, mais son goût forme un contraste peu agréable avec la pâte qui lui sert d'excipient.

ANNEAUX. (*Voy.* Bagues.)

ANTI-APOPLECTIQUE, et tous les autres; exemples: *antiscorbutique, antivénérien,* etc. (*Voy.* les noms des maladies; exemple: Apoplexie, etc.)

ANTIDOTE. Contre-poison, médicament auquel on attribue la propriété de prévenir ou de combattre les effets d'un poison, d'un venin.

Le nombre des contre-poisons est beaucoup plus restreint que ne le croit le vulgaire. D'abord, il faut dépouiller de ce titre une foule de substances inertes, préconisées par l'ignorance ou la mauvaise foi. Ce soin est d'autant plus important, que la crédulité fait des victimes, et qu'un moment perdu, ou mal employé dans un cas d'empoisonnement, amène le plus souvent un résultat mortel.

Le lait, l'huile, les boissons mucilagineuses ou émollientes, ne sont point des antidotes. Ces moyens adoucissants peuvent et doivent suivre l'emploi des contre-poisons. Habilement combinés, selon les cas, avec la saignée locale ou générale, ils combattront avec succès les inflammations des voies digestives qui suivent toujours l'ingestion des substances vénéneuses irritantes; mais ce ne sont point des antidotes. Voilà ce qu'on ne saurait trop répéter, afin de détruire ce préjugé partagé par trop de monde, que le lait, par exemple, est le contre-poison par excellence dans tous les cas d'empoisonnement. Il faut avouer, d'ailleurs, que pour les cas où il n'y aura pas lieu à recourir à un contre-poison, soit qu'il n'en existe pas, soit que le moment opportun soit passé, le lait, les boissons huileuses ou adoucissantes seront à peu près les seuls moyens auxquels on pourra le plus souvent avoir recours.

On ne doit donner le nom d'*antidote* qu'aux substances ou médicaments susceptibles de décomposer les poisons, et de former avec eux un composé nouveau, sans action nuisible sur l'économie.

Les principaux antidotes connus sont : *le blanc d'œuf*, ou *albumine*, dans les empoisonnements par le sublimé corrosif ; *la décoction* ou *la poudre de quinquina*, dans les empoisonnements par l'émétique ; *les dissolutions étendues de sulfate de soude ou de magnésie, la magnésie* et *l'eau de savon* dans les empoisonnements par les acides, etc., etc.

Il faut bien savoir que ces divers antidotes ne conviennent pas indistinctement dans tous les cas. Les renseignements les plus minutieusement exacts seront donnés à cet égard au mot EMPOISONNEMENT.

ANUS (MALADIE DE L'). Très nombreuses, la plupart d'entre elles sont d'une grande importance, et réclament impérieusement les secours de la chirurgie, parce qu'abandonnées à elles-mêmes, loin de marcher vers la guérison, elles finissent presque toutes par laisser des infirmités incurables , et quelquefois même se terminent assez rapidement par la mort. Des articles spéciaux devant être consacrés à l'histoire des *hémorrhoïdes* et de la *fistule à l'anus* , nous traiterons ici des vices de conformation de l'anus, de la fissure, du rétrécissement et du cancer, des corps étrangers engagés dans cette partie, enfin des tumeurs qui y ont leur siége. Nous indiquerons seulement les affections dartreuses et vénériennes qui peuvent s'y rencontrer.

A. *Vices de conformation de l'anus*. On peut rapporter à deux ordres les conformations vicieuses que l'anus et l'extrémité inférieure de l'intestin sont susceptibles de présenter à la naissance de l'enfant : *imperforation de l'anus*, et *ouverture de l'anus* dans un lieu autre que celui qu'il occupe normalement.

1° *Imperforation de l'anus*. C'est le plus grave de tous les vices de conformation de l'anus. L'enfant qui en est atteint doit immanquablement périr, si l'art ne vient à son secours. (Nous faisons abstraction ici d'un ou deux faits peu authentiques de personnes qui ont pu vivre sans anus). En effet, la première conséquence de cette imperforation est la rétention de matières accumulées pendant la grossesse dans l'intestin de l'enfant, qui doit les rendre peu de temps après la naissance. D'abord l'enfant souffre peu ou point de la rétention de ce *méconium*, comme on l'appelle ; mais bientôt il s'agite, refuse le sein ou le quitte aussitôt après l'avoir pris, pousse des cris de plus en plus plaintifs ; fait pour rendre les matières des efforts pendant lesquels la face devient rouge, violacée ; le cou se gonfle, la respiration se gêne, accélérée ; le ventre, dur et douloureux, se tuméfie sur les côtés, où il présente souvent une teinte brune due à la saillie que font sous la peau les matières accumulées dans l'intestin. La fièvre, d'abord vive, fait bientôt place à un froid de mauvais augure ; des hoquets et des vomissements se déclarent, puis la mort ferme la scène du premier au sixième ou huitième jour.

Les personnes qui reçoivent l'enfant négligent d'ordinaire d'examiner s'il est bien conformé ; et, cependant plus on aura tardé à reconnaître la cause de ces accidents, moins aussi il y aura de chances de guérison. En outre, l'imperforation de l'anus présente plusieurs variétés qui sont loin d'être sans influence sur le succès qu'on peut attendre du traitement.

Tantôt, en effet, l'anus n'est bouché que par une membrane tendue par les matières accumulées, et qu'il suffit d'ouvrir pour donner issue à ces matières ; tantôt il n'existe à l'extérieur aucune trace d'anus, l'extrémité inférieure de l'intestin manquant alors, ou étant séparée de la peau par une grande épaisseur de parties ; tantôt enfin l'ouverture ordinaire de l'anus existe, mais se termine plus ou moins haut par un cul-de-sac qui se sépare de la fin de l'intestin. On conçoit combien, dans ce cas, il est facile d'attribuer à toute autre cause les accidents qui menacent la vie du petit malade, si l'on n'a pas soin d'examiner les langes qui l'enveloppent. Le traitement est ici tout chirurgical. Il faut donner issue aux matières ; et pour que cette opération ait quelques chances de succès, elle doit être faite le plus tôt possible. Quelque heureux qu'en soit le résultat, ajoutons qu'il arrivera le plus ordinairement que l'enfant sera condamné à rendre involontairement les matières, et cela pour toute sa vie.

C'est encore le même traitement qui convient quand l'anus, sans être imparfait, est au moins assez rétréci pour s'opposer à la libre sortie du méconium. Lorsque ce rétrécissement est moins considérable, il est cependant de plus en plus incommode à mesure que les matières deviennent plus dures et que l'on avance en âge. L'affection ne diffère pas alors du rétrécissement dont il sera parlé plus bas.

2° L'*ouverture de l'anus* peut s'offrir sur les divers points du centre de la fesse ; c'est un vice de conformation auquel on a peu de chose à faire. L'enfant sera condamné, comme dans le cas d'opération indiqué tout à l'heure, à rendre involontairement les matières ; on aura seulement recours aux soins de propreté pour empêcher les bords de cet anus contre nature d'être excoriés par l'action irritante des excréments. Si l'ouverture est suffisamment large, le malade pourra vivre ainsi de longues années sans que sa santé soit du reste altérée. Il en sera de même quand l'ouverture de l'anus se trouvera chez des enfants du sexe féminin dans le vagin. Mais si, dans ce cas, l'ouverture était elle-même trop étroite, il faudrait encore une opération pour l'agrandir. Dans d'autres cas enfin, observés chez de petits garçons, l'anus s'ouvre dans la vessie, et les matières sortent avec les urines. Alors la mort est presque constamment arrivée au bout d'un temps fort court. C'est au chirurgien de juger, d'après la nature de la maladie, quelles sont les chances offertes pour une opération.

B. Plusieurs maladies de l'anus ont pour signes communs la difficulté de rendre les matières fécales et des douleurs plus ou moins vives qui peuvent être le résultat de cette difficulté, ou de quelque autre circonstance particulière à l'affection. Ces maladies sont la *fissure à l'anus*, les diverses espèces de *rétrécissements* et le *cancer à l'anus*.

La *fissure à l'anus* consiste dans une petite fente ou gerçure, située plus ou moins profondément, qui s'accompagne d'un resserrement considérable de l'orifice de cette partie. Cette maladie, peu connue jusqu'au célèbre *Boyer*, qui, en la décrivant, a indiqué son traitement, est pourtant assez commune. L'âge adulte, le sexe féminin, les hémorrhoïdes, une constipation habituelle, telles sont les circonstances qui disposent le plus à la contracter ; les autres causes sont fort obscures.

On reconnaît cette affection aux signes suivants : douleur qui précède, accompagne et suit les selles. D'abord peu vive, on peut la prendre pour un simple échauffement, pour l'irritation causée par des hémorrhoïdes internes ; mais bientôt elle revêt son caractère particulier, qui est d'augmenter progressivement pendant deux ou trois heures après l'évacuation, pour diminuer ensuite. Cette douleur, comparée par les malades à celle que produirait un fer brûlant en traversant l'anus, offre aussi quelquefois des battements analogues à ceux qui accompagnent les abcès. Elle est d'autant plus forte que les matières sont plus dures : aussi les malades ne se font-ils pas faute de boissons et de lavements laxatifs, bien nécessaires pour délayer ces matières endurcies par leur séjour prolongé dans l'intestin, soit par le fait de la maladie elle-même, soit par les efforts du malade qui redoute le moment où il sera obligé de s'en débarrasser. Les vents mêmes ne passent qu'avec une grande difficulté. On a vu des malades obligés de se fixer une canule à demeure dans l'anus. L'examen de cette ouverture fait ordinairement, comme je l'ai dit, reconnaître une petite crevasse rouge à bords plus ou moins durs, qui est la cause habituelle de la maladie, sans en être la cause nécessaire, puisque l'on voit quelquefois tous ces accidents, et en particulier le resserrement extrême de l'anus exister sans gerçure. Cette maladie ne guérit jamais seule : les accidents allant toujours en augmentant, les malades, pour éviter les douleurs horribles de la défécation, se privent d'eux-mêmes d'une grande partie de leurs aliments, maigrissent, renoncent même à souffrir continuellement, et finiraient par succomber si un traitement actif ne venait les secourir.

Traitement. Sous peine de voir ses douleurs s'exaspérer, le malade doit s'abstenir de tous les mets excitants, du vin, du café; il doit, autant que possible, aller tous les jours à la garde-robe à l'aide de lavements simples ou avec addition d'une ou deux onces d'huile d'olive et de boissons laxatives, comme de la tisane d'orge miellée, de la décoction de tamarin; et de temps en temps, il sera même nécessaire de recourir aux purgatifs. Mais ces moyens, qui d'abord soulagent, finissent par être de toute inutilité; il faut alors avoir recours à la dilatation de l'anus, à l'aide des mèches enduites de cérat, de diverses pommades adoucissantes et relâchantes, telles que celle de *belladone*, etc. Mais la plupart du temps, les mèches elles-mêmes étant reconnues insuffisantes, une opération telle que l'incision de l'anus procure rapidement une guérison radicale.

Les rétrécissements de l'anus sont de deux sortes : les uns tiennent à la compression qu'exercent, dans certains cas, sur les parois de cette ouverture, les organes voisins, comme, par exemple, la matrice tuméfiée et malade, ou bien développée pendant la grossesse; les autres, qui sont les rétrécissements proprement dits, sont dus à l'épaississement de la fin de l'intestin, à des tumeurs développées dans les parois de cette partie, ou enfin à une membrane développée accidentellement, ou apportée par l'enfant à sa naissance.

Les rétrécissements ne commencent guère avant l'âge de vingt ans. La seule cause probable de leur développement est le vice vénérien, qu'il soit devenu général, ou qu'il ait simplement laissé à l'anus des indurations, suite d'ulcérations cicatrisées.

Les symptômes des rétrécissements sont une constipation opiniâtre dès le début. Plus tard, les matières prennent une forme moulée, mince et rubanée : on dirait qu'elles passent à une filière. Le doigt, porté dans l'anus, sent une résistance. A moins que le rétrécissement ne soit dû à un cancer, il y a rarement des douleurs autres que celles qui résultent de la difficulté d'expulsion des selles. Mais si on laisse la maladie marcher, le rétrécissement, porté au point de s'opposer complétement à cette expulsion, détermine tous les accidents

qu'on observe lorsque les matières ne peuvent plus passer, c'est-à-dire de la fièvre, des hoquets, des vomissements de plus en plus fétides, puis la mort.

Le malade, sans négliger les moyens hygiéniques, qui consistent à éviter tout ce qui est susceptible de constiper, à faire usage de boissons et de lavements laxatifs, devra donc promptement recourir aux soins chirurgicaux, qui auront pour but de dilater l'anus, soit à l'aide des mèches, soit à l'aide d'opérations variées, suivant les indications. On conçoit que, dans les rétrécissements dus à une compression des parties voisines, les moyens hygiéniques sont à peu près les seuls susceptibles d'être mis en usage.

Le cancer de l'anus s'annonce par les mêmes symptômes que le rétrécissement; seulement il s'accompagne souvent de douleurs qui, d'abord sourdes, sont caractérisées par de vifs élancements. Plus tard, à la constipation, on voit quelquefois succéder une diarrhée aussi opiniâtre. Le cancer de l'anus est incurable, quand il n'est que l'extension à l'anus d'une maladie semblable des parties environnantes, comme de la matrice chez la femme. On doit se borner alors aux soins qui ont pour but de favoriser la libre sortie des matières, c'est-à-dire aux laxatifs, et quelquefois aux mèches enduites de pommades adoucissantes. Le cancer, qui débute primitivement par l'anus, est souvent d'abord susceptible d'être guéri par une opération pratiquée plusieurs fois par M. Lisfranc, et qui consiste à l'enlever en totalité. Quelque grave que soit une opération de ce genre, le malade devra s'y soumettre aussitôt que le chirurgien le jugera convenable, et ne pas s'exposer, par des retards pusillanimes, à une mort qu'amèneraient inévitablement les progrès de la maladie. Alors que, le cancer de l'anus étant ulcéré, à la constipation a succédé la diarrhée, on combattra ce nouveau symptôme par le laudanum à la dose de six à huit gouttes dans un lavement, par les pilules d'un demi-grain à un grain d'extrait gommeux d'opium à l'intérieur, etc., etc. Les douleurs qui accompagnent cette maladie cèdent aux mêmes moyens, c'est-à-dire aux opiacés, aux lavements et décoctions de morelle et de têtes de pavot. Nous y avons ajouté quelquefois avec succès un demi-grain ou un grain d'extrait de *belladone*. Si l'ulcération du cancer avait perforé la cloison qui sépare l'intestin du vagin, chez la femme, de la vessie, chez l'homme, on conçoit qu'on n'aurait que des soins de propreté à employer contre la triste infirmité qui en serait le résultat. Dans tous ces cas, des aliments peu excitants devront faire la base de la nourriture du malade, qui de cette manière pourra vivre encore longtemps.

Bien que les *corps étrangers* dans l'anus ne causent pas toujours des accidents identiques, nous en parlons ici parce que les plus fréquents et les plus graves de ces accidents sont ceux qui résultent de la rétention des matières dans l'intestin. Ces corps peuvent avoir été introduits par la bouche et s'être arrêtés à l'anus après avoir traversé toute la longueur des intestins, ou bien s'être formés dans l'intérieur de ces organes, ou enfin être entrés par l'anus lui-même. Les premiers sont ordinairement des corps durs, des arêtes de poissons, des noyaux de fruits, des morceaux de métal avalés par mégarde; après avoir déterminé des douleurs en passant dans les différents points du ventre, ils arrivent à l'anus, où ils s'arrêtent, et y déterminent tantôt de la gêne, un sentiment de pesanteur, tantôt la rétention d'urine, une inflammation plus ou moins vive, des abcès, des fistules, et tantôt enfin, s'opposant à la sortie des matières, peuvent causer les accidents déjà indiqués : nausées, vomissements, inflammation de bas-ventre ; et c'est en vain souvent qu'on a recours aux lavements, aux purgatifs même, pour combattre ces symptômes, dont la cause est souvent ignorée. Les corps étrangers, solidement fixés, ne peuvent être reconnus et retirés de l'anus qu'avec le doigt ou des instruments convenables. Nous en dirons autant des concrétions formées par les matières endurcies, sur les personnes sujettes à la constipation, surtout chez les femmes âgées. Cet amas de matières plus ou moins dures donne lieu souvent à tous les signes du cancer ou du rétrécissement de l'anus. Malgré le régime le plus convenable, le plus propre à pré-

venir la constipation (*voy.* ce mot), il faut souvent avoir recours au doigt ou à la curette pour ouvrir un passage à ces concrétions; quelquefois même le chirurgien est obligé de les briser. Les corps étrangers, engagés par l'anus, causent souvent les accidents les plus graves, et demandent à être promptement enlevés. Les moyens nécessaires pour leur extraction varie avec la nature de ces corps, et réclament toute l'habileté du chirurgien, surtout s'ils sont volumineux. — Enfin on a vu quelquefois des sangsues posées à l'anus se glisser dans cette ouverture, et causer un écoulement de sang des plus inquiétants. On les fera promptement sortir en injectant dans l'anus, à l'aide d'une seringue, du jus d'oignon, de l'eau vinaigrée, une décoction de tabac, ou, ce qui vaut mieux encore, et ce qu'on a toujours sous la main, de l'eau salée.

C. *Tumeurs de l'anus.*

Abcès à l'anus. Ils reconnaissent pour cause tantôt une violence extérieure, un coup sur l'anus, l'équitation, plus souvent la présence des corps étrangers dont nous venons de parler, celle des matières arrêtées dans de petites cavités que l'on remarque à la fin de l'intestin, fréquemment l'hémorrhoïde et la constipation qui l'accompagne, quelquefois une maladie d'une partie éloignée, de l'épine, par exemple, enfin diverses maladies qui altèrent toute la constitution, comme la phthisie.

Ces abcès, quel que soit leur volume, sont toujours graves, en raison de leur terminaison habituelle par une fistule à l'anus.

Ceux qui sont petits et superficiels sont peu douloureux, ils s'ouvrent et se guérissent souvent d'eux-mêmes. On favorise leur suppuration en les recouvrant d'un emplâtre de diachylum; mais pour peu que les abcès soient un peu considérables, ils doivent être ouverts promptement, en raison de la rapidité avec laquelle le pus se développe dans des parties abondamment pourvues de graisse, et de la dénudation de l'intestin, du décollement de la peau, qui seraient la suite d'un séjour un peu prolongé du pus dans les chairs. Nous en dirons autant, et à plus forte raison, des vastes abcès gangréneux causés par la présence de corps étrangers qui ont perforé l'intestin de dedans en dehors, et qui diffèrent des précédents, en ce que ceux-ci s'accompagnent de tous les signes d'une vive inflammation, gonflement, rougeur de la peau de l'anus, fièvre vive, etc., tandis que les abcès gangréneux déterminent un gonflement auquel succèdent bientôt la lividité et la flaccidité des chairs, et s'étendent plus loin que les précédents. C'est ordinairement en vain que, dans la plupart des cas, on essaierait par les moyens adoucissants et affaiblissants, les sangsues, les cataplasmes, d'arrêter la marche de ces affections. On peut tout au plus, et c'est une raison de ne pas les négliger, favoriser de cette manière la suppuration et empêcher le mal de s'étendre trop loin; malgré tout, presque toujours ces abcès, même les moins volumineux, s'ouvrent à la fois et à la peau et à l'intérieur de l'anus, et sont ainsi, comme nous l'avons dit, la cause d'une *fistule*. (*Voy*. ce mot.) L'abcès étant ouvert, on en favorisera la cicatrisation à l'aide d'injections légèrement excitantes; on y introduira des mèches enduites de cérat, qui auront pour but d'empêcher la surface de la plaie de se guérir avant le fond; enfin, si la fonte de la graisse qui entourait l'anus empêche les parois de l'abcès de se recoller, faute de rapprochement de ces parois, le malade devra aller habiter quelque temps la campagne, et évitera quelquefois, en reprenant de l'embonpoint, la nécessité d'une opération. Pour les abcès dont la cause réside dans la maladie d'une partie éloignée, c'est contre cette maladie elle-même que doit être dirigé le traitement.

Chute de l'anus. Cette maladie consiste dans une tumeur que l'intestin, renversé sur lui-même comme un doigt de gant, fait à travers l'ouverture de l'anus. Cette tumeur, qui dans le principe ne se manifeste que lorsque le malade va à la selle, et rentre d'elle-même ou par une légère pression, sort plus tard, au moindre effort, et finit par rester continuellement hors de l'anus si on ne la maintient par des bandages convenables. Elle consiste dans un bourrelet saillant d'un à deux pouces, d'un rouge livide gluant, percé d'un trou à son centre, distinct en cela des *polypes* que l'on voit quelquefois à l'anus et qui offrent un pédicule rétréci. D'autres fois la tumeur plus longue est formée, non plus par le renversement de l'intestin qui constitue l'anus, mais bien par celui d'une portion plus supérieure de ce viscère.

La chute de l'anus s'observe surtout chez les enfants qui crient habituellement, soit en raison d'une maladie, telle que vers, coliques, soit pour toute autre cause. Chez les vieillards, on l'observe aussi assez fréquemment après la dyssenterie. Les personnes adultes en sont rarement affectées, et seulement alors qu'une autre maladie les oblige à de grands efforts d'expulsion, comme la rétention d'urine, la pierre dans la vessie, dans les cas de constipation opiniâtre, etc. Cette maladie, qui n'est d'abord qu'une infirmité, peut, si la réduction en devient impossible, causer des hémorrhagies et des suppurations qui bientôt épuiseraient le malade; d'autres fois, alors, la gangrène s'empare de la tumeur, la fait tomber, et guérit quelquefois le malade, plus souvent cause sa mort. On doit donc, en réduisant la chute de l'anus, la mettre promptement à l'abri de l'air, qui l'irriterait. Cette réduction se fait à l'aide d'un linge, dont on recouvre la tumeur, et du doigt, qu'on introduit dans le centre; le malade est pendant ce temps couché sur le ventre, les cuisses un peu rapprochées. Quelquefois la réduction est plus difficile, mais jamais on ne doit, pour l'opérer, employer de violence. Chez les enfants, il suffit souvent, pour obtenir une guérison radicale, de faire des injections d'eau ferrugineuse, de décoction de roses de Provins, de donner quelques bains de siége froids. Chez les personnes plus avancées en âge, ce n'est que d'une opération chirurgicale que l'on peut espérer cette guérison; c'est au chirurgien à faire un choix entre la cautérisation, l'excision de la tumeur, ou l'excision des plis de la peau, pour rétrécir l'anus, opération proposée par Dupuytren. Si le malade refuse de s'y soumettre, il devra avoir soin, pour éviter les accidents dont nous avons parlé, de porter, pour maintenir la tumeur réduite, un bandage composé d'une pelote soutenue par des bretelles, ou de garnir l'anus d'un fort tampon de charpie qu'il maintiendra avec un bandage en T double, fait, comme on le sait, d'une serviette qui serre le corps, et d'une pièce de linge qui, attachée en arrière de cette ceinture, passe sur l'anus, puis entre les cuisses, et fendue à ce point, va se fixer par ses deux chefs à la partie antérieure de la ceinture. Il devra faire sur la tumeur des fomentations avec du vin tiède, et s'abstenir de tout effort lorsqu'elle sera réduite, pour éviter qu'elle ne sorte lors de la défécation, il devra rendre les matières debout. Si ces moyens ne suffisaient pas, que la tumeur devînt irréductible pour échapper aux accidents mentionnés plus haut, il est évident que l'opération seule serait indiquée. Mais quand la chute de l'anus, comme cela se voit chez quelques personnes, n'est qu'une infirmité qui consiste en ce que la membrane interne sort après chaque garde-robe et forme un bourrelet que le malade fait rentrer avec facilité, on peut, en ayant soin de tenir le ventre libre par des lavements froids, un régime doux, du bouillon aux herbes ou de la chicorée sauvage pour boisson, etc., et en introduisant une petite mèche qui forme bouchon, après avoir réduit le bourrelet sorti, vivre sans grande incommodité avec cet inconvénient. Toutefois, même dans ce cas, la chirurgie peut guérir le malade par une opération fort légère (excision de quelques plis de la peau de l'anus), et bien préférable à l'assujettissement qu'occasionnent les petits soins quotidiens qui deviennent nécessaires en pareil cas.

L'anus, outre les *hémorrhoïdes* et les *végétations*, dont nous allons parler, peut encore être le siége de tumeurs développées sous la peau, et qui, ne différant en rien de celles des autres parties du corps, doivent seulement être mentionnées ici.

D. *Affections vénériennes de l'anus.* L'anus, comme les parties génitales, peut être le siége de chancres, d'écoulements et de végétations.

Les *chancres* de l'anus ne différent de ceux des parties génitales que par le danger qui les accompagne, et qui résulte du voisinage de la vessie chez l'homme, du vagin chez la femme ; en effet, quel-

quefois on les a vus perforer les cloisons qui séparent ces parties de l'anus, et devenir ainsi la cause d'une mort plus ou moins prochaine. Leur traitement n'offre rien de particulier. (*Voy.* CHANCRES.)

Les *écoulements* de l'anus, qui sont analogues à celui qui a reçu le nom de chaude-pisse, sont ici plus faciles à traiter en raison de la facilité qu'on a d'apercevoir leur source. Ils demandent beaucoup de propreté, des injections d'abord émollientes, puis, quand l'inflammation est tombée, excitantes. Il ne faut pas les confondre avec le suintement blanc qui accompagne quelquefois les hémorrhoïdes : la cause, les signes, le traitement, en sont tout à fait différents.

Les *végétations* de l'anus, auxquelles on a donné, suivant leur forme et leur aspect, les différents noms de crêtes de coq, fics, condylomes, différent essentiellement des hémorrhoïdes par leur forme souvent aplatie, leur aspect granulé, leur extension rapide à la peau vers les bourses ou vers la vulve. Symptômes de la maladie vénérienne devenue générale, elles réclament, outre le traitement de cette affection, l'emploi de topiques, tels que des lotions avec la liqueur de Van-Swiéten à la dose d'une cuillerée dans un demi-verre d'eau, des onctions d'onguent mercuriel, et plus souvent encore l'ablation par les caustiques ou le bistouri, ou les ciseaux.

Les *rhagades*, de même que les végétations, sont un signe de la vérole confirmée ; ce sont de petites fentes analogues par leur forme avec les fissures, mais qui en différent par une douleur beaucoup moins vive. On obtient leur guérison par le traitement de la vérole, par l'emploi de mèches enduites de cérat mercuriel.

Les *pustules syphilitiques* n'ont pas d'autre traitement que celui de la vérole en général.

Les *dartres* de l'anus sont souvent accompagnées de démangeaisons vives, qu'on apaise par les bains de siége, les lotions avec l'eau de son ou de guimauve, les onctions avec le cérat ou la pommade rose dite pour les lèvres, le beurre de cacao, les cataplasmes avec la fécule de pomme de terre, la farine de riz, la pulpe de carotte, etc., appliqués froids de préférence. Le régime sobre est ici d'une absolue nécessité. (*Voy.* le mot DARTRES.)

En résumé, les affections de l'anus sont toutes des maladies sérieuses, et pour lesquelles on ne saurait trop tôt consulter l'homme de l'art, qui peut seul discerner convenablement leur nature, arrêter leurs progrès, et conseiller les soins qui peuvent être efficaces.

Qu'on ne perde pas de vue que, dans ce lieu, des phénomènes fort analogues peuvent être le résultat d'affections fort différentes, dont quelques-unes ne constituent que des incommodités innocentes, tandis que d'autres ont beaucoup de gravité, et réclament le plus promptement possible les secours les plus efficaces de la médecine et de la chirurgie.

APÉRITIF. (D'*aperire*, ouvrir.) On a donné autrefois ce nom à diverses substances que l'on croyait propres à ouvrir les voies biliaires et urinaires. Aussi la plupart des médicaments dits *apéritifs* jouissent-ils de propriétés laxatives ou *diurétiques*; l'asperge, le persil, l'oseille, le cerfeuil, le sel de nitre, la terre foliée de tartre ou acétate de potasse, etc., sont considérés comme apéritifs. On se sert assez souvent en médecine d'un sirop dit *des cinq racines* apéritives, et qui se compose des racines d'ache, de fenouil, de persil, d'asperge et de petit houx.

Trop vantés jadis, et peut-être trop dédaignés aujourd'hui, les apéritifs, ainsi que la plupart de nos remèdes, ne jouissent point, comme leur nom semblerait l'indiquer, d'une propriété absolue et dont rien ne puisse empêcher les effets, mais seulement d'une propriété relative et subordonnée à une foule de circonstances que le médecin seul peut apprécier. Les substances apéritives sont d'ailleurs, pour la plupart, des substances assez innocentes, et dont l'abus seul pourrait entraîner des inconvénients.

APHRODISIAQUE. (De Ἀφροδίτη, Vénus, déesse de la volupté.) C'est le nom que l'on donne à tout ce qui peut exciter l'appétit vénérien, accroître la faculté génératrice, ou la ranimer lorsqu'elle a été plus ou moins abolie. Si la faiblesse ou l'*impuissance* des organes génitaux était constamment la suite du liberti-

nage, il ne serait point ici fait mention des aphrodisiaques. La mission pour ainsi dire sacerdotale du médecin ne saurait s'associer au vice, en fournissant les moyens de prolonger sa durée. Mais une foule de circonstances diverses peuvent diminuer, détruire, même chez les personnes les plus sages et les plus vertueuses, l'aptitude à goûter les douceurs de l'amour et à remplir les devoirs du mariage : c'est alors un devoir sacré de recourir à toutes les ressources de l'art, pour rendre à ces malheureux l'exercice d'une fonction aussi importante, et en même temps la plus noble que la nature ait confiée à l'homme.

Il y a longtemps que l'on a dit que le meilleur aphrodisiaque est la société d'une belle femme : de celle qui plaît eût été plus juste selon nous. La *beauté modèle* peut en effet ravir d'admiration, mais l'intelligence seulement est ici mise en jeu; tandis que la femme agréable, celle que l'on aime, parle seule à nos sens physiques, et, quel que soit son extérieur, peut plus que toute autre réveiller des organes engourdis. Quelquefois des livres érotiques et l'aspect de tableaux voluptueux ont, après de longues années d'impuissance, rallumé le flambeau de la vie; certaines personnes ont encore senti leur vigueur se réveiller sous des coups redoublés ou l'influence de l'*urtication*.

Les auteurs divisent les substances *aphrodisiaques* en médicaments et en aliments. C'est en fortifiant l'économie tout entière que ces derniers agissent ordinairement, tandis que les autres portent leur action d'une manière plus spéciale sur les organes génitaux. Mais comme beaucoup de ces diverses substances réunissent les propriétés nutritives et médicamenteuses, et que les circonstances peuvent seules, dans une foule de cas, établir une distinction réelle, nous les passerons simultanément en revue, sans nous arrêter à une division si peu importante dans la pratique.

Les plantes cryptogames, c'est-à-dire sans organes apparents de reproduction, la truffe, l'orange, la morille, et plusieurs autres espèces d'agarics, de bolets, de phallus, jouissent d'une grande renommée à cet égard. Les Romains n'ignoraient pas cette propriété des champignons en général, et nous voyons *Martial*, dans ses épigrammes, les conseiller comme un remède infaillible contre l'impuissance.

Le poivre et les autres épices, telles que la muscade, le girofle, la cannelle, le gingembre, etc., sont des stimulants énergiques que beaucoup d'auteurs, Peyrilhe entre autres, assurent disposer aux plaisirs vénériens. On attribue encore vulgairement la même propriété à l'artichaut; mais Dioscoride fait surtout un éloge pompeux de plusieurs plantes des genres *orchis* et *satyrion*, considérées encore de nos jours comme pourvues de propriétés éminemment aphrodisiaques. Il faut dire pourtant que la plupart d'entre elles ne doivent leurs vertus efficaces qu'à la nature très nutritive de leurs racines dont on retire le salep. Linnée dit avoir constaté que celles de l'*orchis bifolia* rendaient beaucoup plus impétueux et plus enclins à la copulation, les taureaux qui s'en nourrissaient. Mais, parmi les plantes de cette espèce, c'est la vanille surtout qui jouit de la réputation la mieux méritée. Le chocolat lui doit une partie de ses propriétés stimulantes et échauffantes. Le cacao, qui d'ailleurs fait la base principale de ce mélange, est déjà par lui-même éminemment propre à réparer l'épuisement des forces, et à donner à toute l'économie cette surabondance vitale qui lui a mérité le surnom pompeux et emphatique de théobrome ou *mets des dieux*.

Les Orientaux se procurent, dit-on, des jouissances physiques et morales au moyen de l'opium, et quelques praticiens assurent également avoir obtenu de bons effets de cette substance administrée comme aphrodisiaque. Le fait est possible, mais cet état n'étant pour ainsi dire qu'une maladie, peut-il entrer dans les vues d'une sage thérapeutique de chercher à le produire?

La vertu stimulante du céleri est si généralement reconnue, que les personnes d'une classe inférieure de la société le décorent d'un surnom trop énergique pour que la décence permette de le rapporter ici. Le genseng était jadis regardé comme un merveilleux trésor, mais on pense généralement, de nos jours, qu'il ne possède aucune des vertus aphrodisiaques pour lesquelles il fut tant vanté.

Différentes plantes de la famille des crucifères jouissent, au contraire, d'une énergie constatée par des observations nombreuses et authentiques. Plusieurs praticiens, parmi lesquels Gesner et Chaptal, ont guéri des atonies anciennes du membre viril par son immersion répétée dans une décoction de graine de moutarde. Mais la roquette, jadis consacrée au dieu Priape, autour de la statue duquel on la semait en abondance, ne jouit plus aujourd'hui que de l'honneur d'avoir été célébrée par les poètes anciens. C'est une espèce de chanvre qui fait le principal ingrédient du *bengi* ou bengue des Indiens, et du *maslac* des Turcs. Souvent même, dit Linnée, ces peuples réduisent en trochisque la poussière des étamines de l'individu mâle, et si l'on en croit Acosta, les Indiens mangent la graine et les feuilles de la plante, pour exciter leurs désirs ou bien augmenter leur vigueur dans l'acte vénérien. Dioscoride et Jean Beauhin nient positivement, au contraire, la propriété aphrodisiaque du chanvre: cependant on a cru remarquer, même dans nos climats, que les oiseaux nourris en cage avec les semences de cette plante étaient plus lubriques que d'autres.

Le règne animal fournit à la classe de médicaments qui nous occupe, les mouches *cantharides*, dont personne n'ignore l'excessive énergie. Elles portent de préférence et presque exclusivement leur action sur le système urinaire et génital, qu'elles stimulent, irritent, enflamment ou corrodent même, suivant la dose et le mode d'administration. Les breuvages, les philtres amoureux, les distillations d'Italie, en un mot toutes les préparations employées par les gens du monde, ou conseillées par les charlatans pour rajeunir les organes de la génération, doivent aux cantharides leurs bien rares avantages et surtout leurs terribles effets. C'est à la quantité mécaniquement inappréciable de cette substance, qui se trouve introduite dans l'économie par les pores de la peau, qu'il faut encore attribuer les accès de fièvres nerveuses, les cuissons, les rétentions d'urines, et souvent les érections qui suivent l'application d'un vésicatoire sur les sujets délicats.

Le musc et l'ambre gris sont loin de posséder la même énergie ; plusieurs médecins néanmoins témoignent de leur efficacité. Weickard, entre autres, dit avoir réveillé, par la première de ces substances, les organes génitaux d'un homme presque octogénaire. On a encore préconisé le phosphore comme très efficace pour faire revivre une jeunesse éteinte. L'assertion est loin d'être étayée d'observations suffisantes à mes yeux ; tandis que l'on ne saurait douter que cette substance ne soit un poison violent, dont l'énergie dévorante ne peut être que bien imparfaitement enchaînée par l'éther, le sucre et tous les moyens que l'on emploie pour dissoudre ou diviser ce corps, et malgré lesquels une faible dose produit fréquemment une mort rapide et cruelle.

Il resterait maintenant à parler des différents mélanges ou préparations aphrodisiaques. On sait que les femmes de Thessalie étaient fort renommées dans l'art criminel de préparer des philtres. Mais l'expérience a prouvé depuis longtemps que les eaux, les élixirs, les poudres, les tablettes de *magnanimité*, ne justifient pas le titre pompeux qu'ils doivent à l'ignorance et au charlatanisme. Il faut convenir néanmoins que des écrivains dignes de foi citent des cas nombreux de guérison d'impuissance par les aphrodisiaques, et nous avons été nous-même à portée d'en observer quelques-uns. Mais l'emploi de tels moyens doit être exclusivement réservé aux médecins, qui seuls peuvent varier les ingrédients, modifier les doses, selon la nature de l'affection et le tempérament des individus, et surtout prévoir et empêcher les effets pernicieux des drogues, toutes plus ou moins irritantes, employées dans ce but.

Loin de satisfaire l'impatience indiscrète d'un convalescent, les désirs ridicules d'un vieillard ou les honteuses prouesses d'un jeune libertin, c'est à la médecine à prémunir ces individus contre les terribles dangers que peut occasionner dans ce cas la moindre imprudence. Du temps d'un certain maréchal de France, devenu célèbre par ses aventures amoureuses, se répandit communément à Paris l'usage de pastilles érotiques, dont l'abus produisit les effets les plus violents sur beaucoup de personnes. Henricus-ab-Heers cite l'exemple d'un vieillard qui, pour ranimer en lui l'appétit vénérien, avala des cantharides incorporées dans un sirop ; mais bientôt survint un gonflement excessif des parties génitales, le pissement de sang..... et ce ne fut qu'après mille peines qu'on put arracher à la mort ce vieillard insensé. Cabrol, célèbre chirurgien d'autrefois, rapporte aussi la fin malheureuse d'un Provençal qui, pour avoir pris un aphrodisiaque trop énergique, fut atteint d'un *priapisme* si violent qu'il en mourut. Ambroise Paré cite également l'exemple d'un abbé qui, pour se distinguer dans les jeux de Vénus, fit usage d'un aphrodisiaque qui lui causa un pissement de sang mortel. La mort du poète Lucrèce est attribuée par ses biographes à un philtre amoureux qu'il reçut de sa chère Lucilia ; et l'on assure que l'excellent acteur Molé, désirant prouver qu'il conservait encore, au déclin de sa carrière, la vigueur de sa jeunesse, prit un breuvage qui lui procura la mort au lieu des jouissances qu'il cherchait. On n'en finirait pas s'il fallait épuiser ce nombreux et déplorable martyrologe. Les gens du monde ne sauraient donc trop se tenir en garde contre les recettes dangereuses, prônées par des charlatans qui profitent de la fausse honte attachée à l'impuissance, pour spéculer sur la crédulité des malheureux qui se confient à leurs soins.

Nous ne discuterons point ici dans quelles circonstances il convient d'employer la médication aphrodisiaque. Disons seulement que, si le besoin ne se fait pas sentir, il est presque toujours nuisible de le provoquer par un moyen quelconque, et qu'à l'exception de quelques cas bien rares d'atonie purement locale des organes génitaux, ces parties sont elles-mêmes subordonnées à l'état de vigueur ou de faiblesse de l'économie tout entière. Le seul aphrodisiaque qui ne répugne pas à la raison et à la prudence, consiste dans un régime tonique et puissamment réparateur ; c'est le seul aussi qui n'ait point d'inconvénient pour la santé générale.

APHTHES. (Du mot grec ἄπτειν, brûler.) On appelle aphthes une petite éruption de l'intérieur de la bouche assez commune chez les enfants et chez les jeunes gens, qui se reconnaît à de petites plaques blanches formées par un petit soulèvement de l'épiderme de la membrane interne des lèvres, des joues, etc., sous lequel s'est excrétée un peu d'humeur blanchâtre. Le *muguet* des nouveau-nés n'est qu'une éruption d'aphthes confluents et rapprochés. (*Voy.* ce mot.) L'usage des préparations mercurielles, du *calomel* ou mercure doux, par exemple, détermine chez quelques sujets une éruption considérable d'aphthes sur les gencives et à la face interne des joues et des lèvres; ces aphthes se transforment parfois en excoriations douloureuses, et s'accompagnent d'une salivation plus ou moins abondante. La pousse des dents chez les enfants, celle des dents de *sagesse* chez les adultes, l'arrachement d'une dent gâtée deviennent quelquefois l'occasion du développement des aphthes. Des écarts de régime, l'abus des stimulants, des spiritueux, l'influence prolongée du froid et de l'humidité, les variations atmosphériques les produisent assez facilement chez les sujets qui y sont disposés. Chez nous, les aphthes sont presque toujours une maladie légère et passagère. Quelquefois, pourtant, cette éruption devient confluente, s'accompagne de fièvre, se renouvelle à plusieurs reprises, et constitue alors une maladie plus ou moins sérieuse. Il faut prendre garde, d'ailleurs, de confondre les aphthes proprement dits, avec ces inflammations *couenneuses* de la bouche et de la gorge, qui règnent épidémiquement dans quelques provinces de l'ouest et du centre de la France, et que l'on désigne sous le nom d'angine *maligne* ou *gangréneuse*. Il faut bien savoir encore que certaines ulcérations blanchâtres de la bouche, de nature vénérienne, ont de la ressemblance avec les aphthes et ont pu être confondues avec eux. Plus souvent encore, les malades se sont alarmés à tort ou ont été trompés par des charlatans qui avaient

intérêt à les faire croire à l'existence d'un mal supposé. J'ai vu ainsi plusieurs fois une ulcération inflammatoire et couenneuse qui se forme au fond de la bouche, derrière la dernière dent molaire, chez quelques jeunes gens, être traitée à tort comme un symptôme vénérien.

Quand les aphthes sont accidentels, bénins et discrets, ils cèdent promptement à un régime sobre, la diète aux potages et aux bouillies, une tisane d'orge, un gargarisme à l'eau d'orge avec un peu de sirop de mûres, quelques bains de pieds, un peu de repos.

S'ils sont plus considérables et plus opiniâtres, un gargarisme fait avec une décoction de ronces et de quinquina, quinze grains de borax pour dix onces de liquide (un grand verre), deux onces de miel rosat et une quinzaine de gouttes d'acide sulfurique, réussit à merveille.

Lorsqu'ils s'excorient, on les touche avec un petit pinceau de charpie trempée dans du miel rosat additionné de quelques gouttes de laudanum et d'acide sulfurique : il est même quelquefois nécessaire de les toucher avec la pierre infernale.

On conçoit d'ailleurs que, pour peu que les aphthes constituent à proprement parler une maladie, il est indispensable d'appeler un médecin.

J'ai vu une petite fille atteinte d'aphthes à la bouche, qui avaient une apparence bénigne, se mettre en route par un temps chaud et orageux, être prise bientôt de fièvre et de convulsions auxquelles elle succomba rapidement, les aphthes étant devenus confluents, s'étant propagés au gosier et ayant pris la forme du *muguet* des nouveau-nés.

APOPLEXIE. (Du grec ἀποπλήσσειν, frapper fort.) On désigne sous ce nom une maladie caractérisée par une perte subite et plus ou moins complète du mouvement et du sentiment; souvent accompagnée de chute du corps comparable à celle du bœuf qui tombe assommé sous le coup de marteau du boucher.

L'apoplexie est une des maladies les plus communes et les plus formidables, puisqu'elle peut faire périr en un instant l'homme qui paraissait jouir de la meilleure santé, et que, quand elle ne le frappe point avec cette intensité, elle lui enlève la plus belle prérogative de l'humanité, l'intelligence, le réduit à une vie presque végétative, jusqu'à ce qu'une nouvelle attaque vienne l'enlever, ou lui ravir, pièce à pièce, pour ainsi dire, les lambeaux de son intelligence. Aussi a-t-elle fixé l'attention des médecins de tous les temps, et a-t-elle été l'objet de leurs recherches spéciales. Il est peu de maladies cependant sur lesquelles on ait adopté de plus funestes erreurs : « Aussi, dit Portal, que de malades sont morts qu'on eût guéris si on les eût bien traités ! Combien d'autres on a fait périr par le mauvais traitement qu'on leur a administré ! »

L'apoplexie a pour cause immédiate une congestion de sang dans le cerveau, suivie ou non d'épanchement et de déchirure de la substance cérébrale. Tout ce qui tendra à porter fortement le sang vers la tête, pourra donc être une cause d'apoplexie. Mais pour qu'elles agissent efficacement, il faut que ces causes trouvent des individus prédisposés. Le plus communément ces individus offrent les traits de la constitution dite apoplectique, constitution que l'on reconnaît aux signes suivants : taille peu élevée, embonpoint souvent extrême, tête volumineuse, cou gros et court, épaules larges, ventre remarquablement développé, état habituel de pléthore, coloration pourpre de la figure, surtout après le repas, ou pour peu que la personne se baisse ; distension des veines du cou ; pouls plein et fort : non pas que l'apoplexie soit exclusive à cette constitution ; elle peut attaquer des individus maigres et pâles : mais elle est incontestablement plus fréquente chez les sujets qui présentent la constitution apoplectique.

L'apoplexie paraît attaquer plus souvent les hommes que les femmes. Aucune époque de la vie n'en est aussi fréquemment atteinte que la vieillesse ; elle est rare dans la jeunesse et dans l'enfance. Elle semble plus fréquente dans les villes qu'à la campagne. Une prédisposition incontestable, c'est la dilatation anévrismatique du cœur.

Parmi les causes très nombreuses de cette maladie, on compte les passions vives, surtout la colère, la joie excessive, les chagrins profonds. Il y a peu d'années, j'ai vu périr subitement, d'un coup de sang apoplectique, à la suite d'une discussion animée, une femme d'une complexion maigre et chétive, mais d'un naturel très emporté. L'ivresse, l'abus des liqueurs spiritueuses, des vins forts et généreux ; des aliments succulents et indigestes : le sommeil peu de temps après un repas copieux : l'exposition de la tête nue à un soleil ardent, une température très élevée ou un froid violent ; les bains trop chauds et trop prolongés, les bains de vapeurs surtout, l'excès des travaux intellectuels (l'expérience démontre que les hommes de lettres, les gens d'affaires, les financiers y sont très sujets); l'abus des plaisirs de l'amour, surtout chez les gens âgés ; les vêtements trop serrés, spécialement ceux du cou, de la poitrine et du ventre ; l'habitude de se coucher la tête trop basse ; les grands efforts musculaires, les cris violents, comme cela a lieu chez les femmes en couches ; l'inaction, le défaut d'exercice, le sommeil trop prolongé ; la suppression d'un écoulement sanguin habituel, tel que le flux hémorrhoïdal ou menstruel, l'omission d'une saignée, d'une application de sangsues habituelles : telles sont les causes les plus ordinaires qui, agissant chez un individu prédisposé, déterminent l'invasion de la maladie.

Cette invasion est en général subite ; il est beaucoup moins fréquent qu'elle s'établisse lentement. On n'observe pas toujours de symptômes précurseurs ou préludes ; mais cela tient surtout à ce que, négligeant les avertissements que donne la nature, on les confond avec ces légères altérations de la santé pour lesquelles on n'a pas recours aux conseils du médecin. Le peu d'intensité de ces symptômes et leur retour fréquent sans suites fâcheuses, font que les malades s'y accoutument et les jugent de peu d'importance. Aussi est-il d'un grand intérêt de s'habituer à les reconnaître : car alors on peut saisir un instant favorable, et, par quelques moyens habilement placés, prévenir une attaque d'apoplexie qui trop souvent est au-dessus des ressources de l'art. On ne fait alors qu'imi-

I.

ter la nature. Ne voit-on pas souvent un saignement de nez dissiper tout à coup un appareil de symptômes menaçants qui annonçaient une attaque? Énumérons rapidement les principaux de ces symptômes : vertiges passagers; pesanteur, et même douleurs de tête, quelquefois générales, le plus ordinairement bornées au front ou à la tempe d'un seul côté, se renouvelant fréquemment; étourdissements, éblouissements passagers; trouble de la vue; tintements, bourdonnements d'oreilles, surdité; diminution du goût et de l'odorat; grincements de dents pendant le sommeil; un bégaiement accidentel; une impossibilité subite et absolue de parler, qui dure peu; une disposition invincible au sommeil, surtout après le repas; les cauchemars, les rêves effrayants dès que le sujet s'endort; un sommeil plus profond et plus prolongé que d'ordinaire, avec ronflement; des lassitudes dans les jambes, ou leur faiblesse instantanée, de manière à menacer d'une chute si l'on ne se soutient aux corps environnants; des tremblements; des crampes des membres inférieurs, surtout pendant la nuit, assez intenses pour forcer les malades à se lever du lit afin de faire cesser les vives douleurs qu'ils éprouvent; un fourmillement dans un bras ou une jambe; une légère diminution de sensibilité, de manière qu'une gaze légère semble interposée entre les doigts et les objets que l'on touche; affaiblissement de la mémoire; obtusion de l'intelligence. Quelquefois le pourtour des yeux est bleuâtre; les muscles de la figure, et surtout des lèvres, sont le siége de mouvements convulsifs très légers : un des coins de la bouche est un peu dévié, et un observateur un peu exercé peut quelquefois par ce seul signe annoncer une attaque prochaine.

Tels sont les phénomènes qui peuvent précéder une attaque d'apoplexie; bien entendu qu'ils ne se montrent pas tous réunis; souvent il n'en existe qu'un seul, ou seulement deux ou trois. Il peut arriver qu'ils se succèdent graduellement, et leur nombre s'accroît jusqu'au moment de l'attaque. Dans d'autres cas, la maladie débute brusquement; c'est même là un de ses caractères les plus saillants et les plus populaires.

Les symptômes auxquels on reconnaît une apoplexie offrant de notables différences, suivant l'intensité de la maladie, on les a divisés en symptômes de l'apoplexie *forte*, *moyenne* ou *faible*. Ces trois degrés de la maladie présentent des phénomènes tellement différents, qu'on pourrait, à bon droit, les prendre pour trois maladies différentes; non pas que la nature s'astreigne à cette division tout arbitraire : presque toujours on rencontrera les degrés intermédiaires, et ils sont multipliés à l'infini; mais notre description pourra servir de point de mire, de terme de comparaison, et il sera facile de rapprocher les faits que l'on pourra observer, de celui de ces degrés avec lequel ils présenteront le plus de ressemblance.

Un individu, auparavant bien portant, tombe tout à coup dans un profond sommeil. Ses membres sont dans le relâchement le plus complet. Les yeux sont insensibles à la lumière, les pupilles immobiles, ordinairement dilatées; les odeurs ne sont point perçues. La sensibilité générale est éteinte; vainement en pinçant, en piquant les membres, essaie-t-on d'obtenir quelque marque de douleur : ils restent dans l'immobilité la plus profonde. Lorsqu'on les soulève et qu'on les abandonne à eux-mêmes, ils retombent comme des masses inertes. Rarement les membres d'un seul ou des deux côtés du corps sont agités de mouvements convulsifs. La figure est habituellement rouge, violacée, d'autres fois pâle, humide et froide; les lèvres sont livides, bleuâtres; les joues sont poussées en avant par l'air expiré. La respiration lente et gênée fait entendre une sorte de ronflement qu'on a désigné sous le nom de respiration *stertoreuse*; le pouls est fort, plein ou petit, concentré, faible. Les urines et les matières fécales, quelquefois la liqueur spermatique, sont rendues involontairement. Les boissons ne peuvent être avalées et ressortent en partie de la bouche, ou, pénétrant dans les voies respiratoires, provoquent une toux convulsive. Tels sont les symptômes d'une apoplexie forte. On sera peut-être étonné de ne pas voir figurer dans cette description l'*apoplexie foudroyante*, dont il est si souvent question dans le monde ; c'est que sous ce nom on comprend, parfois, une maladie toute différente de celle dont nous traitons. Beaucoup d'exemples d'apoplexie foudroyante ne sont autre chose que des ruptures du cœur ou des gros vaisseaux, et ce n'est pas ici le lieu de nous en occuper.

Lorsque l'apoplexie est de moyenne intensité, il survient subitement une perte de mouvement de tout un côté du corps ; presque toujours il y a en même temps perte de connaissance ; le malade tombe dans un assoupissement plus ou moins profond, dont il est quelquefois possible de le tirer en le remuant ou l'excitant fortement, mais il y retombe aussitôt. Les pupilles sont mobiles sous l'influence de la lumière ; les odeurs fortes sont perçues par le malade ; il entend les sons intenses. Si l'on pince fortement un membre du côté paralysé, celui du côté opposé cherche à éloigner cette cause de douleur. Il n'est point rare, cependant, que la perte de sensibilité soit entière, comme celle des mouvements ; mais, dans tous les cas, le côté opposé du corps donne des preuves de la persistance du sentiment et du mouvement.

La figure présente un aspect tout spécial, elle semble tirée vers l'oreille du côté opposé à la paralysie. L'angle des lèvres, de ce côté, se rapproche de l'oreille ; celui de l'autre côté est soulevé et abaissé alternativement par la respiration, ce qui a été comparé à l'action de fumer une pipe. Ou bien l'on voit ces symptômes s'aggraver, et la mort ne tarde pas à arriver : ou bien, après qu'ils ont continué au même degré pendant quelques heures, et même pendant un jour entier, la perte de connaissance diminue, l'assoupissement devient moins profond et cesse même complétement ; la paralysie persiste, mais à un moindre degré ; et souvent, au bout de six ou sept jours, le malade paraît presque revenu à son état naturel. Alors il n'est pas rare de voir survenir tout à coup de la fièvre, de la douleur de tête, de l'inégalité du pouls, puis une attaque formidable d'apoplexie, qui emporte rapidement le malade. Le plus souvent la diminution des symptômes continue, et, au bout d'un certain temps, il ne reste qu'un trouble plus ou moins grand dans les mouvements et les facultés intellectuelles. Il est rare que ces fonctions se rétablissent dans leur intégrité primitive ; une paralysie incomplète persiste presque toujours. La guérison a lieu plus ou moins complétement suivant l'âge et la santé des sujets, et surtout suivant l'étendue des désordres du cerveau. Ainsi, chez quelques-uns (et ces cas peuvent être regardés comme exceptionnels , tant ils sont rares), le rétablissement est complet ; chez d'autres, le bras conserve seul de la faiblesse et de l'indécision dans les mouvements ; la face reste légèrement distordue ; chez le plus grand nombre, le bras et la jambe présentent des traces profondes de l'attaque ; les lèvres retiennent mal la salive ; la joue affaiblie ne repousse plus sous les dents les aliments soumis à la mastication ; le bras, à demi fléchi, reste appliqué contre le corps et ne peut plus servir ; la parole est embarrassée et confuse ; les facultés intellectuelles sont affaiblies ; l'homme le plus fort devient faible, il pleure et rit sans le moindre sujet ; la crainte d'une mort plus ou moins prochaine le préoccupe sans cesse ; plus de mémoire, plus d'imagination, plus de hardiesse dans les conceptions ; son rôle est fini dans le monde ; l'instrument de l'intelligence et de la pensée est altéré dans son organisation ; les malades sont condamnés à vivre de soins et de régime, toujours dans l'imminence d'une nouvelle attaque qui vienne les enlever tout à coup. Ce n'est qu'au bout d'un temps assez long que l'apoplectique arrive à l'état qu'il doit conserver. Nous avons vu que les phénomènes de l'apoplexie étaient dus ordinairement à un épanchement de sang dans le cerveau, avec déchirure de cet organe ; il y a donc pour la nature, dont nous devons admirer les inépuisables ressources , un double travail à exécuter : résorber le sang épanché, cicatriser la plaie inégale et déchirée de la pulpe cérébrale ; travail admirable, bien fait pour diminuer notre confiance dans tous ces moyens prétendus *anti-apoplectiques* ou *antiparalytiques*, qui trop souvent, par les ébranlements qu'ils occasionnent, ne peuvent qu'être nuisibles. Or ce travail de réparation exige plusieurs mois, quelques années même, pour parvenir à son point le plus parfait; alors seulement l'apoplectique n'a plus rien à gagner.

Voyons maintenant les signes d'une apoplexie faible : un simple étourdissement, un vertige; un engourdissement subit d'un membre, d'un côté du corps; une légère diminution de la sensibilité; de la difficulté à saisir les petits objets, de l'embarras dans les mouvements de la langue, de la difficulté dans la prononciation, un peu de confusion des idées; tels sont les principaux caractères de l'apoplexie légère. Ajoutons qu'elle ne s'accompagne point de perte de connaissance, ou du moins que celle-ci ne dure qu'un temps fort court. La paralysie incomplète qui existe, diminue bientôt, et, au bout de quelques jours, elle se dissipe entièrement, de sorte que le malade ne conserve aucune trace de son attaque, dont le plus souvent il méconnaît la nature.

L'apoplexie est généralement une maladie facile à reconnaître. En ayant présents à l'esprit la définition que nous en avons donnée et le tableau que nous avons tracé de ses symptômes, on pourra, sans difficulté, la distinguer des affections qui lui ressemblent le plus, telles que la *léthargie*, l'*asphyxie*, la *syncope*, l'*empoisonnement* par les substances narcotiques, l'*ivresse*, etc. (*Voy.* ces mots.)

L'apoplexie est toujours une maladie fort grave. La guérison d'une apoplexie forte est impossible; celle d'une apoplexie faible est difficile, a dit Hippocrate. Le temps et l'expérience ont confirmé l'aphorisme du père de la médecine. On conçoit que le nombre et l'intensité des symptômes ajoutent beaucoup à la gravité de la maladie. Il est surtout deux circonstances bien fâcheuses, c'est que le sujet soit d'un âge avancé, et qu'il ait déjà eu une ou plusieurs attaques. Dans la vieillesse, la nature est loin de déployer les mêmes ressources que dans le jeune âge, pour réparer les ravages causés par la maladie, et il est bien rare qu'une première attaque ne soit pas suivie, au bout d'un

temps plus ou moins long, de quelques mois peut-être, d'une seconde ou d'une troisième, à peu près constamment mortelle. On a vu quelques sujets éprouver plus d'une douzaine d'attaques successives.

Le traitement de l'apoplexie doit avoir pour but de prévenir ou de faire cesser l'afflux de sang vers le cerveau, et de favoriser, autant qu'il est possible, le travail réparateur dont la nature fait les frais. Il y a donc deux indications bien distinctes à remplir; aussi diviserons-nous le traitement en *curatif*, ou traitement de l'attaque, et en *préservatif*, ou traitement propre à prévenir l'attaque ou à empêcher la récidive.

Traitement curatif. La première chose que l'on ait à faire, lorsque l'on est appelé près d'un apoplectique, c'est de le dépouiller de ses vêtements, de le placer sur un lit, la tête très élevée et découverte, dans une chambre dont la température soit fraîche autant que possible. Mais surtout il est indispensable de recourir de suite au médecin, car c'est un de ces cas où quelques instants de retard dans l'administration des remèdes convenables peuvent devenir funestes. Quand l'assoupissement est profond, on ne risque toujours rien, en attendant, de mettre une pincée de sel sur la langue, de placer sous le nez des spiritueux, du vinaigre fort, même un peu d'alcali volatil, mais très passagèrement, et d'appliquer aux pieds des cataplasmes de graine de lin, bien chauds, et recouverts d'une couche de moutarde de table, mise en contact avec la peau. Ces cataplasmes, sentis ou non, ne doivent pas être laissés à la même place plus de deux ou trois heures. En attendant qu'ils soient préparés, on entoure les jambes de linges imbibés d'eau très chaude (en prenant garde de brûler), et on enveloppe le tout d'une couverture de laine.

En tête des moyens que la médecine peut opposer à l'apoplexie, il faut placer la saignée. Celle du pied est préférée par beaucoup de praticiens. Nous pensons que la saignée du bras est tout aussi efficace, et qu'elle présente, dans le plus grand nombre des cas, de notables avantages. Il s'agit, en effet, de tirer assez rapidement une certaine quantité de sang. Or, il est rare que les veines du pied fournissent abondamment; presque toujours la saignée s'arrête après avoir coulé quelques minutes; et quant à l'effet révulsif qu'on lui a prêté, les faits ne paraissent pas favorables à sa démonstration. Nous pensons qu'on doit aussi rejeter la saignée du cou; pour l'exécuter, on est obligé d'exercer autour de cette partie une compression plus ou moins longue, dont les fâcheux effets contre-balancent certainement les avantages qui résulteraient du voisinage immédiat de l'organe malade. Aussi y a-t-on renoncé à peu près générale-ment. La saignée de la tempe est peu usitée; c'est cependant, dans quelques cas, une ressource précieuse. Chez les sujets âgés, à chairs flasques, la saignée du bras ne fournit presque pas de sang, ou du moins l'écoulement se fait lente-ment et en bavant, l'immobilité des muscles n'imprimant plus à la circula-tion des veines un surcroît d'activité. Dans ce cas, l'ouverture de l'artère tem-porale donne un moyen d'y suppléer. Mais, dans les cas ordinaires, ce sera à la saignée du bras qu'on devra avoir re-cours. Il faut presque toujours y reve-nir deux ou trois fois, et même davan-tage. C'est l'état du pouls, des forces du malade, la gravité et le nombre des symptômes, qui doivent diriger dans l'emploi de ce moyen.

Comme auxiliaire de la saignée, on emploie souvent les sangsues, placées derrière les oreilles, aux tempes, dans les narines ou au cou. Chez les sujets âgés et faibles, c'est la seule évacuation sanguine qu'on puisse se permettre. Leur application au siége est beaucoup moins avantageuse qu'on ne serait porté à le penser.

Soit que l'on pratique une saignée, soit qu'on s'en tienne à une application de sangsues, il est très avantageux, pen-dant que le sang coule, de plonger les pieds dans de l'eau chaude, rendue irri-tante par l'addition du sel de cuisine, de la cendre ou de la farine de moutarde. Il n'est pas inutile, lorsque les pieds sont gonflés et rougis par le bain, d'y appli-quer quelques sangsues.

Après les émissions sanguines, les moyens les plus efficaces sont les bains de pieds sinapisés, les sinapismes, ou les cataplasmes sinapisés ou moutardés, ap-pliqués aux pieds, aux jambes ou aux cuisses, laissés en place assez de temps pour rougir fortement la peau, mais non pas assez pour opérer la vésication. Des ventouses sèches ou scarifiées promenées autour de la tête seront également fort avantageuses. (*Voy.* les mots Sinapis-mes et Ventouses.)

Les applications froides sur la tête, ou même de la glace maintenue pendant quelque temps sur cette partie, ont quel-quefois paru agir d'une manière très utile. Mais on ne doit pas oublier que, dans leur emploi, ces moyens exigent beaucoup de circonspection, et que leur usage intempestif peut être la source d'accidents formidables. Nous en dirons autant des purgatifs; on devra choisir les plus doux, et ne les administrer qu'en lavements.

Ainsi il ne pourra être que très avan-tageux, dans la plupart des cas, d'appli-quer sur le front des compresses imbi-bées d'eau froide, un peu vinaigrée, et d'administrer des lavements (un ou deux par jour) avec une forte cuillerée à bou-che de sel de cuisine, ajoutée à la quan-tité nécessaire pour un lavement.

Les vomitifs ont été beaucoup vantés dans l'apoplexie; ils formaient autrefois la base du traitement de cette affection. Cependant leur moindre inconvénient est d'être inutiles. Ils peuvent souvent devenir nuisibles; les efforts qu'ils dé-terminent portent le sang vers la tête, et, par conséquent, agissent contraire-ment au but qu'on se propose. On a vu de plus les matières vomies, n'étant plus dirigées par les muscles de la gorge, s'in-troduire dans les voies aériennes, et amener immédiatement la mort par suf-focation. On doit donc craindre l'action des vomitifs en pareil cas, et ne jamais y recourir sans l'avis du médecin.

Nous en dirons autant des substances irritantes portées sur les narines, telles que les vapeurs ammoniacales, les vinai-gres aromatiques, les poudres propres à éternuer, etc. L'usage où l'on est dans quelques provinces de remplir de sel la bouche de l'apoplectique, est loin d'être une pratique sans danger; cette substance n'étant pas avalée, peut causer mécaniquement la suffocation.

On comprend qu'il ne suffit pas de mettre en usage les moyens les mieux indiqués : il faut encore proportionner l'activité du traitement à l'intensité des symptômes, à la rapidité de leur marche, à leur nature, etc. Un médecin seul peut le diriger convenablement. Aussi ne doit-on jamais se dispenser d'appeler l'homme de l'art dans une maladie qui compromet si gravement la vie du malade. L'omission de ce précepte serait bien coupable; elle ferait porter sur les personnes qui entourent l'apoplectique une grande responsabilité. En attendant l'arrivée du médecin, les personnes étrangères à l'art devront se borner à déshabiller, à placer convenablement le malade, et à employer les bains de pieds. Tout emploi de médicament ne peut être de leur ressort. Ces soins, tout simples qu'ils paraissent, sont d'une grande utilité lorsqu'ils sont mis en usage dès le début de l'attaque. Et ce sera avoir beaucoup fait pour le malade que de s'être abstenu d'une foule de pratiques populaires qui auraient pu lui devenir très nuisibles.

Le *traitement préservatif* de l'apoplexie est peut-être, de toutes les parties de la médecine, une de celles qui ont été exploitées avec le plus d'impudeur par le charlatanisme et l'ignorance. Le bon sens public a déjà fait justice de bon nombre de moyens infaillibles, qui, au seizième et au dix-septième siècle, jouissaient d'une vogue non contestée. Il n'est plus personne qui croie aux vertus de l'esprit de crâne humain, de sachets contenant des os de suppliciés, de trois gouttes de sang tirées de l'oreille droite d'un âne de meunier et bues dans de l'eau de lentilles, de la racine de bouillon-blanc, cueillie le 28 juin avant le lever du soleil, et pendue au cou, etc., etc., etc. Mais les *spécifiques* des charlatans, pour être devenus moins dégoûtants et moins absurdes, n'en sont pas moins répandus. Ne voyons-nous pas chaque jour les annonces des feuilles quotidiennes étaler fastueusement mille drogues inutiles pour le moins, quand elles ne sont pas dangereuses : depuis le Dépuratif Meunier jusqu'à la Moutarde blanche;

depuis l'Eau anti-apoplectique des Jacobins jusqu'aux Bagues aimantées ! sans compter les électuaires, les pilules, les trochisques, les baumes, les opiats, les embrocations, les fomentations, les cucuphes, les amulettes, les sachets, et tant d'autres préparations ridicules! Qu'on le sache bien, il n'est pas de médicament qui jouisse de la propriété de cicatriser le cerveau, d'empêcher le sang d'affluer vers cet organe ou de le déchirer. Jamais substance douée de semblable vertu n'a existé, jamais elle n'existera. Il est des lois qui régissent la vie : elle ne peut s'effectuer que sous certaines conditions ; les plus simples connaissances de ces lois de la vie suffisent pour nous faire voir toute l'inefficacité et toute l'impuissance des prétendus *anti-apoplectiques*.

S'ensuit-il qu'il n'y ait aucun moyen de prévenir l'apoplexie, d'en conjurer le retour ? Non assurément; mais ce n'est pas aux préparations des pharmacies qu'il faut demander un semblable bienfait, c'est au régime, au régime bien entendu, bien dirigé. Les conseils suivants nous paraissent propres à parvenir à ce but. Nous ne pouvons trop en recommander l'observation, à laquelle on devra la santé, la vie même des personnes menacées d'apoplexie.

Toute personne qui présente les signes de la constitution dite apoplectique, devra éviter soigneusement tout ce qui peut porter le sang à la tête. Elle vivra sobrement; sa nourriture se composera principalement de végétaux, de substances peu nourrissantes. Elle évitera tout excès de table, toute boisson stimulante. Le café, les liqueurs fortes, les vins capiteux, lui seront formellement interdits; l'eau rougie devra être sa seule boisson. Le soir elle ne prendra que de légers aliments, ou, mieux, ne prendra rien, le sommeil, après un repas copieux, étant fort dangereux. Portal a remarqué qu'à l'époque où la mode était de souper, l'apoplexie était beaucoup plus fréquente qu'elle ne l'est depuis que le repas du soir a été supprimé. Un exercice modéré, à pied ou à cheval, mais non pas porté jusqu'à la fatigue, sera très favorable; ce précepte est de la plus haute importance. Les hommes dont la vie a été très active, et qui, vers le déclin de l'âge, se retirent des affaires pour jouir tranquillement du fruit de leur travail, s'ils veulent se préserver de l'apoplexie, doivent bien se garder de renoncer aux exercices du corps. Que d'exemples il nous serait facile de citer à l'appui de notre précepte! Il faudra éviter les émotions vives, les passions fortes, et ne s'occuper que de faciles travaux. Les méditations profondes, les recherches scientifiques, les occupations qui demandent une grande tension de l'esprit, devront être défendues, ainsi que les veilles, les lectures très prolongées, surtout le corps étant dans une position horizontale.

La tête sera toujours élevée pendant le sommeil, qui ne sera pas trop prolongé; sept à huit heures au plus doivent être passées au lit; les couvertures pesantes et chaudes, les édredons, les lits de plumes, le coucher sur des matelas de laine sont très nuisibles. Les personnes prédisposées à l'apoplexie devront se garantir des variations brusques de température, ainsi que du froid ou de la chaleur portés à l'excès; elles éviteront les appartements fortement chauffés, surtout ceux qui le sont par des poêles ou des calorifères. La température de leur habitation devra être, autant que possible, de douze à quinze degrés de chaleur. Les lieux secs seront choisis de préférence. A ces moyens, on joindra des vêtements larges, mais légers; des chaussures chaudes, et qui mettent les pieds à l'abri de l'humidité. L'usage des bains froids ne convient nullement, et même l'emploi des bains tièdes exige des précautions. On ne devra jamais en prendre sans recouvrir la tête de linges imbibés d'eau fraîche. Les bains de vapeur, simples ou aromatiques, les bains d'air chaud et sec, seront sévèrement proscrits.

Il faut maintenir la liberté du ventre par des lavements émollients, ou légèrement laxatifs, respecter les écoulements anciens, le flux hémorrhoïdal, et continuer l'usage périodique des saignées, des purgatifs, lorsqu'on en a contracté l'habitude. Les femmes d'un tempérament sanguin, à l'époque de la cessation de leurs règles, sont assez exposées à l'apoplexie. Les saignées générales, ou des applications de sangsues à la partie supérieure des cuisses, leur sont fort utiles pour empêcher que des causes déterminantes, en venant joindre leur action à celle de la prédisposition, ne donnent lieu à la maladie.

Lorsque, malgré les soins que nous venons de recommander, il existe des signes de surabondance de sang, il ne faut pas hésiter à recourir aux déplétions sanguines; mais on ne doit jamais perdre de vue que c'est par la diète, plutôt encore que par la saignée, que l'on doit la combattre. La saignée n'a qu'un effet momentané; il faut la réitérer souvent; quand l'habitude en a été contractée, on ne peut plus en interrompre l'usage sans de grands inconvénients, tandis que le régime sagement ordonné agit à tous les instants de la vie, et a des effets d'autant plus certains, qu'ils sont lents et graduels.

Tels sont les moyens que l'expérience nous apprend être propres à prévenir la maladie. C'est en les observant avec soin, en s'y assujettissant avec rigueur, que des personnes qui présentaient les prédispositions les plus menaçantes, ont pu se soustraire à l'influence de toutes les causes de destruction qui les environnaient, et prolonger jusqu'à un terme fort avancé, une vie qui semblait ne pouvoir échapper aux coups de l'apoplexie.

APOPLECTIQUE. (*Voy.* APOPLEXIE.)

APOTHICAIRE. (De ἀποθήκη, magasin, boutique, dérivé de ἀποτίθημι, serrer, ranger.) L'apothicaire (aujourd'hui le *pharmacien*, de φάρμακον, remède) est, comme l'indique son nom, le personnage qui prépare, conserve et débite les drogues et les remèdes. Demi-savant, demi-marchand, l'apothicaire, pressuré d'ailleurs par la concurrence illimitée que permettent les lois, tandis qu'elles restreignent et monopolisent la fabrication et la vente du pain (comme s'il était moins essentiel au malade d'avoir de bons remèdes, qu'à l'homme bien portant d'avoir de bon pain), l'apothicaire, dis-je, ou, si l'on veut, le pharmacien, est fréquemment exposé à délaisser la science pour tomber en plein dans l'industrie et le négoce. Un préjugé populaire, des plus ridicules, fait croire à beaucoup de gens que celui qui prépare et vend les remèdes, est également apte à discerner les maladies où il convient de les employer; trop souvent l'apothicaire, au lieu de la combattre, encourage cette erreur qui tourne au profit de son commerce. Combien de *vomitifs*, de *médecines*, de *potions* antispasmodiques, de *sirops*, d'*onguents*, d'*emplâtres*, de *pommades*, de spécifiques de toute espèce, se débitent ainsi chaque jour, sans ordonnance de médecin et presque toujours au détriment de la santé et de la bourse du malade! Tel apothicaire a un *sirop* contre la coqueluche, tel autre une *mixture* contre les maladies secrètes; celui-ci, des *dragées* contre les vers; celui-là, un *onguent* contre la brûlure; cet autre, un *opiat* contre les flueurs blanches; plusieurs, des remèdes appropriés à la plupart des maux qui affligent l'humanité! Quand on réfléchit aux longues études que nécessite la médecine, à l'instruction pratique qu'elle réclame, aux doutes qui restent souvent à l'homme le plus instruit, après même qu'il s'est livré scrupuleusement à l'examen le plus attentif des organes et des fonctions du malade qui le consulte... on ne sait ce qu'il faut le plus admirer, ou de la sotte crédulité du public, qui livre ainsi sa santé aux essais irréfléchis d'un homme étranger à l'étude des maladies, ou de l'assurance effrontée de celui-ci, qui, souvent même sans avoir vu le malade, ne craint pas d'appliquer à la maladie un remède actif, dont le moindre inconvénient peut être d'être donné en temps inopportun. La nature est bien puissante, puisqu'elle résiste si souvent à de telles imprudences! Toutefois, sachons qu'il ne faut pas en abuser. Nous pourrions ici citer plus d'un exemple funeste des méprises de l'apothicaire ou du malade lui-même, qui transmet sur sa situation des renseignements erronés.

Certains pharmaciens, il est vrai, nous ne cherchons pas à le nier, mettent quelque discernement dans l'emploi de leurs drogues, et ne sont point tout à fait dépourvus d'instruction médicale; mais aujourd'hui que les sciences naturelles ont pris un si grand développement, qu'il est difficile qu'un seul homme réunisse l'ensemble des connaissances suffisantes pour l'exercice de deux professions aussi délicates et aussi épineuses que celles de la pharmacie et de la médecine! hélas! c'est à peine si le malade peut compter absolument, et dans tous les cas, sur les lumières du médecin le plus expérimenté, assisté, pour l'exécution de ses prescriptions, de toute l'habileté du pharmacien le plus honnête et le plus éclairé!

Que dirons-nous donc de ces gens grossiers qui s'adressent à un ignare *herboriste*, ou même qui descendent plus bas encore dans l'échelle des professions? Nous plaindrons leur ignorance, et nous ne cesserons de leur répéter qu'il y a toujours grand avantage pour eux à préférer au charlatan qui spécule sur leur crédulité, le médecin, qui ne refuse jamais des conseils *gratuits* à l'indigent qui les réclame.

APPAREIL. (*Apparatus*, de *parare*, préparer.) Assemblage de pièces disposées pour un pansement ou pour une opération quelconque. La levée du premier *appareil* est une opération qui excite beaucoup les craintes des blessés et des opérés; presque tous reconnaissent, avec une satisfaction mêlée d'étonnement, que leurs alarmes étaient singulièrement exagérées. En effet, les chirurgiens de nos jours attendent presque toujours, pour lever entièrement le premier appareil d'une plaie quelconque, que la suppuration se soit établie et ait détaché la charpie, les linges, le coton, en un mot, les pièces de pansement mises immédiatement en contact avec la blessure. Jusque-là, on se borne à enlever les parties de l'appareil qui s'ôtent facilement pour rafraîchir la partie blessée, éviter les pressions, la constriction, la mauvaise odeur, etc.; des lotions avec une eau légèrement *chlorurée* peuvent aussi être employées dans ce cas comme moyen désinfectant; on peut en mouiller légèrement la surface des pièces de l'appareil qui restent adhérentes. Nous ne donnerons ici aucun détail sur les divers appareils nécessaires pour les fractures, les *luxations*, les pansements à la suite de diverses blessures ou opérations, puisqu'en pareil cas, l'homme du monde se laissera toujours naturellement diriger et guider par le médecin.

APPAUVRISSEMENT DES HUMEURS.

On dit en style figuré qu'il y a appauvrissement des humeurs chez les sujets pâles, décolorés, *cachectiques*, affaiblis par des émissions sanguines, des pertes, des évacuations de diverse nature, ou par des maladies chroniques qui altèrent profondément la constitution. Si l'on pratique une saignée, par exemple, à une fille *chlorotique* ou atteinte de *pâles couleurs*, au lieu de retirer de la veine un sang d'un rouge tirant sur le noir, épais, consistant et se prenant en gelée ou en caillot par le refroidissement, on n'obtient qu'un liquide clair, aqueux, presque décoloré, qui contient une très petite quantité de fibrine et de matière colorante. Le sang est aussi sensiblement *appauvri* dans l'état d'*anémie*, dans la cachexie *cancéreuse*, etc. Lorsqu'il n'existe point de lésion organique, grave, qui soit la cause de l'appauvrissement des humeurs, on y remédie ordinairement par des soins hygiéniques convenables, l'insolation, un régime restaurant, gradué d'après l'état des forces digestives, et l'usage des préparations martiales, telles que la *teinture de mars tartarisée* (à la dose de deux à quatre gouttes dans une tasse de lait), les *pilules bénites de Fuller* (une chaque jour, dans la première cuillerée de potage), etc.; mais, dans beaucoup de cas, l'état cachectique n'est que l'effet d'une lésion profonde que le médecin seul peut apprécier et traiter convenablement. (*Voy.* d'ailleurs, pour plus de détails, les mots AFFAIBLISSEMENT, AMAIGRISSEMENT, CACHEXIE, PALES COULEURS, etc.)

APPÉTIT. (*Voy.* FAIM.)

ARAIGNÉE.

Le mot araignée sert vulgairement à désigner les animaux que tous les zoologistes, depuis Latreille, appellent arachnides. Il suffit presque de le prononcer aux gens du monde, étrangers à l'histoire naturelle, pour leur inspirer un sentiment de répugnance invincible, une secrète horreur qu'ils ne peuvent

maîtriser; et telle est même l'influence de l'habitude, que certains maîtres de la science n'ont jamais su vaincre le dégoût profond que dans leur enfance ils avaient conçu à l'aspect redouté de ces insectes.

Le but auquel nous devons tendre n'est pas de rassembler à leur sujet les détails minutieux que l'entomologie accueille souvent avec trop de faveur. Nous dirons seulement que ces animaux ont le corps formé de segments plus ou moins nombreux, articulés diversement chez les différentes espèces; qu'ils n'ont jamais d'ailes; qu'ils ont toujours et seulement huit pattes dans l'âge adulte; enfin, que leurs yeux, dont le nombre, ainsi que la disposition relative, varie, ne sont jamais des yeux à facettes, mais, au contraire, des yeux simples. Tels sont les caractères généraux qui spécialisent les arachnides. Les particularités plus délicates que présente leur organisation, expliquent sans doute la variété infinie de leurs mœurs, l'intérêt qu'éveillent leurs habitudes, et justifieraient peut-être l'énumération abrégée; mais il faut encore ici nous tracer des limites rigoureuses, et nous borner à l'indispensable nécessaire; d'ailleurs qui peut ignorer l'industrie que l'araignée met à filer sa toile, si bien appropriée à ses besoins, à ses ruses, à ses amours? Quelle voracité dans la colère! quelle promptitude dans le combat! quelle adresse dans le travail! Voyez la défiance que la femelle inspire au mâle, quand celui-ci brigue l'honneur de la rendre mère! A peine l'a-t-il effleurée de son palpe fécondateur, qu'il prend la fuite; heureux s'il échappe sain et sauf à la rage impitoyable de sa femelle, qui, naguère avide, paraît maintenant offensée de ses caresses!

On divise les arachnides en deux groupes, d'après la structure et la forme des organes au moyen desquels respirent ces animaux.

Les unes ont pour système respiratoire des poches exactement circonscrites, hérissées de lamelles, et variables dans leur nombre et dans leurs connexions réciproques. Ces poches respiratrices communiquent à l'extérieur par des ouvertures nommées stigmates. Elles ont fait donner aux arachnides qui les possèdent le nom d'arachnides pulmonaires. Le groupe des arachnides pulmonaires, à quatre poches respiratrices, renferme un genre fameux à plusieurs titres, mais surtout connu par les grandes dimensions de toutes les espèces qu'on y rapporte : c'est le genre mygale. Ces araignées reçoivent en Amérique le nom commun d'araignées crabes. Le voyageur qui a pénétré le plus loin dans la Guyane, J. B. Leblond, ancien correspondant de l'Académie des sciences, n'a pu se rendre maître de l'espèce que lui a dédiée Latreille, qu'en tirant contre elle l'épée suspendue à son côté, et destinée, je crois, à d'autres usages. Les toiles ourdies par ces arachnides ont une résistance, une étendue considérables. Ainsi la mygale aviculaire prend dans ses toiles des oiseaux-mouches et des colibris.

C'est encore parmi les arachnides pulmonaires, à quatre poches respiratrices, qu'il faut ranger ces araignées si bien connues des amateurs de jardins potagers. Tout le monde sait que les grappes de raisin les plus respectées par les insectes frugivores sont ordinairement celles qu'embarrassent des toiles d'araignée. Eh bien, c'est une espèce du genre théridion qui met le fruit de la vigne sous la sauvegarde efficace de ses appétits, et qui mérite, par les services qu'elle rend à l'agriculture, l'épithète de théridion *bienfaisant*, par laquelle on la désigne.

Quand le printemps vient ranimer la nature, et surtout quand l'été inonde la campagne de ses rayons brillants, jetez les yeux sur le ciel traversé de bandelettes argentées et brillantes, que l'aquilon déchire et disperse, que le zéphyr balance amoureusement. Ces bandelettes sont l'ouvrage de jeunes *épeïres*, de jeunes *thourises*, qui abandonnent au gré des vents les fils déliés qu'elles veulent tendre pour se former un pont suspendu au milieu des airs. Ces fils iront trouver peut-être un corps résistant, capable de les fixer, ou bien ils se briseront pour illustrer l'atmosphère de leur éclat, et consacrer l'époque de la *Vierge*, qui leur transmet le nom gracieux qu'elle a reçu.

Les *lycoses* ont depuis longtemps une célébrité usurpée, qu'elles doivent surtout aux caprices de l'imagination humaine. Les blessures que détermine la *tarentule* ne sont pas dangereuses. Elles sont plutôt salies qu'envenimées par le fluide légèrement âcre que celle-ci laisse dans la plaie. Les accidents nerveux qu'elles produisent, si toutefois l'on ajoute créance aux préjugés vulgaires des provinces méridionales, ne sont jamais éprouvés que par des esprits faibles et superstitieux. L'ensemble des phénomènes morbides auxquels donne lieu la piqûre des tarentules est appelé *tarentisme*. Mais comme l'existence elle-même du tarentisme est loin d'être encore prouvée, comme elle n'a jamais été constatée par aucun observateur judicieux, il faut admettre, avec M. Merat, que le tarentisme n'est pas autre chose que la tarentelle, danse lascive exécutée par la jeunesse du pays, et mal interprétée par des voyageurs ignorants.

Quelques arachnides pulmonaires ont sur chacun des côtés de l'abdomen quatre stigmates correspondant à un nombre égal de poches respiratrices. Parmi ces arachnides il faut remarquer les *scorpions*.

Les scorpions sont depuis longtemps célèbres et redoutés. Leur forme bizarre, leurs habitudes étranges et solitaires, les blessures quelquefois dangereuses qu'ils peuvent faire, justifient d'ailleurs la crainte qu'ils inspirent. L'abdomen de ces arachnides est constitué en arrière par des segments étroits, au nombre de six, dont le dernier se prolonge en aiguillon fin et recourbé. Cet aiguillon présente vers son extrémité deux trous qui laissent passer un fluide venimeux, sécrété par des organes spéciaux, et renfermé dans la dernière articulation du corps. Les scorpions vivent dans les décombres, dans les anfractuosités des vieux murs; ils pénètrent même dans l'intérieur de nos appartements. Ils se nourrissent d'insectes qu'ils tuent au moyen de leur aiguillon. Ils détruisent une grande quantité d'arachnides, dont ils paraissent aimer surtout les œufs. Bien que leurs piqûres ne soient pas innocentes, il faut cependant convenir qu'on a beaucoup exagéré l'intensité de leurs effets. Les expériences de Maupertuis ont démontré que le venin du scorpion d'Europe, si commun dans le midi de la France, ne compromettait pas réellement la vie de l'homme, mais qu'il pouvait causer la mort des petits animaux. La piqûre des scorpions détermine seulement chez l'homme une inflammation locale, plus ou moins profonde, qui parfois excite un mouvement de fièvre léger. Il faudrait, si l'on était blessé par ces animaux, cautériser la petite plaie qu'ils auraient produite, en y instillant un peu d'ammoniaque liquide, ou d'eau de luce, et plus tard apaiser l'irritation nécessairement excitée, en ayant recours à des cataplasmes émollients.

Il n'est pas vrai que les scorpions, renfermés dans un cercle de charbons ardents, se donnent la mort à l'aide de leur aiguillon, pour échapper à l'action du feu. Maupertuis a réfuté définitivement par l'expérience cet épisode fabuleux de leur histoire.

Le scorpion roussâtre est répandu en Espagne et sur les côtes de Barbarie, aux environs d'Alger ; on le trouve aussi fréquemment près de Montpellier et de Toulouse. Le scorpion d'Europe est fort commun dans toutes les contrées méridionales de la France.

Les autres arachnides respirent au moyen d'organes particuliers, que l'on rencontre exactement semblables chez les insectes proprement dits. Ces organes reçoivent le nom de trachées, et sont distribués, sous forme de branches ramifiées, à peu près comme les artères des animaux vertébrés ; il résulte de leur présence que l'acte respiratoire n'est pas circonscrit dans telle ou telle partie du corps chez les arachnides trachéennes, ainsi qu'on l'observe chez les arachnides pulmonaires : mais qu'il est disséminé pour ainsi dire et qu'il s'exécute dans chaque partie que pénètre un ramuscule trachéen. Les arachnides trachéennes n'ont jamais que deux stigmates.

Les *pinces* sont de petites arachnides, au genre desquelles appartient l'espèce connue sous le nom de pince-crabe, vulgairement appelée scorpion des livres, parce qu'elle habite les vieux livres, les vieux parchemins, et se nourrit des insectes qui les rongent.

Qui n'a pas remarqué les *faucheurs* que leurs pattes grêles et démesurément longues, font ressembler à des animaux grimpés sur des échasses articulées et mobiles ?

Les *acarus* méritent sans contredit une mention toute spéciale parmi les arachnides trachéennes. En effet, c'est au groupe générique dont ils relèvent, qu'il faut rapporter cet animal curieux qui habite au sein même des vésicules de la gale. L'existence de l'acarus de la gale, affirmée par M. Galès, soumise à des critiques judicieuses par M. Raspail, niée par M. Biet, est devenue certaine pour tout le monde, depuis que M. Renucci a trouvé, par l'étude attentive et minutieuse des vésicules psoriques, le moyen de diriger les recherches des observateurs. Le savant rapport lu à l'Académie des sciences par M. de Blainville, est le garant irréfragable de ce que je viens d'avancer. Une propreté constante, sévère, est le meilleur préservatif de la gale : les préparations sulfureuses, en bains, en fumigations, en pommades, sont les plus sûrs médicaments auxquels on puisse avoir recours.

La section des arachnides réunies sous le nom général de *tiques* renferme une espèce bien connue des chasseurs : je veux parler de l'*ixode-ricin*, appelé vulgairement *louvette*. L'*ixode-ricin* s'accroche à la peau de tous les quadrupèdes, et de préférence à la peau des chiens de chasse. Elle suce avec une grande avidité le sang des animaux qu'elle peut saisir : car sa bouche n'est pas accompagnée de mâchoires comme celle des autres arachnides ; elle est modifiée de manière à constituer un siphon capable d'aspirer les liquides en vertu de sa capillarité, et du jeu des pièces intérieures qui le composent. La piqûre de l'ixode-ricin n'est pas dangereuse : elle détermine seulement une irritation locale et légère, qui se dissipe d'elle-même avec facilité. L'*ixode réticulé* est une autre espèce du même genre, que l'on rencontre ordinairement sur les bœufs.

Le *lepte automnal* emprunte à la couleur écarlate de son corps le nom vulgaire de *rouget*. On le trouve sur les plantes de la famille des graminées : il grimpe sur les jambes des promeneurs, s'insinue dans la peau à la racine des poils, et cause de très vives démangeaisons.

Telles sont les principales espèces d'arachnides qui intéressent à la fois et les médecins et les gens du monde. Il résulte de l'histoire abrégée, véridique toutefois, que nous en avons faite, qu'on a beaucoup exagéré leur influence sur l'économie animale. Les accidents ordinairement légers que produisent les blessures faites à l'homme par ces animaux, disparaissent presque toujours d'eux-mêmes; et lorsque par hasard, et dans un cas tout à fait exceptionnel, ils semblent avoir donné lieu à des troubles vraiment dangereux, il faut plutôt accuser de ces effets la mauvaise constitution des victimes, que l'action délétère des blessures elles-mêmes. Pélisson, vivant, si je peux ainsi dire, en intimité avec une arachnide que la brutalité cruelle d'un geôlier écrase impitoyablement; Lalande, recherchant avec soin et mangeant avec délices les plus grosses arachnides qui habitent nos demeures, sont les preuves illustres de nos assertions.

En définitive, les piqûres des *arachnides* doivent être évitées, mais ne sont pas à craindre. Il est nécessaire de les combattre, en instillant dans la plaie un liquide médicamenteux capable de neutraliser leur action locale, tel que l'*ammoniaque* liquide, que nous avons déjà recommandé contre les piqûres d'abeille, et d'en favoriser la guérison par l'emploi de boissons qui excitent une transpiration abondante. (*Voy.* le mot VENIMEUX [ANIMAUX].)

Nous croyons inutile de combattre ici le préjugé ridicule qui conseille l'araignée avalée, ou portée au cou dans une coquille de noix, comme un remède contre la *fièvre*... car il est très probable que les gens capables d'ajouter foi à de si absurdes pratiques ne nous liront pas.

ARÊTE. Il n'est pas rare de voir les arêtes de certains poissons se fixer dans le gosier, ou percer l'œsophage, perforer les intestins, et sortir, à la manière des *aiguilles* (voy. ce mot), par des abcès extérieurs. Il arrive encore, qu'après avoir parcouru sans accident toute l'étendue du canal digestif, ces corps étrangers s'arrêtent à l'extrémité inférieure du gros intestin, percent le rectum, et déterminent la formation d'un abcès qui deviendra tôt ou tard l'origine d'une *fistule à l'anus*. J'ai retiré ainsi, il y a

quelques années, de la plaie résultat d'une opération pratiquée pour ce genre de maladie, une grosse arête de brochet, qui avait causé la *fistule*, et dont le passage avait été jusque-là si inoffensif, que le malade ne conservait aucun souvenir de l'époque où il avait pu avaler cette volumineuse arête. L'année dernière, une dame, en mangeant du maquereau, se sentit piquée par une petite arête, qui resta fichée dans le gosier; elle m'envoya chercher aussitôt, et ce fut en vain d'abord, qu'en déprimant fortement la base de la langue avec le manche d'une cuillère pour découvrir l'isthme du gosier, et approchant une bougie de la bouche, je cherchai à apercevoir le lieu occupé par le corps étranger. Cependant comme madame... sentait distinctement la présence de ce corps, nous ne nous rebutâmes point, et je finis par apercevoir un moment la pointe blanche de l'arête, fichée en travers dans l'amygdale gauche, au-dessous de la base de la langue: il me fut facile de l'extraire à l'aide d'une pince à anneaux. Plus d'une fois il est arrivé que des arêtes aient ainsi séjourné dans les profondeurs du gosier, donnant lieu à des accidents qu'on ne rapportait pas toujours à leur cause véritable, tels qu'enrouement, nausées, vomissements, etc., et n'aient été extraites par le chirurgien ou rejetées par des efforts d'expulsion que bien longtemps après le jour où elles avaient été avalées. (*Voy.* les mots AIGUILLE et CORPS ÉTRANGERS.)

ARGENT (VIF-). (*Voy.* MERCURE.)

ARMOISE. (*Artemisia.*) Genre de plante appartenant à la famille des synanthérées, tribu des corymbifères. Ce genre est très nombreux en espèces médicales, qui souvent ont été désignées sous des noms vulgaires ne rappelant en rien leur connexion générique. Nous allons les passer systématiquement en revue.

1° L'armoise absinthe (*artemisia absinthium*). Elle fait le sujet d'un article spécial, sous le nom d'ABSINTHE; nous y renvoyons le lecteur.

2° L'armoise citronnelle (*artemisia abrotonum*). Cette plante, si communément cultivée dans les jardins et sur les fenêtres, dans les villes, a des feuilles finement découpées, d'une odeur agréable quand on les froisse ; on peut en préparer une espèce de thé fort agréable, qui est stomachique et propre à chasser les vents. On a dit qu'elle prévenait la chute des cheveux, c'est peut-être tout simplement parce que les feuilles leur ressemblent ; les anciens médecins avaient quelquefois de ces conceptions-là.

3° *Armoise vulgaire (artemisia vulgaris).* Cette espèce, remarquable par ses feuilles vertes en dessus, cotonneuses en dessous, est fort commune dans les champs. De temps immémorial, elle a été employée en infusion pour provoquer l'écoulement des règles chez les jeunes filles, ou chez les femmes, lorsque cet écoulement est suspendu par suite d'une cause accidentelle. On donne l'armoise en infusion à la dose d'une demi-once pour deux pintes d'eau, soit en boisson, soit en lavement. Il résulterait aussi des expériences de plusieurs médecins allemands, Burdach, Ettmuller, Schroder, qu'elle a les plus heureux effets dans l'épilepsie commençante ; mais alors ce sont les racines, et non pas les feuilles, qu'il faut employer, comme dans les cas de règles supprimées. Enfin on se sert en Chine des feuilles d'une espèce d'armoise, l'*achinensis*, pour préparer les moxas, qui font, comme on sait, la base de la thérapeutique chez ces peuples ; M. Sarlandière a avancé que l'on peut faire aussi des moxas avec des feuilles de notre armoise, en broyant les feuilles en très petits morceaux. Ce moxa n'a qu'un inconvénient, c'est que, lorsque l'on a construit le petit cône sur l'endroit que l'on a choisi, et que l'armoise ne brûle pas bien, on ne peut activer le feu en le soufflant, de peur de disperser les éléments légers dont ce moxa se compose.

4° *Armoise estragon (artemisia dracunculus).* Cette espèce, originaire de Sibérie, et cultivée dans les jardins, a une odeur forte et pénétrante qui la fait rechercher comme condiment dans les sauces, les ragoûts ; on en aromatise le vinaigre, la moutarde, les cornichons : elle n'a point d'usage médical.

5° *Semen-contra.* On désigne, sous cette phrase ridiculement tronquée, un médicament ayant l'apparence de graines, et que l'on emploie depuis fort longtemps contre les vers ; de là, le nom de semen-contra, abréviation de *semen contra vermes,* graine contre les vers. Or, ces prétendues graines ne sont rien autre chose, lorsqu'on les regarde de près, qu'une réunion de petites fleurs, de débris de feuilles, d'écailles, de pétioles et de pédoncules mêlés, qui appartiennent évidemment à des plantes du genre armoise. Quelles sont ces espèces ? c'est ce qu'il est difficile de déterminer. Le semen-contra nous vient par le commerce de la Perse, de la Caramanie, et de l'intérieur de l'Afrique, pays encore peu connus, et où d'ailleurs la cupidité des marchands oppose un obstacle insurmontable aux recherches des naturalistes. Ne comprenant pas ce besoin de savoir qui pousse les Européens à risquer mille fois leur vie, tout voyageur est un marchand pour eux, et chaque question ne tend qu'à leur arracher un secret que l'Européen exploitera ensuite avec une habileté qu'ils ont appris à redouter ; aussi le silence ou des dénégations obstinées sont-ils la seule réponse qu'obtient le naturaliste curieux.

Il paraît assez probable que plusieurs espèces d'Orient fournissent le semen-contra, et ces espèces seraient principalement l'*artemisia glomerata* de Siéber, et l'*artemisia nutans.*

Le semen-contra mérite la réputation qu'il a comme vermifuge ; il a le double avantage de chasser les vers qui se trouvent dans le canal intestinal des enfants, et de fortifier leur estomac par ses propriétés aromatiques ; on l'emploie sous mille formes : en infusion, mêlé avec du sucre, dans des confitures, dans la soupe, dans du pain d'épice, à la dose d'un gros pour les enfants, de deux gros pour les adultes. Les fleurs de nos espèces indigènes ont les mêmes propriétés, mais à un degré moins élevé. Celle qui s'en rapprocherait le plus serait l'*artemisia campestris,* qui est fort commune dans toute la France.

AROMATES. On désigne ainsi des substances tirées du règne végétal, et douées particulièrement d'odeurs fortes, plus ou moins suaves.

Les aromates les plus estimés viennent des pays chauds, véritable patrie des parfums.

Les aromates sont employés comme *médicaments*, comme *assaisonnements* et comme *cosmétiques*.

Comme *médicaments*, les aromates sont stimulants. Ils excitent rapidement l'estomac, accélèrent la circulation, et agissent dans certains cas comme toniques et comme digestifs. Ils sont particulièrement employés dans les contrées méridionales, où la chaleur débilite et amollit.

Comme *assaisonnements*, les aromates ne doivent entrer qu'en proportions minimes dans une cuisine bien ordonnée; autrement ils provoquent et entretiennent des irritations, même des inflammations de l'estomac et des intestins; ils déterminent des spasmes ou d'autres accidents nerveux chez les personnes impressionnables. Dans les pays humides, ils sont d'un usage moins dangereux, parce que, sous cette influence atmosphérique, la digestion est moins rapide, les viscères plus paresseux et moins susceptibles.

Comme *cosmétiques*, ils sont d'un usage généralement répandu, et doivent la réputation dont ils jouissent à leur suavité, aux combinaisons variées que leurs odeurs offrent aux parfumeurs.

On rencontre trop souvent des personnes qui abusent, si je puis ainsi dire, de la bonne odeur, et qui parfument impitoyablement les lieux qu'elles fréquentent, au détriment de certaines organisations exagérées en sens inverse, et qui défaillent à l'approche d'une rose.

Les émanations odorantes *fragrantes*, telles que celles du lis, de la tubéreuse, etc., etc., incommodent beaucoup de personnes, déterminent du mal de tête, des étourdissements, des nausées, des vomissements, la syncope même, surtout lorsque ces plantes sont tenues dans un endroit renfermé. Il faut éviter, en général, d'avoir, dans l'intérieur des appartements, des plantes très odorantes. Il faut surtout, quand on approche des malades, se garder des parfums qui pourraient les indisposer, tels que le musc et autres aromates, dont quelques personnes ont la mauvaise habitude d'imprégner leurs vêtements. Les eaux spiritueuses, l'eau de Cologne, par exem-

ple, en quantité modérée, ont beaucoup moins d'inconvénients.

Les aromates les plus estimés, et ceux dont on fait le plus fréquemment usage, sont le gingembre, le galanga, la vanille, la cannelle, la muscade, le girofle, l'anis étoilé, les poivres, le long et le rond; le piment, la cascarille, le cubèbe, le bétel, les baies de genièvre, l'anis, le fenouil, l'angélique, etc., et la série si nombreuse des plantes de la famille odorante des labiées, parmi lesquelles il nous suffira de nommer la menthe, la mélisse, la sauge, etc.

AROME. (*Voy.* Odeurs.)

ARRACHEMENT (Plaies par). On appelle de ce nom les plaies qui résultent de l'arrachement d'une partie du corps. On a vu certaines machines douées d'une grande force saisir ou accrocher accidentellement un bras ou une jambe, et séparer entièrement ce membre du tronc. De pareilles plaies sont, comme on le pense, très irrégulières; elles présentent divers lambeaux plus ou moins longs, suivant le degré de résistance et d'élasticité des différents tissus de la partie; aussi n'est-il pas possible d'obtenir ce que les chirurgiens ont nommé *réunion par première intention*, c'est-à-dire, une cicatrisation sans suppuration. Néanmoins, on a vu des guérisons succéder à ces terribles mutilations, ce qui tient surtout à l'absence d'*hémorrhagie*. Celle-ci est empêchée par le froissement des artères et l'allongement inégal de leurs tuniques. Si le blessé, comme cela arrive fréquemment, tombe en syncope, on pourra donc le ranimer, sans craindre de le voir ensuite périr par hémorrhagie avant l'arrivée du médecin. Ces plaies se traiteront du reste comme les plaies qui doivent suppurer. (*Voy.* Plaies en général.)

ARRÊTE-BOEUF, ou Bugrane épineuse. (*Ononis spinosa.*) Famille des légumineuses. Il est peu de plantes aussi communes dans les champs incultes et mal cultivés ou sur le bord des chemins; ses fleurs sont roses, agréablement veinées; ses épines, longues et pointues, blessent souvent les pieds des moissonneurs. Quoique sa tige ne soit pas élevée de plus d'un ou deux pieds, sa racine est forte et se prolonge au loin dans le sol; elle peut arrêter quelques instants une charrue dont le soc s'est engagé au-dessous d'elle; de là le nom singulier qu'elle porte. Employée autrefois en médecine, elle est tombée dans un oubli mérité. Toutefois, cette plante paraît jouir de quelques propriétés diurétiques.

ARSENIC. Métal d'une couleur noire, brillante, lorsque sa cassure est récente, mais qui se ternit promptement à l'air. Il se volatilise au feu et brûle avec une flamme bleue, en répandant une odeur très intense d'ail.

On appelle aussi *arsenic*, dans le commerce, une substance blanche, beaucoup plus connue que le métal, et redoutée à bon droit, à cause de ses propriétés vénéneuses. Cet arsenic est blanc, très pesant; il a une cassure vitreuse et une saveur âcre. C'est l'une des combinaisons de l'arsenic métallique avec l'oxygène. On le nomme encore *oxyde blanc d'arsenic, peroxyde d'arsenic, acide arsénieux*. Cette substance est soluble dans l'eau; jetée même en très petite quantité sur des charbons ardents, elle se volatilise en une odeur d'ail très prononcée; ce qui est un excellent moyen de la reconnaître

Cet arsenic blanc est un poison des plus violents. Réduit en poudre, on peut jusqu'à un certain point le confondre avec le sel blanc, le sucre pulvérisé, la farine, etc.; on ne saurait donc trop prendre de précautions pour prévenir de funestes méprises.

L'autorité ne peut malheureusement pas assez surveiller la vente de ce redoutable poison, à cause des usages divers de l'arsenic dans les arts chimiques et manufacturiers.

L'arsenic, combiné à la potasse, forme un mordant excellent pour fixer la couleur de la garance sur le coton; on s'en sert aussi dans les verreries, dans la composition de quelques vernis; il entre dans la pâte des naturalistes empailleurs, etc.

C'est avec cet arsenic qu'on prépare la *mort aux rats ;* on le mêle à cet effet avec des amandes pilées, de la farine et de la graisse.

Nous répétons, avec intention, qu'on

pourra reconnaître facilement la présence de cette substance, même mêlée en très petite quantité à d'autres matières, en mettant sur des charbons ardents, soit l'arsenic, soit les substances qui en contiennent; elles répandront en effet, dans ce cas, une odeur d'ail qui sera caractéristique. Ce signe étant excellent, il ne faudra jamais, dans le doute, négliger d'en faire usage.

Il existe encore dans le commerce, sous le nom d'*oxyde noir d'arsenic*, de *poudre à tuer les mouches*, une mine de cobalt arsenical, dont il n'est pas inutile de dire un mot. On sait qu'en mettant une certaine quantité de cette poudre dans de l'eau, on tue beaucoup de mouches dans les lieux où elles abondent. Lorsqu'on emploie ce moyen, il faut avoir le soin de couvrir les vases, plats ou assiettes qui contiennent des aliments : car l'on conçoit que si des mouches imprégnées de liqueur empoisonnée tombaient dans une tasse contenant du bouillon, par exemple, elles y déposeraient une certaine quantité de poison, dont les effets seront d'autant plus sensibles, que la liqueur empoisonnée sera plus concentrée et le nombre des mouches submergées dans le bouillon plus considérable. Des exemples nombreux ont appris que de fortes coliques, et même des accidents beaucoup plus graves ont été la suite de cette négligence.

Enfin l'arsenic entre dans la composition de plusieurs médicaments; on l'administre dans des cas spéciaux et principalement contre certaines maladies invétérées de la peau.

ARTICHAUT. (*Cynara scalymus.*) Famille des synanthérées, tribu des carduacées. Peu de personnes dans le monde savent ce qu'elles mangent, lorsqu'elles effeuillent la tête d'un artichaut; il est vrai que la plupart s'en soucient fort peu. Le gastronome éclairé ne sera pas de ce nombre, il aime à se rendre compte de la nature de ses jouissances, quand ce ne serait que pour chercher à les accroître. Qu'est-ce qu'un artichaut? Est-ce un fruit? une réunion de feuilles que la culture a forcées à se rapprocher comme dans le chou? Est-ce une fleur, enfin? Rien de tout cela. *Un artichaut est un bouquet de fleurs à peine écloses*; c'est là sa vraie définition, je ne saurais rien en retrancher, pas même cette fin de phrase d'une tournure si pastorale, *à peine écloses*, car je puis prouver ce que je dis : il suffit pour cela d'analyser le produit végétal dont il est ici question. Les feuilles de l'artichaut, que l'on détache une à une pour en manger la base succulente, ne sont rien autre chose que l'enveloppe du bouquet ; ce sont des feuilles, des *bractées*, comme disent les botanistes, qui protégent les jeunes fleurs, en leur formant une enveloppe, un *involucre*, pour parler savamment. Les feuilles détachées, il reste le fond de l'artichaut, et la masse filamenteuse ou le foin qui le recouvre ; le fond est un *réceptacle*, c'est-à-dire un disque sur lequel sont insérées les jeunes fleurs. Ces jeunes fleurs forment le foin, qui doit son aspect aux poils nombreux qui hérissent le calice, tandis que la corolle n'est pas encore épanouie. On le voit, rien ne manque au bouquet, pas même son enveloppe, et ma définition est justifiée jusque dans les plus petits détails.

L'artichaut est originaire du midi de la France, de l'Espagne, etc.; autant les jeunes têtes mangées crues avec du poivre, du sel et du vinaigre, sont un aliment malsain et indigeste, autant les têtes, arrivées à leur maturité et bouillies dans l'eau, forment une nourriture qui convient aux estomacs faibles et à ceux des convalescents. L'artichaut n'a point de propriétés médicales ; ses feuilles, qui sont très amères, pourraient peut-être être employées comme telles ; mais aucun essai n'a encore été tenté.

ASPERGE. (*Asparagus officinalis.*) Cette plante, de la famille naturelle des asparaginées, est originaire des lieux sablonneux de l'Europe méridionale ; lorsqu'elle a acquis tout son développement, elle se présente sous la forme d'un petit arbrisseau de deux ou trois pieds, à feuilles découpées et fines comme des cheveux, portant d'abord des fleurs verdâtres, et plus tard, de petites baies rouges. La plante à cet état n'est d'aucun usage. Sa racine seule était rangée autrefois parmi les cinq racines apéritives ; mais au premier printemps, la souche souterraine de l'asperge pousse des jets connus des botanistes sous le nom de *turions*, et des gens du monde, sous celui d'asperges comestibles. Ils servent en effet d'aliment, après avoir été cuits dans l'eau. L'extrémité ou la partie verte doit seule être mangée ; la base, qui est blanche, est dure et indigeste. L'asperge se digère très facilement, et est un des aliments les plus convenables pour les estomacs délicats; elle a en outre la propriété d'augmenter la quantité des urines, et de leur communiquer instantanément une odeur fort désagréable qui indique un changement dans leur composition. Outre ses propriétés diurétiques, l'asperge a encore des effets calmants. On dit que cette découverte est due à un célèbre physicien, **M. Fourier.** Il était affecté de palpitations du cœur fort pénibles, mais qui diminuaient sensiblement pendant toute la saison des asperges ; il fit part, dit-on encore, de cette découverte à son médecin, M. Broussais, qui imagina alors de faire faire un sirop de pointes d'asperges, qui a des propriétés sédatives incontestables ; nous n'affirmerons pas qu'il diminue sensiblement le nombre des battements du cœur : mais il calme la toux, rend le sommeil plus tranquille, et diminue l'oppression chez les personnes affectées d'irritation de la poitrine. Depuis, on a fabriqué le sirop de pointes d'asperges avec celles de l'*asparagus amarus*, et ses propriétés paraissent en avoir été accrues. L'usage des asperges et du sirop doit être spécialement recommandé aux personnes affectées d'hydropisie, ou qui en sont menacées, surtout lorsque cette maladie dépend d'une lésion organique du cœur, ou des gros vaisseaux.

ASPHYXIE. Asphyxie, par son étymologie, signifie privation de pouls ; mais on entend plus généralement par ce mot une mort apparente, causée par la suspension des phénomènes de la respiration.

Plusieurs causes peuvent produire l'asphyxie ; de là des distinctions essentielles, et qu'il importe d'établir, puisque les secours varieront pour les différentes asphyxies que nous allons signaler.

Nous traiterons en particulier de chacune des espèces qui suivent :

Asphyxie par la foudre.

Asphyxie par le froid.

Asphyxie par submersion. (Voy. NOYÉS.)

Asphyxie par strangulation. (Voy. PENDUS.)

Asphyxie par la vapeur du charbon, par l'acide carbonique, par l'air qui a servi à la respiration.

Asphyxie par l'air méphitique des fosses d'aisance, des puisards, etc.

1° *Asphyxie par la foudre.* Les effets de la foudre sont instantanés et terribles. Elle frappe en effet avec une rapidité qui est devenue proverbiale. Tantôt elle tue par la commotion qu'elle imprime à tout le système nerveux, tantôt elle détermine seulement un ralentissement ou une suspension plus ou moins longue des phénomènes vitaux, une asphyxie enfin.

Dans ce cas, des frictions sèches le long de l'épine du dos et sur les membres; l'usage des spiritueux, tels que l'eau de mélisse ou de Cologne; l'emploi du sel de vinaigre, de l'alcali volatil, qu'on passera très rapidement sous le nez du malade; le recours aux lavements purgatifs, ou seulement avec l'eau salée, provoqueront plus ou moins promptement le retour à la vie.

Il faut bien savoir, d'ailleurs, que, le premier danger passé, il reste encore à craindre des accidents consécutifs, qui peuvent réclamer plus tard tous les secours de l'art.

Dans une observation, analysée dans le tome 11 de la *Bibliothèque médicale*, p. 371, on voit produits, par un coup de foudre, sur un homme qui ne fut entièrement rendu à la santé qu'au bout d'environ deux mois, les phénomènes suivants :

Surdité, écorchures, ecchymoses sur diverses parties du corps, paralysie incomplète des extrémités inférieures.

Tous ces graves symptômes se dissipèrent avec le temps. Un autre fait, publié dans la *Revue médicale*, offre encore des résultats plus heureux, car les effets du tonnerre produisirent la guérison de douleurs rhumatismales et la suspension d'attaques régulières de goutte.

« M. L***, courrier de malle-poste, était, le 9 du mois d'août, entre Dijon et Genlis, par un orage épouvantable, quand le tonnerre tomba entre les deux chevaux de devant de la malle-poste. La chaînette fut brisée du coup, les quatre chevaux renversés, le postillon jeté dans le fossé qui borde la route. Quant à M. L*** et à une dame qui voyageait avec lui, ils n'éprouvèrent qu'une forte commotion sans asphyxie. Le postillon, le cheval porteur et ceux de derrière se relevèrent promptement; le quatrième cheval, celui de devant, à gauche, ne put se relever qu'au bout de dix minutes..... Il m'a semblé (dit M. L***) qu'on m'ôtait quelque chose du corps. Je me suis trouvé aussitôt exempt de douleur, léger et bien portant... (Il était parti très souffrant de Paris.) »

Malheureusement les choses sont loin de se passer toujours ainsi, et presque tous les ans on a à déplorer des malheurs produits par cette cause.

Tantôt l'homme est foudroyé et anéanti sur la place; tantôt il succombe plus tard aux contusions et aux déchirures intérieures que produit le choc électrique; quelquefois il est mutilé plus ou moins grièvement.

On ne saurait trop redire aux gens de la campagne qu'il faut éviter, par les temps orageux, de s'abriter sous les arbres, qui ont le triste privilége d'attirer la foudre : les cloches mises en branle, en pareil cas, ont aussi plus d'une fois attiré sur l'église la chute du tonnerre.

Le plus prudent, quand on est surpris par un violent orage, est, si l'on ne peut s'arrêter sous un abri sûr, de poursuivre lentement sa marche, au risque d'être mouillé par la pluie.

2° *Asphyxie par le froid.* Le froid intense et prolongé peut déterminer, sur les individus qui restent exposés à son action, les effets suivants : Sensation cuisante de froid, à laquelle succède un engourdissement général; puis une propension au sommeil, et enfin une perte de connaissance avec les signes apparents de la mort. Celle-ci termine la scène quand l'asphyxié est éloigné de tout secours.

Ces secours doivent être ici administrés avec beaucoup de discernement. Il ne faut surtout jamais désespérer du succès, car le retour à la vie peut avoir lieu après douze et même vingt-quatre heures de perte de connaissance.

On commencera par dépouiller le malade de tous ses vêtements, puis on le frottera de neige; on fera sur le trajet des membres, et le long de l'épine dorsale, des frictions avec la neige d'abord, ensuite avec des linges imbibés d'eau à la glace; enfin avec de l'eau de puits. Dès qu'on s'apercevra que la chaleur tend à revenir, et que la raideur des membres diminue, on transportera le malade dans un lit froid où des frictions sèches, soit avec la main, soit avec une flanelle, seront pratiquées. Lorsque la souplesse et la chaleur seront revenues, alors seulement on pourra stimuler le malade, soit en lui faisant respirer légèrement du vinaigre ou de l'eau de Cologne, ou même de l'alcali volatil, soit en lui faisant boire une infusion de sauge légère et médiocrement chaude.

Il y a toujours, dans ces sortes de cas, deux écueils à éviter, ou d'aller au-delà de la stimulation nécessaire, en ne la graduant pas et en ne le ménageant pas assez, ou de rester en deçà et de laisser l'engourdissement faire des progrès funestes.

Le tome 78 de la *Bibliothèque médicale* offre l'analyse d'une observation empruntée aux journaux allemands, et citée par l'auteur en preuve des inconvénients que peut avoir, dans l'asphyxie par le froid, l'emploi trop énergique des remèdes excitants; elle nous servira en même temps d'exemple de ce genre d'asphyxie :

« On trouva l'après-midi, à quatre heures, un garçon asphyxié par le froid; on le mit, sans aucun signe de vie, dans un lit froid placé dans une chambre froide. On le frictionna fortement, et on le traita selon les règles de l'art, jusqu'à ce que la vie fût assez rétablie pour qu'il pût avaler un liquide. M. Muhrbeck lui donna alors un peu de thé avec du vin, et de demi-heure en demi-heure une mixture composée d'eau de valériane, d'eau de menthe poivrée avec de la teinture de castoréum et de l'éther acétique. Entre onze heures et minuit, le pouls et les yeux étant assez vifs, et l'usage de la parole commençant à revenir, M. Muhrbeck crut pouvoir quitter le malade, en recommandant de suivre le même traitement. Le lendemain matin,

M. Muhrbeck apprit que le malade était tombé dans l'assoupissement et ne pouvait plus être réveillé, que le pouls était très faible et lent. M. Muhrbeck se hâta d'arriver, et trouva qu'il s'était déclaré une forte hémorrhagie nasale qui ranima l'enfant. »

C'est à cette hémorrhagie que l'auteur attribue la cessation de l'état apoplectique, qui pouvait bien en effet avoir été favorisé par l'usage longtemps continué de la mixture spiritueuse.

3° et 4°. *Voy.* NOYÉS ET PENDUS.

5° *Asphyxie par la vapeur de charbon.* Pour donner une idée plus précise de ce genre d'asphyxie, l'une des plus communes que l'on puisse observer, nous rapporterons d'abord quelques exemples que nous empruntons de préférence à un mémoire de M. Malgaigne, inséré dans la *Gazette médicale.*

« Le nommé Charité, bijoutier, à peine âgé de vingt ans, vivait auprès de sa vieille mère, qu'il aidait par son travail. Mais par malheur il n'était pas toujours occupé, et l'idée de ne pouvoir constamment adoucir le sort de sa mère infirme l'inquiétait et le tourmentait en même temps. Lui-même ne jouissait pas d'une santé parfaite, et dans plus d'une circonstance il avait annoncé qu'il se donnerait la mort, si la Providence ne venait à son aide. Avant-hier, vers sept heures du soir, la mère est sortie pour aller visiter une parente. Peu d'instants après, son fils est descendu chez la portière, où il a déposé une chandelle; puis il a fait semblant de sortir, et il est remonté vers sa chambre.

« Là l'infortuné jeune homme a écrit plusieurs lettres à ses parents et amis, notamment à une cousine et à ses deux sœurs; l'une demeurant en Angleterre, et l'autre marchande de modes à Brest. Il a ensuite calfeutré soigneusement toutes les issues de son logement, et comme s'il eût voulu se rendre maître des derniers instants de sa vie, il a placé une table près d'une cloison en planches, garnie de vitres qu'il pouvait aisément briser d'un coup de coude, s'il eût voulu arrêter les progrès de l'asphyxie. La table ainsi dressée, il traça ces mots que nous transcrirons littéralement :

« J'ai vingt ans et je vais mourir.

« A mes concitoyens et aux amis de
« la science.

« Voici les effets de la mort par le
« charbon. D'abord une vapeur épaisse
« qui pique les yeux; un petit mal de
« tête; puis la vapeur empêche la chan-
« delle de brûler; la lumière baisse;
« tout cela cinq minutes après que le
« charbon est allumé; la mèche de la
« chandelle se carbonise; le mal de tête
« n'est pas plus grand; le mal d'yeux
« augmente; le mal de tête augmente;
« les pleurs viennent alors en abondan-
« ce. En ce moment une femme accou-
« che au-dessus. (Ici son délire com-
« mence.) On ne sait ce que l'on fait;
« on... (Ici encore trois mots illisibles et
« une écriture mal assurée.) Et enfin la
« lumière s'éteint presque, et moi je... »

« Il est probable qu'alors aussi ce malheureux expirait en même temps.

« Vers onze heures et demie, la mère
de Charité est rentrée chez elle, rue S.-
Sauveur, 39; elle prit d'abord la chandelle qui avait été laissée chez la portière,
et, arrivée dans la chambre, elle poussa
des cris en voyant à terre le cadavre de
son fils, glacé du froid de la mort. Un
énorme fourneau de charbon tout à fait
éteint était placé près de la chaise d'où
cet infortuné s'était laissé tomber en
rendant le dernier soupir. »

— « M. B..., jeune homme plein de
santé et de vigueur, d'un caractère très
irritable, était au moment de se marier
avec une jeune personne qu'il aimait
avec passion, lorsqu'une légère imprudence lui fit perdre une place qui
était toute sa fortune, et rompit le mariage projeté. Sa tête s'exaspéra. Le 10
juin 1827, à huit heures et demie du
matin, il s'enferme dans une chambre
étroite, ferme les fenêtres et la porte,
bouche avec des linges les moindres fentes par où l'air extérieur aurait pu pénétrer, et allume du charbon dans un
grand fourneau en terre. Il se coucha
ensuite, et se mit à lire. Mais après quelque temps, n'éprouvant rien de particulier, il crut que la quantité de charbon
n'était point suffisante, et en mit de nouveau. Peu à peu il sentit une légère oppression à la poitrine; puis ses idées se

troublèrent; il posa son livre; son cœur
battait avec une force telle qu'il le
voyait soulever la couverture. Depuis ce
moment, il ne se rappelle rien.

« Tout à coup de sourdes plaintes parties de sa chambre sont entendues d'une
voisine; elle appelle; plusieurs personnes montent; j'étais de ce nombre; la
porte est enfoncée à coups de marteau.
Une fumée épaisse remplissait la chambre; cependant l'air était respiré assez
facilement. Ce fourneau était rempli de
charbons ardents. Le malheureux était
dans son lit; tous les muscles en état
complet de relâchement; la peau rouge
et très chaude; les yeux fermés; la conjonctive très injectée; les pupilles ne
semblaient ni dilatées, ni rétrécies. Le
cou et la face sont rouges et extrêmement gonflés; l'écume sort par la bouche; respiration stertoreuse, non accélérée. Le pouls bat très rapidement; il
donnait, à mon évaluation, plus de 120
pulsations par minute. Enfin la chemise
était mouillée d'une sueur abondante.

« Je fis transporter le malade dans une
autre chambre, près d'une fenêtre ouverte; on le mit assis, et un aide soutint
la tête qui se laissait aller. Je fis quelques aspersions d'eau fraîche sur la face
et sur les jambes; le résultat étant nul,
je lui jetai un verre d'eau entier à la face
et sur le cou; il poussa un soupir et rendit quelques glaires. Je blanchis un verre d'eau avec de l'eau de Cologne, et
j'en frottai la partie interne des jambes
et des cuisses, l'épigastre et la région
spinale. J'envoyai chercher de l'eau gazeuse; et cependant, pour éviter le refroidissement de la sueur qui le recouvrait, il fut transporté doucement dans
un lit frais, la tête élevée et exposée à la
fenêtre, recouvert seulement d'un drap.
On lui mit une autre chemise, et on permit à un courant d'air de traverser la
chambre.

« On continua les frictions sur les jambes, et je tentai de lui faire avaler quelques cuillerées d'eau gazeuse. Il les gardait dans la bouche, sans faire aucun
mouvement. J'imaginai d'en verser une
cuillerée dans le nez; la déglutition se fit
en effet, mais bientôt il rendit le liquide
mêlé de mucus filant. Les yeux s'ouvri-

rent, les dents se serrèrent. Je réitérai l'introduction du liquide; il le prit et rendit encore quelques glaires; enfin il le conserva. Les paupières se levaient et se baissaient alternativement; les dents se desserrèrent. Après un quart d'heure environ, le malade entendit et répondit même aux questions qu'on lui faisait sans regarder, sans remuer la tête. «Qui êtes-vous?» dit-il. — Des amis.» Il murmura: «Des amis! des amis! que vou-«lez-vous? — Essayez de prendre cette «boisson. — Je n'ai pas soif, dit-il; lais-«sez-moi; je n'ai besoin de rien, puis-«que je suis mort.» Il avala cependant; mais ensuite il secoua fortement la tête, et il dit: «Que j'ai chaud!» On le découvrit un peu. Puis, dans un état mixte entre le sommeil et la veille, il répétait sourdement: « Virginie! Virginie! je «t'aimais! sois heureuse! c'est mon der-«nier vœu... Tu m'as cru coupable, cou-«pable d'avoir dérobé 27 fr.; non, j'en «suis incapable...»

« Il se tut; puis un instant après il secoua tous les membres. « Est-ce que «je ne suis pas encore mort? dit-il; ô «mon Dieu! juge-moi. » On le fit boire de nouveau. Mais après quelques instants de calme, il reprit: « Virginie, tu ne «m'aimes plus! non, tu me méprises, «tu ne dois plus m'aimer. Le mépris! «le mépris! oh! vivre dans le mépris, «vivre sans honneur, sans considéra-«tion, non! il vaut mieux mourir. » Et il se souleva sur son séant avec une telle force, qu'à peine deux hommes purent le retenir. De temps en temps il ouvrait des yeux égarés, et les refermait aussitôt. «Oh! dit-il, si je tenais, si je «tenais le misérable qui m'a calomnié, «je ne suis pas méchant, mais sa vie ne «paierait pas tout le mal qu'il m'a fait. «Oh! comme je la lui arracherais! «comme je le déchirerais. » Et il retomba dans des mouvements convulsifs; sa physionomie exprimait la fureur la plus effrayante quoiqu'il n'eût pas les yeux ouverts.

« Un peu après il dit: « J'ai froid. » Je le fis recouvrir. Il grelottait de tous ses membres; cependant à la main la chaleur était encore très forte. Il entendait toujours; il répondait même directement aux questions qu'on lui faisait; mais ses idées reprenant leur cours, les mouvements violents recommençaient. Vers dix heures environ, il était un peu plus calme; la chaleur avait diminué un peu; il ne grelottait plus; il respirait facilement et buvait assez bien. Je laissai une garde pour veiller sur lui et je sortis. À onze heures, je revins. Ses mains s'étaient refroidies, me dit-on; il avait dormi une demi-heure. Je montai chez lui; il était couché, la face encore un peu rouge, mais beaucoup moins tuméfiée; la connaissance était entière: il me serra la main et me remercia, et nous donna, à un de mes amis et à moi, tous les détails que nous voulûmes. Il raisonne très bien et parle avec une élégance peu commune. Il ne sent, dit-il, aucune douleur; seulement la tête est un peu embarrassée. La langue est belle, le pouls assez vif encore; il n'a ni faim ni soif.

«Prescription: Diète; eau sucrée mêlée à l'eau gazeuse.

«Il ne se rappelle rien de ce qu'il a dit; il n'a point ouï le bruit de sa porte enfoncée et n'a rien senti de ses deux transports dans deux chambres différentes. La tête est lourde seulement dans la région du front.

« Le soir, il se lève, se couche à neuf heures, dort jusqu'à trois, et se réveille la tête absolument libre et toutes les fonctions en bon état.

« Dans ce jour, il sent quelques douleurs vagues dans les membres; elles cessent absolument le lendemain. »

Contrairement à l'opinion la plus générale et la plus répandue, M. Malgaigne pense que l'élévation de la température qui accompagne ordinairement l'asphyxie par la vapeur du charbon, est la cause principale des effets produits, et que l'action délétère, tant des gaz oxyde de carbone, acide carbonique, hydrogène carboné, résultant de la combustion du charbon, que de l'air lui-même, altéré par la privation de l'oxygène qui a servi à entretenir cette combustion, ne vient qu'en seconde ligne.

Ce qu'il y a de certain, c'est que les accidents produits par cette asphyxie sont mixtes, et varient d'ailleurs suivant une foule de circonstances. En général, il y a deux ordres de phénomènes, les uns dus à la congestion qui s'opère dans le cerveau et qui peut produire tous les symptômes et toutes les lésions de l'*apoplexie* (*voy.* ce mot); les autres amenés par la difficulté ou la suspension de la respiration, à laquelle se rapporte plus particulièrement l'état de l'*asphyxie*. Plusieurs fois nous avons vu succomber un, deux, ou plusieurs jours après l'accident, des individus qui offraient toutes les apparences de l'apoplexie; et, dans le cas même où les asphyxiés sont rendus à la vie, ils conservent presque toujours du mal de tête, des étourdissements, et d'autres signes de congestion cérébrale.

Dans d'autres cas, il nous est arrivé de voir mourir en peu d'instants, ou en peu d'heures, par les progrès toujours croissants de la gêne de la respiration, les sujets que l'on s'efforçait de rappeler à la vie.

Pour cette raison même, les remèdes doivent être divisés en deux catégories: ceux qui tendent à combattre la congestion sanguine qui existe à la tête, et ceux qui ont pour but de dissiper la gêne de la respiration et de réveiller l'action des organes qui concourent à exécuter cette fonction.

La saignée est souvent utile dans ce cas, et peut remplir à la fois les deux indications que nous venons de signaler, car elle dégorge à la fois le cerveau et les poumons; mais elle n'est praticable que lorsque la circulation n'est point entièrement suspendue. Il est évident d'ailleurs que l'homme de l'art seul peut être juge des cas où elle est indiquée, comme de ceux où elle ne pourrait que devenir inutile, si ce n'est même nuisible et dangereuse.

Dans les asphyxies par la vapeur du charbon, le premier soin qu'il faut prendre, c'est d'extraire rapidement le malade de la chambre où il a été asphyxié; de l'exposer au grand air dans une cour, sur le gazon d'un jardin, à moins que la chambre ne soit spacieuse et puisse être largement aérée. Avant de pénétrer dans le lieu où l'asphyxie s'est opérée, la prudence veut qu'on laisse d'abord la porte ouverte quelques moments, pour ne pas risquer de s'exposer soi-même à un air encore altéré. On se hâtera ensuite d'ouvrir la fenêtre et d'établir un courant d'air suffisant. Il faut aussi enlever la plus grande partie des vêtements ou des couvertures qui couvrent le malade, et couper tous les liens qui le serrent. L'exposition au froid, à moins qu'il ne soit très vif, n'est point à redouter. Le froid, en effet, tend à diminuer l'état de congestion; de plus, il condense l'air, qui contient alors relativement plus d'oxygène, est plus riche conséquemment en aliment vital.

Peu de personnes devront entourer le malade, afin de permettre à l'air d'arriver et de se renouveler plus facilement.

Si l'asphyxié peut avaler, on lui fera boire par cuillerées d'abord de l'eau vinaigrée froide, ou de l'eau fortement acidulée avec le jus de citron. On donnera aussi un lavement avec l'eau froide, tenant en dissolution une petite poignée de sel de cuisine.

On se gardera bien de renfermer le malade dans une chambre chaude, de bassiner son lit, de lui faire respirer des spiritueux; ces moyens tendraient à favoriser l'état de congestion, et ajouteraient aux dangers de l'asphyxie.

Si les secours énumérés restaient sans résultat, si l'assoupissement était considérable, si le visage était rouge, les lèvres tuméfiées et noirâtres, une saignée, et principalement à la veine jugulaire, serait très utile. A défaut d'un médecin pour juger de l'opportunité de ce moyen, et pour en faire l'application, si les signes énumérés se présentaient; si, avons-nous dit, le visage était rouge ou noirâtre (la chaleur du corps étant conservée), une application de douze sangsues derrière et en bas de chacune des oreilles, serait très salutaire.

On fera en même temps sur les membres, et le long de la colonne du dos, des frictions avec une flanelle ou un linge imbibés d'eau vinaigrée, auxquelles on fera succéder des frictions sèches.

On sollicitera le jeu de la poitrine, en pratiquant alternativement des compressions légères sur les parois, et des insufflations d'air ménagées avec soin dans les poumons, au moyen d'un soufflet, dont, à cet effet, on placera le tuyau dans une des narines, l'autre étant tenue bouchée.

Tous ces secours doivent être administrés avec promptitude et dans l'ordre successif dans lequel ils sont indiqués ici. Il faut perdre difficilement l'espoir de réussir; ces soins, en effet, pourront avoir de l'efficacité, tant que le corps du malade conservera de la chaleur : on sait d'ailleurs que les individus asphyxiés par la vapeur du charbon ont été rappelés à la vie après *cinq* et *six heures* de mort apparente.

Ce ne sera qu'après que le malade aura repris entièrement connaissance, qu'on pourra le coucher dans son lit non bassiné ; et encore faudra-t-il laisser ouvertes les fenêtres de l'appartement.

Malgré les dangers bien connus des émanations du charbon allumé, que de gens s'y exposent imprudemment tous les jours !

Il ne faut pas se lasser de redire aux cuisinières, aux domestiques, aux pauvres gens, que des fourneaux ou des réchauds allumés dans des chambres sans cheminée et fermées sont une source d'accidents graves et fréquemment mortels.

Dans les pays chauds, où l'on se chauffe à l'aide de braise contenue dans de larges réchauds (*brasero*), ces accidents ne sont pas fort rares.

Il est arrivé même que de la braise accumulée en grande quantité dans une cheminée qui ne tirait pas bien et dans une chambre bien close, ait produit l'asphyxie. Un mémoire bien curieux et que nous ne craignons pas de reproduire ici, a été publié par M. A. Devergie, dans les *Annales d'hygiène publique*, sur une asphyxie produite par une cause bien plus singulière encore. Nous allons laisser parler l'auteur:

« Consultation médico-légale à l'occasion d'un cas remarquable d'asphyxie, par la carbonisation de poutres; par M. Alphonse Devergie. *Nous...., consulté sur la question de savoir si un appareil calorifère, chauffé par du charbon de terre, peut laisser échapper des gaz qui, respirés, produiraient l'asphyxie, ou si, dans l'espèce, il faudrait attribuer à cette cause, ou à toute autre, la mort du cocher attaché à la maison de M. le duc...., ainsi que les accidents éprouvés par plusieurs domestiques de la même maison; avons,* en conséquence, demandé communication de toutes les pièces de l'instruction, dont nous extrayons les faits et documents suivants :

« 1. Le 3 décembre, à sept heures du matin, Regnier, cocher de M. le duc de M....., entre dans la chambre de Dumesnil, située au deuxième étage. Il y voit une fumée épaisse, et sent une odeur de charbon qui lui porte à la tête. (*Rapport du commissaire de police.*)

« 2. Dumesnil, qui pour la première fois y avait passé la nuit, était sans connaissance ; en vain il l'appelle, il ne donne pas signe de vie. (*Idem.*)

« 3. Regnier entre alors dans la chambre d'un sieur Robert, et le trouve dans le même état que Dumesnil. (*Idem.*)

« 4. Il appelle du secours ; des soins sont donnés à Robert : il revient à lui. (*Idem.*)

« 5. En vain on administre les mêmes soins à Dumesnil ; en vain un médecin met en usage les moyens propres à le rappeler à la vie. (*Idem.*)

« 6. A deux heures après midi, un second médecin trouvant le corps de Dumesnil encore chaud, ouvre l'artère temporale, mais sans résultats. (*Idem.*)

« 7. Depuis quelques jours, Regnier éprouvait des maux de tête en s'éveillant, et sentait dans sa chambre l'odeur de la vapeur du charbon. (*Idem.*)

« 8. Dans la même nuit, un autre cocher nommé Gassia s'était couché à minuit. Il s'était éveillé à deux heures du matin dans un état complet de malaise, qui ne s'était dissipé qu'en prenant l'air à une fenêtre. (*Déposition de Gassia.*)

« 9. Le commissaire de police et les deux médecins appelés, le 3 décembre, constatent, en entrant dans les chambres de Dumesnil et de Regnier, non-seulement l'odeur très forte de la vapeur du charbon, mais encore la sortie de cette vapeur par les *bouches de chaleur* placées dans lesdites chambres. (*Idem.*)

« 10. Au rez-de-chaussée existait un calorifère. Il avait été allumé pour la dernière fois le samedi 29 novembre, c'est-à-dire quatre jours avant les accidents qui se sont manifestés. (*Déposition de Bierk.*) Sa construction remontait en mai 1830.

« 11. Depuis fort longtemps, les personnes qui habitaient le corps de bâtiment qu'il était destiné à échauffer, en étaient incommodées. Leurs plaintes donnèrent lieu à une réparation. Elle n'eut aucun résultat, et ces personnes prirent le parti de fermer les bouches de chaleur destinées à chauffer leurs chambres. Il s'en exhalait une fumée d'une odeur particulière. C'était, dit Gassia, une *exhalaison qui m'empoisonnait.* Gassia couchait au premier.

« 12. Le soir même de l'événement de la mort de Dumesnil, le calorifère est démoli.

Le 22 décembre, un architecte-expert est commis pour constater l'état des lieux, le mode de construction qui avait été adopté pour le calorifère, et désigner la cause des accidents survenus.

« 13. Il résulte de son rapport que le calorifère établi au rez-de-chaussée, dans une sellerie, avait son tuyau de fumée posé au droit d'une cheminée, et ses tuyaux *calorifères,* dans l'épaisseur du plancher bas de l'entresol, entre deux solives. Ils sortaient tous ensuite par plusieurs embranchements dans la hauteur de l'entresol et d'une partie du premier pour conduire la chaleur dans diverses pièces.

« 14. Lors de la démolition dudit calorifère et de tous ses accessoires, on a trouvé les deux pièces de bois entre lesquelles passaient les tuyaux de la fumée et de la chaleur, *consumées* à un tel point qu'elles *s'enflammaient* au contact de l'air.

« 15. Il paraît résulter des renseignements qu'a recueillis l'architecte, que le placement du tuyau de la fumée trop près des solives les a tellement échauffées, qu'il y a mis le feu ; que le feu s'est étendu successivement dans toute la longueur des solives, et les a mises dans un état de carbonisation qui a produit dans l'entrevoux, où étaient placés les tuyaux de chaleur, un gaz qui se sera introduit dans les tuyaux de chaleur mal joints, et se sera répandu ensuite dans les chambres où ces tuyaux aboutissaient sans aucune soupape de fermeture.

« 16. Que l'on aurait dû placer les tuyaux de conduite de la chaleur en contre-bas du plafond des pièces du rez-de-chaussée, en les enveloppant d'une poterie en grès ou en terre cuite, au lieu de les mettre dans l'intérieur du plancher entre les solives.

« Discussion des faits :

« Trois personnes sont prises à la fois

d'une affection qui présente tous les caractères d'une asphyxie par le charbon. (§ 1, 2, 3.)

« L'une d'elles succombe malgré les secours propres à rappeler un asphyxié à la vie, les deux autres reprennent connaissance. (§ 5, 6, 4, 8.)

« Il y a donc tout lieu de croire que Dumesnil a succombé à une asphyxie, quoique l'ouverture de son corps n'ait pas été faite.

« Depuis longtemps une odeur désagréable se faisait sentir dans les chambres où se distribuaient les bouches du calorifère. Gassia en éprouvait les mauvais effets tous les matins en s'éveillant. La cause des accidents provenait donc de cette source. (§ 2.)

« Une réparation faite au tuyau de la fumée du calorifère n'avait pas amené d'amélioration dans les inconvénients attachés à son emploi. D'ailleurs on n'y avait pas allumé de feu depuis quatre jours. (§ 11, 10.) La cause des accidents ne provenait donc pas du tuyau de conduite de la fumée.

« Les bouches de chaleur exhalaient une odeur si désagréable, que plusieurs domestiques avaient pris le parti de les fermer avec un torchon roulé sous la forme d'un tampon. (*Déposition de Gassia.*) Le lendemain de l'accident, on a constaté une vapeur d'une odeur infecte qui s'échappait de ces bouches de chaleur. (§ 9.)

« Des bouches de chaleur ne pouvant amener d'un calorifère que de l'air échauffé, et le calorifère n'ayant pas été allumé depuis quatre jours, la fumée provenait donc d'un autre foyer de combustion. L'expert-architecte en fait connaître la source dans la carbonisation des poutres, auxquelles étaient adossés les tuyaux calorifères, et la présomption qu'il établit à ce sujet relativement à la jonction incomplète de ses conduits paraît très probable. (§ 14.) Il suffit en effet d'une petite ouverture au tuyau de conduite de la chaleur pour permettre l'excès d'une vapeur ou fumée quelconque dans leur intérieur. Dans le cas dont il s'agit, ils étaient échauffés par la chaleur qui provenait de la carbonisation des poutres ; l'air qu'ils renfermaient dilaté par le calorique faisait un appel continu de la fumée, et transmettait dans les chambres de la vapeur de charbon et de bois qui se carbonise.

« La quantité de vapeur disséminée dans les chambres avait d'abord été trop faible pour causer des accidents; mais, peu à peu et à la longue, la carbonisation des poutres faisant des progrès, il est arrivé un moment où la production de vapeur a été assez considérable pour causer l'asphyxie, d'autant que plusieurs bouches de chaleur avaient été fermées dans plusieurs chambres.

« Ce moment est fort bien exprimé dans le rapport de l'architecte, où il est dit que, lors de la démolition du calorifère, certains points des poutres prenaient feu à l'air.

« Il reste à rechercher 1° à quelle cause est due la carbonisation? 2° comment une poutre qui se carbonise aussi lentement peut devenir la source d'asphyxie par la vapeur du charbon?

« Il est très probable que c'est à la chaleur du tuyau de fumée placé trop près des poutres, qu'il faut attribuer leur carbonisation. Les exemples à l'appui de cette présomption ne sont pas rares, je citerai le suivant :

« Une famille habitait le logement du premier de la maison, rue de la Harpe, n° 90. Dans une arrière-boutique, placée immédiatement au-dessous, se trouvait le fourneau d'un traiteur fort occupé. Depuis longtemps les habitants du premier étage se plaignaient d'une odeur de fumée dans leur appartement, et principalement dans leur salon. Un soir, un domestique, marchant pieds nus sur le parquet, sentit un point du plancher beaucoup plus chaud que le reste, sans toutefois que la couleur ou l'apparence du parquet fussent changées. On appelle des pompiers, le parquet est ouvert et l'on trouve une très grosse poutre presque complétement carbonisée dans l'étendue de deux pieds environ; ce point correspondait aux fourneaux du traiteur.

« La chaleur seule suffit donc pour carboniser du bois, fût-il enfermé dans un plancher et à l'abri du contact de l'air. C'est d'ailleurs ce qui a lieu tous les jours dans la confection du charbon qui se pratique en plein air; là on entasse le bois sous la forme d'une pyramide, on le couvre de mottes de terre pour l'abriter du contact de l'air; on laisse seulement au centre de la masse un canal vertical par lequel on introduit du feu, et qui est destiné à transmettre au dehors les vapeurs provenant du bois chauffé, et par suite carbonisé. Ces faits sont donc analogues à celui dont il s'agit.

« Quant à ce qui regarde la seconde question : celle de savoir comment une poutre qui se carbonise aussi lentement peut devenir la source d'une asphyxie tout aussi grave que celles qui résultent de la combustion du charbon, nous ferons remarquer que les produits qui proviennent de la décomposition du bois sont à peu près analogues, quant au gaz qu'ils contiennent, à ceux qui résultent du charbon en ignition; qu'ils renferment de l'acide carbonique, et de l'hydrogène carboné, et que par conséquent ils peuvent amener la même espèce d'asphyxie.

« Le fait suivant, tiré des *Annales de la médecine politique*, par Henke, vient, au surplus, à l'appui de cette assertion.

« Dans une petite ville de l'Odenwald, plusieurs personnes habitaient ensemble une même maison, éprouvaient, depuis quelques jours, de la céphalalgie et un malaise général. Les symptômes s'aggravèrent de jour en jour, au point que la dame Sk... fut obligée de garder le lit; et comme la maladie paraissait faire des progrès rapides, on fit appeler un médecin. (On n'indique pas le traitement qui fut prescrit.) Vers minuit, le malaise et surtout la céphalalgie de madame Sk... s'étaient accrus au point qu'une parente de la malade, madame L..., qui couchait dans le même appartement, se leva pour lui donner des soins et pour faire appeler de nouveau le médecin. Avant que ce dernier fût arrivé, madame Sk... avait presque entièrement perdu l'usage de ses sens, et pendant que madame L... était occupée à la ranimer, elle tomba elle-même sans connaissance au pied du lit de la malade. Madame Sk..., étant revenue à elle, aida une servante, qui venait d'accourir, à relever madame L... et à la mettre sur un lit. On appela aussitôt M. L..., qui trouva, en arrivant, sa femme ainsi que sa cousine Sk... étendues sans connaissance, et bientôt après en proie à des convulsions violentes, auxquelles vint se joindre une raideur presque totale du corps, chez madame Sk... Sur ces entrefaites, arriva le docteur H..., et pendant que M. L... veut l'informer de ce qui vient de se passer, il tombe lui-même sans connaissance; la même chose arrive à la servante; quelques instants après, deux domestiques étant accourus, on s'empresse, sur la demande du docteur H..., d'appeler un second médecin, et d'avertir plusieurs parents de M. L...

« M. N..., de qui M. Bertholot tient cette observation, étant arrivé dans la maison où cette scène se passait, trouva quatre personnes couchées sur des lits, sans connaissance. M. L... paraissait plongé dans un profond sommeil, madame L... dans un état d'absence complète et en proie à des convulsions et à des spasmes tétaniques. L'infirmier seul était encore sur pied; mais il se plaignait d'un violent mal de tête et d'un malaise inexprimable, prodrome d'une lipothymie commençante. M. L... se réveilla peu à peu vers neuf heures du matin; un torrent de larmes qui s'échappa spontanément, trahit le trouble de son système nerveux; mais enfin il recouvra l'usage de ses sens, au point qu'il put quitter son lit, quoiqu'il fût encore dans un état de prostration considérable. Les dames L... et Sk... passèrent le reste de la journée dans leur lit, dans un état de somnolence presque continuelle.

« Le second médecin étant arrivé, on se borna, après une consultation, à prescrire l'application de sinapismes, l'inhalation de vapeurs spiritueuses et aromatiques, et du thé de camomille pour boisson. Comme toutes les personnes de la maison étaient malades, M. N... se chargea de les veiller pendant la nuit suivante, assisté de deux infirmières et de mademoiselle N..., la nièce de M. L..., qui venait d'arriver.

« Pendant que l'on s'occupait à préparer tout ce qui était nécessaire pour les malades, mademoiselle N... tomba subitement en syncope; elle fut aussitôt ranimée au moyen d'aspersion d'eau de Cologne par l'une des infirmières, qui,

elle-même, peu d'instants après, tomba sans connaissance et fut de même ranimée par l'eau de Cologne. Mais peu de temps après elle éprouva un nouvel accès de lipothymie, accompagné de contractions spasmodiques très violentes. Ces convulsions se répétèrent fréquemment malgré le traitement mis en usage, jusqu'à dix heures et demie du soir, époque à laquelle cette femme paraissait s'endormir profondément. Les dames L.... et Sk..., ainsi que la servante, furent dans un état d'agitation continuelle; M. L.... paraissait plongé dans un sommeil profond. L'agitation de madame Sk... allant toujours en augmentant, la seconde servante lui appliqua des sinapismes, suivant les ordonnances du médecin; au même instant cette femme, ainsi que M. N..., fut prise d'un mal de tête des plus violents, qui céda pour le moment à l'usage du thé de camomille. M. N... s'était assis sur un fauteuil dans un état de prostration complète, lorsque la première infirmière, qui avait été affectée dès le commencement de la nuit, fut de nouveau prise de convulsions très violentes; M. N... se leva brusquement pour lui porter secours; il appela la seconde infirmière, la seule dont la santé se fût maintenue jusqu'alors : ce ne fut qu'après avoir été appelée à plusieurs reprises qu'elle se leva en sursaut, pour donner à M. N... le flacon d'eau de Cologne, et aussitôt elle perdit connaissance et tomba au pied du lit des malades.

« M. N... fit alors tous ses efforts pour ranimer les deux infirmières, il ne réussit qu'au bout de dix minutes et après leur avoir versé de l'eau de Cologne dans les narines. Elles revinrent à elles fort heureusement, au moment où M. N... cessait de pouvoir résister à une céphalalgie atroce, et à un sentiment de constriction à la poitrine accompagné d'angoisses inexprimables. Il sortit avec précipitation de la chambre des malades pour éveiller tous les domestiques, et pour envoyer de suite chercher le médecin. M. N... étant rentré dans l'appartement des malades, s'aperçut que madame L... avait eu des vomissements et qu'elle était en partie penchée hors de son lit. Des sinapismes lui furent aussitôt appliqués. Cependant la céphalalgie et l'oppression augmentèrent chez M. N..., bientôt il éprouva des nausées, et au moment où il s'approcha de la croisée, il vomit avec des efforts violents trois ou quatre fois de petites quantités de matières ; après ces vomissements la respiration devint un peu plus libre, mais la céphalalgie persista.

« Comme les spasmes de l'infirmière continuaient avec une grande intensité, et que le médecin que l'on avait appelé tardait à venir, on fit chercher en toute hâte un troisième médecin, le docteur B..., qui prescrivit pour cette malade l'application d'un vésicatoire à la nuque ; cette application fut suivie d'un peu de calme. M. N... (l'auteur de cette relation), après avoir éprouvé un grand frisson et une anxiété inexprimable, perdit lui-même connaissance. Il revint à lui au moment où l'on cria que le feu était dans la maison.

« Cet accident fut découvert par un domestique, qui, ayant par hasard appliqué la main contre la muraille, sentit qu'elle était extrêmement chaude. On fit aussitôt venir des ouvriers, et l'on découvrit qu'un des murs et le plafond de la cuisine étaient en incandescence. On trouva de plus réduite en charbon, toute la charpente d'un coin communiquant à la fois avec l'appartement des malades, avec une chambre voisine et la cuisine. Le feu fut éteint en moins d'une heure. Les malades ayant été transportés dans un autre appartement, leur état s'améliora rapidement, et ils ne tardèrent pas à être complétement rétablis. C'est ainsi que fut découverte la véritable cause de tous ces accidents.

« Déjà dans la matinée du lundi, plusieurs des malades avaient remarqué une odeur désagréable dans les appartements dont il s'agit, comme si on y avait brûlé du bois de sapin. Depuis plusieurs jours la porte de la chambre à coucher ne pouvait plus être fermée (une poutre voisine avait été trouvée carbonisée). La combustion s'était continuée pendant au moins huit jours ; quatorze personnes en tout ont plus ou moins souffert des effets de cette combustion. Chez madame Sk. (qui était couchée le plus près de la muraille incandescente) les accidents en étaient arrivés au point que le pouls avait cessé de battre pendant assez longtemps, et que ses mains et une partie de ses bras étaient déjà devenus froids.

« En continuant les fouilles, l'on finit par découvrir encore un grand nombre de poutres qui, quoique recouvertes d'une couche de terre glaise, étaient complétement carbonisées. On ne trouva nulle part la moindre trace de fentes ou de fissures dans les murailles.

« Des faits et documents qui précèdent nous concluons :

« 1° Que la mort de Dumesnil, et les accidents éprouvés par les autres domestiques, doivent être attribués à une asphyxie.

« 2° Qu'il y a tout lieu de croire que la cause de cette asphyxie a été la carbonisation des poutres placées dans le plancher de l'entresol. »

L'acide carbonique agit dans l'asphyxie que nous venons de décrire, en privant les organes respiratoires du contact de l'air, sans être délétère par lui-même ; au contraire le gaz *oxyde de carbone*, autre produit de la combustion du charbon, se comporte comme un véritable poison. Un animal périt si on le laisse séjourner quelque temps dans de l'air qui en renferme quelques centièmes : ainsi que l'ont démontré des expériences de M. Leblanc.

Asphyxies par la vapeur des fours à chaux, par la vapeur des cuves de raisins, de vin, de bière ou autres liqueurs en *fermentation.*

Toutes ces asphyxies sont dues au dégagement d'acide carbonique, qui a lieu par la calcination des pierres à chaux, et dans les celliers où les cuves fermentent. Il convient donc de ménager des courants d'air, pour prévenir les accidents fréquents qu'entraînent ces diverses manipulations ; et dans le cas où, par négligence de ce soin important, quelqu'un est asphyxié, il faut, avec le plus grand empressement, prodiguer la série des soins énumérés à l'*asphyxie par la vapeur du charbon.*

Il y a des cavités souterraines, particulièrement dans les pays volcaniques, où l'acide carbonique, qui est plus pesant que l'air, se rassemble ; ce qui rend la visite de ces souterrains très dangereuse. Il ne faut pénétrer dans ces lieux qu'armé d'un flambeau ; tant que celui-ci continuera de brûler avec énergie, vous pouvez avancer sans crainte, comme sans danger ; mais si la lumière pâlit, si le flambeau s'éteint, rétrogradez, ou vous paieriez de la vie la témérité de faire un pas....

Une de ces cavités devenue célèbre est la grotte du Chien, dans le voisinage de Naples.

Cette grotte célèbre est située, non loin du lac d'Agnano, près de Naples; sa profondeur est de quatorze pieds, sa hauteur de cinq pieds trois pouces à l'entrée, mais elle va en diminuant successivement, et dans le fond elle n'a plus qu'un pied. L'épaisseur de la couche d'air méphitique est de six à douze pouces seulement, et elle est mêlée presque partout d'air atmosphérique, excepté dans un coin, qui se trouve à droite en entrant, et où le dégagement se fait avec plus de force.

Le gaz irrespirable pénètre de tous côtés dans la grotte, mêlé d'une grande quantité de vapeur d'eau; mais, à cause de sa pesanteur spécifique, il s'amasse toujours sur le sol de la caverne; il est incolore et sans odeur marquée.

Un chien de petite taille qu'on plonge dans cette atmosphère, ne tarde pas à s'agiter convulsivement et à tomber asphyxié. Retiré à temps de la caverne, il se ranime, puis court se jeter dans un lac voisin, dont l'eau fraîche achève de le ranimer. Celui que le gardien de la grotte soumet habituellement à ce genre d'expérience, a déjà subi ce martyre deux mille fois peut-être dans le cours de sa vie. (Voir la *Revue médicale*.)

Il convient de placer ici l'*asphyxie* qui a lieu *par défaut d'air respirable*. C'est toujours par épuisement d'oxygène et par la production de l'acide carbonique, qui se forme dans l'acte de la respiration, aussi bien que dans l'acte de la combustion, que l'air qui n'est pas renouvelé se vicie et peut même acquérir des qualités mortelles.

C'est à cette détérioration de l'air dans les lieux publics très fréquentés, dans les salles de spectacle par exemple, que tant de personnes doivent le mal de tête qu'elles y contractent : c'est le commencement d'un état qui pourrait, en s'exagérant, devenir mortel. Un exemple cruellement célèbre établira la vérité de mon assertion, et témoignera des dangers que je signale. Le récit suivant est tiré de l'histoire des guerres des Anglais dans l'Indostan.

Cent quarante-six prisonniers anglais furent renfermés dans une chambre de vingt pieds carrés, qui n'avait d'autre ouverture que deux petites fenêtres donnant sur une galerie. Ces malheureux éprouvèrent bientôt du mal de tête, une sueur abondante, puis une soif insupportable, et enfin de grandes douleurs de poitrine, et une difficulté de respirer portée au plus haut point. Ils essayèrent plusieurs moyens pour se procurer l'air qui leur manquait. Ils ôtèrent leurs habits, agitèrent l'air avec leurs chapeaux, et imaginèrent de se mettre tous à genoux et de se relever tous ensemble : trois fois en une heure, ils recoururent à cet expédient, et chaque fois, plusieurs d'entre eux, manquant de force, tombèrent et furent foulés aux pieds par leurs compagnons. Ils demandèrent de l'eau, on leur en donna; mais, en se disputant ce breuvage, les plus faibles furent renversés et succombèrent bientôt après. L'eau n'apaisa point la soif de ceux qui purent en boire; ils étaient dévorés d'une fièvre qui redoublait incessamment. Avant minuit, c'est-à-dire, durant la quatrième heure de leur réclusion, tous ceux qui étaient encore en vie et qui n'avaient pu respirer aux étroites fenêtres un air moins infect, étaient tombés dans une stupidité léthargique ou dans un affreux délire. On se battit à plusieurs reprises pour avoir accès aux fenêtres. A deux heures du matin il n'y avait plus que cinquante vivants; mais ce nombre devait diminuer. Le combat pour arriver aux fenêtres continua jusqu'à la pointe du jour. Le chef lui-même, après avoir longtemps résisté, était tombé asphyxié : on le releva, on l'approcha de la fenêtre, et on lui prodigua des secours. Bientôt après la prison fut enfin ouverte!... De cent quarante-six hommes, qui y étaient entrés, il n'en sortit que vingt-trois vivants; ils étaient dans le plus déplorable état, et portaient dans tous leurs traits la mort à laquelle ils venaient d'échapper!

6° *Asphyxie par l'air méphitique des fosses d'aisance, des puisards, etc.*

L'asphyxie des fosses d'aisance, à laquelle on donne aussi vulgairement le nom très impropre de *plomb*, est due à la présence d'un gaz extrêmement délétère, à l'*hydrogène sulfuré*. L'action de ce gaz sur l'économie est subite et terrible.

Si dans ce cas d'asphyxie la promptitude des secours est indispensable, les précautions pour retirer l'asphyxié du foyer empoisonné ne sont pas moins importantes. On voit, en effet, trop souvent, par un dévoûment aveugle, augmenter le nombre des victimes.

L'asphyxié étant retiré de la fosse ou du puisard, on le transportera au grand air. Le remède à employer est le chlore; mais ce gaz doit être administré avec précaution étant lui-même un poison. « En pareil cas le mieux est de se servir d'une serviette imbibée d'acide acétique dans laquelle on place quelques fragments de chlorure de chaux que l'on fait respirer au malade (*Chimie de Regnault*). »

A défaut de chlore ou des chlorures désinfectants, assez communs aujourd'hui dans le commerce, on fera des aspersions avec de l'eau vinaigrée, sur le corps du malade; on le frictionnera avec une brosse. Si le malade avait avalé de l'eau de la fosse, on se hâterait de le faire vomir, au moyen d'émétique, dont deux grains seraient dissous dans quelques cuillerées d'eau, et successivement administrés au malade.

Si ces moyens ne rappelaient point à la vie, si la face était rouge, le pouls désordonné, une saignée faite au bras conviendrait très bien; le médecin seul pourra juger de l'opportunité de ce moyen et de l'utilité d'y revenir.

Quelques cuillerées d'une potion antispasmodique, un bain froid, seront très utiles dans les cas de spasmes ou d'autres désordres nerveux. Ce ne sera qu'au sortir du bain que le malade pourra être remis dans son lit légèrement bassiné, où les frictions seront continuées.

Enfin on aura recours aux lavements irritants, aux sinapismes et aux vésicatoires aux jambes, dans le cas où, la chaleur persistant, l'asphyxié resterait privé de mouvement et de connaissance.

De nos jours, les asphyxies par le *plomb* sont devenues beaucoup plus rares, depuis le perfectionnement apporté dans la vidange, et surtout depuis l'invention des *fosses mobiles*.

L'observation suivante, insérée dans le tome 61 de la *Bibliothèque médicale*, pourra servir d'exemple :

Observation sur l'asphyxie des fosses d'aisance. Trois maçons tombèrent successivement dans une fosse d'aisance vide, mais dans laquelle s'était infiltrée de l'eau venue des terres voisines. On les retira, et ils furent transportés à l'Hôtel-Dieu. Deux de ces hommes étaient des jeunes gens; le troisième, âgé de soixante ans et le dernier tombé, était père de l'un d'eux.

« Le premier tombé, qui était le plus faible et le plus âgé des jeunes gens, et qui fut retiré le dernier, n'avait plus ni connaissance, ni sentiment, ni mouvement; son corps, d'ailleurs flexible, était froid, son visage livide, et ses lèvres violettes : une écume sanglante s'échappait de sa bouche; il avait les yeux ternes, les pupilles dilatées et immobiles, la respiration courte, difficile et comme convulsive, les battements du cœur tumultueux, le pouls petit et fréquent. Du chlore, qu'on lui fit respirer, détermina chez lui une excitation momentanée; une saignée de trois palettes régularisa le pouls et la respiration; on fit des frictions et on administra une potion éthérée. Une agitation violente s'étant manifestée, ce malade fut mis dans un bain froid, et on fit quelques affusions : les accidents parurent d'abord augmenter; la saignée se rouvrit et laissa couler beaucoup de sang; on le retira froid, immobile, ayant le pouls misérable et la respiration haletante. Des frictions sèches et la chaleur parvinrent au bout de quelques heures à le ranimer : la peau devint chaude, se couvrit d'une légère moiteur... Au bout de trois jours il était complétement rétabli.

Le père de ce jeune homme, beaucoup moins gravement atteint, et ayant d'ailleurs promptement rejeté l'eau qu'il avait avalée, conservait l'usage de ses sens lors de son entrée à l'hôpital : tout son corps, les muscles du thorax surtout étaient agités de mouvements spasmodiques; la peau était froide, le pouls très embarrassé. On lui fit prendre vingt-quatre grains d'ipécacuanha, de la limonade sulfurique et un lavement; le lendemain il était guéri.

Le troisième malade, âgé seulement de dix-neuf ans, et doué d'un tempérament bilioso-sanguin bien prononcé, était, au moment de son arrivée, dans une agitation extrême, interrompue par des accès d'opisthotonos : il poussait des cris semblables aux mugissements d'un taureau. Ses pupilles étaient dilatées, sa bouche remplie d'écume, la respiration convulsive, et les mouvements du cœur désordonnés. On lui fit respirer du chlore, ce qui parut le saisir vivement ; il fut saigné, sans en devenir plus calme ; on se vit même obligé de l'attacher. On le mit ensuite dans un bain froid : chaque affusion le rendait comme stupide. Le calme qui en résulta fut de peu de durée ; les cris et les contorsions recommencèrent ; la respiration devint laborieuse et entrecoupée, le pouls filiforme et d'une extrême fréquence ; bientôt tout le corps, quoique couvert de sueur, devint brûlant ; la face pâlit, l'agitation diminua par degrés, et le malade expira sans avoir recouvré l'usage de sa raison. »

Lorsqu'il s'agira d'ouvrir une fosse, de curer un puits, un puisard, un égout, etc., on devra toujours observer les précautions connues des gens du métier ; se munir de chlorures désinfectants, dont on asperge les environs, et dont on respire au besoin ; examiner l'état de l'air du lieu infect, au moyen d'une chandelle allumée que l'on y descend ; y projeter des chlorures étendus d'eau ; munir d'un appareil convenable, en cordes ou autrement, le premier qui s'expose à visiter le lieu, pour qu'il puisse être retiré au moindre danger, etc. Le mieux, quand la chose est possible, est de ne procéder à des opérations aussi importantes, qu'avec l'assistance d'hommes éclairés et exercés à ces sortes de périls.

ASSAISONNEMENT. (*Condimenta.*) On comprend sous ce nom les diverses substances que l'on fait entrer dans la préparation des aliments, pour en relever le goût et en faciliter la digestion ; la plupart des productions de ce genre contiennent à peine des éléments nutritifs, et n'agissent guère qu'en vertu des qualités stimulantes dont elles sont douées ; aussi, l'on peut dire, en général, que leur usage peu modéré est ordinairement suivi des effets les plus pernicieux sur la santé : l'appétit artificiel qu'elles provoquent, force à ingérer dans

l'estomac une quantité d'aliments plus considérable que ne réclament les forces et les besoins de l'économie ; de là les digestions laborieuses, imparfaites, et par suite un fluide nutritif mal élaboré, peu réparateur, dont l'influence sur l'organisme entier doit avoir les plus fâcheux résultats. L'habitude des mauvaises digestions, et toutes les incommodités qui en sont la suite, rendent tous les jours nécessaire l'emploi de nouveaux excitants ; l'estomac et les intestins, déjà altérés dans leurs fonctions, finiront par s'altérer dans leur tissu ; de là les phlegmasies aiguës et chroniques, les squirrhes, les cancers ; on convient, toutefois, que l'abus des assaisonnements est loin d'amener toujours des altérations aussi graves ; il est même certaines personnes qui peuvent les supporter impunément ; mais l'effet le plus ordinaire de leur usage habituel et immodéré, ce sont les irritations chroniques des voies digestives, et tous les maux dont elles sont la source, tels que constipations, aigreurs, rapports, *fer chaud*, flatuosités, coliques nerveuses, éruptions cutanées, etc., et enfin l'atonie des organes digestifs. Au contraire, la privation de tout assaisonnement a pour résultat d'affaiblir les forces digestives, d'engendrer le dégoût, la satiété trop prompte des aliments, qui sont dépourvus d'action stimulante sur les organes du goût et de la digestion, et par suite, de produire tous les effets d'une alimentation insuffisante, tels que débilité générale, amaigrissement progressif, affections nerveuses de l'estomac et des intestins, etc. — Il y a donc une certaine mesure à garder dans l'usage des assaisonnements, dépendant, au reste, d'une foule de circonstances que l'on ne peut qu'indiquer d'une manière générale, comme les climats, les tempéraments, le degré de sensibilité, l'habitude, etc.; ainsi, les habitants des régions du Nord, chez lesquels prédomine l'activité des fonctions digestives, n'ont pas besoin de recourir aux stimulants pour hâter l'altération des aliments dont ils se nourrissent ; aussi, la nature semble leur avoir refusé à dessein ces sortes de productions, tandis qu'elle les a prodiguées aux habitants des climats chauds, qui se trouvent dans des circonstances opposées. Les personnes d'un tempérament nerveux, irritable, sec et bilieux, sanguin, doivent être sobres des condiments excitants. Les individus mous et lymphatiques peuvent, au contraire, en user avec moins de réserve. Les gens d'étude, de cabinet, habituellement sédentaires, qui respirent l'air épais et malsain des grandes villes, ont besoin de réveiller l'activité engourdie de leurs organes, par des moyens artificiels; tandis que l'habitant de la campagne, qui mène une vie active, trouve dans l'exercice, la distraction, la respiration d'un air vif et pur, une stimulation naturelle et salutaire, qui le dispense de recourir à ces moyens, pour se procurer un appétit factice. Il faut encore tenir compte de l'habitude dans l'usage des assaisonnements : telle personne, habituée dès son enfance à une alimentation douce, simple et sans apprêt, ne pourra supporter que difficilement l'impression irritante de certains condiments âcres ou aromatiques; tandis qu'on voit nos *hommes de table* se montrer presque insensibles à l'action des stimulants les plus forts ; de là la triste nécessité chez ces mangeurs de profession (*gourmets*), de combiner chaque jour des excitations nouvelles, pour demander à leur estomac des sensations qu'il ne peut plus leur donner.

Les diverses substances qui servent d'assaisonnement, jouissant de propriétés fort différentes, quelquefois même opposées, il n'est guère possible de les embrasser toutes dans des considérations générales. On les a divisées en cinq classes.

1° *Assaisonnements salins.* Cette première section ne comprend que le sel commun de cuisine (*chlorure de sodium*), et le nitrate de potasse (*sel de nitre*), qu'on a essayé de lui substituer quelquefois. Dans l'état actuel de notre civilisation, l'usage du sel est devenu un besoin aussi général qu'indispensable ; à doses modérées, il stimule légèrement les surfaces muqueuses avec lesquelles il est en contact, active leurs sécrétions, et, par là, les rend plus propres à faire subir aux aliments les modifications nécessaires. Les effets de sa privation absolue sont de rendre les digestions laborieuses, imparfaites, par

suite de l'action trop languissante des organes digestifs, et se font surtout sentir chez les personnes qui se nourrissent principalement de substances féculentes. A trop forte dose, il détermine une irritation plus ou moins vive de la muqueuse buccale et digestive ; quelquefois même il va jusqu'à produire l'inflammation de quelques-unes de ses parties ; de là une soif plus ou moins intense, la sécheresse de la bouche et de la gorge, une excitation générale, la fièvre, etc. Quand on se sert de nitrate de potasse, au lieu de sel commun, on doit l'employer à doses beaucoup moins fortes.

2° *Assaisonnements acides.* Ce sont le vinaigre, les acides végétaux, particulièrement ceux qu'on a retirés du citron, de l'oseille, du verjus; leur action sur les surfaces muqueuses est plus ou moins stimulante et astringente, suivant la dose à laquelle on les emploie. Beaucoup de personnes ne peuvent faire usage de vinaigre, même en petite quantité, sans avoir la peau, principalement celle du visage, rouge et couverte de sueur. L'usage modéré des condiments acides a un effet rafraîchissant et légèrement stimulant, en général, salutaire. Leur abus produit l'amaigrissement; chez certaines personnes, occasionne une surexcitation et un agacement du système nerveux, émousse la sensibilité des organes digestifs, etc.

3° *Assaisonnements sucrés.* Le sucre et le miel contiennent beaucoup d'éléments nutritifs; unis aux substances alimentaires acides, mucilagineuses, féculentes, ils les rendent plus agréables, plus digestibles et plus nourrissantes; leur usage modéré ne saurait avoir que de bons effets.

4° *Assaisonnements gras, huileux, caséeux.* Les substances comprises dans cette classe constituent plutôt des aliments que de véritables assaisonnements; aussi ne les emploie-t-on jamais en cette qualité, qu'associées à d'autres condiments propres à en relever le goût, tels que le sel, le sucre, etc.; ce sont : les graisses animales, le beurre, la crème, le lait, les huiles végétales. On doit les employer, de préférence, à l'état frais et en petite quantité, attendu qu'elles sont d'une digestion difficile. La *friture*, dans l'huile, la graisse, le beurre, durcit les substances alimentaires, et leur communique des qualités âcres, que repoussent en général les estomacs faibles et délicats.

5° *Assaisonnements âcres et aromatiques.* C'est la classe la plus nombreuse; les substances qui la composent, tirées, pour la plupart, du règne végétal, doivent leurs propriétés excitantes à une grande quantité d'huile essentielle ou à un principe âcre et irritant. A ces dernières appartiennent les diverses espèces du genre *allium* : l'ail, l'ognon, le poireau, l'échalotte, la civette, la rocambole, les ciboules; la moutarde (farine de la graine du *sinapis nigra*) et ses diverses préparations; le cresson, le cochlearia, le raifort (de la famille des crucifères), les câpres (boutons des fleurs du câprier commun); les fleurs et les fruits de la capucine, que l'on emploie ordinairement confits dans le vinaigre; le poivre (baies du *piper nigrum*), le clou de girofle (boutons des fleurs du giroflier), la noix muscade et le macis (drupe et arille du muscadier aromatique); le gingembre (racine du *G. officinal*), le piment ou poivre long (fruit du *capsicum annuum*), caractérisés par une saveur brûlante et aromatique; les poissons marinés, tels que thon, anchois, sardines, caviar (œufs de poisson confits dans l'huile), les huîtres marinées, les viandes fumées; ces dernières substances, principalement formées d'éléments nutritifs, doivent leurs qualités excitantes à un principe âcre ammoniacal développé par le mode de préparation qu'on leur a fait subir.

Les assaisonnements aromatiques doivent les propriétés qui les distinguent, ainsi que nous l'avons dit, à l'huile essentielle dont ils sont abondamment pourvus; tels sont : les feuilles et fleurs d'oranger, la vanille, la cannelle, le safran; les nombreuses espèces de la famille des labiées : laurier, sauge, thym, romarin, serpolet, sarriette, etc.; le persil, le cerfeuil (de la famille des ombellifères); la pimprenelle commune (de la famille des rosacées); la citronnelle, l'estragon (de la famille des synanthérées); les truffes (espèce de champignon très recherché), etc. — C'est surtout à cette classe que s'appliquent les réflexions que nous avons faites, au commencement de cet article, sur les assaisonnements en général. On pourrait ajouter un sixième ordre, celui des *assaisonnements composés;* mais ceci rentre plutôt dans l'art culinaire; et d'ailleurs tout ce qui a été dit au sujet de chaque classe d'assaisonnements simples, convient également à ces derniers.

ASSOUPISSEMENT. La disposition au sommeil hors du temps destiné au repos offre plusieurs degrés, depuis la simple tendance à s'endormir, jusqu'au sommeil le plus profond, avec insensibilité physique et impossibilité de l'interrompre. Le degré le plus léger est l'assoupissement ou la somnolence, puis vient l'état comateux, dans lequel il y a perte de la sensibilité, mais possibilité de réveiller le malade. Le degré le plus avancé est appelé *carus;* on ne peut tirer le malade du sommeil carotique. Ces différentes formes de l'assoupissement sont en général des symptômes de maladies cérébrales. Elles tiennent à une congestion de sang vers le cerveau, ou à une compression de cet organe par des parties osseuses, du sang, du pus, un corps étranger, etc. A un degré moins grave, l'assoupissement accompagne souvent l'éruption des exanthèmes fébriles, tels que la rougeole, la scarlatine, la variole; c'est, chez les enfants, un symptôme fort commun dans toutes les maladies qui s'accompagnent de fièvres. Le travail d'une digestion pénible donne lieu souvent à l'assoupissement. Le même symptôme apparaît dans les fièvres continues, dans le typhus, dans les affections typhoïdes, dans l'érysipèle de la face. Il n'est pas rare de le voir s'accompagner de délire; le malade pendant son sommeil prononce des mots incohérents, sans suite; il se réveille au plus léger bruit, comme effrayé par la vue d'objets étranges.

Certains agents extérieurs ont la propriété de déterminer un assoupissement plus ou moins profond; tels sont : le froid intense, une chaleur très forte, certaines substances, l'opium par exemple, qui ont été désignées à cause de cette propriété sous le nom de *narcotiques;* les liqueurs spiritueuses, les gaz impropres à la respiration, certaines odeurs fortes. Les excès vénériens, la fatigue ou les veilles, l'inanition ou un état de faiblesse très grande, surtout chez les personnes âgées ; les douleurs prolongées ou excessives, la suppression des hémorrhoïdes ou des règles, s'accompagnent assez fréquemment de tendance au sommeil. Quelquefois cet état est indépendant de toutes ces causes. Nous avons observé une jeune fille d'une vingtaine d'années qui jouissait d'une parfaite santé, mais qui, depuis quelques années, ne pouvait prendre un repas sans s'endormir presque dès le commencement. Tous les moyens médicaux échouèrent dans ce cas singulier.

La tendance au sommeil trop prononcée est en général un accident grave, qui doit faire craindre une maladie du cerveau et plus spécialement une apoplexie ou un coup de sang. Lorsqu'elle paraît à la suite d'une chute sur la tête, elle annonce quelquefois qu'un épanchement de sang se fait dans le crâne, circonstance des plus fâcheuses, puisque la mort en est la suite ordinaire. L'assoupissement est beaucoup moins à craindre chez les femmes et les enfants, que chez les vieillards.

On doit chercher à détourner l'afflux du sang qui se fait vers le cerveau, et mettre en usage les moyens indiqués à chacun des articles consacrés aux différentes maladies qui s'accompagnent ou sont précédées d'assoupissement.

Le peu que nous avons dit suffira pour faire voir qu'un *assoupissement* qui peut paraître très innocent aux gens du monde, est cependant quelquefois l'indice d'une affection grave ; et que, d'autre part, il est un certain nombre de cas (certaines fièvres des jeunes enfants par exemple) où le même phénomène peut être absolument sans danger. Par conséquent, il n'y a que le médecin qui puisse prononcer un jugement assuré sur la valeur de ce symptôme ; et lui-même est quelquefois obligé d'attendre et d'observer le malade à plusieurs reprises avant de déclarer son sentiment, sans quoi les apparences pourraient aussi l'induire en erreur.

ASTHMATIQUE. (*Voy.* Asthme.)

ASTHME. (De ἄω, je respire ; ἀσθμάζω,

je suis haletant.) On donne ce nom à une maladie caractérisée par une grande gêne de la respiration, revenant par accès le plus souvent périodiques et non accompagnés de fièvre.

La nature de cette affection a donné lieu à d'interminables discussions. Actuellement on s'accorde assez généralement à considérer l'asthme comme une maladie nerveuse, et l'on rejette la multitude de variétés admises par les anciens médecins ; on ne doit même pas conserver la division de l'asthme en sec et en humide ; car ce ne sont que deux périodes différentes de la même maladie. L'asthme peut être simple, et ne s'accompagner d'aucune lésion d'organes appréciable ; ou bien il se complique d'altérations plus ou moins graves des appareils de la circulation ou de la respiration, lesquelles modifient jusqu'à un certain point la marche et les symptômes de la maladie.

Quelques médecins ont voulu nier qu'il y eût un asthme simple, sans lésion appréciable, et ont voulu rattacher cette maladie à certains états maladifs des poumons ou du cœur ; mais cette manière de voir, en opposition avec les faits, n'a pas été généralement adoptée, et ne peut l'être qu'en repoussant l'expérience de chaque jour.

Souvent les accès s'annoncent par du malaise, de la langueur, du mal de tête, de l'anxiété à la région du cœur ou au creux de l'estomac ; quelquefois il y a de la douleur au cou : on observe aussi un sentiment de resserrement de la poitrine, etc.

L'invasion de l'accès se fait presque toujours la nuit, entre dix heures du soir et deux ou trois heures du matin ; on en a vu débuter aux approches de la nuit ou même le jour. Le malade est pris subitement d'un sentiment de compression très violent à la base de la poitrine ; il semble qu'un poids énorme pèse sur cette région et enchaîne ses mouvements. Il y a un besoin impérieux de respirer un air frais et libre ; le séjour dans une chambre petite et fermée est insupportable. Les muscles de la poitrine sont contractés convulsivement, les parois de cette cavité sont immobiles, la respiration ne s'exécute que par le diaphragme. Les bras sont écartés du tronc, et portés en arrière, ainsi que la tête, pour fournir un point d'appui solide aux muscles dilatateurs de la poitrine. La face est le plus souvent pâle au début, les yeux sont saillants; la toux est fréquente, et n'est jamais accompagnée d'expectoration. Le malade ne peut conserver qu'une position droite ; il ne peut rester couché horizontalement un seul instant, souvent il prend les positions les plus bizarres : en général il s'accroche aux corps solides qui l'environnent, appuie ses coudes et place sa tête dans ses mains. Rarement les malades peuvent supporter le moindre mouvement. Nous avons eu occasion de voir un asthmatique qui ne trouvait d'autre moyen de se soulager, que de se faire mettre à cheval pendant son accès, et de galoper ventre à terre pendant dix minutes ou un quart d'heure. Le malade ne peut supporter de vêtements autour de la poitrine. La respiration est bruyante, interrompue, laborieuse, parfois sifflante, le pouls accéléré, faible, irrégulier, souvent intermittent. Les accidents durent ainsi pendant une demi-heure ou une heure, souvent pendant trois ou quatre heures et même davantage. Puis l'on voit la toux devenir plus facile et s'accompagner de l'expectoration d'une matière filante et transparente, qui prend peu à peu plus de consistance : à mesure que ce changement s'opère, les symptômes de suffocation diminuent, l'air semble pénétrer plus facilement dans les poumons, la peau se couvre d'une douce moiteur, il y a évacuation d'une urine foncée, bourbeuse. Ce sont les signes qui indiquent d'une manière certaine que l'accès est arrivé à son terme. Le calme succède à cette scène orageuse, et le malade peut sommeiller pendant quelques heures. Si l'accès ne doit pas revenir prochainement, l'asthmatique se réveille parfaitement rétabli, et peut vaquer à ses affaires comme si rien ne lui fût arrivé. Lors au contraire que l'attaque doit reparaître la nuit suivante, il reste un sentiment de resserrement de la poitrine et de la gêne de la respiration, qui augmente par les efforts ou par l'exercice. Le coucher horizontal s'accompagne de suffocation. Les aliments ne sont digérés qu'avec peine, et

le malaise augmente après les repas.

Telle est la marche ordinaire d'un premier accès d'asthme d'intensité modérée. Quelquefois le malade n'éprouve qu'un seul accès; mais le plus ordinairement il se renouvelle le lendemain à la même heure de la nuit, et reparaît ainsi pendant trois, quatre et même sept jours : alors seulement l'attaque est terminée, et se trouve suspendue pour un ou plusieurs mois, jusqu'à ce qu'elle reparaisse sous l'influence de l'une de ces causes déterminantes. Quand une fois la maladie s'est déclarée, il est bien rare qu'elle ne revienne pas, bien que l'intervalle des accès soit d'une durée très incertaine. Quelquefois leur retour est périodique, et a lieu tous les dix ou quinze jours; quelquefois il coïncide avec la pleine lune ou avec ses quartiers. On l'a vu, chez des femmes, précéder ou suivre l'écoulement des règles. Les asthmatiques doivent en général s'attendre à un accès au printemps et en automne.

L'asthme est ordinairement une maladie de l'âge mûr et de la vieillesse ; il est assez rare de le voir survenir chez les sujets au-dessous de trente ans ; les hommes y paraissent plus sujets que les femmes : quelques médecins ont avancé que cette différence était de six malades du sexe masculin pour un individu du sexe féminin.

L'asthme est souvent une maladie héréditaire ; il est plus commun chez les individus irritables, d'un tempérament nerveux ; chez ceux livrés à certaines habitudes vicieuses, à l'abus des plaisirs de l'amour, aux excès de table ou de travaux intellectuels, à l'usage trop fréquent des bains chauds ; l'influence des passions vives, et surtout des peines morales prolongées, ne peut être mise en doute. La suppression d'un accès de goutte, ou d'évacuations anciennes et habituelles, peut aussi favoriser le développement de l'asthme ; mais ces causes sont bien moins puissantes que celles qui nous restent à énumérer. Au premier rang, il faut placer la température atmosphérique ; tout changement brusque de cette température, de son état de froid, d'humidité, ou de chaleur très forte, manque rarement de causer des accès d'asthme aux individus qui y sont sujets. Ces différents états de l'air n'agissent point de la même manière chez les différents individus, les uns n'étant sensibles qu'à l'influence d'un air sec et froid, les autres ne souffrant que d'un air froid et humide. L'atmosphère, surchargée d'électricité à l'approche des orages, détermine presque constamment le retour de la maladie ; le chant prolongé et forcé, des lectures à haute voix, ou des discours d'une longue durée, les émotions vives de l'âme, la colère, la terreur, ont aussi une puissante influence sur sa production.

Il n'est peut-être pas de causes plus actives pour produire l'asthme que celles qui agissent directement sur les tuyaux aériens : c'est dans cette classe que peut se ranger l'inspiration d'un air chargé de particules irritantes ou de vapeurs âcres ; par exemple, la fumée de charbon de terre, le gaz à éclairage, la fumée de tabac ; le séjour dans les lieux où l'air est imprégné de corps étrangers, comme les manufactures de coton, de laines, de pelleteries, etc. (les meuniers et les polisseurs de métaux sont fréquemment asthmatiques) ; des odeurs fortes, et surtout certaines d'entre elles, celles de certaines fleurs, ou de certaines plantes, mais elles varient pour chaque personne en particulier.

Il est un aphorisme populaire qui dit que l'asthme est un brevet de longue vie ; à s'en tenir à cet adage, l'asthme serait non-seulement une maladie sans gravité, mais même qui aurait l'avantage de préserver d'autres maux. C'est la déduction fausse d'un fait vrai ; l'asthme simple, sans complication organique, peut attaquer pendant longues années un individu sans le faire succomber ; et les observateurs superficiels, frappés de voir des accidents, si menaçants en apparence, se répéter souvent sans altérer la santé des malades, en ont conclu que la maladie avait le pouvoir de prolonger la vie ; de plus, l'asthme étant beaucoup plus fréquent chez les vieillards, on a attribué leur longévité à l'affection qui les tourmentait.

La vérité est que cette maladie peut être fort grave, et amener promptement la mort, surtout chez les vieillards affaiblis ; et que le plus souvent elle détermine des affections secondaires qui peuvent à leur tour être fort dangereuses.

Sous le rapport de sa curabilité, l'asthme présente la bizarrerie la plus surprenante. Quelquefois il semble grave, il dure depuis longtemps, et cependant cède avec promptitude et facilité ; d'autres fois un asthme, en apparence faible, résiste aux traitements les plus prolongés et les plus énergiques.

Dans le traitement de cette maladie, le médecin a un double but : diminuer la durée et les accidents de l'accès, s'opposer à son retour, et ainsi, guérir la maladie. Les moyens curatifs peuvent donc être divisés en ceux que l'on doit mettre en usage pendant l'attaque, et en ceux qui doivent être employés dans l'intervalle.

Pendant l'accès, la première chose à faire est de mettre le malade dans une position assise, la tête élevée, d'enlever tous les vêtements et tout ce qui pourrait gêner la circulation ou la respiration, de procurer dans l'appartement un libre accès à l'air extérieur, et par conséquent d'éloigner les assistants trop nombreux, qui, s'ils entourent le malade, s'opposent à l'arrivée d'un air pur, et, s'ils restent dans la chambre, vicient la pureté de l'air par leur respiration.

Puis, si l'on remarque une forte congestion de sang vers le poumon, on pratiquera une saignée du bras ou du pied. A ce moyen, on joint des bains de pieds avec de la farine de moutarde, des cataplasmes irritants sur les membres inférieurs, des bains de mains, des ventouses sèches ou scarifiées, promenées autour de la poitrine. Quelquefois on a retiré de bons effets de liens appliqués autour des membres, et laissés en place vingt minutes et même plus : ces ligatures, retenant le sang dans les extrémités, empêchent son afflux vers la poitrine, et tendent ainsi à modérer la gêne de la respiration.

Puis on emploie des potions composées avec les eaux de fleurs de tilleul ou d'oranger, de lierre terrestre, d'hysope, de véronique, de mélisse, de romarin, de sauge, etc., auxquelles on unit les sirops d'éther, de coquelicots, de pavots blancs, etc. Souvent il faut avoir recours à des moyens plus énergiques, et ce sont les antispasmodiques que l'on met en usage.

Le médecin n'arrive souvent que par

des tâtonnements à reconnaître celui qui a le plus d'action : ce n'est qu'après avoir essayé tous les moyens proposés que l'on trouve un agent efficace qui ne diffère quelquefois en rien, par son mode d'action générale, d'autres substances qui ont complétement échoué.

On a varié le mode d'administration des médicaments : on les a fait respirer sous forme de vapeurs, et les médecins anglais et allemands paraissent en avoir obtenu de bons résultats. Les vapeurs qui s'élèvent lorsque l'on verse de l'eau bouillante sur du camphre, ou sur des teintures narcotiques, ou sur des baumes, peuvent être fort avantageuses. On a vanté beaucoup les préparations suivantes : Une solution de camphre, de baume de Tolu, et d'extrait de ciguë dans l'éther sulfurique ; ou bien, les vapeurs résultant d'un mélange de camphre, de jusquiame et de vinaigre aromatique, sur lequel on verse une petite quantité d'eau bouillante. Des vapeurs de goudron, ou de baume de Tolu, ou d'iode, ont eu quelquefois du succès. Mais le mode d'administration qui paraît avoir été le plus avantageux, c'est de faire fumer les substances comme du tabac ordinaire. Le datura stramonium, la usquiame ou la belladone, donnés sous cette forme, arrêtent souvent en un instant les accès d'asthme les plus intenses, et l'on doit rarement se dispenser d'en essayer. Leur efficacité paraît plus grande chez les individus qui n'ont pas l'habitude de fumer. Dans ces derniers temps on a beaucoup préconisé, en Angleterre et en Amérique, les préparations des feuilles de *lobelia inflata*. L'ipécacuanha seul, ou combiné à d'autres substances, peut rendre de grands services, ainsi que les autres émétiques, donnés dans les intervalles des accès.

Au commencement de l'accès, on se trouve bien de l'emploi des boissons froides et acidulées prises en quantité médiocre. On les remplace vers la fin de l'attaque, par des substances qui favorisent l'expectoration, tels que l'oxymel scillitique, les préparations antimoniales, le sulfure de potasse, la gomme ammoniaque, l'aunée, le polygala, etc. On a quelquefois eu à se louer d'applications froides sur la poitrine, ainsi que de lavements d'eau froide.

Une très forte infusion de café ou de thé vert, donnée au début, a quelquefois arrêté l'accès d'asthme. Quant au galvanisme, les succès qu'on en avait espéré ne se sont pas réalisés.

Dans l'intervalle des accès, le malade doit se mettre dans des circonstances hygiéniques propres à prévenir l'action des causes déterminantes de la maladie. Ainsi, il recherchera un air pur et léger, c'est celui qui convient le plus généralement. Mais chaque malade a à cet égard une disposition spéciale qu'il devra étudier. Il est rare que le changement d'air ne soit pas avantageux. On devra choisir un climat tempéré, peu sujet aux variations brusques de l'atmosphère ; généralement l'air de la campagne convient mieux aux asthmatiques que l'air moins pur des grandes villes. Mais il faut pour cela consulter la susceptibilité du malade.

On a, dans quelques cas, retiré de l'avantage de l'habitude de maintenir, dans la chambre à coucher de l'asthmatique, des vases contenant une petite quantité de chlorure de chaux étendu d'eau. Un régime doux et léger, le soin de s'abstenir d'aliments excitants, épicés ou trop nourrissants, de liqueurs, de substances indigestes, sont très nécessaires. Un exercice modéré et de chaque jour, des voyages de distraction, la fréquentation de quelques établissements d'eaux minérales, ne sont pas sans utilité. Les eaux les plus convenables sont celles d'Ems et de Carlsbad en Allemagne, de Bonnes, de Cauterets ou du Mont-d'Or, en France. Si le malade ne peut supporter les lieux élevés, où la pression de l'atmosphère soit diminuée, il préférera les eaux d'Ems ou de Carlsbad : dans le cas contraire, il se rendra dans les Pyrénées ou au Mont-d'Or.

Les purgatifs légers, le calomel, les sels neutres, l'huile de ricin, etc., sont souvent employés avec fruit dans cette maladie ; ils sont même préférables à l'emploi répété des vomitifs.

Je ne parlerai ici, que pour les blâmer, de tous les élixirs, opiats, baumes et autres médicaments dits *antiasthmatiques*. La science n'a point de remèdes dont les propriétés soient assez spéciales pour mériter ce nom. Le charlatanisme seul a intérêt à entretenir ces idées de l'action spécifique de quelques drogues : il a toujours à tirer profit de la crédulité publique.

Une habitation salubre, un régime sobre, le calme moral, un exercice convenable et proportionné aux forces, pris de préférence en plein air; le soin d'éviter le froid humide, les veilles, les grandes réunions; une saignée de temps à autre, ou des sangsues au siége, quand la constitution est sanguine, et qu'il y a quelque disposition hémorrhoïdaire... l'abandon des professions qui exposent à l'asthme (cuisinier, rôtisseur, joueur d'instrument à vent, parfumeur, chimiste, etc., etc.) : tels sont les seuls conseils généraux qu'on puisse donner aux personnes atteintes ou menacées d'asthme. (*Voy.* pour le traitement par le stramonium, la *Bibliothèque de thérapeutique* de M. BAYLE, t. 2.)

ASTRES. (*Voy.* ASTROLOGIE.)

ASTROLOGIE. Quelques vérités obscurcies, dégradées par une foule d'erreurs et de superstitions, telle nous apparaît, dans son ensemble, la doctrine de l'influence des corps célestes sur l'homme. L'astrologie, appliquée aux divers états du corps humain et aux événements de la vie, remonte aux époques les plus reculées de l'histoire. Du reste, comme elle se prête admirablement aux conceptions fantastiques, aux penchants pour le merveilleux, le fait de son antiquité vient en confirmation de cette remarque philosophique, que l'humanité a ses âges comme les individus qui la composent, considérés isolément, et que l'enfance de l'une et des autres est l'époque de la prédominance et des écarts de l'imagination. Aussi l'astrologie, qui jouit d'une insigne faveur dans les temps les plus reculés et les ténèbres du moyen âge, a-t-elle été, dans nos sociétés plus mûres, détournée par l'esprit d'observation et par la philosophie expérimentale.

Sur les ruines de cette science merveilleuse, si longuement échafaudée, et renversée dans le dix-huitième siècle, un petit nombre de vérités subsistent, et ne sauraient être contestées. Telle est l'influence directe et indirecte du soleil sur notre sphère et sur l'homme. Il en sera question aux mots CLIMAT et MÉTÉOROLOGIE. Sans être aussi bien démontrée, l'action analogue de la lune compte plusieurs faits à l'appui, et n'est pas sans vraisemblance. (*Voy.* LUNE.)

Quant aux autres ornements de la voûte céleste, rien n'est moins prouvé que leur influence sur nous. Cependant que de volumes publiés sur cette puissance sidérale, et dans lesquels les spéculations, les rêves astrologiques n'ont ni sens ni raison! Quelle extravagance de prétendre que les maladies développées sous tel ou tel autre aspect de tel astre, de telle planète, tel signe du zodiaque, pendant qu'ils sont en opposition ou en conjonction, que ces maladies, disons-nous, ont, conséquemment, leur siége dans telle partie du corps, sont entretenues par telle cause, réclament tel traitement, et auront telle terminaison! qu'il existe des harmonies préétablies entre plusieurs des brillants objets qui décorent le firmament, nos divers organes et les corps médicamenteux qui guérissent les maladies, et qu'on peut ainsi former des échelles mystiques ou cabalistiques de cette espèce! soleil, cœur, or, la planète Vénus la matrice et la plante matricaire, etc., chacun de ces groupes étant dans une même sphère d'action; que la constellation sous laquelle on naît permet de tirer sur soi un infaillible horoscope, et qu'on peut lire dans les astres le sort des hommes et des nations!...

En vérité, quand on songe que tant de livres pleins de ces assertions extravagantes, de ces idées fantasques, occupaient une large part dans la littérature des derniers siècles du moyen âge; qu'ils étaient comme un second Évangile pour le peuple, sans être regardés comme indignes des méditations des savants, on est tenté de se demander si tous les hommes de ces temps-là mouraient avant l'adolescence, ou si l'enfance perpétuelle était l'état de ces sociétés!

C'est justement que l'astrologie est frappée depuis longtemps de ridicule, et considérée, dans les sciences, au niveau des almanachs de Mathieu Lansberg. Nous croirions donc faire tort aux notions scientifiques probables ou positives qui s'y rattachent, en les exposant sous le titre d'*astrologie*. Au chapitre de la *météorologie* elles trouveront une place plus digne.

ATMOSPHÈRE. C'est ainsi qu'on désigne, dans leur mélange et dans leur ensemble, les éléments fluides qui entourent le globe terrestre, en s'élevant au-dessus de lui jusqu'à quinze ou seize lieues. L'air, dont nous avons déjà parlé, en compose la masse presque entière; il s'y trouve mêlé ou combiné à la vapeur d'eau, aux fluides impondérables et aux émanations variées qui se dégagent de la terre. Les divers aspects de l'atmosphère dépendent de la présence et des proportions des matières vaporeuses répandues dans l'air; elle est, d'ailleurs, parfaitement transparente et incolore; la teinte azurée qu'on observe pendant la sérénité, provient de ce que le rayon bleu du spectre solaire est plus vivement réfléchi par la vapeur d'eau.

La température diminue à mesure qu'on s'élève dans l'atmosphère, et le célèbre Fourrier a déduit de savants calculs qu'elle ne devait pas être moindre de quarante degrés au-dessous de zéro, dans les espaces célestes, où l'air n'arrive plus. C'est la réflexion des rayons solaires, par la terre qui les reçoit, qui échauffe les couches atmosphériques inférieures dans lesquelles nous vivons. Lorsqu'en 1804, M. Gay-Lussac s'est élevé, dans un aérostat, jusqu'à trois mille six cents toises, la plus grande hauteur à laquelle on soit parvenu, et que n'atteint aucune montagne, il fut vivement impressionné par le froid. On sait, du reste, que les cimes des monts les plus élevés du Thibet, des Cordillères, etc., sont perpétuellement couvertes de glaces et de neiges, et que, sous l'équateur même, le soleil est impuissant pour les fondre au-dessus de deux mille quatre cents toises de hauteur.

Nous avons dit, en parlant de l'*air*, beaucoup de choses qui se rapportaient également à l'atmosphère, nous n'y reviendrons pas. Les états ou constitutions atmosphériques, considérés sous le point de vue sanitaire, ont fort anciennement fixé l'attention des observateurs. Ces influences variées, sans cesse agissantes, ont été signalées comme les causes les plus ordinaires de santé et de maladie. Nul doute, en effet, que l'action de l'atmosphère sur nous ne soit très puissante, moins parce qu'elle se fait sentir vivement, que parce qu'elle agit d'une manière incessante. Nous entrerons dans quelques détails sur les constitutions atmosphériques, en traitant de la *météorologie*, où seront également rappelés les phénomènes les plus remarquables qu'on observe dans l'atmosphère.

ATRABILE et **ATRABILAIRE.** (*Voy.* BILE et MÉLANCOLIE.)

ATTAQUE. Invasion rapide et brusque d'une maladie. Ce mot a un sens plus général que l'expression *accès*, qui désigne d'une manière plus spéciale le retour de certaines affections se montrant à des époques déterminées ou non. On dit ainsi attaque d'*apoplexie*, d'*épilepsie*, etc. (*Voy.* ces différents mots.) Sous le nom d'attaques de nerfs sont compris les accès d'*hystérie*. (*Voy.* aussi ce dernier mot.)

ATTITUDE. On appelle ainsi toute position du corps, soit volontaire, soit involontaire; on peut donc en distinguer une infinité d'espèces; nous ne parlerons ici que des plus familières à l'homme. Nous distinguerons surtout: — 1° la *station* ou attitude *debout*, dans laquelle le corps prend une direction verticale. C'est une des plus fatigantes, en ce qu'elle exige l'emploi des forces d'un grand nombre de muscles; à temps égal, elle l'est même plus que la marche, parce que, dans celle-ci, les muscles qui étendent se reposent pendant l'action de ceux qui servent à la flexion. Aussi, cette attitude longtemps continuée, comme chez les courtisans, les imprimeurs, etc., devient la source de divers maux; elle dispose, en particulier, aux varices et aux ulcères des jambes, maladies qui guérissent surtout par la position horizontale; c'est aussi pour ce motif que les personnes saignées debout se trouvent presque infailliblement mal, et que le meilleur moyen, pour les ranimer, consiste à les coucher sur un lit, la tête très basse. Les jeunes enfants qu'on fait tenir debout de trop bonne heure, éprouvent quelquefois des déviations dans l'épine du dos et dans les membres ; ces difformités ne se guérissent ensuite qu'en tenant très longtemps au lit le petit malade. La *station* habituelle est propre à l'homme et le caractérise ; il est, en effet, le seul de tous les animaux qui réunisse toutes les conditions nécessaires pour garder la position verticale ; les singes et les kanguroos peuvent, à la rigueur, se tenir debout ; mais cette position, étrangère à leur organisation, n'est pour eux qu'accidentelle. L'homme élève librement la tête vers le ciel. Cette disposition n'a pas échappé aux poètes et aux philosophes, qui ont cru y voir une intention sacrée, une sorte de lien entre l'homme et la divinité.

Os homini sublime dedit, cœlumque tueri
Jussit, et erectos ad sidera tollere vultus.
OVIDE.

L'homme élève un front noble et contemple les cieux.

— 2° L'attitude *assis*, particulière à l'homme civilisé, car le sauvage se tient plutôt accroupi ; elle est bien moins fatigante que la précédente, surtout si le siége présente un dossier ; l'on n'est alors obligé d'exercer aucun effort ; le bassin seulement se fatigue un peu sous le poids des parties supérieures du corps. En inclinant le dossier en arrière, cette pression diminue de plus en plus. L'habitude de rester longtemps assis prédispose aux hémorrhoïdes et à quelques maladies de l'anus ; chez les femmes, elle n'est peut-être pas étrangère à la production des fleurs blanches. — 3° L'attitude *à genoux*. Elle est très fatigante, le corps ayant de la tendance à tomber en avant, et la saillie des pieds ne s'y opposant plus comme dans la station, il suit que la moindre force peut déterminer cette chute en avant, à moins que le corps ne se porte fortement en arrière. Cette position n'a pas été choisie sans raison comme le symbole de l'humiliation et de la pénitence ; elle dispose, dit-on, aux hernies, fréquentes autrefois chez les moines, qui consacraient beaucoup de temps à la prière. — 4° Attitude *horizontale* ou du *coucher* ; elle est caractérisée par le relâchement complet de tous les muscles ; le corps repose le plus souvent sur le dos ou sur le côté ; les membres sont à demi fléchis, parce que les muscles chargés de l'extension sont un peu inférieurs en force à ceux qui président à la flexion. Cette attitude, comme on le sait, est celle du repos et du sommeil ; trop prolongée, elle n'est pas pourtant sans inconvénient ; le sang, en effet, cesse d'avoir, comme dans la station, de la tendance à se porter, par son poids, aux extrémités inférieures du corps ; le cœur l'envoie, au contraire, au cerveau par de nombreuses artères avec une force qui n'est plus contre-balancée par l'effet de la pesanteur. Aussi les vieillards qui restent trop longtemps au lit sont-ils prédisposés aux attaques d'apoplexie ; le corps, en outre, qui demeure inactif, s'affaiblit par le défaut d'exercice ; cette faiblesse se remarque non-seulement chez les convalescents, mais encore chez les personnes bien portantes du reste, mais qu'un accident, une fracture d'os, par exemple, a retenues longtemps au lit ; lorsqu'elles essaient de se relever ensuite, elles sont faibles, la tête leur tourne, et très souvent elles se trouvent mal ; si on les fait coucher, tous les accidents disparaissent. Dans toutes les affections cérébrales, il faut avoir soin de tenir la tête du malade élevée ; au contraire, lorsqu'une personne se trouve mal après une saignée, le meilleur moyen de la ranimer consiste à l'étendre sur un lit, sans élever la tête.

Après avoir parlé des principales positions que prend naturellement le corps de l'homme, nous devons aussi dire un mot des mauvaises attitudes auxquelles des jeunes gens s'habituent quelquefois, telles que de pencher la tête sur une épaule, d'incliner le corps d'un côté ou d'autre, de marcher les pieds en dedans, etc. Il est très important de remarquer que le plus souvent ces habitudes ont pour origine une cause matérielle, telles que les courbures de l'épine du dos, la faiblesse de certains muscles, etc.; et que, dans ce cas, les recommandations et les réprimandes des parents seraient tout à fait inutiles ; c'est à la médecine à faire disparaître la cause du mal. Quelquefois cependant ces mauvaises attitudes tiennent à des circonstances indépendantes de l'organisation ; c'est ainsi que l'on prétend que les jeunes personnes qui pincent de la harpe ont de la tendance à se pencher de côté. Beaucoup de jeunes gens contractent aussi l'habitude de marcher le dos courbé, ce qui est nuisible à la santé; cette attitude en effet gêne la respiration, en diminuant la capacité de la poitrine, et en nuisant au jeu des puissances qui opèrent l'inspiration; elle peut même être par là une cause prédisposante à l'étisie. Les mères, en recommandant à leurs filles de se tenir droites, leur donnent un précepte utile sous le rapport de l'hygiène, comme sous celui de l'élégance; ce ne sera pas, au reste, la seule fois que nous pourrons remarquer que la santé et les grâces sont sœurs.

ATTOUCHEMENT. Action de toucher. Il ne sera ici question que des attouchements indécents et voluptueux auxquels se livrent de jeunes enfants avant l'âge de la puberté. Ces manœuvres ayant souvent des suites funestes pour la santé et la moralité future de ceux qui les pratiquent, il importe aux parents de veiller pour prévenir le mal, et pour le détruire dans sa racine, s'il existe déjà. C'est souvent, chez certains enfants, une sorte d'instinct prématuré, qui leur fait contracter l'habitude de porter sans cesse les mains aux parties génitales, le hasard, des provocations infâmes de la part des personnes qui les entourent, trop souvent même des *bonnes* chargées de les garder, leur apprennent à y trouver un certain plaisir. Chez de très petites filles, la malpropreté, des fleurs blanches accidentelles, la présence de certains petits vers (ascarides vermiculaires, *voy.* VERS), qui de l'anus peuvent se porter sur les parties voisines, excitent une démangeaison et deviennent la cause d'attouchements voluptueux. Quoi qu'il en soit, l'expérience a prouvé que ce n'est pas impunément qu'on excite les parties de la génération encore imparfaitement développées; la sensibilité nerveuse exaltée ne tarde pas à réagir sur toutes les fonctions du corps qui languissent alors. L'enfant devient pâle, étiolé, mou, apathique; il a l'air honteux; son intelligence et sa vivacité l'abandonnent; ses yeux sont quelquefois tremblotants; il recherche la solitude, et maigrit considérablement, quoiqu'il

mange beaucoup. Une prédisposition fatale le dévoue à une foule de maladies, dont plusieurs sont mortelles. Les médecins ont tous reconnu en effet que l'*onanisme*, chez les jeunes enfants, était une cause fréquente d'épilepsie, de chorée, d'imbécillité, de carie de l'épine du dos avec formation d'abcès par congestion, maladie mortelle. Chez les petites filles, il survient en outre des fleurs blanches abondantes, qui sont encore une cause d'épuisement; et, dans ces différents cas, le danger est d'autant plus grand, qu'il est ignoré par les jeunes victimes, qui se livrent à leurs mauvaises habitudes sans crainte et sans remords. Les parties de la génération, vivement excitées, prennent un développement prématuré; c'est à cette cause, le plus souvent, qu'il faut attribuer la précocité de certains enfants, qui, à dix ans, dans nos climats, présentent tous les signes de la puberté. La conduite à suivre par les parents, pour prévenir de pareils excès, sera facile à tracer: ils devront exercer une surveillance active sur leurs enfants et sur les personnes qui les entourent; ils éviteront eux-mêmes tous propos équivoques, et toute démonstration trop vive d'amitié conjugale; les enfants sont curieux, et à dix ans une petite fille est tout yeux, tout oreilles pour ce qui se passe autour d'elle. On ne doit pas laisser les enfants au lit lorsqu'ils sont éveillés, et il est utile de leur faire prendre, dans la journée, de l'exercice, pour hâter le sommeil, qui, du reste, ne se fait pas attendre dans le jeune âge. La propreté est un des éléments de la santé des enfants; enfin, lorsque des démangeaisons à l'anus peuvent faire soupçonner la présence de vers, on doit en avertir le médecin. Si l'enfant a contracté la mauvaise habitude dont nous parlons, il importe alors de ne pas le perdre de vue, pour l'empêcher de s'y livrer; il faut remonter aux causes et les écarter, si on les connaît; pour cela, le conseil d'un homme de l'art ne sera jamais inutile. On aura recours aux réprimandes, aux punitions; l'enfant ne couchera pas seul, ou bien on ne le quittera que lorsqu'il sera endormi. Si, comme on le voit souvent, ces moyens sont insuffisants, il faudra attacher le petit malade dans son lit, ou lui mettre une de ces ceintures ou de ces caleçons qu'on trouve chez tous les bandagistes. Les petites filles pouvant se livrer à l'onanisme par le seul serrement et le frottement des cuisses, il importe que le bandage tienne celles-ci écartées. On emploiera, en outre, comme d'utiles auxiliaires, un régime doux, les bains tièdes, les fomentations émollientes sur les parties génitales, mais surtout les bains froids, pris en été, et, autant que possible, dans une eau courante. Ces derniers calment l'irritabilité locale, en même temps qu'ils agissent comme toniques, pour fortifier le malade déjà épuisé. (*Voy.* ONANISME.)

AUSCULTATION. On donne ce nom à l'exploration, au moyen de l'oreille, des bruits qui se produisent dans la poitrine.

Ce mode d'investigation, l'une des conquêtes de la médecine moderne, ne date que d'une quarantaine d'années, et sa découverte a inscrit parmi les noms les plus éminents de la science celui de *Laennec*, qui le premier l'a fait connaître, et l'a porté presque d'emblée au point de perfection où il est arrivé aujourd'hui. Depuis cette invention, la partie de la médecine relative aux maladies de poitrine a complétement changé d'aspect, et l'art de reconnaître ces affections, qui, de l'aveu des plus illustres médecins des siècles précédents, offrait de si grands obstacles, ne présente plus aujourd'hui que des difficultés en général faciles à surmonter. Il faut l'avouer néanmoins, on en a peut-être abusé, en en faisant des applications peu judicieuses. Mais il reste démontré qu'on ne peut se passer de ce moyen pour connaître l'état de la poitrine dans les cas difficiles et obscurs. Aussi les malades ne doivent-ils jamais se refuser aux recherches que nécessite l'*auscultation* : ce serait réduire le médecin à agir en aveugle.

On pratique l'auscultation, soit en appuyant l'oreille sur la poitrine nue ou mieux recouverte d'un linge épais, ou bien en interposant, entre l'oreille et les parois pectorales, un cylindre de bois, d'une longueur et d'une forme variables, perforé à son centre, et nommé stéthoscope. Généralement à ce moyen d'investigation on en joint un autre, c'est la PERCUSSION. (*Voy.* ce mot.)

Il ne peut entrer dans notre plan de donner ici la description des modifications dans les bruits respiratoires que fait entendre l'auscultation. C'est une étude qui exige beaucoup de temps, de patience et de finesse de l'organe de l'ouïe. Un long exercice de ce genre d'exploration est absolument nécessaire au médecin, pour pouvoir en retirer des connaissances précises et véritablement utiles dans le *traitement des maladies.*

AUTOMNE. (*Voy.* SAISON.)

AVEUGLE. (*Voy.* CÉCITÉ.)

AVORTEMENT. (*Voy.* FAUSSE-COUCHE.)

B

BADE ou *Baden*, en Souabe. Petite ville près du Rhin, à huit lieues de Strasbourg. Elle est la résidence d'une petite cour princière; mais c'est avant tout à ses eaux minérales, fort anciennement connues, qu'elle doit sa célébrité. Leur vogue est toujours la même, dans le monde élégant et diplomatique surtout. Mais, si près de huit mille étrangers y affluent chaque été des différentes contrées de l'Europe, nous croyons qu'il faut moins l'attribuer à leurs vertus efficaces qu'à certaine habitude longuement établie, à leur situation dans une principauté que son peu d'importance rend politiquement neutre, et à leur position topographique, fort à proximité de grandes puissances pour les intrigues des cabinets.

Les eaux de Bade sont claires et limpides, douées d'une odeur sulfureuse, et d'un goût légèrement acide et salé. La température des différentes sources s'élève de 45 à 65° centigrades.

Je ne connais pas d'analyse satisfaisante de ces eaux. Je sais pourtant que, d'après un mémoire publié en 1794, elles devraient contenir du sulfate de soude, de l'acide sulfurique dans la proportion de quatre grains et demi par livre d'eau; des chlorhydrates de magnésie et de chaux, et une quantité indéterminée de gaz hydrogène sulfuré. Mais l'expérience de chaque jour ne démontre-t-elle pas que l'existence des chlorhydrates est absolument incompatible là où se trouve de l'acide sulfurique libre?

Les auteurs qui ont écrit sur ces eaux, disent qu'elles se sont fréquemment montrées efficaces contre les éruptions chroniques, les affections arthritiques, rhumatismales et paralytiques; les obstructions des viscères abdominaux, les aménorrhées, etc. Nous sommes loin de soupçonner la bonne foi de leurs observations, mais nous croyons qu'il faut bien plutôt attribuer ces guérisons à la température élevée qu'aux vertus minérales des eaux de Bade.

On les administre en boisson, à l'extérieur, sous forme de bains ordinaires, de bains de vapeurs et de douches : on en applique encore le dépôt boueux à l'extérieur.

BAGNÈRES DE BIGORRE. Dans le département des Hautes-Pyrénées, à environ deux cents lieues de Paris. Cette petite ville est située sur l'*Adour*, à l'embouchure de la vallée de Campon, et à l'extrémité de la plaine de Tarbes; son élévation n'est que de deux cent quatrevingt-dix toises au-dessus du niveau de la mer. L'emplacement sur lequel elle est bâtie n'est ouvert qu'aux vents du nord, ce qui modère les chaleurs de l'été; la température n'y dépasse jamais vingt-sept degrés Réaumur, et sa moyenne est de quatorze et demi pour la belle saison. Ces faits établissent, je pense, que le climat y est des plus favorables à la santé.

La réputation des eaux de Bagnères de Bigorre remonte fort haut; quelques inscriptions non équivoques, et des débris de monuments caractéristiques, attestent qu'elles étaient connues des Romains. Les sources les plus abondantes de France composent comme une sorte de mer à demi bouillante, sur laquelle flotte le sol. Il suffit d'y enfoncer un tube, à une profondeur même peu considérable, pour en faire jaillir en abondance. Leur température varie depuis onze degrés Réaumur jusqu'à quarante.

C'est à tort que les auteurs qui n'écrivent pas d'une manière spéciale sur les eaux de Bagnères, les confondent en masse et les regardent uniquement comme salines. Celles de cette espèce sont les plus nombreuses, il est vrai, mais il en est quelques-unes plus spécialement ferrugineuses et même sulfureuses.

Toutes ces eaux sont claires et parfaitement limpides; les sources salines et ferrugineuses sont inodores; mais les sulfureuses exhalent, à un degré plus ou moins prononcé, l'odeur d'œufs pourris. La saveur des premières est fade, puis légèrement astringente; celle des ferrugineuses fortement métallique; la source de la Bassère, la plus franchement sulfureuse, ne produit aucune impression sur le goût.

L'analyse chimique a démontré, dans les eaux salines de Bagnères, des chlorhydrates de magnésie et de soude, des sulfates à mêmes bases, des sous-carbonates de magnésie, de chaux et de fer; plus une substance grasse, résineuse, une matière extractive, végétale et de la silice; le tout, dans la proportion de près de trois grains par pinte de liquide, pour les plus chargées de ces sources. Quant aux ferrugineuses, elles renferment les mêmes éléments, avec seulement une plus grande proportion de fer. La source sulfureuse de la Bassère a fourni du chlorhydrate, du sulfhydrate et du sous-carbonate de soude, une matière végéto-animale, et de la silice, neuf grains un dixième pour vingt-cinq kilogrammes de liquide, plus un seizième du volume d'acide sulfhydrique, et une quantité inappréciable d'acide carbonique.

Les eaux de Bagnères doivent posséder

toutes les vertus propres aux diverses espèces auxquelles elles appartiennent (*voy.* l'article général EAUX MINÉRALES), mais on leur attribue surtout une certaine spécialité contre les engorgements des entrailles, les pâles couleurs et les affections hypocondriaques. On se trouve également bien de leur usage dans les engorgements du foie, dans quelques inflammations chroniques; mais c'est plus particulièrement dans le cas d'hémorrhoïdes que la qualité laxative des eaux salines les rend précieuses. On les conseille encore dans les maladies de la peau et les vieilles blessures; mais, sous ce rapport, je préfère beaucoup Baréges. — Dans les maladies de nerfs, dans les tremblements, c'est alors de la source de Salut qu'il faut faire usage; mais, abstraction faite de tout intérêt personnel et de toute rivalité, j'aimerais mieux celles de Saint-Sauveur. Les eaux de Bagnères ont encore été conseillées dans les affections de poitrine; la source sulfureuse de la Bassère, peu connue encore, me semble pouvoir rivaliser avec celles de Bonnes. Je la crois surtout plus convenable pour l'exportation, sa température peu élevée (onze degrés Réaumur) rendant ses principes plus fixes et moins susceptibles de se désagréger.

La saison des eaux commence à Bagnères le 15 mai, pour finir le 15 octobre; mais il est vrai de dire que les étrangers n'y viennent guère qu'après avoir été aux autres établissements, dans les mois d'août et septembre.

BAGNÈRES DE LUCHON, ou tout simplement *Luchon*. C'est une très petite ville située dans la vallée de ce nom, dépendante autrefois du pays de Comminges, aujourd'hui du département de la Haute-Garonne, à deux lieues des frontières qui séparent la France de l'Espagne; son climat est doux, les chaleurs de l'été y sont tempérées par les vents du nord, auxquels la direction de la vallée donne un libre cours, et par une élévation de trois cent treize toises au-dessus du niveau de la mer. Néanmoins, comme dans tous les établissements des Pyrénées, le temps y est variable, mais les transitions n'y sont jamais extrêmes, et les mouvements atmosphériques n'ont rien de défavorable à la santé.

Les eaux minérales que renferme cette ville datent d'une haute antiquité, comme le prouvent les restes d'un monument thermal bâti par les Romains. Il y a huit sources principales dont la température varie depuis dix-sept degrés Réaumur jusqu'à quarante-huit, et qui sont assez exactement minéralisées en proportion de leur chaleur respective. Les eaux en sont claires et limpides, et laissent exhaler une odeur d'œufs couvés; plusieurs entraînent dans l'atmosphère du soufre qui se dépose ensuite sur les murs.

De toutes les eaux sulfureuses des Pyrénées, celles-ci sont les plus chargées de principes minéralisateurs. Elles contiennent beaucoup de sulfure de sodium, un peu de sulfate de soude et de chaux, de muriate et de carbonate de chaux, des traces d'acide muriatique, et de la silice, dans la proportion totale de plus de cinq grains par pinte.

On fait usage des eaux de Bagnères de Luchon sous toutes les formes et de toutes les manières : en boisson, en bains entiers, en demi-bains, en fomentations; comme collyres dans certains maux d'yeux; en injections, dans les cas de fistules profondes, pour certaines maladies de l'oreille; en douches, en lotions, en vapeurs.

Une longue expérience a démontré que ces eaux sont avantageuses contre les dartres, les engorgements glanduleux et contre beaucoup de ces accidents que le vulgaire a coutume d'attribuer à un lait répandu. On en obtient encore de bons résultats dans les douleurs rhumatismales très anciennes, dans les ophtalmies très invétérées, dans les caries des os, dans les écoulements d'oreille, dans les accidents déterminés par une gale mal traitée ou trop subitement guérie; mais c'est surtout dans les engorgements indolents et scrofuleux des articulations, dans les tumeurs blanches, qu'elles conviennent.

Elles ont encore réussi dans les vieux catarrhes de la poitrine, mais non la phthisie; dans les catarrhes chroniques de la vessie. Mais on ne doit les administrer qu'à des personnes grasses et peu sensibles, car, pour peu que les nerfs montrent une grande susceptibilité, que le sang soit abondant, ou la faiblesse prononcée, ces eaux, en raison de leur excessive énergie, deviendraient fort dangereuses.

Il est rare, terme moyen, qu'une quarantaine de bains ne suffisent pas pour une guérison. On ne doit pas prendre plus de deux à trois verres de ces eaux en boisson par jour; encore est-il prudent de les couper.

La saison commence vers la fin de mai, et se prolonge jusqu'en octobre. Quelques personnes, encouragées par la douceur du climat, y passent même l'hiver, pour faire plus longtemps usage de ce remède; mais ce n'est qu'en été que la chaleur peut concourir à augmenter son efficacité.

BAILLEMENT. (De *balare*, bêler, sans doute à cause du bruit qui accompagne l'action désignée par ce mot.) C'est un phénomène nerveux qui consiste en une inspiration large et profonde, brusque et involontaire, avec écartement des mâchoires, et suivie d'une expiration plus complète que dans l'état ordinaire. Il a lieu toutes les fois qu'une cause quelconque vient diminuer la quantité de l'air, en affaiblir les propriétés vivifiantes, ou bien accumuler le sang dans le cœur ou le poumon. A ces différentes circonstances, toutes physiques et souvent mécaniques, il faut encore ajouter la facilité très grande avec laquelle éclate, dans les nerfs moteurs des parties chargées de l'inspiration, et par une influence purement morale (la réminiscence, l'imitation, par exemple), une impression spéciale qui détermine l'acte du bâillement.

Ce phénomène n'est, en dernière analyse, qu'une inspiration plus considérable. Il a pour effet nécessaire d'augmenter le volume d'air respirable, de le proportionner à la quantité de sang veineux qui doit être revivifié (*voy.* les mots Respiration et Circulation), et peut être considéré, dans le plus grand nombre des cas au moins, comme un remède physiologique, destiné par la nature à dissiper l'engorgement du poumon, occasionné par la surabondance de sang veineux. Le bâillement est en effet suivi d'une sensation de bien-être; et, à ne juger que par cette sensation, on croirait que l'introduction dans l'organe d'une quantité d'air plus grande a vaincu

un obstacle qui s'opposait à sa libre circulation. Pour mieux nous faire entendre, passons successivement en revue et tâchons d'expliquer les principales circonstances durant lesquelles le bâillement a coutume de survenir.

Dans l'état de santé, le bâillement éclate dans le vide, par la situation dans un air non renouvelé. Dans le premier cas l'air manque, et dans l'autre, ce fluide étant peu respirable, il faut suppléer à sa qualité par la quantité; c'est encore par une raison semblable que le bâillement est un des symptômes précurseurs de toutes les asphyxies graduelles. On bâille aux approches du sommeil, parce que l'espèce de paralysie momentanée qui va s'emparer du plus grand nombre des organes, semble vouloir saisir pareillement ceux de la respiration, tandis que l'afflux du sang vers le poumon se fait encore avec la même énergie; de là cet engorgement de l'organe auquel sont destinés à remédier ces bâillements automatiques dont nous parlons. On bâille encore aux premiers instants du réveil, parce que, la respiration participant plus longtemps à l'état de torpeur générale, étant plus lente à s'éveiller (si l'on peut s'exprimer ainsi) que la circulation, il en résulte un défaut d'équilibre entre le sang à revivifier et la masse d'air introduite. La faim, la fatigue, s'accompagnent encore du bâillement, ce qu'il faut attribuer à la faiblesse générale qui porte sur la respiration elle-même aussi bien que sur le reste de l'économie. Il en est de même de l'ennui, de la tristesse, etc., affections tout à fait débilitantes, et dont le bâillement est un signe assez ordinaire, soit que leur influence ralentisse directement l'énergie fonctionnelle des muscles inspirateurs, soit qu'elle ait porté sur la circulation pulmonaire elle-même.

Nous avons encore dit que le bâillement était soumis à la loi d'imitation, et qu'il survenait par réminiscence. Il en est de même de tous les phénomènes de l'état de santé ou de maladie qui s'opèrent sous l'influence immédiate du système nerveux. On rit de voir rire, on est pris de convulsions pour en avoir eu le spectacle. Mais pourquoi les nerfs des muscles de la respiration sont-ils plus susceptibles que les autres de se contracter convulsivement par les impulsions qui retentissent dans les centres nerveux? C'est ce que l'on ne saurait présentement expliquer; mais le fait est positif, et l'expérience le vérifie chaque jour. On voit bâiller, on parle de bâiller; on se rappelle ce phénomène, et aussitôt le bâillement se produit. Moi-même je bâille en écrivant ces quelques lignes, et plus d'une personne, pour les avoir lues, aura sans doute les mâchoires plus fatiguées que les yeux. Dieu veuille que chez ces dernières la cause ne tienne pas bien plutôt à l'ennui qu'à l'imitation!

Le bâillement est aussi l'un des symptômes les plus fréquents des maladies, et mérite une attention spéciale de la part du médecin, en ce que la modification qu'il suppose dans la sensibilité pulmonaire est le plus ordinairement liée à celle des centres nerveux. Il précède d'ordinaire le frisson fébrile, les éruptions, les hémorrhagies, les attaques de goutte, d'hystérie, d'hypochondrie, d'épilepsie, etc. On l'observe encore après de grandes blessures, des évacuations excessives, une hémorrhagie, des inflammations internes; il se manifeste quelquefois chez les femmes nouvellement enceintes, et chez celles qui ont des dérangements dans la menstruation. Durant le travail de l'enfantement, il annonce un épuisement des forces, et que par conséquent l'accouchement sera long et difficile. Dans toute affection en général, s'il a lieu simultanément avec des symptômes fâcheux par eux-mêmes, il en augmente beaucoup la gravité. Dans les fièvres ataxiques, la fièvre jaune, la peste, par exemple, répété fréquemment et associé à des signes de faiblesse, il est du plus fâcheux augure.

Le bâillement peut se renouveler assez souvent, et d'une façon assez douloureuse pour constituer par lui-même une véritable maladie. Le Journal de Le Roux et Corvisart, pour l'année 1804, rapporte un cas dans lequel la fréquence en était si grande, qu'elle ne laissait aucun instant de repos à la malade. M. Jolly (*Dictionnaire de médecine et de chirurgie pratiques*) cite encore l'observation d'une dame qui, plusieurs fois, pendant plusieurs jours de suite, et sans aucune interruption, éprouva le bâillement, comme phénomène précurseur d'une crampe d'estomac.

Le bâillement ne reconnaît pas de traitement spécial, et les moyens, auxquels on doit recourir pour le combattre, sont toujours entièrement soumis à la nature des différentes causes dont il peut dépendre. Rappelons seulement que ces causes affectent le plus ordinairement le système nerveux.

BAIN. Immersion et séjour plus ou moins prolongé du corps, ou d'une partie du corps, dans l'eau simple ou tenant en dissolution des substances médicamenteuses diverses; d'où la division des bains en simples ou ordinaires, et médicamenteux. Les bains sont dits entiers ou généraux, si c'est tout le corps qui subit l'immersion; locaux ou partiels, si elle n'a lieu que pour une partie du corps seulement.

Cette signification a en outre été étendue au séjour du corps dans la vapeur d'eau, dans certaines matières solides, sèches ou humides, froides ou chaudes, enfin à l'exposition des parties nues à l'air libre, ou considérablement échauffé; ce qui nous conduit à admettre des bains de vapeur, des bains de sable, de cendre, de marc de raisin, de fumier, etc., des bains d'air, et des bains de chaleur ou étuves sèches.

Nous nous occuperons successivement, dans cet article, des différentes espèces de bains d'eau simples et médicamenteux, et nous renverrons pour les autres aux mots dont ils empruntent leur dénomination. (*Voy.* les mots VAPEUR, SABLE, MARC DE RAISIN, AIR, CHALEUR, etc.)

L'usage des bains, dont l'origine se perd dans la nuit des siècles, remonte aux temps les plus reculés. Nous le trouvons dans l'histoire de tous les peuples, aussi bien chez l'habitant des climats brûlants de la zone torride, que chez celui des pays glacés des régions polaires. Les Grecs avaient divinisé les sources d'eau chaude, qu'ils consacraient à Hercule, le dieu de la force. De nos jours, les bains sont chez les Mahométans un des devoirs indispensables de leur religion. Les Romains avaient des établissements de bains, qui prouvent toute l'importance qu'ils y attachaient pour l'entretien de la santé. De nos jours enfin, cette utilité est sentie des classes même les moins aisées de la société, qui viennent en combrer les dispensaires des hôpitaux, où les bains sont administrés gratuitement.

Mais ce ne serait pas assez de savoir qu'il faut prendre des bains, si l'on ne connaissait aussi quand et comment il faut les prendre, quand on doit s'en abstenir, quelles précautions exige leur usage, etc. Tel est le but que nous nous proposons dans cet article. Ainsi nous examinerons successivement les effets primitifs des différentes sortes de bains sur l'économie, les résultats de leur action plus ou moins longtemps répétée, les cas où ils sont utiles, ceux où ils sont nuisibles; enfin les précautions qu'ils demandent pour leur administration. Et d'abord arrêtons-nous un instant sur la manière dont tous les bains, quels qu'ils soient, agissent sur l'économie.

Les modifications qu'ils amènent dans l'organisme sont dues à la pression du liquide à la surface du corps, qui cause probablement cette gêne, cette oppression, ce serrement à la région de l'estomac, ressenti au moment de l'immersion, et qui rend si pénible à certaines personnes l'usage des bains entiers; au contact d'un plus grand nombre de molécules, qui rend plus sensible l'addition ou la soustraction de la chaleur, et nous fait paraître l'eau plus froide ou plus chaude que l'air élevé au même degré de température, phénomènes dépendant tous deux de la densité plus considérable de ce liquide; à la soustraction de la peau au contact de l'air; à l'absorption de l'eau qui est en rapport avec la chaleur du bain; enfin aux changements apportés à la peau qu'ils gonflent, qu'ils amollissent, qu'ils rendent plus douce, et débarrassent des concrétions formées à sa surface par la matière de la transpiration et la poussière des corps extérieurs.

Terminons ces généralités par quelques préceptes qu'on doit suivre, toutes les fois qu'on veut prendre un bain. Il ne faudra jamais se mettre dans l'eau à une époque très rapprochée du dernier repas. Pendant le travail de la digestion, il sera bon, avant le bain, surtout avant le bain froid, de faire un léger exercice: mais il ne doit pas être porté jusqu'à la sueur; et dans les cas où la transpiration serait établie, il faudrait attendre que le corps fût sec. En entrant dans le

bain, si c'est un bain froid surtout, on aura soin de se mouiller la face avant de plonger le reste du corps. Il est important de s'essuyer promptement en sortant de l'eau, et d'éviter le refroidissement. Il faudra se vêtir promptement. Un léger exercice, surtout après le bain froid, est des plus salutaires. Pendant la présence des règles, d'un flux hémorrhoïdal, ou d'un écoulement périodique quelconque, il est prudent de s'abstenir de bains, et particulièrement du bain froid. Comme la sensibilité au froid ou à la chaleur est infiniment variable, suivant les individus, ce qui fait que tel trouvera très chaud un bain que tel autre trouvera très froid, et réciproquement, ce n'est pas seulement à l'aide du thermomètre qu'on devra mesurer le degré de température de l'eau, il sera encore nécessaire de tenir compte de l'impression qu'elle cause sur l'organisme.

Bain simple. Les bains simples peuvent être pris à toute sorte de température, froids, tempérés ou chauds, et très chauds. Nous allons les étudier à ces trois états.

Bain froid. Nous devons considérer ici le bain qu'on administre comme médication, et celui qu'on ne prend que comme moyen hygiénique. Le premier peut être donné depuis la température de quinze degrés au-dessus de zéro jusqu'à celle de zéro du thermomètre centigrade, et mérite seul le nom de *bain froid*. Le second, celui qu'on prend pendant l'été dans les fleuves, les rivières, la mer, etc., a ordinairement une température de quinze à vingt degrés au-dessus de zéro du thermomètre centigrade. Il constitue ce qu'on appelle le *bain frais*. Tous deux jouissent de propriétés différentes.

Le *bain froid* agit en resserrant les tissus, en refoulant le sang à l'intérieur, en augmentant l'action du cœur, et déterminant la réplétion des organes intérieurs et du cerveau, dont il gêne le jeu; modifications qui donnent lieu aux phénomènes suivants. Un froid très vif saisit, en entrant dans l'eau, l'individu, qui se trouve aussitôt pris d'un frissonnement général, et d'une horripilation de toute la peau, désignée sous le nom de chair de poule, un claquement considérable des mâchoires, le grincement des dents; un tremblement et un engourdissement général des membres se manifestent, ainsi qu'une douleur de tête très violente. Tous ces accidents augmentent, si l'on essaie à faire des mouvements au lieu de rester immobile, effet dépendant sans doute de ce qu'on déplace une plus grande quantité du liquide, dont plus de molécules se trouvent en contact avec la surface du corps. Bientôt le mal de tête augmente; une douleur vive se fait sentir au creux de l'estomac; les membres, raides et engourdis, sont le siége de crampes très fortes; les mâchoires se serrent; le volume du corps diminue assez pour qu'une bague, même très étroite avant le bain, puisse tomber du doigt avec la plus grande facilité. La peau se couvre de taches violettes et livides; le visage est pâle, les yeux caves, et les traits contractés. Le pouls acquiert une vitesse extrême, mais devient en même temps très faible; la respiration est accélérée et gênée; une oppression pénible, une espèce de déchirement, se font ressentir dans la poitrine; les urines, un peu plus abondantes, sont très pâles; enfin l'appétit est nul, la soif peu vive, la bouche pâteuse et amère.

A la sortie du bain, quand la peau a été une fois essuyée, une réaction vive s'établit par le retour du sang des organes intérieurs, où il était accumulé, à la surface du corps; la peau devient rouge, et fait éprouver un sentiment de cuisson et de chaleur âcre et piquante, avec une vive agitation; la vitesse du pouls diminue, la transpiration se rétablit; cette réaction survient avec une rapidité en rapport avec l'âge, la force, la constitution du sujet.

Les phénomènes que nous venons d'énumérer appartenant surtout au bain pris depuis zéro jusqu'à dix degrés Réaumur, de dix à quinze degrés les mêmes accidents ont lieu, mais avec une intensité et une durée bien moindres. En sortant du bain, on est frais, agile et dispos, et, si l'on n'y est resté que peud'instants, on éprouve bientôt un vif appétit.

Bain frais. Le bain frais est, avons-nous dit, celui qu'on prend en été dans l'eau courante. Ses effets immédiats sur l'économie sont les suivants : au moment de l'immersion on éprouve encore un frisson, la chair de poule, et l'oppression au creux de l'estomac que nous avons signalée au commencement de cet article. Cet état est d'autant plus pénible et d'autant plus prolongé, qu'on est moins habitué à l'usage des bains froids, et qu'on entre dans l'eau plus lentement. Le saisissement est plus vif, et la durée n'est qu'instantanée, si l'on s'y jette tout d'un coup. Dans tous les cas, il cesse bientôt, dès qu'on se livre à des mouvements. Cependant on ressent un léger tremblement; il existe de la pâleur, de l'oppression, de la gêne et de l'accélération de la respiration; le cours du sang est ralenti, les battements du cœur et le pouls diminuent en énergie et en vitesse. Enfin la sueur se supprime, et les urines augmentent; à la sortie du bain, la chaleur revient peu à peu douce, agréable, et sans âcreté; l'appétit devient plus vif, la digestion est rendue plus facile; les lassitudes se dissipent, et l'on se sent dispos et plein de force.

Le bain frais jouit de propriétés légèrement stimulantes; surtout s'il est joint à des mouvements musculaires, à la natation, par exemple; mais il agit plus souvent comme calmant et comme sédatif. Le bain frais pris dans l'eau courante, et uni à la natation, est un des exercices les plus salutaires de l'âge de l'adolescence; les vieillards qui jouissent de forces réparatrices peu actives, et qui n'ont qu'à un très faible degré la faculté de reproduire la chaleur propre à établir une réaction salutaire, agiront sagement en s'en abstenant. Quant aux enfants, leur extrême délicatesse, leur vive impressionnabilité, pourraient donner lieu à des accidents d'autant plus certains, qu'à cet âge la force de réaction n'est pas encore assez vive. On devra donc n'y avoir recours que dans des cas de nécessité absolue, et alors même on devra prendre les précautions les plus minutieuses pour habituer l'enfant à l'impression du froid; et ce n'est qu'après l'avoir fait successivement passer par les bains tempérés, par les lotions chaudes d'abord, puis tièdes, et enfin fraîches, qu'on arrivera à le plonger dans un bain frais; encore faudra-t-il les premières fois ne l'y laisser que peu de temps; on abaissera par degrés la température, à mesure qu'on s'éloignera du point de départ. Malgré leur extrême sensibilité, le bain frais conviendra également bien aux femmes.

Leur usage sera encore très favorable aux personnes à chairs molles, délicates, de constitution lymphatique, en raffermissant les tissus, et redoublant l'énergie des organes. Par la même raison, les sujets scrofuleux, rachitiques, pourront en user avec le plus grand avantage.

Il est des personnes faibles, débiles, qui n'auraient pas en elles-mêmes une force assez grande pour amener la réaction ; celles-là doivent s'abstenir des bains frais, dont elles ne retireraient autre chose que des coliques, des diarrhées, des rhumes, des fluxions de poitrine, peut-être même des crachements de sang inquiétants.

Les sujets pléthoriques, c'est-à-dire, ceux qui sont doués d'un sang trop riche, trop abondant, ceux qui sont disposés à l'apoplexie, ne devront recourir qu'avec la plus grande modération au bain frais, s'ils ne veulent voir éclater les accidents qu'ils ont à redouter, et dont le bain hâterait l'apparition.

Le bain frais est un moyen purement hygiénique ; il existe peu de maladies dans lesquelles il puisse être regardé comme médicament. Il n'y a guère que dans les cas d'écoulements abondants, de fleurs blanches, dans certaines douleurs nerveuses de l'estomac, dans l'affection des jeunes filles connue sous le nom de chlorose (pâles couleurs), enfin dans les cas de suppression ou d'établissement difficile des règles, qu'on en a conseillé l'usage, et qu'il a souvent alors été suivi de succès.

La présence des règles, l'existence d'exsudations abondantes à la surface de la peau dans les dartres, l'écoulement des hémorrhoïdes, la grossesse, enfin les anévrismes du cœur, et surtout les affections du poumon, seront autant de causes qui devront nous engager à nous abstenir de bains frais.

Quant aux bains froids proprement dits, ce n'est plus dans un but seul de propreté ou de conservation de la santé qu'on les emploie ; ils constituent au contraire un moyen médicateur des plus énergiques. Très nuisible dans toutes les maladies du ventre, de la poitrine ou du cerveau, dans les rhumatismes, etc., il n'a guère été employé que dans certaines affections nerveuses ; encore compte-t-il peu d'exemples de réussite.

Les règles que nous avons données plus haut, en parlant des bains en général, s'appliquant très bien à cette classe, nous n'y reviendrons pas ; nous nous bornerons à dire que ces bains, qui paraissent très convenables à la santé dans nos climats tempérés, pourraient, dans des climats plus chauds, causer les plus graves accidents. C'est à cette cause que paraît devoir être attribuée la mort du savant suédois Biornsthol, qui succomba en Orient à une maladie survenue à la suite d'un bain froid. Il est important encore de ne pas se baigner dans une eau courante après un orage. Des fièvres intermittentes ont quelquefois été le résultat de cette imprudence, causées sans doute par des principes malfaisants et délétères, communiqués aux rivières par des débris de matières organiques en décomposition et entraînés par les eaux. Enfin on devra éviter de se baigner, dans la journée, aux heures où les rayons du soleil dardent avec trop de violence : cette pratique pourrait être suivie d'érysipèle, d'affections cérébrales. C'est à l'ardeur du soleil, qui est très vive pendant le temps de la canicule, plutôt qu'à une influence particulière de cette époque de l'année, qu'il faut attribuer les affections diverses qui ont fait regarder comme dangereux de se baigner en cette saison dans les fleuves ou les rivières.

Bains chauds. On appelle généralement *bains chauds* ceux qui sont pris depuis vingt degrés jusqu'à trente et au-dessus, thermomètre Réaumur. C'est à une température intermédiaire entre vingt et vingt-huit degrés que l'on est dans l'habitude de prendre le bain domestique ordinaire ; c'est le *bain chaud* ou *tempéré*. Vers vingt-huit degrés, il devient tout à fait chaud, et d'autant plus, qu'on l'élève au-dessus de trente degrés. Nous le désignerons alors sous le nom de *bain très chaud*. Il est employé seulement comme médication.

Bain chaud ou tempéré. Ce bain fait éprouver, au moment où l'on s'y plonge, un sentiment de bien-être, celui d'une chaleur douce, agréable à la peau, et qui se communique bientôt à l'intérieur. Le volume du corps augmente un peu, et alors une bague trop large, qui tombait d'elle-même auparavant, ne peut plus être retirée sans beaucoup de difficulté; la peau ramollie se ride, et laisse échapper des débris de l'épiderme ou de la croûte qui la recouvrait, et qui viennent flotter à la surface de l'eau. La respiration, les mouvements du cœur, les battements du pouls se ralentissent. Une certaine quantité d'eau est absorbée par les pores, et a été évaluée par Falconnet à trois livres par heure pour un adolescent. Les urines deviennent par ce fait seul plus abondantes. Bientôt la lassitude, la fatigue du corps et de l'esprit se dissipent, et l'on éprouve un calme bienfaisant et une tendance au sommeil.

Si l'on dépasse la température de vingt-huit degrés, on ressent une chaleur vive : la peau rougit, la respiration, le pouls et le cœur deviennent plus forts; la tête et la face se couvrent de sueur; on éprouve des maux de tête, de la lourdeur, et un besoin extrême de sommeil.

Bain très chaud. Enfin, au-dessus de trente degrés, des phénomènes très différents se manifestent. Au lieu du sentiment de bien-être, qui est le premier effet de l'immersion dans un bain chaud, on éprouve un frisson assez semblable à celui qui saisit, au moment de l'entrée dans un bain froid. Il est bientôt suivi d'une chaleur vive, avec élévation considérable du pouls, et accélération notable de la respiration. Le corps a acquis plus de volume, les parties situées hors de l'eau ruissellent d'une sueur abondante. Lemonnier assure avoir perdu vingt onces de son poids, par la sueur, après un bain d'eau à trente-cinq degrés Réaumur, de huit minutes de durée. Les yeux surgissent, une soif vive s'allume, la bouche est pâteuse, des lourdeurs de tête, de l'assoupissement, des vertiges se développent, mais peuvent cesser momentanément par l'impression de l'eau froide, ou de l'air très froid. Les urines ne paraissent pas être devenues plus copieuses; les membres sont engourdis, et les mouvements gênés et difficiles.

Ce bain, quand il est trop prolongé,

peut avoir les résultats les plus funestes. Nous en citerons à nos lecteurs un exemple frappant. Il est dû à M. Téallier, qui l'a fait insérer dans le *Journal des Sciences médicales* de novembre 1824. Une femme de vingt-huit ans, souffrant de douleurs dans les membres, reçut d'un charlatan le conseil de rester douze heures dans un bain, dont la température serait successivement élevée jusqu'au degré voisin de l'ébullition. Elle y était depuis six heures, lorsqu'en entrant dans sa chambre, on la trouva, la face violette et bouffie, la tête appuyée sur la baignoire; elle était sans connaissance, avait un délire taciturne, et éprouvait des grincements de dents et des convulsions; la bouche était couverte d'écume; une saignée faite sur-le-champ dissipa les convulsions, et ramena la connaissance et la parole. Six semaines après, tout l'épiderme tomba. Observons qu'au bout de onze mois les douleurs n'avaient pas encore reparu.

Le bain tempéré est celui dont on fait le plus d'usage, comme moyen hygiénique; c'est le seul convenable dans les saisons froides; il agit comme calmant et comme sédatif; il délasse très bien des fatigues du corps et de l'esprit; seul, il convient à tous les âges, à tous les sexes, à toutes les constitutions : les individus très irritables en retireront de bons effets; mais, comme il rend très sensible aux changements de l'atmosphère, on aura soin de se bien couvrir en sortant de l'eau; pris au-dessus de vingt-sept degrés, il affaiblit et énerve un peu, et convient peu, par conséquent, aux personnes délicates ou débilitées par l'âge ou les maladies.

Il est peu d'affections dans lesquelles on n'ait retiré de bons succès de l'emploi des bains tièdes. Comme ils ont une action directe sur la peau, ils conviennent dans presque toutes les dartres, qui sont au début, ou qui ont un état aigu bien caractérisé. Dans les cas de rougeole, de variole, de scarlatine, où l'éruption avait disparu, elle a été quelquefois rappelée par un bain tiède. Enfin, son usage, pendant la convalescence de ces maladies, est très propre à favoriser la desquamation, et à rendre à la peau ses qualités, en diminuant la rougeur et la tension.

Les fièvres inflammatoires, les rhumatismes aigus, les affections du cerveau, de l'estomac, des intestins, de la vessie, des reins, de la matrice, etc., en ont reçu souvent les meilleurs effets ; il n'y a guère que dans les maladies de poitrine que les bains ont des résultats fâcheux : aussi doit-on se prémunir contre leur emploi dans ce genre d'affections. On s'en sert encore avec avantage dans la grossesse, dans les derniers moments de l'accouchement, soit pour favoriser la dilatation de l'ouverture de la matrice, soit pour calmer les douleurs. Il n'est pas moins utile, pour hâter l'apparition des règles, ou les rappeler, quand elles sont suspendues.

Le bain tiède est très propre encore à calmer les irritations nerveuses, les vapeurs, les maux de nerfs de toute espèce : certaines palpitations, certaines douleurs nerveuses de l'estomac, ont été apaisées par ce seul moyen.

Le chirurgien peut encore en tirer le meilleur parti dans la cure des contusions, des inflammations externes. Enfin le bain simple a quelquefois suffi seul pour faire rentrer des descentes qui paraissaient irréductibles, et a ainsi, plus d'une fois, sauvé les malades des chances d'une opération.

Le bain tiède ne saurait convenir habituellement chez les personnes atteintes d'écrouelles, rachitiques (bossues), dans les hydropisies qui durent depuis longtemps, et dans les hémorrhagies. Les vieillards ne devront en user qu'avec la plus grande parcimonie.

La durée du bain tiède doit être d'une heure au moins ; il est même quelques maladies dans lesquelles, pour obtenir du soulagement, son action doit être prolongée pendant un temps plus long : cette durée et le degré de température de l'eau seront fondés sur la susceptibilité du sujet, et sur les effets qu'on en retirera. Dans les maladies du cerveau, on doit faire la plus grande attention à soustraire les malades à la vapeur qui s'exhale du bain ; enfin on doit éviter avec le plus grand soin le refroidissement qui pourrait résulter, soit de l'action de l'air froid, soit du contact des linges imbibés d'eau et refroidis.

Le bain très chaud est fort peu usité ; il ne convient guère que dans le cas où on veut obtenir à la peau une transpiration abondante, effet qui est produit par le bain de vapeur ; il a arrêté quelquefois un rhume de cerveau ou de poitrine, au début. Enfin, il peut être utile dans les scrofules, les rhumatismes chroniques, l'engourdissement des membres et le frisson des fièvres intermittentes.

Bains médicamenteux. On appelle ainsi des bains dans lesquels on fait entrer des matières propres à leur communiquer des propriétés émollientes, adoucissantes, stimulantes, spécifiques, etc. ; les plus communs sont les bains sulfureux, alcalins, salins, iodés, chlorurés, mercuriels, gélatineux, etc.

Bains sulfureux. Les bains sulfureux se préparent avec de l'eau dans laquelle on ajoute quatre onces de sulfure de potasse, de soude ou de chaux, pour environ deux cents livres d'eau. La première de ces substances est la plus usitée ; la dernière, qui est beaucoup plus employée en Allemagne que chez nous, produit à peu près les mêmes effets ; elle a l'avantage de coûter moins cher ; elle sert encore à préparer une liqueur, appelée liqueur sulfureuse, pour le bain, et avec laquelle on peut aussi faire un bain sulfureux, en ajoutant douze onces de ce liquide dans l'eau du bain.

Le bain sulfureux est employé avec un succès devenu presque vulgaire dans les maladies dartreuses ; il agit, dans la plupart des cas, comme tonique et comme excitant ; il devra donc être évité avec le plus grand soin dans l'état aigu de ces affections, qu'il tendrait alors à prolonger et à exaspérer, ainsi que dans celles qui sont accompagnées d'un suintement très abondant. C'est un moyen des plus doux pour la guérison de la gale ; aussi l'emploie-t-on chez l'enfant qui pourrait se trouver mal d'une médication plus active. Il convient bien aussi aux personnes délicates, irritables, e douées d'une extrême sensibilité de la peau. Chez les adolescents et les hommes mûrs, les bains sulfureux conduisent aux mêmes résultats ; mais comme ils ont des effets moins prompts que quelques autres moyens, ils sont mis en usage moins souvent chez ces derniers. Dans le prurigo, ils sont promptement suivis d'une amélioration remarquable.

Très convenables chez les individus

I.

slymphatiques, et même chez plusieur scrofuleux, chez les personnes affaiblies par des écoulements chroniques abondants, et surtout chez les femmes sujettes aux fleurs blanches, ils ne doivent être employés qu'avec ménagement chez les personnes à peau fine, délicate et très irritable. Enfin le rhumatisme chronique compte plus d'une guérison due à cette médication.

Bains alcalins. On les compose avec le sous-carbonate de potasse ou de soude, qu'on dissout à la dose de quatre à huit onces, dans une quantité d'eau suffisante pour un bain. Les bains alcalins sont journellement employés à l'hôpital Saint-Louis, pour combattre les dartres qui ne s'accompagnent pas d'un écoulement abondant, et qui sont au contraire caractérisées par l'existence de petites écailles blanches, de croûtes épaisses et anciennes. L'état aigu, la cuisson, la rougeur des surfaces malades, contre-indiquent leur emploi jusqu'à l'entière disparition de ces symptômes; on peut aussi les combiner avec des substances émollientes et gélatineuses, et éviter ainsi les effets d'une trop vive excitation.

On les conseille avec avantage pour guérir la chlorose, les pâles couleurs, chez les jeunes personnes.

Bains salins. Ils se préparent avec le sel commun, ou sel de cuisine (chlorhydrates de soude); on en mêle une demi-livre dans chaque voie d'eau. Les bains de mer, aujourd'hui si fort à la mode que c'est presque une honte de ne pas en avoir goûté, empruntent leur action à ce sel qui en est extrait; ils jouissent donc, comme les bains salins, de propriétés excitantes, stimulantes, dont l'effet est augmenté par l'impression que produisent à la surface du corps la pression des vagues, et les mouvements auxquels on se livre.

Cette espèce de bains sera donc très avantageuse aux individus scrofuleux, affaiblis par l'âge ou par des maladies chroniques. On en retire de bons succès dans les cas de rhumatismes chroniques, de goutte invétérée, dans certains engorgements du ventre, dans les affections nerveuses de l'estomac (gastralgie); ils peuvent encore servir à rappeler les règles supprimées, à en rendre l'écoule-

ment plus régulier, plus abondant; administrés dans la chlorose, ils pourront faire éprouver d'heureux changements.

Les bains de mer ont encore été conseillés dans une foule d'affections nerveuses, aux femmes sujettes aux vapeurs, et à celles qui sont très sensibles et très irritables. Mais nous devons avouer que, dans beaucoup de cas, la distraction et l'imagination ont fait autant, pour dissiper ces maux, que l'emploi de ce remède, dont les effets salutaires ont certainement été trop exagérés.

Les personnes qui ont la peau très délicate, pouvant recevoir de l'usage des bains de mer une impression fâcheuse, feront bien de s'en abstenir.

Bains iodés. Ce sont des bains préparés avec de l'eau dans laquelle on a fait dissoudre de l'iodure de potassium et de l'iode en nature. On varie la quantité de ces substances, selon l'effet qu'on veut produire, selon l'âge et la force du malade. M. Lugol emploie quatre espèces de bains iodés : la première se compose de deux gros d'iode et de quatre d'iodure de potassium; la seconde, de deux gros et demi du premier et de cinq du second; la troisième se prépare avec trois gros d'iode et six d'iodure de potassium, enfin, la quatrième, avec trois gros et demi d'iode et sept d'iodure de potassium.

L'administration de ces bains, qui n'ont encore été essayés que dans les maladies reconnaissant pour cause le vice scrofuleux, paraît avoir été, dans ces derniers temps, suivie d'heureux résultats entre les mains de M. Lugol, à l'hôpital Saint-Louis, et de M. Baudelocque, à l'hôpital des Enfants.

Bains mercuriels. Pour les préparer, on ajoute, dans une quantité d'eau nécessaire à un bain ordinaire, depuis un gros jusqu'à deux onces de sublimé corrosif : ils sont employés exclusivement dans les maladies syphilitiques, pour remplacer le traitement à l'intérieur; mais, outre que leur efficacité est loin d'être prouvée dans les maladies de ce genre, ils peuvent donner lieu à des accidents, et nous engageons expressément notre lecteur à n'y jamais recourir que sur l'avis d'un médecin prudent et éclairé.

On prépare, avec certaines plantes, certaines substances émollientes, des bains qui jouissent des mêmes propriétés; tels sont les bains de gélatine, de tripes, de son, de mauve, etc., qui sont rendus très propres à calmer la vive excitation qui existe dans certaines maladies de la peau, accompagnées d'une exhalation abondante; dans certains rhumatismes, certaines cicatrices, certaines affections articulaires compliquées de raideur des tendons, et des ligaments : enfin dans tous les cas de maladies externes ou chirurgicales qui exigent une médication adoucissante.

On peut au contraire communiquer à l'eau quelques propriétés stimulantes, au moyen de plantes aromatiques, telles que le thym, la sauge, le romarin, dont les effets sont à peu près les mêmes, quoique moins énergiques, que ceux des fumigations aromatiques. Ces bains peuvent quelquefois remplacer les fumigations dans les cas de sciatique, de rhumatisme chronique, de *faiblesse* des membres, etc. (*Voy.* le mot FUMIGATIONS.)

Bains locaux. Ce sont ceux dans lesquels une partie seulement ou plusieurs parties du corps, mais non sa totalité, plongent dans l'eau. On y distingue les demi-bains, les bains de siége, les bains de pieds ou pédiluves, les bains de mains ou manuluves.

Les demi-bains sont appelés ainsi, parce que l'eau du bain ne dépasse pas le nombril; ils diffèrent des bains de siége, en ce que, dans ces derniers, la partie inférieure du tronc et la partie la plus élevée des cuisses sont seules baignées dans le liquide. L'un et l'autre participent des propriétés, quelles qu'elles soient, des bains entiers; le premier est surtout destiné à remplacer ceux-ci chez les malades auxquels ils causent trop d'incommodités, et s'administrent tout à fait dans les mêmes circonstances.

Les bains de siége ou de fauteuil simples, ou chargés de principes émollients et adoucissants, conviennent très bien dans les maladies inflammatoires des intestins, dans celles de la vessie et de la matrice, dans les affections des parties génitales externes ou internes, soit de l'homme, soit de la femme; enfin dans les abcès et les inflammations qui ont lieu à la partie inférieure du tronc, autour de l'anus, à l'aine, etc.

En administrant ces bains, on doit veiller avec soin à ce que la partie du corps qui ne plonge pas dans le liquide ne soit pas exposée au refroidissement, soit par l'impression de l'air, soit par le contact des linges du malade rendus humides et refroidis. Enfin la position déclive dans laquelle se trouve le malade, détermine de la gêne dans le cours du sang, en favorise souvent la stagnation dans les parties malades, d'où peut résulter l'augmentation des symptômes; c'est pourquoi les effets de ces bains demandent à être surveillés avec soin, afin de les supprimer, s'ils donnaient lieu à quelques accidents, et de parer à ces accidents, si l'on n'a pu les prévenir.

Les bains de siége rendus aromatiques par l'addition de plantes de ce nom ou plus excitantes par le savon, le sel, etc., ont été administrés avec succès, soit pour rappeler les règles où un flux hémorrhoïdal supprimé, soit pour déterminer l'apparition du flux menstruel chez les jeunes personnes, lorsqu'il se fait trop attendre.

Froids, ces bains ont paru propres à arrêter des pertes utérines, à faire cesser chez les jeunes enfants les incontinences d'urine qui dépendent d'une faiblesse de la constitution. Ces moyens n'étant pas toujours sans danger, on ne devra y avoir recours qu'avec précaution.

Nous renverrons aux mots PÉDILUVES, MANULUVES, pour tout ce qui concerne ces derniers bains; quant aux autres bains locaux, ils sont entièrement du ressort de la chirurgie, et il en sera question dans les affections où ces bains seront indiqués.

A l'article EAUX MINÉRALES, et aux mots qui désignent les pays dont elles portent le nom, on parlera des diverses espèces de bains minéraux les plus usités.

BALARUC. Petit bourg du département de l'Hérault, à quatre lieues de Montpellier, sur la route de Cette, et à peu de distance de Frontignan; triple avantage de position que doivent lui envier toutes les eaux de la France, et qui a contribué beaucoup, sans doute, à la vogue de ses eaux. Elles sont salines et thermales, et consistent en quatre bains principaux. Leur température n'est pas constamment la même. Elle a d'abord été déterminée à 50° centigrades, tandis que M. Nicolas, médecin inspecteur, ne l'a trouvée en 1819 que de 42° environ, différence qui peut être attribuée à la grande relation qui semble exister entre l'étang de Thau et la source de Balaruc.

Ces eaux ont une saveur piquante, salée et même un peu amère. Elles déposent, par le seul effet du contact de l'air et de la lumière, un épais sédiment. Le transport leur enlève beaucoup de leurs propriétés et de leurs vertus; un long voyage les rend fades, nauséabondes, et l'on n'y découvre plus alors, dit-on, ni fer ni acide carbonique.

Les principes minéraux que renferment les eaux de Balaruc sont : du chlorure de sodium et de calcium, du carbonate et du chlorhydrate de magnésie, du carbonate et du sulfate de chaux, dans la proportion totale d'environ onze grains par pinte, ainsi qu'une quantité inappréciable de fer et six pouces cubes d'acide carbonique.

La fontaine tempérée est celle dont on fait le plus fréquent usage. *La source*, proprement dite, est si chaude et si excitante, qu'à moins d'un extrême relâchement d'organes, et une grande atonie, il est presque impossible d'en supporter le contact un peu prolongé. La durée ordinaire du bain ne doit guère excéder quinze minutes; le malade y est à peine plongé, qu'aussitôt le pouls s'élève, la respiration s'accélère et devient haletante; la face est vultueuse et se recouvre de sueur. Cet état, comme on le voit, ressemble beaucoup à la fièvre, et si le bain durait trop longtemps, des douleurs de tête, des tintements d'oreilles, des vertiges, des éblouissements, et tout le cortège des vives palpitations, ainsi que la syncope, ne tarderaient pas à survenir; une attaque d'apoplexie pourrait même en être la suite chez les sujets à col court, pléthoriques, et dont les vaisseaux sanguins sont pleins et engorgés.

D'après ce qui précède, il est évident que l'usage des eaux de Balaruc ne saurait être indifférent, et qu'elles ne peuvent convenir à ces voyageurs, malades de circonstance, qui n'ont besoin que de plaisir et de bonne compagnie. Il faut les défendre aux personnes disposées à l'apoplexie, plus particulièrement si une moitié du corps ressent déjà de l'engourdissement; aux syphilitiques, hypocondriaques, épileptiques, aux femmes hystériques, à tous ceux qui craignent des pertes ou des hémorrhagies. Dans la phthisie, elles produiraient des crachements de sang; dans l'asthme, elles empirent le mal en déterminant une forte suffocation.

Mais ces eaux produisent des effets merveilleux contre les scrofules, lorsqu'il y a des glandes engorgées, gonflement des jointures, ou bien un relâchement considérable de tous les organes du corps. Elles conviennent également beaucoup aux goutteux, aux rhumatisants, à quelques jeunes filles mal réglées, à quelques paralytiques peu âgés et sans menace d'apoplexie. Les eaux de Balaruc adoucissent encore quelquefois les douleurs sourdes résultant de vieilles blessures. Mais les sciatiques, les névralgies aiguës, et toutes les douleurs vives y sont le plus ordinairement exaspérées.

On n'administre guère, à Balaruc, plus de huit bains à un même malade, encore faut-il avoir soin de mettre un jour d'intervalle entre les derniers. On fait encore usage de ces eaux en boisson, en vapeurs et en douches; celles-ci principalement dans le cas de gonflement des genoux et d'engorgement des glandes.

BANDAGES. Examinés d'une manière générale, les bandages sont distingués en deux espèces; dans les uns, on se borne à l'application d'un lien, qui, s'adaptant à la disposition de nos parties, peut amener trois résultats principaux: les rappeler à leur position naturelle, leur donner une direction voulue, maintenir sur elles quelques médicaments.

Les autres bandages sont des moyens mécaniques destinés à contenir les parties molles déplacées dans cette affection dite généralement *descente*. On les nommait autrefois brayers, et on distingue aujourd'hui ceux qui sont privés d'élasticité, de ceux dont l'action repose sur cette propriété. Les premiers doivent être abandonnés, comme incapables de se prêter aux changements de volume dont le ventre est suceptible. Par leur emploi, les malades sont peu en sûreté, et si, pour éviter la sortie des parties, ils augmentent la constriction, la peau devient rouge, douloureuse, et la présence du bandage insupportable.

L'invention des bandages élastiques est un des plus grands services que la chirurgie ait pu rendre à l'humanité. Mais, pour que les malades en retirent tous les avantages qu'ils ont le droit d'en attendre, il faut qu'ils soient éclairés sur différents points principaux. Si, privés des secours de l'art, ils sont éloignés de la demeure d'un bandagiste, ils doivent savoir prendre la mesure du bandage dont l'application leur est nécessaire; pour l'obtenir d'une manière exacte, on peut se servir d'un fil de fer double et souple; on l'applique sur toute la circonférence du corps, à partir de l'ouverture sur laquelle les organes s'échappent, de manière qu'il embrasse exactement les parties, et se moule à leurs contours. Un signe doit indiquer l'extrémité du fil de fer correspondant à la pelote. On retire ensuite le fil métallique, et on le place dans une situation convenable, pour qu'il retienne toutes les inflexions qui lui auront été données.

La forme des bandages diffère, suivant qu'ils sont destinés à contenir une descente de l'aine, chez l'homme; du pli de la cuisse, chez la femme; et du nombril, dans l'un et l'autre sexe. Les bandages propres aux deux premières espèces de descente ont la plus grande analogie entre eux : ceux employés dans la seconde en diffèrent essentiellement.

Pour reconnaître si un bandage destiné aux deux premières espèces de descentes est convenablement disposé, il faut porter son attention sur le ressort et ses deux extrémités. Le ressort, bande d'acier flexible, doit jouir d'une élasticité différente, suivant que la descente a plus ou moins de tendance à s'échapper. Les malades, habitués à se rendre compte de ce qui peut leur arriver, savent très bien apprécier, en écartant avec leurs mains les extrémités du ressort, si la résistance qu'il oppose est suffisante pour maintenir les parties réduites. Il est inutile de dire qu'on doit s'assurer que la surface interne de la bande d'acier soit tapissée régulièrement avec une substance molle, recouverte par une peau douce et bien tendue. L'extrémité du bandage, qui doit porter sur l'ouverture par laquelle se fait la descente, se termine à une plaque de fer, garnie d'un coussin convexe, appelé pelote; celle-ci doit s'adapter immédiatement aux parties qu'elle comprime; si elle est trop molle, la pression qu'elle exerce est insuffisante; si elle est trop dure, la peau en souffre. On doit faire attention que cette pelote ne soit pas trop convexe; son centre, alors, comprimant trop fortement, tandis que sa circonférence n'exerce qu'une pression légère, les parties peuvent aisément s'échapper sur les côtés, et d'ailleurs le bandage se dérange avec la plus grande facilité. Une pelote modérément convexe s'applique régulièrement sur la région malade, l'action du ressort s'étend sur tous les points de sa surface; la pression, répartie dans une grande étendue, est beaucoup plus supportable. C'est par la disposition de la pelote que les bandages employés pour contenir les descentes de l'aine, diffèrent de ceux destinés au même usage dans celles du pli de la cuisse. La pelote de ces derniers a un col plus court et une direction plus oblique relativement à celle du ressort. Dans l'un et l'autre bandage, cette pelote est garnie en avant d'un crochet, devant s'engager dans l'un des trous dont est percée une courroie qui tient à l'autre extrémité du ressort; une partie essentielle, pour assurer la fixité du bandage, est le sous-cuisse. C'est une espèce de lien qui, fixé à la partie postérieure du ressort, descend derrière le siége, remonte le long de la partie interne de la cuisse, et se fixe en avant, au crochet dont il vient d'être parlé.

On a fait, dans ces derniers temps, des bandages à pelote mobile, à pelote élastique (en caoutchouc rempli d'air), pelote médicamenteuse, etc.; mais jusqu'ici, l'ancien bandage nous paraît encore préférable à tous ces bandages prétendus *perfectionnés*.

On a encore recouvert le *ressort*, au lieu de peau rembourrée, d'une enveloppe dite en *gomme élastique;* ce bandage, très doux et très lisse quand il est neuf, est plus cher que les autres, et se détériore plus promptement.

Il est d'ailleurs de la prudence d'un

homme de bon sens de s'adresser, pour fixer ses incertitudes, au chirurgien désintéressé, plutôt qu'à l'artiste qui fabrique et vend les bandages, et qui ne mérite pas toujours d'être cru dans ses assertions et dans ses promesses.

Ce n'est point assez pour un malade d'avoir un bon bandage, il faut qu'il soit éclairé sur son mode d'application. Si parfois il venait à se déranger, ayant d'abord été placé convenablement par un homme de l'art, dès que les parties sont sorties, que la descente a reparu, le malade doit à l'instant même se coucher sur le dos, les cuisses dans la demi-flexion; par des pressions douces et répétées, il fera rentrer les parties dans la direction qu'elles suivent en sortant, puis il pressera sur l'ouverture avec la main gauche, tandis qu'avec la droite il appliquera la pelote du bandage au niveau de cette ouverture même, en relevant successivement les doigts qui pressaient sur elle; la main gauche devenue libre, ramènera en avant l'extrémité postérieure du bandage, fixera la courroie au crochet, aussi bien que le sous-cuisse; cela fait, on doit se rendre compte si la peau n'est pas plissée, si elle n'est pas pincée, puis on se lève pour reconnaître que les parties sont bien retenues; dans le cas contraire, on se recouche, et on recommence les mêmes manœuvres avec plus de précautions.

Un individu assujetti à l'usage d'un bandage, doit se soumettre aux règles suivantes : le porter constamment, le tenir près de lui, s'il le quitte la nuit; il faut qu'il en ait deux à sa disposition; qu'il les change fréquemment, attendu que la sueur altère promptement la garniture du bandage; il en résulte de la rougeur, de la démangeaison, des boutons à la peau; mais de plus, si l'humeur de la transpiration pénètre jusqu'au ressort, elle le rouille, il perd son élasticité, et finit par se rompre. Malgré toute la confiance qu'un malade puisse avoir dans la compression exercée par un bon bandage, il est indispensable qu'avec une de ses mains il soutienne la pelote, toutes les fois qu'il tousse, ou exerce des mouvements violents, etc., etc. Reste à savoir pendant combien de temps il doit continuer l'emploi de ce moyen : toute sa vie, s'il est âgé, et que la des-

cente soit volumineuse; dans le cas contraire, il est possible, après quelques années, d'abandonner le bandage, sans que la descente reparaisse; mais le malade ne se décidera à s'en passer qu'après les précautions suivantes : il commencera à quitter le bandage pendant la nuit; qu'il place alors sa main sur l'ouverture, et ensuite qu'il tousse, retienne sa respiration, ou fasse de légers efforts; si aucun gonflement ne paraît, si aucune impulsion contre nature ne se fait sentir, le bandage peut être abandonné alors pendant le jour, en ayant soin d'éviter tout exercice violent. Plus le malade diffère de quitter tout à fait le bandage, plus il y a de sécurité pour lui; et il est certainement meilleur de continuer à le porter au-delà du temps nécessaire, que de le quitter trop tôt. Nous croyons utile de prévenir ceux qui sont affectés de descentes, qu'ils ne doivent compter que sur l'emploi du bandage appliqué selon les règles qui viennent d'être indiquées; nous manquons encore des procédés capables d'aider d'une manière certaine l'action de ce moyen, ou d'y suppléer. Espérons que les travaux entrepris dans ces derniers temps conduiront à d'heureux résultats; mais jusqu'à ce que l'expérience ait prononcé sur ce point, les malades doivent se tenir en garde contre toutes ces applications dont les formules sont ordinairement secrètes, et à l'aide desquelles un trafic honteux s'est propagé d'âge en âge. Les découvertes qu'on annonce chaque jour, loin d'avoir aucun élément réel dans la science, n'ont de fondement que dans la cupidité de leurs prétendus inventeurs, et dans l'aveugle crédulité du vulgaire.

Tout ce que nous venons de dire sur les bandages destinés à contenir les descentes de l'aine, ou du pli de la cuisse, est applicable à ceux employés dans les cas de descente du nombril; il ne nous reste plus qu'à signaler les différences qu'on doit apporter dans leur construction. Elle ne doit pas être la même, si la descente existe chez un enfant très jeune, ou chez un adulte.

Dans le premier cas, le bandage se compose d'une demi-sphère de liége couverte de peau, et proportionnée à l'étendue de l'ouverture du nombril. Elle est fixée au milieu d'une pièce de cuir d'à peu près trois pouces de diamètre, dont on couvre le reste d'un emplâtre très adhésif; on réduit les parties; on applique la pelote exactement sur l'ouverture. On doit toujours avoir un de ces petits bandages en réserve, en cas de besoin; le même peut rester appliqué de six à huit jours; quand il est nécessaire de le changer, il faut empêcher la sortie des parties, car du moment où elle a lieu, les progrès de la guérison radicale sont retardés; en général, quand rien ne vient la contrarier, on peut l'espérer au bout de quatre à six mois.

Le bandage, qui convient pour une hernie ombilicale chez l'adulte, se compose d'une plaque garnie d'une pelote; on la fixe au moyen d'une ceinture élastique, large d'environ trois pouces, qui, faisant le tour du ventre, se termine aux deux côtés de la plaque, et puisse être allongée ou raccourcie à volonté. Cette ceinture se fait avec deux de ces liens qui servent à construire les bretelles élastiques, disposés parallèlement, et renfermés dans une gaîne de peau très souple, ou de toile, qui les maintienne toujours à une égale distance l'un de l'autre, sans cependant y adhérer. Comme ce genre de bandage se prête à toutes les variations de volume du ventre, il est peu sujet à se déranger; enfin, la simplicité de sa construction, la facilité de son application, sa solidité, le rendent préférable à beaucoup d'autres; sans doute nous pourrions encore entrer dans des détails intéressants sur les bandages; mais nous croyons qu'ils seront mieux placés à l'article Descente. (*Voy.* ce mot.)

BANDE. Les bandes de toile ou de coton sont employées à chaque instant dans les pansements des blessures, pour fixer un vésicatoire, un cautère, l'appareil d'une saignée, un cataplasme sur un membre, etc. Elles doivent être longues d'une à plusieurs aunes, et larges, au plus, de deux travers de doigt. Les bandes faites avec un ruban de fil glissent, s'appliquent mal, compriment trop ou pas assez, sont de beaucoup inférieures aux bandes de toile ou de calicot. Celles-ci peuvent être employées indifféremment; on a reconnu que la crainte

inspirée par l'application immédiate du coton sur la peau, dans toute sorte de pansements, était un préjugé. Les chirurgiens se servent ordinairement d'une bande de laine ou de serge d'un pouce de large et d'une aune de long, pour faire autour d'un membre une ligature destinée à comprimer les veines et à les rendre saillantes, en y retenant le sang au-dessous du point comprimé, dans l'opération de la saignée. C'est une excellente méthode que de recourir sur-le-champ à une ligature analogue (au-dessus de la blessure), dans les cas de plaie envenimée, de morsure par un animal enragé, etc. : on prévient ainsi l'absorption du virus et sa pénétration dans la masse du sang. Mais il faut bien savoir que ce n'est là qu'un moyen de préservation temporaire, et qu'une *ligature* (*voy.* ce mot) un peu serrée, qu'on laisserait en place trop longtemps, quelques heures, par exemple, déterminerait sûrement la gangrène des parties placées au-dessous, par interruption de la circulation dans ces parties.

M. Mayor, de Lausanne, a substitué avec avantage, dans presque tous les cas, aux bandes et aux appareils dont on a coutume de se servir en chirurgie, des pansements faits avec de simples mouchoirs, qu'il dispose avec beaucoup d'art autour des parties blessées.

Il est certain qu'avec un peu d'adresse et d'habitude on peut très bien, par exemple, au moyen de mouchoirs pliés en cravates, et appliqués autour d'un membre, remplacer les bandes et les compresses qu'on n'a pas toujours sous la main..... mais il n'en est pas moins vrai que celles-ci sont d'un usage plus commode et plus familier aux gens de l'art.

BARBE. § Ier. Quelque variés qu'aient été les coutumes et les usages des différents peuples à l'égard de la barbe, elle a toujours été considérée comme l'apanage de la force et de la supériorité chez presque toutes les nations de l'antiquité; les princes, les prêtres et les magistrats la laissaient croître, et chez un grand nombre de philosophes, cet usage ne doit point être attribué à la négligence, comme on l'a prétendu. Arracher ou couper la barbe était une insulte grave, sévèrement punie. Les Crétois, les Indiens, les Lombards, et une infinité d'autres peuples, flétrissaient les grands criminels en les en privant. Charles XII faillit soulever contre lui les janissaires de sa garde, en voulant les faire raser ; et le czar Pierre-le-Grand fut obligé de tenir sur pied bon nombre d'officiers, pour couper de haute lutte la barbe à la plupart de ses sujets, qu'il ne put réduire autrement à s'en défaire.

La barbe a été assujettie à diverses coutumes et cérémonies. Une portion considérable de la religion des Arabes consiste, au rapport de *Kingson*, dans le gouvernement de la leur. Chez eux, la conviction est si profonde, et les idées si absolues sur ce point, qu'ils ont déclaré infidèles et poursuivi d'une guerre longue et sanglante les Persans, de leur communion à d'autres égards, par cela seul qu'ils ne se faisaient pas la moustache suivant leur rit.

Plutarque nous apprend que ce fut sous Alexandre que les Macédoniens commencèrent à se raser. *Athénée* remarque aussi, d'après *Chrysippe*, que les Grecs avaient conservé leur barbe jusqu'à l'époque de ce prince guerrier. *Pline* observe que les Romains ne commencèrent à la couper qu'en 454, et que *Scipion l'Africain* fut le premier qui amena l'usage de la raser chaque jour. Mais ce même auteur ajoute que, passé quarante-neuf ans, époque de la vie à laquelle les hommes étaient généralement affranchis des périls de la guerre, il n'était plus permis de se montrer sans barbe. Ce fut encore un usage chez les Romains, lorsqu'ils se coupaient la barbe pour la première fois, de se faire des visites de cérémonie. *Suétone* fait connaître de plus, en parlant de *Néron*, qu'il était d'usage de renfermer cette première barbe dans une boîte d'or ou d'argent, pour la consacrer à quelque divinité.

Les gens titrés faisaient jadis raser leurs enfants ; la première fois, par des personnes aussi qualifiées qu'eux, et plus même, qui devenaient leurs parrains. Il suffisait encore, pour être père adoptif d'un garçon, de lui toucher simplement la barbe ; aussi voit-on, dans l'histoire, qu'un des articles principaux du traité entre Clovis et Alaric, fut que celui-ci lui toucherait la barbe en signe qu'il devenait son parrain.

La discipline a beaucoup varié sur la barbe, à l'égard des ecclésiastiques chrétiens. Un canon du concile de Carthage défend aux clercs de la porter longue ; les communions grecque et romaine ont souvent été aux prises pour cette futilité, depuis leur séparation. En définitive, l'église d'Occident se rase aujourd'hui, tandis que les Grecs se scandalisent fort de voir dans nos temples des images de saints qui n'ont point de barbe.

En certains pays, c'est encore une marque de deuil de la laisser croître ; en d'autres, au contraire, c'en est une de la couper.

§ II. Les poils de la barbe ne diffèrent de ceux des autres parties du corps que par leur rudesse et leur forme. L'analyse chimique confirme également cette analogie ; tous peuvent être considérés comme de véritables appendices de la peau, qui les sécrète. Ils proviennent en effet d'une sorte de matrice appelée bulbe ou follicule des poils, et formée d'une petite partie de la peau, enfoncée, déprimée, ou pour mieux dire, retournée sur elle-même. Le célèbre anatomiste *Malpighi* comparait ces follicules aux vases dans lesquels les jardiniers placent des végétaux. La racine des poils s'y implante en formant une espèce de crochet, ce qui en rend l'évulsion fort douloureuse et presque impossible, au moins en entier, de sorte qu'il reste toujours un fragment qui reproduit bientôt une autre tige. Le microscope a fait reconnaître que cette dernière portion était traversée dans toute sa longueur par un canal fort petit, dans lequel se filtre le suc moelleux pompé par les bulbes, et destiné à sa nutrition. La dessication fait voir encore que cette matière plastique s'arrange pour l'accroissement du poil en une suite de couches concentriques, formant autant de petits cônes creux, qui s'emboîtent successivement les uns dans les autres.

La barbe, comme tous les autres poils, n'est point douée de vie proprement dite. Si, durant qu'elle est affectée de certaine maladie (*plique*), elle laisse suinter du sang à travers ses tiges coupées près de la peau, c'est à la lésion des vaisseaux des bulbes gonflés par suite de l'inflammation, et s'élevant, dans le canal interne dont nous avons parlé, au-dessus du niveau du derme, qu'il faut attribuer ce phénomène.

L'époque de la pousse de la barbe est celle de la puberté; jusqu'alors la face ne présente qu'un léger duvet commun aux deux sexes. Les sujets rendus eunuques de très jeune âge n'en ont jamais, tandis que ceux qui ne le deviennent qu'après la virilité la conservent, mais plus douce et plus molle que dans l'état ordinaire. Ce rapport presque constant entre le développement de la barbe et celui des organes génitaux souffre néanmoins quelques exceptions. *Hali Rhadoam* cite plusieurs exemples d'enfants pourvus de barbe; quelques personnes ne l'ont vue croître qu'après être devenues pubères, et d'autres n'en ont jamais eu, quoique jouissant d'ailleurs de tous les priviléges de la virilité. *César* rapporte que les Germains se réjouissaient du retard de la barbe, phénomène qu'ils regardaient comme favorable au développement des forces. Quelquefois, en effet, la nature met d'autant plus de perfection à son ouvrage, qu'elle en demeure plus longtemps occupée; mais une telle lenteur est presque toujours, dans ce cas, un indice de faiblesse, comme on l'observe chez les hommes d'une constitution molle, et dont la blancheur annonce le peu d'énergie vitale.

Le développement de la barbe peut être hâté par la coupe fréquemment répétée du duvet primitif, par des lotions savonneuses ou à la glace, ainsi que par des frictions. On pourrait aussi faire une longue pancarte des substances aromatiques et excitantes, capables de produire le même résultat, et que les parfumeurs ou coiffeurs vendent comme des compositions secrètes et merveilleuses. Nous renvoyons au mot Cosmétique, pour nous en occuper avec plus de détails; qu'il suffise de savoir maintenant que tous ces différents moyens agissent en déterminant un surcroît de la vitalité de la peau, en raison de l'afflux plus considérable du sang qu'ils provoquent vers cette partie. C'est encore aux articles Cosmétique et Cheveux, que nous parlerons des différentes compositions dont on fait usage pour teindre les poils blanchis, ou changer leur couleur naturelle.

Les variétés qu'offre la barbe consis-tent dans sa différence de coloration et de densité, dans son nombre et dans sa longueur. Ces modifications tiennent presque toujours au tempérament des individus, aux climats qu'ils habitent, à leur âge, à l'état des forces et à la nature des aliments; chez les hommes d'un tempérament bilieux, qui sont dans l'âge mûr, chez ceux également qui habitent les pays chauds, tels que les Arabes, les Éthiopiens, les Indiens, les Italiens et les Espagnols, les poils sont généralement noirs, secs, durs et rares. Les sujets de constitution lymphatique, au contraire, les jeunes gens, les habitants des contrées froides et humides (l'Angleterre, la Hollande, la Suède), ont ordinairement la barbe blonde et épaisse, presque droite, et plus douce au toucher. Les saisons, en imitant l'action des climats, exercent encore quelque influence.

Quant aux changements qu'impriment à la barbe les substances alimentaires, on peut les résumer ainsi : une nourriture bonne, succulente et humide, rend la barbe douce et molle; au contraire elle devient dure lorsqu'on fait usage d'aliments grossiers, secs et de pénible digestion. Les eaux et les boissons, en général, produisent un résultat analogue, ainsi qu'Aristote l'avait anciennement remarqué.

Dans l'âge avancé, la barbe croît plus rapidement, change de couleur graduellement, pour passer à un blanc presque parfait. Il est cependant des êtres priviligiés, qui réalisent la fable de la *fontaine de Jouvence*, et voient leurs poils blanchis reprendre leur couleur primitive. *Schurig* cite l'exemple d'un vieillard qui, après une chute complète de la barbe et des cheveux, les vit repousser comme à vingt ans.

Ce changement de couleur, qui n'est ordinairement qu'un produit des années, la frayeur, le chagrin, toutes les affections profondes de l'âme, peuvent le causer, même en un espace de temps fort court. Une seule nuit, passée dans les anxiétés de l'attente du supplice, a souvent rendu des jeunes gens méconnaissables à leurs bourreaux par la blancheur subite de leur barbe.

Quelques maladies, et plus spécialement celles de longue durée, ou qui, par leur nature, portent une atteinte profonde au principe de la vie, impriment des modifications sensibles à la barbe ; la phthisie pulmonaire en rend la croissance plus rapide ; la lèpre, au rapport d'Aristote, la faisait blanchir, et on a vu quelquefois certaines maladies constitutionnelles, telles que la syphilis, le scorbut, en déterminer la chute. On a encore observé que les professions de mineur, de chaudronnier, communiquent parfois à la barbe et aux cheveux une coloration bizarre, bleue, verte, jaune, par l'influence des émanations métalliques.

La barbe, comme toutes les productions animales de son espèce, n'est point susceptible de devenir malade par elle-même, et ne fait que participer plus ou moins à l'état sain ou morbide de la peau, dans laquelle elle est implantée. Les affections qui peuvent atteindre plus spécialement ce dernier organe dans la région où croît la barbe, et réagir sur elle, sont : la *plique*, dont nous avons déjà parlé, quoiqu'elle affecte plus ordinairement le cuir chevelu ; les différentes espèces de dartres, entre autres celle que l'on a désignée par le nom de *porrigo* de *calvans* ou *pelade* ; mais surtout la *mentagre*, sorte d'inflammation particulière aux bulbes des poils du menton. Nous renvoyons, pour plus de détails et leur traitement, aux articles spéciaux de ces diverses maladies.

La coupe journalière de la barbe donne fréquemment lieu à l'échauffement, ou sorte d'érithème de la peau où elle est implantée, qui ne constitue point une maladie véritable, mais produit un état congestionnaire passager du derme, s'accompagnant d'une coloration désagréable à la vue, ainsi que d'un sentiment importun de cuisson et de picotement. Le meilleur moyen d'y remédier consiste à se bassiner le visage avec de l'eau fraîche, dans laquelle on ajoute une certaine quantité d'eau de Cologne ou de tout autre liquide spiritueux, chargé d'huiles aromatiques (*voy.* le mot COSMÉTIQUE), de manière à troubler légèrement sa transparence. L'effet de ce topique est d'amortir la sensibilité par le resserrement des pores de la peau, qu'avait dilatée le savon liquide. Quant au retentissement général que peut avoir dans l'économie l'action de se raser, il se borne à un sentiment de fatigue quelquefois,

mais détermine le plus souvent l'afflux du sang vers la tête. Il faudra donc s'en abstenir complétement durant le cours des maladies graves, et ne le permettre aux convalescents qu'après qu'ils auront acquis un certain degré de forces. Quelques sujets nerveux et délicats ne peuvent encore faire leur barbe après les repas, sans éprouver du trouble et de l'embarras dans la digestion.

La coupe ou bien la conservation inaccoutumée de la barbe n'est pas une chose indifférente dans certaines maladies. Une affection longue et cruelle a été guérie chez un capucin qui s'est rasé, tandis qu'on cite l'observation d'un autre moine qui devenait aveugle, toutes les fois qu'il coupait sa barbe, et ne recouvrait la vue qu'en la laissant croître. On sent qu'il devient impossible, d'après des faits aussi contradictoires, de tracer des règles absolues sur ce point. Il est vrai de dire néanmoins que les peuples, qui portent la barbe dans toute son intégrité, paraissent moins sujets aux maux de dents, aux affections de la gorge et du larynx.

La barbe est le plus généralement un apanage du sexe masculin ; néanmoins certaines modifications naturelles que l'âge amène dans le tempérament primitif de la femme, certains troubles dans l'exercice des fonctions qui lui sont exclusivement réservées, peuvent rapprocher sa constitution plus ou moins de celle de l'autre sexe, et déterminer le développement de poils sur son visage. C'est ce que l'on a lieu d'observer assez fréquemment à l'époque de la cessation des règles ; l'excès de la chasteté, qui rend ces pertes moins abondantes, et quelquefois les fait complétement disparaître, détermine souvent ce phénomène. Les voyageurs s'accordent à dire que les femmes de certaines contrées de l'Éthiopie, de la partie froide de l'Amérique et de la Laponie, dont *les mois* sont peu marqués, portent également presque toutes une barbe plus ou moins fournie. Il en est encore de même des femmes stériles.

Hâtons-nous de terminer cet article en signalant un phénomène qui paraîtra sans doute extraordinaire aux personnes du monde : c'est l'augmentation de longueur des poils après la mort, ce qui s'explique par un certain état hygrométrique de leur substance, mais surtout par l'affaissement des parties qui environnent leurs racines.

BARÈGES, comme l'a fort bien dit M. Alibert, n'est ni un bourg ni un village, c'est une rue d'environ cinquante à soixante maisons, resserrées de tous côtés par de hautes montagnes toujours couvertes de neige sur leurs sommets, et en butte aux efforts quelquefois victorieux d'un torrent. Situé au centre des Hautes-Pyrénées, à plus de mille deux cent quatre-vingts mètres au-dessus du niveau de la mer, c'est le séjour des orages, des brouillards et des frimas; c'est la *Sibérie de la France*. La direction de la vallée, ou plutôt de l'impasse, à l'extrémité la plus renfoncée de laquelle se trouve Barèges, ne permet accès qu'au seul vent du sud-ouest. Pendant l'été, les variations atmosphériques y sont si fréquentes et si soudaines, qu'on ne saurait trop se tenir en garde contre leur funeste influence.

La connaissance et l'emploi des eaux de Barèges ne remontent pas à une époque bien reculée. Avant le voyage qu'y fit madame de Maintenon, avec le duc du Maine, quelques montagnards seuls en faisaient usage. Mais, de nos jours, ce sont les eaux minérales les plus connues, les plus vantées, et, en effet, les plus efficaces de la France, de l'Europe même.

Toutes les eaux de Barèges proviennent de trois sources; la température des différents bains et douches varie depuis 30° jusqu'à 45° du thermomètre centigrade. Elles exhalent une odeur d'œufs pourris fortement prononcée; leur saveur est reconnue pour fade et nauséabonde; cependant on s'y accoutume facilement, et, une fois avalées, ces eaux se digèrent promptement. Elles sont claires, parfaitement limpides, et ne se troublent point par le refroidissement; le contact y dénonce quelque chose d'oléagineux et de gluant qui adoucit la peau.

L'analyse chimique la plus récente et la plus estimée y a fait découvrir du sulfure de sodium, du sulfate de soude, une certaine quantité de soude à l'état caustique, une matière grasse azotée dite *barégine*, et de la silice.; plus, de l'acide sulfhydrique, dans la proportion d'un cinquième du volume du liquide.

Les eaux de Barèges sont fort excitantes, et jamais indifférentes; leur usage occasionne bientôt une espèce de fièvre, active la circulation, stimule les organes, et donne à la vie un surcroît d'extension et de vigueur, d'où proviennent leurs excellents effets et quelquefois les dangers auxquels elles donnent lieu. Il ne faut donc jamais y recourir dans les cas de palpitations, d'anévrisme, lorsqu'il y a imminence d'apoplexie, de pertes, de crachement de sang et de mal caduc. L'asthme, les paralysies cérébrales, sont encore des contre-indications. Ces eaux sont employées avec avantage dans le traitement des maladies cutanées, les dartres, dans toutes leurs variétés; les gales les plus invétérées; on en fait également usage dans toutes les affections que l'on sait être sous l'influence du système lymphatique, la toux, chez les enfants scrofuleux, les ulcères et les engorgements de cette nature; certaines fleurs blanches, les rhumatismes et les paralysies par cause locale, cèdent fréquemment à leur emploi; mais il est démontré qu'elles aggravent généralement la goutte. Elles guérissent encore quelques aménorrhées, quelques chloroses, quelques hypocondries; mais les affections pour lesquelles ces eaux ont, pour ainsi dire, une action toute spéciale, sont les anciens ulcères, les vieilles plaies d'armes à feu, les rétractions des muscles, des tendons et des ligaments.

Les eaux de Barèges s'administrent de toutes les façons, suivant les besoins. Elles ont plus d'efficacité bues à la source; on ne dépasse généralement pas la quantité de trois à quatre verres par jour. Il devient souvent même prudent de les couper, pour en modérer l'activité excessive. On y associe encore quelquefois, avec avantage, certains médicaments, tels que le sirop antiscorbutique, le vin amer, etc. La saison des eaux commence, à Barèges, le 1er juin, pour finir le 1er octobre; mais le moment de grande affluence pour les personnes du civil n'est guère que dans les mois de juillet et d'août.

BATTEMENT DE COEUR. (*Voy*. PALPITATIONS.)

BAUME. Chez les anciens, et principalement chez les peuples de l'Arabie et de l'Égypte, on désignait par le mot *baume*, des substances résineuses, odorantes, recueillies et conservées précieusement, soit pour la composition des parfums, soit pour les embaumements.

Comme ces substances étaient très estimées, et qu'on leur attribuait des propriétés merveilleuses de conservation, la réputation et les usages des baumes se répandirent successivement de l'antique Égypte dans l'Asie, et enfin dans toute l'Europe, où le charlatanisme a exalté les vertus des baumes, altéré rapidement leur composition, et vendu sous ce nom une foule de substances plus ou moins analogues. Puis on a dénommé ainsi un grand nombre de médicaments simples ou composés qui n'avaient aucun des caractères qui distinguent les baumes.

L'abus qu'on avait fait de ce mot nécessitait qu'on en fixât enfin le sens rigoureux : en conséquence, on est convenu d'appeler BAUMES les seules substances résineuses qui contiennent une certaine quantité d'*acide benzoïque*, qu'on peut retirer, soit par ébullition dans l'eau, soit par sublimation, soit enfin par d'autres procédés chimiques.

Ainsi donc la définition moderne sépare une foule de substances improprement appelées baumes, et consacre ce mot dans le sens de l'appellation antique.

Les *vrais baumes*, que nous nommons ainsi pour les distinguer des autres qui ont improprement conservé ce nom, sont le baume du Pérou, le baume de Tolu, le benjoin, les storax solide et liquide, le baume de vanille, etc.; ce sont des substances résineuses, qui découlent, par incision, des végétaux qui les produisent; elles sont solubles dans l'alcool; insolubles, pour ainsi dire, dans l'eau, à laquelle elles ne cèdent qu'une petite quantité d'acide benzoïque; elles ont une odeur suave, et brûlent avec flamme, en répandant une fumée odorante. Tous ces baumes ont sur l'estomac une action stimulante; à petite dose, ils favorisent l'exhalation pulmonaire, et conviennent dans les affections catarrhales sans fièvre.

Les *faux baumes*, c'est-à-dire, ceux qui ne contiennent point d'acide benzoïque, tels que les baumes de copahu, de la Mecque, du Canada, etc., sont rangés, avec raison, parmi les produits térébenthacés. Comme la térébenthine, qui donne son nom à cette série de substances odorantes, ce sont des résines liquides, qui contiennent une huile essentielle volatile, d'une odeur plus ou moins agréable ou pénétrante, et d'une âcreté plus ou moins grande. C'est principalement sur la vessie et les intestins que ces résines odorantes portent leur action excitante.

Enfin on compte en pharmacie un assez grand nombre de médicaments, parmi lesquels se trouvent des teintures, des huiles composées, des liniments, des pommades, et qu'on désigne ridiculement sous le nom de baume. Nous citerons, par exemple, le baume de Fioraventi, le baume du Commandeur, le baume tranquille, le baume Opodeldoch, le baume nerval, etc.

Comme ce livre est plus usuel que scientifique, nous allons indiquer successivement (en conservant, toutefois, la distinction que nous avons admise), les différents médicaments qu'à tort ou à raison on désigne ordinairement sous le nom de baume.

1º *Vrais baumes.*

BAUME DU PÉROU, fourni par un petit arbre du Pérou, le *myroxylon peruiferum*, de la décandrie monogynie de Linnée (des légumineuses de Jussieu).

Ce baume découle naturellement ou par incision; on le reçoit dans de petites coques de cocos, où il s'épaissit, et on le livre au commerce, après avoir fermé les coques avec un mastic résineux. Ce baume est d'une couleur brune, demi-transparent; il a une saveur douce et résineuse, une odeur douce et suave.

Il y a une autre espèce de baume du Pérou, qui a la consistance de sirop; il est beaucoup plus foncé, son odeur est plus forte que celle du précédent, et fort agréable aussi; sa saveur est âcre et amère.

Le baume du Pérou entre dans plusieurs remèdes composés; on l'emploie avec succès dans les affections catarrhales chroniques du poumon et de la vessie.

BAUME DE TOLU. Il découle du *myrospermum toluiferum*, arbre de la même famille que celui qui fournit le baume du Pérou, et qui croît en Amérique, près de Tolu et de Carthagène.

Le baume de Tolu est solide et cassant; il se ramollit par la chaleur. Il est de couleur jaunâtre ambrée, irrégulièrement transparent, d'une odeur très suave, d'une saveur douce et agréable, soluble dans l'alcool, et cède, à l'eau bouillante, une assez grande quantité d'acide benzoïque.

Outre que le baume de Tolu entre dans plusieurs médicaments composés, on prépare aussi du sirop de Tolu, des pastilles de Tolu; ces médicaments balsamiques conviennent particulièrement dans les affections catarrhales pulmonaires; ils procurent souvent aux poitrinaires du calme et du soulagement.

2° *Faux baumes.*

BAUME DE COPAHU. Cette résine liquide découle par incisions faites au tronc du *copaifera officinalis*, de Linnée, grand et bel arbre de la décandrie monogynie (légumineuses). Le baume de copahu est liquide comme sirupeux, transparent, peu coloré; il a une odeur toute particulière, forte et désagréable, un goût âcre et repoussant. Il se dissout dans l'alcool.

Ce baume est d'un fréquent usage en médecine; il jouit de propriétés astringentes assez énergiques, et s'emploie généralement pour arrêter les écoulements blennorrhagiques récents ou anciens. On l'administre ordinairement à la dose de deux onces, mélangé soit avec le sucre en poudre, soit avec la poudre de poivre cubèbe, de Cachou, avec lesquels il forme un opiat dont on prend soir et matin gros comme une petite noix; soit en potion, mêlé à du sirop et à des eaux distillées.

Quelquefois on ajoute, soit à l'opiat, soit à la potion avec le copahu, un grain d'extrait gommeux d'opium, dans le but d'augmenter la tolérance de l'estomac, qui se soulève au contact du baume de copahu, et vomit souvent ce médicament.

Enfin, comme l'estomac de certaines personnes ne peut, d'aucune façon, supporter le baume de copahu, on a administré ce baume en lavements; mais, sous cette forme, les effets en sont beaucoup moins sûrs.

Enfin, on solidifie ce baume au moyen de la magnésie, et on l'administre alors en pilules.

Il n'est sorte de manipulation qu'on n'ait fait subir au baume de copahu. Les charlatans, surtout, l'exploitent comme une mine productive; et leurs éternelles annonces dans les journaux, et les placards dont ils salissent les murs de Paris et de la province, attestent assez que la crédulité publique est inépuisable. C'est encore le baume de copahu qui fait la base de tous ces *opiats*, *mixtures*, etc., vantés contre les écoulements et les fleurs blanches. On a imaginé de l'envelopper dans des capsules de gélatine, qui permettent de l'avaler sans que l'odeur ni la saveur en soient perçues. (*Voy.* sur les effets du copahu, BAYLE, *Bibliothèque de thérapeutique*, t. 1.)

BAUME DE LA MECQUE, DE JUDÉE, DE GÉLÉAD, OPOBALSAMUM. Tous ces noms ont été donnés à un suc résineux qu'on retire par incision du tronc, et par décoction dans l'eau, des branches et des feuilles d'un petit arbre, l'*amyris opobalsamum*, de l'octandrie monogynie et de la famille des térébenthacées. Cet arbre croît naturellement dans l'Arabie-Heureuse, et est cultivé en Judée et en Égypte.

Le baume de la Mecque, qui découle par incision, est peu abondant, et sa rareté fait qu'on le réserve pour les usages du sérail; l'on ne trouve guère dans le commerce que celui qu'on retire par décoction des rameaux et des feuilles. Ce dernier est liquide, d'une odeur particulière fort agréable; récent, il est opalin; mais il jaunit, prend de la transparence en vieillissant, et se solidifie.

Le baume de la Mecque est à peu près soluble dans l'alcool; il est légèrement tonique et astringent, mais son principal mérite est dans la suavité de son odeur.

3° *Autres préparations pharmaceutiques improprement connues sous le nom de baumes.*

BAUME D'ARCÆUS. (Onguent d'Arcæus.) Cet onguent fait avec la graisse, la térébenthine et la résine élémi, est blanc; il jouit de propriétés excitantes et s'emploie pour le pansement des ulcères atoniques et gangréneux.

BAUME DU COMMANDEUR. C'est une teinture alcoolique, très chargée de principes aromatiques et résineux. Il entre dans sa composition de la racine d'angélique, des fleurs d'hypericum, de la myrrhe, de l'oliban, du styrax, du baume du Pérou, du benjoin, de l'aloès, de l'ambre, et enfin de l'alcool.

Ce baume est principalement employé à l'extérieur comme vulnéraire. L'expérience a démontré qu'il pouvait hâter la cicatrisation des coupures, des plaies et des ulcères non enflammés.

BAUME DE FIORAVENTI. Cet alcoolat ressemble, pour l'aspect, à l'eau de mélisse spiritueuse. Cela tient à ce que l'esprit de vin, mis en contact avec les nombreuses substances que nous allons énumérer, est ensuite distillé et recueilli incolore bien que très aromatique.

Il entre dans la composition de ce baume, de l'alcool, de la térébenthine, de la résine élémi, de la résine tacamahaca, du succin, du styrax, du galbanum, de la myrrhe, de l'aloès, des baies de laurier, des racines de galanga, de zédoaire, de zingiber, de la cannelle, du girofle, des muscades et des feuilles d'origan.

Cet alcoolat est un puissant stimulant; on l'emploie à l'extérieur contre les rhumatismes chroniques; on s'en sert principalement dans certains cas d'ophthalmies chroniques, et contre le relâchement de la membrane muqueuse oculaire, qui se traduit par un larmoiement et un léger obscurcissement de la vue. Ce n'est qu'avec un soin extrême qu'on doit employer le baume de Fioraventi dans ce cas; à cet effet, on en verse quelques gouttes dans le creux de la main, on frotte avec l'autre main; la chaleur volatilise le baume, et en approchant la main de l'œil, sans toucher cet organe, la vapeur alcoolique agit seule; ce qui suffit, car le contact de la liqueur spiritueuse déterminerait des douleurs excessivement vives, et, à coup sûr, une inflammation intense de l'œil.

BAUME DE GENEVIÈVE. Cet onguent, composé d'huile d'olives, de cire jaune, de poudre de santal rouge, de térébenthine et de camphre, s'emploie dans les cas de plaies contuses, de gangrène, et

aussi contre les engorgements lymphatiques et les douleurs rhumatismales chroniques.

BAUME NERVAL. Ce médicament jouit depuis longtemps d'une certaine réputation; on l'a recommandé contre les douleurs rhumatismales, et principalement en frictions sur les articulations qui restent raides et douloureuses à la suite de douleurs rhumatismales, de blessures graves et de paralysie des membres.

Le baume nerval, qui n'est, à vrai dire, qu'une pommade, est composé de moelle de bœuf, d'huile de muscade, d'huiles essentielles de romarin, de girofle, de baume du Pérou et de camphre.

BAUME OPODELDOCH. Il se prépare avec du savon de moelle de bœuf, du camphre, de l'alcool, de l'essence de romarin et de l'essence de thym et de l'ammoniaque liquide.

Il se présente sous un aspect assez agréable. Il est blanc et opalin, arborisé, d'une consistance de beurre; il est aromatique. On en fait un fréquent usage contre les douleurs vagues et les rhumatismes chroniques.

BAUME TRANQUILLE. C'est une huile composée, d'une belle couleur verte, transparente, et d'une odeur assez agréable.

On s'en sert en onctions contre les douleurs rhumatismales aiguës ou chroniques, contre certaines névralgies opiniâtres, la sciatique, contre les douleurs de goutte. On s'en sert encore pour arroser les cataplasmes qu'on applique dans les cas déjà énoncés. Les plantes narcotiques qui entrent dans la composition de cette huile, calment l'acuité des douleurs, *tranquillisent* enfin.

Ce baume, ou plutôt cette huile est composée d'huile d'olives qu'on fait bouillir avec les feuilles récentes du stramonium, de morelle, de nicotiane, de jusquiame, des têtes de pavot; après avoir passé avec expression cette huile, on la verse sur les fleurs ou les sommités sèches de romarin, de sauge, d'absinthe, d'hysope, de lavande, de thym, de marjolaine, de tanaisie, de menthe, de sureau et d'hypéricum; après avoir laissé le tout en macération pendant quelques mois, dans un vase couvert, on passe et on le conserve pour les usages que nous avons indiqués plus haut.

Les baumes ont beaucoup perdu aujourd'hui de leur antique réputation, et si quelques-uns se montrent réellement utiles dans certains cas, on ne croit plus à leur action souveraine et universelle dans les blessures, les douleurs de toute espèce. Le plus ordinairement on ne les regarde, à juste titre, que comme des moyens de traitement fort accessoires. Le baume de copahu seul jouit d'une action *spécifique* contre les écoulements muqueux, la blennorrhagie ou gonorrhée en particulier; mais c'est bien à tort que les gens du monde croient pouvoir s'administrer eux-mêmes, et sans l'assistance du médecin, un remède aussi énergique; beaucoup de charlatans, au nombre desquels nous regrettons d'être obligés de signaler plusieurs pharmaciens qui préfèrent le profit à l'honneur, font un abus bien coupable de ce médicament. Comme tous les autres, il ne peut être convenablement appliqué que par un homme de l'art.

BEC DE LIÈVRE. On donne ce nom à la division longitudinale de l'une des lèvres. Cette dénomination est tirée de la ressemblance qu'ont les individus qui en sont affectés avec les animaux de l'ordre des rongeurs, tels que les lièvres et les lapins, chez lesquels cette disposition est ordinaire.

Les enfants peuvent naître avec cette difformité; c'est même le cas le plus commun : c'est ce que l'on appelle bec de lièvre naturel; ou bien il peut être le résultat d'une plaie ou d'une perte de substance de la lèvre, on le nomme accidentel.

Le bec de lièvre naturel affecte habituellement la lèvre supérieure, et le plus souvent une de ses moitiés : la fente correspond alors au bord de l'aile du nez, ou bien il existe des deux côtés, et une portion plus ou moins considérable de la lèvre se trouve comprise entre les deux divisions. Il est fort rare que la division soit placée sur la ligne médiane.

Elle peut occuper toute l'épaisseur et toute la hauteur de la lèvre, ou n'être que partielle. Dans le premier cas, il n'existe qu'un sillon ou enfoncement descendant du bord inférieur de l'aile du nez jusqu'à la partie libre de la lèvre. Ce n'est là qu'une ébauche de la maladie.

D'autres fois, la lèvre n'offre qu'une division de quelques lignes de hauteur, au-dessus de son bord libre. Ce sont les cas les plus simples. Il est plus ordinaire de rencontrer les divisions complètes. Et alors ou elles sont simples, c'est-à-dire, elles existent seules, ou bien elles se compliquent de disposition vicieuse des os et des dents. La voûte du palais peut offrir, dans toute sa longueur et sur la ligne moyenne, une ouverture plus ou moins large, qui fait communiquer la bouche avec le nez. En avant, elle se divise en deux portions qui vont rejoindre sur les côtés les divisions de la lèvre, de manière à représenter assez bien la figure de la lettre Y. Souvent la portion d'os, sur laquelle appuie la lèvre malade, fait saillie en avant. En effet, n'étant plus soutenue par la lèvre, elle cède peu à peu à la pression de la langue, se déjette en avant, et entraîne avec elle les dents incisives qu'elle supporte : celles-ci finissent par se trouver dirigées en avant. Quelquefois la division de la voûte du palais se continue jusqu'au voile du palais et à la luette, qui sont alors formés de deux parties. Dans le degré le plus avancé de la maladie, il y a absence de la portion de lèvre placée entre les deux fentes; le palais et la cloison du nez manquent entièrement. La bouche ne fait plus qu'une cavité avec l'intérieur du nez. On a donné à ce vice de conformation le nom de *gueule de loup...*

Lorsque le bec de lièvre est accidentel, il peut affecter l'une ou l'autre lèvre, et offrir les dispositions les plus variées et les plus bizarres. Il est inutile de s'y arrêter.

Lorsqu'on examine un bec de lièvre simple, on trouve que les bords de la division sont arrondis, lisses, recouverts par une membrane rouge et molle, semblable à celle de l'ouverture de la bouche. Chacun d'eux forme un angle obtus avec le bord libre de la lèvre. Le nez est aplati, épaté, moins saillant que d'ordinaire. Lorsque la fente est double, on observe dans l'intervalle une portion charnue, placée au-dessous de la cloison du nez. Cette partie est tantôt arrondie, tantôt allongée, quelquefois aussi longue que les autres parties de la lèvre, généralement beaucoup plus courte.

Dans le bec de lièvre accidentel, les

bords de la division sont généralement irréguliers, assez minces, recouverts, non d'une pellicule rosée et molle, mais d'une cicatrice blanchâtre plus ou moins dure et d'une épaisseur variable.

Le bec de lièvre constitue une difformité qui peut être portée au point de devenir repoussante. Lorsque la fente labiale est double, et qu'il y a une saillie considérable des os et des dents, la bouche a une expression hideuse, le nez est aplati, et quelquefois les narines offrent un écrasement tel, que le bout du nez, ramené en arrière, semble rentrer dans l'intérieur. La difformité qu'entraîne le bec de lièvre augmente encore pendant le rire et la prononciation. Les bords de la fente sont entraînés en dehors par l'effort des muscles qui s'y attachent.

Le bec de lièvre est non-seulement une difformité, mais il apporte encore un trouble notable dans la prononciation et dans la mastication des aliments; la voix est sourde et nasonnée, la prononciation difficile. Aussi les enfants ne parlent-ils que fort tard. S'il y a complication de division de la voûte du palais, les inconvénients sont plus graves, tous les aliments solides et liquides s'échappant par le nez. Dans les cas les plus prononcés, la mort est la suite des accidents qui en résultent. Lorsque c'est la lèvre inférieure qui est divisée, la salive ne pouvant être retenue dans la bouche, s'écoule continuellement, et la déperdition de cette humeur, nécessaire à la digestion, ne tarde pas à produire un amaigrissement considérable. Le célèbre médecin Tronchin a vu une dame réduite à l'état le plus fâcheux, par suite d'une division de la lèvre inférieure. L'opération, en guérissant cette difformité, fit cesser tous les accidents.

La cause du bec de lièvre naturel est un arrêt de développement de la lèvre et des os de la voûte du palais. Des recherches nombreuses ont été faites pour rechercher les causes de cette perturbation dans le développement de ces parties : mais on n'a rien trouvé de bien satisfaisant. Nous ne rappellerons point ici l'opinion des anciens médecins sur l'influence de l'imagination de la mère, frappée, pendant sa grossesse, par la vue d'un enfant affecté de bec de lièvre, ou d'un animal de la famille des ron-

geurs, un lapin, par exemple : opinion tombée aujourd'hui dans le domaine des croyances vulgaires. Ce sera un point de doctrine qui sera discuté à l'article MONSTRE.

Ce n'est que par une opération que l'on peut guérir le bec de lièvre : elle a pour but d'aviver les bords de la division de la lèvre, et de les mettre ensuite dans un contact parfait, de manière à ce qu'elles se réunissent au moyen d'une cicatrice linéaire.

Il ne peut entrer dans l'esprit de cet ouvrage de décrire cette opération. Qu'il nous suffise de dire que c'est au moyen du bistouri ou des ciseaux que se pratique la première partie, et qu'une suture, composée avec des aiguilles et du fil, maintient les parties en contact. On lève cet appareil au bout de trois ou quatre jours, et on soutient la cicatrice, encore tendre, par des tours de bande. Au bout de sept à huit jours, on abandonne le malade à lui-même. Si c'est sur un enfant que l'opération a été pratiquée, on aura soin d'éloigner tout ce qui peut exciter son impatience. On évitera les pleurs, les cris, le rire, l'étonnement; on veillera à ce qu'il ne touche point à l'appareil; on le nourrira d'aliments liquides qui n'aient pas besoin d'être mâchés, tels que du bouillon, des potages avec des fécules, de la semoule, etc.

Quelques accidents, heureusement fort rares, suivent parfois l'opération du bec de lièvre. Il arrive que les enfants sont pris de convulsions; ou bien il se déclare une hémorrhagie, ou il se développe une inflammation très vive, qui fait suppurer les bords de la plaie et les empêche de se réunir immédiatement. Quelquefois les aiguilles déterminent autour d'elles des ulcérations. Enfin, la cicatrice peut se rompre peu de temps après la levée de l'appareil. De tous ces accidents, le plus à craindre et celui qui demande la surveillance la plus active, c'est sans contredit l'hémorrhagie. Elle est surtout à redouter chez les enfants très jeunes, parce que chez eux elle ne se signale pas au dehors. Les enfants, ayant l'habitude d'exercer la succion avec leur langue, avalent le sang à mesure qu'il s'écoule; et l'on en a vu périr ainsi sans que rien eût annoncé une hémorrhagie. Il faudra donc la surveiller spécialement ; et, lorsque l'on a reconnu qu'un écoulement de sang s'opère vers la bouche, il ne faut pas hésiter à presser un doigt derrière la lèvre et à presser chacun des côtés de la plaie entre deux doigts. Par ce moyen, le sang s'arrête, et l'on peut attendre l'arrivée du chirurgien, qui remédiera facilement à cet accident, soit en réappliquant l'appareil, soit en le resserrant.

Lorsque le bec de lièvre s'accompagne d'un écartement peu considérable des os du palais, on voit celui-ci disparaître peu à peu, après la guérison de la fente labiale. Il en est de même de la déviation et de la mauvaise direction des dents. Mais, lorsque ces vices de conformation sont considérables, ils nécessitent des modifications importantes dans le procédé opératoire : c'est un point qui fixe fortement l'attention des chirurgiens de nos jours.

L'opération du bec de lièvre soulève une question qui a été longuement débattue, et sur laquelle tous les chirurgiens ne sont pas d'accord. A quel âge faut-il opérer ? Les uns pensent qu'il faut s'empresser de pratiquer l'opération dans les premiers temps de la vie : les autres sont d'avis qu'il faut attendre que l'enfant ait atteint sa quatrième ou cinquième année. Les premiers ont dit, en faveur de l'opération pratiquée de bonne heure, qu'à cette époque la cicatrice est plus prompte et plus facile, qu'elle est moins apparente ; que l'enfant, étranger à la crainte, cessera de crier aussitôt l'opération finie, et ne renouvellera pas ses efforts à chaque pansement ; enfin, que, si la maladie se complique de fente de la voûte palatine, le rapprochement des os se fera avec d'autant plus de facilité que le sujet sera plus jeune. On a répondu à cela que le peu de consistance des parties fait qu'elles sont facilement déchirées par les aiguilles ; que l'enfant ne peut être privé, sans danger, du sein de la mère pendant trois ou quatre jours ; que cette privation, qui a de grands inconvénients pour la santé générale, en a aussi pour la réussite de la cicatrisation, les lèvres de la plaie n'étant plus tenues parfaitement en rapport, par suite de l'amaigrissement et du relâchement de l'appareil qui en résulte ;

l'habitude qu'ont les très jeunes enfants de crier et de pleurer, souvent pendant fort longtemps, est aussi une circonstance fâcheuse.

Le bec de lièvre simple n'empêche pas l'enfant de téter et de se nourrir. La difformité n'est pas moindre chez les très jeunes enfants que chez les sujets plus âgés ; et l'habitude d'exercer des mouvements de succion avec la langue, favorise beaucoup la production d'hémorrhagies quelquefois mortelles. D'ailleurs, arrivé à l'âge de quatre ou cinq ans, l'enfant sent les inconvénients de la difformité qu'il porte, il désire s'en débarrasser : on pourra donc obtenir de lui qu'il évite ce qui pourrait compromettre le succès de l'opération : enfin il supportera plus facilement une abstinence de quelques jours.

Les chirurgiens qui partagent l'opinion opposée, objectent qu'à cet âge les enfants ont juste la raison nécessaire pour prévoir la douleur et pour vouloir s'y soustraire ; que l'habitude a émoussé chez eux le sentiment des inconvénients attachés à leur maladie, etc.

De toute cette discussion, il résulte qu'il n'est pas indifférent d'opérer peu de temps après la naissance, ou à un âge plus avancé, et que l'on n'obtient pas des succès tout à fait égaux dans les deux cas. Mais, s'il existe quelques accidents qui compromettent la santé de l'enfant, il n'y a pas à hésiter, on devra opérer de suite et ne pas attendre qu'ils aient produit dans la constitution des ravages auxquels il ne serait plus temps de porter remède.

BÉCHIQUE. Ce mot est la qualification des remèdes bons contre la toux. La toux, comme on le sait, peut être le résultat d'une simple irritation bronchique, ou un des symptômes d'une pleurésie, d'une fluxion de poitrine, ou même d'une affection tuberculeuse des poumons : il suit de là que les moyens curatifs, qui varient selon ces cas divers, et qui comprennent la saignée, les sangsues, les ventouses sèches ou scarifiées, les vésicatoires, les préparations narcotiques, les cataplasmes, les potions, les sirops, les tisanes, etc., etc., pourraient, étymologiquement parlant, être appelés *béchiques;* cependant l'usage a restreint la signification du mot *béchique* à une série encore assez nombreuse de médicaments adoucissants ou calmants, qu'on emploie habituellement contre les rhumes.

A l'occasion des remèdes contre la toux, nous croyons important de mettre le public en défiance contre les prétentions à la science médicale malheureusement trop répandues dans la société. C'est au médecin seul qu'il appartient d'apprécier la cause de la toux et d'appliquer les moyens plus ou moins énergiques qu'elle réclame. Nous ne pouvons trop répéter aux gens du monde qu'ils ne sauraient être bons juges de l'importance de la toux, et qu'un rhume, simple en apparence, est quelquefois le symptôme d'une maladie qui peut devenir mortelle, si elle n'est point convenablement traitée.

Nous prendrons substantivement le mot béchique, et nous dirons qu'il y a 1° *des béchiques émollients;* 2° *des béchiques aromatiques ou excitants;* 3° enfin *des béchiques narcotiques.*

Les béchiques émollients conviennent lorsque la toux tient à l'irritation ou à l'inflammation des organes pulmonaires.

Lorsque la toux, au contraire, dure depuis longtemps, qu'elle n'est point accompagnée de fièvre, et qu'il y a un véritable relâchement de la membrane muqueuse des bronches avec sécrétion exubérante de crachats, il faut recourir aux *béchiques aromatiques.*

Lorsqu'enfin la toux est sèche, qu'elle est accompagnée de peu d'expectoration, qu'elle a un caractère nerveux, ce sont les *béchiques narcotiques* qui doivent être mis en usage.

Nous allons énumérer, dans l'ordre que nous venons d'indiquer, les médicaments béchiques les plus usités, et particulièrement ceux qui méritent le plus de confiance.

1° *Béchiques émollients.* Les fleurs de mauve, de guimauve, de bouillon blanc, de pieds de chat, de mucilage de violettes, de coquelicot, etc., etc.

Les fruits pectoraux, qui comprennent les figues, les jujubes, les dattes et les raisins secs; les pistaches, la racine de guimauve, la gomme, le sucre candi, le lait, les locks gommeux ou huileux, la gelée de lichen, les pâtes de jujubes, de dattes, de guimauve, de lichen, de réglisse, etc., etc.; les sirops de guimauve, de mou de veau, de limaçons, de gomme, et tous ceux qui, sous des titres plus ou moins fastueux, font la fortune de leurs obscurs auteurs, sans avoir plus de vertu que les autres.

2° *Béchiques aromatiques ou excitants.* Les feuilles de lierre terrestre, d'hyssope, d'érysimum, de capillaire, le baume de Tolu, la gomme ammoniaque, le kermès, l'oximel scillitique, le sirop d'ipécacuanha, les pastilles d'ipécacuanha, de kermès, de Tolu, de soufre, etc.

3° *Béchiques narcotiques.* L'extrait de laitue, de jusquiame, de pavot, les nombreuses préparations d'opium, et principalement parmi elles le sirop diacode, l'extrait gommeux d'opium, et les sels solubles de morphine à petites doses.

BELLADONE. *(Atropa belladona.)* Famille des solanées, de J. pentandrie, monogynie, L. De toutes les plantes vénéneuses de nos climats, celle-ci est la plus importante à connaître; c'est elle qui donne le plus souvent lieu à des accidents d'empoisonnement. Cela tient à ce que rien en elle n'indique un végétal suspect; l'aspect et le goût de son fruit se rapprochant de celui de la guigne ou merise, font naître le désir de le manger.

Les autres plantes dangereuses qui se rencontrent en France, la jusquiame, la pomme épineuse, la ciguë, etc., ne présentent rien qui puisse tenter l'enfant le plus gourmand; au contraire, leur aspect désagréable et leur odeur fétide inspirent un sentiment de dégoût qui éloigne tout danger. Les parties vertes de la belladone ont bien une odeur vireuse; mais ses fruits ont une saveur douceâtre et sucrée assez prononcée pour flatter le palais d'un enfant. La belladone se rencontre assez communément dans les décombres, sur le bord des chemins, dans les bois montueux, surtout ceux qui ont été récemment abattus. La tige est verte, cylindrique, dichotome; elle s'élève à la hauteur de trois à six pieds; c'est dans les forêts qu'elle atteint cette hauteur, et elle forme alors un buisson à cime arrondie; les feuilles sont pétiolées, alternes ou géminées, c'est-à-dire, que deux feuilles, l'une grande, l'autre petite, se trouvent placées l'une à côté de l'autre; elles sont aiguës, entières, molles au toucher, d'un vert foncé, pubescentes le long des nervures. Les fleurs sont solitaires, rarement géminées, pétiolées, pendantes; le calice présente cinq divisions aiguës. La corolle est campaniforme, à cinq lobes arrondis; elle est d'un pourpre obscur. Les étamines, au nombre de cinq, sont insérées sur la corolle; les filets, velus à leur base, sont courbés en dedans; les anthères biloculaires arrondies et s'ouvrant par deux fentes longitudinales. Le pistil est élevé sur un disque jaunâtre; il se compose d'un ovaire surmonté d'un style filiforme; le stigmate aplati est légèrement bilobé. Le fruit est une baie légèrement déprimée, de la grosseur d'une cerise, verte d'abord, d'un noir violacé plus tard, couronnée par le calice, et renfermant des graines réniformes et chagrinées.

A tous ces caractères réunis, il est impossible de ne pas reconnaître la belladone, et l'examen le plus superficiel suffit pour distinguer ses baies de la merise ordinaire; en effet, la merise n'est point couronnée d'un calice persistant, et elle renferme un noyau. Lorsqu'une personne s'est empoisonnée avec des baies de belladone, elle est constamment prise de vomissements, et, parmi les matières vomies, on pourra encore reconnaître la baie de belladone. On trouvera des lambeaux pulpeux d'une couleur violacée, renfermant un grand nombre de petites graines réniformes et chagrinées à leur surface, et ces débris, joints aux symptômes que nous allons énumérer, suffiront pour faire reconnaître l'empoisonnement, même des personnes étrangères à la médecine.

Les propriétés toxiques de la belladone sont dues à un principe découvert par M. Brandes, et connu sous le nom d'atropine, qui s'y trouve combiné avec un excès d'acide malique. De toutes les parties de la plante, la racine est celle qui en contient le plus; puis viennent les parties vertes et enfin les fruits. La belladone n'agit pas sur les animaux avec autant de force que sur l'homme; ainsi un lapin fut nourri pendant trente jours avec des feuilles de belladone, sans éprouver le moindre accident. Il ne faudrait pas croire cependant que les animaux résistent toujours aux effets narcotiques de cette plante. M. Flourens a observé qu'elle rendait les oiseaux aveugles. M. Orfila a tué des chiens avec l'extrait aqueux de belladone.

Un homme peut manger impunément quelques baies de belladone. M. Gigault, médecin à Pont-Croix, département du Finistère, écrivait en 1828, que, dans le pays qu'il habite, les paysans mangent souvent des baies de belladone qu'ils appellent guignes de côtes; souvent il a vu des accidents d'empoisonnement, mais jamais ils n'ont été suivis de la mort. Hufeland rapporte l'observation d'un idiot qui mangea, sans en mourir, trente à quarante fruits mûrs de cette plante; il eut, du reste, tous les symptômes de l'empoisonnement par les narcotiques. On aurait tort de se fonder sur ces faits exceptionnels, et de croire que la belladone est du nombre de ces plantes dont on s'est plu à exagérer les propriétés délétères. Les deux observations précédentes prouvent seulement que trois ou quatre baies ne suffisent pas pour empoisonner, et que l'état d'idiotisme peut modifier la susceptibilité du système nerveux au point d'affaiblir l'action des poisons. Les annales de la médecine ne contiennent que trop d'exemples d'empoisonnement par la belladone. M. Gaultier de Claubry eut l'occasion de l'observer, pour ainsi dire, en grand. Cent cinquante soldats campés dans les bois de Pirna, près de Dresde, se jetèrent, pour étancher leur soif, sur des baies de belladone, et en mangèrent chacun en quantité diverse; ils éprouvèrent, à différents degrés, tous les symptômes de l'empoisonnement. Ceux qui n'en avaient mangé qu'une petite quantité avaient un délire gai; ils riaient, dansaient, folâtraient; ils avaient des visions, cherchaient à saisir sur les habits de leurs camarades des objets qui n'y existaient pas. Leur pupille était dilatée, les yeux hébétés ou hagards, la vision confuse. Ceux qui en avaient mangé davantage pouvaient à peine se tenir debout; les bras et les doigts étaient agités de mouvements continuels; ils avaient des faiblesses, des envies de vomir; les lèvres, la langue et le palais étaient desséchés, l'articulation des sons confuse; quelques-uns couraient dans les bois, agités d'un délire furieux, se jetaient dans les feux des bivouacs, et se frappaient contre les arbres; leurs yeux étaient rouges, leur pupille tellement dilatée, qu'elle occupait toute la surface de l'iris, et, dans leur délire furieux, ils rappelaient ces fables superstitieuses d'hommes possédés du démon. Enfin, ceux de ces malheureux qui avaient mangé des baies en grande quantité, furent trouvés morts au pied même des buissons qui les portaient. M. Sarlandière rapporte l'observation d'un tailleur qui fut plongé dans un véritable état de somnambulisme pendant vingt-quatre heures. Cet homme fut insensible à tous les objets extérieurs, occupé uniquement à faire tous les gestes de son état de tailleur, comme s'il eût travaillé réellement; plus tard, il eut des hallucinations, parlant comme s'il eût suivi une conversation avec un interlocuteur. Le délire que cause la belladone est ordinairement de nature gaie, et tous les auteurs rapportent l'histoire de ces paysans qui mangèrent des baies de belladone, en allant à l'église, et furent pris, au milieu du service divin, d'accès de gaîté extravagants, se livrant à des contorsions ridicules et à des éclats de rire immodérés. Nous croyons inutile de rapporter un plus grand nombre d'observations particulières d'empoisonnement par la belladone; nous nous bornerons à tracer ici le tableau abrégé des symptômes qui annoncent sa présence dans l'économie. Il y a des nausées qui sont le plus souvent suivies de vomissements, de vertiges, de faiblesse; les yeux sont rouges, hagards, saillants, la pupille est extrêmement dilatée et immobile, avec trouble et même abolition de la vue. Le délire est presque toujours gai, très rarement furieux; l'attitude du malade est celle d'un hébété, d'autres fois il se livre à des gesticulations et à des contorsions extraordinaires; le plus souvent il est extrêmement loquace et babille sans cesse. Cependant Franck et Gaultier de

Claubry ont vu des individus être privés de la parole et ne pouvoir pas articuler une syllabe. D'autres symptômes moins constants sont la sécheresse et la chaleur du gosier, l'impossibilité d'avaler, la soif, les sueurs abondantes, la chaleur de la peau; le pouls est tantôt vif et accéléré, tantôt faible et irrégulier, d'autres fois fort et fréquent; la respiration courte, précipitée, quelquefois fort irrégulière et oppressive. De tous ces symptômes, la dilatation et l'immobilité de la pupille, et le délire gai, peuvent être considérés comme les plus caractéristiques. Mais on n'aura une certitude absolue qu'en découvrant, parmi les matières vomies, les débris de baies de belladone dont nous avons indiqué les caractères au commencement de cet article. Le traitement est fort simple : lorsqu'il y a peu de temps que le poison a été ingéré, et qu'on présume qu'il se trouvera encore dans l'estomac, l'émétique convient le mieux; au bout de quelque temps, il se trouve déjà engagé dans les intestins, alors ce sont les purgatifs qui l'expulseront avec le plus de certitude. On administrera ensuite des boissons acidulées, des limonades, par exemple, et du café, s'il y a de la torpeur ou de la somnolence. La belladone est employée en médecine; elle jouit de la faculté de dilater tous les muscles à fibres circulaires, et agit, comme calmant et narcotique, dans les névralgies, les spasmes, la coqueluche. Hahnemann la regarde comme un préservatif certain de la scarlatine. (*Voy.* BAYLE, *Bibliothèque de thérapeutique*, t. 2.)

BÉNÉFICE DE LA NATURE. Les gros mangeurs et les gens qui font, de temps à autre, des excès de table, sont sujets à éprouver parfois des vomissements ou des évacuations de nature bilieuse, qu'ils regardent, avec raison, comme un *bénéfice de la nature*, mais dont ils feraient beaucoup mieux de prévenir la nécessité par un régime plus sobre et des habitudes mieux réglées. La nature, en effet, n'est pas toujours disposée à remédier aux *abus*, et il arrive qu'au lieu d'une simple indisposition critique, une maladie sérieuse survient à la suite de ces sortes d'imprudences habituelles. Chacun a, d'ailleurs, une règle de conduite bien à sa portée, c'est la quantité journalière des évacuations. Tout individu sain et arrivé à l'âge de maturité, qui a des garde-robes très abondantes et répétées plusieurs fois par jour, fera bien d'observer son régime, et de réduire la quantité de ses aliments. Il est clair, d'ailleurs, que, lorsque survient le flux de ventre critique, qui peut se borner à une simple diarrhée éphémère, ou s'élever par toutes les nuances intermédiaires jusqu'au degré du *choléra-morbus* sporadique le plus intense... il faut opposer, de suite, la diète, le repos, les boissons aqueuses, à une indisposition dont on serait moins porté à se dissimuler les causes, si l'on avait moins d'indulgence pour ses propres faiblesses. Si l'on néglige d'aussi simples règles de prudence, on s'expose tôt ou tard à voir le *bénéfice de la nature* se transformer en maladies aiguës ou chroniques, plus ou moins graves, et qui ne manqueront pas de laisser des traces après elles. .

BENJOIN, Benzoin. *Asa dulcis.* Ce nom a été donné à un baume solide dont l'origine a été bien longtemps inconnue, comme celle de la plupart des résines qui nous viennent de pays éloignés. Maintenant il est certain que cette résine est fournie par le *styrax benzoin*, arbre qui croît à Sumatra, dans les plaines, le long des rivières ; lorsqu'il a cinq ou six ans, on obtient, pendant douze ans, trois livres, par an, d'un suc, d'abord liquide, mais qui se concrète ensuite. Au bout de ce temps, l'arbre étant épuisé, on l'arrache. Le benjoin se présente sous la forme de masses à cassure plus ou moins brillante, parsemées de parties blanches, semblables à des amandes qui y auraient été incrustées ; d'une odeur des plus agréables, qui se développe surtout lorsqu'on les brûle, et qui est due à un acide particulier, appelé l'acide benzoïque. L'odeur suave et douce du benjoin en fait une des substances les plus employées en parfumerie ; il entre dans la composition des pastilles du sérail, du lait virginal, et de presque tous les clous ou pastilles dont on fait des fumigations. En médecine son emploi est assez borné, cependant on a conseillé de faire respirer

la vapeur blanche que produit le benjoin, lorsqu'on le brûle, aux personnes affectées d'asthme, de catarrhe, etc. Dans la première de ces maladies, on donne aussi l'acide benzoïque en poudre, à la dose de deux grains par jour.

BERLUE. On donne ce nom à certains troubles, à certaines illusions du sens de la vue, dont la cause n'est pas toujours facile à découvrir, et qui donnent la sensation de points noirs, de toiles d'araignées, de flocons de laine, de points lumineux, d'insectes qui voltigent au devant de l'œil. Si ces illusions n'existent que d'un seul côté, elles sont presque toujours dues à quelque altération matérielle, à quelque maladie commençante de l'une des parties constituantes du globe de l'œil, appréciable à l'examen du chirurgien. Si elles existent des deux côtés à la fois et surviennent brusquement, on peut quelquefois les rapporter à une affection nerveuse, à une congestion vers le cerveau, à un embarras des premières voies, etc. Lorsqu'elles sont passagères, et disparaissent par intervalles, il faut peu s'en inquiéter ; mais il sera toujours prudent de se soumettre à l'examen d'un homme de l'art, qui pourra seul dissiper des craintes mal fondées, ou donner des conseils salutaires. Là, comme dans les autres altérations des sens, il faudra surtout bien se garder des recettes des charlatans, qui appliquent, sans aucune espèce de discernement, à une foule d'affections différentes, et souvent même sans qu'il y ait besoin d'aucun remède, des collyres, des pommades et autres topiques, tantôt inutiles et tantôt nuisibles.

BESOIN. (*Voy.* Faim.)

BETTERAVE , Bette, Poirée. On désigne sous ces trois noms une plante de la famille des Chenopodées que Linnée appela *beta vulgaris ;* son importance s'est toujours accrue depuis les temps les plus anciens, et elle est appelée à faire une révolution complète dans tout ce qui tient à la production et au commerce du sucre.

Il existe deux variétés de betterave : la première est la *poirée.* Cette plante dont les racines sont ramifiées, dures, peu volumineuses, n'est cultivée que pour ses feuilles, que l'on mange cuites comme des épinards, mêlées à de l'oseille, pour corriger leur fadeur. Elles servent encore au pansement des vésicatoires ; en effet, tous les papiers, imaginés par les pharmaciens, n'ont pas encore pu remplacer ces feuilles, que leur consistance molle, leur surface unie et fraîche, rendent éminemment propres à être mises en contact avec une surface dépourvue d'épiderme. Il est bon de découper, vers l'extrémité de la feuille, la portion la plus mince, et d'aplatir les nervures ou côtes saillantes, soit avec un fer chaud, soit simplement avec le manche d'un couteau, ou un petit maillet. Les feuilles de poirée bouillies peuvent aussi être employées, comme cataplasmes, dans les cas qui nécessitent leur emploi.

La seconde variété, c'est la *betterave proprement dite*, dont la racine, toujours fort grosse, acquiert quelquefois des dimensions énormes, et pèse jusqu'à vingt ou trente livres. Tantôt cette racine est rouge, et alors elle est employée comme aliment dans la salade confite au vinaigre, etc. ; cette espèce de betterave contient peu de sucre ; ce sont trois sous-variétés, la jaune à chair blanche, la rose à chair blanche, et la blanche de Sibérie, qui se disputent la prééminence sous ce point de vue, et sont l'objet des expériences des fabricants de sucre indigène. On doit à Achard, de Berlin, le procédé pour extraire le sucre de la betterave, et à Chaptal la création des fabriques, dont le nombre s'est multiplié ensuite d'une manière si prodigieuse ; la betterave fournit environ six pour cent de sucre, et les chimistes pensent qu'on pourrait en obtenir jusqu'à dix. Sa culture est beaucoup moins chanceuse que celle de la canne à sucre, et moins dispendieuse, au point que, dans l'île de Cuba, on arrache les plantations de canne pour les remplacer par des betteraves. Les feuilles de cette plante sont une excellente nourriture pour les bestiaux, et l'on peut en faire jusqu'à deux ou trois cueillettes par an. La betterave peut donner des produits satisfaisants sur des sols très divers, même sur ceux dans lesquels le sable ou l'argile prédomine beaucoup,

pourvu qu'ils soient fortement imprégnés de sucs nutritifs, ou qu'ils aient été abondamment fumés ; le terrain argileux assure même davantage sa réussite dans les étés secs et brûlants. Les variétés à racine sortant de terre conviennent mieux que les autres à cette espèce de sol, de même qu'à ceux dont la profondeur est peu considérable.

BEURRE. Matière grasse, fusible, provenant du lait des animaux. Chacun sait qu'il suffit d'abandonner le lait à lui-même, pour que le beurre vienne former une couche à sa surface ; mais cette couche, connue sous le nom de crème, n'est pas uniquement formée par du beurre, parce que la séparation n'est jamais parfaite ; elle contient toujours quelques-uns des autres éléments du lait, de même que le lait lui-même retient aussi de la substance butyreuse. (*Voy.* LAIT.) Pour obtenir la séparation complète, on a recours au battage, c'est-à-dire, qu'on agite pendant très longtemps le lait avec un instrument appelé baratte. L'effet de cette agitation prolongée est de réunir, d'agglomérer toutes les molécules de beurre qui sont suspendues dans le lait, et d'en faire une masse unique. Le beurre ainsi obtenu contient encore un peu de matière caséeuse (fromage), dont on cherche à le débarrasser par des lavages. Comme on obtient beaucoup plus de beurre en été qu'en hiver, il est fort essentiel de savoir les moyens de le conserver pour la froide saison ; le procédé le plus simple consiste à le laver avec soin, et à le tasser, sans le fondre, dans des pots que l'on remplit entièrement ; on recouvre le beurre, avec un linge fin, qui reçoit une couche de sel ; le tout est placé dans un lieu frais. La matière caséeuse qui reste dans le beurre, malgré les soins que l'on peut avoir apportés au lavage, s'altère bientôt, et communique au beurre une saveur et une odeur désagréables ; sous son influence, le beurre lui-même rancit et s'altère. La préparation du beurre fondu a pour objet de le priver entièrement de la matière caséeuse et de l'eau qu'il pourrait retenir. On tient le beurre en fusion assez longtemps pour que ces matières se déposent ; on le coule ensuite dans des pots que l'on conserve au frais; quand l'opération a été bien faite à la température de quarante degrés seulement, le beurre se garde bien, et il est très bon ; mais il a perdu l'arome agréable qui fait le principal mérite du beurre frais. Un autre moyen de conserver le beurre, c'est la salure ; l'opération est simple : elle consiste à mélanger le beurre bien lavé, avec du sel, et à le renfermer dans des pots que l'on conserve dans un lieu dont la température soit la plus basse possible. En Angleterre on se sert, pour la préparation du beurre salé, d'un mélange qui réussit très bien et laisse au beurre une saveur agréable : pour chaque livre, on emploie une once d'un mélange fait avec une partie de sucre, une partie de nitrate de potasse, et deux parties de sel marin.

Le beurre est tantôt blanc, tantôt coloré; mais on le colore le plus souvent artificiellement avec du suc de carottes, du safran, des baies d'alkekenge (*physalis alkekengi*), des baies d'asperges, etc.

Le beurre n'était pas un aliment chez les Grecs ni chez les Romains : ils ne s'entendaient pas à l'obtenir avec toute sa consistance et toutes ses qualités, et ne l'employaient que comme substance onctueuse ou médicinale, quoiqu'ils eussent l'exemple des Thraces et des Germains, qui le mangeaient. Dans le moyen âge, l'usage du beurre était fort commun, et quelquefois les évêques le permettaient pendant le carême, lorsque l'huile était trop chère ; témoin la *tour du Beurre* à Rouen, qui fut construite au moyen des sommes que Georges d'Amboise, archevêque de cette ville, en 1500, obtint des fidèles en leur accordant cette permission.

Le beurre frais est un aliment fort sain, un peu relâchant ; il ne convient pas aux enfants, aux convalescents, aux personnes d'une faible constitution et sujettes au dévoiement. On l'emploie à l'extérieur, dans les cas de gerçures, d'écorchures, de plaies superficielles; il est bon de recouvrir les parties dénudées avec un linge enduit d'une couche *très mince* de beurre *très* frais, que l'on aura soin de renouveler souvent; sans cela, il s'introduit dans la plaie, y rancit, et acquiert alors des qualités irritantes; aussi ce genre de pansement exige-t-il

une propreté minutieuse; on doit enlever avec un linge, ou le dos d'un couteau, la couche qui se forme autour de la plaie, et laver la surface dénudée, soit avec de l'eau pure, soit avec de l'eau à laquelle on ajoute un peu de potasse. Les usages culinaires du beurre sont bien connus; observons seulement que, lorsqu'il est rance, il facilite singulièrement la formation du vert-de-gris, et d'oxyde de plomb, dans les casseroles, et peut ainsi devenir une cause d'empoisonnement.

BEURRE DE CACAO. Huile fine, concrète, que l'on retire, par expression, ou par ébullition dans l'eau, des amandes du cacaoyer ou cacaotier, *theobroma cacao*, de la famille des malvacées, petit arbre de l'Amérique méridionale, que l'on cultive aussi dans les Antilles.

Le cacao caraque, bien plus estimé que celui des îles, contient cependant moins de beurre que ce dernier; cela tient au terrage que l'on fait subir au cacao caraque.

Le beurre de cacao est plus consistant que le suif; il est blanc, très légèrement jaunâtre; il a une saveur douce et n'a point d'odeur.

Le beurre de cacao est béchique; il entre dans la composition de la marmelade de Tronchin; on s'en sert aussi à l'extérieur, contre les crevasses au sein, contre les gerçures de la peau, contre les brûlures; il entre dans plusieurs pommades cosmétiques, dans des suppositoires dont on se sert pour exciter la défécation chez les enfants, pour calmer l'irritation ou le prurit de l'anus, les douleurs hémorrhoïdales, et pour prévenir ou adoucir, chez les personnes qui montent souvent à cheval, l'irritation du siége, etc.

Pour tous ces usages, on ne peut trop recommander l'extrême fraîcheur du beurre de cacao. La rancidité de cette huile fine, qu'on reconnaît facilement au goût et à l'odorat, transforme en excitant un médicament qui, à l'état récent, est émollient et adoucissant.

BIÈRE. La bière est un liquide rafraîchissant, tonique, nourrissant et diurétique, formé en général par la fermentation de l'orge germé et torréfié, avec addition de houblon, de buis, et d'autres substances amères et aromatiques. Cette liqueur constitue, comme on sait, la boisson habituelle des Hollandais, des Anglais, des Allemands, et, en général, des peuples du Nord, surtout de ceux qui habitent des contrées froides et humides. Elle contient de l'acide carbonique, de l'alcool, du sucre, des principes amers, une substance végéto-animale, etc., et varie d'ailleurs beaucoup dans sa composition et dans ses effets, suivant les espèces.

Ces dernières se rapportent à deux groupes principaux, savoir : les bières faibles et les bières fortes, qui ont des qualités fort différentes : les premières, plus acides et moins chargées d'alcool, varient du degré le plus faible (bière de Paris), où elles sont légères, rafraîchissantes, diurétiques et légèrement laxatives, jusqu'au degré le plus fort (*ale* de Londres), où elles sont plus mousseuses, plus excitantes et plus enivrantes.

Les secondes (*faro* de Bruxelles, *porter* de Londres), plus riches en principes extractifs et en alcool, sont toniques, nourrissantes, enivrantes, et se rapprochent davantage de la composition des vins forts.

On pourrait encore admettre des espèces intermédiaires qui, présentant des nuances diverses de composition et de concentration, se conservent mieux que les bières faibles, et ne sont pas aussi excitantes que les bières fortes.

La petite bière est une boisson très convenable en été, quand elle est prise en quantité modérée; prise très froide, et peu de temps après le repas, chez les gens qui n'en ont pas l'habitude, et dont l'estomac est délicat, elle peut déterminer des accidents d'indigestion.

Ses qualités diurétiques et rafraîchissantes la font rechercher par les goutteux, les rhumatisants, les personnes atteintes de maladie des voies urinaires. *Sydenham* en faisait le plus grand cas, et s'en servait pour lui-même d'une manière habituelle. Les écrivains les plus récents ont confirmé, par de nouvelles expériences, l'utilité de cette boisson dans la gravelle. Dans beaucoup de cas où l'estomac est mal disposé, surtout quand le ventre est habituellement resserré, la bière légère est la meilleure boisson que l'on puisse conseiller. Elle réussit fort bien dans l'état nauséeux qui accompagne souvent les commencements de la grossesse, chez les individus bilieux et d'une constitution ferme et resserrée, chez les gens sanguins et pléthoriques, dans tous les cas où il y a de l'avantage à donner une boisson peu nourrissante, rafraîchissante et légèrement laxative et diurétique; elle convient peu, au contraire, aux personnes maigres, nerveuses, délicates, et dont les entrailles sont susceptibles.

Les bières fortes, peu usitées dans nos pays, ne sont guère employées qu'aux repas, et comme succédanées du vin, qui, sans contredit, leur est infiniment préférable; elles demandent un peu d'habitude, et causeraient facilement l'ivresse et l'indigestion, si l'on en prenait outre mesure.

La *levure de bière* est assez souvent employée à l'extérieur; elle jouit de propriétés stimulantes, qui la rendent très propre à entrer dans la composition des cataplasmes résolutifs ou maturatifs que l'on applique sur les *abcès froids* (*voy.* ce mot), sur les engorgements glanduleux non inflammatoires du cou, du sein, etc.

Les bières rendues médicamenteuses par l'addition de la rhubarbe (*purgatives*), du *quinquina* (*toniques*), du raifort, de la centaurée, de l'absinthe (*anti-scorbutiques*), ont toujours été peu employées en France, mais sont encore en usage dans les pays où la bière sert de boisson habituelle. Nous ne faisons que les indiquer ici, puisqu'elles rentrent dans le domaine de la pharmacie.

Les bières *sapinettes*, usitées chez quelques peuples de l'Amérique septentrionale, et employées par quelques équipages anglais, comme préservatives du scorbut et de la fièvre jaune, rentreraient pour nous aussi dans la classe des médicaments, mais sont à peu près inconnues dans nos climats.

BILE. La bile est un liquide épais, d'un jaune verdâtre, amer au goût, considéré en dernière analyse, par les savants, comme une sorte de savon à base de soude, que fournit le foie, organe glanduleux, situé dans la partie supérieure et latérale droite de la cavité du ventre. Une petite poche pyriforme, annexée à cet organe, sert de réservoir à la bile, qui, en y séjournant, devient plus foncée et plus épaisse, laisse même quelquefois déposer de petites pierres ou calculs (*voy.* ce mot) qui peuvent devenir l'occasion d'accidents divers, groupés sous le nom générique de *colique biliaire* ou hépatique. Ces concrétions sont ordinairement formées par de la bile épaissie et durcie, par une matière grasse particulière, connue des chimistes sous le nom de *cholestérine* ou adipocire.

La bile est destinée à jouer un rôle assez important dans la digestion. Lorsqu'elle ne parvient plus dans les intestins, soit que la sécrétion soit suspendue, soit que quelque obstacle vital ou mécanique arrête son cours, comme dans la colique hépatique, la jaunisse, etc., les selles deviennent rares, difficiles, et les matières des garde-robes sont décolorées, blanchâtres, grisâtres comme de l'argile. Il est donc évident que, dans l'état naturel, la coloration de ces matières est due, en grande partie, à la présence de la bile, et que ce liquide jouit des qualités stimulantes propres à déterminer la contraction des intestins, et à favoriser l'expulsion des matières excrémentitielles.

Lors du règne de la médecine humorale, la bile se trouvait pour une grande part dans les explications que les médecins, et, d'après eux, le vulgaire donnaient des maladies les plus communes. La bile répandue ou passée dans le sang (*voy.* le mot JAUNISSE), la bile surabondante ou plénitude de bile (*voy.* le mot EMBARRAS GASTRIQUE), les débordements de bile (*voy.* les mots CHOLÉRA, DIARRHÉE), les fièvres bilieuses (*voy.* le mot FIÈVRE), etc., se rencontraient à chaque instant dans le langage usuel.

Aujourd'hui, à juste titre, on est beaucoup plus sobre de pareilles explications, mais il n'en reste pas moins constant que la bile entre comme élément dans plusieurs affections qui ne sont pas rares, et que nous aurons occasion d'étudier en leur lieu.

On donne le nom de *bilieux* aux sujets dont la peau est brune, les cheveux noirs, la constitution sèche, le ventre habituellement resserré, et qui sont facilement affectés d'*amertume* à la bouche (*voy.* ce mot), de dégoût pour les aliments, de rapports, et de régurgitations bilieuses. Un régime sobre et doux, un exercice convenable, l'usage des boissons délayantes et acidules, telles que le petit-lait, l'orangeade, la limonade; les bains fréquents, l'usage, au printemps, des végétaux frais, et notamment des *sucs d'herbes* (*voy.* ce mot), sont fort utiles en pareil cas.

Souvent, dans l'état d'indisposition ou de maladie, les purgatifs salins, tels que l'eau de sedlitz, par exemple, produisent de bons effets chez ces mêmes individus; mais il faut prendre garde, soit dans l'état de santé, soit dans l'état de maladie, de confondre un état bien réellement bilieux, avec les surcharges produites par les écarts de régime ou les irritations et les inflammations des voies digestives, ce qui n'est que trop commun dans le monde. Pour établir d'ailleurs un pareil *diagnostic* (ou un jugement sur ces sortes de différences), il ne faut rien moins que les lumières d'un médecin habile, et dégagé de tout esprit de système.

C'est donc une grande imprudence aux gens du monde, de prétendre juger par eux-mêmes la nature prétendue *bilieuse* des incommodités qu'ils éprouvent, ou de s'en rapporter en aveugles à des remèdes, et à des recettes de charlatans, pour combattre ces incommodités; ils courent le risque de tomber dans de graves erreurs, et d'appliquer à contre-temps les *vomitifs* et les *purgatifs* qui font ordinairement la base de ces prétendus secrets propres à fortifier l'estomac, à chasser les glaires, à évacuer la bile, etc., etc.

De même, il ne faut pas que les personnes sujettes aux débordements de bile, se fient trop complaisamment à ce *bénéfice de la nature* (*voy.* ce dernier mot), et s'autorisent ainsi à négliger un avertissement salutaire, ou à continuer de se livrer à des habitudes qui ne sont pas sans inconvénients. Il y a peu de temps encore, j'ai vu périr presque subitement, et, pour ainsi dire, au milieu des joies et des festins auxquels il se livrait imprudemment, un vieillard assez robuste, qui avait négligé pendant plusieurs jours un dévoiement qu'il n'avait voulu considérer que comme une évacuation de bile salutaire.

BISCUIT. Les petites pâtisseries de ce nom, faites avec des œufs, de la farine et du sucre, auxquels on ajoute un aromate tel que la vanille ou la fleur d'oranger, passent à tort dans le monde pour un mets léger et de facile digestion. Une petite tranche mince de pain bien levé et bien cuit serait bien préférable, sous ce rapport, pour les femmes, les convalescents, les vieillards, auxquels on donne volontiers, comme léger restaurant, un biscuit trempé dans du vin vieux. Les biscuits ne sont point du tout un aliment convenable aux enfants; ils sont également nuisibles à la fin d'un repas copieux où l'on a cependant l'habitude de les servir. Ce n'est pas qu'au premier abord leur composition ne paraisse fort innocente, mais il faut remarquer que les blancs d'œufs battus et concrétés qui s'y trouvent, sont loin d'être, sous cette forme, faciles à digérer. Il y a, du reste, moins d'inconvénients à tremper un biscuit dans un peu de vin qui doit en favoriser la digestion, qu'à le manger avec de la crème, par exemple. J'ai vu une fois une assez grave indigestion, suivie d'accidents dyssentériques, causée par un déjeuner fait avec du lait et de gros biscuits.

Le biscuit des marins est, comme on sait, fort différent de la pâtisserie de nos villes; quand il est frais et bien conservé, c'est un aliment qui se digère assez bien, surtout quand on y joint quelque peu de liqueur stimulante, un peu d'eau-de-vie, par exemple.

On prépare en pharmacie, pour les enfants et pour les personnes d'un goût difficile, des biscuits rendus *purgatifs* par l'addition du jalap, des biscuits *vermifuges* où entre le *semen-contra*, etc.

Un médecin de Paris a proposé, à l'Académie, des biscuits *mercuriels* dans lesquels il a prétendu rendre le sublimé innocent et cependant curatif, au moyen de sa combinaison avec l'albumine ou blanc d'œuf, qui en ferait une sorte de sel intermédiaire au sublimé corrosif et au calomel, et cependant soluble. L'Académie, un peu légèrement peut-être, a accordé à l'auteur une récompense, qui est devenue l'objet d'une spéculation mercantile... Triste exemple de la moralité du jour!

BLANC DE BALEINE. *Sperma ceti.* Cette substance grasse, qui participe du suif et de la cire, se trouve dans une cavité qui sépare le cerveau du crâne chez le cachalot (*physeter macrocephalus*), un des cétacés les plus monstrueux qui habitent l'Océan, et chez lequel la tête forme le tiers du corps. Dans l'animal vivant, cette substance est liquide; plus tard elle se concrète et se montre en masses blanches, onctueuses au toucher, solubles dans les huiles et l'éther. Autrefois, cette substance était usitée à l'intérieur; maintenant elle entre seulement dans la composition de diverses pommades et de quelques emplâtres. On en fait des bougies fort belles par leur transparence, mais qui ont l'inconvénient de couler beaucoup.

BLANC DE FARD. (*Voy.* ce dernier mot.)

BLANC-MANGER. On désigne sous ce nom une gelée de corne de cerf émulsionnée, très convenable comme aliment léger et adoucissant, dans les affections de poitrine, et dans les irritations de bas-ventre. Elle se prépare de la manière suivante :

Prenez : Gelée de corne de cerf, quatre onces.

Amandes douces blanches, une demi-once.

Sucre, deux gros.

Eau de fleur d'oranger, un gros.

Faites une sorte d'émulsion avec la gelée encore chaude, les amandes douces, le sucre et l'eau de fleur d'oranger, dans un mortier de marbre chauffé par l'eau bouillante.

Coulez à travers un blanchet, dans un pot contenant quelques gouttes d'essence (*alcoolat*) de citron.

BLESSURE. En chirurgie, on entend, par ce mot, toute solution de continuité des parties molles. Dans cette acception il est synonyme du mot *plaie;* celui-ci étant plus usuel, nous y renvoyons pour tout ce qui a rapport à l'histoire des solutions de continuité. Mais en médecine légale le mot *blessure* a une signification plus large : il s'applique à toutes les lésions produites par une violence extérieure ; et dans ce cadre viennent se ranger les brûlures, les contusions, les entorses, les fractures, les luxations et les plaies proprement dites. Nous croyons devoir ici dire quelques mots de cette partie de l'histoire des blessures.

Dans toutes les législations, on a cherché à prévenir l'atteinte que portent à la société et à la sûreté individuelle les blessures ou les actes de violence que les hommes commettent envers leurs semblables. La pénalité a nécessairement beaucoup varié : et ce point, qui, dans notre Code pénal, occupe une place importante, mérite de fixer un instant notre attention.

Le procureur du roi est chargé, par l'article 22 du Code d'instruction criminelle, de la recherche et de la poursuite des délits de cette espèce : le plus souvent la partie lésée sollicite elle-même devant les tribunaux des dédommagements pour le tort qui lui a été causé. Dans ces deux cas le médecin est appelé pour constater le délit, en apprécier la gravité, en déterminer les résultats.

Législation relative aux blessures
en général.

L'article 309 du Code pénal est ainsi conçu : Sera puni de la réclusion tout individu qui, volontairement, aura fait des blessures ou porté des coups, s'il est résulté de ces actes de violence une maladie ou incapacité de travail personnel de vingt jours. Si les coups portés ou les blessures faites volontairement, mais sans intention de donner la mort, l'ont pourtant occasionnée, le coupable sera puni de la peine des travaux forcés à temps.

Article 310. Lorsqu'il y aura eu préméditation ou guet-apens, la peine sera, si la mort s'en est suivie, celle des travaux forcés à perpétuité, et, si la mort ne s'en est pas suivie, celle des travaux forcés à temps.

Article 311. Lorsque les blessures ou les coups n'auront occasionné aucune maladie ou incapacité de travail personnel de l'espèce mentionnée en l'art. 309, le coupable sera puni d'un emprisonnement de six jours à deux ans, et d'une amende de seize francs à deux cents fr., ou de l'une de ces deux peines seulement. S'il y a eu préméditation ou guet-apens, l'emprisonnement sera de deux ans à cinq ans, et l'amende de cinquante à deux cents francs.

Article 316. Toute personne coupable du crime de castration subira la peine des travaux forcés à perpétuité. Si la mort en est résultée avant l'expiration des quarante jours qui auront suivi le crime, le coupable subira la peine de mort.

Article 319. Quiconque par maladresse, imprudence, inattention, négligence ou inobservation des règlements, aura commis involontairement un homicide ou en aura été cause involontairement, sera puni d'un emprisonnement de trois mois à deux ans, et d'une amende de cinquante à six cents francs.

Article 320. S'il n'est résulté du défaut d'adresse ou de précaution que des blessures ou coups, l'emprisonnement sera de six jours à deux mois, et l'amende sera de seize à cent francs.

Il résulte évidemment de ces articles que la loi a cherché à proportionner les peines à la gravité des blessures et en même temps à l'intention de celui qui les a faites; aussi a-t-elle distingué les blessures volontaires sans préméditation, les blessures volontaires avec préméditation, et les blessures involontaires causées par défaut d'adresse ou de précaution. Cependant, tous les jurisconsultes et médecins légistes ont signalé la sévérité trop grande de l'article 309. Et l'expérience démontre que le plus souvent les jurés acquittent contre leur conviction, dans la crainte d'infliger une peine hors de proportion avec le délit. Il est certaines blessures, en effet, de nature à guérir promptement, et dont pourtant la guérison se fait attendre longtemps, soit à cause d'une mauvaise disposition du blessé, soit à cause d'un état défavorable de l'atmosphère, soit à cause du défaut de soins, ou de la direction vicieuse qu'on leur donne. N'a-t-on pas vu des blessés chercher, par des manœuvres imprudentes, à éloigner leur guérison, dans l'espoir d'obtenir des dédommagements plus considérables? l'esprit de vengeance ne peut-il pas porter à mettre en œuvre le même subterfuge? et cependant, l'agresseur peut-il être passible du retard qu'éprouve la guérison? Ce sont là des faits que l'observation journalière nous met à même de reconnaître. Une autre considération mérite également notre attention. Le courage du blessé n'apporte-t-il pas une grande différence dans la durée de l'interruption de travail, d'après laquelle la loi apprécie la gravité de la blessure? Telle violence qui ne retient que pendant peu de jours un individu courageux, ne fait-elle pas rester pendant longtemps au lit un sujet pusillanime? L'individu plein de courage ne se hâtera-t-il pas de reprendre ses travaux, après une blessure qui ne le fera peut-être périr que plus de vingt jours après, comme cela peut arriver, par exemple, à la suite de coups sur la tête? Des mois ne s'écoulent-ils pas quelquefois entre la mort et le moment de la blessure? Ces cas peuvent donner lieu à de graves contestations, dans lesquelles le médecin est toujours appelé à donner son avis sur le danger plus ou moins grand de la blessure, et à décider si la mort en est la suite nécessaire, ou si elle ne serait pas due plutôt à une autre maladie. La plupart des auteurs de médecine légale ont cherché à classer les blessures d'après leur gravité. Mais il y a trop d'éléments d'incertitude dans la question, pour pouvoir la résoudre. Aussi, pensons-nous que la proposition de Stoll, savoir, *que le danger des blessures ne peut être jugé qu'individuellement*, est la seule admissible.

Il ne peut entrer dans le but de cet ouvrage d'exposer les règles à suivre pour résoudre les problèmes posés par la justice au sujet des blessures. Souvent ces questions sont épineuses et exigent pour leur solution beaucoup de tact et de finesse. Les médecins seuls étant appelés devant les tribunaux pour décider ces points de médecine légale, nous ne devons point entrer dans les détails. Les généralités que nous venons d'exposer suffiront pour donner une légère idée des difficultés qui peuvent se présenter dans la solution des questions relatives aux blessures, sous le rapport médico-légal. Du reste, c'est toujours en s'appuyant sur les connaissances chirurgicales qu'on peut y parvenir. (*Voy.* PLAIE.)

BLEU EN LIQUEUR. Bleu de composition. Cette liqueur d'une très belle couleur indigo, d'une saveur acide des plus intenses, est de *l'acide sulfurique* (ou vitriol), qui tient en dissolution de *l'indigo*. C'est un poison énergique. (*Voy.* EMPOISONNEMENT par les acides.)

On emploie le bleu en liqueur en teinture. On s'en sert aussi, en économie domestique (mais à dose minime dans une très grande quantité d'eau), pour passer *au bleu* le linge qui a été blanchi.

A l'occasion de cet usage si fréquent dans les ménages, nous ne saurions trop recommander les précautions suivantes: Il est indispensable de tenir cette liqueur dans un vase de forme particulière, afin d'éviter toute méprise. Il est plus important encore de renfermer soigneusement le bleu en liqueur, de peur qu'il ne tombe entre les mains d'enfants, qui, en jouant, par gourmandise ou par curiosité, pourraient avaler cette liqueur empoisonnée.

BOIS-SAIN, ou Bois Gentil. (*Voy.* Garou.)

BOIS-SAINT. (*Voy.* Gaiac.)

BOISSON. Jetons d'abord un coup d'œil sur ce qu'on entend, en général, par boisson, et sur les diverses espèces les plus usitées, en prenant pour guide le travail de MM. Hallé et Nysten (*Dictionnaire des Sciences médicales*).

On désigne sous le nom de boisson tout liquide qu'on introduit dans les voies digestives pour réparer les parties fluides de notre corps; nous y avons recours pour calmer la sensation de la soif, pour favoriser la dissolution des aliments solides pendant le repas; elles peuvent même être utiles comme aliments; nous les employons comme assaisonnements, c'est-à-dire, comme excitants des organes digestifs; enfin comme excitants de toute l'économie. Relativement à la thérapeutique, on doit les considérer comme des moyens de tempérer la soif dans certaines fièvres, ou comme des délayants nécessaires dans l'épaississement des sécrétions muqueuses, et propres à favoriser les autres évacuations, particulièrement celles des urines et de la transpiration, ou enfin comme des médicaments plus ou moins efficaces, auxquels on a donné la forme liquide.

Les boissons diffèrent entre elles, relativement aux substances qui y sont dissoutes, et qui les rendent rafraîchissantes, adoucissantes, excitantes, toniques, plus ou moins nutritives, etc.

1° *De l'eau.* C'est la plus simple et la plus essentielle des boissons, et ce n'est même qu'en proportion de ce qu'en contiennent les aliments qu'on peut se dispenser de recourir à son usage. Pour être salubres, les eaux potables doivent réunir les trois conditions suivantes : contenir de l'air atmosphérique en dissolution ; contenir le moins possible de sulfate de chaux ; ne point contenir de matières animales ou végétales corrompues.

2° *Sucs aqueux des végétaux et des animaux.* Les premiers sont de deux genres, les uns acidules, les autres sucrés : ils sont, en général, rafraîchissants et laxatifs ; les seconds constituent ce qu'on nomme *bouillon.* (*Voy.* ce dernier mot.) Leurs propriétés diverses seront d'ailleurs étudiées aux mots PETIT-LAIT, SUCS D'HERBES et TISANES.

3° *Infusions et mélanges dans l'eau.* Thé, café, chocolat, etc. ; ce dernier, le plus nutritif de tous, est essentiellement composé d'une fécule, d'une matière grasse très abondante, et d'une assez grande quantité de sucre que l'on fait entrer dans la pâte, à laquelle on ajoute aussi un aromate. C'est un aliment tonique et restaurant. (*Voy.* l'article ALIMENT.) Les autres seront indiqués aux mots qui les désignent chacun en particulier.

4° *Liqueurs fermentées.* Vins, bière, cidre, poiré. Le vin de raisin peut, en général, être regardé comme un composé d'alcool, de matière sucrée, d'acide malique, d'acide tartarique, de tartrate acidule de potasse, d'acide acétique, d'une matière colorante extractive, plus ou moins amère et en partie résineuse, et quelquefois d'une partie aromatique.

Quand on les met en bouteille avant que la fermentation ne soit achevée, ils contiennent en outre de l'acide carbonique qui les rend mousseux. Les différences que présentent les vins dans leurs qualités et dans leurs effets sur l'économie animale, dépendent des proportions de leurs principes immédiats, et principalement de celles de l'alcool, du mucoso-sucré, de la matière colorante extractive, du tartre et des acides qu'ils contiennent. (*Voy.* le mot VIN.) La bière, produit de la fermentation de l'orge, qu'on a fait germer pour y développer un principe sucré et torréfié, pour lui donner de l'amertume et de la couleur, rendue aromatique par l'addition de houblon ou d'autres plantes, contient, outre l'alcool, un peu de matière sucrée, de l'acide acétique, un extrait amer et aromatique, un principe légèrement empyreumatique, de la fécule, et une matière végéto-animale très abondante, qui paraît être du ferment. (*Voy.* le mot BIÈRE.) Le cidre et le poiré contiennent plus de matière sucrée que la bière, beaucoup d'acide malique, de l'acide acétique, et point de tartre. Le poiré est plus acide, un peu plus alcoolique, et moins sucré que le cidre.

5° *Liqueurs alcooliques* et infusions dans ces liqueurs. Eau-de-vie, produit de la distillation du vin ; kirchwasser, eau-de-vie de cerises ; rhum ou tafia, produit de la distillation de la mélasse du sucre de canne fermentée ; rack ou eau-de-vie de grains ; ratafia, ou infusions aromatiques faites dans l'alcool et sucrées. Toutes ces liqueurs, communément dites liqueurs de table, sont stimulantes et d'un usage habituel dangereux ; il en sera parlé au mot LIQUEURS.

Vu les nombreux renvois que comporte cet article, nous n'avons ici à parler que d'une manière générale des boissons considérées comme propres à étancher la soif, à favoriser la dissolution des aliments, à servir d'intermède et de délassements à nos soirées et à nos réunions. Tout ce qui a trait aux boissons considérées relativement à leurs usages dans l'état de maladie, sera plus particulièrement signalé au mot TISANE, et se trouvera d'ailleurs indiqué en plusieurs endroits de ce dictionnaire, à l'occasion de chaque substance étudiée à part, comme, par exemple, pour les mots AMERS, ABSINTHE, EAU, LIMONADE, etc.

Comme nous l'avons déjà fait pressentir au mot ABSTINENCE, et comme nous aurons occasion de le dire plus tard au mot SOIF, boire est le besoin le plus pressant, le plus impérieux, le plus indispensable à satisfaire. Plus d'une fois, soit dans l'état de santé, soit surtout dans l'état de maladie, la vie a pu être soutenue, pendant un temps fort long, par le seul usage des boissons et même des boissons presque purement *aqueuses*; jamais ou presque jamais on n'a pu, sans tomber dans les accidents les plus graves et les plus inévitablement mortels, supporter la privation de boisson, même pendant un temps fort court. (*Voy.* le mot ABSTINENCE.) Le tempérament et l'habitude modifient d'ailleurs d'une manière bien puissante le besoin et la faculté de boire. En général, les personnes vives, irritables, nerveuses, boivent plus abondamment que d'autres, et, parmi les sujets ainsi prédisposés, il en est qui font un véritable abus des boissons, abus qui n'a pas d'ailleurs de très grands inconvénients quand la digestion n'en est pas troublée, et tant qu'il ne s'agit que de boissons aqueuses et inoffensives. J'ai connu ainsi une petite fille rachitique, nerveuse et maladive, qui avait peu à peu acquis une telle habitude et un tel désir de boire, qu'elle s'en allait partout avalant toute l'eau qu'elle pouvait rencontrer sur son chemin, sans pouvoir résister à la tentation que lui faisait éprouver la vue du liquide. J'ai un ami, nerveux et actif, qui, chaque jour, sans exagération, consomme, tant à ses repas qu'à tous les autres instants du jour, plusieurs pintes d'eau froide, sans que sa santé en soit le moins du monde troublée; il éprouve même un véritable malaise lorsque les circonstances ne lui permettent pas de satisfaire ses goûts.

L'eau froide est bien la meilleure boisson que puisse prendre une personne bien portante, pour apaiser sa soif et favoriser la dissolution et la digestion des aliments. Les livres sont pleins d'exemples de gens qui ont joui d'une excellente santé, et qui ont prolongé leur carrière jusqu'à un âge très avancé, en ne buvant jamais que de l'eau. Dans l'état de maladie même, il est bien rare que l'eau froide puisse nuire, et il faut toujours en accorder aux malades qui en désirent, pourvu qu'ils soient d'ailleurs suffisamment couverts, et que la température de la chambre soit convenable; tout au plus doit-on mettre quelque réserve à cet égard, dans les cas de rhumes, de toux avec expectoration, de fièvres éruptives, d'affections où l'on cherche à provoquer la transpiration... encore peut-on en permettre de temps à autre quelques gorgées sans aucun inconvénient. Bien entendu, d'ailleurs, qu'il est nécessaire que l'eau ait alors les qualités potables que nous avons indiquées ci-dessus, et qu'on trouvera plus détaillées à l'article EAU.

Vous trouverez néanmoins dans le monde beaucoup de gens qui, sans être, à proprement parler, *hydrophobes*, ont cependant une véritable horreur de l'eau. L'eau est crue, elle échauffe, elle resserre, elle glace le sang, etc. Sans doute, il y a de l'imprudence, quand le corps est couvert de sueur, d'avaler brusquement un verre d'eau glacée... et encore, si l'on est bien couvert et renfermé dans un appartement chaud, on ne court pas grand risque. Mais, avoir une répugnance générale pour ce fluide que la nature a prodigué avec tant de prévoyance, c'est, pour ainsi dire, s'insurger contre les lois paternelles du Créateur de notre univers.

Non, il n'est pas vrai que l'eau engendre des crudités, qu'elle soit trop froide pour l'estomac, qu'elle resserre le ventre; cette dernière qualité (car ce ne serait tout au plus là qu'un *défaut* relatif, si c'était un défaut) annonce même ses vertus, puisqu'elle est une preuve de son action favorable dans la digestion; celle-ci étant d'autant plus parfaite, en général, qu'elle laisse moins de résidus excrémentitiels. Si donc l'eau échauffe ou resserre, comme on le dit vulgairement, c'est à la manière des œufs, du riz, et d'autres aliments d'une digestion facile qui ne laissent rien, ou presque rien, à rejeter hors de l'économie.

Mais comme, dans l'état de société, il est une foule d'exigences amenées par la pénurie ou par l'abondance, on conçoit que, chez les sujets qui se gorgent habituellement de mets copieux et délicats, comme chez ceux qui ont à digérer des mets grossiers et à suppléer, par une excitation factice, à une restauration insuffisante, il devient utile d'ajouter à l'eau des spiritueux, tels que l'eau-de-vie, le vin, la bière, etc., qui la rendent plus stimulante et plus restaurante; il y a d'ailleurs des constitutions faibles, des climats humides, des séjours privés de chaleur et de soleil, des professions énervantes qui nécessitent l'usage habituel des fortifiants et des spiritueux; aussi sommes-nous loin de blâmer les boissons usitées dans les contrées humides, dans les climats du Nord, dans les grandes villes, chez les citadins sédentaires, chez les femmes molles et leucorrhéiques, etc., l'eau rougie, et la bière un peu forte, quelques spiritueux aux repas, pourvu qu'on ait toujours soin d'éviter l'abus, qui, là comme ailleurs, est bien près de l'usage.

Un peu de jus de citron, de jus d'orange, de groseille, de cerise, ajouté à l'eau légèrement sucrée, la rendent plus propre à étancher la soif, hors le temps des repas. Une très petite quantité d'eau-de-vie ou de rhum peut aussi être employée avec avantage, surtout quand on marche et qu'on se fatigue par un temps chaud; un peu de vin ajouté à l'eau est encore préférable.

Les boissons chaudes, au contraire, désaltèrent mal, excitent momentanément l'estomac pour relâcher ensuite tous les tissus, et ne conviennent guère, comme boissons habituelles, que dans les lieux humides et frais, où la peau fait mal ses fonctions, et où il est avantageux, par conséquent, de pousser à la transpiration et aux urines. Les boissons tièdes sont, de toutes, les moins favorables à la digestion; aussi les emploie-t-on pour favoriser le vomissement.

Le thé, le punch (infusion de thé et de citron alcoolisée), dont notre goût imitateur a emprunté l'usage aux habitants des brouillards de la Tamise, sont loin d'être toujours exempts d'inconvénients. Les personnes sanguines, bilieuses, nerveuses, feront bien de s'en abstenir, ou d'en user rarement et modérément. Règle générale, ici comme ailleurs, *sobriété et tempérance*, tels sont les préceptes que donnent pour règles de conduite la morale et la religion, tels sont aussi les meilleurs conseils que puisse donner la médecine. Pourquoi faut-il, hélas! que nous soyons si souvent forcés de nous écrier avec le poète : *Nos canimus surdis !* Nous chantons pour des sourds!

BOL D'ARMÉNIE. A l'imitation des commères et des garde-malades, les charlatans s'emparent volontiers des vieilles recettes tombées en désuétude, pour en faire l'objet de leurs spéculations. C'est, en particulier, ce qui est arrivé de nos jours au *bol d'Arménie*, espèce d'argile ocreuse, rouge, qui, après avoir joui de quelque vogue, comme substance tonique et astringente, avait fini depuis longtemps par être abandonnée comme à peu près inerte. Que penser d'après cela d'un prétendu bol d'Arménie *dulcifié* (comme si déjà il n'était pas suffisamment *innocent* par lui-même), que de nombreuses affiches offrent à la foule crédule de la capitale, concurremment avec *un vin de salsepareille*, sans doute *dulcifié* aussi par les soins de l'inventeur ! Le tout au profit *des incurables*, et des gens atteints de maladies secrètes !...

BONNES. Patrie d'Henri IV. C'est un groupe de maisons situé dans la vallée d'*Ossan* (Hautes-Pyrénées). L'emplacement qu'il occupe est fort exigu et se compose d'une sorte d'excavation triangulaire, formée par une inégalité de la montagne. Il résulte de cette disposition qu'il n'y a pas d'horizon, pour ainsi dire, à l'est et à l'ouest, et que le vent du nord est le seul qui ait accès. Aussi l'air est-il pur et frais à Bonnes; et, moins que dans tout autre établissement des Pyrénées, l'atmosphère y est désagréablement humide, quoique les orages y soient assez fréquents. Sa hauteur au-dessus du niveau de la mer n'a pas été déterminée d'une façon exacte, à ma connaissance du moins, mais elle est au-dessus de celle de Saint-Sauveur qui ne va pas à quatre cents toises. Ces diverses circonstances réunies font donc que la température y est plus égale que partout ailleurs, dans la même chaîne de montagnes, Bagnère de Bigorre excepté pourtant.

Les eaux Bonnes doivent surtout leur réputation au célèbre médecin *Théophile Bordeu*, quoiqu'elles fussent beaucoup plus anciennement connues, puisque Henri d'Albret, père de Henri IV, y envoya les Béarnais blessés à la bataille de Pavie. Il y a quatre sources à Bonnes, dont la température varie depuis onze degrés Réaumur jusqu'à vingt-sept. Elles sont en général claires et limpides, grasses et onctueuses au toucher, et pétillent dans le vase qui les reçoit. Leur odeur sulfureuse peu prononcée ressemble bien plutôt à celle des œufs cuits qu'à celle des œufs couvés; leur saveur est douce et vineuse, mais suivie de l'amertume propre à l'hydrogène sulfuré; on s'y accoutume assez facilement néanmoins.

D'après l'analyse de M. Lonchamps, la plus récente et la plus estimée, ces eaux contiennent du sulfure de sodium, de la soude à l'état caustique, du sulfate de chaux, de la barégine (*voy.* BARÈGES), et de la silice dans une proportion qu'il n'a pas déterminée. Elles dégagent de plus une quantité de gaz hydrogène sulfuré, évaluée au sixième de leur volume.

Les eaux Bonnes jouissaient autrefois d'une grande renommée contre les plaies d'armes à feu, ce qui leur avait mérité le nom d'*eaux d'arquebusades*. Bordeu lui-même, dans ses lettres à madame de *Sobério*, les considère comme le meilleur vulnéraire connu; mais, de nos jours, Barèges leur a ravi cette sorte de spécialité (quoiqu'elles n'aient rien perdu de leur premier mérite), et avec raison, je pense, puisque les principes minéralisateurs de ces dernières eaux, les mêmes à peu près que dans celles de Bonnes, y sont en proportion beaucoup plus considérable. Celles-ci, au contraire, en raison de leur peu d'énergie, conviennent surtout aux sujets faibles, délicats et trop susceptibles pour supporter l'action des autres eaux thermales des Pyrénées. Leur effet principal est de stimuler particulièrement les poumons et de porter à l'expectoration; leur effet secondaire se dirige vers la peau, mais d'une façon assez peu active, pour ne déterminer le plus souvent qu'un état

haliteux et rarement de la sueur. Aussi le vrai triomphe de ces eaux est-il dans les affections de poitrine, telles que les vieux catarrhes pulmonaires, l'asthme humide, c'est-à-dire, avec expuition pituiteuse abondante, ainsi que cela se remarque chez les personnes lymphatiques et à chairs molles; mais surtout dans les phthisies pulmonaires et laryngées, dont presque toujours elles arrêtent les progrès, et qu'elles guériraient plus souvent si l'on ne différait pas trop le voyage. On conseille aussi les eaux Bonnes dans les maladies scrofuleuses, les difformités de la taille; mais alors celles de *Cauterets* (*voy.* ce mot) sont beaucoup plus efficaces lorsque les malades peuvent les supporter. Les affections de la peau et les rhumatismes guérissent mieux à Barèges qu'à Bonnes, à moins qu'il n'y ait trop de susceptibilité et de faiblesse chez le malade.

Ce n'est guère qu'en boisson que l'on prend les eaux Bonnes, le peu d'abondance des sources fait presque une nécessité de cette économie. Trop froides d'ailleurs pour l'usage des bains et des douches, il faut les réchauffer, ce qui favorise singulièrement leur décomposition déjà si prompte par la seule influence de l'air. C'est encore par la même raison presque une nécessité de boire à la source. La dose ordinaire est d'une pinte à deux, chaque jour, et souvent au-delà; mais je crois généralement que l'enthousiasme, si naturel d'un inspecteur pour ses eaux, et l'impatience des malades, portent ces derniers à boire beaucoup trop. On exporte une grande quantité d'eaux Bonnes; je pense que c'est à tort, et que celles de la Bonère (*voy.* BAGNÈRES DE BIGORRE) méritent de beaucoup la préférence dans ce cas.

Quoique la saison ouvre à Bonnes le 1er juin et finisse le 1er octobre, il n'y reste presque plus personne dans le mois de septembre.

BORDEAUX. (*Voy.* VINS.)

BOSSE. Les courbures et les déviations de l'épine, devenues aujourd'hui l'objet d'études et de soins spéciaux, seront indiquées au mot ORTHOPÉDIE, en sorte que nous n'avons pas ici à nous en occuper.

Mais on désigne encore vulgairement sous le nom de bosses, ces petites tumeurs, suites de coups et de chutes, formées par le sang infiltré ou épanché sous la peau, et qui surviennent facilement dans les lieux où les os sont immédiatement recouverts par les téguments, comme au front, au cuir chevelu, au coude, etc. Presque toujours ces bosses se dissipent d'elles-mèmes, en peu d'heures ou en peu de jours, et cette résolution *naturelle* est tout le secret des prétendues vertus dont les commères décorent une foule de recettes et de procédés qu'elles recommandent comme souverains en pareil cas.

La compression exercée au moyen d'un mouchoir et de compresses trempées dans de l'eau froide, de l'eau salée, de l'eau vinaigrée, de l'eau et de l'eau-de-vie, de l'eau blanchie par l'addition de l'extrait de Saturne, etc., favorise et accélère la disparition de la bosse.

Il peut arriver pourtant que celle-ci, surtout chez les personnes dont la peau est lâche, et dans le cas où la contusion a été violente, au lieu de se résoudre, persiste et même s'enflamme plus tard, et qu'il devienne nécessaire de donner ultérieurement issue au sang épanché, à l'aide d'une petite opération. Mais ce cas est fort rare, et rentre d'ailleurs dans les attributions de l'homme de l'art.

Quelques personnes s'effraient, lorsqu'à la suite de ce genre d'accident, éprouvé au front, par exemple, elles voient l'œil et la joue noircir par suite de l'infiltration de proche en proche du sang épanché. C'est là un effet naturel de la disposition de nos tissus, qui, le plus ordinairement, n'entraîne aucun inconvénient, et ne motive pas du tout, comme le croit le monde, l'application des sangsues. Celles-ci pourraient d'ailleurs être indiquées, pour prévenir les accidents locaux ou généraux, suites de la chute ou du coup qui a produit la contusion; c'est à ce dernier mot que seront donnés les renseignements relatifs à ce sujet. (*Voy.* les mots CHUTE, CONTUSION, COUP.)

BOUCHE. I. *Maladies de la bouche.* Per-

sonne n'ignore que la bouche est l'ouverture supérieure du canal intestinal. Cette cavité comprend différentes parties, qu'il est utile d'énumérer; ce sont, en avant, les lèvres; dans l'intérieur de la bouche, les arcades dentaires supérieure et inférieure, où sont implantées deux rangées de dents au nombre de seize (*voy.* DENTS); la langue; au-dessous d'elle se trouvent son filet et les orifices de petits canaux conducteurs de la salive. Par côtés, la bouche est formée par les joues; celles-ci présentent, en dedans et au niveau de la seconde dent molaire, une petite ouverture à trajet oblique, c'est l'orifice d'un canal dit de *stenon*; il livre passage à la salive sécrétée par la glande parotide. Au fond on aperçoit la luette et un voile mobile nommé *voile du palais.* Ce dernier s'attache par côtés à deux petits prolongements nommés les *piliers.* Entre eux est comprise l'amygdale, espèce de glande ainsi nommée à cause de son volume et de sa forme qui approche de celle d'une amande. L'intérieur de la bouche est rouge, comme on le sait, et tapissé par une membrane très fine, analogue à l'épiderme de la peau et qu'on nomme *epithelium.* (*Voy.* le mot ANATOMIE.)

Nous traiterons à part des maladies de *la luette*, du *filet*, des *gencives* et des *dents*. (*Voy.* ces mots.) Les affections générales de la bouche, et celles qui sont propres à quelques-unes de ses parties, vont nous occuper successivement.

1º Affections générales. *Ulcérations.* Elles peuvent être dues à une foule de causes, telles que l'action du mercure, la maladie vénérienne, le scorbut, le cancer, ou bien à l'action simple d'un corps irritant. Chez les individus qui ont fait usage longtemps des préparations mercurielles, il peut survenir, surtout aux joues et aux amygdales, des ulcérations superficielles et assez larges; leur fond est blanc; les circonstances qui les accompagnent, telles que l'usage antérieur du mercure, une salivation abondante, le gonflement des gencives, les font reconnaître assez facilement. Pour les guérir, on doit cesser sur-le-champ l'usage des préparations mercurielles; en attendant le médecin, on pourra employer des gargarismes adoucissants, avec de la décoction d'orge miellée, qu'on rendra ensuite plus actifs, en y ajoutant, par pinte de liquide, une cuillerée de bon vinaigre. Quelques praticiens recommandent l'usage des pastilles soufrées, au nombre de trois ou quatre par jour. Les ulcérations *scorbutiques*, qui attaquent le plus souvent les gencives, sont aussi faciles à reconnaître : les chairs à l'entour sont molles, violacées, saignantes au moindre contact; l'haleine est toujours fétide. En même temps existent les signes généraux du scorbut, tels que la faiblesse générale, des taches violettes sur la peau, etc. Le scorbut, du reste, est assez rare sur terre, et il ne s'y montre guère que dans quelques hospices de vieillards. Les ulcérations *vénériennes* ont des caractères particuliers, qui, outre les circonstances antérieures de rapports suspects, peuvent aider à les reconnaître. On les appelle aussi *chancres*, et ils sont dits primitifs ou consécutifs, suivant que le virus vénérien a été appliqué directement sur le point malade, ou que le mal ne s'est déclaré qu'à la suite d'autres symptômes vénériens, ayant surtout atteint les parties génitales. Les ulcères primitifs ont presque toujours leur siége sur les lèvres, surtout sur l'inférieure; les ulcères secondaires atteignent de préférence la luette, le voile du palais, les amygdales et le fond de la gorge.

Leurs caractères sont d'êtres arrondis, d'avoir des bords endurcis, taillés à pic; leur fond est grisâtre; quand ils existent sur la langue, ils sont plus petits, mais exactement ronds, en assez grand nombre, et occupant le dessus de boutons aplatis. Au fond de la bouche, ils sont plus larges, mais le plus souvent uniques. C'est à tort qu'on a dit que ces ulcérations ou chancres commençaient par un petit soulèvement de l'*epithelium* ou épiderme renfermant de la sérosité, ce qu'on appelle une vésicule; le mal débute par une simple rougeur, au centre de laquelle se montre un point érodé, qui s'agrandit continuellement. Les ulcères vénériens ont une fâcheuse tendance à ronger et à détruire; il n'est pas rare de rencontrer des individus qui ont ainsi perdu le voile du palais; la voix devient alors nasillarde, et acquiert un timbre

particulier. Il est bon de se rappeler que fréquemment des ulcérations simples peuvent avoir quelques traits de ressemblance avec les chancres vénériens; leur fond peut être grisâtre et leurs bords taillés à pic; la marche du mal, les circonstances qui l'ont précédé, peuvent alors éclairer. Quelquefois sans causes connues, ou à la suite d'un peu de fièvre, il survient autour des lèvres une éruption de petites vésicules sans danger, et qui ont pourtant induit en erreur quelques médecins. Le meilleur remède contre les ulcérations vénériennes est un traitement antisyphilitique bien ordonné. Les personnes qui, ayant eu des symptômes vénériens aux parties génitales, mêmes guéris, ont ensuite des ulcérations au fond de la bouche, ne doivent pas négliger de consulter un médecin, qui pourra seul juger la nature du mal. Les ulcérations *simples* sont les plus fréquentes; une multitude de causes peuvent les produire; souvent même elles surviennent spontanément et sans causes connues. L'application de corps irritants, des morsures involontaires peuvent les occasionner; fréquemment l'ulcération commence par un petit bouton; plus souvent encore, elle est due à une dent qui avance trop, ou qui est déjetée; cela arrive surtout pour les ulcérations des joues et de la langue; on conçoit alors que le meilleur remède consiste à arracher ou à limer la dent mal disposée; souvent même ces petites opérations sont indispensables, sans quoi la plaie augmente, prend un aspect fâcheux, qui a pu en imposer pour un cancer à des médecins peu instruits; elle peut même se terminer par cette fâcheuse dégénérescence. Les ulcérations simples de la bouche ont en général un caractère d'atonie, qui exige l'emploi de quelques médicaments un peu stimulants; si pourtant il y avait beaucoup d'*inflammation*, qu'il y eût de la douleur, de la tension, il faudrait avoir recours à des gargarismes adoucissants avec l'eau d'orge ou l'eau de guimauve, et quelquefois même; en prenant l'avis du médecin, à quelques saignées locales. Lorsque l'inflammation sera tombée, l'on hâtera la guérison en se servant de gargarismes rendus astringents par un peu de vinaigre, par de l'oxymel simple, ou une décoction de feuilles de ronces; on pourra même toucher l'ulcère avec un cristal d'alun ou du sulfate de cuivre, ou mieux, avec le nitrate d'argent; mais il est préférable de confier cette petite opération aux soins du médecin. (Pour les gerçures de la bouche, *voy.* GERÇURES.)

Aphthes. (*Voy.* ce mot.) Chez les enfants, les vieillards, les femmes en couches et même chez d'autres personnes, de petites taches, blanches, arrondies, dont le volume ne dépasse pas souvent un grain de chanvre, peuvent apparaître çà et là dans l'intérieur de la bouche, et surtout sur les joues, les gencives, la langue. Ce sont de véritables ulcérations, ayant succédé à de petites vésicules d'un gris perlé; on les appelle *aphthes.* Cette éruption est le plus souvent sans danger; elle signale pourtant l'oubli de quelques règles d'hygiène, et il ne faut pas négliger cet avertissement. Chez les adultes, l'habitation d'un climat froid, ou d'un appartement humide, une nourriture malsaine peuvent y prédisposer. Le défaut d'allaitement, ou bien le lait trop substantiel d'une nourrice accouchée depuis longtemps, le mauvais lait, le défaut de soin, la malpropreté, peuvent engendrer cette affection chez les enfants à la mamelle. Les aphthes se dissipent ordinairement dans l'espace de moins de douze jours; pour les guérir, il faudra en général éloigner les causes de la maladie, faire usage d'un bon régime; on pourra employer en même temps des gargarismes d'eau d'orge, aiguisée par l'acide chlorhydrique ou sulfurique (vingt gouttes par litre). Pour les enfants à la mamelle, on donnera une nourrice au petit malade, s'il en manque, et on surveillera le régime de celle-ci; elle devra s'abstenir d'aliments âcres et irritants. Localement, on pourra appliquer un peu de miel rosat. Ces éruptions ne s'accompagnent le plus souvent d'aucun dérangement dans la santé; à peine existe-t-il quelquefois de légers mouvements de fièvre, ou quelques dérangements dans les fonctions digestives. D'autres fois, cependant, les aphthes apparaissent pendant le courant d'une fièvre grave, mais ils ne sont qu'un des symptômes de la maladie. Ils forment pourtant les symptômes essentiels d'une maladie terrible et mortelle, qui enlève beaucoup de nouveau-nés; les aphthes s'accompagnent alors d'une fièvre violente, de vomissements, de divers phénomènes nerveux, et bientôt de la prostration des forces, etc. Cette affection, qui attaque surtout les enfants mal soignés à la campagne et dans les hospices, porte le nom de *muguet, millet, blanchet.* (*Voy.* dans ce dictionnaire le mot MUGUET.) *Plaies de la bouche.* Elles présentent quelques indications particulières; lorsqu'elles affectent les lèvres, le voile du palais, et que la division est complète, il est urgent de bien réunir les bords de la plaie, soit au moyen de bandelettes agglutinatives, soit par des points de suture; sans cela, les bords de la division se cicatriseraient sans se réunir, et il en résulterait pour les lèvres, ce qu'on a appelé un bec de lièvre artificiel. Dans le cas d'hémorrhagie, la compression est quelquefois impossible, et on est obligé d'employer la cautérisation pour arrêter le sang. Un moyen simple, pour arrêter un écoulement de sang, inquiétant dans les plaies de la langue, consiste à pincer celle-ci entre les branches d'une petite baguette fendue à son extrémité. (*Voy* PLAIES et HÉMORRHAGIE.)

Cancer de la bouche. Le cancer de la bouche peut affecter diverses parties; c'est une des maladies de l'âge mûr; il se montre fréquemment sur la lèvre inférieure, surtout chez les hommes; s'annonce alors par un petit bouton, une petite verrue, ou même par une simple desquamation de la peau (formation d'écailles). Le point malade est le siége d'une démangeaison particulière, qui semble contraindre le malade d'une manière irrésistible à y porter les doigts et à l'écorcher. Il s'y forme alors une croûte, et, lorsqu'elle se détache, on aperçoit un petit ulcère à fond grisâtre, à bords durs, calleux, causant une douleur brûlante, avec des élancements par intervalle, présentant, en un mot, tous les caractères du cancer. On a appelé ces petits ulcères *noli me tangere, ne me touchez pas;* en effet, l'application des topiques ne fait qu'irriter le mal, qui peut rester parfois longtemps stationnaire, si l'on s'abstient d'y toucher. Les cancers de l'intérieur de la bouche sont plus rares, ils peuvent succéder à une maladie des os, ou même à une simple ulcération de la bouche négligée. Quant au traitement, l'ablation de la partie malade est le seul remède sûr. (*Voy.* Cancer.)

2° Affections spéciales de quelques parties de la bouche. *Bec de lièvre.* (*Voy.* ce mot.) On appelle de ce nom une division contre nature d'une des lèvres; cette affection peut être la suite d'une blessure mal traitée, ou bien elle peut dater de la naissance, être *congéniale,* comme on le dit. Dans ce dernier cas, elle occupe toujours la lèvre supérieure. La division peut être double ou simple; quand elle est double, la lèvre présente à son milieu un mamelon saillant. Quelquefois le bec de lièvre n'est pas borné aux lèvres, la voûte du palais ainsi que son voile sont aussi divisés; on sent de combien d'incommodités une pareille disposition doit s'accompagner. Dans ces derniers temps, M. Roux a tenté d'y remédier. Rarement, au reste, le mal est porté si loin, il n'existe le plus souvent qu'une simple division des lèvres. Le bec de lièvre se guérit assez bien par une opération chirurgicale, qui consiste à rendre saignants les bords de la division, en en retranchant une petite partie, et à rapprocher ces bords exactement, en les maintenant réunis au moyen d'aiguilles enfoncées dans l'épaisseur de la lèvre, et allant d'un bord à l'autre de la division; des fils entre-croisés empêchent toute espèce de déplacement. C'est ce qu'on appelle la *suture entortillée.* A moins que l'enfant ne puisse téter, que sa vie ne soit ainsi exposée, il est de règle de ne pratiquer cette opération que vers l'âge de six à douze ans, époque où l'enfant a, en général, assez de raison pour désirer d'être guéri de son infirmité; souvent même à cause des railleries de ses compagnons, il demande lui-même l'opération.

Grenouillette ou *Ranule.* On appelle ainsi une petite tumeur comme transparente, molle, fluctuante, quelquefois un peu dure, située sous la langue et près de son filet. Son nom lui vient, dit-on, de ce que les personnes qui en sont affectées ont un son de voix qui approche du coassement de la grenouille; elle est formée par l'obstruction de l'orifice d'un des petits canaux de la salive; celle-ci s'accumule, distend indéfiniment le canal, en formant une tumeur qui finirait par remplir la bouche, si on n'y portait remède. Cette maladie n'est pas dangereuse, mais elle est fort incommode; on la guérit en rétablissant le cours de la salive par l'orifice naturel du conduit, ou par une ouverture artificielle. On a employé pour cela la ponction, l'incision, la cautérisation de la tumeur, ou mieux on en a enlevé une partie.

Dans quelques affections étrangères à la bouche, celle-ci fournit pourtant quelques signes précieux qu'il est utile de reconnaître. Ainsi, à la suite d'une attaque d'apoplexie, la bouche est déviée du côté opposé à la paralysie; dans les convulsions des enfants et des adultes, dans l'épilepsie, elle participe aux mouvements nerveux, et fait quelquefois de hideuses grimaces. Elle reste entr'ouverte dans la luxation de la mâchoire inférieure. (*Voy.* Luxation.) Il est une maladie qui survient quelquefois à la suite de blessures, et qui, s'annonçant par un symptôme léger en apparence, est pourtant le plus souvent mortelle. Dans cette affection nommée tétanos, le malade commence par ne pas pouvoir desserrer les dents, qui sont fortement rapprochées par la contraction des muscles de la mâchoire. Dans quelques fièvres avec délire, on observe des grincements de dents. Il faut néanmoins se rappeler que, chez certains enfants, ce grincement est habituel pendant le sommeil.

II. *Hygiène de la bouche.* L'art de préserver la bouche et surtout les dents de toute espèce d'altérations, n'est pas sans quelque importance. Une haleine douce, des gencives fermes, uniformément découpées, qui ne soient ni saignantes, ni d'un rouge violet, des dents blanches bien rangées, des lèvres vermeilles, sont les attributs de la santé, aussi bien que ceux de la beauté. La pureté de l'haleine peut être altérée par certaines affections de l'estomac ou du nez, quelquefois par une abondante sécrétion dans l'arrière-bouche, de petits grumeaux d'une matière blanchâtre, comme graisseuse, qui répand une mauvaise odeur lorsqu'on l'écrase entre les doigts. Le plus souvent, la fétidité de l'haleine est due à une dent cariée, à une ulcération de la bouche, et, chez les personnes qui négligent les soins de propreté, à l'accumulation de la matière blanchâtre qui forme le *tartre*. On y remédie, en s'adressant à la cause du mal. (*Voy.* Dents et Gencives.) On peut, en attendant, pallier la mauvaise odeur de l'haleine, en mâchant des herbes odoriférantes, ou mieux, en faisant usage de pastilles préparées avec du chlorure de chaux, ou de pastilles de cachou aromatisées de diverses manières. Chez certaines personnes, les gencives, surtout celles qui correspondent aux dents de devant de la mâchoire inférieure, sont molles et enflées; elles saignent au moindre contact; en les pressant, on fait suinter entre elles et les dents, une matière blanchâtre plus ou moins épaisse, qui, en se desséchant, forme cet enduit particulier des dents, auquel on a donné le nom de *tartre*. Ce dernier entoure quelquefois entièrement les dents, et il peut devenir si dur, que des instruments en acier puissent à peine l'arracher. Il faut enlever cette matière avec soin, au fur et à mesure qu'elle se forme et avant qu'elle se soit solidifiée; pour cela, chaque matin on promènera dans la bouche une brosse trempée dans de l'eau, aiguisée par un peu d'eau de Cologne. Les frictions seront dirigées de haut en bas pour les dents de la mâchoire supérieure, et de bas en haut pour celles de la mâchoire inférieure. La règle hygiénique la plus importante pour la bouche consiste à la tenir proprement; on aura soin, après chaque repas et le soir en se couchant, de se la rincer avec de l'eau légèrement tiède, en enlevant, au moyen d'un cure-dent, toutes les particules de matières alimentaires qui pourraient rester. Les poudres dentifrices, qu'on trouve partout, blanchissent en général assez bien les dents, mais elles doivent cette propriété à un acide qui a l'inconvénient d'attaquer l'émail; aussi doit-on en user très rarement; et, lorsqu'on veut le faire, il est préférable de se servir d'une poudre dont la composition est connue, telle que la poudre dentifrice du Codex, que les pharmaciens sont tenus d'avoir, plu-

tôt que d'user de ces arcanes que des charlatans s'efforcent de débiter. L'emploi de poudres inertes, telles qu'un mélange de magnésie calcinée et d'os de sèche pulvérisés, est sans inconvénients; le quinquina en poudre peut être aussi utile, en contribuant à raffermir les gencives. Ces poudres se placent sur une petite brosse, qu'on promène sur les dents. On croit généralement qu'en avalant une boisson froide, après avoir pris un aliment très chaud, on prédispose les dents à la carie. On a signalé, comme contraire à l'hygiène de la bouche, l'habitation de lieux humides, le séjour sur mer; les marins en effet ont souvent les gencives et les dents mauvaises, et ils sont exposés à être atteints d'affections scorbutiques. On doit éviter en outre les substances acides ou caustiques, les aliments âcres et épicés, et les boissons glacées. Certaines personnes ont l'habitude de dormir la bouche ouverte; et il n'est pas rare de voir leurs gencives molles et saignantes. L'usage des préparations mercurielles, des contusions, le déchirement de la gencive après l'extraction d'une dent, peuvent produire le même effet. (*Voy.* Gencives, Dent et Dentiste.)

BOUFFISSURE. On désigne particulièrement sous ce nom le gonflement œdémateux qui se montre aux paupières, au visage, aux jambes, chez les gens affaiblis, convalescents de maladies graves qui ont nécessité un long séjour au lit, etc. Dans quelques cas, la bouffissure est le premier indice d'une hydropisie commençante, et alors elle mérite la plus sérieuse attention, surtout chez les personnes atteintes d'obstructions, d'anévrismes du cœur, etc. (*Voy.* ces mots.) On observe quelquefois une bouffissure partielle, à la joue, par exemple, à la suite de fluxions inflammatoires, et souvent cette intumescence extérieure est l'indice d'un abcès qui siége plus ou moins profondément. Quand la bouffissure n'est due qu'à un affaiblissement passager qui amène la stagnation de la sérosité sous les téguments, par suite du ralentissement de la circulation dans les petits vaisseaux, elle se dissipe à mesure que les forces générales se raniment. Quelques frictions avec une flanelle imprégnée d'eau de Cologne peuvent favoriser cette disparition. Lorsque la bouffissure existe aux jambes, il est bon de maintenir celles-ci médiocrement soutenues dans le jour, lorsque le malade se lève, avec une bande de toile ou de flanelle roulée autour du membre, en s'élevant des orteils vers le genou. Les enfants mous et lymphatiques, les adultes même d'une constitution analogue, sont naturellement un peu bouffis; c'est avec raison que le monde regarde cette bouffissure habituelle comme l'indice d'une constitution faible, molle, humorale et maladive. Un bon régime, restaurant, sans cesser d'être sobre (bouillon, viandes faites, œufs, bon vin mêlé à l'eau, peu de légumes, de laitage, point de pâtisseries ni de friandises, point d'excès dans la quantité d'aliments ni de boissons), l'exercice au grand air et au soleil, les frictions sur la peau avec une flanelle ou une brosse douce, le soin d'éviter les habitations humides et obscures, et les professions sédentaires, l'usage des vêtements suffisamment chauds, et le soin de porter, au moins l'hiver, de la flanelle sur la peau... tels sont les moyens généraux les plus propres à lutter contre cette mauvaise disposition, malheureusement trop commune dans les grandes villes de nos contrées tempérées.

BOUGIES. Ce sont de petites tiges flexibles, destinées à explorer ou dilater les principaux conduits de nos organes; en général, elles sont employées pour remédier au rétrécissement de l'urètre. Nous croyons, en ce moment, ne devoir les envisager que sous le rapport de cette affection; comme notre intention est d'abandonner le curieux, pour ne nous occuper que de l'utile, nous laisserons de côté l'histoire de la composition des bougies; elle nous prouverait que les substances les plus variées sont entrées dans leur composition, le plomb, le fer, la tige de différentes plantes, certaines substances animales, le parchemin, la corne, la corde à boyau, en y ajoutant la liste de tous les onguents dont la pharmacie a pu être encombrée. Enfin, nous verrions les bougies passer par toutes les complications qui précèdent en général la simplicité toujours voisine de la perfection.

De nos jours, deux espèces de bougies sont généralement employées; les bougies en cire, celles en gomme élastique : les premières sont faites avec des bandelettes de linge, enduites de cire, et convenablement roulées. Les secondes ne sont autre chose qu'un cordonnet de fil de soie tressé, enduit de différentes couches d'huile de lin épaissie sur un feu doux, ou de gomme élastique dissoute dans de l'éther, ou un autre liquide.

Ces deux espèces de bougies, ayant chacune leurs avantages, doivent se succéder dans le traitement d'un rétrécissement de l'urètre : c'est par les bougies en cire que l'on commence, tandis que celles en gomme élastique sont destinées à accomplir la guérison.

Quoique nous soyons convaincus que, dans le traitement des rétrécissements, l'application des bougies doive être faite par un homme de l'art, nous croyons nécessaire d'éclairer l'ignorance des malades qui seraient obligés de recourir eux-mêmes à l'emploi de ce moyen.

Pour introduire les bougies, de quelque espèce qu'elles soient, il faut les graisser avec du cérat, ou de l'huile, les porter lentement le long du canal, en tirant sur la verge, de manière à faire disparaître les plis de la cavité de l'urètre; dès qu'on sent que l'instrument rencontre un obstacle, il faut bien se garder de chercher à le vaincre; on se contente de retirer un peu la petite bougie en cire, puis on la repousse de nouveau, et, après plusieurs tentatives, deux choses arrivent : ou l'obstacle est franchi, ou il ne l'est pas. Dans le premier cas, on laisse glisser la bougie jusque dans la vessie, et une fois placée, il faut la fixer, pour qu'elle ne pénètre pas trop avant, au moyen de plusieurs brins de coton à mèche, réunis en forme de cordon, à l'aide d'un double nœud; son milieu est fixé solidement à la grosse extrémité de la bougie, tandis que ses bouts embrassent la verge en arrière du gland, sans toutefois exercer aucune compression gênante sur les parties. Dans le second cas, celui où la bougie reste appliquée contre l'obstacle, on la coupe, on la fixe, comme il vient d'être indiqué, on renouvelle les tentatives deux fois dans les vingt-quatre heures, et au bout de cinq, six ou sept jours, on est tout étonné de pouvoir franchir l'obstacle sans aucun effort.

Une fois qu'une bougie est parvenue dans la vessie, soit dès le premier essai, soit après des tentatives répétées, le malade gardera le repos, observera un régime sévère, prendra quelques bains, des lavements, pour favoriser l'expulsion des matières fécales; chaque bougie ne doit être gardée que pendant vingt-quatre à trente-six heures. Les plus fines sont employées jusqu'à ce que l'écoulement d'une certaine quantité de matière muqueuse soit établi. Il annonce que les parties sont ramollies, et que l'irritation, produite par la présence du corps étranger, s'est étendue et limitée dans le trajet qu'il parcourt; dès ce moment, on fait choix des bougies en cire, de plus grandes dimensions. Quand, au bout de dix à quinze jours, on croit reconnaître que les nodosités du canal sont affaissées, on a recours aux bougies élastiques; elles sont préférables, soit qu'elles doivent être fixées, soit qu'elles ne séjournent que quelques instants. Restant à demeure, elles sont moins susceptibles de s'altérer par le contact de l'urine, de perdre leur consistance, et de s'éfailler à leur surface, comme cela arrive fréquemment aux bougies en cire; si leur application est passagère, elles conservent pendant longtemps une direction convenable, et perdent rarement l'élasticité dont elles jouissent.

Le traitement par les bougies maintenues en place, est beaucoup moins long que celui qu'on obtient par leur introduction répétée, mais il est plus assujettissant, le malade peut moins vaquer à ses occupations; il est d'ailleurs plus exposé aux irritations de la vessie; dans l'autre manière de procéder, tous les soins se bornent à introduire, pendant une heure, soir et matin, une bougie élastique, dont on augmente le volume, quand on s'aperçoit que celle dont on a fait usage depuis quelque temps entre avec une extrême facilité; chaque bougie peut

servir environ quinze jours; moins on s'empresse de passer d'une petite à une plus grosse, et moins aussi on a à craindre l'irritation, la fièvre et tous les autres accidents qui pourraient forcer à interrompre le traitement.

Que l'emploi des bougies ait été continu, ou intermittent, on doit, après que le canal est dilaté convenablement, en cesser l'emploi, mais bien se rappeler qu'on ne doit espérer une guérison radicale qu'en ayant la précaution, tous les six mois, de passer, soir et matin, une bougie dans le canal, et cela pendant quinze jours. On a prétendu remplacer avec avantage l'emploi des bougies par les incisions, la cautérisation. Je doute que l'expérience décide en faveur de cette dernière opinion, qui sera développée à l'article RÉTRÉCISSEMENT DE L'URÈTRE.

BOUILLIE. C'est le nom que l'on donne à une préparation alimentaire composée de farine ou de fécule détrempée dans de l'eau, du lait, quelquefois même du bouillon gras, et épaissie par le feu.

Pour que la bouillie constitue un aliment salubre, elle doit être faite avec certaines précautions, fort simples à la vérité, mais trop souvent ignorées, ou dont l'importance n'est pas assez généralement sentie. Le médecin, pour ces raisons, ne doit pas estimer au-dessous de lui de s'arrêter à tous ces détails. On commencera donc par triturer avec beaucoup de soin le liquide et la matière féculente, pour en opérer le mélange intime et surtout éviter qu'il ne se forme de petites boules dures et sèches, communément appelées *nouûres*, qui, en résistant à l'action du calorique, deviennent fort indigestes. On soumet ensuite le tout à un feu modéré, en ayant soin de le remuer continuellement, jusqu'à ce que les différents éléments, parfaitement combinés ensemble, n'offrent plus qu'une pâte homogène, très molle et très légère.

Il faut à la bouillie un degré précis de cuisson. Trop peu modifiée en effet par le calorique, la substance non fermentée, mais aussi très fermentescible, qui en fait la base principale, serait beaucoup plus rebelle à l'action des organes digestifs, et pourrait donner lieu de plus à un dégagement considérable de gaz dans l'estomac et les intestins. On a prétendu remédier à cet inconvénient, il est vrai, en faisant torréfier à l'avance la farine placée dans un papier sur une plaque métallique échauffée ; mais ce procédé ne tend qu'à en altérer les principes constituants, sans aucun avantage. D'un autre côté, l'excès contraire peut devenir tout aussi funeste. L'action d'une chaleur trop forte ou bien trop prolongée, par l'évaporation plus ou moins complète de l'humidité interposée entre ses molécules, réduit la bouillie en une masse dure et compacte, espèce de pain azyme, d'une digestion laborieuse et fatigante. Quelques personnes prétendent éviter ce résultat funeste par l'addition d'une plus grande quantité de liquide ; mais qu'arrive-t-il alors ? Une ébullition trop longue dénature la farine, et la prive d'une portion de ses qualités nutritives, en dissolvant la substance amilacée et glutineuse. Enfin, il est tout à fait contraire à une saine hygiène, chez les enfants du moins, d'ajouter à la bouillie, comme le font quelquefois les nourrices, des jaunes d'œufs, qui la rendent trop substantielle, et provoquent souvent une constipation opiniâtre chez les sujets qui en font habituellement usage.

Quels sont les effets de la bouillie sur l'économie animale ? Sans répéter ce qui a été dit au mot ALIMENT, touchant les propriétés des différentes substances qui peuvent entrer dans sa composition, et dont on s'est alors occupé d'une manière spéciale, nous nous bornerons à observer que la bouillie est la moins excitante et aussi la plus nourrissante de toutes les préparations auxquelles on soumet les fécules ; que par conséquent elle rend, plus que toute autre, l'économie riche de sucs nutritifs, sans faire marcher rapidement la vie ; que sa digestion élève fort peu la chaleur animale, et n'accélère pas sensiblement la circulation.

Il est facile de juger, d'après ces observations, quelles sont les diverses circonstances physiologiques et pathologiques dans lesquelles cet aliment peut devenir avantageux. Une plaie des parois de la bouche ou du gosier, de la difficulté dans la déglutition, l'impossibilité de remuer les mâchoires et par conséquent d'exercer la mastication ; l'absence des dents, ou bien des douleurs excessivement vives auxquelles ces petits os ne donnent que trop souvent lieu, font quelquefois une nécessité de recourir à des aliments demi-liquides, parmi lesquels la bouillie ne doit pas être oubliée. Au commencement de toutes les convalescences, dans le traitement de quelques maladies, et notamment dans celles du canal digestif, la bouillie est, de tous les aliments auxquels on peut avoir recours, celui qui convient le mieux à l'état de faiblesse générale et à celui des organes affectés. Au déclin des gastrites et des entérites aiguës, dans le moment où les phlegmasies chroniques de ces mêmes parties s'améliorent, au lieu de prescrire des bouillons de viande, comme la routine le veut, ou même des bouillons d'herbes, on peut, avec avantage, essayer de nourrir le malade avec une bouillie très légère. C'est ce que nous avons vu pratiquer à M. Broussais, et nous en avons nous-mêmes retiré de fort heureux effets, depuis qu'en cela nous suivons son exemple. Cet aliment laisse d'ailleurs fort peu de résidu dans les intestins, surtout chez les adultes, et le peu qu'il laisse est encore moins irritant que celui de toute autre substance alimentaire.

La bouillie a longtemps été un succédané du lait chez les enfants à la mamelle, dont elle composait exclusivement la partie étrangère de l'alimentation. Mais, depuis quelques années, des plaintes nombreuses se sont élevées contre elle. Presque tous les auteurs qui se sont occupés de l'hygiène des nourrissons, l'ont mise à l'index, et ce n'est plus guère que dans la basse classe du peuple, qui a coutume de faire peu de cas de l'opinion des médecins, et dans les campagnes, que l'on en donne encore aux enfants. Si l'on en croit *Zimmerman*, entre autres, rien n'est plus funeste que la bouillie. Cet aliment favorise les scrofules, le rachitisme, et prédispose à toutes les affections de l'appareil digestif. Dans l'épidémie qu'observa le médecin suisse, tous les sujets qui en faisaient leur nourriture succombèrent. D'autres praticiens l'accusent encore de produire l'engorgement des glandes du mésentère, vulgairement appelé *carreau.* Cependant la bouillie trouve encore quelques défenseurs qui pensent avec conviction qu'elle est nourrissante, d'une digestion facile, et qu'elle seule convient pour la première alimentation solide des enfants. Quel parti choisira la mère de famille au milieu de ces deux opinions contradictoires? L'une et l'autre, selon nous, a le tort d'être exclusive.

La bouillie, en effet, ne convient ni aux tempéraments lymphatiques, ni aux sujets renfermés dans les lieux bas et humides, et privés de l'influence vivifiante des rayons solaires. Dans ces divers cas, l'économie trop pauvre ne peut suffire à elle-même; il lui faut un stimulant étranger, pour suppléer à l'énergie vitale qui lui manque. Et la bouillie n'excite pas alors assez de réaction. Voilà pourquoi la plupart des enfants de Paris et des grandes villes, en général, dépérissent avec ce mode d'alimentation, qui chez eux produit une sorte d'engourdissement de toutes les facultés, et un empâtement souvent morbide des divers tissus, tandis qu'ils se portent bien avec du bouillon, des potages et des panades au gras.

Mais tous ces inconvénients de la bouillie cessent d'exister chez les sujets d'un tempérament nerveux et sanguin, exposés en plein air et à l'action du soleil, habitant la campagne et plus encore un pays élevé. L'économie trouve alors, dans ses propres ressources, dans les qualités stimulantes de l'air vif et sec que respirent les enfants, une compensation aux qualités adoucissantes et tempérantes d'un aliment composé de farine et de lait, qui à son tour lui offre un puissant moyen de diminuer l'activité trop grande chez eux des mouvements vitaux. La preuve de ce que j'avance, je la trouve chez le nourrisson frais et vermeil du plus pauvre des campagnards, et chez les robustes habitants des montagnes, qui, tout en se nourrissant d'aliments peu réparateurs, ne sont jamais atteints d'engorgements lymphatiques, comme les habitants des vallées ou bien des grandes villes.

Une autre circonstance qui rend aussi trop souvent l'usage de la bouillie funeste à la santé des enfants, c'est l'époque prématurée à laquelle on commence à leur en donner. Nous avons, à l'article ALLAITEMENT, indiqué l'âge auquel les organes digestifs doivent nécessairement avoir acquis assez de force pour digérer des substances étrangères; nous ne devons pas revenir sur ce point. Mais disons encore que la bouillie passant directement de la bouche dans les intestins, sans que la mastication ait pu l'imprégner de salive, les personnes qui en font usage éprouvent fréquemment le besoin de boire, pour en faciliter la dissolution dans les intestins. Malgré cette précaution, quelques estomacs lents et paresseux ont encore de la peine à la digérer; il convient alors de l'aromatiser avec un peu d'eau de fleurs d'oranger, qui la rend plus stimulante, sans lui communiquer aucune propriété nuisible. Terminons en disant que, de toutes les substances féculentes, la farine de froment est la plus convenable pour faire de la bouillie. Celle de seigle est indigeste; la fécule pure n'offre point cette proportion de gluten qui en fait un aliment presque animal; la farine de riz est dans le même cas, et ne peut convenir que dans certaines maladies, comme un moyen thérapeutique.

BOUILLON. Le liquide plus ou moins chargé qui résulte de l'ébullition dans l'eau, de la chair des animaux, ou de certaines substances végétales, et le plus souvent des deux matières réunies, constitue une sorte de boisson nourrissante à laquelle on a généralement donné le nom de bouillon.

Le bouillon communément usité sur nos tables, et qui se compose de bœuf (chair et os), de légumes, tels que carottes, navets, panais, porreaux, etc., et de sel, est un aliment léger et nourrissant, qui, par la quantité d'eau qu'il contient, est très propre à servir de nourriture aux convalescents, aux vieillards, aux personnes dont l'estomac délicat et susceptible aurait de la peine à digérer les substances solides.

Il y a cependant des cas (l'inflammation chronique de l'estomac ou de l'intestin, par exemple) où ses qualités stimulantes le rendraient nuisible, et où l'on est obligé de lui préférer des liquides nutritifs plus doux, tels que les bouillons de poulet, de veau, de lait, etc.

Jadis, on considérait le bouillon comme un aliment si léger et si nécessaire, que c'est à peine si l'on regardait son usage dans la plupart des maladies comme une infraction à la diète. Il n'y a pas même très longtemps encore, que la charité peu éclairée de nos bonnes sœurs d'hôpital voulait que l'on distribuât du bouillon, la nuit, à la plupart des malades couchés dans les salles.

On est généralement revenu aujourd'hui à des principes plus sages, et l'on s'accorde, dans les maladies aiguës, à proscrire même le bouillon tant que la violence du mal exige une diète rigoureuse, et dans certaines maladies chroniques, à ne le permettre qu'aux individus chez lesquels il n'offre point, pour l'état de l'estomac, des inconvénients dus à ses qualités trop nutritives et trop stimulantes. Plus d'une fois on a vu dans ces sortes de cas, un bouillon gras, pris imprudemment, sans la permission du médecin, déterminer des accidents sérieux.

Les enfants à la mamelle s'accommodent peu, en général, de cette espèce d'aliment. La plupart des nourrices cependant ne se gênent guère pour faire avaler à leur nourrisson le bouillon ou la soupe grasse de leur table. Il est prudent, sauf certains cas particuliers, que le médecin seul peut apprécier, d'attendre, pour faire usage, soit du bouillon, soit, à plus forte raison, des autres substances animales, chez les jeunes enfants, qu'ils aient dépassé l'âge de dix mois à un an, et que déjà la nature elle-même ait indiqué, par la pousse des dents, que leur estomac est devenu apte à recevoir des substances solides et consistantes.

On fait usage en Angleterre d'une espèce de bouillon dit *thé de bœuf*, qui consiste simplement en une infusion dans l'eau bouillante de petits morceaux de viande crue. Ce liquide, infiniment moins nourrissant et moins stimulant que notre bouillon, offre une boisson très convenable dans les cas où l'appétit se fait sentir, sans que l'état du malade permette de le satisfaire.

Le *bouillon de poulet* est fréquemment employé, soit faible et à l'état de tisane (*voy.* ce mot), dite alors eau de poulet, soit plus chargé, et comme aliment, dans les convalescences des maladies ai-

guës, chez les personnes délicates et irritables, dont l'estomac supporte mal le bouillon gras, dans les cas où l'on veut obtenir des effets adoucissants et laxatifs, auxquels s'opposerait le bouillon ordinaire. Aussi fait-on souvent ajouter au bouillon de poulet des substances adoucissantes, sédatives, pectorales, telles que les amandes, les raisins secs, les jujubes, etc.

Voici une formule de bouillon de poulet *pectoral*.

Prenez : Un demi-poulet maigre;
　　　Une poignée de raisins secs;
　　　Une douzaine d'amandes douces;
　　　Une cuillerée de salep;
　　　Six dattes et six jujubes;
　　　Une pincée de cerfeuil,
pour un litre d'eau.

Le bouillon de poulet ordinaire se fait avec les mêmes proportions relatives de poulet et d'eau, en ajoutant un peu de carotte, de navet, de cerfeuil, et salant légèrement; pour l'eau de poulet, il ne faut mettre sur la même quantité d'eau qu'un quart de poulet.

Le bouillon de veau, plus relâchant, mais un peu plus lourd que le bouillon de poulet, est fort usité dans les cas où l'on veut combattre une irritation d'entrailles accompagnée de constipation. On y ajoute ordinairement des herbes, telles que la laitue, le cerfeuil, l'oseille. On compose assez souvent des bouillons mi-parties de bœuf et de veau; le bouillon *pectoral* suivant, très usité dans les catarrhes des vieillards, est un exemple de ce genre de bouillons à la fois médicamenteux et alimentaires.

Prenez : Jarret de veau et jarret de bœuf, demi-livre de chacun;
　　　Navets et oignons blancs, de chacun huit à dix;
　　　Chou rouge, une pincée.
Faites bouillir pendant trois heures dans une marmite contenant trois livres d'eau, et, quand le bouillon est tiré à clair,

Ajoutez : Gomme arabique en morceaux, et sucre candi, de chacun deux onces;
Remuez jusqu'à entière dissolution.
Les bouillons de tortue, de vipère,

d'écrevisses même, sont aujourd'hui à peu près abandonnés : voici cependant une formule qui était jadis en vogue dans les maladies de la peau :

Prenez : Poulet maigre, une moitié;
Écrevisses écrasées, six;

Faites bouillir dans trois livres d'eau jusqu'à réduction à deux livres;

Faites ensuite infuser :
Bourrâche fraîche, une poignée;
Cerfeuil frais, une pincée.

On se sert encore quelquefois dans les rhumes et les maladies de poitrine, du bouillon de *colimaçon*, et du bouillon de *cloportes*. Les proportions sont d'un gros de cloportes vivants pour huit onces d'eau, et de vingt colimaçons de vigne pour deux livres d'eau.

Voici d'ailleurs comment ce dernier se prépare: On fait mourir les colimaçons dans l'eau bouillante, on retire les coquilles, on sépare les intestins, et l'on fait cuire au bain-marie; on y ajoute ordinairement du sucre candi, et l'on peut aromatiser avec l'eau de fleurs d'oranger.

Le *bouillon aux herbes* est fréquemment employé chez nous comme rafraîchissant et laxatif, pour préparer ou favoriser l'action d'un vomitif ou d'un purgatif. Il peut aussi servir de tisane dans beaucoup de cas, et notamment dans les maux de gorge, les affections bilieuses, etc.; voici la formule usuelle :

Prenez : Oseille récente, deux onces;
Feuilles fraîches de laitue, une once;
De poirée et de cerfeuil, *idem*.

Lavez et coupez ces plantes, faites-les cuire dans deux livres et demie d'eau.

Ajoutez : Beurre et sel, de chacun demi-gros;
Et passez à travers un linge.

Ayant ainsi passé successivement en revue les principaux bouillons alimentaires et médicamenteux, il nous resterait à entrer dans les détails d'application, mais ces détails, ou ne sont pas de notre ressort, ou trouveront leur place ailleurs.

Nous dirons un mot, en finissant, des tentatives faites depuis plusieurs années dans nos hôpitaux et dans les dispensaires, pour substituer la *gélatine* extraite des os à une partie de la viande qu'on est dans l'usage de destiner à la confection du bouillon. Les uns trouvent cette innovation merveilleuse, d'autres y voient une mesure plus *économique* que salutaire : le point capital de la question est de ne pas oublier que la *gélatine*, en admettant qu'elle ait les avantages qu'on lui suppose, ce qui, pour nous du moins, est encore douteux, ne peut jamais entrer dans le bouillon que comme accessoire, et ne dispense nullement de la présence de la viande, qui peut seule donner au bouillon ses qualités sapides, digestives et restaurantes. (*Voy.* le mot ALIMENT.)

BOULE DE NANCY, boule de mars (tartrate de fer et de potasse).

Ces boules, dont la ville de Nancy faisait autrefois un grand commerce, sont préparées avec une partie de limaille de fer, deux parties de crème de tartre et de l'eau-de-vie.

Beaucoup de personnes possèdent encore la précieuse boule; et comme il suffit, dit-on, de la laisser quelques minutes dans l'eau pour communiquer au liquide d'infaillibles propriétés, on connaît la faveur dont a pu jouir ce médicament économique.

On lit, dans les prospectus des marchands, que la boule de Nancy est un médicament qui ne s'use pas, qu'elle communique à la minute des propriétés miraculeuses à l'eau : que l'eau de boule est *vulnéraire*; qu'elle guérit promptement les plaies, les contusions, les coups, les chutes, etc.; qu'elle *prévient* les abcès, les dépôts si dangereux surtout à la tête; qu'elle empêche ou guérit l'*extravasation du sang*; que l'eau de boule, enfin, soit qu'on en boive, soit qu'on en respire, soit qu'on l'applique à l'extérieur, est et demeure vulnéraire.

Les boules de Nancy, nous en sommes fâchés pour leur vieille réputation, mentent à toutes ces pompeuses promesses. Elles communiquent à l'eau, il est vrai, un goût ferrugineux et des propriétés toniques, astringentes et résolutives, mais elles n'ont aucun avantage sur beaucoup d'autres préparations plus simples qui jouissent des mêmes propriétés. Il ne faudrait pas d'ailleurs les appliquer sans discernement à tous les cas de blessures, car, pour peu qu'il y ait de l'inflammation dans la partie lésée, elles pourraient devenir plus nuisibles qu'utiles.

BOURBILLON. Le bourbillon est une portion de matière concrète, blanchâtre et sanguinolente, que l'on exprime par la pression des clous ou furoncles passés à l'état de suppuration. La sortie de cette matière formée par un peu de tissu cellulaire graisseux, frappé de mort, est presque immédiatement suivie de la chute de tous les phénomènes inflammatoires, et la cavité qu'elle laisse après elle se ferme promptement. Dans les clous, tant que ce bourbillon n'est pas sorti, l'inflammation persiste, et il est quelquefois nécessaire, dans les clous volumineux (anthrax bénins), d'inciser la partie malade, tant pour hâter l'expulsion du bourbillon que pour détruire l'étranglement qui accompagne ces sortes d'inflammations de la peau. (*V.* le mot CLOU.)

BOURBON–LARCHAMBAULT, appelé *Burges,* sous la Convention, est une petite ville d'environ trois mille habitants, à soixante-dix-huit lieues de Paris, dans le département de l'Allier. Elle fut jadis le berceau de la famille de *Bourbon,* et l'on voit encore les restes de l'ancien château, parmi lesquels subsiste toujours la fameuse tour connue sous le nom singulier *Quiqu'engrogne.* Gaston d'Orléans y fut exilé par Louis XIII, son frère, ou plutôt par le cardinal de Richelieu. Des établissements romains, assez bien conservés, attestent son antiquité d'une manière irrévocable. Elle est située dans un joli vallon; les quatre collines qui l'entourent lui forment comme une sorte de paravent; aussi la chaleur y est-elle douce, tempérée par les zéphyrs, et d'une température égale.

Les eaux de Bourbon-Larchambault ont été classées parmi les salines *thermales;* claires, parfaitement incolores, d'une saveur un peu âcre, analogue à celle d'une lessive légère, elles surgissent en bouillonnant, et les bulles de gaz qu'elles dégagent en abondance, sont de l'acide carbonique et de l'azote mêlés ensemble. Leur température reconnue à la source est de soixante degrés centigrades; refroidies, elles donnent au goût et à l'odorat une impression comme sulfureuse. Leur densité et leur pesanteur sont absolument les mêmes que celles de l'eau distillée.

L'analyse chimique y a fait reconnaître de l'acide carbonique libre, du bi-carbonate, du chlorhydrate et du sulfate de soude, du carbonate de chaux, un peu de fer et de silice, enfin, une quantité presque imperceptible d'un sel de potasse, le tout dans une proportion qui n'a pas été déterminée, que je sache au moins.

Très excitantes, ces eaux échauffent et constipent généralement, et, si quelquefois elles produisent au premier abord un effet contraire, c'est à la manière de tous les médicaments toniques, en irritant et enflammant même l'estomac et les intestins. L'usage en serait donc funeste dans toutes les maladies aiguës, mais plus particulièrement celles du cœur et des poumons. Prises en boisson, elles rappellent les *menstrues* et les hémorrhoïdes, et leur dose est de cette manière de une à deux pintes par jour. Les bains et les douches sont avantageux dans les scrofules, et guérissent souvent les paralysies rhumatismales aussi bien que celles dites *saturnines,* parce qu'elles proviennent de l'influence délétère du plomb. Elles ont encore produit d'excellents effets dans les douleurs, les rhumatismes chroniques, diverses affections locales des articulations des membres, et surtout contre les luxations spontanées incomplètes de l'articulation de la cuisse avec la hanche.

On trouve encore, à une certaine distance de la ville, une source ferrugineuse, connue sous le nom de *Jonas.* Elle est astringente, d'une saveur analogue à celle de l'encre, et pétille un peu. Elle contient, outre le carbonate de fer qui lui donne son caractère décisif, des chlorhydrates et les carbonates de soude et de chaux. Les baigneurs de Bourbon en font presque toujours usage en boisson conjointement avec l'eau de la source thermale, et l'on sait d'ailleurs, d'après sa composition, quels doivent être ses effets généraux. (*Voy.* l'article EAUX MINÉRALES.) Employée comme topique, elle a produit de bons effets dans les écoulements chroniques, les maux d'yeux et d'oreilles, mais notamment contre la *goutte sereine* imminente.

La saison des eaux ouvre à Bourbon-Larchambault le 15 mai, et finit le 1er octobre. Un séjour d'un mois ou cinq semaines est ordinairement indispensable pour obtenir un résultat complet.

BOURBONNE-LES-BAINS, est une ville de trois à quatre mille âmes, célèbre surtout par ses eaux salines et thermales, située dans le département de la Haute-Marne, à soixante-douze lieues de Paris. Elle est bâtie à la fois, sur le plateau d'une colline et dans les deux vallons adjacents, dont l'un est au nord et l'autre au midi; c'est ce dernier qui renferme les sources thermales. Les pluies y sont fréquentes, les orages et les ouragans redoutables. Son élévation au-dessus du niveau de la mer est assez grande pour faire descendre le mercure du baromètre à vingt-sept pouces et quelquefois au-dessous. La température y est variable, et la moyenne de quatorze degrés Réaumur pour le temps des eaux. L'atmosphère de Bourbonne est donc moins chaude que celle de Paris. On a découvert dans cette ville un grand nombre de monuments, qui tous attestent, par des inscriptions, et sa date toute romaine, et la célébrité de ses eaux.

L'établissement thermal renferme plus de cinquante cabinets de bains, seize cellules à douche et deux bains de vapeur, dont personne ne fait usage; il est alimenté par trois sources distinctes, dont la température actuelle est de quarante à quarante-cinq degrés Réaumur. Elle aurait beaucoup varié, s'il faut en croire certains écrivains, *Diderot*, entre autres, qui a prétendu l'avoir trouvée, en 1770, de la valeur de cinquante-cinq degrés du même thermomètre.

Les eaux de Bourbonne sont claires, incolores, d'une odeur un peu sulfureuse, d'un goût assez analogue à celui du bouillon de veau salé, rudes à la peau et plus pesantes que l'eau distillée. Il se dégage des sources une grande quantité de gaz azote qui les rend bouillonnantes, dans les temps d'orage principalement.

Un litre de liquide a fourni cent cinquante grains des sels suivants : Hydrochlorate de soude, chlorhydrate, carbo-nate, sulfate de chaux et sulfate de magnésie. Quelques personnes ont dit y avoir trouvé de plus une petite quantité de brome et de fer; M. Longchamp n'y a pas reconnu la présence de ces derniers métaux.

Les eaux de Bourbonne-les-Bains déterminent ordinairement de grandes transpirations. Elles sont employées avec succès dans les maladies scrofuleuses, les rhumatismes musculaires chroniques, à la suite des fractures mal consolidées et des entorses, et pour les douleurs qui survivent à d'anciennes blessures. Mais leur efficacité se manifeste surtout dans les plaies d'armes à feu, de même que dans les paralysies dont l'apoplexie est innocente. Elles ne sont avantageuses ni dans la syphilis, ni dans la goutte, ni contre les maladies de la vessie ou de la peau, qu'elles aggravent constamment. Ces eaux conviennent principalement aux tempéraments lymphatiques, aux sujets durs et difficiles à exciter. Il faut, au contraire, soigneusement les défendre aux personnes nerveuses, maigres, délicates ou très sanguines, ainsi qu'aux enfants.

La saison se prolonge à Bourbonne-les-Bains, du 1er juin au 1er octobre. On y prend ordinairement de vingt à vingt-sept bains, à la température de vingt-neuf à trente degrés Réaumur, et dont la durée ne doit point aller au-delà de trente à quarante minutes. Les douches se prennent à la chaleur de trente-huit à quarante degrés Réaumur, et pendant dix minutes au plus. Pour la boisson, la dose journalière peut s'élever d'une pinte à deux, mais jamais au-delà, sous peine de s'exposer à des coliques, des gonflements, des assoupissements, des dérangements d'intestins, enfin, à la perte de l'appétit. On a quelquefois fait usage, dans certaines maladies locales, des boues de Bourbonne comme de celles de Saint-Amand.

A deux lieues de la ville, se trouve, au village de *La Rivière*, une *eau ferrugineuse, froide*, dont on prescrit l'usage aux estomacs faibles, ainsi qu'aux jeunes personnes affectées de pâles couleurs. On s'en procure aisément à Bourbonne même, sans se déplacer.

BOURDONNEMENT (d'oreille). *Tinnitus aurium*, tintouin, *tintement*. On appelle ainsi la perception illusoire, par l'oreille, d'un bruit imitant celui que font les insectes en volant, ou bien encore le roulement d'une voiture, le tintement des cloches, le chuchotement, etc. Cette perception est tantôt liée à une disposition accidentelle de l'intérieur de l'oreille, comme un rétrécissement du conduit auditif, l'accumulation de la matière appelée *cérumen*, l'occlusion d'un conduit particulier allant aboutir de l'oreille à l'arrière-bouche, et qu'on nomme trompe d'Eustache, une tumeur, un petit corps, un insecte introduit dans l'oreille; tantôt elle dépend de ce que le sang se porte avec violence à la tête, comme cela arrive pendant la fièvre, dans quelques maladies du cœur, et dans cet état de réplétion sanguine connue sous le nom de *pléthore*; enfin elle peut dépendre d'une perversion nerveuse particulière, sans aucune lésion physique appréciable; elle est alors une véritable *hallucination* de l'ouïe. M. Itard rapporte l'histoire d'une dame qui, ayant vu le berceau de son enfant en flammes, entendait sans cesse le pétillement de l'incendie. Les femmes nerveuses, sujettes à des attaques de nerfs, entendent souvent ces bourdonnements. Lorsqu'on est sur le point de se trouver mal, on éprouve un tintement d'oreille particulier; c'est aussi un phénomène nerveux. Il se montre encore dans l'agonie des mourants. Lorsque le bourdonnement est dû à une disposition accidentelle de l'oreille, il faut s'attacher à faire disparaître la cause physique du mal. Nous avons dit qu'il était quelquefois le signe d'une trop grande abondance de sang à la tête; il s'accompagne alors de rougeur à la face, d'étourdissement, surtout quand on se baisse, d'éblouissements, de maux de tête, etc.; la saignée ou l'application de sangsues à l'anus, sont souvent indiquées dans ce cas. Le bourdonnement purement nerveux est plus difficile à guérir; s'il n'est qu'accidentel, et s'il ne se montre que de temps en temps, il faut le négliger, il est alors sans danger. S'il est continuel, il faut alors remonter aux causes et combattre l'affection principale avec laquelle il peut

être lié. Comme moyens empyriques, on a vanté la fumée de tabac ou la vapeur d'éther, dirigée dans le conduit de l'oreille, ou bien un petit morceau de camphre entouré de coton et placé dans ce même conduit. Mais ces moyens sont souvent infidèles.

BOURRACHE, genre de la famille des borraginées; une des espèces, la bourrache officinale (*borrago officinalis*), croît dans tous les lieux cultivés, où ses jolies fleurs bleues la font reconnaître de loin. Ces fleurs sont employées comme sudorifiques, en infusion; la tige de la plante, qui est charnue, épaisse, est remplie d'eau de végétation qui tient en dissolution une grande quantité de sel de nitre (nitrate de potasse); aussi lui attribue-t-on, avec raison, des propriétés diurétiques; mais pour que ces propriétés soient à leur plus haut degré, il est nécessaire de choisir la plante, avant qu'elle ait fleuri, et on en obtient un suc fort épais, dont on diminue la densité avec de l'eau, et qui favorise la sécrétion des urines. Autrefois on préparait un extrait de bourrache qui est maintenant inusité.

BOURSES (Maladies des). Nous comprendrons sous le nom de *bourses* l'organe chargé de la sécrétion de la semence, ou *testicule*, et ses enveloppes. Les maladies qui peuvent les affecter sont surtout l'inflammation, l'atrophie, l'engorgement chronique, le sarcocèle, l'hydrocèle et le varicocèle; des plaies, des ulcères, la gangrène, des dartres, les atteignent en outre quelquefois, mais sans présenter rien de bien particulier; aussi, pour ces affections, nous renvoyons le lecteur aux articles généraux.

1° *Inflammation*. Elle peut se borner aux enveloppes du testicule, ou s'emparer de cet organe lui-même; dans le premier cas, la maladie est un véritable érysipèle phlegmoneux, caractérisé par la rougeur de la peau, la chaleur, la tension, et surtout un gonflement qui s'étend quelquefois jusqu'à la peau de la verge; la marche du mal est rapide, et on le voit parfois se terminer par la gangrène; cependant les malades guérissent souvent, quelque effrayants que puissent paraître les symptômes. L'inflammation du testicule lui-même prend le nom d'*orchite*. Ses caractères sont les suivants : il existe de la chaleur, le testicule est tuméfié et devient le siége d'une vive douleur qui se propage à l'aine, en suivant ce qu'on appelle le *cordon testiculaire* ; la peau des bourses n'est pas rouge et ne participe pas à l'inflammation. Cette affection reconnaît pour causes des coups, des chutes, le froissement de la partie, l'action d'introduire une sonde dans la vessie, etc.; mais le plus souvent c'est pendant le cours d'une *blennorrhagie* ou *chaudepisse* qu'elle se montre. Elle n'attaque alors ordinairement qu'un des testicules, mais elle passe facilement de l'un à l'autre. Le développement de l'inflammation est extrêmement rapide, il peut atteindre son maximum au bout de quelques heures ; la douleur est souvent atroce ; on a vu même le malade être pris de hoquets, de vomissements, et de quelques phénomènes convulsifs ; pendant la durée de la maladie, l'écoulement blennorrhagique est diminué ou supprimé. On a remarqué que lorsque cet écoulement était récent, la maladie se montrait plus rarement que, lorsque la blennorrhagie était ancienne. On combattra, en général, l'orchite par des applications de sangsues, des cataplasmes émollients, et, plus tard, par l'emploi de quelques résolutifs, tels que l'eau blanche, etc. Les personnes atteintes d'écoulement éviteront cet accident de leur maladie, en portant un suspensoir, et en s'abstenant de l'équitation et de tout exercice violent.

2° *Atrophie*. On appelle atrophie des bourses, une maladie dans laquelle un des testicules, ou tous deux, diminuent peu à peu de volume, et finissent par disparaître. Plusieurs causes peuvent la produire ; ce sont, chez les enfants atteints de hernies, des bandages mal faits, ayant comprimé le cordon testiculaire, des plaies du testicule, avec suppuration, quelquefois même des inflammations répétées des bourses. Lorsque les deux testicules sont atrophiés, l'homme devient inhabile à l'acte de la génération ; cette maladie est incurable.

3° *Engorgement chronique*. A la suite d'inflammations répétées chez les scro-fuleux, chez les personnes qui ont été atteintes de maladies vénériennes, le testicule peut devenir tuméfié et dur, inapte le plus souvent à remplir ses fonctions. La tumeur qu'il présente est, en général, indolore, ce qui la distingue du *sarcocèle*, que nous allons examiner. Ce dernier a aussi un caractère particulier, c'est de n'attaquer qu'un testicule, tandis que, dans le cas d'engorgement, tous les deux peuvent être atteints. Il est utile de bien distinguer ces deux maladies, à cause de la différence qu'elles présentent dans leur gravité et dans leur traitement. L'engorgement chronique sera combattu, suivant ses causes, par un traitement antiscrofuleux, ou antisyphilitique, et par les médicaments connus sous le nom de fondants ou résolutifs.

4° *Sarcocèle*. C'est le nom qu'on donne au cancer du testicule. Cette affection est particulière à l'âge adulte ; elle reconnaît pour cause prochaine une disposition particulière du corps, inconnue dans sa nature et qu'on a nommée *diathèse cancéreuse*. Dans ce cas, la moindre cause irritante, une contusion, un froissement des bourses, peut déterminer l'apparition du sarcocèle. La maladie commence en général par le testicule lui-même, qui s'endurcit et se tuméfie peu à peu ; bientôt il présente une tumeur plus ou moins volumineuse, assez pesante, de forme variable, douloureuse au toucher ; avec le temps, elle devient inégale et bosselée, et commence à être le siége de ces douleurs *lancinantes* caractéristiques du cancer, et qu'on a comparées à des coups de canif qu'on enfoncerait rapidement dans la partie malade. Enfin, le cordon s'engorge lui-même et le mal l'envahit ; la peau des bourses se colle à la tumeur, elle s'enflamme, se détruit, et présente un ulcère hideux à voir ; et le malade ne tarde pas à succomber, épuisé par la souffrance et l'altération de tous les organes. (*Voy.* CANCER.) La seule voie de salut qui lui reste dans cette terrible affection est l'ablation de l'organe cancéré ; il est important de ne pas trop attendre, car, dès que le cordon en entier ou un organe interne est envahi, l'opération est contre-indiquée ;

elle serait même plus nuisible qu'utile.

5° *Hydrocèle*. On appelle ainsi une tumeur des bourses, formée par la collection d'une humeur aqueuse, nommée *sérosité*. On en distingue plusieurs espèces : tantôt le liquide est infiltré immédiatement au-dessous de la peau dans le tissu dit cellulaire, c'est l'enflure ou *œdème* des bourses ; elle survient chez les hydropiques, et se trouve alors liée à une autre maladie ; elle se remarque aussi chez les enfants faibles ou tenus avec malpropreté, quelquefois chez les vieillards. Cette maladie est peu grave quand elle ne dépend pas d'une autre affection ; elle se guérit par les soins de propreté et l'application de quelques compresses imbibées d'eau chargée de sel ou d'un peu d'eau-de-vie camphrée ; les vieillards useront en outre d'un suspensoir. Le liquide peut se trouver épanché dans une des enveloppes du testicule qui porte le nom de *tunique vaginale ;* celle-ci, comme toutes les membranes dites *séreuses*, a la forme d'un sac sans ouverture, et contient la sérosité dans sa cavité. A mesure que le liquide s'accumule, la tumeur grossit de bas en haut ; elle acquiert même quelquefois un volume énorme ; elle est d'abord ronde, molle, rénitente, transparente, comme on peut s'en assurer en regardant une chandelle à travers ses parois ; on sent une *fluctuation ;* ces caractères, ainsi que l'absence de la douleur, la distinguent du sarcocèle. Lorsque la maladie est ancienne, la distinction devient plus difficile à faire, parce que la tunique vaginale s'épaissit alors, et que la tumeur devient dure en perdant sa rénitence ; quelquefois l'hydrocèle et le sarcocèle existent ensemble. Cette maladie n'est pas grave, mais elle est très incommode ; la tumeur, en grandissant, attire la peau de la verge, en sorte que celle-ci, parfois, paraît à peine. Les causes de cette affection sont, en général, obscures et inconnues : on croit que des coups, des contusions, l'équitation, peuvent la développer. Les personnes qui en sont atteintes doivent porter des suspensoirs, en attendant que la tumeur soit assez volumineuse pour qu'on en opère la cure palliative ou radicale. La cure palliative s'obtient en vidant la poche du liquide, au moyen de la ponction faite avec l'instrument appelé *trois-quarts* ou *trocart*. Ce dernier se compose d'un poinçon cylindrique monté sur un manche et contenu dans une canule d'argent ; l'extrémité aiguë du poinçon dépasse un peu la canule ; on enfonce dans la tumeur l'instrument ainsi préparé, et, la ponction faite, on retire le poinçon : le liquide s'écoule alors par la canule. Pour ne pas blesser le testicule, dans cette opération, on doit se rappeler qu'il est situé à la partie postérieure et interne de la tumeur. La petite ouverture faite aux bourses ne tarde pas à se fermer ; la tunique vaginale exhale un nouveau liquide, et la maladie reparaît. Pour obtenir la cure radicale, il faut, après avoir évacué la sérosité, déterminer dans la tunique vaginale une inflammation qui a pour effet de faire adhérer ensemble les parois du sac contenant le liquide ; celui-ci cesse d'être sécrété. On produit l'inflammation au moyen d'un séton, ou mieux, en injectant dans la tunique vaginale un liquide irritant ; on se sert ordinairement du vin. Il est une espèce d'hydrocèle, qu'on appelle *congéniale*, parce qu'elle s'observe dès la naissance de l'enfant ; elle dépend d'une communication anormale de la tunique vaginale avec la cavité du ventre ; le liquide qui est exhalé dans celle-ci tend, par son poids, à se porter dans les bourses. Cette hydrocèle a pour caractère particulier, que, par la pression, la tumeur disparaît, le liquide rentrant dans le ventre ; on la guérit en exerçant une compression, plus ou moins prolongée, sur l'anneau inguinal, afin de déterminer l'oblitération de l'ouverture anormale.

6° *Varicocèle* ou *cirsocèle*. On désigne, sous ces deux noms, une tumeur des bourses particulière aux jeunes gens, et formée par la dilatation variqueuse des veines du cordon testiculaire. On l'observe au-dessus du testicule, et là elle est noueuse, molle, comme pâteuse ; elle affecte surtout le testicule gauche, et s'annonce, à son début, par des coliques, de la douleur dans les reins et de la fatigue après le moindre exercice ; comme toutes les varices, elle diminue ou disparaît par le repos au lit et la pression ; par l'exercice, son volume augmente. Les causes de cette affection ne sont guère connues ; on en a accusé la constipation, des coups, des obstructions du bassin, etc. Le varicocèle est une maladie incurable, mais exempte de danger ; les personnes qui en sont affectées doivent se servir d'un suspensoir, éviter la fatigue et les exercices trop violents ; ils mèneront une vie sédentaire, en gardant, autant que possible, la position horizontale ; ils combattront par des lavements la constipation, si elle existait ; enfin, ils pourront employer avec avantage des bains froids et l'application de compresses imbibées d'une décoction de tan ou de noix de galle. L'atrophie du testicule, l'hydrocèle volumineuse, le sarcocèle et le varicocèle, sont des cas d'exemption du service militaire.

BOUTON. Ce mot, dans le langage familier, sert à désigner toute espèce d'éruption cutanée, et, de préférence, les maladies de la peau connues sous le nom de dartres. Il est pourtant une de ces affections siégeant au visage, qui est plus particulièrement indiquée par cette expression, c'est le *varus* de M. Alibert, l'*acne* des auteurs anciens et des modernes qui suivent la classification anglaise, l'élément des maladies connues de tout le monde, lorsqu'elles ont acquis un certain degré de gravité et d'ancienneté, sous les noms de *couperose*, *mentagre*, *pustules disséminées*. Il est très commun de voir, dans la jeunesse, survenir au front, au visage, sur les épaules, etc., de petits boutons rouges et pointus, dont le sommet devient purulent, et dont la pression fait jaillir quelquefois un peu de matière qui sort tantôt sous la forme d'un petit ver blanchâtre, tantôt sous celle d'un véritable bourbillon. Les bains, un régime sobre et rafraîchissant, quelques légers purgatifs, les lotions avec de l'eau de savon additionnée de quelques gouttes d'eau de Cologne, dissipent cette légère affection, qui, le plus souvent, disparaît complétement par le fait seul des progrès de l'âge. Je ne sais trop jusqu'à quel point est fondé le préjugé populaire qui fait regarder ces boutons

comme l'indice, tantôt de la continence, tantôt, au contraire, des habitudes de la masturbation. Ce qu'il y a de certain, c'est que tous les genres d'excès, et surtout les excès de table, tendent à en favoriser le développement. Mais il y a des sujets bilieux, à peau brune et huileuse, chez lesquels cette espèce de boutons persiste dans l'âge adulte, et constitue alors un genre particulier de maladie de la peau, dont il sera question au mot DARTRES.

Nous devons seulement dire ici, d'une manière générale, que le meilleur moyen de dissiper les *boutons* de toute espèce qui surviennent à la peau et d'en prévenir le retour, est d'entretenir avec soin les fonctions de cette enveloppe du corps, et d'éviter, dans le régime, tout ce qui peut surcharger ou déranger les fonctions de l'appareil digestif. Ainsi, un régime sobre et doux, l'usage des boissons rafraîchissantes et dépuratives, telles que la limonade, l'orangeade, le petit-lait, le bouillon de veau aux herbes, l'infusion de chicorée sauvage, l'eau de Sedlitz même, dans le cas de constipation ; un exercice habituel convenable, les bains fréquents, et, de temps à autre, les bains émollients et détersifs, tels que ceux avec addition d'eau de son et d'eau de savon, les soins de propreté assidus, le renouvellement fréquent des vêtements qui sont en contact avec la peau, le rejet de tous ces cosmétiques gras, huileux ou dessicatifs, destinés à farder ou à colorer le visage...., voilà qui vaut beaucoup mieux que *les mille et un secrets de toilette* et toutes les recettes de charlatans, qui n'ont souvent d'autre effet que d'aggraver le mal qu'on voulait combattre, trop heureux quand on les trouve seulement sans aucune action appréciable ! Mais il est difficile de persuader aux femmes déjà mûres, et qui voudraient recouvrer l'éclat que le temps leur a enlevé ; aux personnes inquiètes et irritables, dont l'imagination s'alarme à la vue du moindre bouton qui vient altérer momentanément l'intégrité de la peau ; aux jeunes personnes mêmes qu'une susceptibilité exagérée fait gémir de la plus légère apparence d'altération dans le poli de leur visage... il est bien difficile, dis-je, de persuader à tan d'esprits crédules et avides de tout ce qui s'offre avec les apparences merveilleuses du *spécifique* le plus sûr et le plus prompt dans ses effets, de renoncer à leurs chimères pour se soumettre à de petites précautions gênantes, à des habitudes régulières qui ne parlent en rien à l'imagination. Le médecin sage donnera ses conseils, au risque de les voir mépriser; puis, s'il se voit préférer les mensonges des annonces de journaux et d'affiches, ou les recommandations empressées d'une ignorante commère, il laissera les choses suivre leur cours, bien sûr que tôt ou tard on rendra justice à ses lumières, à sa bonne foi et à son désintéressement. (*Voy.* les mots DARTRES et PEAU (*Maladies de la*).

BRIQUE. La brique pilée entrait assez souvent autrefois dans la composition des pommades employées contre les maladies de la peau. On y a à peu près renoncé aujourd'hui, et on ne la trouve plus guère que dans les recettes des commères et des charlatans obscurs, qui, assez généralement, comme on sait, vivent à l'aide des débris de nos anciennes formules, en sorte que leurs prétendus secrets ne sont, la plupart du temps, que d'anciens remèdes tombés dans un oubli presque toujours mérité.

Les briques sont assez souvent employées comme un moyen de réchauffer les malades. Ainsi, dans le choléra, nous avons vu bien des fois recourir à ce procédé, qui demande certaines précautions. Si l'on fait trop rougir la brique au feu, et qu'on l'applique brûlante dans le lit, elle peut mettre le feu aux draps; ce qui est arrivé plusieurs fois sous nos yeux, et même brûler les pieds du malade. Ordinairement on l'enveloppe de linges qui préservent les draps et la peau, et dont la fumée décèlerait bien vite l'élévation trop forte de la chaleur de la brique.

Ce moyen peut être très utile aux gens du peuple ou aux personnes qui habitent la campagne, pour faire des fumigations, et donner des bains de vapeurs.

Ainsi, en faisant suffisamment chauffer une brique, l'enveloppant ensuite de linges bien exprimés, après avoir été trempés dans une infusion aromati-que, telle que celle de sureau, par exemple, à laquelle on peut même ajouter un peu de vinaigre, cette brique, placée au pied du lit, sous les couvertures, et celles-ci bien bordées, dégagera des vapeurs chaudes qui détermineront une transpiration abondante, et se prolongeront pendant vingt minutes à une demi-heure, surtout si l'on a eu soin préliminairement de bassiner le lit et de bien couvrir le malade.

Je me suis plusieurs fois servi, avec succès, de ce procédé économique, dans les cas de refroidissement, de douleurs rhumatismales et névralgiques, etc.

BROSSE. Les frictions sur la peau, à l'aide d'une brosse douce, sont fréquemment utiles chez les enfants, les femmes, les vieillards, les individus faibles et délicats, pour exciter la circulation languissante, ranimer la transpiration cutanée, opérer un effet dérivatif de l'intérieur vers l'extérieur, ou des parties supérieures vers la partie inférieure du corps. Ces frictions sont utiles chez les individus qui font peu d'exercice, à plus forte raison chez ceux qui sont obligés de garder le lit.

On a beaucoup vanté, dans ces derniers temps, l'application de l'électricité en frictions, à l'aide d'un instrument particulier appelé aussi *brosse*, dans les cas de paralysie, de douleurs rhumatismales, de pâles couleurs, d'engorgements lymphatiques, etc. On trouvera ailleurs le jugement qu'il faut porter sur ces sortes de pratiques, et les indications les plus usuelles qu'elles sont destinées à remplir. (*Voy.* les mots ÉLECTRICITÉ et FRICTIONS.)

BRULURE. Nous rangerons sous cette dénomination, non-seulement les lésions produites sur une partie vivante par l'action de la chaleur concentrée, mais encore celles qui résultent de l'application de certains agents chimiques, tels que les acides forts, la chaux vive, la potasse, la soude, l'ammoniaque, la pierre infernale, etc.; nous ajouterons aussi quelques mots sur les combustions spontanées.

1° *Des brûlures proprement dites.* Elles sont toujours le résultat de l'action de la chaleur concentrée sur le corps humain. Aussi, tous les corps élevés à une température de plus de soixante ou quatre-vingts degrés du thermomètre peuvent-ils les déterminer; ils peuvent agir à distance par le rayonnement, par la flamme qu'ils produisent; le plus habituellement, c'est par l'application du corps incandescent que la brûlure s'effectue. Il est fort rare qu'elles aient quelque intensité lorsqu'elles reconnaissent pour cause le rayonnement de la chaleur. Celui-ci n'agit pas assez promptement, pour que le sujet ne soit pas averti par une vive douleur du danger qui le menace, et presque toujours il parvient à s'en mettre à l'abri. Cependant, on voit des individus qui ont travaillé à éteindre de violents incendies, être affectés de brûlures fort étendues, mais habituellement peu profondes. La flamme agit d'une manière instantanée, et presque toujours les parties sur lesquelles elle agit prennent feu à leur tour, et produisent une flamme nouvelle qui s'ajoute à la première, de sorte que la rapidité de la combustion est augmentée, aussi bien que l'étendue de ses ravages. Les brûlures qui résultent de l'inflammation de certains gaz, par exemple, de celui qui sert à l'éclairage, ou de celui qui se développe dans les mines, et que l'on connaît sous le nom de *feu grisou*, de l'explosion de machines à vapeur, de la détonation de la poudre à canon, produisent instantanément des blessures extrêmement étendues et souvent très profondes. Les corps qui brûlent avec rapidité et qui se fondent en même temps, par exemple, le phosphore, le soufre, le goudron, etc., causent des brûlures d'une profondeur et d'une gravité plus terribles encore. Mais la cause la plus puissante et la plus commune consiste dans l'application immédiate aux parties vivantes de corps fortement échauffés. Tous ne produisent pas des lésions également profondes; leur action varie en raison de la quantité de chaleur qu'ils contiennent, de la facilité avec laquelle ils la cèdent aux corps environnants, de la tendance qu'ils ont à adhérer aux parties avec lesquelles ils sont en contact. Ainsi l'eau bouillante n'agit pas avec autant

d'intensité que le bouillon, le lait, l'huile, le suif et le sucre fondu. Les brûlures occasionnées par l'alcool, l'éther, sont, en général, superficielles; celles qui résultent du contact des métaux ou des corps durs, sont les plus profondes et les plus graves.

Du reste, la présence d'un épiderme fort épais, comme à la plante des pieds, à la paume des mains chez les individus qui se livrent à de rudes travaux manuels, peut être une protection contre l'action des corps incandescents. Les forgerons, remarquables par les callosités de leurs mains, peuvent saisir sans inconvénient du fer très chaud et même rouge. Quoi de plus vulgaire que de voir des individus, avec leurs doigts, saisir des charbons allumés, ou moucher une chandelle? Des vêtements épais, au contraire en favorisant le contact prolongé des liquides bouillants, peuvent devenir cause de brûlures plus intenses.

La douleur est un des phénomènes communs à toutes les brûlures, mais elle est loin de présenter, dans tous les cas, la même intensité. On peut établir, d'une manière générale, que plus une brûlure est profonde, moins elle cause de douleur; celles qui sont superficielles, accompagnées seulement de décollement et de déchirure de l'épiderme, donnent lieu, lorsqu'elles sont étendues en superficie, aux plus terribles douleurs. « Un jeune homme, visitant une fonderie de fer, pose son pied dans la rigole par laquelle le métal en fusion allait passer; il est atteint par la fonte liquide, et ne retire du ruisseau enflammé qu'elle forme, qu'un membre auquel manquaient le pied et la partie inférieure de la jambe; il n'avait presque pas éprouvé de douleur, et ne s'aperçut point d'abord de l'horrible mutilation qu'il venait d'éprouver. »

Tous les chirurgiens savent que, plus une brûlure est rapide et promptement désorganisatrice, moins elle se fait vivement sentir; de là le précepte de ne jamais appliquer le fer rouge, que lorsqu'il a atteint son plus haut degré de température, c'est-à-dire, celui qui a été désigné sous le nom de rouge-blanc. Qui ne sait de quelles souffrances s'accompagnent les brûlures, même légères, produites par l'eau bouillante, le lait, le bouillon, etc.? Dans celles, au contraire, qui résultent de la combustion des vêtements, et qui souvent occupent tout le corps, dans lesquelles la peau est carbonisée, on est étonné de rencontrer un état d'insensibilité presque complète. Mais, hâtons-nous de le dire, cette insensibilité est due le plus souvent à une lésion profonde du système nerveux, et alors ce symptôme annonce une mort rapide.

La brûlure très légère est caractérisée par une rougeur qui se confond par des nuances insensibles avec la couleur naturelle des parties voisines ; par un gonflement quelquefois fort considérable, qui le devient surtout quelques heures après l'accident ; enfin, par une douleur cuisante et un besoin impérieux de l'impression du froid. Ces symptômes persistent un ou plusieurs jours ; puis la peau pâlit, l'épiderme se soulève par écailles, et la partie reprend son état ordinaire. Pour que la maladie soit aussi simple, il faut qu'elle n'ait qu'une étendue peu considérable ; car, si elle occupe un espace notable, elle s'accompagne d'une fièvre intense, de rougeur et de sécheresse de la langue, et quelquefois d'insomnie, de délire, de mouvements convulsifs et d'assoupissement promptement suivis de la mort. Ces accidents s'observent surtout chez les jeunes enfants dont la sensibilité s'exalte avec une si remarquable facilité.

Une brûlure plus intense que celle dont nous venons de donner les caractères, s'accompagne de formation d'ampoules pleines d'un liquide jaune transparent ; elles se forment en plus grand nombre dans les points où la peau est fine et délicate ; elles peuvent varier beaucoup pour le volume ; on en rencontre qui contiennent une demi-once et même une once de sérosité. En général, ce degré de la brûlure est produit par des liquides en ébullition ; il peut être la suite de la combustion de vêtements légers de lin ou de coton. Les ampoules se forment au moment même de la brûlure ; on en voit d'autres se développer bientôt autour de celles-ci, ou bien les premières prennent un grand accroissement. Il n'est pas rare que l'épiderme de ces ampoules soit rompu, alors le liquide s'écoule, et la surface papillaire de la

Peau reste à nu. Ce sont ces cas dans lesquels les douleurs acquièrent une intensité affreuse. Les papilles nerveuses, douées d'une exquise sensibilité, sont exposées à l'action irritante de l'air et des corps extérieurs. Mais la nature vient bientôt, par un admirable travail, réparer la perte de cette enveloppe productrice. On voit se former, sur la surface mise à nu, une production membraneuse blanchâtre destinée à protéger les papilles, et alors la douleur disparaît ; d'autres fois, les points dénudés fournissent un peu de suppuration, qui ne tarde pas à se tarir, et ne laisse aucune trace de son existence.

Lorsque le tissu même de la peau a été en partie désorganisé, cet état est annoncé par la présence de taches grises, jaunes ou brunes, minces, souples, insensibles au toucher, pourvu qu'il s'exerce doucement, mais douloureuses à une pression un peu forte ; souvent elles sont recouvertes par des ampoules pleines d'un liquide brunâtre, non transparent, quelquefois tout à fait noir ; autour de ces plaques, la peau est très rouge et recouverte d'ampoules, généralement petites, mais de bonne nature. C'est généralement à de pareilles brûlures que donne lieu la déflagration de la poudre à canon. Dans ce cas, toute la surface brûlée est colorée en noir par de petits grains de poudre qui ont été projetés avec force contre les parties, et qui ont pénétré le tissu même de la peau dans lequel ils se sont logés ; et presque jamais cette coloration ne peut être enlevée.

L'insensibilité de la peau, sa dureté, son racornissement, sa coloration jaune ou grisâtre, tels sont les signes de la désorganisation de l'épaisseur entière du tissu cutané. Au toucher, la peau est privée de son élasticité, et, sous un léger choc, elle résonne comme du cuir séché. Les parties qui environnent les points désorganisés sont comme froncées, comme rayonnées. Les parties voisines sont couvertes d'ampoules plus ou moins nombreuses ; elles offrent une rougeur qui s'étend assez loin. La douleur est presque nulle au niveau de la désorganisation : elle est au contraire vive, âcre, brûlante, dans les parties voisines. Lorsque la brûlure est le résultat de l'action d'un liquide, de l'acide sulfurique bouillant, par exemple, la partie mortifiée est molle, grise ou noirâtre. Les autres phénomènes sont les mêmes.

La désorganisation d'un membre entier, ou au moins s'étendant à une grande profondeur, ne se reconnaît qu'à la légèreté de la partie, à l'insensibilité complète, à la sonorité très grande, à la percussion et à la diminution sensible de volume. Aux limites des parties mortes, se rencontrent successivement les caractères que nous venons d'indiquer pour les degrés moins avancés. Toutes les fois, en effet, qu'une brûlure détermine plus que la simple rougeur, elle se complique des degrés plus faibles de l'altération. Du point où la partie désorganisée a le plus de profondeur, elle devient graduellement plus superficielle, finit par ne comprendre qu'une partie de l'épaisseur de la peau, et se trouve même entourée par la simple rougeur inflammatoire.

Nous avons déjà signalé la douleur qui se développe au moment des brûlures. Cette douleur peut être portée au point de déterminer rapidement la mort. Dans ces cas, le sang se porte violemment vers les organes intérieurs, tous les vaisseaux du cerveau sont gorgés de fluide sanguin; l'estomac, surtout, et les intestins sont le siége d'une très forte congestion de sang, et quelquefois en contiennent dans leur cavité une notable quantité. Quand la mort n'est pas aussi rapide, on voit des accidents de stupeur et d'affaissement se développer. La peau, dans la partie qui n'a pas été atteinte, est froide et pâle, le pouls petit, faible, lent, à peine perceptible, la respiration est lente, les mouvements impossibles; la personne brûlée ne répond qu'avec peine et avec lenteur aux questions qu'on lui adresse. Cette stupeur est un signe à peu près certain d'une mort prochaine. Elle ne se remarque guère que chez les individus affectés de brûlures profondes et étendues, ou doués d'une grande sensibilité, chez les femmes et les enfants, par exemple. Dans les cas légers, la douleur continue pendant un temps assez long, autant que dure l'inflammation qui les accompagne. Dans les brûlures avec désorganisation, la douleur s'apaise promptement, ou du moins n'existe

que dans les parties voisines de l'altération. Si la brûlure est étendue et accompagnée de douleurs assez vives, on ne tarde pas à voir survenir la fièvre, de l'agitation, de l'insomnie, des nausées, des vomissements, signe de la surexcitation du système nerveux. Il n'est pas très rare d'observer alors une gêne très grande de la respiration et une oppression très forte. Ces accidents peuvent entraîner la mort du malade, en quelques heures, ou au bout de deux ou trois jours. Si le malade résiste, on voit apparaître, vers le troisième ou quatrième jour, un nouvel ordre de symptômes dont l'étude mérite un grand intérêt. A cette époque, toutes les parties mortifiées s'entourent d'une inflammation généralement très vive, avec renouvellement de la douleur, de la fièvre et des autres accidents nerveux; puis, en vertu de cette loi, que toute partie frappée de désorganisation devient par cela même étrangère aux corps vivants, et doit être séparée des parties douées de vie, et éliminée, on voit se développer un curieux travail, au moyen duquel la nature cherche à se débarrasser de cette partie morte, et à réparer, autant que possible, la perte éprouvée par l'organisme. On voit d'abord apparaître un cercle d'un rouge plus ou moins foncé, accompagné d'un gonflement marqué. Aux limites extrêmes de ce cercle, on voit se former une raie blanche qui s'élargit graduellement, puis un sillon se creuse entre le vif et le mort, et fournit une suppuration abondante, mêlée de matières putrides, fournies par les parties mortifiées qui sont en pleine décomposition. Lorsqu'elles sont très sèches, elles ne laissent écouler aucun liquide de mauvaise nature, et conservent leur aspect de cuir durci. La rainure de séparation des parties mortes gagne chaque jour en profondeur; bientôt les portions désorganisées ne tiennent plus que par leur face profonde, elles perdent peu à peu de leur solidité, et finissent par tomber; et, au-dessous d'elles, on trouve une plaie rose, vermeille, suppurante, qui tend à la cicatrisation. Un phénomène bien remarquable, c'est que la plaie résultant de l'élimination de la partie morte paraît beaucoup plus grande que celle-ci. C'est ce qui a servi à éta-

blir ce préjugé si répandu, que les brûlures font des progrès pendant neuf
jours. Voici les causes de ce phénomène.
Nous avons eu soin de dire que, dans
une brûlure profonde, les parties environnantes éprouvaient des altérations
successivement moins profondes, à mesure qu'on s'éloignait du centre : on
conçoit que les points les plus rapprochés de la partie morte, quoique non
privés de la vie, n'ont cependant qu'une
vitalité bien faible et incapable de résister au mouvement inflammatoire qui
se développe pour l'élimination de la
partie mortifiée. La mortification s'é-
tend donc à des parties qui, un peu de
temps après la brûlure, vivaient encore.
Une seconde cause de la grande étendue
de la plaie, c'est l'élasticité de tous les
tissus, et spécialement de la peau. Le
phénomène est le même que dans les
blessures où l'on voit s'écarter largement les bords d'une plaie, sans perte
de substance. Il faut donc regarder
comme une erreur l'opinion que les
brûlures font des progrès pendant neuf
jours. Mais il résulte de cette circonstance que le médecin ne peut pas toujours savoir d'avance quelle sera l'étendue des désordres causés par une brûlure. Émettre un avis formel à cet égard,
c'est, le plus souvent, s'exposer à compromettre son caractère et ses connaissances.

Une fois la plaie débarrassée des parties mortes, elle suit les mêmes phases
que les plaies suppurantes, pour arriver
à la cicatrisation. Seulement, comme
ici la plaie a ordinairement une très
grande étendue, il y a une suppuration
des plus abondantes, qui peut épuiser le
malade et amener la mort.

Tant que la peau n'est que superficiellement lésée, la cicatrice qui en résulte ne laisse pas de traces; lors, au contraire, que toute l'épaisseur du tissu cutané a été détruite, il faut que la perte
de substance soit réparée, et elle ne peut
l'être que par la formation d'un tissu
nouveau, assez semblable à la peau.
C'est lui qui forme la cicatrice proprement dite. Elle se produit d'une manière
un peu différente, suivant que la plaie
est très étendue ou assez limitée. Dans
ce dernier cas, on voit les bords de la

plaie s'affaisser, le fond se mettre de niveau avec les bords, ceux-ci se rapprocher du centre, et finir par se toucher,
au bout d'un temps plus ou moins long;
alors une cicatrice très petite succède à
une solution de continuité beaucoup
plus étendue. Lors, au contraire, que la
plaie est fort grande, que les tissus
qu'elle intéresse sont doués de peu d'é-
lasticité, on voit se former sur certains
points une membrane rose, très fine,
très délicate. Peu à peu ces points isolés se réunissent, et la plaie se trouve
recouverte d'une pellicule mince qui
constitue la cicatrice. Avec le temps, elle
acquiert de l'épaisseur, mais son étendue est toujours égale à celle de la perte
de substance qu'elle répare.

De toutes les plaies, il n'en est pas qui
aient une aussi forte tendance à la cicatrisation que celles qui proviennent de
brûlures; et de là résulte souvent un inconvénient grave, la formation de cicatrices difformes ou bridées. Il est vraiment merveilleux de voir avec quelle
force toutes les parties environnantes
sont attirées, tiraillées, pour venir réparer la perte que ces parties ont éprouvée. Ceci est surtout remarquable dans
les points où la peau est très mobile,
au visage ou au cou, par exemple.
Cette disposition est souvent si forte,
qu'on ne peut la combattre avec avantage, même par les appareils les plus forts
et les plus solides. Il n'est pas rare de
voir le menton fixé sur la poitrine, la
nuque collée au dos, la tête violemment
tirée vers l'épaule, la bouche entraînée
vers l'œil, les paupières renversées et
immobiles, les oreilles adhérentes à la
peau de la tête, les doigts renversés sur
le dos de la main, ou fléchis vers la
paume, la main entière fixée sur l'avant-
bras, le pied contourné diversement,
ne formant plus qu'une masse informe;
les variétés infinies des déformations
constituent des accidents trop communs
et trop graves, pour ne pas être mis au
nombre des redoutables résultats des
brûlures.

Ces cicatrices difformes ou étendues
deviennent un motif d'exemption du service militaire, toutes les fois qu'elles peuvent apporter de la gêne dans les mouvements, ou qu'elles offrent une assez

grande surface pour ne pouvoir supporter, sans danger de se rompre, les frottements prolongés auxquels elles pourraient être soumises.

La mort peut être la suite des brûlures à trois époques différentes : ou bien elle a lieu peu de temps après l'accident, par suite des lésions profondes qu'il a produites dans l'économie, et plus spécialement par suite du trouble du système nerveux. A l'époque du développement de l'inflammation éliminatoire, le sujet peut succomber, s'il n'a pas assez d'énergie vitale pour résister à cet effort de l'économie. Enfin il peut être enlevé à une époque beaucoup plus éloignée, par suite de l'abondante suppuration. Il faut bien distinguer ces trois périodes, quand on veut établir d'une manière générale le danger des brûlures. Dans la première période, en effet, le plus ou moins de gravité de l'accident dépend plus de l'étendue de la brûlure que de sa profondeur : ainsi une brûlure très légère, de quatre ou cinq pieds d'étendue, est bien autrement dangereuse pour la vie du malade qu'une brûlure profonde d'un pied de surface. Il n'en est pas de même une fois les trois ou quatre premiers jours passés. La profondeur de la brûlure entre alors comme élément important dans l'appréciation du danger. Dans la deuxième période, en effet, celle d'inflammation, on verra se développer un mouvement fluxionnaire d'autant plus vif que la brûlure occupera une profondeur et une étendue plus considérables. Dans la troisième période, surtout, la quantité de la suppuration sera en raison de la profondeur de la perte de substance. C'est aussi à la profondeur de la plaie qu'il faut s'attacher, dans l'appréciation du danger relatif aux difformités, celles-ci ne pouvant avoir lieu qu'autant que la peau a été intéressée dans toute son épaisseur. La partie du corps qui est affectée de brûlure, fait aussi varier le danger. Lorsque des parties très sensibles, la face, les parties génitales, par exemple, sont le siége de la brûlure, il y a beaucoup plus à craindre pour la vie des sujets, tant à cause de la grande sensibilité propre à ces parties, qu'à cause de leur voisinage d'organes importants

auxquels l'inflammation peut se communiquer, et dont l'état de souffrance complique de la manière la plus fâcheuse la maladie première.

Les circonstances dans lesquelles on voit apparaître le plus grand nombre de brûlures, sont faciles à apprécier : c'est surtout l'hiver, dans les temps rigoureux, où le froid se fait sentir avec intensité, que l'on observe plus communément ces accidents, et il est hors de doute que les classes inférieures de la société y sont plus exposées que les autres. Des individus habitant des greniers étroits et sans cheminée, allument, dans leurs taudis, des chaufferettes, des réchauds ou des pots à feu dont la vapeur ne tarde pas à les asphyxier ; ils tombent, et, dans leur chute, renversent les charbons ; le feu prend à leurs vêtements, et la perte de connaissance produite par la vapeur du charbon les empêche de s'apercevoir du danger qui les menace. Ce n'est guère que lorsque l'odeur avertit les voisins, qu'on parvient à leur porter quelques secours. Le plus souvent alors, des brûlures profondes et étendues existent, la vie est gravement compromise. Parmi les professions qui fournissent le plus d'exemples de brûlures aux hôpitaux de Paris, il faut mettre au premier rang les portiers, puis les domestiques et les garde-malades. L'obligation où ils sont le plus souvent de veiller fort tard, jointe à la petitesse des lieux qu'ils habitent, rend compte de la fréquence des brûlures chez ces individus. L'habitude qu'ont beaucoup de femmes de mettre sous leurs jupons des pots de terre contenant du feu, est on ne peut plus dangereuse. Le gaz acide carbonique s'accumule sous les jupons, se fait jour entre le corps et les vêtements, et vient sortir par la partie supérieure de la robe ; de sorte que, sans s'en apercevoir, la personne respire ce gaz, comme si elle était dans un endroit petit et bien clos. Les individus qui ont l'habitude de se chauffer en embrassant un poêle entre leurs jambes, sont souvent endormis par la chaleur, et ne se sentent pas brûlés parfois profondément. L'ivresse, l'épilepsie produisent souvent le même résultat. Qui n'a vu de malheureux enfants, laissés seuls et enfermés dans une chambre dans laquelle il y a du feu, être dévorés par les flammes? Chaque année, ces tristes exemples se renouvellent. Enfin les tentatives de suicide, par la vapeur du charbon, multiplient encore le nombre des brûlures graves qui se présentent dans la pratique. Presque toujours les malheureux qui veulent se détruire par ce moyen, se placent près d'un réchaud bien embrasé, ou posent celui-ci près de leur lit; dans les mouvements convulsifs qu'ils ne tardent pas à exécuter, ils renversent le vase fatal, se roulent au milieu des charbons ardents, et se brûlent d'une manière affreuse.

Parmi les hautes classes, les brûlures sont presque toujours le résultat de la conflagration des vêtements, soit qu'une étincelle ait jailli du foyer, soit qu'une robe ait été attirée par le courant d'air, résultant du tirage d'une cheminée. Faut-il citer aussi les brûlures arrivées dans un bain dont on n'a pu arrêter le robinet qui verse l'eau chaude, celles qui sont causées par une lumière dont un léger bonnet s'est trop approché? Il est inutile de continuer cette énumération. Qu'il nous suffise d'avoir signalé quelques-uns des cas que l'on rencontre le plus fréquemment.

Le *traitement* des brûlures présente plusieurs indications à remplir : 1° calmer la douleur au moment de l'accident; 2° prévenir ou modérer l'inflammation qui se développe lors de l'établissement de la suppuration; 3° favoriser et diriger la cicatrisation des plaies; 4° chercher à faire disparaître ou à rendre moins hideuses les difformités qui ont eu lieu; 5° enfin, combattre les accidents qui peuvent apparaître dans le cours de la maladie.

Lorsque les vêtements sont encore appliqués sur les parties brûlées, il ne faut pas hésiter à les couper, de manière à pouvoir les enlever très doucement et sans mouvements de traction, qui ne manqueraient pas de déchirer les ampoules et d'arracher l'épiderme. Ce précepte est surtout indispensable pour les brûlures des pieds par des liquides bouillants : les efforts faits pour enlever les bas, sans les couper, ne pourraient

avoir que de grands inconvénients.

Une multitude de moyens ont été recommandés dans les brûlures superficielles, et presque tous peuvent avoir des succès. Mais ils offrent d'autant plus de chances de réussite, qu'ils sont mis en usage à une époque plus rapprochée de l'accident. En tête de tous les autres nous n'hésiterons pas à placer l'eau froide, qui agit à la fois en calmant la douleur et en combattant l'inflammation. Il est merveilleux de voir combien les douleurs diminuent rapidement sous l'influence de ce moyen. Il a de plus l'avantage de pouvoir être employé dans les cas où l'épiderme a été enlevé. Mais, pour être utile, pour éviter même du danger dans l'emploi, il faut avoir soin de ne pas laisser l'eau s'échauffer, et d'en continuer l'usage pendant plusieurs heures après l'accident. La meilleure manière de l'employer est incontestablement de plonger la partie brûlée dans le liquide froid : mais on conçoit que toutes les régions du corps ne permettent pas ce mode d'emploi; le dos, le sommet de la tête, etc., ne peuvent être placés dans le liquide. Alors on a recours à des linges fins trempés dans l'eau froide, et tenus constamment à une basse température. Si on négligeait de maintenir l'eau assez froide, il arriverait justement le contraire de ce que l'on veut produire. Il y aurait une forte réaction, la douleur et l'inflammation seraient très augmentées. On sait qu'un fort bon moyen de se réchauffer en hiver consiste à se frotter les mains avec de la neige ou de la glace. L'effet serait ici identique.

Pour remplir la même indication, on a proposé l'eau contenant de l'extrait de saturne, de l'esprit de vin, du sel de cuisine ou du vinaigre, des lotions avec de l'éther, de l'esprit de vin, de l'encre, des solutions d'alun, de sulfate de fer, etc. En Angleterre, les applications de vinaigre et même d'huile de térébenthine jouissent d'une grande réputation. Il est évident que tous ces moyens ne peuvent être mis en usage que lorsque la brûlure a déterminé une simple rougeur. Si la peau a été dénudée, ils deviennent presque tous dangereux, puisqu'ils agiraient en augmentant la douleur et l'inflammation. On a eu recours aussi aux onctions faites avec des corps gras; un liniment composé avec l'huile de lin et l'eau de chaux a joui d'une grande vogue : on a encore employé l'huile d'olive battue avec des blancs d'œufs et de l'alun; les mucilages de pépins de coing, des semences de fenugrec, etc. Quelques médecins ont remarqué que les corps gras favorisaient la formation des ampoules. La pulpe de pomme de terre crue est un moyen populaire qui n'est pas sans avantages.

Nous pensons que l'on doit rejeter entièrement l'emploi de la compression ; non pas que des succès n'aient été obtenus par son usage, mais ce moyen est si dangereux, il peut causer de si graves accidents dans les cas où il ne réussit pas, que ses avantages, qui n'ont rien de supérieur aux autres, nous paraissent insuffisants pour autoriser à passer par-dessus cette considération. Il n'en est pas de même du coton. Son usage est vulgaire dans quelques pays : mais il a été étudié d'une manière suivie par un médecin anglais qui en a démontré les bons effets, et cette pratique a été confirmée sur une jeune fille dont les deux jambes avaient été brûlées au même degré ; on employa comparativement le coton sur une jambe, et sur l'autre le mélange d'huile et d'eau de chaux. La première était entièrement guérie le vingt-unième jour, tandis que la seconde était encore, à cette époque, très enflammée et très douloureuse, et ne fut entièrement cicatrisée qu'au bout de trois mois. Le grand avantage du coton, c'est de pouvoir s'appliquer dans toutes les brûlures, à tous les degrés, et de déterminer des cicatrices moins difformes. On emploie du coton cardé, disposé en couches très minces et presque transparentes, que l'on superpose les unes aux autres, de manière à former une enveloppe assez épaisse pour garantir la partie brûlée du choc et de l'impression des corps environnants. S'il doit y avoir une suppuration abondante, on aura soin d'augmenter l'épaisseur de la couche de coton. On enveloppe celui-ci avec une compresse, et on maintient le tout avec une bande médiocre-ment serrée. On laissera l'appareil en place jusqu'à la guérison. Si cependant la suppuration se faisait jour à travers le bandage, ou s'il répandait une odeur fétide, incommode pour le malade et les personnes qui l'entourent, on enlèvera les parties souillées, et on les remplacera par de nouvelles couches de coton, en laissant celles qui adhèrent : mais on aura soin de faire ce changement avec promptitude, et de ne pas laisser les parties exposées à l'air. On a employé, de la même manière que le coton, le duvet soyeux du *typha*, espèce de roseau fort commun dans les marais, et qui sert de jouet aux enfants. On agit comme si on avait employé le coton cardé.

Quel que soit le traitement qu'on ait mis en usage, il faut avoir soin de nettoyer doucement la partie brûlée des portions de vêtements ou des corps étrangers qui peuvent y adhérer. Lorsqu'il existe des ampoules, on mettra tous ses soins à ne pas les déchirer ; on les ouvrira avec une aiguille à la partie la plus basse, afin que le liquide s'évacue. On se gardera bien d'arracher ou de couper les lambeaux d'épidermes flottants qui couvrent certains points dénudés de la plaie : ils servent encore à protéger quelques papilles nerveuses de la peau, et par conséquent à diminuer la douleur. On évitera aussi toute lotion, tout contact de la plaie par un corps étranger, à moins que l'état de la plaie salie ne force à les employer : en tous cas, on y mettra toute la douceur et la légèreté de main dont on sera capable.

On a attribué au coton la propriété de calmer la douleur comme par enchantement. Nous avouons que les faits observés par nous ne sont pas favorables à cette manière de voir. Nous avons vu, presque dans tous les cas traités par le coton, les douleurs persister douze à vingt-quatre heures. On éviterait cet inconvénient en se servant, dans les premiers moments, de l'eau froide, jusqu'à ce que les douleurs soient complétement calmées ; et alors seulement on aurait recours au coton.

A quel degré de température faut-il employer l'eau froide ? La douleur est le meilleur thermomètre ; du moment que l'eau calme le sentiment de cuisson et l'excès de sensibilité de la partie, elle est assez froide. Souvent de l'eau à douze ou quinze degrés au-dessus de zéro du thermomètre centigrade est suffisante. Dans quelques cas, et spécialement en été, on a besoin d'une température beaucoup plus basse ; le meilleur moyen d'y parvenir est d'ajouter de temps à autre de petits morceaux de glace, qui maintiennent le liquide au même degré de froid. Lorsque la douleur a cessé, on recouvre la partie de papier brouillard enduit de cérat, s'il ne doit pas y avoir de suppuration : dans le cas contraire, on met un linge garni de trous et graissé de cérat, par-dessus on ajoute de la charpie mollette, et on recouvre le tout d'une compresse et d'une bande. Si la suppuration est abondante, de manière à salir les pièces d'appareil, il y a de l'avantage à employer un bandage à bandelettes séparées, qui peut être changé par parties et sans imprimer de mouvements à la partie malade. Lorsque la suppuration est excessivement abondante, il devient nécessaire de faire plusieurs pansements dans la journée : trois ou quatre sont quelquefois indispensables. Si la plaie est très large, le pansement devra se faire par partie, afin de ne pas exposer à l'air une vaste plaie qui exigerait un temps assez long pour être recouverte. Ces changements se feront le plus rapidement possible, et on aura soin de tenir tout préparé d'avance.

On favorisera la chute des parties mortes, en appliquant, par-dessus le linge pénétré et la charpie, des cataplasmes émollients. Il peut arriver cependant que l'on ait intérêt à retarder la chute des parties mortifiées, lorsque la brûlure est fort étendue ; le malade ne pourrait supporter le mouvement inflammatoire qui se développera pour l'élimination des escarres ; si l'on parvient alors à le fractionner en quelque sorte, à le rendre successif, on mettra le malade à l'abri de ce danger. C'est ce à quoi on est parvenu dans un cas de brûlure profonde, qui comprenait la presque totalité de la peau de la partie postérieure de la jambe, de la cuisse, de la fesse et du côté droit du corps. Le chirurgien fit recouvrir la plus grande partie des surfaces brûlées, avec des vessies pleines d'eau à la glace, dont il continua l'action pendant douze à quinze jours. De cette manière, les portions restées à découvert s'étaient déjà enflammées et tendaient à se cicatriser, lorsque les autres, demeurées sous l'influence du froid, commencèrent à s'enflammer à leur tour. Cette pratique ingénieuse fut suivie d'un succès inespéré, et mérite d'être imitée. Il importe surtout, alors, de veiller à ce que l'application des corps réfrigérants soit continuée : c'est à cette condition seule qu'elle présente de l'utilité.

Dans les brûlures petites et superficielles, le traitement doit se borner à la partie brûlée. Il n'en est plus de même quand le feu a agi sur une grande étendue : on doit alors prescrire des médicaments internes, et modifier le régime du malade. On se trouve bien, dans les premiers moments, de potions calmantes et anodines ; on ordonnera une diète sévère, l'usage des boissons adoucissantes, des lavements émollients, quand il sera possible de les administrer. On insistera sur ce régime sévère jusqu'à ce que la crainte des accidents inflammatoires soit passée ; s'ils se développaient avec intensité, il faudrait avoir recours aux émissions sanguines. Mais on ne doit jamais perdre de vue que le malade aura à supporter une longue maladie, qu'il sera soumis à une abondante suppuration, et qu'on doit craindre de l'affaiblir de manière à ce qu'il ne puisse suffire aux pertes qu'il aura à subir. Cette seule considération doit faire rejeter le traitement par les sangsues, qu'on a beaucoup vanté. Pour quelle maladie ne les a-t-on pas proposées, à l'époque passablement *sangsuante* où nous avons eu le bonheur de vivre ?

Lorsque la suppuration s'est établie, et que les phénomènes inflammatoires sont tombés, il faut commencer à soutenir son malade par des aliments légers, nutritifs et en petite quantité. Il faut résister à la faim que les malades éprouvent à cette époque. Non-seulement une nourriture trop abondante retarde la cicatrisation de la plaie, elle dispose encore l'économie aux inflammations des organes intérieurs et à des accidents apoplectiques.

Pendant la formation de la cicatrice, il faut s'opposer à la trop grande tendance qu'ont les parties à se réunir, et à ce que la cicatrice conserve la même étendue que la peau détruite ; sans cela, après la guérison, les parties brûlées seraient déformées, et la liberté de leurs mouvements serait compromise. Si la brûlure siége aux membres, on les maintiendra dans une position opposée à celle que tend à leur faire prendre la cicatrice. On cherchera à s'opposer à l'agglutination des parties contiguës, en interposant des corps étrangers entre eux. Aux doigts, par exemple, on ne se contentera pas de placer un linge dans leurs intervalles, il serait bientôt repoussé ; il faut fixer solidement une bande de diachylum, qui passe entre les surfaces opposées, et tenir les doigts écartés sur une attelle palmée. Ces moyens sont même quelquefois insuffisants pour empêcher la formation d'une membrane nouvelle, qui s'étend plus ou moins vers l'extrémité des doigts, de manière à imiter ce qui existe dans l'état naturel, chez certains oiseaux formant la classe des palmipèdes, les canards, les cygnes, les oies, etc. A la figure, il est à peu près impossible de s'opposer aux déviations des traits ; les parties sont trop mobiles pour qu'on puisse donner aux moyens mécaniques un point d'appui assez solide. Aussi ne peut-on opposer que de faibles obstacles au renversement des paupières ou des lèvres, à la déviation de la bouche, etc.

Dans les cas de brûlures profondes et étendues, où il existe une stupeur profonde, où la peau est froide, le pouls petit et faible, il est presque inutile de s'occuper des parties brûlées : c'est vers l'affaissement du système nerveux qu'il faut diriger son attention. Les applications froides ne conviennent nullement. C'est dans ce cas que les bains chauds, les infusions chaudes de fleurs de tilleul ou de feuilles d'oranger, que l'on fait prendre en boissons, sont parfaitement indiqués ; mais il faut épier avec la plus grande sollicitude le moment où s'opérera un mouvement de réaction, et s'empresser de recourir aux liquides tièdes, puis froids, et même aux évacuations sanguines modérées, afin de s'en rendre

maître et de le maintenir dans de justes bornes.

Les brûlures qui ont détruit toute l'épaisseur d'un membre, exigent l'amputation. On doit la pratiquer aussitôt que le rétablissement des forces nerveuses le permet. C'est le seul moyen de soustraire le malade aux effets de l'inflammation secondaire. Dailleurs, quand bien même sa vie ne serait pas en danger, la plaie qui résulterait de la chute de l'escarre, serait tellement difforme et inégale, que la cicatrisation serait excessivement longue, et qu'on n'achèterait, par une année et plus de souffrances et de dangers, que la conservation d'un membre inutile. L'amputation est encore indispensable dans les cas de brûlure fort étendue, dans lesquels la cicatrice ne pourrait se former ; c'est le seul moyen d'arracher les malades à l'épuisement, qui serait le résultat d'une excessive suppuration.

Enfin, lorsque des cicatrices difformes sont la suite des brûlures, on a recours à des procédés chirurgicaux, pour les faire disparaître. Il ne peut être de notre sujet de nous y arrêter.

De tout ce que nous venons de dire sur le traitement de la brûlure, on peut conclure qu'elle ne constitue pas une maladie simple dans sa nature, constante dans sa marche et ses effets, qui puisse être guérie par un remède simple et invariable. C'est assez dire qu'il n'existe pas d'onguent ou d'eau contre les brûlures. De tous temps, cependant, ces accidents ont été l'objet des tentatives les plus bizarres de l'ignorance et du charlatanisme. Il n'est pas de commère qui ne possède un remède souverain contre la brûlure ; et une chose bien remarquable, bien propre à inspirer une aveugle confiance à la multitude, c'est la foi absolue, l'intime conviction dont sont doués les possesseurs de ces drogues infaillibles. Qu'on nous permette de citer, à ce sujet, une anecdote que nous avons entendu raconter par Dupuytren. Une jeune femme fut apportée à l'Hôtel-Dieu, il y a quelques années, pour une brûlure affreuse qui s'étendait presque des pieds à la tête. Il était facile de reconnaître que, si cette malheureuse résistait aux premiers accidents, elle ne pourrait supporter l'inflammation et la suppuration qui ne tarderaient pas à apparaître. On la regarda comme perdue. Cependant une dame respectable par son âge, son ton et ses manières, avait accompagné cette malade, et sollicitait avec instance d'être admise à la traiter. Elle avait reçu, disait-elle, par héritage, un secret transmis depuis quatre cents ans, de génération en génération, et à l'aide duquel des milliers de personnes auraient été guéries. En vain on lui fit remarquer l'état désespéré de cette jeune femme, en vain on l'engagea, dans l'intérêt de son remède, à attendre une occasion plus favorable; elle insista avec tant de force, qu'après s'être assuré qu'il ne contenait rien de nuisible, on lui permit d'en faire usage. Rien ne saurait égaler le zèle et le dévoûment qu'elle mit à enduire, plusieurs fois par jour, la malade avec son onguent. Bientôt une inflammation vive se développa; elle s'en réjouit, comme d'un effet salutaire de son remède. Des cercles inflammatoires cernèrent les parties brûlées, et elle annonça que le mal ne tarderait pas à être surmonté. De vastes lambeaux de tissus se détachaient chaque jour, et elle n'était pas désabusée. Enfin la mort seule, qui arriva le quinzième jour de l'accident, parut jeter quelque doute dans son esprit sur l'efficacité de son secret héréditaire.

Nous ne pouvons trop insister sur ce point; il n'y a pas de moyen applicable à tous les cas de brûlure. C'est le médecin qui doit diriger l'emploi de telle ou telle médication, d'après les phénomènes de la maladie. Les personnes étrangères à la médecine doivent se borner à administrer les premiers secours, et les détails dans lesquels nous sommes entrés, mettent à même de diriger leur emploi.

Avant de terminer cet article déjà bien long, nous croyons devoir nous élever contre une pratique très répandue et recommandée même par quelques médecins, nous voulons parler de l'exposition de la partie brûlée à une chaleur aussi vive que le blessé peut la supporter, soit en plongeant la partie dans de l'eau très chaude, soit, ce qui est considéré comme plus efficace, en l'approchant, autant que

possible, d'un foyer ardent. Ce procédé, qui, dans les brûlures légères, n'est qu'inutile et douloureux, peut offrir de véritables dangers, lorsqu'il s'agit d'une brûlure étendue. Il exalte la douleur déjà excessive, excite l'inflammation, à laquelle les parties sont déjà disposées. Détruire une erreur aussi préjudiciable, nous a paru un des objets du livre que nous publions.

2° *Brûlures par les caustiques.* On donne le nom de caustiques à des substances qui ont la propriété de désorganiser nos tissus, à toutes les températures. Leur nombre est assez considérable. Les principaux sont le fluor (dont on se sert pour dépolir et pour graver le verre), l'acide sulfurique (huile de vitriol), l'acide nitrique (eau-forte), l'acide chlorhydrique (esprit de sel), la potasse (pierre à cautère), la soude, l'ammoniaque (alcali volatil), les pâtes arsénicales, le nitrate d'argent ou pierre infernale, l'eau de javelle, l'eau régale, etc.

Le premier effet qui résulte de l'application d'une substance caustique, est une douleur plus ou moins vive, accompagnée de chaleur et d'un sentiment de brûlure. Ces sensations se prolongent pendant un temps variable, suivant la nature du caustique. En général, elles sont d'autant plus fortes que le caustique est plus énergique; ce qui est le contraire du feu. La brûlure par les acides fluorique, sulfurique ou nitrique concentrés, produit d'atroces douleurs qui se prolongent pendant fort longtemps, tandis que la pâte arsénicale, par exemple, agit lentement, et ne cause que de la gêne et un sentiment incommode. Il est un petit nombre de substances caustiques qui ont la propriété d'être absorbées, lorsqu'elles sont déposées sur des surfaces dont l'épiderme a été enlevé; alors il y a empoisonnement et brûlure tout à la fois. A l'époque où les préparations d'arsenic étaient très employées dans le traitement des maladies cancéreuses, on n'a eu que trop d'exemples de leurs pernicieux effets. En général, les désorganisations produites par les caustiques, ne s'accompagnent pas de phénomènes généraux, à moins qu'ils n'agissent sur des parties douées d'une sensibilité extrême, et sur des sujets dont le système nerveux est excessivement irritable. Le sentiment de brûlure et de douleur disparaît ; l'action chimique s'est effectuée, et le résultat est une escarre qui subit le même travail d'élimination que celui que nous avons vu résulter des brûlures par le feu.

Il existe pour les brûlures par les caustiques, une indication importante, c'est d'enlever avec soin toutes les parties de la substance cautérisante qui pourraient continuer à agir. On y parvient généralement par des lotions faites à grande eau. Dans quelques circonstances, il peut être avantageux de laver les endroits brûlés avec des substances particulières : ainsi, lorsque la brûlure a été produite par un acide, en lavant avec de l'eau de potasse légère, ou de la lessive, ou de l'eau de savon. Lorsque l'accident a été produit par de la potasse, de la soude ou de l'ammoniaque, il convient d'employer des lotions d'eau vinaigrée ou acidulée par un acide quelconque. On détruira la pierre infernale au moyen de l'eau salée, les préparations d'arsenic par celles d'eaux sulfureuses ou d'eau de chaux, l'eau de javelle par l'eau mêlée de blanc d'œuf. Ces substances ont non-seulement l'avantage d'enlever mécaniquement le caustique, mais de le décomposer de manière à le transformer en une substance inerte, ou du moins sans action dangereuse. Du reste, une fois la cause du mal éloignée, on se conduira comme pour les brûlures par le feu, ne perdant pas de vue que le mouvement inflammatoire qui doit présider à la séparation et à l'expulsion des parties mortifiées, doit être maintenu dans de justes bornes, le malade pouvant succomber à son intensité, à l'abondance de la suppuration, enfin par suite des graves désordres qu'il amène dans l'économie.

3° *Combustion spontanée humaine.* Un certain nombre de faits bien observés, prouvent, d'une manière incontestable, que des individus ont pu, sous l'influence de causes déterminantes, en apparence tout à fait insuffisantes, être brûlés complètement, au point qu'une petite quantité de cendres soit tout ce qui reste d'eux, et cependant les objets qui les environnent, être à peine endommagés; dans quelques cas même leurs

vêtements n'ont pas été consumés. Ces faits sont si extraordinaires, que pendant longtemps on s'est contenté de les nier, de les regarder comme des histoires faites à plaisir. Aujourd'hui leur authenticité les met hors de doute. Nous ne croyons pouvoir mieux faire connaître ce phénomène, vraiment singulier, qu'en en rapportant quelques exemples.

Maria Bertholi, prêtre, ayant passé toute la journée à des courses dans la campagne, se mit au lit assez fatigué ; là, il se fit passer un mouchoir entre les épaules et la chemise, et, tout le monde s'étant retiré, il se mit à dire son bréviaire. Quelques minutes s'étaient à peine écoulées, lorsqu'on entendit un bruit extraordinaire dans son appartement. Et ce bruit, au travers duquel on distinguait les cris de ce prêtre, fit accourir tous les gens de la maison. On trouve, en entrant, ce dernier étendu sur le carreau, et environné d'une flamme légère, qui s'éloigne à mesure qu'on approche, et qui enfin s'évanouit. Le bras droit tout entier, et toute la partie droite du tronc étaient profondément désorganisés. Le malade mourut le quatrième jour. D'après les informations prises près du malade lui-même, on apprit qu'il avait ressenti comme un coup de massue qu'on lui aurait donné sur le bras droit, et qu'en même temps il avait vu une bleuette de feu s'attacher à sa chemise, qui fut en un instant réduite en cendres, sans que le feu eût touché en aucune manière aux poignets. Le mouchoir qu'il s'était fait appliquer sur les épaules, entre la chemise et la peau, s'est trouvé dans toute son intégrité et sans la moindre trace de brûlure. Les caleçons étaient également intacts, mais la calotte avait été entièrement consumée, sans que pourtant il y eût un seul cheveu de brûlé. On ne sentait aucune odeur de brûlé dans la chambre, on n'y apercevait point de fumée ; seulement, la lampe, auparavant pleine d'huile, était à sec, et la mèche dans un état d'incinération.

En 1765, la comtesse Cornélia Bandioli de Cesène, âgée de soixante-deux ans, qui avait l'habitude de se baigner dans de l'eau-de-vie camphrée, fut trouvée incendiée hors de son lit, d'où il paraît que la chaleur l'avait fait sortir. Il fut prouvé que le feu n'avait pas causé cet accident; les lumières qui étaient dans son appartement avaient brûlé jusqu'à la fin, et les mèches étaient encore restées aux chandeliers. La chambre où la combustion s'était opérée spontanément chez cette dame, était remplie d'une suie humide couleur de cendre, elle avait pénétré dans les armoires et sali le linge.

Une lettre du général américain W. Stephens contenait le fait suivant : Le cadavre d'une vieille femme s'évapora et disparut, par une cause interne inconnue, dans l'espace d'une heure et demie environ. Une partie des individus de la famille étaient allés se coucher et les autres étaient sortis; la vieille resta levée pour garder la maison. Peu après, un de ses petits enfants rentra, et vit le plancher en feu; on apporta des lumières, et on procéda à l'extinction du feu. Tandis qu'on était ainsi occupé, on aperçut quelque chose de singulier sur le sol : il y avait une espèce de suie grasse, et des cendres avec des restes d'un corps humain; une odeur extraordinaire se répandait dans la chambre, tous les vêtements étaient consumés par le feu, et la grand'mère ne se retrouvait pas. On crut d'abord qu'en voulant allumer sa pipe de tabac, elle était tombée dans le feu et s'était brûlée; mais en voyant le foyer si petit, on jugea qu'il était impossible qu'elle se fût consumée totalement, quand bien même il en aurait eu dix fois autant.

La dame Boison, âgée d'environ quatre-vingts ans, fort maigre, et ne buvant que de l'eau-de-vie depuis plusieurs années, était assise dans son fauteuil devant le feu. Sa femme de chambre s'absenta pour quelques moments; à son retour, elle vit sa maîtresse tout en feu; elle crie, on vient; quelqu'un veut abattre le feu avec sa main, et le feu s'y attache, comme s'il l'eût trempée dans de l'eau-de-vie ou de l'huile enflammée. On apporte de l'eau, on en jette avec abondance sur la dame, et le feu n'en paraît que plus vif; il ne s'éteignit point que toutes les chairs ne fussent consumées; son squelette fort noir resta entier dans le fauteuil qui n'était qu'un peu roussi; une jambe seulement et les deux

mains se détachèrent des os. On ne sait point si le feu du foyer avait pris aux habits. La dame était à la même place où elle se mettait tous les jours, le feu n'était pas extraordinaire, et elle n'était pas tombée.

Ces exemples suffiront pour donner une idée du phénomène si extraordinaire des combustions spontanées. Il faut surtout se rappeler la peine que l'on a à incinérer un cadavre, et à combien d'artifices on est obligé de recourir dans les pays où règne la coutume de brûler les morts; aussi, cette opération est-elle fort dispendieuse et réservée pour les princes et les hommes riches et puissants.

On a remarqué que presque tous les cas de combustion spontanée avaient eu lieu dans des pays froids et pendant des hivers rigoureux. L'abus des liqueurs fortes paraît être la cause qui y prédispose le plus spécialement. L'embonpoint paraît aussi la favoriser, quoiqu'il y ait des observations de sujets maigres qui en ont été atteints, et spécialement la dame Boison était dans ce cas. Une autre remarque fort curieuse et non moins inexplicable, c'est que les femmes âgées y sont beaucoup plus exposées que les hommes; sur une vingtaine de cas bien reconnus, il y avait seize femmes. Les individus ainsi prédisposés, ont vu la combustion se déclarer par l'approche d'un corps en ignition, souvent très peu actif, une chandelle, une lampe, une pipe, une chaufferette, etc. Il paraît même que, dans quelques cas, il n'y a pas eu besoin du contact immédiat, et que les individus étaient à une certaine distance du feu.

On a cherché des explications pour un phénomène aussi digne d'intérêt; mais jusqu'à présent on n'est arrivé à rien de bien satisfaisant. Nous nous dispenserons donc de nous y arrêter plus longtemps, cet article n'étant destiné à donner au lecteur qu'une idée superficielle des combustions spontanées humaines; et ces accidents, assez rares pour qu'on n'en connaisse qu'une vingtaine de cas, ne pouvant permettre de donner aucun précepte sur la conduite à tenir lorsqu'on en observe, à cause de la dissemblance qu'ils présentent entre eux; presque constamment la combustion était complète avant qu'on pût s'y opposer.

BUBON. On donne ce nom à l'engorgement de l'aine, de l'aisselle et du cou. On voit les bubons se développer par sympathie d'une inflammation voisine, sous l'influence des maladies pestilentielles, enfin par l'action du vice vénérien. Nous ne parlerons ici que des deux premières espèces. Les bubons pestilentiels ne s'observent que comme symptômes de ces fléaux formidables qu'on n'observe plus, grâce à Dieu, dans nos climats tempérés. Ils ne constituent pas une maladie spéciale; nous ne nous y arrêterons donc pas.

Toutes les fois qu'une partie est enflammée ou ulcérée, l'irritation se communique aux glandes les plus voisines. Ainsi une écorchure au doigt, ou un panaris, cause la tuméfaction des glandes de l'aisselle. Les plaies ou les ulcères des pieds ou des jambes sont accompagnés de grosseurs des glandes de l'aine. Les dents cariées et douloureuses amènent le gonflement des glandes placées sous les bords de la mâchoire. On peut dire que les inflammations des glandes de l'aine sont de beaucoup plus fréquentes que celles des autres parties; aussi c'est à cette espèce de bubon que nous nous attacherons; il sera facile de faire l'application de ce que nous en dirons au gonflement des glandes des autres parties.

Les bubons s'annoncent, en général, par un sentiment de gêne plus ou moins grand à la région de l'aine. En portant la main dans ce point, on sent une petite tumeur du volume d'une noisette qu'on peut faire mouvoir, mais qui est le siége de douleurs quand on la comprime. Bientôt plusieurs tumeurs semblables apparaissent; elles augmentent de volume, s'agglomèrent, ne sont plus mobiles sur les parties voisines, et constituent une grosseur visible à l'œil nu, dure, immobile et généralement très douloureuse. Bientôt la peau qui la recouvre rougit; il s'y développe un sentiment de battements très douloureux, qui vont en augmentant pendant quelques jours; la peau prend une teinte violacée, elle s'amincit; le doigt du chirurgien y re-

connaît la présence du pus, et, si on ne lui fait jour, la peau se déchire dans un point, et laisse écouler le pus formé au-dessous d'elle. Souvent ce pus n'arrive au dehors qu'après s'être accumulé en grande quantité, et après avoir fait des ravages profonds au-dessous de la peau; celle-ci est alors décollée dans une grande étendue; elle a été usée peu à peu par sa face interne, et elle a perdu beaucoup de son épaisseur. On reconnaît habituellement cet état à la couleur violette qu'elle contracte, et à la mollesse que l'on sent en y appuyant les doigts. Il n'est pas rare de voir le pus se faire jour par un assez grand nombre de petits trous, ce qui donne à la partie l'aspect d'un crible. Peu à peu ces ouvertures se réunissent et finissent par n'en plus constituer qu'une très large.

Tous les bubons ne suivent pas la marche que nous venons d'indiquer. On en voit rester indolents pendant des mois entiers; la tuméfaction est le seul signe de leur présence. Point de douleur, point de changement de couleur de la peau, pas de traces de suppuration. On en voit qui, après avoir persisté dans cet état un temps plus ou moins long, s'enflamment tout à coup et passent rapidement à la suppuration.

Les signes des bubons de l'aine peuvent, dans quelques circonstances, être fort obscurs, et permettre de confondre cette maladie avec plusieurs autres qui affectent cette région. On a vu des chirurgiens fort célèbres et fort habiles confondre ces tumeurs avec des hernies étranglées, des anévrismes, etc. Ce n'est quelquefois qu'après un examen attentif, prolongé pendant un temps assez long, qu'on peut se prononcer sur la nature de la tumeur.

Or, il est de la plus haute importance de ne pas faire de confusion : la mort du malade en serait le résultat. Mais ces cas difficiles sont très rares, et ils ont été signalés à l'attention avec tant de soin, qu'ils ne doivent plus offrir le même danger.

Les bubons qui accompagnent les maladies syphilitiques sont-ils toujours de nature vénérienne ? Cette question a été beaucoup débattue dans ces derniers temps. Il y a quarante-cinq ans, on n'aurait pas hésité à répondre par l'affirmative. Aujourd'hui beaucoup de médecins diraient le contraire. Ces deux opinions nous paraissent trop exclusives. C'est en posant les questions d'une manière aussi générale qu'on s'expose à méconnaître la vérité. *Stat in medio veritas*, avait-on dit bien avant que le *juste milieu* fût inventé. Entrons dans quelques explications. Ce point de l'histoire des bubons est trop important pour ne pas nous arrêter un instant. Les auteurs qui ont traité des maladies vénériennes, ont divisé les bubons en primitifs, consécutifs et constitutionnels. Les bubons primitifs sont ceux qui n'ont été précédés d'aucun signe d'infection, qui n'existent pas en même temps que des chancres ou des écoulements : ils sont assez rares et ont été admis plus d'une fois sans examen suffisant. Les bubons consécutifs, c'est-à-dire, précédés d'autres symptômes de maladie vénérienne, sont les cas les plus fréquents. Enfin, les bubons constitutionnels, ou qui paraissent chez une personne qui n'a pas eu de rapports sexuels depuis plusieurs semaines, sont peu communs, et la plupart des exemples que l'on a cités étaient des cas dans lesquels on avait négligé de noter des pustules ou autres affections vénériennes de la peau, développées aux environs. Les bubons de la première et de la dernière espèce sont, sans contredit, de nature vénérienne. Quant à ceux qui ont paru après des chancres, après un écoulement par l'urètre ou par le vagin, il faut reconnaître qu'assez souvent ils ne sont pas de nature vénérienne. Il n'est pas douteux que le plus ordinairement les chancres sont un signe d'infection générale, et alors, s'ils donnent lieu à des bubons, on pourra appeler ceux-ci vénériens. Mais c'est jouer sur les mots. Comme la plupart des inflammations des parties génitales n'ont pas un caractère syphilitique, comme ce sont des maladies toutes locales qui ne demandent pas un traitement spécial, on aurait tort de regarder, comme de nature spécifique, les engorgements glandulaires auxquels elles donnent lieu. Qui n'a vu des bubons déterminés par une opération pratiquée sur la verge, le phymosis,

par exemple, ou par une sonde introduite dans l'urètre ? Ces cas rentrent tout à fait dans la classe des bubons sympathiques.

Un fait signalé depuis longtemps, est la fréquence beaucoup plus grande des bubons chez l'homme que chez la femme. Le côté gauche en est plus souvent le siége que le côté droit. On les observe beaucoup plus fréquemment chez les gens du peuple qui continuent à marcher et à se livrer à la débauche, malgré l'existence d'écoulements blennorrhagiques ou d'ulcérations de la verge, que chez les personnes qui s'empressent en général de traiter, dès leur début, les affections des organes génitaux.

Autrefois, les idées erronées que l'on avait sur la nature spécifique des bubons, avaient porté les médecins à s'efforcer d'amener la suppuration à ces tumeurs. On croyait mettre un malade à l'abri de la syphilis constitutionnelle, en faisant suppurer longtemps les bubons. Aujourd'hui cette pratique surannée a été abandonnée à juste titre, et l'on s'efforce, au contraire, de prévenir cette suppuration, qui constitue en général un accident fâcheux, et qui prolonge beaucoup la durée de la maladie. On y parvient de plusieurs manières : la première, celle qui nous paraît la plus sage, consiste dans l'emploi des sangsues, des émollients et du repos. Si le bubon est à son début, souvent le repos et les cataplasmes de farine de graine de lin seront suffisants pour faire avorter l'inflammation. S'il y a de la rougeur de la peau, des douleurs un peu vives, une ou plusieurs applications d'une vingtaine de sangsues chacune produiront du dégorgement et devront être employées. On mettra aussi en usage les bains tièdes prolongés, les boissons adoucissantes, et le séjour au lit. Sous l'influence de ce traitement, la tumeur diminue en général, et la maladie tend à disparaître. Lorsque la suppuration est déjà formée, il faut lui donner issue dès qu'on s'aperçoit de sa présence, et ne pas attendre que le pus s'amasse en grande quantité. L'abcès ouvert, on continue pendant quelque temps les cataplasmes émollients, puis on panse, comme une plaie simple, jusqu'à la cicatrisation. Lorsque le pus a déjà décollé et aminci la peau dans une assez grande étendue, il peut devenir nécessaire de l'enlever. Trop altérée pour pouvoir se réunir de nouveau aux parties voisines, elle ne ferait qu'éterniser la suppuration. On a cru reconnaître que les caustiques étaient préférables à l'instrument tranchant pour opérer cette ablation. C'est habituellement la pierre à cautère que l'on emploie. C'est le seul cas où elle doive être préférée au bistouri. Lorsqu'il existe des trajets fistuleux, on devra les inciser dans toute leur longueur. Le pus, en stagnant dans ces clapiers, s'oppose à la cicatrisation ; tant qu'il existe de l'inflammation, le malade sera tenu à une diète assez sévère, on le privera surtout d'aliments excitants et épicés.

On a quelquefois réussi à faire avorter des bubons assez avancés, en appliquant sur la tumeur même un petit vésicatoire fait avec la pommade ammoniacale, et pansé avec de la charpie imbibée d'une solution de vingt grains de sublimé dans une once d'eau distillée. On a même vu ce moyen prévenir l'ouverture de bubons dans lesquels on pouvait reconnaître du pus : dans ce cas, le pus semblait filtrer à travers la peau du vésicatoire et s'évacuer ainsi. Les avantages de cette méthode sont incontestables lorsqu'elle réussit. Mais il faut avouer que le plus souvent elle manque d'efficacité, quoi qu'en aient dit MM. Malapert et Reynaud, chirurgiens de Toulon, qui l'ont fait connaître.

Dans quelques cas rares, on est parvenu à arrêter dans leurs cours des bubons inflammatoires, par la compression exercée au moyen d'un bandage méthodiquement appliqué. Lorsque le bubon est indolent, on doit renoncer aux applications émollientes, qui prolongeraient indéfiniment la durée de l'engorgement. C'est alors qu'on retire des avantages de l'application des sangsues en petit nombre sur les glandes gonflées : elles n'agissent plus comme combattant l'inflammation, mais bien comme la ranimant et imprimant à la tumeur un mouvement vital plus actif. On emploie également avec avantage des topiques excitants et résolutifs, tels que l'emplâtre de vigo, de savon, de ciguë, les pommades iodurées, les cataplasmes humectés de vin chaud, les frictions avec l'onguent napolitain, etc. Sous l'influence

de ces moyens, on voit quelquefois la tumeur passer à l'état aigu. On abandonne alors les médicaments irritants pour les émollients, et l'on se conduit comme dans les bubons inflammatoires.

Dans quels cas convient-il d'unir un traitement antivénérien au traitement local ? Ce sera lorsqu'on aura affaire à un bubon primitif ou constitutionnel : quant au cas de bubon secondaire, il est plus difficile de s'expliquer d'une manière précise ; rien ne serait plus aisé, s'il existait des signes certains qui fissent reconnaître un bubon syphilitique de celui qui n'est qu'inflammatoire : malheureusement il n'y a pas de caractères qui les différencient ; ce seront donc les autres symptômes qui devront décider de l'emploi du traitement antivénérien. Lorsque le bubon accompagne une simple blennorrhagie, qu'il a été excité par des marches forcées ou un régime incendiaire, nul doute que les émollients ne soient seuls indiqués. Lors, au contraire, qu'il existe des chancres anciens, rebelles au traitement adoucissant, il est à craindre que l'on n'ait affaire à une maladie syphilitique générale, et alors un traitement mercuriel doit être mis en usage. Mais, comme règle générale, nous pouvons avancer que beaucoup de bubons sont purement inflammatoires et n'exigent que des soins locaux : le traitement antisyphilitique, quand il est réellement indiqué, est plus souvent dirigé contre les autres symptômes de la maladie que contre le bubon qui s'y joint.

BUSSANG. Petit village du département des Vosges. Ses eaux minérales gazeuses étaient à peine connues à Paris il y a dix ans. Aujourd'hui, elles rivalisent avec celles de Seltz, et balancent presque l'ancienne réputation de ces dernières.

L'eau de Bussang jaillit de cinq sources différentes. Elle est limpide, froide, pétillante, d'un goût aigrelet, et un peu astringente. Elle contient une quantité notable de gaz acide carbonique, de bicarbonate de soude et un peu de fer à l'état de carbonate.

Cette eau est d'une saveur presque aussi agréable que l'eau de Seltz ; elle s'emploie à peu près dans les mêmes circonstances. C'est surtout contre la gravelle qu'on la prescrit; on dit même qu'elle dissout, en huit ou dix jours, les petits calculs d'acide urique qu'on y laisse immerger. On conçoit dès lors quel immense avantage on peut espérer recueillir de son emploi en injections dans la vessie, dans les cas de calculs de cette nature. Elle réussit encore merveilleusement dans les dérangements de digestions et contre la leucorrhée. Cette analogie avec une eau minérale justement célèbre, devait nuire et a nui réellement pendant longtemps à sa vogue. Mais, depuis que celle-ci est passée de la matière médicale sur la table des gourmets de nos jours, les gens du monde ont cessé d'y avoir confiance comme médicament,

et le médecin s'est vu contraint de recourir à une autre possédant des propriétés analogues. C'est à Bussang que le monde a, pour ainsi dire, légué cet héritage.

On se rend encore peu à Bussang, qui est un lieu tout sauvage et nullement disposé pour recevoir des étrangers. Cette eau n'est d'ailleurs utilisée qu'en boisson, et peut aisément, avec des précautions dans le tirage et le bouchonnement, être transportée sans détérioration notable. Son usage interne s'associe fort avantageusement à l'emploi des eaux de Plombières et de Bourbonne à l'extérieur; aussi, les baigneurs de ces deux endroits en font-ils une grande consommation.

C

CACAO. Les Mexicains donnaient le nom de *cacaoquahuitl* à un grand et bel arbre qui vient principalement dans le bassin de la rivière des Amazones; nous avons retenu la première partie de ce nom pour l'appliquer plus spécialement à la graine de cet arbre, que les naturalistes connaissent maintenant sous le nom de *theobroma cacao*; il appartient à la famille des byttneriaccées, petit groupe de végétaux qui se rapproche beaucoup de celui des malvacées. Il faut au cacaoyer un climat chaud et humide tout à la fois. Il est originaire, comme nous l'avons dit, du bassin des Amazones; mais, de là, il a été transplanté dans les Antilles, aux îles de France et de Bourbon, et à la Guadeloupe en 1664.

Un cacaoyer en plein rapport fournit, selon le père Labat, jusqu'à cent cinquante livres de graines; ces graines sont nichées dans une pulpe sucrée, qui elle-même est entourée d'une enveloppe d'abord molle, ensuite ligneuse; la forme et la grandeur du fruit sont celles d'un œuf de poule ordinaire.

On obtient la graine par deux procédés, soit en lui laissant subir en terre une espèce de fermentation qui fait ouvrir la capsule, et détache la graine des parties environnantes, soit en la brisant

et faisant sécher les amandes. Celles qui sont obtenues par ce procédé paraissent être toujours de qualité inférieure.

Les graines de cacao du commerce présentent entre elles de grandes différences, et il est probable qu'outre les influences de la culture, de l'exposition, du climat, qui sont déjà si puissantes, les graines de cacao sont fournies par plusieurs espèces de *theobroma*; c'est du moins l'opinion de deux célèbres botanistes, Aublet et Martius, qui ont visité les pays où vient le cacaoyer. On distingue ordinairement trois sortes de cacao dans le commerce.

1° Le *cacao caraque*, qui provient de Caracas; ses graines sont les plus grosses, les plus arrondies; on l'emploie pour la fabrication des chocolats de qualité supérieure.

2° Le *cacao marangan*. Il vient de Para, du Brésil; c'est la sorte la plus communément employée; il coûte moitié moins que le précédent.

3° Le *cacao des îles*, le plus mauvais des trois; on en fait des chocolats de qualités inférieures.

Les graines de cacao sont employées à deux usages. 1° On en retire un beurre végétal particulier, appelé beurre de cacao; 2° on en fait le chocolat.

1° *Beurre de cacao*. On l'obtient surtout du cacao des îles, qui en contient en plus grande quantité que tous les autres. Pour l'extraire, on grille les graines, on les pile dans un mortier, puis on renferme la poudre dans un sac de coutil, que l'on presse entre deux plaques de fer bien chauffées; le beurre s'écoule, et on le purifie en le passant à travers un linge. Ce beurre est blanc, de la consistance du suif; son odeur et sa saveur sont celles du cacao grillé; il a la propriété précieuse de rancir difficilement; aussi son emploi est-il des plus avantageux dans le cas de maladie de la peau où cet organe est desséché, endurci, fendillé, gercé; ou bien lorsqu'on veut empêcher que les jeunes enfants trop chargés de graisse ne se coupent, comme on le dit vulgairement, c'est-à-dire, que deux surfaces de la peau se trouvant toujours en contact, ne rougissent et ne deviennent le siége d'un suintement continuel. Lorsqu'on emploie, dans ces circonstances, les graisses animales, elles ont le grand inconvénient de rancir dans les plis ou les gerçures dans lesquelles elles se sont introduites, et de déterminer, par leur présence, une irritation plus forte que celle qu'elles étaient destinées à calmer. Le beurre de cacao n'a pas cet inconvénient, il rancit difficilement. Il présente un autre avantage, c'est d'être solide à la température ordinaire, de pouvoir ainsi se couper par morceaux, et de ne fondre qu'à la chaleur de la main. Le beurre de cacao est aussi employé à l'intérieur comme adoucissant; on le prescrit dans la toux, sous forme de pilules, dans la composition desquelles entrent d'autres remèdes plus actifs.

2° *Chocolat*. Le cacao fait la base de cette préparation, dont l'emploi est aujourd'hui si répandu; chez tous les peuples de l'Europe et de l'Amérique, le chocolat constitue très souvent les repas du matin, et nous verrons tout à l'heure qu'il mérite cette adoption presque universelle. Disons d'abord quelques mots sur sa préparation, qui a une influence marquée sur ses propriétés. On fait d'abord griller les amandes; en France cette torréfaction n'est pas poussée très loin; en Espagne, au contraire, on brûle pour ainsi dire la graine, puis on la

vanne, pour la débarrasser de ses enveloppes et des impuretés qui s'y trouvent mêlées; on rejette les graines mal torréfiées ou gâtées, et on pile dans un mortier bien chaud la graine de cacao, contenant, comme nous l'avons vu, une substance grasse. Il en résulte qu'au lieu d'une poudre, on obtient une pâte; à cette pâte on ajoute au moins moitié de son poids de sucre, puis on la met sur de larges pierres légèrement concaves, où des rouleaux de fer poli la broient sans relâche. Autrefois c'était le chocolatier lui-même qui, armé d'un cylindre, broyait péniblement la pâte, qu'il arrosait souvent de sa sueur; maintenant la vapeur fait tourner quatre ou cinq cylindres qui broient la pâte, et chacun a pu admirer, à travers les vitres des chocolatiers, ces belles machines qui, mues par une force invisible, étalent sur de larges dalles la pâte qu'on y place, et la passent pour ainsi dire au laminoir. Le chocolat, formé uniquement de cacao et de sucre, constitue le chocolat appelé de santé; mais, le plus souvent, on y ajoute des aromates, tels que de la vanille, de la cannelle, du storax, etc.; ensuite on le coule semi-liquide dans des moules, les uns cylindriques, les autres plats, d'autres enfin qui représentent des figures d'hommes ou d'animaux; malheureusement la cupidité a trouvé mille moyens de falsifier le chocolat et d'altérer ainsi ses propriétés; les uns extraient d'abord le beurre de cacao des graines, et le remplacent dans leurs pâtes par de l'huile; les autres y ajoutent de l'amidon, de la farine de blé, de riz, de lentilles, de haricots, pour augmenter son poids; il est alors plus épais lorsqu'on le fait bouillir, et les non connaisseurs s'y laissent tromper; mais le véritable amateur le préfère moins dense et plus homogène. Chez nous, le chocolat est un aliment; chez les Mexicains, les Espagnols et les Portugais, c'est une boisson; ils en ont toujours de tout préparé chez eux, et ils en boivent même dans les temps de jeûne; cela est si vrai, qu'il existe une dissertation espagnole de Pinelo, intitulée: Le chocolat peut-il rompre le jeûne ecclésiastique? Non. Aussi les prêtres en boivent-ils souvent avant de dire la messe. Ce chocolat diffère beaucoup du nôtre : les graines sont, comme je l'ai dit, beaucoup plus torréfiées, et il entre peu ou point de sucre dans sa composition; de plus, ils ne le prennent qu'après l'avoir fait chauffer pendant plusieurs heures sur un feu très doux. Chez nous, on le fait à l'eau, au lait, à l'émulsion d'amandes, à la crème; quelques-uns y ajoutent un jaune d'œuf.

Le chocolat est un aliment sain et nourrissant, de facile digestion, qui convient aux personnes faibles, délicates, nerveuses, sédentaires, et dont l'estomac ne saurait supporter deux fois par jour des aliments de nature animale. Malgré sa dénomination pompeuse de *chocolat de santé*, celui-ci n'a pas une grande supériorité sur ceux qui contiennent des aromates en petite quantité, tels que la vanille, par exemple, qui y entre à peu près pour un cinquantième, et lui communique un goût et une odeur agréables, sans altérer en rien ses propriétés essentielles; mais il est d'autres chocolats auxquels on incorpore des fécules légères, telles que du sagou, de l'arrowroot, du salep; ceux-ci sont plus nourrissants, et peuvent contribuer puissamment au rétablissement des forces et au retour de l'embonpoint après des maladies graves ou prolongées. Cependant on ne peut se dissimuler que le chocolat ne soit un peu échauffant; peut-être cela tient-il à la quantité de sucre qui entre dans sa composition. Quoi qu'il en soit, les personnes sujettes à la constipation, feront prudemment de ne pas le prendre comme aliment habituel et journalier. Les pastilles de chocolat conviennent très bien aux estomacs qui ne peuvent rester longtemps sans manger, et sont pris de maux d'estomac dans les intervalles des repas, aux avocats, dans les intervalles de longues plaidoiries, aux courriers qui voyagent jour et nuit sans s'arrêter. On a l'habitude de prendre le chocolat avec du pain et du beurre, et, quoique l'auteur de cet article soit forcé de se déclarer coutumier du fait, il n'hésite pas à s'envelopper, avec tous ceux qui font comme lui, dans une seule et même condamnation, comme ayant enfreint les lois les plus simples de l'hygiène. En effet, nous avons vu que le cacao contenait déjà du beurre végétal; le lait en renferme aussi une certaine proportion; si on introduit encore du beurre dans l'estomac sous une troisième forme, cette réunion de substances grasses peut rendre la digestion longue et pénible.

Quelques personnes font bouillir les enveloppes de cacao que le grillage sépare, et en préparent une boisson qui est assez agréable et d'une assimilation très facile; c'est un aliment qui mériterait d'être plus répandu qu'il ne l'est.

CACHOU. Les anciens ignoraient l'origine de cette substance; sa couleur d'un rouge noirâtre, son aspect semblable à celui de certaines terres qui contiennent beaucoup de carbonate de fer, les avaient conduits à le regarder comme une substance d'origine minérale, et ils l'avaient appelé *terra japonica*, terre du Japon. Les travaux de Garcias, du Petit-Thouars et Lanerck, ont fait connaître l'origine du cachou. On le retire, par la décoction, des pousses encore vertes et des branches de l'*acacia catechu*, arbre de la famille des mimosées, qui vient dans l'Inde et au Japon; on laisse simplement évaporer cette décoction, et le cachou se trouve sous la forme d'un extrait au fond du vase. La saveur astringente de cette substance indique suffisamment sa composition et ses propriétés. La chimie y a découvert cinquante-sept parties de tannin sur cent. A cette occasion, le célèbre botaniste anglais, sir Joseph Bancks, fait observer que l'écorce de chêne en contient dix fois moins, et que, dans le pays où vient l'*acacia catechu*, il est sans contredit l'arbre le plus propre au tannage.

En médecine, le cachou est regardé comme l'astringent par excellence. On en fait à Bologne de petites pastilles, qui ont l'avantage de raffermir les gencives, et de communiquer une bonne odeur à l'haleine par les aromates qu'elles contiennent; dans le cas de dévoiement, on donne le cachou avec de l'eau de riz, lorsque ce dévoiement ne reconnaît pas pour cause une inflammation du canal intestinal. Chez les femmes affectées des fleurs blanches, on peut l'employer avec avantage sous la forme de pastilles.

CACOCHYME. Ce mot, dérivé du grec (κακός, mauvais, et χυμός, suc), s'applique de préférence, dans le langage usuel, aux vieillards affaiblis plus encore par l'infirmité ou la maladie que par l'âge. On donne, au contraire, plus spécialement, en médecine, le nom de *cachexie* à l'altération générale des solides et des humeurs du corps, amenée par les progrès d'une maladie grave, quel que soit d'ailleurs l'âge des sujets. Ainsi, l'on dit la cachexie *cancéreuse*, la cachexie *scorbutique*, la cachexie *scrofuleuse*, etc.

Outre les moyens spéciaux indiqués par le genre particulier d'infirmité ou de maladie dont est affecté l'individu *cacochyme*, moyens qui seront exposés en leur lieu, on peut donner quelques conseils généraux aux personnes qui méritent ce nom.

Elles doivent se préserver soigneusement des vicissitudes atmosphériques, et cependant ne pas négliger de faire chaque jour un exercice convenable, soit à pied, soit en voiture, suivant que leur état le leur permet.

Leur corps doit être vêtu de laine et de flanelle; leurs sorties ne doivent s'effectuer qu'au milieu du jour, après et avant la fraîcheur humide du matin et du soir. Des frictions sèches, balsamiques ou spiritueuses sur les membres, répétées chaque jour, avec la main, une brosse douce, une flanelle imprégnée de vapeur de benjoin, etc., leur seront fort utiles. Un régime sobre et cependant restaurant, quand d'ailleurs il n'y a pas de contre-indication présentée par l'état de la poitrine ou des organes digestifs; les gelées animales, un peu de vin de Bordeaux au repas, point de café à l'eau ni de liqueurs spiritueuses... voilà les principales règles de conduite qui leur seront prescrites. Elles ne devront ni se lever trop tôt, ni surtout se coucher trop tard: les veilles leur seraient extrêmement nuisibles. Les travaux de l'esprit ne leur conviennent nullement; quelques occupations corporelles, comme, par exemple, un peu de jardinage dans la belle saison, en évitant toujours d'aller jusqu'à la fatigue, leur seront, au contraire, très profitables.

Pour celles de ces personnes qui habitent les contrées tempérées, les grandes villes, le mieux sera, s'il se peut, de passer l'été à la campagne, et l'hiver dans les contrées méridionales.

Ce n'est qu'en s'entourant de soins, et en veillant attentivement sur elles-mêmes, que les personnes cacochymes pourront se garantir des souffrances qu'elles ne manqueraient pas de s'attirer par un régime de vie mal réglé.

Qu'elles se gardent surtout de ces prétendus fortifiants (élixir, opiats, pilules, arcanes de toute espèce), que les annonces des journaux prodiguent à la crédulité publique, ou qu'elles n'y aient recours qu'après avoir consulté l'homme de l'art qui a su mériter leur confiance.

L'observation attentive des règles de l'hygiène, au contraire, ne peut jamais être qu'extrêmement avantageuse, et plus d'un individu *cacochyme* leur a dû la prolongation de la vie ou même le retour à la santé, qu'il avait demandés vainement aux médicaments et aux spécifiques.

CADUC (MAL). *Voy.* ÉPILEPSIE.

CADUCITÉ. État de décadence. Les auteurs ont désigné sous ce nom l'époque où les caractères et les signes de la vieillesse se dessinent tout à fait; elle comprendrait une période qui s'étendrait de soixante-dix ans, environ, à quatre-vingts; viendrait ensuite l'âge de la *décrépitude*. Pour les détails, nous renverrons le lecteur au mot VIEILLESSE. Nous rappellerons ici seulement les traits les plus saillants de la caducité ou vieillesse confirmée. Dans cette période, toutes les fonctions languissent, la peau se dessèche et les rides augmentent; la voix est cassée, le dos se voûte, la démarche est lente et les mouvements raides; la bouche n'a plus de dents; le corps tremble et s'affaiblit; la décadence morale accompagne la dégradation physique; la mémoire s'éteint, l'intelligence s'émousse, le vieillard devient faible, apathique, insouciant, et enfin, sauf quelques cas exceptionnels, la faculté de la reproduction a cessé entièrement.

CAFÉ. A ceux qui croient que les idées seules font les révolutions des empires, que les besoins intellectuels sont les mobiles uniques des grands bouleversements, on pourrait opposer deux plantes, le café et la pomme de terre, qui ont changé à elles seules, non pas la destinée d'une nation, ni celle de l'Europe, mais celle du monde entier, et enfanté plus de maux et plus de bien que toutes les théories gouvernementales.

Le prieur d'un couvent musulman remarque que les chèvres, qui mangent les graines d'un petit arbre, sont plus gaies et plus vives; il a l'idée d'en donner à ses moines, pour les empêcher de s'endormir pendant les longs offices où l'on psalmodie les versets de l'Alcoran; l'infusion des graines vertes était amère, il s'imagine de les griller, et la boisson devient délicieuse. Dès ce moment, l'homme allait se créer un besoin nouveau, et, par suite, des plaisirs ou des privations inconnus à ses ancêtres. L'usage du café commença à se répandre en Perse, puis en Turquie. D'abord réservée aux grands, cette boisson devint accessible au peuple; des établissements publics furent créés à Constantinople pour la débiter. En 1664, Louis XIV en prit en France le premier, et la livre coûtait alors quarante livres tournois. Cependant le Hollandais industrieux avait dérobé à l'Yémen la plante précieuse; il l'importe à Batavia, la multiplie, la cultive, et répand en Europe la fève merveilleuse. La Hollande offre, après un traité de paix, deux pieds de caféier au grand roi. D'abord déposés au Jardin des Plantes, ils sont ensuite confiés au capitaine Déclieux; un des pieds meurt pendant la traversée, l'autre arrive sain et sauf à la Martinique, et de lui seul viennent tous ceux qui couvrent cette île et celle de Saint-Dominique et de Bourbon; bientôt la plante couvre toutes les Antilles, on la cultive à l'envi; le commerce affreux des nègres en reçoit un nouvel accroissement, les colonies acquièrent une importance nouvelle, la guerre maritime devient un fléau qui s'attaque à nos plaisirs; et, tandis que la canne à sucre, détrônée par la betterave, semble attester l'inutilité de nos possessions lointaines, le caféier, produit du brûlant Orient, que rien n'a pu encore remplacer, nous rend tributaires du Nouveau-Monde, jusqu'à ce que la chimie, qui a maintenant le monopole des miracles, découvre, dans quelque plante oubliée de nos champs, l'arome délicieux de la fève de Moka.

Le caféier (*coffea arabica*) est un arbuste qui s'élève, en moyenne, à la hau-

teur de huit pieds; les feuilles sont ovales, d'un beau vert, et les fleurs, groupées autour de la tige, ressemblent beaucoup à celles du jasmin, dont elles ont l'odeur; à ces fleurs succède un fruit rare, semblable à une cerise, au centre duquel sont deux graines; ces graines sont celles du café. Avant d'être grillées, elles ont un goût amer, et leur dureté est telle, que le marteau a de la peine à les briser; par l'infusion dans l'eau, elles se ramollissent, et la médecine a cherché à employer l'infusion ainsi obtenue; mais je ne sache pas que des succès réels aient ajouté à tous les mérites du café celui de soulager les maux de l'humanité avant d'être torréfié.

Faire du bon café est un art, ou plutôt c'est, comme la médecine, à la fois une science et un art; le premier point est le choix de la graine; celle de Moka est la meilleure, quoique le transport, qui est fort long, ait déjà altéré un peu ses propriétés. Après le moka, vient le café Bourbon, puis celui de la Martinique, enfin celui de Saint-Domingue et de la Jamaïque; ce dernier, qui se consomme presque entier en Angleterre, est d'une qualité très inférieure, et les Anglais, si habiles à préparer le thé et si curieux des meilleures sortes, sont très arriérés pour tout ce qui tient au choix et à la préparation du café. Il semble que le Français, vif, enjoué et spirituel, se soit attaché à la boisson qui exagère encore en lui ses qualités comme ses défauts, tandis qu'il abandonne à l'Anglais la sourde excitation produite par le thé.

On brûle la graine de café; cette opération a pour but de développer l'arome qu'elle contient, mais la torréfaction ne doit pas être poussée trop loin, sinon l'arome est altéré, la graine devient charbonneuse et prend une saveur amère. Autrefois, on faisait bouillir le café, et c'est encore suivant ce procédé ridicule qu'on le prépare dans les campagnes. J'ai dit que ce procédé était ridicule; en effet, 1° par la décoction, l'arome, dont une partie se perd déjà, pour peu que la torréfaction soit poussée trop loin, achève de se dégager entièrement; 2° la liqueur est mêlée avec le marc, et alors il faut ou le filtrer, ou boire le marc avec la liqueur. Le café doit être infusé; cette infusion peut se faire indifféremment à froid ou à chaud, pourvu que, dans le premier cas, on la prolonge plus longtemps. La meilleure méthode est celle dans laquelle on se sert d'un filtre en étain percé de petits trous. On empile le café en poudre dans un vase cylindrique qui surmonte le filtre, et on verse de l'eau sur la poudre après l'avoir tassée; cette eau la traverse lentement, se charge des principes aromatiques et amers du café, et tombe goutte à goutte dans une petite cafetière placée au-dessous de l'appareil; alors on chauffe le café sans le faire bouillir, et on le sert immédiatement; d'autres font usage d'un appareil que l'on trouve chez M. Soleil, opticien, rue de l'Odéon, à Paris, et par lequel le café se prépare à la vapeur, c'est-à-dire, que de l'eau en vapeur traverse avec force d'abord de haut en bas, puis de bas en haut, la poudre placée sur le filtre; le résultat est à peu près le même, pourvu que l'on suive les grands principes, infuser, non bouillir.

Parlons maintenant des propriétés du café et de son action sur nos organes. Lorsqu'on se mit à en faire usage comme boisson habituelle, les médecins s'élevèrent contre cette habitude, et plusieurs d'entre eux pensèrent qu'on devait le ranger parmi les médicaments; ils donnèrent, pour exemple, les Turcs qui avaient aussi distrait l'opium de sa véritable destination, et chez lesquels cet abus produisait des effets déplorables, et entre autres une vieillesse anticipée, qui fait reconnaître de loin les *thériaqui* ou mangeurs d'opium. Mais la gourmandise l'emporta; on reconnut, avec Voltaire et Fontenelle, que le café était un poison *lent*, et on continua d'en prendre. Les effets du café sont bien différents chez ceux qui n'en font pas usage habituellement, et chez les personnes qui en prennent soir et matin. Quand on n'en boit pas journellement, il facilite singulièrement la digestion, et chacun a pu remarquer sur lui-même, qu'après ces grands repas où la variété des mets excite à manger outre mesure, une tasse de café noir fait, pour ainsi dire, disparaître le sentiment de pesanteur et d'oppression, résultat de l'accumulation des aliments dans l'estomac. Il est donc alors un *adjuvant* précieux qui nous aide à éviter en partie les maux que notre in-

tempérance pourrait nous causer. Que dirai-je maintenant de son action sur le cerveau? Il est certain que cette action est telle, que, chez la plupart des personnes, les facultés intellectuelles sont pour ainsi dire doublées : tel qui avait l'esprit lourd, la parole embarrassée, devient un homme spirituel; les mots se trouvent sans effort sur sa langue pour exprimer sa pensée; que de poètes, que de musiciens ne peuvent composer que sous son influence ! Voltaire en prenait plusieurs fois par jour, Mozart en abusait au point qu'il a peut-être contribué à abréger ses jours. Delille l'a chanté, et, quoique poète correct, mais sans verve, il avait besoin de café pour arrondir ses ingénieuses périphrases. A ses mérites intellectuels, le café joint celui de chasser le sommeil, et de faire tourner au profit de l'étude les heures silencieuses de la nuit; mais tous ces précieux avantages disparaissent pour l'homme qui en fait abus; la constitution s'habitue à cet excitant, et tel preneur de café est endormi et incapable de tout travail tant qu'il n'a pas pris sa demi-tasse; s'il veut arriver à un degré d'excitation de plus, alors il est obligé d'en prendre démesurément, et alors aussi se montrent des symptômes alarmants, sinon pour la vie, du moins pour la santé. La susceptibilité nerveuse devient extrême; le moindre bruit, la plus légère émotion cause de violentes palpitations, les couleurs du visage disparaissent, les digestions deviennent difficiles, quelquefois impossibles, les forces diminuent, et on voit apparaître l'un après l'autre tous les symptômes d'une irritation chronique de l'estomac et des intestins. Peut-être même l'abus du café détermine-t-il quelquefois la dégénérescence cancéreuse de l'estomac, que l'on voit survenir chez les femmes âgées, qui en font souvent leur seule nourriture.

En résumé, le café est un aliment, non un médicament; mais c'est un excitant qu'on doit réserver pour certaines circonstances, et auquel il est bon de ne pas s'accoutumer. Le savant, l'homme de lettres, trouvera en lui un ami qui lui prêtera secours, lorsque, pressé par le temps ou par le besoin d'enfanter, le jour ne suffit pas à ses travaux, que son esprit paresseux le laisse sans ressources.

Le gastronome, grâce à lui, pourra se livrer à son goût favori, et avoir les bénéfices de la sensualité sans en éprouver les mauvais effets. La femme sujette aux migraines les verra cesser sous son influence; il provoquera le retour des règles chez celles qui sont affectées d'aménorrhée, et l'asthmatique y puisera un soulagement momentané seulement, mais qu'il pourra renouveler à volonté. On a cherché à remplacer le café par les semences de glayeul (*iris pseudacorus*), de houx (*ilex aquifolium*), les châtaignes, la chicorée : tous ces essais ont été sans succès, et le café restera toujours sans rival, comme boisson intellectuelle.

CAL ou CALUS. On désigne sous ce nom l'espèce de nœud ou de dureté qui se forme aux deux bouts d'un os cassé ou fracturé; il résulte de la production d'une matière qui, d'abord très molle, et, plus tard, d'une consistance semblable à celle de l'os lui-même, s'épanche, soit entre les deux fragments, soit autour d'eux, et sert à les tenir intimement unis.

Le temps nécessaire à la formation du cal varie infiniment, selon une foule de circonstances; aussi est-ce une erreur de croire, comme on le dit généralement dans le monde, que les fractures se guérissent dans l'espace de quarante jours; et cette erreur a les plus funestes conséquences, en ce que le malade, se croyant guéri, exécute des mouvements qui amènent la difformité du membre, ou qui rompent le cal, et s'opposent ainsi à la guérison de la fracture. La rupture du cal s'annonce par *la douleur* et la mobilité qui surviennent dans le lieu qui a été blessé. Sitôt que ces accidents se manifestent, il faut se hâter de recourir au chirurgien, pour qu'il constate l'état des parties. Presque toujours alors un nouveau traitement devient nécessaire; le repos et l'appareil doivent être de nouveau prescrits.

Le cal se forme avec plus de promptitude et de facilité chez les enfants que chez les hommes mûrs, et surtout que chez les vieillards; chez un homme d'une constitution robuste et sanguine, que chez un individu faible, d'une mauvaise santé, ou entaché de quelques vices, comme le scorbut, le cancer, etc. Enfin,

des auteurs dignes de foi assurent que la consolidation du cal se fait plus lentement chez les femmes à l'époque de la cessation des règles.

Plus les os ont de poids à supporter, plus ils sont gros, plus aussi ils sont lents à se consolider; quand ils ont été cassés; il faudra plus de temps, toutes choses égales d'ailleurs, pour la formation du cal dans les fractures de la cuisse que dans celles d'un des os de la jambe, et, dans celles-ci, plus que dans celles du bras, et surtout de l'avant-bras, des côtes, etc.

Quelque bonnes que soient les conditions dans lesquelles se trouve le malade pendant la formation du cal, la réunion des fragments n'aurait pas lieu si le membre n'était pas tenu dans un état d'immobilité complète pendant tout le temps nécessaire à sa guérison. On devra donc s'attacher à maintenir, avec le plus d'exactitude possible, l'appareil destiné à la réduction d'une fracture, et ne le renouveler qu'à des distances assez éloignées, en ayant soin de ne point imprimer au membre de mouvements qui pourraient détruire le travail déjà commencé. On a soin de soutenir le membre au-dessous de la fracture, dans les cas où il devient indispensable de le soulever. On devra aussi veiller attentivement à ce que les malades ne dérangent pas les rapports dans lesquels se trouvent les fragments, en voulant trop tôt faire usage du membre affecté.

Si cette importante condition n'est pas remplie, les deux bouts de la fracture ne se réunissent point, ou ne se réunissent qu'imparfaitement et par une petite portion seulement de leur étendue, d'où résulte une difformité, un raccourcissement du membre fracturé, ou même, dans le premier cas, une impossibilité complète de s'en servir.

Dans les cas où la formation du cal n'a pas eu lieu, ou s'est faite trop imparfaitement pour que le membre puisse avoir sa solidité nécessaire, on est parvenu quelquefois à amener la consolidation de la fracture, en passant un séton entre les deux extrémités des fragments, ou bien en enlevant ces deux extrémités, au moyen d'une opération appelée *résection*, et adaptant ensuite, l'une à l'autre, les deux nouvelles surfaces.

Quand les deux fragments sont réunis,

mais de manière à pouvoir être mobiles l'un sur l'autre, il se forme une fausse articulation; Boyer a plusieurs fois, dans ces cas, rendu au membre la solidité que cette mobilité lui avait enlevée, en plaçant une espèce de brassard ou de cuissard, qui embrassait l'un et l'autre fragment, et passait sur le point de la division.

Dans quelques cas, on a proposé de rompre le cal d'une fracture vicieusement consolidée, pour remplacer celle-ci dans les conditions d'une fracture récente, et la traiter ensuite d'une manière convenable. Pour qu'une pareille opération soit praticable, il faut que la fracture ne date que de quelques mois; avant d'y recourir d'ailleurs, on la favorise par l'emploi de moyens propres à ramollir le cal. Les douches, par exemple, liquides et de vapeurs, amènent assez promptement ce ramollissement. C'est même une chose que ne savent pas assez bien quelques hommes de l'art, qui, dans le but d'accélérer la liberté des mouvements (lesquels restent toujours assez longtemps raides et difficiles après le traitement d'une fracture), se hâtent trop de prescrire l'usage des douches.

On a cru jadis qu'il y avait des aliments et des médicaments propres à favoriser la formation et la solidification du cal : c'est une erreur. Seulement, on conçoit que l'état général de l'individu influe sur cette formation, et que le régime ou le traitement propre à modifier cet état, lorsqu'il n'est point dans les conditions de la santé, a une action secondaire sur la formation du cal et sur la guérison de la fracture.

Les *rebouteurs* et les charlatans, dont l'effronterie égale souvent la grossière ignorance, voient souvent des *calus* où il n'y en a pas, et, d'un autre côté, méconnaissent souvent des fractures qui en offrent ensuite un volumineux et difforme, parce qu'elles ont été violentées, négligées, mal traitées... mais, grâce à la crédulité du peuple, tout est mis sur le compte du *calus*, et le talent du rebouteur n'en demeure pas moins incontesté. Si l'on savait tout ce qu'offre de difficile cette partie de la chirurgie, tout ce qu'elle a d'embarrassant pour un homme de l'art expérimenté, tout ce que peuvent avoir de fâcheux les consé-

quences d'une erreur de jugement ou d'un traitement mal dirigé en pareil cas, on ne se laisserait pas si facilement aller à accorder une aveugle confiance à des gens grossiers et inhabiles, dont la pratique routinière n'est guidée par aucune instruction solide. (*Voy.*, pour plus de développement, le mot FRACTURE.)

On a encore désigné, dans le langage vulgaire, sous le nom de *calus*, des duretés, des épaississements de la peau qui surviennent dans les parties qui sont exposées à des frottements ou à des pressions continues. Cette difformité est produite par des couches d'épiderme superposées et durcies ; elle se rencontre aux talons, à la plante des pieds, chez les grands marcheurs ; aux mains, chez les ouvriers qui manient les corps durs; au bout des doigts, chez les personnes qui jouent des instruments à corde ; aux genoux, chez les individus que leur profession force à se tenir longtemps à genoux, etc.

Les calus diminuent ou abolissent la sensibilité des parties sur lesquelles ils se développent, et peuvent, par conséquent, empêcher l'exercice du toucher, quand les doigts en sont le siége; ils peuvent, dans quelques cas, donner lieu à des douleurs assez vives.

Les moyens propres à détruire cette incommodité, sont de les enlever, couche par couche, à l'aide d'un rasoir, après les avoir ramollis préalablement au moyen de bains d'eau tiède simple, ou chargée de principes émollients, ou encore, de les user avec la pierre ponce. Il serait superflu d'ajouter que ces moyens seraient inefficaces, si l'on continuait à s'exposer aux causes qui produisent les calus.

CALCUL. (*Voy.* PIERRE.)

CALMANT. On est bien souvent disposé, en médecine surtout, à abuser des mots. Pour qu'un remède quelconque *calme*, il faut qu'il soit bien appliqué. Plus d'une fois, on s'est exposé à accroître l'agitation qu'on voulait combattre par un prétendu *calmant* (les diverses préparations de pavot ou d'opium, par exemple), qui était donné dans des circonstances défavorables; et, si cela est arrivé à des médecins, à plus forte raison cela pourra-t-il arriver entre les mains des gens du monde. Nous croyons donc devoir blâmer, sans réserve, l'usage où sont quelques mères et quelques nourrices de donner du sirop de pavot, ou du sirop diacode, à certains enfants criards, pour obtenir qu'ils se taisent la nuit. Nous blâmons également la facilité avec laquelle certains pharmaciens consultés, dans un cas pressant, pour une prétendue attaque de nerfs, pour des convulsions, des coliques, etc., délivrent des potions éthérées ou opiacées, prétendues calmantes, et qui font souvent plus de mal que de bien. Il y a peu de temps, nous avons vu une violente agitation suivie de délire, succéder à l'administration de pilules d'opium données pour combattre des vomissements nerveux liés à un état de grossesse.

La plupart des remèdes désignés sous le nom de *calmants*, sont des substances très actives (opium, belladone, éther, etc.), et qui peuvent avoir les effets les plus fâcheux lorsqu'elles sont employées sans discernement. Il n'y a que le médecin qui puisse être juge compétent des circonstances qui en réclament l'emploi.

Je ne connais guère que la *thridace* et l'*asperge*, auxquelles on a voulu faire, dans ces derniers temps, une sorte de réputation, et que je regarde, moi, comme fort innocentes, dont je laisserais volontiers la disposition aux gens étrangers aux lumières de la science.

L'eau de fleurs d'oranger elle-même, tout banal que soit son emploi, n'est pas sans pouvoir déterminer quelques accidents, quand on l'administre pure et à haute dose, sur du sucre, par exemple.

On trouvera d'ailleurs, aux mots INSOMNIE, *Affections* NERVEUSES, CONVULSIONS, COLIQUES, etc., les renseignements qu'il convient de donner aux gens du monde sur l'administration des calmants, dans les cas où ils ne peuvent être utiles.

CALOMEL. Le calomelas, calomel ou mercure doux (proto-chlorure de mercure), est un sel mercuriel que son insolubilité rend peu dangereux pour nos organes, et que ses qualités laxatives font souvent employer en médecine. Il est même des contrées, l'Angleterre, par exemple, où le calomel est regardé, par les gens du monde et même par les médecins, comme une véritable *panacée*, c'est-à-dire, comme un remède utile dans toutes les indispositions et dans toutes les maladies. Mais les seules propriétés bien évidentes du calomel, sont: d'être purgatif, vermifuge et légèrement antisyphilitique. (*Voy.* ces divers mots.) Il a d'ailleurs un inconvénient assez grave, c'est d'amener facilement l'inflammation de la bouche et la *salivation* (*voy.* ce mot), quand on en continue l'usage pendant quelques jours de suite. En outre, ses effets ne sont pas constants; il purge quelquefois assez fortement à petite dose, et, d'autres fois, il reste à peu près inerte à dose élevée, ce qui tient peut-être, dans quelques circonstances, à une mauvaise préparation ou à une mauvaise conservation du médicament.

Quoi qu'il en soit, c'est un remède précieux et d'une administration commode; aussi en fait-on un grand usage, même en France, quoiqu'on soit loin de le prodiguer, comme en Angleterre.

Jamais nous ne conseillerons à personne, pour notre part, d'employer pour soi ou pour les autres, soit comme purgatif, soit comme vermifuge, un médicament doué de propriétés aussi prononcées, sans le conseil et la direction du médecin. Plus d'une fois, nous avons vu, tant chez les enfants que chez les grandes personnes, des irritations vives des intestins succéder à l'usage intempestif de ce remède. Nous avons vu aussi quelques sujets être pris d'une salivation douloureuse, pour avoir pris une seule dose un peu forte de calomel. C'est donc, nous le répétons, un médicament qui peut rendre de grands services en médecine, mais qui ne doit jamais tomber dans le domaine usuel des gens du monde.

CALOTTE. On donne ce nom à un emplâtre adhésif qu'on employait autrefois dans le traitement de la teigne. On le prépare avec du fort vinaigre et de la poix, unis à de la farine de seigle; ce mélange est ensuite étendu sur une toile, puis posé sur la tête, dont on a préalablement rasé les cheveux. On l'y laisse séjourner, puis sécher pendant trois jours, au bout desquels il est retiré avec violence, arrachant avec lui une certaine quantité de cheveux. On renouvelle cette opération plusieurs fois de suite.

Cette méthode de traitement, douloureuse et infidèle, est aujourd'hui justement tombée en désuétude. On l'a remplacée par des applications légèrement caustiques (dites *épilatoires*), dont l'introduction, dans la pratique, remonte à une époque très reculée, mais qui, de nos jours, forme la base d'un remède secret exploité en grand par quelques personnes. On trouvera, à l'article Teigne, tout ce qu'il importe de savoir à ce sujet.

CAMISOLE. C'est une sorte de gilet à manches, espèce de vêtement court, destiné à couvrir surtout la poitrine et le dos; on le fait de diverses étoffes. Les camisoles ou gilets de flanelle sont assez usités; on les porte immédiatement sur la peau; leur but est d'entretenir la chaleur de la partie supérieure du corps : ils sont surtout utiles dans les pays humides et dans les cas d'étisie, de catarrhes et d'autres affections chroniques de la poitrine. On ne doit pas pourtant les prendre sans l'avis du médecin et pour le moindre rhume; l'on contracte, en effet, une habitude souvent gênante, et qu'il est dangereux de quitter plus tard; et enfin, comme l'habitude émousse, à la longue, l'action thérapeutique de tous les moyens de guérison, on se prive ainsi d'une ressource qui pourrait être précieuse plus tard, en cas de maladie grave.

On connaît encore, sous le nom de *camisole de force*, un vêtement en forte toile destiné à contenir les fous furieux et les malades en délire; il ressemble à un *gilet à manches*, si ce n'est qu'il se ferme en arrière au lieu de se fermer en avant; il ne se boutonne pas, mais il se lace au moyen d'un fort lien en toile. Les manches dépassent les mains, et sont réunies l'une à l'autre, de manière à ne laisser aucune ouverture; les malades ne peuvent alors se servir de leurs mains, mais ils peuvent lever les deux bras; lorsqu'ils s'agitent encore trop violemment, on attache des liens aux manches, et on empêche tout mouvement en fixant ceux-ci autour du corps. (*Voy.* Agitation, Délire, Folie.)

CAMOMILLE. On comprend ordinairement sous ce nom une espèce du genre *anthemis*, de la famille des composées; c'est celle qu'on appelle, lorsqu'on veut la désigner d'une manière plus spéciale, camomille romaine (*anthemis nobilis*). Cette plante croît abondamment dans presque toutes les contrées sablonneuses de la France, en particulier, dans les allées des bois; celles des forêts qui entourent Versailles, en présentent un grand nombre. Mais on ne trouve dans les pharmacies que des fleurs d'individus cultivés, qui ont doublé, c'est-à-dire, dans lesquels les fleurons du centre se sont métamorphosés en demi-fleurons. On le recueille, puis on le fait sécher, pour l'emploi. Les fleurs de camomille ont une odeur très aromatique, due à une huile volatile bleue, et à une certaine quantité de camphre qu'elles contiennent, un goût amer et un peu âcre, qui provient d'un principe gommo-résineux. Aussi la camomille est-elle à la fois tonique et stimulante. L'infusion de camomille (quatre ou six fleurs pour huit onces d'eau) est souvent, et avec raison, employée dans les cas d'indigestion. Ses propriétés répondent parfaitement au double but qu'on se propose dans ce cas. En effet, lorsque l'estomac est trop chargé d'aliments, la camomille excite souvent un vomissement salutaire, et ses vertus stimulantes et toniques contribuent à exciter et rétablir les forces digestives languissantes. L'infusion de camomille est utile aussi dans les cas de suspension ou de retard des règles, et chez les petits enfants qui sont affectés de vers intestinaux; cependant son efficacité est loin d'égaler celle du sémencontra, de la poudre de fougère, de l'écorce de racine de grenadier, et des autres vermifuges par excellence. La poudre de camomille a été donnée, avec succès, dans des fièvres intermittentes, à la place du quinquina. Enfin, dans les cas de coliques nerveuses ou venteuses, on emploie, avec avantage, les embrocations sur le ventre, avec un mélange d'un tiers d'huile de camomille sur deux tiers d'huile d'olive.

CAMPHRE. C'est un des produits immédiats des végétaux : on le rencontre dans un assez grand nombre de plantes, et particulièrement dans celles de la famille des *labiées*. Le camphre est produit aussi par un arbre qui n'a point été dénommé scientifiquement, et qui croît à Sumatra et à Bornéo ; il existe même dans ce végétal en si grande quantité, qu'on le trouve rassemblé en petites masses irrégulières entre le bois et l'écorce. Le camphre du commerce est extrait d'un laurier qui croît en abondance dans la Chine et au Japon, le *laurus camphora*, de la famille des *laurinées.*

On procède à l'extraction du camphre de la manière suivante : On coupe par morceaux les racines et le bois incisés du laurier-camphrier : on les fait bouillir avec de l'eau, dans des cucurbites ou pots de fer recouverts d'un chapiteau en terre cuite, garni de paille de riz. Le camphre se volatilise et se condense sous forme de granulations grisâtres. C'est dans cet état qu'il arrive dans des barils de la Chine et du Japon ; on l'appelle alors camphre brut.

La purification du camphre a longtemps été pour les Hollandais un monopole très fructueux ; mais, depuis une trentaine d'années, le raffinage du camphre s'est successivement introduit en Angleterre, en France, et même en Allemagne. Voici le procédé suivi pour cette épuration : On mêle le camphre brut avec un seizième de son poids de chaux éteinte, puis on introduit le mélange dans des matras de verre aplatis, que l'on dispose les uns à côté des autres dans un bain de sable, ayant soin d'enterrer les matras, seulement, à la hauteur d'un mélange ; on bouche l'ouverture étroite du cou avec un simple bouchon de papier, et l'on chauffe peu à peu ; le camphre se sublime par la chaleur, se moule sur la paroi supérieure du matras ; on laisse refroidir, et on casse les matras pour en détacher le camphre.

Le camphre raffiné se présente sous la forme de pains convexes d'un côté, concaves de l'autre : il est blanc, demi-transparent ; il n'est point sonore au choc ; il est facilement rayé par l'ongle ; il est plus léger que l'eau ; il est très odorant ; il a une saveur amère, chaude et piquante ; il est volatil, si bien qu'un morceau abandonné à l'air libre, diminue peu à peu, et finit par disparaître entièrement. Le camphre est très inflam-

mable et brûle sans résidu. Il est peu soluble dans l'eau, très soluble, au contraire, dans l'huile, l'alcool et l'éther.

Le camphre exerce une action très sédative sur le système nerveux ; c'est un puissant antispasmodique, un stimulant diffusible, qui tend à diminuer la sécheresse de la peau en rétablissant la transpiration. Il est antiputride ; mêlé au quinquina, il combat avec efficacité l'état gangréneux.

Le camphre, dissous dans les huiles médicinales, est recommandé contre les douleurs rhumatismales chroniques, les douleurs sciatiques, etc. Il entre dans l'eau-de-vie camphrée, le liniment ammoniacal camphré, le baume opodeldoch, etc. On saupoudre aussi les emplâtres vésicatoires avec du camphre, pour prévenir l'action irritante spéciale que les cantharides exercent sur les organes génitaux et urinaires.

Le camphre s'administre à l'intérieur, depuis deux à trois grains jusqu'à trente-six et même au-delà, soit en poudre, soit en pilule, soit mêlé à une potion au moyen de jaune d'œuf ; en lavement, on le donne à la dose de trente-six grains jusqu'à un gros ; enfin, on le mêle aux corps gras, au savon, à diverses liqueurs spiritueuses, pour en faire usage extérieurement.

Le camphre sert aussi à des usages domestiques. On le met en contact avec les étoffes, pour les préserver de l'atteinte des papillons et des vers.

Pendant l'épidémie cholérique de 1832, le camphre, à cause de ses propriétés antiputrides, avait obtenu une faveur imméritée. On en avait tellement abusé, ainsi que du chlore, que certains appartements, certaines maisons entières étaient devenus inhabitables ; et que bien des gens ont été malades par le seul abus des précautions prises contre le choléra. C'est encore un préjugé partagé par quelques médecins, qui fait user du camphre comme un moyen propre à calmer les désirs vénériens. Cette action sédative spéciale est au moins fort douteuse.

CANCER. Avant de commencer l'étude de cette maladie, il faut se demander, qu'est-ce que le cancer ? question bien simple, et à laquelle tous les gens du monde se croient en état de répondre. Nous avouons que, pour nous, la difficulté est grande, et les médecins les plus habiles en ont jugé de même. Les auteurs de l'excellent article *Cancer* du *Dictionnaire des Sciences médicales*, MM. Bayle et Cayol, ont dit : « Il faut avouer que, dans l'état actuel de la science, cette maladie est aussi difficile à définir qu'à guérir ; et, comme elle est incurable, nous pouvons dire aussi qu'elle est indéfinissable. » Cependant, comme il faut bien, en définitive, faire connaître, d'une manière plus ou moins satisfaisante, ce que l'on entend par cancer, nous dirons que cette maladie est caractérisée par le développement, dans un ou plusieurs points du corps, d'engorgements durs, qui deviennent le siége d'élancements douloureux, ne tardent pas à s'étendre aux parties voisines, s'ulcèrent, forment des plaies d'un mauvais aspect, et finissent par déterminer une altération de la constitution tout entière, désignée sous le nom de cachexie cancéreuse, laquelle se traduit au dehors par la maigreur extrême et la couleur jaune-paille de la peau. Deux caractères essentiels du cancer sont : 1° son incurabilité, 2° sa reproduction lorsqu'on l'a détruit, en apparence, complétement.

Le cancer peut se développer dans tous les organes du corps ; mais il s'en faut de beaucoup qu'il y paraisse avec la même fréquence. Il est incomparablement plus fréquent aux mamelles, aux testicules, à la matrice et à la figure, que partout ailleurs : il peut aussi n'affecter qu'une seule partie, ou se développer à la fois dans plusieurs organes ; on a même vu des individus dont toutes les parties, en même temps, étaient atteintes de maladie cancéreuse. Ces cas sont assez rares, et l'on a remarqué que le siége qu'affectait le cancer était pour quelque chose dans la multiplicité de sa dissémination. Ainsi, les affections cancéreuses du testicule sont, bien plus souvent que les autres, accompagnées de cancers d'autres organes.

Le développement du cancer suppose, chez les individus qui en sont affectés, une certaine disposition intérieure qui nous est inconnue, mais sans laquelle toutes les causes extérieures ne pourraient jamais produire la maladie. Mal-

heureusement rien ne peut nous faire reconnaître d'avance cette terrible disposition au cancer ; elle n'est pas également disséminée dans tous les organes ; car souvent une partie exposée à toutes les causes sous l'influence desquelles se développe le cancer, reste exempte de cette terrible affection, tandis qu'une autre, qui se trouvait à l'abri des circonstances indiquées, n'a pu en être préservée : les individus ont aussi cette disposition à un degré bien différent. On sait que, chez certaines personnes, une irritation légère en détermine le développement, tandis que chez d'autres on ne le voit apparaître qu'avec le concours des causes les plus puissantes. Il existe, entre les différents organes, des sympathies qui font que l'affection de certains d'entre eux entraîne une semblable maladie dans quelques autres. Ainsi, le cancer au sein s'accompagne fréquemment d'engorgements cancéreux des glandes de l'aisselle ; le cancer du testicule, d'engorgement de même nature des glandes de l'aine ou du ventre, etc.

Outre cette disposition remarquable aux maladies cancéreuses, qui se rencontre chez certains individus, doit-on admettre un vice cancéreux général, un véritable empoisonnement cancéreux de l'économie ? Nous ne le pensons pas, au moins pour la première période de cette maladie. On peut expliquer tous les faits en admettant une prédisposition ; pourquoi chercher encore un virus, une matière subtile dont rien ne démontre l'existence ?

Le cancer est-il contagieux ? Quelques auteurs le pensent, et s'appuient sur des faits qui ont été rassemblés par Peyrilhe dans sa dissertation sur le cancer. On y trouve, entre autres, l'histoire d'un homme qui, ayant sucé la mamelle cancéreuse de sa femme, dans l'intention de la soulager, fut atteint, peu de temps après, d'un cancer aux gencives qui le fit périr. Il raconte aussi qu'une servante fut atteinte d'un horrible cancer au sein, peu de temps après avoir donné des soins assidus à sa maîtresse, qui succomba à cette maladie. Mais, que prouvent ces cas, sinon une simple coïncidence ? Du reste, cette question a été résolue d'une manière définitive par les expériences directes auxquelles se sont livrés MM. Alibert, Biett et Dupuytren, et par la multitude innombrable de faits que fournit la pratique journalière.

La connaissance de la cause *prochaine* du cancer serait d'un bien haut intérêt; malheureusement, nous ne savons rien exactement sur ce sujet, et nous devons nous borner à étudier les circonstances sous l'influence desquelles nous voyons généralement se développer là maladie: les unes agissent sur l'économie tout entière; ce sont : les passions tristes, les chagrins profonds, l'abus des plaisirs sexuels, la suppression d'une évacuation habituelle, comme les règles chez les femmes, les hémorrhoïdes, les cautères, etc. Les causes locales les plus fréquentes, c'est-à-dire, celles qui agissent sur un point spécial de la constitution, sont : les coups, les froissements, les inflammations, les irritations longtemps prolongées; mais il faut avouer que bien souvent le cancer paraît sans qu'on puisse l'attribuer à aucune de ces causes. Et combien d'individus, soumis à l'influence de toutes les causes que nous venons de mentionner, n'ont jamais offert la moindre trace de maladie cancéreuse ! C'est que l'action des influences extérieures est subordonnée à la prédisposition intérieure de l'économie; que, sans elle, toutes les autres ne sont rien, et que seule, indépendamment des causes extérieures, elle peut en déterminer la production.

Cette disposition peut-elle être héréditaire ? Pour nous, le fait est incontestable. Mais l'est-elle toujours ? en d'autres termes, les personnes nées de parents cancéreux, y sont-elles plus exposées que les autres? Ici commence la difficulté. Nul doute que l'on n'ait vu quelquefois des familles dont plusieurs générations étaient affectées successivement de cancers dans diverses parties; il n'est presque pas d'auteurs qui n'en aient cité des exemples. Mais suit-il de là que le cancer soit toujours héréditaire ; que l'enfant d'une mère cancéreuse le devienne presque sûrement? Non, la chose est au moins rare, proportionnellement au nombre de cas de cancer que l'on observe. Pour avoir des opinions arrêtées sur ce point, il faudrait consulter des relevés statistiques étendus qui n'existent pas.

Les maladies cancéreuses se développent sous trois formes principales : 1°Engorgements diffus, mal circonscrits, qui tantôt sont très durs, non élastiques, et accompagnés d'augmentation ou de diminution du volume des parties. Quelquefois ces engorgements ont une certaine mollesse; alors il y a toujours augmentation du volume. 2° Tumeurs d'abord isolées, d'une dureté très grande, inégales, s'étendant peu à peu aux parties voisines. 3° Ulcères tantôt secs et croûteux, tantôt humides et couverts de bourgeons saignants au moindre attouchement.

Voyons comment marche le cancer, et quels symptômes peuvent le faire reconnaître ; et d'abord, examinons s'il donne lieu à quelques préludes généraux. « Si l'invasion de toutes les maladies était constamment précédée de phénomènes spéciaux, on pourrait toujours la prévoir, et peut-être parviendrait-on à trouver les moyens de la prévenir ; mais il n'en est pas ainsi ; en effet, le médecin, réduit à l'observation de phénomènes précurseurs, ou au rapprochement de circonstances qui, le plus souvent, n'ont pas une valeur bien déterminée, n'y trouve pas des éléments suffisants pour lui faire connaître la maladie qui doit suivre ; tel est le caractère des préludes du cancer, qu'il serait cependant si important de prévoir, pour en empêcher le développement.» (*Récamier.*)

Il serait difficile de décrire la marche du cancer, si on ne l'étudiait dans les trois formes que nous avons indiquées plus haut : engorgements diffus, tumeurs, ulcères. Elles offrent des particularités tellement essentielles, qu'il ne pourrait y avoir que de grands inconvénients à confondre des phénomènes aussi dissemblables.

1° Les engorgements cancéreux commencent par un endurcissement progressif des parties molles. Cette augmentation de densité est souvent le seul phénomène qui caractérise cette période ; le plus souvent, il n'y a pas de douleur; quelquefois, cependant, il y a, dans la partie endurcie, des élancements, des déchirements, un sentiment de battements ou de pesanteur plus ou moins incommode. Le plus habituellement, à mesure que la partie devient plus dure, elle augmente de volume ; dans d'autres circonstances, au contraire, à mesure que la densité des organes augmente leur tissu se resserre, leur volume diminue au lieu de s'accroître, alors l'engorgement a une dureté plus grande que dans le premier cas. La maladie peut persister à ce degré, qui a été désigné sous le nom de squirrhe. On a vu des squirrhes persister dans le même état pendant nombre d'années, mais cependant, au bout d'un temps plus ou moins long, l'engorgement se ramollit peu à peu, des couleurs s'y développent, et la maladie passe rapidement à l'ulcération, laquelle a un aspect blafard, se recouvre de végétations mollasses, et offre des bords renversés en dehors. L'ulcère est le siége d'un écoulement de matières sanieuses, d'une odeur spéciale ; il donne lieu souvent à un écoulement de sang plus ou moins abondant, et fait des progrès rapides en étendue et en profondeur.

2° Les tumeurs, d'abord très petites et peu sensibles au toucher, ne tardent pas à s'étendre, en envahissant successivement les parties voisines, qu'elles écartent en augmentant de volume ; d'abord mobiles sous les doigts, elles finissent par contracter des adhérences avec les organes solides adjacents. Tantôt elles sont à surface unie, globuleuse, le plus souvent elles ont une forme irrégulière, bosselée. En général, il existe au commencement plusieurs petites tumeurs séparées qui ne tardent pas à se rapprocher, à se confondre et à ne plus former qu'une grosseur volumineuse. Le caractère de la douleur est ici, comme dans les engorgements diffus, de revenir par élancements, d'abord presque nullement désagréables, puis devenant moins obtus et finissant par prendre un caractère aigu et déchirant ; habituellement les tumeurs squirrheuses, c'est-à-dire, celles qui sont constituées par le premier degré du cancer, parvenues à un certain degré de grosseur, restent stationnaires pendant un temps plus ou moins long ; puis, sous l'influence de causes souvent peu appréciables, on voit tout à coup ces tumeurs prendre une marche des plus aiguës, se ramollir et s'ulcérer. Bientôt les glandes voisines s'engorgent et peuvent même finir par contracter le caractère cancéreux.

Enfin, lorsque le cancer débute sous forme d'ulcère, on lui a donné le nom de carcinome, d'ulcère carcinomateux ; rarement l'ulcère apparaît d'emblée, presque toujours il est précédé de l'apparition d'un petit bouton ou d'une petite tache rouge, qui cause de la démangeaison. La main, attirée continuellement par cette sensation, y exerce des frottements, et en détermine l'excoriation ; un suintement s'opère, le liquide se dessèche, et une croûte recouvre le point enflammé ; cette croûte, sans cesse arrachée et renouvelée, finit par laisser à nu un petit ulcère de mauvaise nature, à bords rouges, à fond grisâtre ; la maladie reste dans cet état pendant plus ou moins longtemps, puis elle fait tout à coup de rapides progrès ; c'est surtout en largeur qu'elle s'étend, ce n'est que plus tard qu'elle gagne en profondeur. On l'a vue détruire de grandes épaisseurs de parties molles et corroder les ligaments et les os eux-mêmes. Lorsque les ulcères cancéreux ont une marche rapide, on voit se développer, au-dessous et autour d'eux, des engorgements de nature squirrheuse ; quelquefois, au contraire, les tissus paraissent sains à quelques lignes des bords de l'ulcère ; celui-ci donne lieu habituellement à des hémorrhagies fort abondantes et fort difficiles à arrêter ; il devient le siége de douleurs brûlantes, d'élancements qui font le supplice des malades, et que rien ne peut calmer ; d'autres fois, au contraire, des parties étendues sont dévorées par l'ulcération cancéreuse, sans qu'il existe de douleurs vives ; ces cas sont relativement fort rares.

Tels sont les phénomènes que présentent les trois formes sous lesquelles apparaît la maladie cancéreuse ; il en est d'autres qui sont communs à toutes ces formes, on leur a donné le nom de *cachexie cancéreuse*; ils dépendent d'une modification plus ou moins profonde, imprimée à l'économie tout entière par la dégénérescence cancéreuse, un organe quelconque. Sous leur influence, on voit les phénomènes de la vie s'affaiblir, se dépraver, s'éteindre enfin. Les principaux caractères de la cachexie cancéreuse sont : la couleur jaune-paille de la peau, la bouffissure et la mollesse des chairs, l'appauvrissement du sang, la surabondance des liquides blancs, des sueurs excessives, de la diarrhée très rebelle, quelquefois accompagnée de selles sanguinolentes, des hydropisies partielles; en général, une fièvre lente ne revenant d'abord qu'à intervalles éloignés et inégaux, puis apparaissant tous les jours, mais plus remarquable par les frissons et les phénomènes nerveux qui l'accompagnent que par la fréquence du pouls; presque toujours les os subissent un ramollissement considérable, ils deviennent si fragiles, que le moindre effort suffit pour les rompre. On a vu des femmes alitées, par suite des progrès du mal, ne pouvoir faire un mouvement étendu dans leur lit, sans se fracturer un membre. C'est en général le dernier terme de la maladie. Les instruments sans lesquels la vie ne peut se maintenir, sont alors profondément altérés.

Du reste, le degré de la cachexie cancéreuse n'est pas toujours en raison de l'étendue de l'affection qui la produit; on voit des maladies locales portées très loin sans symptômes de cachexie prononcée, tandis que quelquefois celle-ci est parvenue à son plus haut point, avant que la maladie locale ait fait de grands progrès.

Le cancer n'est point une maladie dont on puisse assigner le terme ou la durée; cependant on peut dire qu'en général c'est une maladie fort longue; un grand nombre d'années s'écoulent avant qu'elle ait atteint son dernier terme. On a vu des cas exceptionnels où quelques mois ont suffi à l'affection cancéreuse pour parcourir ses périodes et amener la mort.

Un des plus terribles caractères de la maladie que nous étudions est sans contredit sa disposition à récidiver; on a si fréquemment occasion d'observer la réapparition du cancer après son enlèvement, que quelques auteurs ont pensé qu'elle était inévitable, et que, par conséquent, il était inutile de tenter d'en opérer l'ablation par des moyens chirurgicaux; mais évidemment il y a exagération dans cette manière de voir, et l'on observe assez souvent la guérison d'un cancer bien caractérisé, à la suite de son extirpation, pour que, si rien du reste ne contre-indique cette ablation,

on la pratique, et que l'on tente d'arracher ainsi les malades au sort terrible qui les menace. Mais, malheureusement, la même ressource n'existe pas pour les cancers développés à l'intérieur, et sur lesquels on ne peut agir que par des médicaments. S'ensuit-il que ces cancers soient incurables, et entraînent nécessairement la perte des malades qui les portent? Non. Quelques cas, bien rares à la vérité, ont fait voir des cancers qui ont disparu d'eux-mêmes, ou se sont arrêtés dans leur marche, ont cessé de faire des progrès, et sont restés dans le même état pendant un temps extrêmement long. Les malades ont succombé à d'autres affections tout à fait étrangères au cancer.

La récidive se fait dans des lieux différents: tantôt le mal reparaît dans l'endroit qu'il occupait primitivement, c'est ce qui arrive ordinairement, si on a enlevé le mal d'une manière incomplète, ou si on a épargné comme saine quelque partie de l'organe affecté; tantôt ce sont les glandes voisines ou même plus éloignées qui sont le siége de la récidive. Enfin, elle peut s'opérer sur des organes semblables, ou même tout à fait différents, et placés fort loin des premiers. Du reste, après la destruction des engorgements cancéreux, on voit la récidive s'opérer de plusieurs manières, ou la plaie résultante de l'opération se couvre de bourgeons mollasses et fongueux, ou bien la cicatrice opérée devient dure, l'engorgement gagne les parties environnantes, et prend le caractère cancéreux. D'autres fois, la plaie se ferme, et le mal se reproduit non plus dans la cicatrice même, mais dans une partie de l'organe qui avait été épargnée, et de là peut s'étendre à la cicatrice.

Traitement. Il y a longtemps que l'on a dit que moins une maladie était connue, plus était grand le nombre des remèdes proposés pour la guérir. A ce titre plus qu'aucun autre, la maladie cancéreuse doit être riche en moyens destinés à en obtenir la guérison. Peut-être ne serait-il pas sans utilité de chercher à apprécier la valeur de chacun des moyens proposés; mais leur nombre est tellement multiplié, que nous ne saurions l'entreprendre sans outrepasser de beaucoup les limites prescrites par un ouvrage de la nature de celui que nous publions. Il faut donc nous contenter de dire les principales recettes anticancéreuses, ou prétendues telles, et de mettre en garde nos lecteurs contre les décevantes promesses de l'ignorance et surtout du charlatanisme, toujours prêt à mettre à profit les infirmités humaines. Nous examinerons successivement les remèdes externes et les remèdes internes.

1° *Remèdes externes. Extirpation.* De tous les moyens mis en usage contre le cancer, celui-ci est certainement le plus efficace; et cependant son utilité a été contestée par beaucoup de praticiens du premier mérite. Il est incontestable néanmoins que des guérisons ont été obtenues, qu'elles se sont soutenues pendant le cours d'une longue vie. Il semble alors que la cause cancéreuse était peu abondante, qu'elle s'était épuisée dans la formation d'une seule tumeur. Il faut avouer que, le plus souvent, à peine les suites d'une première opération sont-elles terminées, qu'on voit un nouveau cancer se manifester. On impute souvent la rechute à la négligence de l'opérateur : on suppose que le mal n'a pas été enlevé en totalité, que quelque partie désorganisée a échappé à la destruction. Et presque toujours ces imputations sont mal fondées. Rien, en effet, ne peut faire distinguer les cas où une récidive est à craindre. On peut poser en principe que l'opération offre d'autant plus de chances de succès, qu'elle est pratiquée de meilleure heure, que la tumeur n'était pas ulcérée, qu'elle était moins volumineuse, etc. Mais il n'en reste pas moins vrai que des tumeurs petites, bien isolées, enlevées dès leur principe, n'ont pas laissé que d'être suivies de récidives après leur ablation. D'autre part, n'a-t-on pas vu des cancers étendus, en apparence, au-dessus des ressources de l'art, être guéris par une opération? Je sais que ces faits ne peuvent servir de règle de conduite; ils sont trop rares; ils prouvent du moins qu'on ne doit pas se rebuter trop facilement, et regarder comme incurable, par conséquent abandonner à elle-même une horrible maladie, qui peut quelquefois être enrayée. Au reste, ces considérations trouveront mieux leur place lorsque

nous traiterons du CANCER DES MAMELLES.

C'est à cet article que nous renvoyons aussi ce que nous avons à dire des caustiques et de la compression.

Les préparations de fer et de plomb ont joui d'une certaine célébrité dans le traitement du cancer, les dernières surtout: c'est, en général, sous forme d'emplâtre ou d'onguent qu'on les a vantées. Le mercure, sous toutes ses formes, a été recommandé, comme possédant de puissantes propriétés anticancéreuses : ce médicament paraît fort nuisible dans tous les véritables cancers; on doit donc le rejeter. Un curé de Soulaines, Martinet, prétendait guérir des cancers occultes au moyen de compresses trempées dans une solution d'ammoniaque, et placées sur les parties affectées. Que dirons-nous des cataplasmes de joubarbe, du suc exprimé de la digitale pourprée fraîche à la dose d'une petite cuillerée, du sang de bœuf, des cataplasmes de carotte, des applications d'opium, de ciguë, de jusquiame, de belladone, sinon que tous ces moyens n'ont jamais guéri un cancer, mais qu'ils peuvent, suivant les cas, être tentés successivement, lorsque la maladie n'est pas de nature à être attaquée par l'opération ou par les autres moyens énergiques que nous indiquerons à l'article CANCER DU SEIN?

2° *Remèdes internes.* C'est surtout par ces moyens que l'on a cherché à attaquer les cancers. Beaucoup d'entre eux, je pourrais dire l'immense majorité, sont nuisibles, ridicules, ou tout au moins inutiles. Quelques-uns, au contraire, sans être des spécifiques, peuvent avoir des avantages, soit en ralentissant la marche du cancer, soit en palliant quelques-uns de ses symptômes les plus inquiétants. Le plus célèbre parmi tous ces moyens, c'est la ciguë et ses préparations. Elle fut préconisée par Storck, célèbre médecin de Vienne, qui prétendait, par son moyen, avoir guéri un grand nombre de cancers. Malheureusement, les espérances qu'avaient fait naître les publications de Storck, ne se réalisèrent point. Des expériences nombreuses prouvèrent qu'il fallait rabattre beaucoup des merveilles annoncées, et que, si le plus souvent la ciguë était sans efficacité, quelquefois cependant elle pouvait enrayer la marche de la maladie, et pallier les vives douleurs qui l'accompagnent. C'est de la même manière que paraissent agir les substances suivantes : la belladone, la jusquiame, l'aconit, le laurier-cerise, l'acide prussique et les cyanures de potasse, d'iode, etc. Mais le premier des médicaments de cette nature est incontestablement l'opium, ce précieux médicament dont l'illustre Sydenham disait qu'il ne voudrait pas exercer la médecine, s'il n'avait pas l'opium. Dans ces derniers temps, on a beaucoup parlé des préparations d'iode et de brome, comme d'une grande efficacité dans le cancer; mais ces substances ont déjà perdu leur crédit; non pas qu'on ne doive les mettre en usage dans des cas douteux, où le caractère d'un engorgement n'est point assez tranché pour qu'on puisse se prononcer sur sa nature. Dans ces cas, on a vu les préparations d'iode, variées sous un assez grand nombre de formes, obtenir la résolution de tumeurs qu'on pouvait croire cancéreuses.

Je ne ferai que mentionner l'acétate de cuivre, l'oxyde blanc d'arsenic, le muriate de baryte, etc. Ces substances, d'une effrayante énergie, et qu'on n'aurait pas dû tirer de la classe des poisons les plus dangereux, pour les introduire parmi les médicaments, ces substances, dis-je, doivent être complétement abandonnées par les personnes prudentes, pour qui ce n'est pas une chose satisfaisante que de substituer une mort, par un empoisonnement, à celle qu'entraînent les affections cancéreuses.

Ce n'est pas au même titre que nous rejetons l'emploi à l'intérieur du lézard gris et vert, qui constitue un des remèdes dont on a le plus vanté les merveilleuses propriétés. Il n'était bruit à une certaine époque que des cures extraordinaires obtenues par ce moyen. Une dame de Cadix s'était guérie, dans l'espace de vingt-deux jours, d'un cancer ulcéré depuis plusieurs mois, en avalant tous les matins un lézard. L'étrangeté du remède devait entrer pour beaucoup dans sa célébrité; il ne s'agissait de rien moins que d'avaler un ou plusieurs lézards encore palpitants, mais privés de leur tête, de leur queue, de leurs entrailles et de la peau. Malgré cet élément de succès, bientôt on n'entendit plus parler des lézards. Il y a quelques an-

nées, un célèbre praticien en fit prendre plus de quatre cents, dans l'espace de deux mois, sans aucun effet appréciable.

On ne peut reprocher à l'eau pure que son innocuité et son trop de simplicité. Aussi, malgré les efforts de Pouteau, ce moyen est-il tombé dans l'oubli. Quel moyen de décider un malade à se contenter d'eau pure! L'homme a besoin de s'abuser lui-même, et ce n'est que par des moyens extraordinaires, extravagants même, qu'il veut se laisser persuader.

On a cru que les saignées générales et locales pouvaient guérir le cancer. Elles peuvent, du moins, agir très avantageusement sur la marche de cette affection, surtout dans les premiers temps de la maladie. On n'y peut plus recourir, dès qu'il y a quelque trace de cachexie cancéreuse.

Chaque jour, on voit paraître de nouveaux médicaments infaillibles, qui ne tardent pas à tomber dans l'oubli. Il serait trop long de citer : qu'il nous suffise de rappeler les pompeuses promesses avec lesquelles on avait, il y a quelque temps, annoncé au public la créosote et ses préparations.

Je ne puis mieux terminer qu'en citant ce que disent, à ce sujet, les savants auteurs de l'article CANCER du *Dictionnaire des Sciences médicales :* « Lorsqu'on vient à considérer que, parmi cette multitude de prétendus spécifiques, il se trouve à peine quelques remèdes qu'on puisse employer utilement, non pour guérir, mais pour soulager momentanément; lorsqu'on se rappelle tout ce qui a été dit et publié à ce sujet, on voudrait attribuer tant de faussetés à la nature des maladies. Mais comment s'empêcher de reconnaître, indépendamment de cette cause, les illusions de l'amour-propre, le désir de la renommée, qui spécule sur les intérêts les plus chers de l'humanité, une honteuse faiblesse qui ne permet pas d'avouer des essais infructueux, et qui conduit si souvent à l'imposture; sorte de dégradation morale, dont le tableau ne serait pas moins affligeant que celui de nos infirmités physiques? »

CANCER DES MAMELLES. De tous les cancers, celui qui attaque les mamelles paraît avoir été le seul connu des anciens. C'est en effet à l'affection de cet organe qu'ils ont donné le nom de *Cancer*, qui plus tard a été étendu aux maladies qui présentaient les mêmes caractères. Les Grecs lui avaient donné, dans leur langage figuré, le nom par lequel ils désignaient le crabe, à cause de la ressemblance qu'ils croyaient trouver entre la tumeur du sein environnée de grosses veines et les pattes de cet animal; peut-être ne voulurent-ils exprimer que l'aspect repoussant de cette maladie, en lui imposant le nom d'un animal dont la vue a quelque chose de repoussant; peut-être aussi virent-ils dans l'affection cancéreuse une espèce d'animal hideux, se fixant sur une partie qu'il dévore peu à peu, préjugé encore très répandu dans le vulgaire.

De tous les cancers, celui du sein est sans contredit le plus commun; on le voit apparaître le plus habituellement de quarante à cinquante-cinq ans; au-dessous de trente ans, il devient fort rare, et, à mesure qu'on dépasse soixante ans, on l'observe de plus en plus rarement. L'époque critique des femmes paraît avoir une grande influence sur son développement. Chez des femmes qui portaient depuis longtemps des indurations indolores du sein, on voit, à l'époque critique, ces engorgements grossir tout à coup avec rapidité, devenir douloureux et acquérir tous les caractères du cancer.

Cette affection cancéreuse n'est point commune chez l'homme, elle est au contraire excessivement commune chez les femmes, et d'autant plus que l'on se rapproche du temps critique.

Rien de plus vague que ce que l'on sait sur les causes occasionnelles de cette maladie : cependant, la plupart des femmes en rapportent l'origine à un coup reçu sur le sein, à un froissement de cet organe; mais beaucoup de personnes se font illusion à elles-mêmes sur cette cause; le plus souvent, la tumeur existait, mais c'est à l'occasion d'une légère violence extérieure que la malade portant la main vers cette région, reconnaît la présence d'une grosseur qui, jusque-là, était restée inaperçue; souvent aussi, à l'occasion d'un coup, la tumeur s'enflamme et devient le siége de douleurs qui en trahissent l'existence. Beaucoup de femmes attribuent ces grosseurs à du lait épanché pendant qu'elles nourris-

saient; or, on a remarqué que, parmi les femmes affectées du cancer du sein, il y avait proportionnellement plus de filles que de femmes mariées, et si l'allaitement avait une fâcheuse influence sur le développement du cancer, le contraire devrait arriver. Il faut bien en être persuadé, c'est toujours par suite de causes qui nous sont inconnues que le squirrhe se développe; lorsque nous pourrons signaler quelque circonstance à laquelle on puisse rattacher d'une manière plausible son apparition, il ne faut pas perdre de vue que, sans la prédisposition, elles seraient restées sans effet, et que, tous les jours, nous voyons des femmes recevoir sur le sein des coups plus ou moins violents, sans que des cancers en soient la suite. Il faut donc savoir apprécier ces causes à leur juste valeur.

En général, le squirrhe débute sans que la malade s'en aperçoive; il existe déjà depuis longtemps, que la personne qui le porte n'en a pas le moindre soupçon, lorsqu'un jour, en touchant son sein, elle s'aperçoit d'une petite dureté arrondie, circonscrite, qui n'est pas naturelle; celle-ci n'est le siége d'aucune douleur; elle est roulante, on peut la comprimer modérément entre les doigts, sans y développer de sensibilité. Au bout d'un temps plus ou moins long, la tumeur augmente de volume, elle devient inégale, bosselée; elle se rapproche de la peau, et finit par faire acquérir au sein un volume qu'il n'avait pas auparavant; elle finit même par être visible à l'œil; de temps à autre il survient des élancements vifs, passagers, d'abord peu douloureux, et ne revenant qu'à de longs intervalles; ils sont comparables à la sensation que produisent les étincelles électriques. C'est surtout pendant la nuit qu'ils se font ressentir. La grosseur fait chaque jour de nouveaux progrès; jusque-là, c'est ce que l'on nomme squirrhe, ou premier degré du cancer; mais bientôt l'affection cancéreuse se déclare, les élancements deviennent plus fréquents et plus aigus; ils sont presque continuels; ce n'est plus une simple incommodité, mais bien une douleur qui devient atroce, et qui prive les malades de sommeil; la peau qui recouvre la tumeur rougit, les veines deviennent très volumineuses et très apparentes, elles paraissent fort nombreuses; le mamelon cesse de faire saillie au-desus de la surface du sein ; souvent, à sa place, existe un enfoncement plus ou moins profond; le sein n'offre plus sa forme arrondie; il a beaucoup augmenté de volume; il est inégal; la peau qui le recouvre finit par prendre une teinte violacée, livide; les glandes de l'aisselle grossissent; elles acquièrent quelquefois le volume d'un œuf; elles forment une espèce de chapelet qui va de la tumeur jusqu'à la partie supérieure du bras, en traversant le creux de l'aisselle. Dans un point se fait une petite crevasse qui laisse écouler un peu de liquide roussâtre; bientôt sa grandeur s'accroît, ses bords se durcissent, se renversent, la surface de l'ulcération se couvre d'une couche grisâtre de mauvais aspect. On ne tarde pas à voir s'élever des végétations mollasses, saignantes, qui pullulent avec une grande force. Une suppuration de mauvais caractère, d'une odeur repoussante, caractéristique du cancer, est fournie en grande abondance par la surface ulcérée. Celle-ci fait de rapides progrès en largeur et en profondeur. Elle détruit les vaisseaux environnants, qui fournissent des hémorrhagies abondantes qu'il est fort difficile d'arrêter. Elles se renouvellent de plus en plus fréquemment, affaiblissent les malades, mais ne les soulagent point. Les douleurs sont continues et atroces, mais changent de caractère ; par moments, ce sont des élancements, comme si on traversait la tumeur avec un instrument tranchant; d'autres fois, c'est un sentiment de brûlure continu, ou bien une sensation de déchirure, comme si un animal rongeait la plaie; quelquefois, c'est une cuisson excessivement vive qui réduit les malades au désespoir; il n'est presque pas de forme que la douleur ne puisse revêtir. On voit bientôt survenir tous les symptômes de la cachexie cancéreuse; la peau prend une couleur jaune-paille caractéristique, les membres s'infiltrent, des sueurs excessives surviennent; il y a des alternatives de constipation et de diarrhée; celle-ci devient continue; la malade s'affaiblit, et finit par succomber épuisée par la fièvre lente et par les plus cruelles souffrances.

Tel est le hideux tableau que nous présente le plus habituellement le can-

cer de la mamelle. Mais il s'en faut que, dans tous les cas, il s'offre sous cette forme. Il est une multitude de différences que nous ne pouvons indiquer ici. Nous nous contenterons de signaler quelques-unes de ces variétés, celles qui présentent quelque chose de spécial dans leur degré plus ou moins remarquable par leur gravité.

Le squirrhe des mamelles peut rester indolent pendant de longues années, et même pendant toute la vie. Nous connaissons une dame, la femme d'un de nos plus illustres savants, qui porte, depuis plus de quarante ans, un squirrhe non douteux de la mamelle. Les plus habiles praticiens de l'époque, consultés sur l'opportunité de l'opération, furent d'avis unanime de la rejeter, vu le peu de chance qu'elle offrait, à cause de l'étendue et de la gravité du mal. Depuis ce temps, la tumeur est restée au même point, et la malade, parvenue à un âge fort avancé, arrivera très probablement au terme de sa vie, avec le cancer qui la menaçait d'une prompte destruction. Les cas de cette espèce sont malheureusement fort rares. Mais, ce qui l'est beaucoup moins, c'est de voir des malades porter sans incommodité des tumeurs squirrheuses pendant dix, douze ans et plus : et ce n'est qu'au bout de ce temps que le squirrhe paraît se remettre en marche, et tendre à la dégénération cancéreuse.

Généralement les tumeurs les plus dures sont celles qui affectent la marche la plus lente. On peut en dire autant des tumeurs qui restent pendant longtemps isolées des parties voisines. L'intensité des douleurs n'est pas toujours la mesure réelle de la maladie. On voit des malades éprouver d'horribles souffrances de squirrhes peu avancés, tandis que des cancers parviennent à leur dernière période sans s'accompagner presque d'aucune douleur : et l'on a remarqué que, lorsque le cancer du sein était peu douloureux, il pouvait durer pendant un temps fort long, même ulcéré, sans produire de ravages notables dans la constitution, tandis que ceux qui donnaient lieu à de grandes souffrances arrivaient rapidement à la cachexie cancéreuse.

On conçoit que la marche de la maladie n'est pas la même, quand le cancer affecte la forme d'ulcères, d'engorgement ou de tumeur. Ce que nous avons dit ici de cette dernière forme, de beaucoup la plus commune, suffira, avec les développements que nous avons donnés à l'article CANCER en général, pour qu'on puisse se former une idée nette des différences qui résultent de l'apparition de la maladie sous telle ou telle forme.

Nous arrivons à une des parties les plus délicates et cependant les plus essentielles de l'histoire des maladies cancéreuses du sein : je veux parler de la manière de les distinguer de toutes les autres maladies des mamelles qui peuvent simuler le squirrhe ou le cancer. Les gens du monde croient que rien n'est facile comme de se prononcer sur la nature d'une tumeur du sein, et imputent souvent à une impardonnable ignorance l'hésitation que le médecin, véritablement digne de ce nom, éprouve quelquefois à émettre une opinion positive à cet égard. Qu'on le sache bien, il n'est souvent rien de plus difficile que de reconnaître à quelle espèce de tumeur on a affaire; et, alors que d'imprudents charlatans, d'ignares commères n'hésiteront pas à se décider, l'homme de probité et de science attendra, examinera, et cherchera, dans une étude approfondie des phénomènes, une conviction qui le détermine dans le choix des moyens qui sont à sa disposition. C'est justement cette obscurité de la maladie, cette difficulté de la reconnaître, qui ont fait le triomphe de tous les gens sans aveu; quelques succès dus au hasard et prônés outre mesure, un grand nombre de revers soigneusement dissimulés, tel est le secret de beaucoup de réputations, dont on se demande avec étonnement les motifs. Je vais indiquer quelques-uns des cas qui peuvent simuler le cancer des mamelles.

Quelques femmes voient, à l'approche des règles, un de leurs seins devenir plus volumineux et être le siège d'une ou plusieurs tumeurs ressemblant à des squirrhes. Elles peuvent persister longtemps, et causer beaucoup d'inquiétudes : il suffit souvent de la régularisation des fonctions menstruelles pour les dissiper. Souvent, à la suite de coups, de pressions sur le sein, on voit se développer des indurations dures, inégales,

sensibles. Des attouchements réitérés sur le sein peuvent produire le même effet. « Vacher raconte qu'en 1732, un de ces opérateurs intrépides, qui ne marchent jamais que le fer à la main, jeta l'alarme parmi les dames de Besançon : presque toutes finirent par découvrir dans leur sein des duretés que leurs attouchements réitérés y avaient fait naître; bon nombre d'entre elles se soumirent à une opération utile : les autres, plus sages, virent disparaître d'eux-mêmes leurs prétendus squirrhes, en suivant les conseils de Vacher, qui eut soin de calmer leur imagination, et de les faire renoncer à des perquisitions aussi nuisibles que superflues. » Puisse l'exemple des dames de Besançon mettre en garde, contre cette pratique, les personnes qui, redoutant cette terrible affection, sont toujours occupées à chercher à en découvrir les premières traces !

Les engorgements dits laiteux au sein ont quelquefois de la ressemblance avec les squirrhes de cet organe; souvent aussi une affection dartreuse, fixée autour du mamelon, donne lieu à des grosseurs qui sont dures, inégales, et dans lesquelles se développent des élancements presque semblables à ceux qui existent dans le cancer. La guérison de la dartre est, en général, promptement suivie de la disparition de ces engorgements.

Il est, enfin, un bon nombre de tumeurs apparaissant dans cette région, et qui peuvent en imposer pour un squirrhe; telles sont les tumeurs fibreuses, les tumeurs enkystées de diverse nature, les loupes, etc. Elles en diffèrent, surtout, par leur gravité bien moindre, puisqu'elles ne peuvent subir la dégénération cancéreuse.

Il est facile de tirer de ce que nous venons de dire, que ce n'est pas chose aisée que de reconnaître la nature d'une tumeur du sein. Toute femme qui s'apercevra de l'existence d'une dureté du sein, devra immédiatement prendre l'avis de son médecin, et ne pas s'efforcer de cacher à tous les yeux cet accident, qu'il est toujours important de traiter, afin de s'assurer de bonne heure de son caractère. On ne peut s'y prendre trop tôt pour commencer un mode de traitement qui permette à l'opinion du médecin de se former d'une manière exacte. Il n'est que trop commun que les femmes mettent tous leurs soins à laisser ignorer leur mal : ce n'est qu'au bout de plusieurs mois, plusieurs années même, qu'effrayées des progrès énormes de la tumeur, tourmentées par les douleurs dont elles sont le siége, elles se décident à faire part au médecin de leurs craintes, et des circonstances qui ont accompagné le développement de cette affection. Souvent alors il est trop tard, et la médecine n'a plus qu'à offrir des palliatifs contre un mal qu'elle eût pu enlever dans sa racine.

Existe-t-il des moyens de prévenir le développement du cancer ? Ce que nous avons dit de la disposition qui préexiste à la formation de toute maladie cancéreuse, l'ignorance complète où nous sommes de la nature de cette prédisposition, répondent assez d'une manière négative à cette question. Cependant, quelques auteurs n'ont pas craint de soutenir l'opinion contraire, et l'on a publié un livre intitulé : *Art de prévenir le cancer au sein;* malheureusement, cet art n'est que celui de faire des dupes.

C'est surtout au cancer des mamelles que se rattache la grande question de l'opportunité de l'extirpation de la partie malade. Il n'entre pas dans notre intention de discuter ce point : des chirurgiens seuls sont compétents pour la résoudre. Les opinions sont maintenant beaucoup moins divergentes qu'elles ne l'étaient vers la fin du dernier siècle. Nous pouvons donc établir, d'une manière générale, les principes qui doivent présider à cette ablation : c'est le plus tôt possible qu'il faut se décider à la pratiquer, l'opération offrant d'autant plus de chances, qu'on s'y décide à une époque où la tumeur n'a fait que des progrès peu considérables. Et cependant, on n'est jamais certain, après l'extirpation d'une tumeur squirrheuse, même indolente, et quelque petite qu'elle soit, que la maladie ne reparaîtra pas.

On ne peut pas non plus affirmer qu'il y aura récidive, même quand on enlève une tumeur ulcérée avancée. On a vu des malades affectées de vastes ulcères, être guéries par une opération tentée sans espoir de succès. On a vu même des femmes opérées deux fois, qui ont joui ensuite d'une bonne santé. Sabatier rapporte l'exemple d'un officier opéré trois fois en différents temps, et qui se portait fort bien. M. Lacombe rapporte, avec détails, l'histoire d'une couturière opérée quatre fois de cancer au sein, et qui jouissait, depuis cinq ans, d'une parfaite santé. Bien plus, la science possède quelques faits qui prouvent que des cancers arrivés à leur plus haut degré, se sont guéris par les seules forces de la nature. Dans ces cas, la gangrène se développe dans les environs de la tumeur, qui finit par être entraînée avec les parties mortifiées; puis, la plaie, saine et de bon aspect, marche vers la guérison. Un fait plus rare encore, c'est la cicatrisation d'un cancer ulcéré, sans que la tumeur ait été éliminée par la mortification : mais on ne peut compter sur une pareille terminaison : ce sont des faits exceptionnels qui ne peuvent servir de règle de conduite. On doit donc user de la plus grande circonspection : il est constamment de règle d'opposer à un mal cruel toutes les ressources de l'art, et de ne reculer devant aucune difficulté pour arracher les malades à une perte certaine ; mais on ne doit concevoir, ni faire concevoir aux autres, ni trop d'espérance, ni trop de crainte sur les résultats des opérations ou traitements que l'on se croit autorisé à entreprendre.

On peut aussi produire la destruction du cancer par la cautérisation : rarement on a eu recours au fer rouge. C'est presque toujours par des pâtes ou des liquides caustiques que l'on opère cette destruction. La pâte arsénicale, l'eau régale, la pâte de chlorure de zinc, le nitrate acide de mercure, etc., telles sont les substances qui ont été vantées. On doit, autant que possible, s'abstenir d'y avoir recours un grand nombre de fois, car on a remarqué que ces applications avaient l'inconvénient de faire dégénérer en cancer des ulcérations qui n'avaient pas le caractère cancéreux : il y aurait donc beaucoup d'imprudence à les mettre souvent en usage dans les cancers déclarés.

Il est un moyen qui, entre les mains d'un médecin bien connu, paraît avoir eu des avantages : nous voulons parler de la compression exercée sur le sein. Le praticien dont nous parlons a cité, dans son ouvrage, plusieurs exemples de guérisons obtenues par son usage. Dans les cas moins favorables, la compression peut avoir pour effet de diminuer l'engorgement, de réduire le volume de la tumeur, et d'en rendre l'extirpation plus facile. Aussi, sans partager la confiance illimitée de quelques personnes, pensons-nous que, quand elle est possible, on doit y recourir; mais elle n'est pas toujours sans inconvénient, et nous avons vu des cas où des douleurs très vives, des épanchements de sang considérables, des inflammations étendues, résultant de son emploi, ont apporté des obstacles à l'opération, et ont, par conséquent, empiré l'état des malades. Du reste, la compression ne peut être faite que par un homme de l'art, car elle demande beaucoup de soin, et, si elle était mal appliquée, elle ne serait propre qu'à causer des accidents.

Lorsque la maladie n'est pas fort avancée, on peut essayer de dissiper l'engorgement par des applications locales; les plus utiles sont celles de pommades iodurées, d'emplâtres de ciguë, de vigo; les compresses imbibées de laudanum, et maintenues appliquées sur la partie malade, calment quelquefois les douleurs. Beaucoup de femmes couvrent le sein d'une peau de lièvre; ce moyen, peu efficace, a l'avantage de garantir l'organe du froid, et du contact des corps extérieurs.

L'application de cautères était autrefois jugée indispensable, et pour enrayer la marche de la maladie, et pour empêcher sa récidive après l'opération. Nous ne connaissons pas d'exemples bien patents de leur utilité; cependant, comme ils sont aussi sans inconvénient, placés à une certaine distance du mal, nous pensons qu'on ne doit pas les proscrire.

A ces moyens on joindra le traitement interne, par l'une des substances que nous avons indiquées, et spécialement par la ciguë et les opiacés; de plus, les personnes affectées suivront avec exactitude les règles de l'hygiène : pas d'exercices forcés, rien de ce qui peut irriter la tumeur, et, par conséquent, immobilité du bras correspondant; et, à cela,

on devra joindre un régime extrêmement sévère. On ne guérit point sans doute le cancer par la diète, mais on ne peut s'empêcher de regarder celle-ci comme un puissant auxiliaire. Du reste, les malades chercheront des distractions; la tristesse et le découragement peuvent influer d'une manière fâcheuse sur la marche de la maladie. On aura soin d'entretenir les fonctions menstruelles dans leur régularité : ceci est de la plus haute importance, car il existe une espèce de solidarité entre la matrice et les mamelles, en vertu de laquelle le moindre trouble dans les fonctions de celle-ci retentit avec énergie dans les seins. On donnera aussi la plus grande attention aux écoulements blancs, ou autres, qui pourraient se faire par les parties sexuelles.

Lorsque la maladie est au-dessus des ressources de l'art, on devra se borner à adoucir la position des malades, à calmer les douleurs, et à parer aux accidents qui peuvent survenir. On parvient quelquefois à rendre supportable, par ces soins, la fin d'une existence qui n'eût été, sans eux, qu'un douloureux supplice. C'est alors, plus que jamais, que le médecin peut faire apprécier les qualités de son cœur, qui ne lui sont pas moins indispensables que les ressources de son talent.

CANCER DE L'ESTOMAC. (*Voy.* ESTOMAC.)
CANCER DU PYLORE. (*Voy.* ESTOMAC.)
CANCER DU FOIE. (*Voy.* FOIE.)
CANCER DE LA MATRICE. (*Voy.* MATRICE.)
CANCER DE LA LANGUE. (*Voy.* LANGUE.)

CANNELLE. On donne ce nom à l'écorce du laurier cannellier (*laurus cinnamomum*), arbre qui vient dans les contrées les plus chaudes du globe, Java, Bornéo, Sumatra, la Cochinchine, et surtout l'île de Ceylan. Dans cette île, la *Taprobane* des anciens, existe un district étendu que l'on nomme le Champ des cannelliers, et qui est entièrement couvert de lauriers à cannelle. Lorsque l'arbre a six ans, d'autres disent trois ans, on coupe toutes les jeunes branches pour les dépouiller de leur écorce; puis, après avoir mouillé ces écorces, ou les avoir exposées à la pluie, on les sépare en deux parties, la première écorce ou l'épiderme se détache en la frottant avec le dos d'un couteau; la seconde écorce (liber et médulle externe des botanistes), qui est riche en principes aromatiques, reste donc isolée; on la met sécher, et elle se roule naturellement sur elle-même, comme nous le voyons sur la cannelle du commerce; ensuite on égalise les morceaux, on enchâsse les tuyaux l'un dans l'autre, et on en forme des bottes d'environ trente livres. A Manille, suivant M. Perottet, on coupe tous les ans l'arbrisseau à rase-terre, et sur les pousses de l'année on détache l'écorce, qui est encore supérieure, pour la finesse, à celle de Ceylan. Les Hollandais s'efforcèrent, pendant quelque temps, de concentrer, dans l'île de Java, qui leur appartient, la culture de la cannelle; il y avait peine de mort pour celui qui chercherait à faire sortir de l'île un pied ou une graine; mais, hélas! l'homme ne prévoit jamais tout! les pigeons et les corbeaux sont très friands des fruits de cet arbre, et ce sont eux qui se chargèrent de le semer dans les îles voisines, car les noyaux traversaient leurs intestins sans subir d'altération, et conservaient encore toutes leurs facultés germinatives.

On distingue, dans le commerce, trois sortes de cannelle: 1° la cannelle blanche ou cannelle mate, la moins estimée de toutes, qui se présente en gros morceaux blanchâtres, roulés à moitié sur eux-mêmes, et qui provient des plus grosses branches; 2° celle de Chine, que l'on détache de branches de grosseur médiocre; 3° celle de Ceylan, qui est papyracée, et la meilleure de toutes; elle contient une huile aromatique et un principe astringent; de là, des propriétés à la fois toniques et excitantes. Pour les peuples du Nord, la cannelle est un assaisonnement très usité; en Angleterre, on boit souvent du vin chaud dans lequel on la fait infuser; cette boisson échauffante est en usage en France dans les classes inférieures; lorsqu'un ouvrier se sent mal à l'aise, il prépare du vin chaud, y jette de la poudre de cannelle, et boit le tout dans son lit; il en résulte une fièvre passagère, avec abondantes transpirations; cette méthode est un véritable quitte ou double; si le malaise provient d'un refroidissement, si c'est un rhume commençant, ou le résultat de privation ou de fatigue, il est certain qu'alors l'effet de ce breuvage est salutaire, il détermine une réaction nécessaire, et rétablit la santé; mais si ce malaise est avant-coureur d'une maladie grave, d'une fluxion de poitrine, d'une fièvre maligne, d'une inflammation du cerveau, il détermine l'explosion de tous les phénomènes inflammatoires, augmente l'acuité de la maladie, et ajoute considérablement à sa gravité; c'est ce que l'on observe tous les jours dans les hôpitaux, où l'on voit des individus présenter à leur entrée, après deux ou trois jours de maladie, des symptômes qui ordinairement ne paraissent qu'au bout d'une semaine; interrogez-les, ils ont pris un, deux ou trois bols de vin chaud; car, non contents d'un premier essai, il en est qui persistent dans cette méthode incendiaire, qui souvent a transformé en maladie mortelle une affection peu dangereuse.

La cannelle noire est rarement usitée en médecine; quelquefois, dans les cas de débilité de l'estomac, on l'emploie en poudre à la dose de 12 à 15 grains; mais elle entre dans la composition d'une foule de médicaments, tels que des poudres dentifrices, l'élixir stomachique, le laudanum liquide, et d'autres préparations aujourd'hui inusitées.

CANICULE. Les jours dits *caniculaires* (du 24 juillet au 23 août) tirent leur nom de la Canicule, étoile brillante qui fait partie de la constellation du Grand Chien : ils ont été longtemps regardés comme ayant une très grande influence sur notre économie. Se purger pendant la canicule; c'est-à-dire, pendant les jours que nous avons indiqués, jours qui commencent, lorsque le lever du soleil coïncide avec celui de la Canicule, était défendu comme une pratique meurtrière. Se baigner en pleine eau, durant le même espace de temps, était également regardé comme fort dangereux. Ces préjugés reposaient sur l'exagération d'un fait vrai, savoir, que l'intensité de la chaleur atmosphérique, et la force du soleil, à cette époque, peuvent, en effet, devenir la source de quelques accidents. Des *coups de soleil* (voy. ce mot), des fièvres éphémères, la céphalalgie, ou même des maladies plus sérieuses encore, ont été quelquefois observées chez les personnes qui se livrent à l'exercice de la natation, exposées à toute l'ardeur du soleil de la canicule. Les dyssenteries, le choléra sporadique, et d'autres affections des organes digestifs, qui s'observent souvent à cette époque de l'année, sont une contre-indication naturelle à l'emploi des vomitifs et des purgatifs, surtout quand cet emploi est, pour ainsi dire, de fantaisie, et non pas fondé sur des indications précises, qui ne peuvent être reconnues et appréciées que par le médecin. Mais, la part faite de l'influence toute matérielle qu'ont sur notre corps les conditions atmosphériques qui règnent habituellement dans nos climats, pendant les jours caniculaires, il faut rejeter, comme une erreur, le préjugé populaire qui attache à cette période de temps une sorte de puissance astronomique, capable d'agir profondément sur nos organes, et d'y imprimer une modification mystérieuse, qui exige les plus grandes précautions. (*Voy.* les mots ASTROLOGIE et MÉTÉOROLOGIE.)

CANNE, ou mieux canne de Provence, roseau à quenouilles (*arundo donax*). Cette plante, dont le port est absolument celui de notre roseau à balais, croît sur le bord des eaux, dans le midi de la France et de l'Europe, où elle s'élève à douze ou quinze pieds. On emploie, en médecine, sa racine coupée par rondelles; cette racine, lorsqu'elle est jeune, renferme, comme celle de toutes les plantes de la famille des graminées, à laquelle la canne appartient, une certaine quantité de sucre; aussi l'infusion de cette racine est-elle légèrement sucrée. On ne sait pourquoi le préjugé a attribué à cette infusion inerte, des propriétés antilaiteuses; on la donne avec grande confiance aux mères qui ne nourrissent pas, et aux nourrices qui veulent sevrer; ce préjugé est si solidement établi à cet égard, que le praticien est obligé d'y céder, sous peine de voir attribuer au *lait répandu* (autre absurdité en crédit), toutes les maladies qui surviendront dix ans ou vingt ans après l'accouchement; maladie dont l'infusion de canne de Provence eût, sans contredit, conjuré l'apparition. Aussi ne craignons-nous pas de le dire, la tige de la canne de Provence est cent fois plus utile que sa racine, car on en fait des quenouilles, des lignes; avec l'écorce, on tresse des nattes, des fonds de chaises, etc.

CANTHARIDE. *Meloe vesicatorius, Litta vesicatoria, Cantharis vesicatoria.* Insecte coléoptère, hétéromère, trachélide (insecte à six pieds et à quatre ailes).

Il y a plusieurs espèces de cantharides, toutes sont vésicantes. La cantharide officinale est longue de six à dix lignes, large de deux à trois ; elle est couleur vert-doré ; elle a une odeur pénétrante très désagréable ; cette odeur sert même à faire reconnaître leur voisinage, lorsqu'on recherche les cantharides pour en faire la récolte.

Ces insectes se rassemblent en grand nombre dans les pays chauds et tempérés, et fondent sur les lilas, les troènes, les rosiers, les saules, et surtout sur les frênes, dont en peu de temps ils dévorent toutes les feuilles.

C'est vers les mois de juin et de juillet qu'on fait la récolte des cantharides. On choisit, pour les recueillir, le moment où elles sont encore engourdies par la fraîcheur et l'humidité de la nuit : avant le lever du soleil, une personne gantée et la figure bien garantie, les fait tomber en secouant l'arbre sur lequel elles sont posées, et au pied duquel des draps ont été préalablement étendus. Les cantharides sont immédiatement placées sur un tamis, où elles meurent par la vapeur du vinaigre, après quoi on les fait sécher à l'étuve.

M. Robiquet a démontré, par une savante analyse, que le principe actif vésicant des cantharides était soluble dans l'eau bouillante. Cette décoction aqueuse, évaporée en consistance d'extrait, et traitée par l'alcool, a fourni deux produits: l'un noir insoluble, l'autre jaune, visqueux et très soluble dans l'alcool. Ce dernier perd sa propriété vésicante par le moyen de l'éther sulfurique, qui en sépare une substance particulière, insoluble dans l'eau et l'alcool froid, soluble, au contraire, dans l'alcool bouillant, dont elle se sépare par le refroidissement, sous forme de paillettes cristallisées. Ces petits cristaux, solubles en toutes proportions dans les huiles, sont la *cantharidine*, ou principe vésicant des cantharides.

L'analyse des cantharides a démontré des traces de phosphate de magnésie, de l'acide acétique et de l'acide urique libre, en plus grande quantité.

Les cantharides jouissent de propriétés très énergiques et très vénéneuses; en même temps, elles ont, à très petite dose, une action irritante, qui se manifeste principalement sur les organes génitaux et sur la vessie. C'est le vésicant par excellence; aussi s'en sert-on pour la confection de l'emplâtre vésicatoire, de la pommade épispastique et des taffetas vésicants. On fait aussi avec les cantharides une teinture alcoolique qui rubéfie facilement la peau, et qu'on emploie avec succès dans les cas de paralysie.

Mais, un abus bien pernicieux, et sur le danger duquel nous devons appeler la sérieuse attention du public, c'est l'emploi des cantharides comme *aphrodisiaque*. (*Voy.* ce mot.) Dans le dessein de réveiller chez les vieillards un appétit vénérien glacé par l'âge, pour rendre à de jeunes débauchés des forces usées par l'abus des plaisirs, dans le but plus infernal encore d'inspirer à l'innocence d'impudiques désirs, quelques infâmes n'ont pas craint d'administrer, soit des cantharides en poudre, mêlées aux aliments, soit la teinture de cantharides, soit enfin des bonbons cantharidés dits aphrodisiaques. A l'excitation passagère, à la vigueur factice que l'on obtient parfois à l'aide de ce moyen pernicieux, succède bientôt une ardeur très douloureuse de l'estomac, et surtout de la vessie, une fièvre brûlante, un délire érotique, etc., et quelquefois même des symptômes d'un empoisonnement qui peut devenir mortel, ainsi que l'ont prouvé trop d'exemples funestes.

CAOUTCHOUC. Autrement *gomme élastique*, ou mieux, résine élastique. Cette substance, que son aspect a fait regarder comme étant d'origine animale, est essentiellement végétale, et se trouve dans un très grand nombre de végétaux; mais non pas en quantité suffisante pour être extraite de toutes. Les plantes à suc laiteux en contiennent plus ou moins; ainsi le suc blanc du figuier, en Provence, en fournit un dixième de son poids. Nos euphorbes, nos ricins, nos apocynées, et l'*asclepias syriaca*, si communs dans les jardins, en contiennent plus ou moins; la glu, qui exsude des pruniers, des cerisiers et des amandiers, s'en rapproche beaucoup. On peut donc dire, en thèse générale, que le caoutchouc est un principe qui se retrouve dans le suc des végétaux, appartenant à des familles naturelles distinctes, telles que les euphorbiacées, les apocynées, les urticées et les lobéliacées. Les chicoracées forment ici une exception remarquable, le suc lactescent dont elles sont remplies ne contient pas de résine élastique. Cette substance nous vient de l'Inde et de l'Amérique; dans l'Inde, elle est fournie par la vigne à caoutchouc (*urecolaria elastica*), plante grimpante, de la famille des apocynées; celle d'Amérique provient de l'*hevea guainensis*. Pour obtenir la résine élastique, on fait des incisions à l'arbre, et on reçoit le suc qui en sort dans un vase, puis on en enduit couches par couches des calebasses, des pots, des mottes de terre de formes diverses, que l'on brise ensuite, pour l'en faire sortir par des trous destinés *ad hoc*. Il est fort remarquable que le caoutchouc est d'abord sec et cassant, et que c'est par l'exposition à l'air qu'il devient élastique; au feu, au lieu de sécher, il se liquéfie d'abord, puis brûle avec flamme : on peut en faire des torches; il se dissout assez bien dans l'huile de térébenthine, complétement dans l'éther, et, suivant Fabroni, dans le pétrole rectifié. Les usages du caoutchouc sont très variés, et c'est une substance qui joue un grand rôle dans l'industrie : on en fait des vernis, des souliers, des gants, des vases; et il est propre à ces usages, parce qu'il est complétement imperméable.

En médecine, il sert à la fabrication des sondes, des bougies élastiques, des canules, des vessies à injections, des bouts de sein pour les nourrices, des tubes œsophagiens, des cornets acoustiques; il est utile aux dessinateurs pour enlever les traits au crayon.

Dans les mines de Derbyshire, en Angleterre, on trouve une substance tout à fait analogue au caoutchouc, et qui a probablement la même origine : elle serait une exsudation des arbres dont les restes sont enfouis dans la terre, et qui formeraient une végétation antédiluvienne.

CAPILLAIRE. (*Adianthum.*) Genre de la famille des fougères. Deux espèces, la capillaire de Montpellier (*adianthum capillus veneris*), et celle du Canada (*adianthum pedatum*), sont employées en médecine. Quelquefois on conseille une infusion de capillaire comme adoucissante, dans les cas de catarrhe, de toux opiniâtre. La plante est très légèrement mucilagineuse. Elle est plus souvent employée à la fabrication du sirop de capillaire, qui n'a sur le sirop simple d'autre avantage que celui qui résulte d'un goût plus agréable et d'une odeur plus aromatique. Les autres espèces d'*adianthum* qui habitent les pays chauds, ont les mêmes propriétés, et sont employées aux mêmes usages.

CAPUCINE. (*Tropæolum majus.*) Plante de la famille des géranicés, originaire du Pérou et du Mexique. La fleur, qui a la forme d'un casque, a un goût fort analogue à celui du cresson; on la met sur la salade, et on fait confire les boutons de fleurs avec les câpres dans du vinaigre. Suivant M. Braconnot, les fleurs foncées en couleur contiennent une certaine quantité de phosphore, et c'est à la présence de ce principe qu'est due la propriété que possède cette plante de donner des étincelles pendant la nuit, phénomène qui fut observé, pour la première fois, par mademoiselle Christine Linnée, fille du célèbre botaniste.

CARIE. Maladie des os, caractérisée principalement par la destruction lente du tissu osseux, avec ramollissement et formation d'une espèce de pus sanieux. Cette affection a été longtemps confondue avec une autre maladie du même genre, avec la *nécrose*, qui sert à désigner l'état d'un os, ou d'une portion d'os, privé de la vie; mais elle en diffère essentiellement. Et, pour donner une idée de la différence qui existe entre ces deux affections, on a comparé la *carie* à une ulcération des parties molles du corps, et la *nécrose* à la gangrène de ces mêmes parties.

La carie des dents n'étant pas de la même nature que celle des os, on en traitera à part. (*Voy.* DENTS.) La carie des os peut survenir à la suite de coups, de chutes, ou d'autres violences extérieures, ou bien même sans causes directes; mais, dans tous ces cas, il existe en général une cause interne, un état

particulier et maladif du corps, qu'on a appelé *vice;* tel est le *vice scrofuleux*, le *vice rhumatismal* ou goutteux, le *scorbut*, la *maladie vénérienne*, la *petite vérole*, etc. (*Voy.* SCROFULES, RHUMATISME, etc.)

La carie scrofuleuse est la plus commune de toutes; elle attaque souvent les enfants, sans toutefois épargner les adultes; c'est surtout aux os du pied et de la main, aux genoux, au coude, aux vertèbres, qu'elle se montre; rarement elle atteint le milieu des *os longs*, tels que ceux de la jambe, du bras, etc. Les symptômes que nous allons décrire se rapporteront principalement à cette variété de la carie. La marche du mal est en général assez lente. Des douleurs sourdes et permanentes se font d'abord sentir dans l'os malade, et, lorsqu'elles sont dues à une cause vénérienne, elles augmentent surtout la nuit; les mouvements de l'articulation voisine deviennent douloureux. L'os affecté présente une tumeur circonscrite, immobile, un peu douloureuse; on peut la sentir avec la main lorsque le mal est superficiellement placé. Dans ce dernier cas, la peau et les parties molles situées au-dessus de l'os malade, ne tardent pas à rougir et à s'enflammer. La tumeur augmente, elle devient molle, pâteuse; en la touchant, on a la sensation d'un liquide; du pus s'est en effet amassé à son centre; bientôt, en un point, elle prend une teinte violette et s'ulcère: un liquide purulent, sanieux, fétide, de mauvaise nature, s'écoule; la petite plaie, au lieu de tendre à se fermer, comme dans les abcès ordinaires, continue à donner issue à une humeur claire, de mauvaise odeur, qui présente quelquefois des parcelles d'os carié. Souvent les linges qui la recouvrent sont teints en noir; cela arrive surtout lorsqu'on se sert, pour les pansements, d'un cérat ou d'un onguent contenant des préparations de plomb. Si on introduit dans la plaie une longue aiguille à pointe mousse, nommée *stylet*, on peut pénétrer dans un petit trajet fistuleux qui conduit jusqu'à l'os malade; si on pousse alors l'instrument plus avant, on pénètre dans la substance osseuse, et on éprouve en même temps une très légère résistance et la sensation d'une foule de petits filaments et de petits filets d'os qui se rompent. Ce signe est caractéristique de la carie. La plaie, irritée par le contact continuel du pus, prend en général un mauvais aspect; elle devient blafarde, saignante au moindre contact. Lorsque la carie a duré longtemps, et qu'elle a une certaine étendue, où que plusieurs os sont cariés à la fois, la santé générale du malade ne tarde pas à s'altérer; il s'affaiblit de jour en jour; son teint pâlit; une fièvre lente, qui revient chaque soir, des sueurs nocturnes, de fréquents dévoiements, l'épuisent et le jettent dans un état complet de marasme; ses jambes s'enflent, et il succombe enfin sous le poids du mal et de la souffrance. Telle n'est pas pourtant la terminaison inévitable de la carie, et il existe un assez grand nombre d'exemples de guérison, surtout chez les enfants, à l'époque où ils atteignent l'âge de la puberté. On a remarqué que, lorsque la carie était de nature vénérienne, elle attaquait surtout le milieu des os longs, tels que ceux de la jambe, du bras; elle est alors précédée par une tumeur dure et osseuse qu'on appelle *exostose*. (*Voy.* ce mot.) Lorsque l'os malade est situé profondément, comme cela arrive pour les vertèbres de l'épine du dos, pour le bassin, les symptômes que nous avons décrits sont plus obscurs; le plus souvent, on ne peut pas sentir de tumeur; le pus qui se produit est obligé, pour se faire jour au dehors, de suivre un long trajet; il vient enfin soulever la peau, qui devient fluctuante, et former ainsi un abcès qu'on a nommé *abcès par congestion*.

La carie des vertèbres s'observe assez souvent; elle se montre surtout chez les enfants et les jeunes gens adonnés à la masturbation et d'un tempérament lymphatique : c'est presque toujours le corps des vertèbres qui est le siége de la maladie. La personne affectée éprouve d'abord, dans un point de l'épine du dos, une douleur sourde, profonde, mais en général supportable. Si le corps entier de la vertèbre est attaqué, ce corps se ramollit et s'affaisse; la colonne se dévie; le plus souvent elle fait une saillie en arrière; et l'on peut sentir facilement plusieurs apophyses épineuses formant une bosse ou gibbosité. Fréquemment, le membres inférieurs s'affaiblissent, et sont le siége de fourmillements; le corps ac-

quiert cette tournure particulière qui caractérise les bossus. Plus tard, lorsque la maladie a fait des progrès, la marche et la station deviennent impossibles; ce n'est souvent qu'à cette époque que la suppuration de l'os carié se manifeste. Cette affection a reçu le nom de *mal vertébral de Pott*, du nom du médecin anglais qui le premier l'a décrite. Lorsque la carie des vertèbres est superficielle, on n'observe rien de semblable; la douleur se prolonge assez longtemps, et souvent on la confond avec celle que produit le rhumatisme; enfin, il arrive une époque où la suppuration se déclare; la douleur diminue généralement alors; le pus, emprisonné par diverses enveloppes ligamenteuses et aponévrotiques, qui entourent les vertèbres et les muscles du dos, ne peut se faire jour directement en arrière vers le point correspondant du dos ou des reins; son poids l'entraîne d'ailleurs en bas; il fuse donc le long des muscles situés autour de la colonne, et arrive jusqu'à la peau ou bas des reins, à l'anus, mais le plus souvent au pli de l'aine; il se manifeste en ce lieu une tumeur qui augmente en peu de temps, en présentant tous les caractères des abcès (*voy.* ce mot); elle n'est pourtant précédée d'aucun battement, ni d'aucun symptôme d'inflammation. En la comprimant, on peut faire souvent refluer le pus, et diminuer ainsi son volume; si l'art n'ouvre artificiellement *cet abcès par congestion*, on voit, au bout d'un certain temps, la peau rougir en un point, s'ulcérer, en laissant écouler une quantité plus ou moins considérable de pus. La petite plaie peut se fermer, mais elle ne tarde pas à se rouvrir, et bientôt elle livre continuellement issue à un pus que le contact de l'air altère et vicie; la fièvre s'allume; le malade maigrit, s'épuise, et succombe bientôt dans le marasme. On compte pourtant quelques rares exemples de guérison. Comme c'est surtout lorsque le pus est exposé au contact de l'air, que la maladie acquiert un caractère grave, les chirurgiens ont, en général, adopté pour précepte de n'ouvrir ces abcès que le plus tard possible, et par une petite incision oblique, afin que le pus puisse s'écouler sans que l'air s'introduise sous la peau. Lorsque la poche renfermant le pus est vidée à moitié, on bouche la petite ouverture avec un morceau d'emplâtre *diachylum;* la petite plaie ne tarde pas à se cicatriser. Quand la poche s'est remplie de nouveau, on répète l'opération. L'issue fatale de la maladie peut être ainsi retardée de plusieurs mois. Sa durée est de six mois, un an, et même deux ans ou plus.

La carie des os du crâne s'observe quelquefois; le plus souvent, elle reconnaît alors pour cause le virus vénérien. C'est surtout cette éminence osseuse que l'on sent derrière l'oreille, et qui porte le nom *d'apophyse mastoïde*, qui est le siége du mal. Avant de se carier, elle augmente de volume, et devient douloureuse au toucher; elle se ramollit et suppure ensuite. Tantôt cette suppuration commence par la partie la plus superficielle, tantôt le mal marche de dedans en dehors; dans ce dernier cas, la maladie est le plus souvent mortelle, à cause du voisinage du cerveau. Il en est de même pour la carie des autres points du crâne, lorsqu'elle commence par la face interne des os de cette cavité.

La carie des côtes et de l'os sternum ou *breschet,* n'est pas rare chez les enfants scrofuleux, ou à la suite d'une infection vénérienne ancienne. Le voisinage du poumon et de son enveloppe, *la plèvre,* lui donne de la gravité. Il peut se former, en effet, une collection de pus entre les os de la poitrine et la plèvre ; cette dernière s'épaissit ordinairement et résiste à l'action du pus; mais, d'autres fois, elle est attaquée, et la maladie devient mortelle. Le traitement de la carie est général ou local. Le traitement général consiste à combattre, par les moyens usités, la disposition générale morbide cause du mal, telle que le vice scrofuleux, vénérien, goutteux, etc. (*Voy.* SCROFULES, SYPHILIS, etc.) Quelquefois cette médication est suffisante; mais, le plus souvent, il faut avoir recours en même temps à des moyens employés localement. Ces derniers pourtant ne peuvent être appliqués qu'autant que la maladie est superficielle : ils consistent essentiellement dans des lotions et des injections avec des substances irritantes, telles qu'une dissolution légère de potasse, une lessive de cendre de sarment, une dissolution de sulfure de potassium, etc. Quand ces moyens sont insuffisants, il faut avoir recours à l'action héroïque du feu. On met le mal à nu par des incisions, et on le cautérise avec le fer rouge. Il est inutile de dire que cette opération doit être pratiquée exclusivement par un chirurgien.

CARLSBAD, dont le nom signifie *bains de Charles,* est une ville impériale de Bohême, de trois mille habitants seulement, mais célèbre surtout par les eaux minérales qu'elle renferme. Elle est située à soixante milles de Vienne et seize de Prague, à l'extrémité d'une vallée étroite et profonde, couverte de bois et de rochers de granit, ce qui lui donne un aspect agréablement pittoresque. Appelée jadis *Warmbad,* c'est-à-dire, *bains chauds,* elle a changé de nom depuis que l'empereur Charles IV fit usage de ses eaux, en 1347, un an après la bataille de Crécy, où il avait été blessé en combattant, sous Philippe VI de France, contre Édouard III d'Angleterre.

Toutes les sources de Carlsbad, au nombre de huit, ont une origine commune, et sortent à travers les ouvertures d'une croûte calcaire sur laquelle repose la plus grande partie de la ville, et que l'eau elle-même a formée, en abandonnant le carbonate de chaux qu'elle tenait en dissolution. Leur température varie depuis quarante degrés jusqu'à soixante du thermomètre de Réaumur; elles sont claires et limpides, sans odeur, et d'une saveur amère.

L'analyse en a été faite depuis longtemps, et à plusieurs reprises; la plus récente est celle de M. Berzelius, qui a constaté qu'un kilogramme de ces eaux contenait une quantité totale de près de cinq grains et demi de différents sels desséchés, savoir : du sulfate, du carbonate et du chlorhydrate de soude, des carbonates de chaux, de magnésie, de fer, de manganèse et de strontiane, du fluate de chaux, des phosphates de chaux et d'alumine, puis enfin un peu de silice. La quantité d'acide carbonique qu'elles renferment, a encore été évaluée par ce même chimiste, de 0,33 à 0,44 de leur volume.

Le médecin David Béher réduisait, vers la fin du dix-huitième siècle, les vertus des eaux de Carlsbad aux cinq effets suivants :

1° Elles augmentent l'énergie des organes digestifs, qu'elles débarrassent des matières qui en obstruent la cavité, ou qui entravent leurs fonctions.

2° Elles fondent et détruisent les engorgements ou obstructions du ventre, à raison des sécrétions qu'elles rendent plus abondantes.

3° Elles dépurent et renouvellent les humeurs, en leur donnant des issues plus nombreuses et plus accessibles.

4° Elles déterminent souvent l'expulsion de petits calculs urinaires, et délivrent le rein des graviers qui l'entravent et le font souffrir.

5° Enfin, elles ont fréquemment remédié à de graves maladies, en vertu d'une action tout aussi obscure que la cause elle-même de ces affections.

Depuis cette époque, rien n'a changé, que les expressions dont se sont servis les auteurs. Précisons davantage les différentes circonstances, en disant avec le chevalier de Carro, l'un des médecins les plus distingués de Prague : « que l'on conseille les eaux de Carlsbad dans les diverses affections chroniques du bas-ventre, *faiblesses* d'estomac, aigreurs, gonflements, éructation, constipation; *obstructions* du foie, de la rate et du mésentère; *jaunisse* de diverses nuances, calculs biliaires, *hypocondrie* avec visions, hémorrhoïdes sèches ou fluentes; on les emploie pareillement contre la goutte et ses concrétions, les dartres et les scrofules. » L'observation a encore fait connaître qu'elles ont fréquemment de bons résultats dans la *leucorrhée* ou fleurs blanches, dans les pâles couleurs et dans les dérangements quelconques des mois des femmes.

Mais il ne faut pas laisser ignorer, d'un autre côté, que ces eaux sont d'une énergie excessivement violente; qu'elles stimulent, en particulier, les vaisseaux sanguins, causent souvent des palpitations, des congestions vers la tête, et disposent aux hémorrhagies, notamment aux pertes utérines. L'usage n'en peut donc convenir aux personnes sanguines et fort irritables ; toute fièvre, toute inflammation le rendrait dangereux. Elles sont encore manifestement nuisibles dans la phthisie pulmonaire, quel qu'en soit le degré, de même que dans les affections cancéreuses ou squirrheuses;

mais il est faux qu'elles disjoignent les os réunis après une fracture bien consolidée, en dissolvant le cal, ou qu'elles atteignent l'émail des dents, comme l'ont cru quelques personnes.

On s'est borné, pendant deux siècles, à ne prendre uniquement que des bains à Carlsbad ; ce ne fut qu'en 1521 que *Wentzel Beyer*, le premier auteur qui ait écrit sur ces eaux thermales, conseilla d'en faire usage intérieurement. On les emploie aujourd'hui sous toutes les formes, en bains, en boisson, en clystères, en douches, en injections et en bains de vapeurs. Un bel établissement a même été fondé, en 1827, pour ce dernier objet.

La dose à l'intérieur est de huit à dix verres par jour, mais il n'est pas rare de voir des personnes qui en boivent jusqu'à quarante ou cinquante dans le même espace de temps. On restait jadis sept et même huit heures dans le bain, dont l'action allait quelquefois jusqu'à excorier la peau ; maintenant on a tout à fait abandonné cette coutume, fort souvent salutaire, mais qui faisait trop souffrir les malades. La durée en est, terme moyen, d'une heure.

A Carlsbad, comme à nos eaux de France, l'intervalle de la mi-juin à la mi-août, est l'époque de la plus grande affluence, par conséquent la plus brillante et la plus coûteuse ; mais, en général, il faut être riche ou ambitieux pour y aller, tant c'est une ville d'aristocratie et de congrès.

CAROTTE. (*Daucus carotta*). On trouve cette plante à l'état sauvage sur toutes les pelouses sèches, les lieux montueux de la France ; les différences qu'elle présente à l'état de nature et à l'état cultivé, sont bien propres à nous persuader de la puissante influence de l'éducation sur les végétaux sauvages. La carotte a une petite racine blanche, de la grosseur du petit doigt, sans odeur et d'une saveur amère et âcre. Cultivez la plante, la racine grossira, se remplira de sucre, une matière colorante jaune se développera ainsi que la fécule, et vous aurez un des légumes les plus sains que présente l'économie domestique. On fait des cataplasmes avec de la pulpe de carotte râpée, qui, sans avoir l'efficacité que lui donne Bridault dans un ouvrage spécial sur cette racine, a cependant été jugée utile par deux observateurs bien dignes de foi, Bayle et M. Cayol ; quant à l'emploi populaire de la carotte dans la jaunisse, espèce d'homœopathie fondée sur la couleur, nous dirons seulement que, la diète végétale étant des plus utiles dans cette maladie, ainsi qu'une alimentation rafraîchissante, la carotte remplit, mieux que tout autre légume, ces diverses indications. On se sert du suc de carotte pour colorer le beurre en jaune, et on peut la placer parmi les plantes dont on pourrait extraire du sucre.

CARREAU. Nom vulgaire donné à une maladie dont le principal et presque le seul caractère est une tuméfaction et une dureté considérable du ventre, survenant dans la première enfance.

Cette maladie, moins commune qu'on ne le pensait autrefois, se remarque chez les enfants, et surtout chez les petites filles, depuis l'époque de la première dentition, c'est-à-dire, depuis la première année de la vie, jusqu'à l'âge de quatre à cinq ans et au-dessus. Les causes sont le froid humide, une nourriture malsaine, l'abus des farineux, une alimentation insuffisante, la malpropreté et la misère ; aussi est-elle beaucoup plus fréquente dans les pays bas et marécageux, les campagnes humides, les quartiers étroits, resserrés et populeux des grandes villes, que dans les lieux élevés, secs, bien aérés et suffisamment isolés. L'allaitement artificiel, et l'allaitement par une nourrice affectée d'écrouelles ou de phthisie pulmonaire (*poitrinaire*), peuvent donner lieu au développement du carreau.

Les signes du carreau sont fort peu nombreux, et se bornent aux suivants : douleurs sourdes, ayant leur siége au milieu du ventre, qui augmentent par une pression un peu forte, exercée d'arrière en avant, sur les côtés de l'épine, et par les secousses violentes imprimées au ventre, dans la toux, le hoquet, les sauts et les courses. Ces douleurs se font ressentir souvent très longtemps, sans autre caractère, revenant plus particulièrement au printemps et à l'automne, se dissipant, au contraire, pendant les chaleurs de l'été. Elles coïncident quel-quefois avec un état de santé assez bon ; aussi peut-on méconnaître la maladie dans les premiers temps.

Au bout d'un certain temps, il s'y joint un gonflement du ventre, du dérangement dans les digestions, la fièvre, la toux, un amaigrissement considérable des membres inférieurs, etc. Nous devons ajouter que souvent ces signes, aussi bien que la couleur grise, terreuse des matières fécales, la pâleur de la face, la tristesse, l'odeur acide de la sueur, ne sont que des signes accessoires qui ne sont pas rigoureusement l'apanage de ce que les hommes de l'art appellent rigoureusement *carreau*, mais qui se rencontrent presque toujours chez les enfants que les gens du monde regardent comme atteints de cette maladie.

Quand le carreau, après avoir persisté plus ou moins longtemps à l'état que je viens d'indiquer, atteint son plus haut degré, aux douleurs abdominales se joint presque toujours l'affaissement du ventre, à travers les parois duquel on peut sentir un plus ou moins grand nombre de corps durs, inégaux, douloureux au toucher, et qui sont placés profondément vers sa partie moyenne ; la tuméfaction du ventre ne paraît exister, dans cette période, que lorsqu'il y a de l'eau dans le ventre ; à cette époque, la digestion se fait très mal, on retrouve les aliments, surtout les farineux et le laitage, à moitié digérés, et même reconnaissables, dans les selles ; la fièvre est continue ; la peau se sèche, devient rude et terreuse ; l'enfant tombe dans un amaigrissement extrême, accompagné de bouffissure des extrémités, et d'épanchement d'eau dans le ventre et les autres cavités, et la mort termine bientôt sa frêle existence. Cette terminaison fatale est presque toujours accélérée par les diverses affections de la poitrine ou des organes digestifs qui compliquent le carreau proprement dit.

Ce que le monde appelle de ce nom, n'est, le plus ordinairement, qu'une irritation chronique de l'intestin, assez familière aux jeunes enfants mal tenus et mal nourris, et qui se caractérise surtout par du dévoiement, avec augmentation de volume et sensibilité du ventre, amaigrissement et dépérissement des autres parties, pâleur de la face, qui prend un caractère de tristesse, et se ride, de manière à se rapprocher de la physionomie de la vieillesse, sécheresse et aspect terreux de la peau, etc. Le lait d'une bonne nourrice; l'abstinence de la bouillie, de la soupe, et des autres mets grossiers que l'enfant ne peut digérer; les moyens propres à fortifier la constitution, et à ranimer les fonctions de la peau, tels que les bains aromatiques, les frictions sèches, le coucher sur la fougère, l'exposition à l'air et au soleil, en évitant le froid et l'humidité, et mettant des vêtements chauds, etc., tel est l'ensemble des moyens qui conviennent à l'enfant à la mamelle.

Quant à celui qui est sevré, un régime sévère, la diète même, au besoin, les boissons adoucissantes et nourrissantes, telles que l'eau de riz, l'eau panée, l'eau de gruau, le lait de chèvre ou de vache coupé avec l'eau sucrée, les onctions huileuses sur le ventre, et les autres moyens fortifiants généraux, indiqués ci-dessus, tel est le traitement le plus convenable.

Cette méthode simple et rationnelle est de beaucoup préférable à tous ces médicaments vomitifs, purgatifs, toniques, recommandés par le charlatanisme, et avidement recherchés par le vulgaire, tels que l'ipécacuanha, la rhubarbe, le sirop antiscorbutique, qui, le plus souvent, ne font qu'aggraver le mal, en irritant de plus en plus les organes digestifs. Malheureusement il est plus facile d'administrer à un enfant quelques doses de sirop, que de veiller attentivement aux soins de propreté, au régime, et à toutes ces petites précautions hygiéniques, dont le peuple a tant de peine à se persuader l'efficacité. Aussi, combien d'enfants succombent à un régime mal entendu, que des soins convenables auraient facilement rappelés à la santé!

Quant au *carreau* proprement dit (induration des glandes du mésentère), il est trop souvent au-dessus des ressources de l'art. Toutefois, dès qu'on l'aura, je ne dis pas reconnu, mais soupçonné, il faudra d'abord soustraire l'enfant à l'influence des causes que j'ai énumérées ci-dessus, le placer en bon air, changer la nourrice, s'il est encore à la mamelle, et que celle-ci soit mal portante. On supprimera les aliments grossiers, les légu-

mes, s'il est dans un âge plus avancé, pour le nourrir de bon lait, de bouillons gras et de viandes rôties. On le couvrira de flanelle de la tête aux pieds. Les tisanes légèrement amères, s'il n'y a pas d'indice d'irritation intestinale, pourront être employées; mais jamais une personne prudente n'aura recours aux remèdes un peu actifs, tels que le sirop antiscorbutique, celui de quinquina ou de gentiane, la rhubarbe, administrée seule, ou unie à des sels neutres, en poudre ou en teinture, sur le simple conseil d'une commère, d'un herboriste ou même d'un apothicaire. Toujours, en pareil cas, il faut recourir au médecin. Nous en dirons autant des frictions mercurielles, des bains sulfureux, iodés, et surtout des bains de mer, qui ont été employés avec avantage chez quelques sujets.

Lorsque la maladie est arrivée au second état, que les engorgements se sentent à travers le ventre, que le malade est pris des symptômes de l'étisie, de diarrhée, de fièvre, etc., il y a peu d'espoir de le sauver, et il faut se hâter, d'ailleurs, d'abandonner les remèdes échauffants, si, malgré nos conseils, on en avait essayé l'emploi.

CASSE. Casse des boutiques, casse en bâton. Ces dénominations s'appliquent toutes au fruit du *cassia fistula*, arbre de la famille des légumineuses, qui croît en Éthiopie, dans l'Inde, à la Chine, etc. Ce fruit est une gousse qui ne s'ouvre pas, de la longueur d'un à deux pieds, cylindrique, et divisée intérieurement par des cloisons transversales, en autant de petites loges qui renferment chacune une graine; cette graine est enchâssée dans une pulpe noire, molle, d'un goût fade et sucré; c'est la seule partie du fruit qui soit employée aux îles, où on en fait des confitures de marmelade. Lorsque la casse est arrivée en Europe, alors elle a déjà subi une espèce de fermentation qui a augmenté ses propriétés laxatives; c'est un purgatif des plus doux à la dose de deux à quatre onces, qui convient spécialement aux vieillards affectés de constipation.

La casse prolongea les vieux jours de Voltaire, a dit Delille, et l'on voit que le grand sceptique du dix-huitième siècle est lui-même un argument également puissant pour le café et pour la casse, substance dont l'action est diamétralement opposée ; mais doit-on s'étonner de trouver partout des contradictions chez l'homme, dont toute la vie ne fut qu'une contradiction permanente !

La casse est un laxatif rafraîchissant que l'on peut administrer même lorsque les intestins sont irrités ; autrefois, on l'associait à d'autres purgatifs, tels que la manne, le séné, etc. ; mêlée avec de l'huile d'amande douce, elle forme la marmelade de Tronchin, qui eut autrefois une aussi grande réputation que son auteur.

CASTRATION. D'après la valeur qu'en chirurgie l'on attache communément à ce mot, c'est l'ablation de l'un des testicules, ou de tous les deux à la fois, sur le même individu ; mais il nous semble indispensable d'étendre davantage le sens de cette expression, et de comprendre par là toute opération qui consiste à enlever, ou seulement à rendre nuls et à détruire, dans l'un ou l'autre sexe, les organes nécessaires à la reproduction de l'espèce.

« La castration, dit Buffon, ne peut avoir eu d'autre origine que la jalousie. Cette pratique barbare et ridicule a été imaginée par des esprits noirs et fanatiques, qui, dans une basse envie contre le genre humain, ont dicté des lois tristes et cruelles où la privation fait la vertu, et l'impuissance le mérite. » Ces paroles sont de toute justesse ; il serait impossible, en effet, de rien imaginer de bizarre sur ce point, qui n'ait été mis en pratique bien longtemps avant que les maux physiques eussent fait de cette opération un remède indispensable à la conservation de quelques individus.

C'est en vain que plusieurs savants se sont livrés aux recherches les plus opiniâtres et les plus minutieuses pour assigner une date précise à la castration ; son origine se perd dans la nuit des temps les plus reculés. Si l'on en croyait les récits d'*Ammien-Marcellin* [1] et de *Justin* [2], la fameuse *Sémiramis*, reine de Babylone,

serait la première qui eût imaginé de priver ainsi les hommes de leur énergie physique et morale, pour les asservir plus sûrement à son despotisme capricieux ; mais cette tradition ne saurait mériter aucune croyance, et ne doit plus être considérée que comme une fable, lorsqu'on vient à découvrir qu'il est déjà parlé d'eunuques dans le livre de Job, un des plus antiques que nous possédions, et bien évidemment antérieur au règne de *Sémiramis*. Le seul fait que l'on doive placer hors de doute, c'est que la coutume d'enlever à l'homme les attributs de la virilité est originaire d'Orient, d'où nous sont également venues toutes celles qui ont pour but l'avilissement et la dégradation de l'espèce humaine.

Cette pratique barbare fut connue de presque tous les peuples de l'antiquité. Chez quelques-uns, elle devint même le châtiment de certains crimes : les Scythes, entre autres, et, au rapport de *Diodore* de Sicile, les Égyptiens en firent la peine du viol et de l'adultère. *Aristote* parle d'eunuques dans son histoire des animaux [1], et l'on sait d'ailleurs qu'il était ami intime du mutilé Hermias, lorsqu'il composa cet ouvrage.

Il y avait beaucoup d'eunuques chez les Romains ; César rapporte [2] que les autres hommes les avaient en horreur. Les anciens prêtres de Cybèle ne se châtraient-ils pas eux-mêmes, pour devenir plus agréables à la divinité qu'ils avaient créée, dans le délire de leur imagination ? Pour mettre un frein à tant de ferveur, il fallut que les empereurs Constantin et Justinien [3] instituassent des peines sévères, en assimilant la *sut-mutilation* au crime de meurtre

Les chrétiens poussèrent encore plus loin ce genre de fanatisme. Il parut, vers le troisième siècle, sous le nom de Valéziens, une secte de furieux qui, par une fausse interprétation d'un passage de l'évangile de saint Mathieu, non-seulement se mutilaient eux-mêmes, mais, dévorés de la soif du prosélytisme, traitaient avec la même barbarie tous ceux que la ruse ou le hasard faisait tomber

---

[1] *Amm. Marcellin. Hist.* lib. 14.
[2] *Justin. Brev. Hist.* lib. 1, cap. 2.

[1] Liv. 6. ch. 28.
[2] *De bello Alexandrino*.
[3] *Nouvelle* 142e.

en leur pouvoir, bien persuadés que tarir ainsi la source des jouissances les plus vives ici-bas, c'était ménager à leurs victimes une éternité de béatitude en l'autre vie. C'était encore par un sentiment de charité mal entendue que les pauvres, en quelques pays, étouffaient naguère leur postérité dans leurs enfants, qu'ils mutilaient pour leur éviter l'affliction et les angoisses qu'ils éprouvaient eux-mêmes lorsque, dans l'excès de leur misère, ils n'avaient pas de pain à leur donner.

Plusieurs voyageurs dignes de foi rapportent que les Hottentots sont dans l'habitude de couper l'un des testicules à leurs enfants, dans la persuasion que ce retranchement les rend plus légers à la course. Il n'y a pas encore longtemps que l'usage de la castration était généralement répandu en Italie pour faire ce que l'on appelle des *soprano*, c'est-à-dire, des chanteurs dont la voix conserve le timbre aigu, clair et argentin de l'enfance, destinés dans le principe à remplacer sur le théâtre les femmes, qui n'y furent pas d'abord admises [1]. Mais l'habitude de les entendre en perpétua l'usage, lors même qu'il fut permis à ces dernières de paraître en public. Ce fut en vain que Clément XIV fit tonner contre un tel usage les foudres du Vatican ; l'administration française et l'introduction du Code Napoléon purent seules y mettre un terme.

Mais, c'est chez les peuples de l'Orient surtout, où la polygamie détruit tout à fait la confiance déjà si faible des hommes en la vertu des femmes, que les eunuques se trouvent en plus grand nombre. Dans toute l'Asie et une partie de l'Afrique, la garde des *harems* leur est exclusivement confiée ; en Turquie, en Perse et dans l'Indostan, on les charge encore aujourd'hui, comme autrefois, de l'éducation des enfants ; et, par un raffinement de despotisme, les seigneurs puissants les choisissent pour confidents les plus intimes, persuadés qu'il doit exister un dévoûment plus absolu et une abnégation de soi-même plus complète chez ces êtres misérables privés de toute affection étrangère. Constanti-

nople et toute la Turquie font venir les leurs de la presqu'île en deçà du Gange, des royaumes d'Aracan, de Pégu et de Malabar. Tavernier rapporte qu'étant au royaume de Golconde, en 1657, on y fit jusqu'à vingt-deux mille eunuques.

Enfin, il fut un temps où l'imperfection des connaissances anatomiques, et par conséquent l'état d'enfance de la chirurgie, firent regarder la castration comme le seul moyen de guérir radicalement les hernies inguinales. Tous les médecins du moyen âge partagèrent cette erreur ; mais enfin Ambroise Paré s'éleva contre elle. Un préjugé qui régnait depuis tant de siècles ne put cependant être immédiatement renversé. L'Europe entière fut longtemps couverte de charlatans éhontés qui, sous le nom de herniaires, coupaient les testicules à tort et à travers, non-seulement pour prévenir les descentes, mais pour en prévenir encore la formation. Dionis rapporte qu'un de ces opérateurs ambulants nourrissait un gros chien avec les testicules qu'il enlevait. Qu'on juge d'après cela du nombre considérable des victimes !...

L'amputation des testicules est quelquefois malheureusement rendue nécessaire, par l'impossibilité de guérir certaines maladies profondes de ces organes. Toutefois, le sarcocèle et ses variétés diverses n'exigent pas toujours impérieusement cette opération. La castration peut convenir encore dans le cas d'hydrocèles anciennes, appelées communément *hydropisie du testicule*, lorsque celle des enveloppes de l'organe qui renferme le liquide, se trouve altérée dans toute son étendue. Le seul autre moyen, en effet, d'obtenir une guérison parfaite, serait l'excision de cette membrane ; mais, d'une part, elle entraînerait après elle des accidents bien plus graves, et, d'une autre, elle ne laisserait le plus souvent qu'une partie faible, atrophiée, et tout à fait impropre à remplir ses fonctions. Quoi qu'il en soit, pourtant, un médecin prudent et consciencieux ne devra jamais agir qu'avec beaucoup de circonspection, et tenir soigneusement compte, avant d'opter pour ce moyen extrême, de l'état de l'autre testicule, aussi bien que de l'âge du sujet.

Les plaies de la région des bourses,

[1] Athanas. *Kirher.*

lorsque le cordon testiculaire a été complétement coupé, mettent encore dans la nécessité d'enlever le testicule. L'organe ne pourrait vivre privé de ses nerfs et de ses vaisseaux nutriciers; mais, en supposant possible même sa conservation ultérieure, ne deviendrait-il pas complétement inutile par la section de son conduit excréteur? Dans le cas de plaies du testicule lui-même, il peut également devenir indispensable de le retrancher; mais, lorsqu'il s'agit d'une chose aussi grave, on ne saurait se comporter avec trop de prudence et de réflexion. Le plus souvent, il est vrai, l'organe se trouve complétement détruit par la suppuration, mais il suffit que le contraire soit quelquefois arrivé, le mal se bornant à un point seulement.

Quant à la manière de pratiquer la castration, ce n'est pas, comme on doit bien le penser, dans un ouvrage de la nature de celui-ci, destiné aux personnes étrangères à toutes les pratiques de la chirurgie, qu'elle peut être décrite. Disons seulement que la jalousie despotique des peuples d'Orient ne saurait être rassurée par la seule extraction des organes formateurs du sperme. Elle exige le retranchement le plus complet de toutes les parties externes de la génération. Sans cette mesure, en effet, l'eunuque peut encore entrer en érection, offrir un simulacre d'homme, et jouer même une partie de son rôle dans les ébats amoureux[1], comme s'en étaient fort bien aperçues les lubriques Romaines, auxquelles le mordant Juvénal[2] reproche si énergiquement ce genre de dissolution. Chez les Orientaux, cette espèce d'eunuques peut même se marier. Plusieurs auteurs, parmi lesquels Valentini[3], ont émis la même opinion.

Mais un retranchement plus ou moins complet des organes sexuels n'a pas été le seul procédé mis en usage pour éteindre la virilité; l'on empêchait autrefois l'accroissement des testicules, en pressant et froissant avec les doigts ces organes attendris par des bains émollients, durant un temps assez long, pour meur-

trir leur substance, et en détruire complétement l'organisation; ce moyen, toutefois, n'était pas infaillible. Pythias, amie d'Aristote, n'était-elle pas fille d'un eunuque de ce genre[1]?

Le retranchement des testicules méthodiquement pratiqué n'est pas une opération fort dangereuse; elle peut se faire à tout âge, mais l'époque la plus avantageuse serait de sept à dix ans, si l'on pouvait avoir le choix. Il n'en est pas de même de l'ablation entière des parties externes de la génération, le plus souvent mortelle, passé l'âge de quinze ans. Les voyageurs Chardin et Thévenot rapportent que, pratiquée même dans la plus tendre jeunesse, elle fait généralement périr le quart au moins des malheureux esclaves qu'on y soumet.

La perte des organes génitaux chez l'homme est constamment suivie de modifications remarquables dans l'économie, mais variables suivant l'époque de la vie à laquelle elle a lieu. Passons successivement en revue les divers appareils d'organes.

Le premier trait distinctif est la mollesse, la pâleur et la flaccidité des chairs; le relâchement du tissu cellulaire, ainsi que le gonflement du système lymphatique et glanduleux, comme chez le sexe féminin[2]. Une autre modification, c'est le défaut de barbe, de poils aux aisselles et au pubis chez les castrats faits avant l'époque de la puberté. Ceux au contraire qui ne le deviennent qu'après l'accroissement de la barbe, la conservent, quoique moins fournie et moins épaisse qu'à l'ordinaire[3]. Un phénomène analogue s'observe chez les animaux distingués par des cornes tombantes, tels que le cerf, ou bien des crêtes et des ergots, comme le coq.

On observe encore que les eunuques ont d'ordinaire plus d'empâtements et d'embonpoint que les autres individus. Le même phénomène se produit journellement sur les bœufs, les moutons, les chapons, comparés aux taureaux, béliers, coqs, etc.; ils ont aussi le ventre mou et

---

[1] Plazzoni. Observ. p. 52.

[2] Sat. VI, v. 364.

[3] Nouvelles médico-légales.

[1] Suidas. Lex. pag. 859.

[2] Muralt. Vade mecum med., pag. 468.

[3] Aristote, Hist. anim., lib. 9, cap. 50. — Buffon, Hist. nat. — Withof, de Castratis, pag. 60.

relâché, de grosses cuisses et des jambes gonflées par l'humidité surabondante qui y descend ; cette même flaccidité déforme leurs pieds, les rend peu ingambes, et imprime à leur marche une allure embarrassée. Comme leurs organes se distendent aisément, ils ne sont guère exposés aux hernies, aux ruptures [1]. Le peu d'énergie vitale des eunuques les préserve généralement des atteintes de la goutte, comme le remarque Hippocrate ; on peut encore expliquer par la même cause les exemples de maniaques guéris au moyen de la castration [2]. Columelle [3] observe aussi que les chiens soumis à cette opération ne sont plus susceptibles de devenir enragés.

Nous devons signaler également les relations qui existent entre l'appareil reproducteur, et l'organe cutané [4]. Les eunuques ont la peau plus lisse, moins velue, et plus douce que celle des hommes intacts, et se rapprochent encore, à cet égard, des individus de l'autre sexe. Il y a chez eux peu de tendance à la périphérie, peu de transpiration, et fort peu de chaleur extérieure ; c'est à ces raisons qu'il faut sans doute attribuer l'absence de la lèpre, de l'éléphantiasis, et même des dartres en général, ainsi que l'abondance des urines ; cette dernière circonstance fait encore qu'ils ne sont que fort rarement atteints de calculs des reins et de la vessie. Enfin, les cheveux des eunuques, plus longs et plus doux que ceux des autres hommes, ne parviennent pas aussitôt à blanchir, à se dessécher, et à tomber de vieillesse.

Mais c'est principalement sur l'organe vocal que la castration manifeste son influence. Sans développer ici les résultats organiques, disons seulement que la voix de l'eunuque conserve absolument le même timbre que dans l'adolescence ; le seul changement qu'elle éprouve consiste en un plus grand volume résultant de l'amplitude de la poitrine et de la capacité plus grande des fosses nasales, et des cavités secondaires appelées sinus, qui communiquent avec elles. Il existe

encore cette différence entre la parole des castrats et celle des hommes mâles, que, chez les premiers, elle est molle, douce, et accompagnée de grasseyement [1], tandis que ceux-ci articulent âprement la consonne r, surtout dans la colère et les imprécations.

Comme la castration empêche le développement de la puberté, dont l'un des principaux résultats est le perfectionnement du cerveau, sous le point de vue des facultés intellectuelles, l'homme qui a de bonne heure subi cette opération, conserve toujours les caractères de l'enfance. Quoiqu'on instruise beaucoup les castrats en musique, la plupart y sont très médiocres, et l'on ne voit pas qu'aucun d'eux ait composé quelque œuvre remarquable [2]. On cite bien, il est vrai, quelques eunuques qui se sont distingués : le philosophe *Favorinus*, Aristonicus, général de l'un des Ptolémées d'Égypte, Narsès sous Justinien, Holy, grand visir de Soliman II ; mais le plus grand nombre aussi n'est devenu célèbre que par les vices ou les crimes : Photin sous Ptolémée, Philélère sous Lysimaque, Ménophile sous Mithridate, Eutrope sous Théodose, Farinelli sous Ferdinand III, se sont trouvés à la tête des affaires publiques, pour le malheur des peuples et la honte des empires. Privé de vigueur corporelle, l'eunuque l'est surtout de cette énergie de penser, de cette ardeur de courage, qui constituent le génie ou la bravoure. Incapable de dominer, il se courbe sous le joug de la servitude ; son cœur n'est encore capable que des vices des petites âmes, la fausseté, la flatterie, l'intrigue, la vanité, l'avarice, la cruauté, en un mot, tout ce qu'il y a de plus hideux dans le cœur humain, caché sous le masque de la douceur et de la bonté.

On comprendra sans peine que des êtres, aussi affaiblis au physique comme au moral, ne puissent pousser leur carrière aussi loin que les autres hommes. Leur pouls est lent et faible, ils ont peu de sang, et sont d'une complexion froide et lymphatique. Ridés et décrépits, ils

---

[1] Ramazzini. *Morb. artific.*, pag. 621.
[2] Laz. Riverius. *Op'ra omnia*, pag. 574.
[3] *De re rusticâ*, pag. 519.
[4] Lorry. *Morb. cutan.*

[1] Van Helmont. *Alphab. natur. delineat*, pag. 35.
[2] Huarte. *Examen des esprits*, tom. 2. — Jean-Alph. Borelli, *Mat. anim.*, part. II, prop. 171.

paraissent vieux de bonne heure ; ou n'en compte pas un seul centenaire ; des phénomènes semblables se remarquent journellement chez les animaux.

Après avoir terminé tout ce qui a rapport à la castration de l'homme, disons quelques mots de cette même opération chez les femmes. Elle consiste dans l'extirpation des ovaires ; on ne la pratique plus de nos jours ; il serait difficile d'en voir l'utilité, si ce n'était pour les rendre stériles. Athénée [1] rapporte qu'Andramytis, roi de Lydie, fut le premier qui la fit pratiquer, si l'on en croit Hesecchius et Suidas. Gygès, roi de la même contrée, imita son exemple ; mais Dalechamps croit qu'il ne faut pas entendre à la lettre les paroles de ces divers auteurs, mais bien plutôt croire qu'ils n'ont parlé que de l'amputation des nymphes ou petites lèvres de la vulve, ou bien encore d'une opération qui tend à rendre l'union des sexes impossible, telle que le bouclage ou la suture, que l'on pratique encore maintenant aux Indes orientales ; mais Galien parle de la manière la plus positive de la castration chez les femmes. Zacchias et plusieurs auteurs dignes de foi en citent également des exemples. Boerhaave rapporte celui d'un coupeur de porcs, qui, pour mettre un terme aux débordements de sa fille, lui extirpa les ovaires, ce qui éteignit en elle tout désir libidineux. Pott cite également l'histoire d'une femme à laquelle on coupa les ovaires, que l'on avait pris pour des tumeurs anormales. La cessation des règles et la flétrissure des seins furent les seules conséquences de l'opération.

CATAPLASME. Le cataplasme est un médicament de consistance molle, que l'on applique extérieurement.

Les cataplasmes *simples*, *émollients* ou *adoucissants*, sont faits avec des farines huileuses, mucilagineuses, ou des parties de plantes émollientes ou mucilagineuses. On prépare le plus souvent ces cataplasmes, soit avec la farine de graine de lin, la mie de pain, la fécule de pomme de terre, délayées avec l'eau chaude, l'eau de guimauve, le lait, l'eau de son, etc.,

soit avec la pulpe chaude des racines de guimauve, celle des oignons de lis ou celle des feuilles de mauve, de bouillon-blanc, etc. Tous ces cataplasmes, amenés en consistance convenable et versés sur un linge, sont appliqués, soit immédiatement sur la peau, soit renfermés dans de la gaze, de la mousseline claire, ou même du linge souple, dont on imbibe la surface qui doit être en contact avec la peau. Ce dernier moyen vaut tout autant que les autres, et il a, de plus, l'avantage de contenir plus facilement le cataplasme.

Si on nous demande auquel de ces cataplasmes émollients nous accordons la préférence, nous dirons qu'ils remplissent tous la même indication. La farine de graine de lin, si elle était toujours de bonne qualité, mériterait toute confiance ; mais très souvent elle est altérée, soit qu'on ait retiré l'huile des graines de lin et qu'on l'ait remplacée par de l'huile de mauvaise qualité, soit encore qu'on ait mêlé à la farine des poudres inertes, de la sciure de bois. La farine de graine de lin alors est sèche au toucher, d'une odeur de rancidité plus ou moins désagréable, et les cataplasmes préparés avec cette farine falsifiée irritent la peau et y déterminent souvent l'éruption de petits boutons. Il importe donc, comme pour tous les autres médicaments, de se pourvoir de farine de graine de lin chez les pharmaciens bien famés ; car, il faut le dire, ce médicament usuel est le plus souvent indignement altéré chez les herboristes. Quelques praticiens recommandent, de préférence, la fécule de pomme de terre pour la confection des cataplasmes ; les cataplasmes, alors, n'ont point d'odeur, il est vrai, mais il faut convenir qu'ils conservent moins longtemps leur chaleur ; qu'ils sont moins émollients, et que l'eau, qui se sépare de la fécule, coule sur les parties environnantes, qu'elle mouille et refroidit par conséquent. Les cataplasmes avec la mie de pain et le lait ou l'eau de guimauve, ceux avec les pulpes de racine de guimauve ou de feuilles émollientes, sont excellents aussi.

Tous ces cataplasmes sont simples ; ils jouissent de propriétés émollientes très efficaces, et conviennent dans tous les cas

[1] *Deiphnosoph.*, lib xii, cap. 2 et 3.

où il y a de la rougeur, de la chaleur, de la tension sur un point quelconque de la peau. Ils conviennent aussi pour apaiser l'inflammation trop vive des plaies en suppuration; on s'en sert également dans les maladies inflammatoires de la poitrine et du bas-ventre, et, bien qu'appliqués médiatement sur ces parties enflammées, les cataplasmes ont une favorable influence par l'intermédiaire de la peau, pourvue, comme chacun sait, d'innombrables vaisseaux absorbants.

Pour conserver aux cataplasmes la chaleur et l'humidité qui les rendent efficaces, on pourra envelopper de taffetas ciré les parties recouvertes de cataplasmes; par ce soin judicieux, un cataplasme peut conserver très longtemps ses propriétés émollientes.

Selon les cas divers et spéciaux, les cataplasmes peuvent être *émollients, résolutifs, maturatifs, narcotiques, toniques, dérivatifs* et *révulsifs* ou *irritants.*

Nous avons déjà longuement parlé des cataplasmes simples ou *émollients;* les cataplasmes *résolutifs* se préparent de la même manière que les premiers, seulement on mêle quelquefois à la farine de graine de lin de la farine d'orge, qu'on dit être plus résolutive, ou on arrose le cataplasme avec de l'extrait de saturne; ces cataplasmes s'emploient pour amener la résolution des engorgements inflammatoires, et la délitescence des inflammations sans suppuration.

Les cataplasmes *maturatifs,* au contraire, sont ceux qu'on applique dans l'intention de hâter la terminaison d'une inflammation par la suppuration; comme dans les cas de clous ou furoncle, de panaris, d'abcès, etc., ces cataplasmes maturatifs doivent être purement émollients, il faut bien se garder d'y mêler de l'onguent de la mère, ou tout autre onguent qui n'agisse qu'en irritant.

Les cataplasmes *narcotiques* s'emploient dans les cas où il y a plutôt un état douloureux qu'inflammatoire des parties, ou lorsque ces deux états existent simultanément. Ils conviennent dans les cas de douleurs rhumatismales aiguës ou chroniques, de lumbago, de sciatique, etc. Ces cataplasmes narcotiques peuvent être faits avec la pulpe des feuilles de jusquiame, de morelle, etc., ou avec la farine de graine de lin et la décoction de têtes de pavot, qu'on peut encore rendre plus actives en les arrosant soit avec le laudanum, et mieux encore avec la teinture de Rousseau.

Les cataplasmes *toniques* se composent avec la farine de graine de lin, à laquelle on ajoute soit du tan, du quinquina en poudre, soit une teinture alcoolique aromatique, soit de l'eau-de-vie camphrée, etc. Ces cataplasmes s'appliquent sur les tumeurs froides, les engorgements lymphatiques; ils réveillent la tonicité de ces parties, et donnent aux vaisseaux capillaires une activité qui détermine souvent la résolution de ces états indolents.

Les cataplasmes *dérivatifs* s'appliquent loin des points où le sang congestionne; ainsi, dans les rhumes intenses, dans la pleurésie, dans toutes les nuances de l'état cérébral inflammatoire, des cataplasmes très chauds appliqués aux pieds y attirent le sang, en le détournant plus ou moins du centre fluxionnaire. Ce moyen est excellent, et est une grande ressource, surtout pour la médecine des enfants.

Enfin, les cataplasmes *révulsifs* s'emploient dans tous les cas où, pour détourner un danger, on appelle l'irritation sur un point où elle n'était point établie. Les cataplasmes révulsifs agissent dans le sens des cataplasmes dérivatifs, mais avec une plus grande énergie. Ils n'appellent pas seulement le sang par l'effet émollient de la chaleur humide, mais en déterminant une véritable irritation sur la peau. Ces cataplasmes conviennent surtout dans les cas où il faut rappeler aux extrémités des douleurs goutteuses ou rhumatismales qui se sont subitement déplacées; ils conviennent encore pour provoquer une suppuration habituelle ou une dartre ancienne dont la suppression ou la répercussion menace un organe important, etc. Dans tous ces cas, les cataplasmes doivent être révulsifs ou irritants; à cet effet, on incorpore à la farine de graine de lin du vinaigre, ou on saupoudre le cataplasme de farine de moutarde, ou on mêle les deux farines à parties égales; on dit alors que les cataplasmes sont *sinapisés.* Enfin, dans les cas où il importe d'agir avec plus d'énergie et de promptitude, on emploie la farine de moutarde pure délayée avec le vinaigre, ce qui constitue un *sinapisme*. (*Voy.* ce mot.)

CATARACTE. On doit entendre, par ce mot, la cécité qui résulte de l'opacité du cristallin ou de la capsule qui le renferme. Les dénominations variées que l'on a données à cette affection, prouvent les opinions plus ou moins erronées que l'on s'était formées de sa nature.

Derrière la pupille (vulgairement *la prunelle* de l'œil), se trouve un corps susceptible de réfracter la lumière, et auquel on a donné, à cause de sa transparence, le nom de *cristallin*. Ce corps a la forme d'une lentille, et se trouve placé dans une capsule membraneuse, au milieu d'une humeur également diaphane, dans l'état de santé. L'opacité de quelques-unes de ces parties, empêchant les rayons lumineux d'arriver à la *rétine* (membrane visuelle, placée au fond de l'œil), constitue la cataracte. On l'appelle vraie, par opposition à une affection que l'on dénomme cataracte fausse, et qui consiste en une fausse membrane opaque, qui se forme dans l'ouverture pupillaire, ou derrière elle.

La cataracte, proprement dite, ou vraie, est appelée *cristalline* ou lenticulaire, lorsque le cristallin est affecté (c'est le cas le plus ordinaire); *capsulaire* ou membraneuse, s'il s'agit de l'opacité des feuillets antérieur ou postérieur qui renferment le cristallin; enfin, capsulo-lenticulaire, si l'affection a ces deux parties pour siège.

Dans les cataractes cristallines, on a admis, suivant la consistance du cristallin, les distinctions de solide, caséeuse, laiteuse. Quelquefois l'opacité n'est pas uniformément répandue partout; elle peut être sous forme de stries, de raies; c'est à ces variétés que l'on a donné différents noms, tels que arborisée, à trois branches, rayonnée, etc. La couleur du cristallin est, en général, blanchâtre, mais on cite des observations de cristallins qui étaient devenus d'un noir mat, et constituaient la cataracte *noire*. Dans ces cas, elle peut simuler la goutte sereine, mais la prunelle, alors, a conservé sa mobilité.

La cataracte quel que soit son siége,

doit être distinguée en simple ou compliquée; cette distinction est importante pour la pratique. Parmi les complications, il en est qui rendent la cataracte non susceptible d'opération, ou qui font préférer tel mode opératoire à tel autre.

Cette affection appartient, en général, à l'âge mûr et à la vieillesse; les enfants en sont rarement atteints, les jeunes gens plus rarement encore. On a, de temps en temps, des exemples de cataractes congéniales ou de naissance.

On est forcé, dans quelques circonstances, d'admettre des cataractes héréditaires; beaucoup d'auteurs en ont rapporté des exemples; ainsi, on a vu, pendant plusieurs générations, la cataracte survenir à une certaine époque de la vie; alors, il y a évidemment prédisposition originelle.

Les yeux bleus ou gris sont plus souvent le siége de cette affection, que les yeux bruns ou noirs. Ces derniers, au contraire, sont plus sujets à la goutte sereine ou *amaurose*.

Parmi les causes de la cataracte, quelques-unes sont évidentes, et se rapportent à des violences extérieures : les contusions et les plaies de l'œil, par exemple; ainsi j'ai vu une cataracte survenir, chez une jeune fille, à la suite de la piqûre de la cornée, par une aiguille que l'on fit sauter dans l'œil, en secouant un châle. On trouve, dans les auteurs, des cas de cataractes développées à l'occasion d'un coup porté, et même d'une pression exercée par un baiser trop fortement appliqué sur l'œil. L'impression brusque d'une grande lumière sur les yeux d'un enfant nouveau-né, ou d'un enfant d'une constitution délicate, a causé le développement de cataractes. Le contact habituel d'une lumière vive est la cause la plus commune de ce genre d'affection, soit que cette lumière vive provienne d'un foyer ardent, ainsi qu'on l'observe chez les forgerons, les verriers, les cuisiniers, soit que l'insolation prolongée en soit la cause, comme chez les cultivateurs, les manouvriers, soit enfin qu'il s'agisse de la réflexion de la lumière par des corps trop brillants : tel est le cas des bijoutiers, des horlogers, etc.

Les trois quarts des cataractes traitées

dans les hôpitaux appartiennent à la classe des cultivateurs : les vignerons m'ont paru aussi fort exposés à cette espèce de cécité.

Weidmann prétend l'avoir vue se développer après un état d'ivresse ; Beer pense aussi que l'usage des vins nouveaux chez les vieillards peut provoquer son apparition.

Dans beaucoup de circonstances, les causes de la cataracte sont fort obscures, et alors on a pu la rapporter à la suppression d'une évacuation habituelle, aux vices scrofuleux, vénérien, rhumatismal, dartreux, etc. De ces différentes causes, les unes paraissent agir en excitant une inflammation dans le cristallin, sa capsule ; les autres se rapportent à l'atrophie du cristallin, par suite de l'oblitération de ses vaisseaux nourriciers.

Les symptômes de la cataracte sont les suivants : Lorsque la maladie commence à se former, tantôt la vue baisse lentement et progressivement, tantôt le malade croit voir voltiger dans l'air des toiles d'araignées, de la poussière, des flocons de laine. Dans ce dernier cas, les malades s'aperçoivent de la lésion de l'organe de la vue dès le début ; mais si, comme dans le premier, il y a un simple obscurcissement de la vue, surtout si la cataracte n'occupe qu'un seul œil, elle peut exister depuis longtemps sans que les personnes qui en sont affectées en aient le moindre soupçon. Bien des gens portent ainsi, sans s'en douter, des germes d'affection plus ou moins graves. Tel est notamment le cas d'une dame que nous avons sous les yeux, et qui, atteinte d'une tumeur au sein, d'une date évidemment très ancienne, prétend que cette tumeur s'est développée tout d'un coup, parce qu'elle ne s'en est aperçue que quelques jours avant la visite de son médecin.

Dans toute cataracte simple, l'obscurcissement de la vue va toujours en augmentant, il se développe avec lenteur ; tandis qu'à la suite des plaies ou des contusions, on voit quelquefois la cataracte se former en vingt-quatre heures. L'espèce de brouillard à travers lequel les objets sont aperçus, devient de plus en plus épais, les malades finissent par ne plus pouvoir marcher seuls. Mais jamais, dans la cataracte sans complication, la cécité n'est portée à un point assez considérable pour empêcher de distinguer la lumière des ténèbres.

Beaucoup de cataractes présentent un phénomène remarquable : c'est que, dans les premiers temps de la maladie, la vue est plus nette le soir et le matin, à un demi-jour, lorsque le temps est couvert. A une époque plus avancée, au contraire, les malades distinguent encore quelques objets à une lumière vive, et ne voient plus rien dans un lieu obscur. La cause de cette différence est que la cataracte cristalline commence en général par le centre du cristallin, et que la pupille, se dilatant plus dans un jour obscur, permet à la lumière de traverser les parties du cristallin encore transparentes. Mais, plus tard, une lumière vive peut seule aller produire une impression sur la rétine, à travers les parties devenues entièrement opaques. C'est une erreur de croire qu'il faille attendre que l'on soit dans une cécité complète, pour que la cataracte soit tout à fait *mûre* et bonne à opérer.

Si on examine un œil affecté d'une cataracte simple, on voit un corps blanchâtre placé derrière la pupille, offrant d'ailleurs une foule de variétés, suivant l'espèce de cataracte.

Quelquefois le cristallin, devenu opaque, est mobile derrière la pupille, on le voit vaciller ; cela constitue la cataracte branlante. On a vu, dans ces circonstances, le cristallin se déplacer spontanément, et le malade guérir sans le secours de l'art ; mais ce cas est si rare, qu'on ne peut guère en tenir compte dans la pratique.

Il ne faut pas confondre avec la cataracte des taies de la cornée.

Celles-ci sont placées au devant de l'iris ; si on examine l'œil de côté, on voit la distance qui existe entre ces parties. La forme d'une taie est irrégulière ; la cataracte a une apparence circulaire, à cause de l'ouverture de la pupille. On a pris des cataractes noires pour des gouttes sereines.

En général, toute cataracte est une affection sérieuse, lors même qu'elle est simple, parce qu'elle exige une opération dont le résultat est incertain.

Elle est plus grave lorsqu'elle se trouve accompagnée de quelques complications, telles que taies, cicatrices de la cornée, ophthalmie, etc.

Les douleurs de tête, concomitantes de la cataracte, ne sont pas d'un bon augure pour la guérison de cette affection. Il faut tenir compte au médecin appelé pour opérer une cataracte, de ces diverses complications.

Nous avons dit, tout à l'heure, que l'on a vu des cataractes branlantes guérir spontanément. Il est arrivé aussi que des cataractes congéniales aient disparu quelque temps après la naissance, mais ce sont les cataractes dues à une cause externe qui ont donné quelques exemples de résolution.

Une division de la cataracte-pratique consiste à la distinguer en cataracte mûre et non mûre. La cataracte est mûre lorsqu'elle ne fait plus de progrès, soit qu'elle remplisse l'ouverture de la pupille, ou qu'elle ne la remplisse pas, que la vue ait été complétement abolie ou seulement diminuée. En général, on n'opère pas les cataractes qui ne sont pas encore mûres. Le caractère essentiel des cataractes mûres est donc de ne plus faire de progrès, de rester stationnaires.

Il serait déplacé de prétendre enseigner aux gens du monde à choisir la médication, l'espèce d'opération qui convient à telle ou telle cataracte. Cette instruction, nécessairement incomplète, pourrait même engendrer une foule d'erreurs et d'accidents; du reste, elle serait inutile.

Nous devons seulement indiquer ce que les malades et ceux qui les entourent doivent connaître pour prévenir le mal, et seconder avec discernement les efforts du médecin dans le traitement de ce genre d'affections.

Lorsque l'on est disposé à être atteint de cataracte, on doit éviter l'influence des causes qui peuvent en favoriser le développement. Ces causes ont été exposées plus haut, il suffit de se les rappeler. Si on est sujet aux congestions sanguines vers les yeux, les sangsues à l'anus, les révulsifs, tels que pédiluves sinapisés, les laxatifs sur le canal intestinal conviennent; s'il s'agit de la métastase d'un rhumatisme, de la goutte sur les yeux, quelque révulsif peut encore empêcher le mal de se développer : tel est un vésicatoire appliqué dans un lieu convenable.

S'agit-il de cataracte congéniale? Bien qu'on ait vu des cataractes congéniales se résoudre spontanément, on n'est pas dans l'usage de tenter l'effet des révulsifs (vésicatoires, purgatifs). Pour obtenir la guérison, on est forcé de recourir à une opération. Les professeurs Boyer et Roux ne la regardent pas comme possible dans les premières années de la vie, ils la renvoient à l'âge de la raison. M. le professeur Dupuytren, au contraire, a opéré avec succès des cataractes congéniales à une époque rapprochée de la naissance.

Les cataractes récentes, dépendantes d'une cause extérieure, telles que contusions, plaie, sont généralement considérées comme seules susceptibles de guérison sans opération, ainsi que les cataractes capsulaires commençantes, d'après Richter. Mais, comme on a quelques exemples, fort rares à la vérité, de cataractes qui ont été guéries par divers moyens, tels que la cautérisation syncipitale, soit à l'aide du cuivre incandescent, soit à l'aide de la pommade ammoniacale, l'usage interne des mercuriaux, des antiscrofuleux, des purgatifs et de quelques autres médicaments, il est permis d'essayer d'abord de ces diverses méthodes, pourvu que ce soit d'après des indications légitimes. Remarquons, toutefois, que tous ces moyens, dont les uns agissent comme narcotiques et calmants, d'autres comme excitants, d'autres comme révulsifs, ne produisent le plus souvent aucun effet salutaire, et que c'est en pure perte, dans le plus grand nombre des cas, que les malades se sont soumis à leur usage. Ajoutons encore que cet usage n'est point toujours sans inconvénient pour la santé générale, non plus que pour les résultats ultérieurs de l'opération.

Il existe trois méthodes pour opérer la cataracte : 1° l'abaissement en masse ; 2° l'extraction; 3° le broiement. Dans l'abaissement, on passe à travers les membranes de l'œil une aiguille tranchante, avec laquelle on ôte le cristallin de derrière la pupille; on l'abaisse dans la partie inférieure du *corps vitré*, humeur transparente, constituant la presque totalité du globe de l'œil. Dans l'extraction, on ouvre, avec un couteau particulier, la cornée transparente, la partie antérieure de la capsule cristalline, et on fait sortir le cristallin à travers la pupille et l'incision extérieure de la cornée. Le broiement consiste à broyer, diviser le cristallin, dont l'absorption alors est plus facile, avec l'aiguille introduite dans l'œil à travers la sclérotique, ou la cornée transparente.

Les saisons tempérées sont choisies de préférence pour pratiquer ces opérations, le printemps, l'été ou l'automne. Dans le cas de double cataracte, doit-on opérer les deux yeux à la fois ? Les praticiens sont partagés sur ce sujet. Les uns opèrent les deux yeux à la fois ; le professeur Dupuytren préférait n'en opérer qu'un seul. Nous ne devons en aucune manière discuter ici le choix des méthodes, ni décrire les procédés opératoires, nous nous écarterions du but de cet ouvrage.

Avant de pratiquer l'opération de la cataracte, il faut préparer le malade, et disposer convenablement le local où il doit habiter après l'opération.

On saigne le malade s'il est sanguin, on lui fait prendre un léger laxatif l'avant-veille de l'opération, tel que, pour un adulte, deux onces d'huile de ricin, ou bien quelques grains de calomel et de jalap, puis quelques tasses de bouillon aux herbes, ou d'une infusion légère de tilleul. Quelques personnes font appliquer à la nuque un vésicatoire, soit quatre heures avant l'opération, soit (ce qui est préférable) quelques jours à l'avance.

Le malade ne doit prendre que du bouillon le jour qui précède. On lui instille entre les paupières, vingt-quatre heures avant l'opération, quelques gouttes d'extrait de belladone ou de jusquiame, afin de dilater la pupille ; pour cela, on taille une plume à moitié, on la charge d'extrait de belladone dissous, dont on fait tomber quelques gouttes entre les paupières, que l'on a soin de tenir fermées quelques moments après l'instillation.

On disposera une chambre où l'on puisse maintenir une obscurité complète ;

dans les hôpitaux, on entoure le lit de rideaux très épais, de manière à pouvoir soustraire les yeux opérés à l'impression de la lumière.

M. Dupuytren, à l'Hôtel-Dieu, opérait la cataracte, le malade étant couché ; cependant, en général, le malade est opéré assis ; à cet effet, on emploie un tabouret ou un autre siége sans dossier, qui devra être placé, pour l'opération, devant une croisée bien éclairée, de façon que la lumière tombe obliquement sur les yeux du malade.

On doit préparer des compresses fines, du taffetas noir, de la charpie, un serretête ou un bonnet, une bande pour le fixer, des épingles, etc., pour les mettre à la disposition de l'opérateur.

Il est important que les personnes qui assistent à l'opération, soient assez sûres d'elles-mêmes, pour qu'elles ne se trouvent pas mal pendant que le chirurgien opère ; il en résulte un trouble qui peut gêner l'opérateur, agiter le malade, *nuire au succès.*

Quelques chirurgiens emploient un instrument particulier pour fixer le globe oculaire, mais le plus souvent un bon aide vaut mieux que tous ces instruments.

Généralement l'opération est fort peu douloureuse, mais elle nécessite de la part du malade quelque fermeté et quelque docilité ; il est même des sujets irritables dont il faut, plusieurs jours à l'avance, familiariser les yeux au contact des doigts, pour qu'ils ne se livrent pas, durant l'opération, à des mouvements nuisibles.

Après l'opération, le malade sera placé dans son lit, il gardera un calme parfait ; un double bandeau de linge et de taffetas noir, assez long pour entourer la tête, assez large pour que, plié en deux, il puisse tomber jusqu'au-dessous du nez, sera placé devant les yeux, quand bien même un seul œil aurait été opéré ; il sera attaché, avec des épingles, au bonnet du malade, que l'on aura eu soin de fixer avec une bande.

A ce bandeau, on pratique quelquefois, pour recevoir le nez, une échancrure en T.

Quelques médecins veulent que, deux heures après toute opération de cataracte, simple ou double, il soit pratiqué une saignée de pied ; d'autres se contentent de bains de pieds sinapisés, soir et matin. La saignée doit être pratiquée, pour peu qu'on ait des raisons de craindre une inflammation. Dans tous les cas, le malade doit garder la diète, prendre seulement quelques petits bouillons coupés, dans la journée, boire une tisane délayante.

Si un vésiscatoire a été appliqué, il faut le panser, tous les matins, avec du beurre ou de la pommade au Garou.

S'agit-il d'une opération pratiquée par abaissement ou broiement ? Voici, selon moi, la conduite à suivre : le malade doit avoir la tête relevée. On place audevant des yeux le bandeau, tel que nous venons de l'indiquer ; l'œil opéré est libre, le malade doit le bassiner, de temps en temps, avec de l'eau blanche, appelée par les médecins végéto-minérale, à cause de sa composition, ou bien avec de l'eau alcoolisée. Telle est la pratique du professeur Roux. A l'exemple de M. Sanson, et c'est la méthode que je préfère, on pourrait aussi appliquer sur l'œil, au-dessous du bandeau attaché au bonnet, une compresse ou un tampon de charpie mollette, que l'on imbibe d'eau fraîche, d'eau alcoolisée ou d'eau blanche, froide, et incessamment renouvelée ; ces petits soins ont une influence bien positive pour prévenir l'inflammation. Le malade devra tenir ses paupières rapprochées sans effort, il devra les entr'ouvrir de temps en temps, pour laisser échapper les larmes qui s'accumuleraient, sans cela, entre elles et l'œil, et irriteraient celui-ci. Si elles s'agglutinaient, on les détacherait l'une de l'autre, en les lavant légèrement avec une éponge fine, imbibée d'eau de guimauve. Le malade s'abstiendra d'essayer son œil, sous aucun prétexte, car le contact trop libre de l'air et de la lumière sur cet organe, peut suffire pour déterminer une inflammation trop vive. Le chirurgien seul devra s'assurer, chaque jour, de l'état du globe de l'œil, à l'aide d'une lumière qu'il n'approchera de l'œil que de côté, et qu'il cachera avec les doigts de la main. Si les paupières ne sont ni rouges, ni gonflées, la conjonctive sans injection, si l'impression de la lumière ne

cause aucune espèce de douleur, le malade est dans le meilleur état possible.

Mais si les paupières sont gonflées, l'œil rouge, le contact de la lumière douloureux, s'il y a mal à la tête, l'inflammation commence, il faut l'arrêter. On doit observer toutefois que le mal de tête, ou céphalalgie, n'annonce pas positivement l'inflammation de l'œil ; il peut dépendre de causes étrangères, de la constriction exercée par le bonnet, du décubitus, et il indique du reste l'emploi des révulsifs, des pédiluves sinapisés.

L'opération a-t-elle été pratiquée par extraction ? on doit apporter quelques modifications aux soins précédents. Le malade doit avoir la tête peu relevée, ce qui est le contraire de la position après l'abaissement. Des chirurgiens se contentent de laisser l'œil libre : on peut alors faire des lotions sur l'œil ; mais, à mes yeux, il en résulte des inconvénients. Il est de beaucoup préférable d'appliquer et de fixer sur les deux yeux, quand bien même un seul aurait été opéré, de petites compresses de linge fin, ou des tampons de charpie mollette, que l'on a soin d'imbiber sans cesse d'eau fraîche, mais surtout d'eau alcoolisée. Afin de fixer ces compresses, M. Grandjean, dont l'expérience sur cette matière est grande, emploie un long bandeau avec lequel on peut faire une fois et demie, et plus, le tour de la tête. On l'attache solidement avec des épingles au bonnet du malade ; on imbibe souvent la portion de l'appareil qui correspond aux yeux, d'eau alcoolisée ou d'eau fraîche ; on ne lève l'appareil que le cinquième jour après l'opération, à moins que quelque symptôme ne fasse redouter une inflammation. Par conséquent, les personnes qui entourent le malade devront surveiller l'appareil, le replacer s'il se dérange. Au cinquième et même sixième jour, on lève pour la première fois les compresses, on examine l'état de l'œil, et on remet l'appareil comme avant ; on le lève le surlendemain, et ainsi de suite ; vers le dixième jour, on se contente de placer, devant les yeux, le double bandeau de linge et de taffetas noir descendant jusqu'au dessous du nez. Par ce moyen, la cicatrisation de la plaie de la cornée s'opère plus sûrement, on ne court pas le danger que le malade, ouvrant les yeux, le bord de la paupière inférieure ne s'introduise au-dessous du bandeau de la cornée, ne le soulève, et n'empêche la réunion de la plaie par première intention. C'est même afin d'éviter cet accident dans l'opération par extraction, que des chirurgiens, Waller, entre autres, ont conseillé de s'assurer des paupières, en les maintenant fermées à l'aide de bandelettes agglutinatives, s'étendant du front aux joues, en passant sur les paupières, sur lesquelles on a pu mettre un peu de charpie mollette.

En général, lorsqu'il n'est pas survenu d'accidents, le neuvième ou dixième jour est un moment de délivrance ; on commence à diminuer par degrés l'épaisseur et le nombre des rideaux qui entourent le lit, on laisse le bandeau tomber devant les yeux, on rend peu à peu la lumière à l'appartement ; on ne doit tenir le malade dans l'obscurité que pendant le temps où cette précaution est nécessaire. La sensibilité de l'œil à la lumière deviendrait bientôt excessive ; du quinzième au vingtième jour, on peut lui permettre de s'exposer à la lumière d'un jour sombre, mais on doit avoir soin de faire placer au-dessus des yeux une visière de taffetas vert, ou bleu ; c'est vers le soir, ou bien dans le jour, lorsque le soleil est caché, que le malade doit exercer ses yeux, et seulement pendant quelques heures. Plus tard, le malade doit faire usage de conserves de couleur, lorsqu'il va au grand jour, et enfin, s'il est nécessaire, il doit employer des lunettes à verres convexes, afin de rendre la vision plus nette, et de suppléer à l'action du cristallin qui n'existe plus.

Telle est la marche d'une cataracte opérée sans qu'il survienne d'accidents, mais il n'en est pas toujours ainsi.

Une inflammation plus ou moins vive se manifeste quelquefois, et vient compromettre la vue du malade ; alors l'époque de la guérison ne peut être déterminée, les différentes phases du traitement n'ont plus de limites positives, tout varie suivant les indications. La rougeur, la douleur, la chaleur, sont les symptômes de cette inflammation ; la perte de la vue en est souvent le résultat. Quelquefois le globe de l'œil se vide ; dans

d'autres circonstances, il se forme des opacités au milieu des parties qui doivent être transparentes, pour que la vision soit possible ; ainsi, la cornée transparente devient quelquefois opaque. La capsule cristalline peut seule perdre sa diaphanéité, et il en résulte une cataracte secondaire, qui empêche aussi la vision, et réclame une seconde opération. Mais, disons aussi que les cataractes secondaires sont dues au cristallin lui-même, qui quoiqu'ayant été parfaitement abaissé, est venu reprendre sa première position.

On peut juger, d'après le peu que nous venons de dire, combien il est utile que le chirurgien surveille les suites de l'opération qu'il a pratiquée, et combien il est imprudent de se confier à un oculiste ambulant, qui abandonne son malade aussitôt après l'avoir opéré. Que de fois ces sortes d'opérations, qui avaient paru, sur le moment, réussir pleinement, ont été, plus tard, suivies d'accidents qui ont empêché le rétablissement de la vue !

L'époque de ce rétablissement de la vue peut d'ailleurs offrir beaucoup de variations. Un malade que j'ai opéré l'année dernière par extraction, a pu distinguer parfaitement douze jours après l'opération, et ne plus porter qu'une simple visière ou garde-vue. Dans les cataractes congéniales opérées avec succès, on voit des malades qui ont recouvré le sens de la vue, sans savoir en faire usage ; ainsi, à l'Hôtel-Dieu de Paris, j'ai vu une jeune fille, opérée de cataractes congéniales, par mon maître, le professeur Dupuytren ; elle ne commença à se servir de ses yeux, pour se conduire, que quand on eut pris le parti de lui attacher les mains, que l'habitude lui faisait continuer de prendre pour guides. Voir immédiatement après l'opération est une circonstance heureuse, mais non pas une garantie infaillible de succès ; de même que ne rien apercevoir à ce moment, ne fournit pas l'assurance qu'on ne verra pas très bien quelque temps après l'opération. Ainsi, par exemple, dans les cataractes laiteuses, dans les cataractes ordinaires que l'on a broyées, la faculté de voir n'est tout à fait rétablie que lorsque les parties opaques déplacées ont été complétement résorbées.

Quoique l'opération inspire naturelle

ment de la répugnance aux individus atteints de *cataracte*, nous ne saurions trop leur redire, néanmoins, que c'est la seule voie assurée à laquelle ils puissent recourir, de l'avis de tous les maîtres de l'art.

Les nombreux charlatans qui exploitent leur crédulité à l'aide des annonces payantes des journaux politiques, les trompent presque toujours, en leur promettant une guérison *sans opération.*

Malheureusement, il n'est pas très rare aujourd'hui de voir les malades ne se désabuser qu'après avoir ruiné leur bourse et leur santé, par des essais infructueux !

Que le public sache bien que le petit nombre de cas exceptionnels où la cataracte peut être traitée par d'autres méthodes que l'opération, seront toujours bien plus sûrement confiés aux mains d'un chirurgien habile, qu'aux recettes empiriques d'un oculiste ignorant et avide.

CATARRHE. (De κατά, en bas, ῥέω, je coule). Les anciens médecins grecs, Hippocrate lui-même, pensaient qu'un écoulement d'humeurs se faisait du cerveau vers la bouche, le nez, les poumons, le ventre, etc. ; c'était là ce qu'ils nommaient catarrhe, ainsi que l'indique l'étymologie du mot. Cette opinion bizarre fut modifiée sous bien des formes, mais toujours restait l'idée fausse d'une matière peccante descendant de la tête, pour se répandre dans tout le corps. Le public, qui suit de loin le mouvement médical, est aujourd'hui imbu des opinions qui régnaient au XVIᵉ et au XVIIᵉ siècle. L'humeur catarrhale est encore, pour les gens du monde, chose aussi bien démontrée que le vice dartreux, psorique (galeux), et mille autres chimères sorties du cerveau des médecins arabes. Qui n'a entendu un vieillard se plaindre que son humeur catarrhale le tourmente, qu'elle est arrêtée dans la tête ou dans la poitrine ! Ne craignons pas de le dire : il n'existe point de matière catarrhale se transportant d'un point de l'économie à l'autre, venant affecter tel ou tel organe, ou même tous les organes à la fois. Mais, du moins, existe-t-il des catarrhes ? La question est au moins singulière, penseront nos lecteurs ; rien cependant de plus sérieux, et le plus grand nombre des médecins de l'époque actuelle répondront peut-être par la négative. La médecine physiologique et inflammatoire a voulu rayer le mot catarrhe du vocabulaire médical. N'est-ce pas là une inflammation, comme tout le reste ? A quoi bon alors conserver un mot inutile, et qui ne rentre pas dans les principes de la nomenclature adoptée par le chef de la doctrine ? Pour nous, qui pensons que tout n'est pas inflammation, que toutes les sécrétions des membranes muqueuses peuvent s'opérer sous l'influence de mouvements qui n'ont pas le caractère inflammatoire, nous conserverons le mot catarrhe pour désigner les flux abondants qui se font par certaines surfaces muqueuses, qu'ils s'accompagnent ou non de l'inflammation des membranes qui les fournissent.

Un des caractères les plus frappants de ces affections, est la fréquence de leur apparition sous forme épidémique. Tout le monde connaît la maladie désignée vulgairement sous le nom de grippe, laquelle a successivement, et d'une manière très rapide, parcouru la surface du globe en 1782, 1831, 1833, etc.; c'est le catarrhe épidémique le plus commun. Il présente ceci de fort particulier, qu'il précède ou suit presque toujours une épidémie plus grave, plus dangereuse. En 1831, son apparition précéda partout celle du choléra ; elle sembla le suivre en 1833, et le remplacer dans les lieux qu'il abandonnait. Ces affections catarrhales épidémiques sont encore fort remarquables par la gravité des symptômes qui accompagnent une maladie aussi légère, et par le peu d'influence que les traitements les plus actifs ont sur sa marche et sa durée. Mais nous développerons ces idées à l'article GRIPPE, ne nous occupons ici que des catarrhes épidémiques.

Un grand nombre de catarrhes ont été admis autrefois ; on en a successivement diminué le nombre. Nous ne traiterons ici que des plus importants, tels que le catarrhe pulmonaire et le catarrhe de la vessie. Nous renvoyons à RHUME DE CERVEAU ce qui est relatif au catarrhe du nez.

Nous avons dit que le principal caractère des catarrhes était un flux fourni par les surfaces muqueuses; les matières ainsi sécrétées sont d'aspect bien différent; tantôt elles sont blanches, épaisses, opaques; d'autres fois, limpides, transparentes, comme du blanc d'œuf liquide; quelquefois elles sont agglomérées en masses adhérentes entre elles; d'autres fois, au contraire, elles sont glaireuses et filantes. Souvent il existe de la fièvre, et celle-ci peut même être le phénomène caractéristique de la maladie; c'est alors elle qui fournit l'indication de la nature du mal, c'est une fièvre catarrhale. Lorsque le catarrhe dure depuis longtemps, il n'est pas rare que les malades soient tout à fait exempts de fièvre; le plus souvent, cependant, il existe, le soir, un très léger mouvement fébrile dont les malades s'aperçoivent à peine, mais que la moindre cause suffit pour exaspérer.

Les affections catarrhales fébriles sont généralement peu graves; on les voit cesser spontanément au bout de deux ou trois semaines; leur mode de terminaison la plus ordinaire est, sans contredit, le passage à l'état chronique. Tous les âges et tous les tempéraments ne sont pas également disposés aux affections catarrhales; toutes choses égales d'ailleurs, les vieillards y sont plus disposés que les autres individus; il est bien peu de personnes arrivées à l'âge de soixante-dix ans, sans être affectées de quelque catarrhe. Les individus à tempérament lymphatique, c'est-à-dire, à complexion lâche et molle, à peau blafarde et décolorée, ou d'un rose tendre, à membres arrondis, presque féminins, à muscles faibles, à physionomie tranquille, ont une grande aptitude à contracter des catarrhes. Aussi les anciens, toujours ingénieux dans leurs rapprochements, attribuaient-ils le tempérament pituiteux ou phlegmatique aux vieillards, et regardaient-ils l'hiver et les temps humides et froids comme y prédisposant. On ne peut nier que la température froide et humide n'ait une grande influence sur le développement du catarrhe. Les pays où ils règnent d'une manière générale, sont la Hollande et l'Angleterre. Ils sont rares, au contraire, dans les contrées froides et sèches, ou chaudes et sèches. En Suède, en Laponie, en Russie, on n'en observe guère: ils sont fort rares dans les pays situés entre les tropiques.

Catarrhe pulmonaire. Dans le monde on entend continuellement dire: Mon rhume est passé à l'état de catarrhe; comme si la maladie avait changé de nature, ou mieux, comme si une nouvelle maladie avait remplacé la première; il n'en est rien cependant. On donne habituellement le nom de rhume à une inflammation légère de la membrane muqueuse qui tapisse les voies aériennes; le catarrhe de ces mêmes parties est la même affection, plus grave peut-être, et surtout accompagnée d'une sécrétion de mucosités plus abondantes. Quoi qu'il en soit, nous traiterons à part de la petite indisposition désignée sous le nom de rhume, car les phénomènes de la maladie, ainsi que le traitement, présentent quelques différences.

Le catarrhe pulmonaire peut être aigu ou chronique. C'est là une différence bien essentielle à établir, car c'est sur elle que se fonde la spécialité du traitement réclamé par chacune de ces formes.

Catarrhe pulmonaire aigu. Cette affection est, sans contredit, l'une des plus fréquentes auxquelles l'homme soit exposé; il n'est guère d'individu qui n'en ait été plusieurs fois atteint dans le cours de sa vie.

L'époque de l'année à laquelle on la voit régner le plus fréquemment, est le printemps, puis l'hiver. Les personnes qui transpirent facilement, y sont plus disposées que les autres, ce qui s'explique par la fréquence des suppressions de la transpiration. Quelques personnes paraissent beaucoup plus disposées au catarrhe pulmonaire que d'autres, sans que rien, dans leur manière d'être, explique cette particularité. La cause la plus habituelle de cette maladie, est le passage du chaud au froid: le froid humide est surtout puissant pour sa production. On le voit quelquefois être amené par le passage du froid au chaud. L'inspiration de vapeurs irritantes, par exemple, du chlore, de l'alcali volatil, etc., le produisent quelquefois. A l'époque du choléra, quand toutes les maisons étaient infectées de chlore, pour détruire les prétendus miasmes pestilentiels, il existait un grand nombre de catarrhes qui ne reconnaissaient pas d'autre cause. Chez les jeunes enfants, le coucher sur le dos, longtemps prolongé, et l'inspiration d'un air impur, sont des causes puissantes des catarrhes pulmonaires, fort graves à cet âge : la mortalité qui en résulte, dans les hôpitaux d'enfants, est vraiment effrayante.

Le catarrhe pulmonaire aigu est ordinairement précédé d'un rhume de cerveau ou d'un mal de gorge. Les malades sont pris de fièvre et de frissons, de lassitude dans les membres, de pesanteur de tête. Puis survient une toux revenant par quinte, d'abord sèche et accompagnée de douleur vive dans le trajet des tuyaux bronchiques : il y a constamment un sentiment de chaleur brûlante dans cette partie. Souvent, après des quintes répétées, apparaît une douleur des plus intenses au creux de l'estomac, aux flancs ou sur un point des parois du ventre : elle est causée par les efforts de la toux, pendant lesquels les muscles sont tiraillés. Peu après les quintes sont suivies de l'expectoration d'un mucus, clair et transparent, qui devient bientôt plus épais. En général, il y a de l'oppression, si le catarrhe est étendu : dans quelques cas, elle peut être extrême, c'est lorsque toutes les voies aériennes sont prises. Mais, à mesure que les crachats deviennent plus épais, la toux plus grasse, l'expectoration plus facile, on voit disparaître l'oppression. Dans les premiers jours de l'existence du catarrhe, la fièvre et les frissons ont une assez grande intensité : on les voit augmenter notablement chaque soir, et vers le matin apparaît une sueur assez abondante. C'est aussi vers le soir et pendant la nuit, que les quintes sont le plus fréquentes et le plus longues. Plus tard, lorsque la toux est devenue grasse, c'est le matin, après le réveil, que le malade est tourmenté par la toux : il est obligé de vider ses bronches des crachats qui se sont accumulés pendant le sommeil.

La terminaison la plus fréquente du catarrhe pulmonaire aigu est son passage à l'état chronique. Dans la plupart des autres cas, la maladie guérit : quelquefois, enfin, la mort peut en être la suite,

mais c'est une terminaison fort rare. Ce n'est guère que chez les individus affaiblis, chez des enfants ou des vieillards cacochymes, que l'on observe une marche funeste de cette maladie. Du reste, celle ci présente plusieurs formes, que le médecin ne peut confondre, mais sur lesquelles nous ne nous arrêterons point : c'est un sujet tout entier du domaine de l'homme de l'art : ce serait embrouiller, sans profit, les idées médicales des gens du monde, que de chercher à s'étendre sur ce point. Nous ne parlerons que de cette forme si dangereuse et si remarquable du catarrhe, désignée, par les auteurs, sous le nom de suffocant. Ainsi que l'indique son nom, cette affection est caractérisée par une gêne excessive de la respiration, qui peut même être portée au point d'amener rapidement la mort. C'est un accident qui se remarque, surtout, chez les vieillards atteints depuis longtemps de catarrhe chronique. Lorsqu'ils viennent à être pris de catarrhe aigu un peu étendu, on voit survenir le redoutable accident dont nous parlons. On le voit survenir, principalement en hiver, et il est alors très souvent mortel. Dans quelques cas, la suffocation paraît due à la suppression de l'expectoration : le plus habituellement elle dépend de l'excès de la sécrétion de mucosités qui s'effectue dans les voies respiratoires : celles-ci ne peuvent s'en débarrasser, elles sont bientôt remplies, et le malade succombe asphyxié. On voit, chez un grand nombre d'agonisants, les bronches se remplir de mucosités, et produire ce bruit désigné sous le nom de râle des agonisants.

On regarde habituellement comme une maladie légère le catarrhe pulmonaire aigu, et souvent on se dispense de le traiter. Il est même des proverbes populaires, fort répandus, qui disent qu'un catarrhe soigné dure le même temps que celui qu'on néglige; ceci est une erreur très préjudiciable. Sans doute beaucoup de catarrhes pulmonaires aigus guérissent seuls : mais il faut se rappeler combien il est fréquent de voir d'autres maladies venir les compliquer. Quoi de plus commun que de voir la pulmonie (inflammation du poumon) commencer par un catarrhe simple, et ne s'annoncer par aucun symptôme saillant! Ce n'est qu'au bout d'un temps plus ou moins long, que le malade songe à consulter un médecin: mais il est trop tard; le poumon, détruit par la suppuration, ne peut être ramené à son état d'intégrité. Sans que la maladie devienne aussi grave, il est à remarquer que les catarrhes négligés passent bien plus souvent que les autres à l'état chronique, et qu'alors les malades sont exposés à une véritable infirmité, puisque chaque hiver verra se répéter le catarrhe, qui deviendra d'autant plus tenace, et d'autant plus gênant, qu'il aura déjà duré plus longtemps. Cependant nous devons dire que, dans la généralité des cas, le catarrhe pulmonaire n'est pas une maladie grave, et qu'elle nécessite seulement quelques précautions.

Le malade atteint de catarrhe pulmonaire un peu intense, doit garder la chambre et même le lit. Il est difficile de déterminer beaucoup de personnes à rester au lit pour une affection aussi peu grave. C'est cependant un moyen d'abréger beaucoup la durée du mal. Le corps, plongé dans une atmosphère constamment chaude, est le siége d'une exhalation très grande, et même la peau est recouverte d'une douce moiteur; cet état est on ne peut plus favorable pour hâter la marche du catarrhe. L'air de l'appartement devra être d'une température douce et égale; le malade observera le silence le plus complet: ce précepte est important. Rien n'irrite plus les parties enflammées que les efforts que l'on fait pour parler: ils rapprochent les quintes de toux et en augmentent l'intensité et la durée. Les saignées sont très souvent nécessaires, et même il est des cas où il faut y recourir plusieurs fois: les sangsues et les ventouses sont beaucoup moins efficaces. Les cataplasmes émollients et chauds sont très utiles, surtout chez les personnes maigres, et dont les parois de la poitrine sont peu épaisses. On maintient les cataplasmes chauds en les recouvrant de flanelle ou de taffetas gommé. On y joint l'emploi des bains de pieds très chauds, simples, ou rendus irritants par l'addition d'une poignée de sel commun, de cendres de bois; l'eau de savon un peu forte convient aussi dans ce but; mais il faudra se garder d'ajouter à l'eau chaude de la farine de moutarde ou de l'acide chlorhydrique: la chaleur de l'eau ferait dégager des vapeurs âcres et excitantes, qui augmenteraient la toux et l'irritation des voix aériennes. Du reste, on doit répéter les bains de pieds plusieurs fois dans la journée. Un moyen qu'on néglige beaucoup trop, à notre avis, c'est l'inspiration de vapeurs émollientes agréablement chaudes. Nous avons toujours vu ces vapeurs diminuer la sécheresse et la chaleur des parties enflammées, et faciliter beaucoup l'expectoration. Tout le monde peut faire un appareil propre à cet effet: il suffit de verser de l'eau bouillante sur de la guimauve, de la mauve, du bouillon-blanc, de la morelle, ou quelque autre plante émolliente ou légèrement narcotique; puis on recouvre le vase avec un entonnoir renversé: la vapeur sort par la petite extrémité de l'entonnoir, et peut être facilement inspirée. Un pharmacien de Paris a imaginé un appareil fort commode pour faire ces fumigations. Elles devront être répétées plusieurs fois dans la journée.

Le malade sera tenu à une diète sévère: il prendra pour boisson une infusion de fleurs de violettes, de mauve ou de bouillon-blanc, une décoction d'orge, de gruau, de jujubes, de dattes, de raisins de caisse, de figues, ou une solution légère de gomme arabique, etc., etc., édulcorées avec le sirop de gomme, de guimauve, de capillaire, le miel, le sucre, etc. Ces boissons devront être bues chaudes, afin de favoriser la transpiration. On y joindra l'usage des potions gommeuses, de looks simples ou avec les pistaches, le beurre de cacao, etc., les juleps pectoraux, tous moyens qui calment l'irritation et la toux. C'est dans le même but qu'on emploie les pâtes et les tablettes de guimauve, de jujubes, de lichen, de nafé, de Regnault, de limaçons, de mou de veau, et mille autres préparations fort innocentes sur lesquelles spécule le charlatanisme.

Sous l'influence de ces moyens, la toux étant devenue facile, la fièvre ayant disparu, quelquefois la maladie se prolonge sans autre symptôme qu'une expectoration abondante. C'est alors qu'on emploie avec avantage les infusions chaudes de bourrache, de sureau, de lierre terrestre, de sauge, de lichen, de polygala, etc. C'est aussi le moment où les vésicatoires sur la poitrine, les frictions avec la pommade émétisée ou l'huile de croton, peuvent avoir de l'utilité. Plus tôt, ces médicaments auraient augmenté la fièvre et l'irritation générale. C'est également le moment où l'application d'un emplâtre de poix de Bourgogne ou de diachylum gommé, sur la poitrine, peut être avantageuse.

Chez les enfants qui ne crachent pas, mais qui avalent tous leurs crachats, il est utile d'administrer des vomitifs qui ont l'avantage de débarrasser l'estomac des mucosités qui y sont accumulées, et de faciliter l'expulsion de celles qui existent dans les bronches.

L'emploi de l'opium dans le catarrhe pulmonaire exige des précautions. Quelquefois ce médicament a pour effet de supprimer l'expectoration, et alors il augmente les accidents. Cependant, on trouve souvent, dans les préparations opiacées, d'utiles auxiliaires pour calmer les quintes de toux. Nous en dirons autant de quelques autres substances narcotiques, telles que la belladone, la jusquiame, le datura stramonium. Ce sont ces substances, qui forment la partie active de tous ces médicaments prétendus spécifiques contre les rhumes et catarrhes, que beaucoup de pharmaciens vendent comme remèdes secrets. Ils ont le grave inconvénient de n'être pas préparés de manière à ce que la quantité du principe narcotique y soit dans des proportions exactes et bien connues, de manière qu'on ne peut graduer, à volonté et d'une manière sûre, la dose de ces médicaments.

Catarrhe pulmonaire chronique. Extrêmement commun chez les vieillards, on l'observe aussi chez les enfants et les adultes, mais plus particulièrement chez les personnes faibles. Il est rare qu'il débute sous cette forme; presque toujours il est la suite d'un catarrhe aigu. Il est très commun pendant l'hiver. Beaucoup de personnes en sont prises vers la fin de l'automne, le gardent pendant l'hiver, et ne s'en débarrassent qu'à la fin du printemps, pour le voir recommencer avec les premiers froids.

Le catarrhe chronique s'accompagne rarement de fièvre, et, lorsqu'il existe, le mouvement fébrile est obscur, peu intense, ne revenant que le soir. Les symptômes du catarrhe sont : une expectoration plus ou moins facile de crachats, tantôt blancs ou jaunâtres, opaques, en quantité quelquefois énorme. On a vu des malades en rendre plusieurs livres dans les vingt-quatre heures; d'autres fois, les crachats sont incolores, transparents, filants comme du blanc d'œuf liquide : c'est surtout le matin que les malades en rendent en grande quantité; les premières heures après leur réveil sont destinées à expulser les crachats accumulés pendant la nuit. Il existe une toux plus ou moins fatigante, habituellement facile, surtout pendant la journée, et une oppression qui ne se fait sentir qu'après un exercice un peu violent. Peu à peu elle devient habituelle, et le malade ne peut marcher ou parler quelque temps sans être essoufflé. Lorsque l'expectoration est très abondante, qu'il existe de la fièvre, on voit souvent l'appétit diminuer, le malade maigrir et les forces disparaître. Le malade devient sujet à des sueurs excessives, à de la diarrhée, à tous les symptômes qui caractérisent la phthisie. Aussi les anciens, qui caractérisaient la phthisie par le dépérissement et les signes de la consomption, avaient-ils regardé l'état que nous venons de décrire comme une phthisie qu'ils nommaient catarrhale. Du reste, il est quelques circonstances où il devient fort difficile de reconnaître si l'on a affaire à une véritable phthisie ou à un catarrhe avec épuisement. C'est alors que le procédé connu sous le nom d'*auscultation* (*voy.* ce mot), offre des ressources précieuses, quoiqu'insuffisantes dans un petit nombre de cas.

La durée du catarrhe chronique est très variable. Quelquefois, après plusieurs mois, plusieurs années même, on le voit disparaître de lui-même. Il est beaucoup plus ordinaire de le voir durer pendant nombre d'années, sans altérer gravement la santé des personnes qui en sont affectées, et même, chez beaucoup de sujets, il constitue une maladie

I.

si légère, qu'ils ne se regardent pas comme malades.

Un des accidents les plus à craindre des catarrhes chroniques, est leur complication avec une inflammation aiguë des mêmes parties : et l'on conçoit combien une semblable complication doit être fréquente. Quelquefois, malgré les précautions les plus grandes, on voit survenir ce grave accident; mais le plus souvent, par des soins bien entendus, on peut le prévenir.

Les gens du monde sont assez généralement imbus d'une foule de préjugés relativement au catarrhe chronique. Bien des gens croient qu'il est inutile d'essayer de guérir un catarrhe, que l'on n'y parvient jamais. D'autres sont dans la ferme persuasion que l'expectoration catarrhale ne peut avoir que de bons résultats, qu'elle débarrasse l'économie des matières de mauvaise qualité, qui, si elles n'étaient expulsées, produiraient une foule de maladies fort graves. C'est là un reste des idées médicales du seizième et du dix-septième siècle. Mais aujourd'hui que, grâces à Dieu, nous sommes débarrassés des idées d'humeurs âcres, acides, alcalines, d'humeurs froides, chaudes, de sec, d'humide, et de toutes ces théories subtiles dans lesquelles les sectateurs de Galien avaient enseveli la médecine, il faut en être bien convaincu, les maladies chroniques, loin d'être favorables à la santé, tendent constamment, au contraire, à l'altérer profondément; loin de tendre naturellement à la guérison, elles s'aggravent au contraire en raison de leur durée et des progrès de l'âge. Quant à l'impossibilité de guérir une maladie déjà ancienne, il faut avouer que généralement on perd avec trop de facilité, peut-être, la confiance dans la possibilité du succès, et l'on renonce beaucoup trop tôt à l'emploi de moyens réellement efficaces. Laennec rapporte avoir guéri une dame de quatre-vingt-cinq ans affectée d'un catarrhe chronique. qui lui faisait expectorer, chaque jour, environ deux livres de crachats. Elle vécut huit ans après sa guérison.

Un grand nombre de médicaments ont été proposés pour le traitement du catarrhe chronique : c'est qu'en effet, cette maladie est quelquefois d'une opi-

niâtreté désespérante, et que tel catarrhe qui a résisté à une série de moyens, cède comme par enchantement lorsque l'on change de mode de traitement.

Au premier rang des moyens utiles dans le catarrhe pulmonaire chronique, il faut ranger les vomitifs. Mais, pour produire de bons effets, ils doivent être répétés plusieurs fois, autant que le permettent la force du sujet et la manière dont il les supporte. Laennec rapporte que, chez la dame de quatre-vingt-cinq ans dont nous avons parlé plus haut, il y est revenu jusqu'à quinze fois dans l'espace d'un mois. Les émétiques ont pour premier effet de débarrasser les voies respiratoires des crachats qui les encombrent, et, à ce titre, ils sont fort utiles chez les vieillards et les enfants. Mais ils agissent aussi en imprimant à la membrane muqueuse des tuyaux respiratoires, une modification puissante en vertu de laquelle elle cesse de sécréter une aussi notable quantité de mucosités. On arrive, par ce seul moyen, à guérir des catarrhes fort anciens.

Il est fort utile, dans l'intervalle des vomitifs, d'employer des boissons toniques, telles que les décoctions de quinquina, de ratanhia, de bistorte, de gentiane, de petite centaurée, d'aunée; les infusions de chicorée sauvage, de houblon, de fumeterre, de lichen d'Islande; les eaux minérales ferrugineuses. Ces substances sont surtout indiquées quand les malades sont faibles, amaigris, et que l'expectoration est abondante. C'est dans les mêmes circonstances qu'on peut employer les boissons excitantes, telles que les infusions de serpentaire de Virginie, de raifort, de cochléaria, de polygala, de camomille, de menthe poivrée, de sauge, de romarin, de lavande, de mélisse, d'hyssope, de lierre terrestre. Alors aussi on peut tirer de grands avantages de l'emploi des baumes, et plus spécialement de la térébenthine de Venise, du baume du Pérou, de Tolu ou de copahu. L'usage interne de l'eau de goudron, pour boisson habituelle, est quelquefois très utile : il en est de même du séjour dans une atmosphère imprégnée de vapeurs de goudron, de l'inspiration de vapeurs de benjoin, de succin, de baies de genièvre, d'iode, de chlore, etc.

Tous ces moyens agissent en irritant les voies aériennes. Aussi ne doit-on les employer que dans les cas où il n'existe pas de fièvre, où il n'y a pas la moindre trace d'inflammation. Dans toute autre circonstance ils seraient fort nuisibles, et ce serait aux boissons adoucissantes, à la diète lactée, à un choix d'aliments doux, qu'il faudrait avoir recours : quelquefois même, une ou plusieurs évacuations sanguines sont nécessaires à la guérison.

Dans tous les cas, on devra recommander l'usage de la flanelle sur la peau, les frictions faites sur le corps avec de la flanelle ou une brosse douce, l'habitation d'une chambre spacieuse, bien aérée, exposée au midi. A Paris, beaucoup de catarrhes sont entretenus par l'étroitesse et le peu d'élévation des appartements. L'air y est bientôt altéré par la respiration, il ne peut se renouveler ; et les poumons ne reçoivent plus qu'un air impur, peu propre à entretenir les fonctions respiratoires. On évitera donc les entresols, les rez-de-chaussés. Il vaut mieux monter un peu, et avoir l'avantage d'un air plus pur. L'exposition au midi devra également être recherchée : le soleil agit à la fois par sa chaleur et par sa lumière ; car, dans un lieu chaud, mais sombre, obscur, la vie s'exécute mal ; on voit tous les tissus s'étioler, les liquides blancs prendre une grande prédominance chez les individus qui habitent des lieux peu exposés à la lumière. Nous-même, il y a quelques années, fûmes atteints d'un catarrhe pulmonaire chronique que rien ne put faire disparaître : il existait encore après six mois de traitement fort actif, et malgré les chaleurs de l'été. Nous finîmes par n'y plus rien faire : il suffit d'un changement de logement pour le faire disparaître complétement en deux ou trois jours : nous avions habité jusque-là un entresol bas et un peu sombre, exposé au nord. Le changement a aussi une grande influence sur le catarrhe chronique, surtout lorsque l'on passe d'une localité basse et humide, dans une autre plus élevée et dont l'air soit très vif. Nous ne saurions trop recommander un voyage dans le Midi pendant l'été, et la fréquentation des eaux minérales des Pyrénées ou du Mont-d'Or ; car, à l'influence si puissante de l'air, il est possible d'unir celle non moins grande des eaux sulfureuses de Bagnères, de Luchon, de Barèges, de Bonnes, de Cauterets, de Saint-Sauveur, ou des eaux acidules du Mont-d'Or ou de Chateldon. L'habitation, pendant un hiver ou deux, d'un climat très tempéré et peu exposé aux grandes vicissitudes atmosphériques, doit être recommandée. A ce titre, on peut citer Nice et les îles d'Hyères. Lorsqu'on ne peut faire d'aussi longs voyages, on pourra chercher, dans ses environs, quelque lieu dont la température soit différente de celle du lieu que l'on habite, et quelquefois un séjour de peu de journées hors de son habitation ordinaire suffira pour amener la guérison. Le régime devra être surveillé : on y fera entrer surtout les viandes rôties, les aliments substantiels ; mais on en exclura les substances grasses, huileuses, les épices, les préparations irritantes. Le malade devra être mis à l'usage d'un vin vieux et généreux, qu'il boira en petite quantité, mais pur. Le vin de Bordeaux est en général le plus convenable.

Il peut quelquefois être nécessaire d'appliquer un ou plusieurs vésicatoires, et même un cautère. Ces exutoires ont beaucoup plus d'efficacité mis sur la poitrine que placés au bras, où très souvent ils sont sans effet.

Lorsqu'un catarrhe aigu vient se joindre au catarrhe chronique, il faut cesser immédiatement tous les moyens dont nous venons de parler, pour traiter la nouvelle maladie ; c'est le seul moyen de s'opposer à ce que le catarrhe devienne suffocant. Nous ne répéterons pas ici ce que nous avons dit à propos du catarrhe aigu ; les conseils que nous avons donnés pour son traitement sont tout à fait applicables au cas dont nous parlons.

Si l'expectoration vient à diminuer, ou disparaît entièrement, et qu'il survienne beaucoup d'oppression, on aura recours avec avantage aux médicaments dits expectorants, c'est-à-dire, à l'oxymel scillitique, au sirop de scille, à l'ipécacuanha et au kermès minéral, donnés à petites doses souvent répétées. Le savon amygdalin, l'usage interne des carbonates de potasse, de soude, ou d'ammoniaque, les pastilles de soufre et même de sulfure de potasse, sont souvent d'utiles auxiliaires, surtout lorsque l'on y joint les bains chauds d'eau de mer, ou les bains sulfureux, et enfin l'usage interne d'eaux sulfureuses, particulièrement celles de Bonnes et de Cauterets.

Les longs détails dans lesquels nous venons d'entrer prouveront, nous l'espérons, aux gens du monde, la nécessité qu'il y a pour eux à ne pas négliger les catarrhes, à ne pas leur laisser prendre sur l'économie une telle influence, qu'ils ne puissent plus s'en débarrasser lorsqu'ils deviennent le sujet d'une foule d'incommodités. Il est facile d'y parvenir à l'aide du régime et des soins donnés de bonne heure par un médecin éclairé, avant que le catarrhe ne soit devenu chronique.

Catarrhe de vessie. Cette maladie est bien commune, surtout chez les vieillards, et pendant les saisons humides et froides. Les individus affectés de maladies des voies urinaires y sont beaucoup plus sujets que les autres; une vie sédentaire, l'habitude de retenir longtemps ses urines, prédisposent à cette affection; on la voit souvent survenir à la suite d'un refroidissement subit, ou du transport sur la vessie, d'une affection goutteuse, ou rhumatismale; très souvent le catarrhe de vessie est dû à la présence d'une pierre dans cet organe, ou à une rétention d'urine. L'inflammation des voies urinaires, de l'intestin rectum, ou de la matrice, s'accompagne quelquefois de catarrhe de la vessie.

Lorsque celui-ci est aigu, il y a de la douleur à la vessie, se faisant sentir surtout avant d'uriner, et pendant qu'on urine; quelquefois cette douleur se répand dans le ventre et vers l'anus. Il y a de fréquents besoins d'uriner; l'urine devient trouble, rougeâtre; elle dépose un sédiment glaireux, filant, quelquefois très considérable. Les malades éprouvent souvent beaucoup de gêne pour uriner; d'autres fois les urines coulent involontairement; habituellement, il y a un peu de fièvre, mais elle ne tarde pas à se calmer.

Presque toujours le catarrhe aigu passe à l'état chronique; alors on observe les phénomènes suivants: La douleur de la vessie est peu considérable, elle n'est ressentie qu'au moment d'uriner; la sortie du liquide se fait par jets interrompus; l'urine est trouble, elle exhale une odeur fétide, elle laisse déposer des mucosités glaireuses, filantes, qui forment au fond du vase une couche plus ou moins épaisse, souvent fort adhérente aux parois; l'embonpoint et les forces sont notablement diminués; il survient quelquefois une petite fièvre lente, revenant plus spécialement le soir; le catarrhe diminue beaucoup et même disparaît pendant l'été, pour revenir avec le froid et l'humidité. Chaque changement de température un peu brusque agit d'une manière puissante sur le malade; c'est là un de ses phénomènes les plus remarquables.

Le catarrhe de la vessie, surtout s'il est chronique, et s'il existe chez un vieillard affaibli, ou qui présente d'autres maladies des organes urinaires, devient une affection fort grave; la guérison en est alors extrêmement difficile à obtenir, quelques chirurgiens disent même impossible.

Quand la maladie est aiguë, on a recours aux saignées, aux sangsues, répétées plus ou moins, suivant l'état des forces du malade et l'intensité de la maladie; les bains, les cataplasmes, les lavements émollients, une diète absolue, des boissons adoucissantes en grande abondance, pour délayer l'urine et la rendre moins âcre, et, par conséquent, moins irritante pour la vessie malade; tels sont les moyens auxiliaires à mettre en usage. Si un rhumatisme s'est porté sur la vessie, il faut tâcher de le rappeler sur son siége primitif.

Lorsque le catarrhe est chronique, on emploiera encore les boissons douces et abondantes, les bains, les cataplasmes, les lavements; lorsqu'il n'y a plus de symptômes d'irritation, on retire quelque avantage de la térébenthine, du baume de copahu, des injections d'eau de goudron, ou d'injections d'abord émollientes, puis animées avec de l'eau de Barèges ou de Balaruc, ou de l'eau de Goulard; mais, le plus souvent, tous ces moyens sont sans résultat, et le malade conserve son catarrhe. Un objet important est le régime, qui doit être doux et fortifiant. Nous renvoyons à ce que nous en avons dit à propos du catarrhe pulmonaire chronique. Au reste, nous passons rapidement sur le catarrhe de vessie, car l'histoire de cette affection n'intéresse que la curiosité des gens du monde; aux médecins seuls appartient de traiter une affection aussi grave, et qui trop souvent compromet la vie; ce que nous voulons faire ressortir ici, c'est la longueur et la difficulté du traitement, et l'injustice qu'il y aurait à attribuer à l'impéritie du médecin, le défaut de succès des soins qu'il a donnés : comment serait-il plus heureux que les maîtres de l'art, qui ont si souvent échoué devant cette affection si tenace?

Le *catarrhe*, considéré en général, est une affection qui fait la fortune d'une foule de charlatans; les vendeurs de drogues et de remèdes secrets sont riches en sirops, opiats, pâtes *anticatarrhales*. Presque toutes ces préparations se composent de petites doses de vomitifs ou de purgatifs (ipécacuanha, manne, huile de ricin, casse, etc.), associés à quelques narcotiques (opium, belladone, etc.). Presque toutes se rangent en deux catégories; les unes à peu près insignifiantes, et jouissant de propriétés innocentes, fort analogues à celles des pâtes de guimauve et de jujubes, ou des sirops de guimauve, de fleurs de pêcher, etc.; tels sont les sirops de mou de veau, de tridace; les pâtes de réglisse, de Regnault (prises en petite quantité), etc.; les autres, plus actives et pouvant avoir des inconvénients si elles sont appliquées à tous les cas, sans distinction, comme le prescrivent les prospectus des vendeurs; ces dernières, telles que le sirop de Desessarts contre la toux, de Boullay contre la coqueluche, de Déharambure contre le rhume, les pastilles d'ipécacuanha, la pâte de Regnault (à haute dose), etc., contenant des substances vomitives et narcotiques, sont souvent plus nuisibles qu'utiles, et n'ont d'ailleurs aucune vertu particulière qui puisse les rendre préférables aux autres compositions pharmaceutiques que prescrivent tous les jours les médecins, mais avec discernement et suivant les indications spéciales qu'ils ont à remplir.

La marmelade de Tronchin, qui se compose de pulpe de casse, de manne, d'huile d'amandes douces et de sirop de violettes, avec addition d'un peu d'eau de fleurs d'oranger, est un léger purgatif, très usité dans les catarrhes humides et chroniques des vieillards, et qui a joui dans son temps d'une grande réputation; quant au catarrhe de la vessie, affection complexe qui dissimule souvent d'autres maladies que le public ne saurait reconnaître par lui-même, quelques charlatans, et même quelques hommes de l'art, peu soucieux de la dignité de leur profession, exploitent largement les préjugés qui règnent à ce sujet chez beaucoup de vieillards.

Tout ce que nous pouvons dire ici, c'est que, précisément pour cette raison que le catarrhe abonde en recettes et en spécifiques vantés par les annonces payantes des journaux, le public doit se défier des nombreuses amorces tendues à sa crédulité, et recourir au médecin consciencieux et éclairé, de préférence au charlatan éhonté qui se vante de posséder des remèdes infaillibles. (*Voy.* pour le complément de cet article, les mots BAUME, BÉCHIQUE, COPAHU, FIÈVRE, GRIPPE, RHUME, maladies des VOIES URINAIRES, etc.)

CAUCHEMAR. Le cauchemar ne comprend pas les rêves pénibles de toute espèce; on désigne plus particulièrement ainsi un état dans lequel l'homme endormi, se croyant dans l'imminence d'un grand danger quelconque, se sent privé de l'usage de ses mouvements et de sa voix, soit pour repousser ou fuir le péril, soit pour appeler du secours. Ces situations illusoires sont d'ailleurs très variées : c'est tantôt une chute dans un abîme, l'approche d'un incendie, l'attaque d'assassins, etc. Cependant, il est une variété générique de ces sortes de rêves détestables qui représente mieux encore l'idée qu'on se fait généralement du cauchemar : ce sont ces positions où l'homme rêvant se sent accablé d'un malaise physique, c'est un poids, c'est un monstre, placés ordinairement au bas de la poitrine, qui menacent de l'étouffer. Le peuple des campagnes dit assez communément alors qu'on a été pressé par une sorcière.

Quoi qu'il en soit, après avoir cruellement souffert de ces rêves, qui se lient souvent à quelque malaise physique réel, on se réveille accablé de fatigue, et l'effrayante illusion se continue quelque temps encore chez les enfants et les personnes à imagination désordonnée. La fréquence du cauchemar est digne d'attention et de sollicitude; plus d'une fois il est le précurseur, l'indice, ou même la cause d'une affection cérébrale grave, comme l'épilepsie, l'hystérie, la folie.

La cause du cauchemar est tantôt dans le centre des perceptions lui-même, tantôt le cerveau est influencé par la souffrance de quelque autre organe plus ou moins éloigné. Parmi les causes cérébrales, nous devons énumérer les contes effrayants dont l'enfance est si avide, et, dans les autres âges, les récits ou tableaux fantastiques sombres, les émotions terribles ou profondément affligeantes, les veilles trop fréquentes et trop prolongées. Le cauchemar sympathique peut dépendre d'un état particulier du cœur, des poumons, de l'estomac, du foie, etc.; c'est ainsi qu'on l'observe plus souvent chez les anévrismatiques, les asthmatiques; chez ceux qui se couchent avec l'estomac trop plein, et qui s'endorment la tête basse, dans le décubitus, sur le côté gauche ou horizontal.

Toute personne fréquemment affectée de mauvais rêves ou de cauchemar, a intérêt d'en rechercher les causes, qui sont souvent appréciables. Ainsi donc, qu'on remarque après quelles circonstances le sommeil est si péniblement troublé, et, si les coïncidences se répètent, on concevra le juste espoir d'éviter ce malaise en éloignant l'occasion qui semble l'avoir produit; il convient, en attendant, d'une manière générale, de se préserver de tout ce qui émeut le sentiment et l'imagination d'une façon effrayante ou triste, et de se préparer au repos par des lectures ou des conversations agréables, de ne point manger trop ou trop tard, et surtout des aliments indigestes; de se coucher le corps incliné du côté droit, la tête élevée et les pieds chauds; des considérations anatomiques et physiologiques recommandent cette posture; de tenir le ventre libre, soit par des aliments doux, humides et laxatifs, soit à l'aide de lavements. Toutes les fois qu'on le pourra, il faudra provoquer le réveil lorsque le trouble de la respiration, l'expression d'anxiété du visage, la sueur du corps, annonceront que le cauchemar se déclare ou existe. Après quoi, on s'empressera de calmer l'esprit, si l'on a affaire à des sujets jeunes et impressionnables.

Nous serions naturellement conduits à parler des rêves en général, phénomènes étonnants qui ont si souvent occupé les médecins et les philosophes; mais ces considérations nous entraîneraient trop loin, et nous n'ajouterons qu'une remarque. Chaque jour, nous entendons témoigner de la surprise de ce que des personnes peuvent marcher et parler en rêvant. Si l'on réfléchit avec quelle facilité et quelle promptitude la volonté, pendant la veille, produit les mouvements, on sera justement étonné que tout le monde ne soit pas somnambule et somniloque. N'est-il pas extraordinaire, en effet, que la volonté qui s'exerce parfois très énergiquement dans les rêves, vienne échouer contre l'inertie de cette matière qu'elle meut avec tant d'aisance et de vitesse pendant le réveil? Quelle est donc la cause qui est venue soustraire à l'empire de l'âme des organes formés à lui obéir si docilement?

CAUTERETS. Dans le département des Hautes-Pyrénées, tout à fait sur la frontière d'Espagne, se trouve, à une élévation de quatre cent quatre-vingt-dix toises au-dessus du niveau de la mer, le village de *Cauterets*, fort célèbre par les eaux minérales et thermales qu'il renferme, situé au fond de la vallée à laquelle il donne son nom, et dont la direction est nord-sud; abrité d'ailleurs sur tous les autres points par les hautes montagnes qui le dominent à pic, ce lieu ne reçoit que le seul vent du nord. La température moyenne y est, durant la saison, de seize à dix-huit degrés Réaumur. Vers le milieu du dix-huitième siècle, suivant Borden, on ne voyait encore que des cabanes à Cauterets, quoique la réputation du lieu fût déjà grande; mais depuis lors tout a bien changé: ce hameau est devenu l'un des plus jolis bourgs de France, et les quatre-vingts à cent maisons qui le composent, sont autant de petits palais comparativement à celles des autres établissements thermaux des environs.

Les sources minérales de Cauterets sont au nombre de dix. Leur température varie de vingt-six à quarante degrés Réaumur; leur composition est absolument la même pour toutes, avec des différences seulement dans la proportion de leurs principes. Elles offrent même odeur, même saveur, et mêmes éléments que les autres sources sulfureuses des Pyrénées. (*Voy.* BARÈGES, BONNES, etc.) Observons seulement qu'elles sont plus douces que celles de Barèges, et plus chargées de principes que celles de Bonnes et de Saint-Sauveur.

Tous les établissements de Cauterets réunis renferment plusieurs centaines de baignoires, dix cabinets de douches, et deux rivières ou bains communs.

L'action de ces eaux se manifeste le plus ordinairement par des sueurs, par les urines quelquefois, par les selles rarement, et par l'expectoration dans les affections des organes pulmonaires. L'expérience a démontré qu'elles étaient efficaces dans une foule de cas, par exemple, contre les maladies scrofuleuses, les pâles couleurs, les gastrites chroniques, mais surtout contre les rhumes anciens et les catarrhes négligés. Un phthisique peut espérer d'y guérir, s'il n'a ni fièvre lente, ni irritation d'entrailles, ni douleur vive dans la poitrine, ni maigreur extrême, ni sueurs nocturnes, ni expectoration purulente, en un mot, aucun des symptômes qui dénoncent la présence de tubercules, car les tubercules ne guérissent jamais. Borden conseillait les eaux de Cauterets dans les névralgies de l'estomac. Les rhumatismes, les affections cutanées, telles que les dartres, la gale, ainsi que les inflammations chroniques du tissu cellulaire, guérissent à Cauterets comme à toutes les autres sources sulfureuses. Beaucoup de maladies chirurgicales y éprouvent de l'amélioration, tout aussi bien qu'à Barèges, auquel on attribue sur ce point une spécialité trop exclusive.

Les eaux de Cauterets s'emploient de toutes les manières : on les boit pures, coupées avec du lait ou tout autre liquide adoucissant. La dose raisonnable en est de deux, quatre ou six verres tout au plus par jour, mais beaucoup de personnes vont au-delà. La durée des bains est de trois quarts à une heure, et les douches ne doivent jamais se prolonger plus d'un quart d'heure à vingt minutes. Le docteur Labat, anciennement médecin inspecteur, appliquait avec avantage les matières boueuses que déposent ces eaux, sur les dartres et les ulcères. Ce procédé, selon nous, est aujourd'hui trop généralement abandonné.

La durée du traitement est de vingt à cinquante jours. Cela dépend de la gravité des maladies et de la sensibilité des sujets; mais, au-delà de ce terme, il ne reste plus rien à attendre de l'usage de ces eaux, si ce n'est des accidents que leur énergie fait assez supposer, et sur lesquels nous ne reviendrons pas, puisqu'ils ont été déjà suffisamment énoncés en parlant des autres eaux de la même nature. (*Voy.* AIX EN SAVOIE, BARÈGES, etc.)

La saison commence à Cauterets, comme dans beaucoup d'autres établissements des Pyrénées, avec le mois de juin pour finir en octobre. Les trois mois intermédiaires suffiraient, selon nous, et les malades, moins exposés pendant ce dernier espace de temps, aux inégalités de température, si fréquentes dans les montagnes, s'en trouveraient beaucoup mieux.

CAUTÈRE. « On donne ce nom à un petit ulcère rond établi par le chirurgien, et dont on entretient la suppuration. » (*Boyer.*) On peut établir des cautères dans une multitude de points divers; cependant, on choisit ceux où les parties molles ont une certaine épaisseur, ceux surtout où du tissu cellulaire graisseux se trouve accumulé. Ainsi, au bras, c'est dans un enfoncement que l'on rencontre à la partie externe du membre, à peu près au niveau de son tiers supérieur. Cet enfoncement est très marqué chez les personnes fortement musclées, et on le rend beaucoup plus apparent en faisant fléchir l'avant-bras sur le bras, et en faisant soulever quelque chose dans la main. Chez les femmes, et surtout chez les personnes grasses, il est très peu marqué ; mais alors, il est moins important de le rencontrer, puisque les autres points offrent une suffisante quantité de graisse. Cependant, il vaut mieux que le cautère soit placé dans le point indiqué, parce qu'il se trouve dans un intervalle musculaire, et que, par conséquent, les contractions des muscles ne l'irritent pas continuellement, car alors il peut devenir incommode et douloureux. C'est généralement au bras gauche qu'on le place, ce bras étant moins souvent en action que le droit. A la cuisse, on pose les cautères à la partie inférieure et interne, à trois travers de doigt au-dessus du genou ; à la jambe, c'est à la partie interne et supérieure du membre, juste au-dessus de l'endroit où commence le mollet.

Beaucoup de personnes préfèrent placer le cautère à la jambe ou à la cuisse, plutôt qu'au bras, à cause de la facilité qu'elles ont de le panser elles-mêmes ; mais généralement les cautères de ces parties suppurent moins que ceux du bras ; de plus, il leur arrive de saigner et de s'enflammer lorsque les personnes qui les portent viennent à faire des marches un peu forcées ; enfin, un autre inconvénient est la difficulté de maintenir le bandage en place ; il a, surtout à la cuisse, une grande tendance à descendre, et rien ne peut la contrebalancer, à cause de la forme conique du membre ; il est naturel que la bande glisse vers la partie la moins volumineuse, c'est-à-dire, la plus inférieure.

Les cautères à la nuque se placent sur la ligne médiane ; lorsqu'on les applique plus bas, c'est-à-dire, au dos ou aux reins, c'est sur le côté de la ligne médiane qu'on doit les pratiquer. Au milieu, en effet, la peau est assez solidement unie à une série d'éminences osseuses placées en arrière de la colonne épinière, de sorte que là n'existe pas une suffisante quantité de tissu cellulaire graisseux ; et d'ailleurs, comme ce point est saillant, on ne pourrait soustraire le cautère aux frottements des vêtements.

Quel que soit le lieu où l'on se décide à placer un cautère, on peut le faire de différentes manières. Quelques personnes ont l'habitude d'établir d'abord un vésicatoire, puis de placer sur la surface de celui-ci un corps dur, un pois par exemple, qu'on presse avec assez de force pour le faire entrer peu à peu en ulcérant ou déprimant la peau. Cette manière est tout à fait vicieuse. Elle est extrèmement douloureuse, elle fournit une suppuration très peu abondante, et la plaie conserve une grande tendance à se fermer, tendance tellement forte, qu'il est quelquefois impossible de s'y opposer.

Un autre moyen consiste à faire à la peau une plaie avec un instrument tranchant, et à placer entre ses lèvres un corps étranger, de la charpie, par exemple, pour en empêcher la cicatrisation, puis à entretenir la suppuration. Ce procédé, moins vicieux que le précédent, a cependant plusieurs inconvénients. La plaie a, quoi qu'on fasse, une extrème disposition à se fermer, car le trou qui résulte de la présence du corps étranger, est dû à l'écartement, au refoulement des tissus, et non pas à une perte de substance ; de plus, l'établissement de cette incision ne s'accompagne pas d'une irritation bien sensible, ce qui est l'effet qu'on veut en obtenir généralement. Le seul avantage que présente cette manière de faire, est le prompt établissement de la suppuration, qui ne se fait pas attendre plus de deux ou trois jours, avantage bien contrebalancé par la frayeur que cause habituellement l'emploi de l'instrument tranchant.

C'est par la cautérisation que l'on pratique habituellement les cautères. On peut se servir à cet effet du fer rouge ou des substances caustiques. Le fer rouge est un très bon moyen ; il produit rapidement la désorganisation ; on peut calculer exactement l'étendue et la profondeur des parties que l'on détruit. Mais on rencontre peu de personnes disposées à se laisser ainsi cautériser. Parmi les substances caustiques, il en est une foule qui pourraient servir à cet usage ; cependant on n'emploie que la potasse caustique, connue dans le commerce sous le nom de pierre à cautère. On peut l'employer seule, ou l'unir à d'autres substances. Le premier mode est le plus habituel ; voici comment l'on procède : on prend un morceau de diachylum gommé de deux pouces carrés. On pratique à son centre une ouverture de la grandeur et de la forme d'une lentille ; puis on applique cet emplâtre sur la partie où l'on veut établir le cautère. Pour qu'il s'adapte parfaitement, il est convenable de fendre les quatre angles de l'emplâtre, de manière à ce qu'il n'y ait pas de godets. Puis, on place sur l'ouverture un morceau de potasse de la grosseur d'un petit pois. On recouvre l'emplâtre et le caustique d'un second emplâtre de diachylum beaucoup plus grand que le premier, et que l'on a soin de faire adhérer parfaitement aux parties sur lesquelles on le place. On assujettit le tout avec une compresse et une bande ; peu de temps après son application, la potasse se fond, et le malade éprouve un sentiment de chaleur, d'abord incommode, puis douloureux, qui augmente peu à peu. Au bout de six ou sept heures, la douleur cesse ; alors le cautère est établi ; lorsqu'on lève l'appareil, on trouve une surface noire, humide, arrondie ; les parties voisines sont rouges, gonflées, sensibles ; ces phénomènes disparaissent après quelques heures.

Plusieurs inconvénients existent dans cette manière d'établir les cautères : le premier et le plus grand, sans doute, est l'irrégularité de l'action de la potasse, qui se fond, coule, et qui quelquefois va détruire la peau assez loin de l'endroit que l'on voulait attaquer. De plus, on ne sait jamais bien positivement la grandeur et la profondeur à laquelle le caustique pénètre. Les personnes qui n'ont pas une grande habitude de manier cette substance, sont étonnées des mécomptes qu'elles éprouvent. Nous avons vu des cautères de la grandeur d'une pièce de six livres et même de la paume de la main, pratiqués par des personnes qui ne voulaient obtenir qu'une plaie grande comme une pièce de vingt sous. Il est prudent, pour empêcher la potasse fondue, de couler, de s'étendre, d'entourer le fragment d'un cercle de charpie qui absorbe le surplus. Un autre désavantage inhérent à ce mode de procéder, est la lenteur avec laquelle agit le caustique,

surtout si l'on veut agir un peu profondément.

C'est pour remédier à ces inconvénients que l'on a proposé, dans ces derniers temps, une méthode presque instantanée de pratiquer la cautérisation. On se sert d'un mélange de parties égales de chaux vive et de potasse caustique en poudre, soigneusement conservées à l'abri de l'air, dans un flacon de verre bouché à l'émeri. Pour s'en servir, on verse de la poudre dans un vase de verre ou de faïence bien essuyé, et on l'humecte avec de l'esprit-de-vin ou de l'eau de Cologne. On forme une pâte assez consistante pour ne pas couler ; puis on l'applique sur la partie à cautériser avec une spatule ou le manche d'une cuillère d'argent : on donne à la pâte la forme et l'étendue que l'on veut donner à son cautère. Une application de cinq à six minutes suffit pour mortifier toute l'épaisseur de la peau ; quelques minutes de plus permettent au caustique d'étendre son action plus profondément. Jamais l'escarre n'a plus d'étendue que la partie recouverte par la pâte ; les douleurs causées par cette application ne durent guère plus que cette application elle-même. On voit les parties rougir, une affluence de sang considérable se faire rapidement vers les parties cautérisées. A peine la pâte est-elle appliquée, que l'on voit au-dessous d'elle une couleur noire qui va en augmentant. Lorsque l'on veut enlever le caustique, on glisse sous lui une spatule, et on lave la partie avec de l'eau vinaigrée, qui transforme de suite cette pâte si énergique en une substance tout à fait sans action sur la peau. Dans les cas où la pâte trop liquide viendrait à couler, on pourrait de suite la neutraliser par de l'eau vinaigrée.

Ce moyen, tout avantageux qu'il est, a cependant un inconvénient que nous avons reconnu plusieurs fois. C'est que, appliqué sur des parties dont la peau est fine ou amincie, il détermine un écoulement de sang souvent assez abondant, qui, se mêlant au caustique, le décompose et en arrête l'action, de sorte qu'il faut suspendre l'opération. Dans quelques cas, cet inconvénient ne laisse pas que d'être grave, puisqu'il empêche d'arriver au but que l'on se propose. Cependant, dans la généralité de ces cas, nous pensons qu'il est beaucoup préférable aux autres.

Tous les cautères établis avec des substances caustiques ont ceci de fâcheux, qu'ils ne commencent à agir qu'après un temps assez long. Ce n'est qu'au bout de deux ou trois jours que le travail d'élimination de la partie morte apparaît. Si la portion désorganisée est profonde, ce n'est qu'au bout de quinze jours, trois semaines, qu'elle est séparée ; c'est alors seulement que le cautère est établi. Au milieu de la plaie rose et vermeille, on place un ou plusieurs pois, suivant l'étendue que l'on veut conserver au cautère, et suivant l'abondance de la suppuration qu'on désire obtenir. Les pois simples ont le désavantage de se gonfler par l'humidité de la plaie, de manière à être expulsés ou à causer des douleurs ; de plus, ce sont des corps sans propriétés, qui n'agissent que comme corps étrangers. On préfère généralement des boules de racines d'iris de Florence, ou de petits citrons séchés : ces derniers surtout entretiennent une abondante suppuration. A chaque pansement, on met sur les pois une feuille de lierre ou un emplâtre de diachylum gommé.

Pour empêcher que les cautères ne répandent une mauvaise odeur, surtout pendant l'été, il faut avoir soin de les panser souvent et de maintenir la plaie propre, non pas en enlevant le pus à chaque pansement, et en laissant la surface ulcérée à sec, car cette pratique est nuisible, mais en abstergeant avec douceur les environs de la plaie, en n'y laissant pas séjourner et coaguler le pus, et en changeant chaque fois le linge de l'appareil. Lorsque l'on s'aperçoit que la suppuration que fournit le cautère diminue d'une manière sensible, il faut la provoquer en recouvrant les pois d'onguent de la mère ou de pommade épispastique (pommade à vésicatoire). Quand l'ulcère se recouvre de chairs molles et saignantes qui débordent ses lèvres, on les détruit en les couvrant avec de la poudre d'alun, ou en les touchant avec le nitrate d'argent fondu (pierre infernale). Lors, au contraire, que la plaie est enflammée, rouge, douloureuse, qu'elle fournit du sang au lieu de pus, il faut cesser d'y mettre des pois, la panser avec du cérat simple, et la recouvrir de cataplasmes émollients. Enfin, dans le cas où la partie sur laquelle un cautère a été placé, s'est amaigrie, de manière à ce qu'il n'y ait plus de tissu cellulaire graisseux, on voit le cautère se sécher, et ne fournir que fort peu de suppuration : il faut alors le laisser guérir et l'appliquer ailleurs. Un phénomène assez remarquable des vieux cautères, c'est la disposition qu'ils ont à descendre, de manière à se trouver, au bout de quelques années, beaucoup plus bas qu'ils n'étaient d'abord. Lorsqu'ils ont ainsi gagné un endroit peu convenable, on n'a d'autre chose à faire que de les laisser guérir et d'en ouvrir dans un autre point.

Les cautères sont, sans contredit, l'un des moyens les plus puissants que la médecine puisse offrir : ce n'est guère cependant que dans les maladies chroniques qu'on peut les mettre en usage. Il faut en effet compter sur vingt ou trente jours, avant qu'ils commencent à produire quelque effet. Mais leur action bien soutenue, quoique lente, se fait reconnaître par la puissance des résultats obtenus. Leur grande efficacité, dans quelques cas presque désespérés, a fait tomber quelques médecins dans un abus qu'il faut signaler. Pour eux, les cautères doivent être mis en usage dans toutes les maladies chroniques rebelles. C'est là certainement un abus, car il est une foule de cas où ils sont non-seulement inutiles, mais même nuisibles. Que de malheureux malades affectés de paralysies, d'épilepsie, d'hypocondrie, etc., que l'on tourmente d'applications réitérées de cautères ! Quel bien veut-on qu'ils fassent dans les cancers, dans les tumeurs formées par des accumulations de graisse ou de sérosité ? Les cas les plus favorables à l'emploi des cautères, sont les inflammations chroniques : ils sont alors d'une bien plus grande efficacité que les vésicatoires. Ainsi, dans la phthisie pulmonaire commençante, dans les maladies chroniques de la peau, et spécialement chez les enfants, après la guérison des teignes et des dartres, dans les inflammations des yeux et des oreilles, dans les inflammations anciennes du poumon ou des intestins, on a recours avec le plus grand avantage à l'application d'un cautère; il est également fort sage d'y recourir avant que de fermer complétement des ulcères fort anciens, et qui ont pris sur l'économie une influence qu'on ne pourrait supprimer tout à coup sans danger.

Ceci nous amène naturellement à parler d'un préjugé fort répandu, c'est-à-dire, qu'il est toujours imprudent de supprimer un cautère, tandis qu'on peut, sans inconvénient, arrêter un vésicatoire. Cette opinion n'est nullement fondée. « En effet, la suppression d'un vésicatoire n'a pas moins d'inconvénient que celle d'un cautère, lorsqu'elle a lieu avant la guérison de la maladie pour laquelle il a été appliqué. Si l'on supprime moins souvent le cautère que le vésicatoire, c'est uniquement parce qu'on préfère le premier de ces moyens au second, dans les maladies pour lesquelles il est nécessaire d'entretenir pendant très longtemps, ou même pendant toute la vie, une suppuration artificielle. Au reste, quel que soit celui des deux auquel on ait recours pour combattre une maladie, il importe d'autant plus de le supprimer lorsque cette maladie est guérie, que si on le conserve trop longtemps, il se tourne pour ainsi dire en habitude, et qu'alors la suppression peut être dangereuse. (Boyer). » Mais, toutes les fois que l'on n'aura pas laissé le cautère prendre sur l'économie cette fâcheuse influence, on pourra, sans le moindre inconvénient, le laisser se fermer. Il suffira, pour cela, de retirer les pois qu'on y avait mis, et la cicatrice ne tardera pas à se faire.

CÉCITÉ. Privation de la vue. Lorsque la cécité n'intéresse qu'un seul œil, on dit de la personne qui n'a qu'un seul œil, qu'elle est borgne. Dans beaucoup de circonstances la vue est incomplétement perdue; alors il faut distinguer une foule de degrés, depuis la vue qui commence à s'affaiblir, jusqu'à son anéantissement complet. Les premiers troubles de la vue sont désignés par les expressions d'hallucinations, bleuettes, mouches, amblyopie. La personne qui a perdu la faculté de voir, est dite aveugle. Quant au mot aveuglement, on ne l'emploie que pour exprimer la même idée au sens moral ou figuré.

Quelquefois un enfant est aveugle de naissance; alors la cécité est congéniale. Elle a été apportée en naissant; mais le plus ordinairement elle est accidentelle, et elle se manifeste en général avec les progrès de l'âge; cependant elle peut s'observer à toutes les époques de la vie. Suivant sa durée, elle est passagère, lorsqu'elle n'a qu'une durée limitée. On appelle nyctalopie l'affection dans laquelle on ne voit que la nuit, on est aveugle pendant le jour; émérelopie, lorsqu'on ne voit que pendant le jour. Le plus souvent la cécité est permanente, continue, par opposition au mot intermittente, que l'on est dans l'usage d'employer pour désigner la maladie qui n'apparaît que par intervalle. La cécité permanente est la plus ordinaire; et alors le jugement que l'on doit porter sur la terminaison et la durée de la perte de la vue, dépend de la nature de la maladie qui la détermine.

La cécité n'est qu'un symptôme : une foule d'affections peuvent la produire. Pour lui opposer un traitement rationnel, il faut, avant tout, être capable de reconnaître la maladie qui l'a déterminée. Il n'y a qu'une personne de l'art, possédant la connaissance de ces diverses maladies, qui puisse appliquer aux différentes cécités les remèdes qui leur conviennent.

On doit donc être prévenu contre le charlatanisme, auquel ont recours des gens qui abusent indignement de la confiance du public, en lui promettant des recettes infaillibles contre l'affaiblissement ou la privation de la vue, comme si les maladies diverses qui entraînent cette privation, et dont quelques-unes sont incurables, pouvaient céder au même remède ! Il faut, au contraire, payer un tribut de reconnaissance aux hommes qui, exerçant avec honneur l'art de guérir, se livrent à des études profondes, à des recherches continuelles, afin de pouvoir distinguer, au milieu d'une foule d'affections particulières, la cause véritable de la perte de la vue, et lui appliquer le traitement le plus convenable.

Jetons un coup d'œil sur les causes variées de la cécité.

Des enfants sont aveugles en naissant. Quelles peuvent être les causes de cette cécité que les médecins appellent *congéniale*, c'est-à-dire, originelle ? Le trouble momentané des humeurs de l'œil détermine quelquefois une cécité qui ne tarde pas à se dissiper. Les paupières peuvent être réunies ensemble d'une manière plus ou moins complète, soit par la continuité de leurs téguments respectifs, soit par une pellicule mince interposée entre elles, et offrir quelquefois des adhérences avec la sclérotique, et même la cornée transparente ; cette dernière circonstance est grave, parce que, de la séparation de ces parties adhérente, résulte le plus souvent l'opacité de la cornée.

Quelquefois l'ouverture de l'iris, c'est-à-dire, la prunelle, reste oblitérée après la naissance par une membrane, qui existe toujours dans les premiers temps de la grossesse, mais qui doit se déchirer à une certaine époque : il faut détruire cette membrane par une opération. Dans d'autres circonstances, l'iris ne présente aucune ouverture, parce qu'elle adhère par toute sa face antérieure avec la face postérieure de la cornée. Cette cause de cécité est difficile à combattre. Il existe des *cataractes* congéniales (*voy.* ce mot), ayant leur siége dans le cristallin ou sa membrane ; si elles sont sans complications, elles peuvent être opérées avec succès. Une foule d'autres causes peuvent se rencontrer : telles sont l'altération du tissu propre de l'œil, la conformation vicieuse de ses membranes, les vices des humeurs qu'il renferme, les affections de l'expansion des nerfs visuels, de la partie du cerveau qui préside à la vision, etc., etc...

La cécité se montre quelquefois dans l'enfance. Souvent elle est due à une tumeur qui se développe au fond de l'œil, fait sans cesse des progrès, et nécessite la prompte extirpation de cet organe, si on veut sauver les jours du petit malade ; car, lorsqu'on fait l'opération trop tard, ce qui arrive souvent, par suite de la sécurité mal entendue des parents, la maladie se reproduit.

Dans l'adolescence, l'habitude de la masturbation (onanisme) portée à l'extrême, a une tendance remarquable à engendrer une cécité qui, sans altération dans les humeurs de l'œil, constitue une des variétés de la *goutte sereine*. (*Voy.* ce mot.)

A l'âge adulte, on observe l'influence des professions ; ainsi, les personnes qui exercent beaucoup l'organe de la vue, qui travaillent sur des corps petits ou brillants, tels que les bijoutiers, les graveurs, les cultivateurs exposés sans cesse à l'action de la lumière réfléchie du soleil, sont particulièrement exposés à la cécité. J'ai observé des cécités incurables sur plusieurs notaires qui se sont succédé dans la même étude : la cause de la perte de la vue, dans ce cas, m'a paru être le travail habituel dans une étude basse, humide, placée au rez-de-chaussée, et où ne pénétrait jamais qu'une lumière réfléchie par les murs voisins.

La blancheur éblouissante d'un sol couvert de neiges éternelles, la clarté non moins vive d'un terrain sablonneux qui réfléchit fortement les rayons solaires ; l'exposition continuelle à la lueur du feu ou des métaux en fusion ; l'application constante à des ouvrages qui, par leur ténacité et leur délicatesse, exigent une grande attention, ou l'usage de verres grossissants, sont des sources de cécité : c'est la raison pour laquelle on trouve tant d'aveugles dans les climats glacés du Nord, dans les déserts brûlants de l'Afrique, dans certaines professions. De là, le précepte hygiénique de la plus haute importance pour les gens de lettres, de travailler plutôt à une faible lumière qu'à une trop grande clarté, parce que la première fatigue bien moins les yeux que la seconde.

Chez les vieillards, la cécité est quelquefois un effet du progrès de l'âge ; la cornée s'entoure d'un cercle opaque, qui tend sans cesse à s'agrandir ; le cristallin, le corps vitré perdent leur transparence ; la sensibilité de la rétine s'éteint ; les yeux diminuent de volume, se dessèchent en quelque sorte, parce qu'étant les organes les plus délicats, ils éprouvent les premiers effets de la diminution des forces vitales.

Parmi les cécités, les unes sont dites idiopathiques, et dépendent d'une affection qui a son siége dans le globe de l'œil lui-même : telles sont les ophthalmies chroniques, externes ou internes ; les taies variées de la cornée, suites de phlyctènes, de pustules, de plaies, d'abcès ; les collections de pus dans les chambres de l'œil, les cancers de l'œil, l'hydrophthalmie, ou hydropisie de l'œil, la *goutte sereine*, etc. , etc. D'autres cécités sont symptomatiques d'affections qui occupent un lieu autre que le globe de l'œil, dont toutes les parties constituantes sont saines. Ainsi, le nerf optique, le nerf de la cinquième paire, le cerveau, peuvent être le siége de la maladie.

Dans d'autres circonstances, une maladie générale, telles que des fièvres graves, des affections nerveuses, la pléthore sanguine, la répercussion de dartres, et d'autres affections exanthématiques, anéantissent la faculté de voir.

Une attaque d'apoplexie peut avoir pour résultat une cécité complète.

Le plus souvent, la cécité se manifeste peu à peu. Le malade perd insensiblement la faculté de voir. Mais il arrive quelquefois aussi que la cécité survienne tout à coup ; tel est le cas de la goutte sereine. Lorsque nous passons d'un lieu fort éclairé dans un lieu fort obscur, nous cessons de distinguer les objets, mais quelques instants suffisent pour dissiper cette cécité, et pour mettre la sensibilité de l'œil en équilibre avec la lumière qui le frappe. Un homme plongé dans un sombre cachot y demeure quelque temps aveugle ; mais insensiblement sa rétine se met en rapport avec les faibles rayons dispersés dans l'atmosphère de sa demeure, et il finit par distinguer parfaitement tout ce qui l'entoure, faculté qu'il perd ensuite lorsqu'on le rend à la liberté et à la lumière. De même, dans certaines inflammations de l'œil, la lumière du jour ne peut être supportée, parce qu'elle est trop intense, le malade peut plutôt voir lorsqu'il est dans l'obscurité.

Suivant les altérations diverses qui causent la cécité, l'œil peut rester sain en apparence (dans la goutte sereine, par exemple), ou offrir des lésions plus ou moins facilement appréciables (exemples : les taies de la cornée, la cataracte, etc.).

D'où la difficulté d'apprécier la nature de la cécité, de porter un jugement sur sa gravité, de discerner les moyens de traitement qu'on doit lui opposer... toutes choses qui réclament au plus haut degré l'instruction et l'expérience d'un homme de l'art ; et, par ce mot, je n'entends pas seulement un *oculiste*, mais bien un chirurgien ou un médecin également versé dans l'étude de toutes les branches de la science médicale.

Tantôt la saignée, les sangsues, les ventouses, tantôt les vésicatoires, les sétons, tantôt un traitement mercuriel, tantôt l'emploi de divers topiques, peuvent être indiqués.

C'est une grande erreur de croire que le *collyre* ou la *pommade* d'un charlatan peut suffire à remplir des indications aussi variées.

Une opération chirurgicale devient quelquefois nécessaire. Enfin, il est des cécités complétement incurables, et c'est risquer inutilement de compromettre sa santé que de se livrer, en pareil cas, aux essais d'empiriques qui ne connaissent point d'obstacles à leurs grossiers procédés.

Le plus souvent, les causes qui donnent lieu à la cécité ne sont pas de nature à céder promptement aux remèdes. Le temps est presque toujours un élément indispensable dans le traitement. Les malades ne doivent donc pas se décourager, mais, quand ils ont une fois bien placé leur confiance, se résigner à attendre leur guérison de la persévérance dans l'emploi des remèdes.

CEINTURE. Ce mot a diverses acceptions en chirurgie. Le plus ordinairement, il s'applique à une sorte de *bandage*, destiné à contenir la hernie ombilicale. (*Voy.* le mot DESCENTE.) En *orthopédie* (*voy.* ce mot), il s'entend d'appareils particuliers, destinés à maintenir le tronc, à soutenir les épaules, et à prolonger ainsi l'action des moyens d'extension et de contention des parties déformées et déviées, pendant que les sujets en traitement se tiennent debout, ou se livrent à la marche. Les personnes qui ont beaucoup d'embonpoint, sont obligées de soutenir le ventre avec une ceinture lacée, plus ou moins analogue au corset des femmes ; mais, en pareil cas, il faut prendre garde de pousser trop loin la constriction du ventre; outre qu'on s'exposerait à gêner l'action des organes digestifs, on pourrait facilement déterminer le reflux du sang vers le cœur et les poumons (d'où la syncope, les palpitations, les étouffements), ou, vers la tête (d'où la céphalalgie ou douleur de tête, les étourdissements, le coup de sang, etc.). Durant l'épidémie du *choléra*, beaucoup de personnes se sont bien trouvées d'entourer le ventre d'une ceinture de flanelle. C'est une précaution très utile aux individus sujets aux dérangements de la digestion, aux douleurs rhumatismales, durant les temps froids et humides ou variables. Spéculant sur cette indication si facile à remplir, quelques charlatans ont offert au public, comme *antirhumatismales*, des ceintures de flanelle revêtues de taffetas gommé, dont la composition n'est assurément un secret pour personne.

CÉLERI. On trouve, dans les marais du midi et de l'ouest de la France, une plante de la famille des ombellifères, appelée ache des marais (*apium graveolens*); son odeur, lorsqu'elle est fraîche, est nauséeuse, désagréable; le goût de ses feuilles est amer; c'est cette plante qui, modifiée par la culture, dans son port et dans ses propriétés, prend le nom de céleri, *apium graveolens*, var. *dulce*; il ne lui est resté de ses premières qualités qu'une odeur aromatique assez agréable, et un goût très légèrement amer; on mange les différentes parties de la plante; ainsi, les sommités sont placées, comme aromates, autour des viandes bouillies; les baies des feuilles et la tige entrent dans la composition de la plupart des salades, et enfin les racines, que la culture a considérablement développées, prennent le nom de céleri-rave, et se mangent après avoir été cuites comme d'autres légumes. On croyait autrefois que l'usage du céleri était propre à faire naître des désirs amoureux; il n'en est rien : cette plante n'est que très légèrement excitante, ce qui fait qu'on peut la manger crue. Mais elle ne l'est pas au point de provoquer l'érection, ou d'agir sur le cerveau, de façon à réveiller les sens émoussés par une longue inaction ou par des abus répétés.

CENDRES. C'est le résidu de l'entière combustion des matières végétales ou animales.

Laissant de côté les cendres des matières animales, qui ne sont d'aucun usage en médecine, nous ne parlerons ici que des cendres des végétaux.

Les cendres qui résultent de la combustion des végétaux, contiennent des sous-carbonates de potasse, de soude, de chaux et de magnésie, des sulfates de potasse et de soude, des sous-phosphates de potasse, de chaux et de magnésie, des chlorures de potassium, de sodium et de calcium, et enfin des traces de silice, d'alumine, de magnésie, d'oxyde de fer et d'oxyde de manganèse.

Tous les végétaux ne fournissent point des cendres identiques; la nature du sol fait aussi varier la composition des cendres; c'est ainsi que les plantes qui croissent sur les bords de la mer, sont très riches en sels de soude, tandis que celles qui végètent dans l'intérieur des terres, contiennent, au contraire, beaucoup de sels à base de potasse.

Les cendres de bois dont on se sert pour les usages que nous indiquerons, sont surtout riches en sous-carbonate de potasse, ce qui leur donne la saveur alcaline qu'on leur connaît; les autres sels y existent en très petite quantité.

Les cendres, en économie domestique, servent à préparer la lessive pour blanchir le linge.

En médecine, on prépare avec les cendres des bains de pieds assez énergiques. Les sels solubles agissent sur la peau, en la rougissant, et ils jouissent encore de la propriété de procurer à l'eau plus de densité, et, par conséquent, plus de capacité pour le calorique. Comme les cendres sont toujours sous la main, c'est un moyen précieux, et qu'on emploiera très efficacement, dans les cas où il faudra promptement rappeler aux extrémités le sang qui fluxionnerait dangereusement vers un organe important.

CENTAURÉE. Ce nom a été appliqué, dans le langage vulgaire, à tant de plantes différentes, qu'il est nécessaire que nous nous livrions à une petite digression synonymique. Dans le langage scientifique et rigoureux des botanistes, le nom de centaurée (*centaurea*) a été réservé pour un genre de la famille des composées dont le bleuet (*centaurea cyanus*), la chaussetrape (*centaurea calcitrapa*) font partie; mais, dans le langage vulgaire, on donne le nom de centaurée jaune au *chlora perfoliata*, qui est une gentianée, de centaurée bleue ou *scutellaria galericulata*, qui fait partie des labiées; enfin, on appelle petite centaurée l'*erytræa centaurium*. Nous ne parlerons, dans cet article, que de cette dernière plante, qui, seule de trois dont nous venons de parler, est habituellement employée en médecine. Il n'est personne qui n'ait remarqué cette petite plante dans les allées des bois sablonneux, où ses jolies fleurs rares, disposées en corymbe, attirent les regards. On cueille les parties supérieures de cette plante, qu'on fait sécher au soleil, pour les conserver; la dessication n'altère en rien leurs propriétés. Cette plante est franchement amère dans toutes ses parties, et, sous ce point de vue, fort utile; nous avons développé, au mot AMER, les circonstances dans lesquelles son usage doit être conseillé. Quelques auteurs se sont néanmoins exagéré les propriétés de cette plante; ainsi, Ledelius publia, en 1694, une petite dissertation intitulée: *Centaurium minus, auro tamen majus*, dont le titre indique déjà suffisamment quelle valeur thérapeutique l'auteur prétendait donner à ce végétal.

CÉRAT. Le cérat est une préparation officinale pharmaceutique, qui s'obtient de la manière suivante: on fait dissoudre à un feu doux, et dans un vase de terre vernissée ou de porcelaine, *deux parties* de cire blanche, dans *huit parties* d'huile d'amandes douces, récente et filtrée. On laisse refroidir jusqu'à ce que le mélange ait acquis la consistance de beurre; alors on introduit l'huile et la cire à demi refroidies, dans un mortier de marbre échauffé au moyen de l'eau chaude; on agite avec un pilon de buis, et enfin on ajoute peu à peu, et en remuant sans discontinuer, *six parties* d'eau filtrée. Lorsque le tout est suffisamment battu et refroidi, il en résulte une pommade crémeuse d'un très beau blanc; c'est le *cérat simple*.

Si 'on veut obtenir le *cérat de Galien*, sans rien changer aux proportions indiquées, on remplace l'eau simple par une pareille quantité d'eau distillée de roses. Ce cérat s'appelle aussi *cérat à la rose*.

Pour le *cérat de saturne* ou *de Goulard*, on ajoute, pour huit onces de cérat blanc, deux onces de sous-acétate de plomb liquide (extrait de saturne), que l'on incorpore au cérat de la manière déjà indiquée.

Le *cérat opiacé* est du cérat simple, auquel on ajoute soit de l'opium en poudre, soit du laudanum liquide, soit enfin de la teinture de Rousseau.

Enfin, le *cérat saturné opiacé* est du cérat simple, auquel on ajoute de l'opium et de l'extrait de saturne.

On peut aussi, sans aucun désavantage, remplacer la cire blanche par de la cire jaune; le cérat alors est jaunâtre; celui qu'on fait pour les besoins des hôpitaux est préparé de cette manière.

Le cérat est une pommade très adoucissante; on s'en sert pour panser les plaies avec ou sans suppuration, pour sécher les plaies, les ulcérations, etc.

Le cérat opiacé jouit, en outre, d'une propriété calmante assez énergique. Le médecin doit seul régler l'usage de ce médicament, surtout si la plaie est étendue, à cause de l'abus dangereux qu'on pourrait en faire.

Enfin, le cérat de saturne ou de Goulard est plus particulièrement réservé pour le pansement des brûlures. Il ne serait pas sans inconvénient de panser avec le cérat de saturne un ulcère ancien, à cause des accidents de répercussion qui pourraient être la suite de cette pratique.

Le cérat, étant par-dessus tout adoucissant, doit, pour tous les usages, être d'une extrême fraîcheur. La rancidité qu'il acquiert en vieillissant, le rend, au contraire, irritant.

CERFEUIL. (*Scandix cerefolium.*) Plante de la famille des ombellifères, originaire du midi de l'Europe. Cette plante a une odeur particulière; tout le monde la connaît; son goût est légèrement piquant; on l'emploie comme assaisonnement; elle entre aussi dans la plupart des jus d'herbes, comme rafraîchissant. C'est avec raison qu'on la conseille en application sur les hémorrhoïdes, ou bien sur les parties génitales, principalement chez les femmes, lorsqu'il y a chaleur, démangeaison, échauffement; il suffit de laisser infuser des feuilles dans l'eau froide, et de les appliquer sur les parties irritées, ou bien on peut les piler, et en faire une espèce de cataplasme. Quelques médecins assurent encore que le suc de cerfeuil est très utile pour faire fondre les glandes engorgées, et pour la guérison des maladies cutanées. Mais que n'a-t-on pas vanté contre les maladies de la peau? A croire les auteurs des matières médicales, ce sont les maladies contre lesquelles il existe le plus grand nombre de remèdes excellents, et de toutes les maladies ce sont les plus rebelles.

CERISE. On donne ce nom au fruit de plusieurs espèces d'arbres appartenant au genre cerisier (cerasus), qui fait partie de la famille naturelle des amygdalées. Nous allons passer en revue, dans cet article, les différentes espèces de cerises, que l'on désigne sous le nom de griottes, merises, guignes, etc., et fixer l'esprit du lecteur sur leurs propriétés alimentaires ou médicales.

L'opinion la plus généralement répandue sur le cerisier, c'est qu'il est originaire du royaume de Pont, et qu'il fut transporté en Europe par Lucullus, après la défaite de Mithridate. Mais le savant abbé Rozier discute au long cette assertion de Pline, et démontre que Lucullus a bien pu apporter à Rome une espèce de cerisier inconnu avant lui, mais que le cerisier ordinaire a pour type une espèce de merisier (cerasus avium), que l'on trouve sauvage dans les grandes forêts de la France, où elle égale en hauteur les arbres les plus élevés. C'est ce merisier, qui, modifié par la culture et par la greffe, aurait donné lieu aux différentes espèces et aux principales variétés que nous allons examiner successivement.

Merise. Cette espèce de cerise est fournie par le *cerasus avium*. Elle est petite, noirâtre, sucrée, et la chair adhère au noyau; on la sèche dans les campagnes afin de la conserver pour l'hiver; elle est fort commune dans la Forêt-Noire, en Alsace et en Suisse, où elle sert à la fabrication de la liqueur connue sous le nom de *kirschewasser*, ou *ratafia de Gre-*

noble; cette liqueur s'obtient en distillant simplement ce fruit fermenté. Le *marasquin* se prépare, en Dalmatie, d'une manière tout à fait analogue avec le fruit d'une autre variété de merise; ces deux liqueurs sont un mélange d'alcool et d'une petite quantité d'acide prussique, le plus énergique des poisons; aussi peuvent-elles, avec raison, être comptées parmi celles dont l'abus est le plus dangereux. On a vu des hommes qui en avaient fait excès, succomber à l'instant même, sans qu'on pût les rappeler à la vie. En petite quantité, elles ne peuvent être supportées que par des estomacs vigoureux et non sujets à l'inflammation.

Bigarreau. (*Cerasus duracina*.) Il existe plusieurs variétés de ce fruit; cultivées dans les jardins, toutes sont remarquables par leur grosseur et leur forme allongée; leur chair est ferme, blanche ou rouge, sujette à être piquée des vers, et d'une digestion difficile. De toutes les espèces de cerises, c'est la moins délicate; elle n'est ni sucrée ni acide, et ne doit être permise qu'aux bons estomacs. On les confit quelquefois à l'eau-de-vie.

Guigne. (*Cerasus juliana*). Dans les provinces, on donne souvent le nom de cerise à ce fruit, tandis qu'on désigne sous le nom de griotte le fruit que les Parisiens appellent cerises. Chacun le reconnaîtra aux caractères suivants : il est noir, sucré, cordiforme, à chair remplie d'un suc rouge foncé, et adhérente au noyau. Ce fruit est de beaucoup préférable aux bigarreaux, et d'une digestion plus facile, surtout lorsqu'il est mûr; mais, aux environs de Paris, surtout, on est forcé de le cueillir trop tôt, parce qu'il est dévoré par les moineaux, qui en sont très friands, à mesure qu'il arrive à une maturité parfaite.

Cerise, proprement dite, ou griotte, fruit du *cerasus vulgaris*, ou cerisier ordinaire. A Paris, on la nomme cerise de Montmorency. Sa forme est sphérique, sa chair rosée, la peau s'en détache facilement, son goût est légèrement acide. C'est un des fruits les plus sains et les meilleurs qui existent. Il est rafraîchissant, sans être trop froid pour l'estomac, comme le melon, par exemple. Quelques personnes ont la mauvaise habitude, en mangeant les cerises, d'en avaler les noyaux; le plus souvent ces noyaux traversent le canal intestinal sans le léser, et sortent avec les matières fécales. Mais il est arrivé cependant que des noyaux se sont ainsi accumulés en masse vers la valvule qui sépare le gros intestin du petit intestin; il en est résulté des coliques très fortes, des vomissements, une suspension de selles, suivie de dévoiement; en un mot, tous les accidents d'un corps étranger arrêté dans les intestins. On cite le cas d'une jeune fille de Strasbourg, qui rendit par les selles, après une longue maladie, un pied environ d'intestin gangrené. Une guérison miraculeuse suivit cet accident; mais ayant eu l'imprudence, plusieurs mois après son rétablissement, d'avaler une grande quantité de noyaux de cerises, la cicatrice se rompit, et elle mourut dans d'horribles souffrances. Ce fait est hors de doute, car toutes les pièces anatomiques qui le constatent sont déposées au musée de Strasbourg, et l'observation avait été recueillie par le professeur Lobstein.

On fait subir aux cerises différentes préparations. L'une de celles dont l'usage est le plus médical, c'est le sirop de cerises, qui est très rafraîchissant, et convient dans les irritations du canal digestif. Le peuple attribue aux queues de cerises des propriétés diurétiques, qui n'ont jamais été constatées d'une manière bien rigoureuse, et sont au moins fort douteuses, car ces queues ont un goût amer qui annoncerait plutôt des propriétés toniques ou fébrifuges.

Les botanistes rangent aussi dans le genre *cerasus*, le laurier-cerise et les cerisiers à grappe. Tous ces arbres, dont les fruits ne sont pas mangeables, sont remarquables par la quantité très notable d'acide cyanhydrique contenu dans leurs feuilles, leurs fruits et leurs graines. Ce sont des végétaux dangereux, et dont la médecine seule fait usage; encore n'emploie-t-elle que le cerisier laurier-cerise, qui fera l'objet d'un article spécial.

CHALEUR. Nous devons dire, en commençant cet article, que l'on confond trop généralement les mots *chaleur, calorique et température.*

Le *calorique* est le principe de la chaleur; la *chaleur* est la sensation que le calorique détermine sur nos organes; la *température*, enfin, est l'état sensible, le degré appréciable de la chaleur. La définition de chacun de ces mots devait, à notre avis, précéder l'histoire de la chaleur.

Le calorique est un fluide impondérable, invisible, qui se manifeste par les propriétés suivantes: Il se meut comme la lumière, par rayonnement direct ou par réflexion; il pénètre tous les corps qu'il tend à mettre en équilibre de température; il dilate ces corps, et suivant qu'on applique aux différents corps des températures diverses, on échauffe seulement ou on décompose ces corps, ou bien on les fait passer de l'état solide à l'état liquide, ou gazeux, ou de l'état aériforme à l'état solide ou liquide, et réciproquement.

Le calorique, avons-nous dit, se transmet par rayonnement; développons un peu ce phénomène : imaginez un corps chaud, isolé dans l'espace; ce corps est le centre d'une multitude de rayons qui se meuvent en ligne droite, et traversent l'air dans toutes les directions. Ces rayons arrivent à la surface des corps solides ou liquides; ces rayons sont ou absorbés ou réfléchis; s'ils sont absorbés, ils échauffent le corps absorbant; s'ils sont réfléchis, ils changent seulement de direction, ou enfin une partie des rayons peut être absorbée et l'autre réfléchie.

Toutes les fois que deux corps ont une température différente, le plus chaud cède du calorique à l'autre, et tous deux finissent par acquérir la même température. Cet effet a lieu entre tous les corps, soit au point de contact, soit à distance, en vertu de cette loi qui fait que *le calorique tend à l'équilibre.*

L'équilibre au point de contact s'établit bien plus promptement qu'à distance, et ce temps d'ailleurs est plus ou moins court, en raison de la capacité des corps pour le calorique, et aussi en raison de la facilité plus ou moins grande qu'ils ont de conduire ce fluide.

Puisque le calorique tend sans cesse

à se mettre en équilibre, nous devons nécessairement enlever une certaine quantité de ce fluide aux corps qui ont une température plus élevée que la nôtre, et, au contraire, nous devons céder de la chaleur à ceux dont la température est inférieure. Cette double nécessité détermine pour nous les deux sensations connues sous les noms de *chaleur* et de *froid*; ainsi donc, toutes les fois que nous touchons un corps quelconque, et que nous éprouvons la sensation du froid, c'est que la température de ce corps est moins élevée que la nôtre, et qu'il nous enlève une certaine quantité de chaleur; la sensation de la chaleur dépend du phénomène opposé.

Nos organes s'accoutument aux sensations prolongées, de sorte que ce qui nous paraissait un peu froid, finit par ne plus l'être au bout d'un certain temps; si alors nous venons à toucher le même corps après que sa température aura été élevée de quelques degrés, il devra nous paraître chaud, parce que ce corps nous enlèvera moins de calorique dans le même temps. C'est ainsi que nous subissons les alternatives de température des diverses saisons. C'est ici le lieu de combattre quelques erreurs : on dit, et trop de personnes croient que les caves sont froides en été et chaudes en hiver. Nous dirons d'abord que la température des caves est la même dans toutes les saisons, et que cette température égale est de douze degrés au-dessus de zéro (thermomètre centigrade); mais la température de l'air, en été, est de vingt-deux degrés terme moyen, et cette température en hiver est au-dessous de zéro. Le jugement que nous portons sur la température de la cave dans les diverses saisons est vrai relativement, et établit seulement que la température de la cave, qui est de douze degrés en tout temps, est froide par rapport à la température de l'atmosphère, qui est en été de vingt-deux degrés; tandis que cette même cave paraît chaude en hiver, parce que la température de l'atmosphère est au-dessous de zéro dans cette saison.

L'eau des puits paraît également chaude en hiver et froide en été ; l'expli-

cation que nous venons de donner pour les caves, rendra compte de ce phénomène analogue au précédent.

Mais revenons aux propriétés du calorique. Lorsqu'on expose l'extrémité d'un corps solide à l'action du feu, non-seulement les parties en contact avec le foyer augmentent de température, mais les parties environnantes s'échauffent elles-mêmes. Tous les corps ne possèdent pas au même degré la propriété de propager le calorique; ceux qui jouissent de cette propriété à un haut degré, s'appellent *bons conducteurs du calorique;* ceux qui possèdent, au contraire, cette propriété à un faible degré, sont dits *mauvais conducteurs du calorique.* Qui ne sait, pour citer des exemples, qu'on ne peut tenir dans la main une barre en fer assez longue dont l'extrémité est rougie au feu, tandis qu'on peut, au contraire, tenir un charbon dans un point très voisin de celui où il est rougi par la chaleur ? La plupart des métaux sont bons conducteurs du calorique ; le bois, le charbon, les corps gras, sont mauvais conducteurs du calorique; enfin les liquides plus mauvais encore; l'air et les gaz sont privés de la propriété conductrice du calorique.

Nous venons de dire que les liquides sont très mauvais conducteurs du calorique, et pourtant on voit que l'eau soumise dans un vase à l'action du feu, s'échauffe uniformément, et entre bientôt en ébullition; quelques mots suffiront pour expliquer ce phénomène contradictoire en apparence. La couche inférieure du liquide en contact avec la paroi du vase, s'échauffe seule au foyer; mais à mesure que cette couche s'échauffe, elle se dilate, devient plus légère, et se déplace pour gagner la partie supérieure du vase, tandis qu'au contraire, les couches supérieures plus froides, plus denses, se précipitent vers la partie inférieure du vase; de sorte qu'il s'établit, jusqu'au moment de l'ébullition, un double courant, l'un ascendant d'eau chaude, et l'autre descendant d'eau froide, d'où résulte la température uniforme du liquide chauffé. Cette température va en augmentant jusqu'à quatre-vingt-dix degrés, terme de l'ébullition; quelque degré de chaleur que vous appliquiez alors au liquide, vous ne pourrez augmenter sa température ; toute la chaleur excédante sert uniquement à faire passer l'eau de l'état de liquide à l'état de vapeur.

Tous les corps exposés à une température supérieure à la leur, se dilatent, et la dilatation est d'autant plus grande, que la température à laquelle on les expose est plus élevée : il n'y a qu'un très petit nombre de corps qui fassent exception, et encore, n'est-ce que dans les degrés voisins de leur passage de l'état liquide à l'état solide, et de l'état solide à l'état liquide ; l'eau, par exemple, offre son maximum de densité à quatre degrés ; au-dessous de cette température, elle se dilate au lieu de diminuer de volume, comme la théorie l'indique ; cette contradiction dépend de ce que, dans les degrés voisins de la congélation, les molécules de l'eau s'écartent pour se disposer selon les besoins des formes régulières cristallines.

La dilatation de tous les gaz est à très peu près uniforme et égale pour chaque degré du thermomètre centigrade.

Les solides sont très peu dilatables, et ils le sont tous inégalement ; les liquides sont dans le même cas.

C'est sur la propriété qu'ont les corps de se dilater, que sont fondés *les thermomètres*. Les thermomètres servent, comme chacun sait, à mesurer les diverses températures ; on se sert de trois espèces de thermomètres.

Le thermomètre *solide*, connu plus particulièrement sous la dénomination de pyromètre, s'applique particulièrement à la mesure des hautes températures ; il est fondé sur la propriété qu'a l'argile de prendre un retrait graduellement uniforme pour les diverses températures très élevées ; on s'en sert, par exemple, pour apprécier les degrés de chaleur auxquels la fusion de la fonte, du fer, du cuivre, etc., a lieu dans les usines.

Les thermomètres que, par opposition au précédent, on appelle *liquides*, se font avec l'alcool ou le mercure. Ce dernier mérite la préférence parce qu'il supporte une température plus élevée, et parce qu'il se dilate uniformément pour tous les degrés de l'échelle thermométrique.

On construit encore un thermomètre avec l'air ; cet instrument délicat sert à mesurer des différences légères de température.

Tous les corps se présentent, ou à l'état solide, ou à l'état liquide, ou à l'état gazeux ; cet état différent dépend du rapport qui existe, dans les corps, entre *la force de cohésion* qui unit leurs molécules intégrantes, et la *force répulsive* du calorique qui tend à les éloigner. Lorsque la cohésion l'emporte sur la force répulsive, le corps est solide : lorsqu'au contraire, la force répulsive est supérieure à la cohésion, le corps est liquide ; enfin, lorsque la cohésion est nulle, le corps est gazeux.

Si l'on pouvait donc, dans tous les cas, rendre alternativement prépondérantes les deux forces qui influent sur l'état des corps, on ferait à son gré passer tous ces corps par les trois états solide, liquide ou gazeux ; mais notre puissance à cet égard est bornée, parce que nous ne pouvons produire qu'un certain degré de froid, qu'un certain degré de chaleur. Aussi existe-t-il des corps solides qu'on ne peut fondre, des corps liquides qu'on ne peut solidifier, et des gaz qu'on ne peut liquéfier.

Les solides fusibles fondent à des températures qui varient pour chacun d'eux. La glace fond à zéro ; le plomb à 263° ; et le zinc à 370°, etc., etc.

Tous les corps, pendant leur fusion, absorbent une quantité de calorique qui est absolument insensible au thermomètre, et qui, pour cela, est appelé *calorique latent*. Rendons ceci sensible par un exemple. Mettez dans un vase de verre à zéro un kilogramme de neige, versez par-dessus un kilogramme d'eau à 75°, il en résultera deux kilogrammes d'eau à zéro ; donc un kilogramme de neige a besoin pour fondre de rendre latente toute la chaleur nécessaire pour élever un kilogramme d'eau à 75°. Voilà pourquoi la glace est si longtemps à fondre lorsque le dégel arrive ; et si nous éprouvons un froid plus sensible à cette occasion, c'est que nous cédons une portion de notre chaleur pendant la fonte de la neige.

Nous avons déjà dit qu'aussitôt qu'un liquide entre en ébullition, sa température ne s'élève plus, tout le calorique appliqué à ce liquide est exclusivement employé à réduire en vapeur une plus ou moins grande quantité du liquide. Ce calorique devient insensible au thermomètre, il devient *latent*; la vapeur, en effet, présente la même température que le liquide; pour l'eau en ébullition ou à l'état de vapeur, la température thermométrique est de 90°, et pourtant un kilogramme d'eau en vapeur peut échauffer, au même degré thermométrique, près de six kilogrammes d'eau à zéro.

La pression de l'air, ou toute autre pression, influe singulièrement sur le degré auquel les liquides entrent en ébullition. Si l'on met de l'eau à 40° sous le récipient de la machine pneumatique, dont on fait ensuite le vide, l'eau entre bientôt dans une vive ébullition. Si même on avait le soin de faire le vide exactement, et d'absorber la vapeur d'eau à mesure qu'elle se forme, l'ébullition pourrait avoir lieu même à zéro. Au contraire, une pression qu'on rendrait exacte autant qu'intense, permettrait d'élever la température de l'eau jusqu'au rouge sans ébullition. C'est ce qu'on peut expérimenter au moyen de la machine de Papin.

Les liquides qui contiennent des corps étrangers en dissolution ont besoin d'une température un peu plus élevée pour entrer en ébullition; c'est pour cette raison que l'eau salée ou sucrée est plus longue à entrer en ébullition que l'eau simple.

Tout le monde sait qu'il n'est pas nécessaire qu'un liquide bouille pour se vaporiser : tous, en effet, se réduisent plus ou moins en vapeur, témoin l'évaporation assez prompte de l'eau de la pluie.

Nous avons dit que le calorique pouvait agir sur les corps en les décomposant. Cet effet aura lieu toutes les fois que le corps sera composé d'un principe fixe et d'un autre volatil; le carbonate de chaux est dans ce cas, et l'art du chaufournier repose sur ce principe.

Si le calorique, comme nous l'avons établi, dilate les corps, il n'est point hors de mon sujet d'examiner succinctement les effets de la soustraction du calorique qui les resserre.

Si vous soumettez à l'action du feu un corps indécomposable, et que vous le laissiez refroidir, il reviendra à son premier état, en éprouvant, dans un ordre inverse, les phénomènes que le feu lui avait fait subir.

Le froid opère un rapprochement entre les molécules des corps; il favorise donc la combinaison des corps gazeux; il tend aussi à liquéfier les gaz, et à solidifier les liquides. Toutes ces actions s'exercent dans les limites de l'art; on sait, par exemple, qu'on peut liquéfier le chlore, l'acide sulfureux, etc., et qu'on solidifie le mercure, à la température de 40° au-dessous de zéro.

Sources du calorique. Le calorique émane du soleil ou des corps, soit par la compression, soit par la combustion.

Le soleil, outre les rayons de lumière, lance encore des rayons de calorique. Ce fait vulgaire n'a pas besoin d'explication.

Toutes les fois qu'on comprime un corps, soit en le frottant, soit en le percutant, on rapproche les molécules de ce corps, et il se dégage une quantité de calorique, relative à l'intensité de l'action. Qui ne sait que le fer, le bois, peuvent s'échauffer et même rougir par le frottement? N'est-ce pas par la percussion des cailloux par l'acier, qu'on fait jaillir des étincelles? Les gaz, par la compression, sont susceptibles de dégager beaucoup de calorique; le briquet à air est fondé sur cette propriété.

Lorsque deux ou plusieurs corps se combinent, ils donnent lieu à un changement de température. Lorsque ces corps ont les uns pour les autres une grande affinité, et qu'il résulte de leur action réciproque une combinaison intime, le dégagement de chaleur est très intense, et quelquefois même incandescent.

Nous terminerons ici l'histoire physique et chimique de la chaleur, pour étudier celle-ci dans ses rapports avec l'économie animale; et d'abord, nous établirons qu'il y a production de chaleur par les actes vitaux et morbides, tels que la respiration, la digestion, les inflammations, etc.

Personne n'ignore que tous les animaux ont une température propre, supérieure à celle du milieu dans lequel ils vivent; cette température, résultat des actes vitaux, et nécessaire au jeu incessant des organes, tend néanmoins à abandonner les animaux pour amener les corps environnants à l'équilibre de température; de là le besoin d'une production permanente de chaleur, pour réparer des pertes continuelles. La respiration, cette importante fonction qui s'accomplit sans s'interrompre jamais, et dont la suspension, comme dans l'asphyxie, amène promptement la mort, la respiration, dis-je, est la source féconde, intarissable de la chaleur animale.

Cette source de la chaleur chez les animaux est si réelle, que la température dans les diverses classes dépend, dans chacune d'elles, de l'étendue de la respiration. Et, en effet, chez les animaux à sang froid, la respiration est plus minime, plus incomplète que chez les animaux à sang chaud. Chez les oiseaux, dont les poumons sont relativement très développés, la température est plus considérable que chez les mammifères. Cette structure si favorable au développement de la chaleur chez les oiseaux, témoigne de la suprême intelligence qui préside à la création des êtres; c'est qu'il fallait aux oiseaux une source plus abondante de chaleur, pour réparer les pertes qu'ils devaient éprouver dans leurs rapides trajets.

Bien que la respiration soit une source principale et permanente de la chaleur, dans l'économie animale, on peut ajouter que toute intensité d'action organique devient cause de production de chaleur; c'est ainsi que l'action digestive développe de la chaleur dans les organes chargés de cette fonction, et que, dans un état maladif, on voit la chaleur accompagner toute inflammation.

Chez l'homme, la chaleur animale, prise intérieurement, est de 36° au thermomètre centigrade.

L'homme peut supporter des températures plus élevées que la sienne propre, proposition exacte, mais qui demande pourtant quelques développements. Si la température à laquelle il est soumis est à peine plus élevée que celle du corps, il éprouve seulement une augmentation de transpiration pulmonaire et cutanée; si l'homme est placé dans une étuve à la température de soixante à quatre-vingts degrés centigrades, il éprouve aussitôt une sensation de chaleur et une cuisson qui se manifestent particulièrement aux paupières et aux narines; la peau devient

rouge, le pouls s'accélère, et au bout de quelques minutes, toute la surface cutanée est baignée de sueurs; continue-t-on cette dangereuse épreuve, l'anxiété se mêle à une gêne plus ou moins considérable de la respiration, le pouls accéléré s'élève à cent soixante pulsations par minute; à ces symptômes se joignent un mal de tête intense, des étourdissements, et une défaillance qui peut aller jusqu'à la syncope, au bout de huit à dix minutes de séjour dans l'étuve; au sortir de l'étuve, la sueur continue, et le corps, dans un intervalle de douze à dix-huit minutes (y compris le séjour dans l'étuve), peut avoir perdu de cent cinquante à trois cents grammes de son poids; dans cette épreuve, la température propre de l'homme et celle des animaux ne s'élèvent pas au-delà de deux à cinq degrés au-dessus de son état naturel : ce résultat remarquable est dû à ce que les évaporations cutanée et pulmonaire, ont lieu aux dépens de la chaleur propre du corps, ce qui est une cause active et permanente de refroidissement.

L'intensité de ces effets varie suivant la constitution individuelle, et cette intensité diminue surtout par l'habitude : c'est ainsi qu'en Russie, l'intensité de chaleur des bains de vapeur est portée à soixante-dix degrés, et qu'il est démontré que des individus sont restés quinze minutes dans un four dont la température était de cent dix degrés.

Toutefois, si l'homme et les animaux peuvent supporter, pendant un temps limité, les degrés élevés de température que nous avons signalés, un séjour prolongé, même dans des conditions moins défavorables, déterminerait des accidents dont la gravité pourrait devenir mortelle; qui ne sait que la chaleur à laquelle sont exposés les moissonneurs est périlleuse et quelquefois mortelle pour les travailleurs?

Nous ajouterons, en terminant, et d'une manière générale, que les boissons froides sont diurétiques, que tièdes elles sont émollientes, et que chaudes elles sont sudorifiques.

La température des tisanes doit donc être tiède, et non chaude, à moins d'indication précise dans ce dernier cas. Les boissons tièdes, en effet, sont émollientes; chaudes, elles deviennent excitantes; nous dirons la même chose des lavements et des bains.

CHAMPIGNON. Dans tous les articles de botanique médicale de ce dictionnaire où il sera question de plantes vénéneuses, nous donnerons avec le plus grand soin les caractères par lesquels on peut les distinguer; ces caractères seront assez nets, assez précis, pour que toute personne, même étrangère à la science, puisse sans peine reconnaître le végétal dangereux. Malheureusement, lorsqu'il s'agit des champignons, qui, plus souvent que toutes les autres plantes réunies, donnent lieu à des empoisonnements, il semble que la science nous abandonne, et nous sommes forcés d'avouer qu'il n'existe pas de signes *certains* pour distinguer les champignons vénéneux de ceux qui ne le sont pas. Cette insuffisance de la science serait, à coup sûr, bien à déplorer s'il s'agissait ici de produits indispensables à la nourriture de l'homme, que rien ne saurait remplacer, si, par exemple, il existait une plante que l'on pût confondre avec la pomme de terre, le blé, le maïs; mais, en conscience, les champignons sont-ils un aliment de première nécessité, à la fois sain et nourrissant? Nullement; ils constituent uniquement un assaisonnement de luxe, un mets recherché, dont on doit s'abstenir totalement lorsque l'on soupçonne le moindre danger. Nous allons développer avec quelques détails les motifs de cette incertitude; le lecteur y puisera des leçons de prudence, et apprendra à se défier de ces prétendus connaisseurs de champignons, dont la demi-science a causé plus d'un malheur. Il est bon de savoir, d'abord, que le nombre total des champignon, s'élève maintenant à plus de trois mille espèces, réparties dans cent cinquante genres; or, que l'on réfléchisse seulement à l'étude que nécessite une aussi immense quantité de végétaux, dont les caractères extérieurs sont peu marqués, peu nombreux, qu'il est difficile ou impossible de conserver, et où les différences sont souvent fort peu tranchées entre une espèce innocente et une autre qui ne l'est pas! A cela se joignent

deux autres difficultés qui ne sont pas moindres. Il est assez ordinaire, dans le règne végétal, que toutes les espèces du même genre soient vénéneuses, ou au moins suspectes; les genres *datura*, belladone (*atropa*), ciguë, sont dans ce cas; or, il suffit alors de reconnaître qu'une plante appartient à tel ou tel genre, pour la regarder comme dangereuse, sans avoir besoin de déterminer rigoureusement le nom de l'espèce que l'on a sous les yeux. Ainsi, je suppose qu'on reconnaisse qu'une plante appartient au genre *datura*, il est tout à fait oiseux de s'enquérir si c'est le *datura fastuosa*, le *datura arborea*, ou le *datura stramonium*; il suffit de savoir que la plante appartient au genre *datura*, pour se tenir en garde contre elle. Pour les champignons, il n'en est pas de même; dans le même genre, vous trouvez des espèces vénéneuses, et d'autres qui sont très bonnes à manger; parfois ces espèces se ressemblent tellement, qu'il faut le coup d'œil le plus exercé pour les reconnaître; cela est si vrai, que plus on étudie les champignons, plus on hésite à se prononcer, plus on devient méfiant. Persoon, qui en avait fait l'objet de ses travaux pendant une grande partie de sa vie, ne donnait jamais son avis, et lorsque l'on insistait, il déclarait le champignon vénéneux, dans la crainte de devenir, par un avis hasardé, la cause involontaire d'un malheur. A Paris, lorsque la police des halles fut organisée, on décida sagement que l'on n'admettrait sur le marché qu'une seule espèce de champignon, le champignon de couche (*agaricus edulis*), afin d'éviter ainsi jusqu'à la possibilité d'une erreur; aussi, depuis ce moment, les empoisonnements par les champignons sont-ils très rares, et, lorsqu'ils ont lieu, c'est que des personnes se sont rendues dans les bois qui avoisinent la capitale, y cueillent des champignons, et les apprêtent ensuite. A toutes ces incertitudes, bien faites certainement pour faire réfléchir les plus imprudents, viennent s'en joindre encore d'autres. Des champignons réputés vénéneux dans certains pays, sont mangés impunément dans d'autres contrées. Suivant Trattinick, l'agaric annulaire (*agaricus annularius*) se trouve abondamment sur les marchés de Prague, en septembre et en octobre, et parmi nous il passe pour très vénéneux, d'après les expériences de Paulet sur des chiens. Qu'en faut il conclure? De deux choses l'une: ou certains champignons sont vénéneux suivant les localités, le climat, l'exposition, etc., ou bien ils le sont pour les animaux, et ne le sont pas pour l'homme. L'incertitude qui règne sur toutes ces questions, complique encore singulièrement le problème de la distinction des champignons vénéneux. Il y a plus, certains auteurs, et, entre autres, MM. Bory de Saint-Vincent et Schwaegrichen affirment, le premier, qu'il a mangé sans inconvénient la plupart des champignons dits dangereux; le second, qu'il a vu, en Saxe et en Silésie, les paysans qui lui servaient de guide, manger sans distinction tous les champignons qu'ils rencontraient; il les imita sans en éprouver le moindre inconvénient. Les paysans russes et polonais ne s'abstiennent d'aucune espèce du genre bolet, qui renferme cependant un grand nombre d'espèces très vénéneuses.

Quand on parcourt le midi de la France et l'Italie, on est étonné du nombre immense de champignons que l'on sert sur les tables ; et rien ne nous dit que cela n'est pas dû à la douceur du climat. Maintenant, que nous avons bien établi qu'il n'existe pas de signe certain pour reconnaître les qualités alimentaires des champignons, nous devons dire quelques mots de leur organisation comme plantes, traiter des signes qui pourront faire *présumer* si un champignon est suspect ou ne l'est pas, et parler de leurs qualités alimentaires, de leurs effets comme poison, et des remèdes appropriés dans les cas d'accident.

Les champignons appartiennent à la grande classe des végétaux cryptogames, ou végétaux sans fleur: leur organisation est très simple, et ils diffèrent tellement des végétaux ordinaires, soit pour leur aspect, soit pour leurs propriétés physiques et chimiques, que beaucoup d'auteurs ont hésité pour savoir s'ils devaient leur conserver une place dans le règne végétal. Plusieurs naturalistes allemands les considèrent comme des êtres ébauchés, comme le résultat incomplet

de la force organisatrice de la nature ; ils vivent sur la terre et sur les substances végétales ou animales en décomposition ; aussi on les trouve sur les troncs d'arbres pourris, sur le fumier, sur les excréments des animaux, sur les chairs en putréfaction. En général, ils habitent les lieux ombragés ou privés de lumière ; on les trouve dans les caves, dans les mines les plus profondes. Ils se présentent sous des formes variées : tantôt ce sont des filaments blancs, terminés par un renflement : telles sont, par exemple, les moisissures que l'on observe sur le papier et sur la colle humide; d'autres fois, ce sont de petites masses noirâtres qui viennent sur les feuilles et sur le bois, ou bien des tubercules arrondis comme la truffe, ou bien enfin (et c'est dans cette division que se trouvent tous les champignons vénéneux et la plupart de ceux qui servent d'aliment), ce sont des plantes dont la forme se rapproche plus ou moins de celle d'un parasol. On y retrouve, en effet, une tige ou pédicule, surmontée d'un chapeau ; au-dessous de ce chapeau, sont tantôt des lames, tantôt des tubes ; entre ces lames, ou dans ces tubes, sont des grains arrondis appelés *sporules;* ce sont eux qui servent à reproduire la plante; ils jouent le même rôle que les graines des végétaux à fleurs. La consistance des champignons est très variable : dans les uns, c'est celle du bois, celle du liége ; d'autres fois, celle de la chair musculaire, ou de l'éponge; leur couleur ne l'est pas moins : on peut dire que toutes les nuances s'y trouvent, depuis le blanc jusqu'au noir, en passant par le rouge, le jaune, le violet, l'orangé. Beaucoup de champignons sont enveloppés à leur naissance dans une bourse appelée *volva,* qui se déchire ensuite, mais dont les débris toujours visibles, soit autour du pédicule, soit sur le chapeau, sont importants comme caractères de classification.

Nous nous sommes assez appesantis sur l'incertitude des signes propres à faire distinguer les champignons vénéneux de ceux qui ne le sont pas, nous avons énuméré les motifs de cette incertitude; donnons maintenant comparativement les signes d'après lesquels on pourra concevoir pour une espèce donnée des préventions favorables ou une suspicion légitime. Les champignons sains habitent ordinairement des pelouses sèches, exposées au soleil, ou des bois sablonneux, ou des terrains fortement fumés ; ils se trouvent sous toutes les latitudes. Les champignons vénéneux croissent à l'ombre, sur des troncs pourris, dans des bois ombragés, sur des terrains abreuvés d'humidité. Ils sont plus communs dans les pays septentrionaux que dans les contrées méridionales. Les bons champignons ont une surface sèche, une couleur grise, rose, ou rouge vineux : ils sont fréquemment entourés par les insectes qui tracent des rayons irréguliers sur le chapeau ; ils se laissent pelurer facilement, c'est-à-dire, qu'on peut détacher aisément la pellicule qui recouvre la face supérieure du chapeau. Les mauvais champignons ont une surface écailleuse, des couleurs douteuses ; ils sont noirs, jaunes, rouge de sang ; rarement on remarque des sillons tracés à leur surface par les insectes ; et, lorsqu'on les casse, ils changent de couleur par l'action de l'air ; ce caractère, très remarquable dans le *boletus cyanescens*, qui de blanc devient bleu, est un signe certain que l'espèce est vénéneuse. Les bons champignons se dessèchent sans se corrompre, et sont dépourvus le plus souvent de la volva ; leur pédicule est nu, et non pas muni d'un collier voisin du chapeau. Les champignons dangereux ont une volva ou portent ses débris, un collier, et ils se pourrissent au lieu de se dessécher. Cette putréfaction est accompagnée d'un dégagement d'hydrogène sulfuré, et ressemble beaucoup à celle des matières animales. Il n'est personne qui n'ait remarqué en automne, dans les bois, des amas noirs de matières qui exhalent une odeur infecte. On les prend ordinairement pour des matières fécales d'animaux : ce sont des champignons putréfiés. Les champignons bons à manger ont une consistance charnue, ferme, ni molle ni fibreuse ; ils ne sont point spongieux et comme imprégnés d'eau. Les espèces suspectes ont une consistance spongieuse ; elles sont abreuvées de sucs aqueux, ou bien elles sont fibreuses, dures et compactes. La saveur et l'odeur donnent encore des caractères qui ne sont pas à

négliger. Les bons champignons ont un goût de noisette, qui n'est point mêlé d'amertume ni d'astringence, et qui, cependant n'est pas fade ; leur odeur est faible ; elle rappelle celles des amandes amères, de la rose ou de la farine. Les mauvais champignons ont une odeur fade, vireuse, sulfureuse, pénétrante comme celle de la térébenthine ou de la terre humide. Voilà tous les signes propres à mettre sur la voie ; mais il n'en est aucun qui soit caractéristique, aucun qui ne présente une foule d'exceptions. Voici, du reste, la conduite que doivent tenir, selon nous, les personnes qui habitent des villages, des maisons de campagne, et qui ne pourraient pas renoncer à cet aliment : Si vous trouvez dans vos environs un champignon qui réunisse toutes les préventions favorables, donnez-le d'abord à un animal, un chien ou un chat ; faites-le lui manger premièrement cru, puis cuit ; s'il n'éprouve aucun accident, qu'on en prépare une petite quantité pour vous ; après qu'on aura fait blanchir longtemps le champignon, mangez-en d'abord très peu ; si vous n'éprouvez aucun malaise, augmentez la dose ; si ce second essai est aussi heureux que le premier, faites-en un troisième, et vous arriverez ainsi à la certitude que l'espèce en question n'a pas de propriétés nuisibles. Mais ne vous fiez à personne pour la récolte du champignon que vous avez reconnu comme inoffensif ; prenez-le toujours dans le même lieu, et ne le gardez jamais plus d'un jour avant de le faire apprêter.

Considérés comme aliment, les champignons jouent un rôle très secondaire dans l'économie domestique. De ce que certaines populations s'en nourrissent presque exclusivement, il ne faut pas en conclure qu'ils puissent jamais servir de base à l'alimentation. Il est des contrées si pauvres, si stériles, où le sol est si ingrat, le gouvernement si mauvais, que le cultivateur est obligé de demander aux forêts une partie de la nourriture qu'un sol improductif lui refuse. On peut vivre de champignons comme on peut vivre exclusivement de poissons ; mais ce sera toujours une nourriture lourde à l'estomac, d'une digestion laborieuse, et souvent on a pris pour un empoisonnement une simple *indigestion* causée par l'abus de ragoûts aux champignons. Au mot INDIGESTION, le lecteur trouvera l'énumération détaillée des signes qui caractérisent cette maladie ; et il pourra s'assurer qu'ils diffèrent tellement des symptômes de l'empoisonnement, que toute confusion est impossible ici. Les phénomènes produits par les champignons vénéneux sont les suivants : quelquefois en les mangeant, mais le plus souvent après leur digestion, le malade éprouve un malaise général, des vertiges, des envies de vomir, de la douleur au creux de l'estomac. A ces symptômes succèdent souvent de la défaillance, du tremblement, des rapports désagréables, de la chaleur et de la douleur à la gorge. Bientôt viennent des efforts pour vomir, des coliques plus ou moins intenses suivies de vomissements et de déjections par en bas, de gonflement et de chaleur dans tout le ventre, avec soif vive, anxiété, suffocation, pouls petit, fréquent, irrégulier, abattement plus ou moins profond, altération de la physionomie, sueurs froides, déjections fétides. On voit que les champignons agissent à la manière des poisons narcotico-âcres ; il y a une action stupéfiante sur le cerveau, et une autre irritante pour les intestins ; tantôt c'est l'une, tantôt c'est l'autre qui domine ; ainsi quelques champignons jettent les malades dans le délire ou dans un abattement complet, tandis que d'autres donnent lieu à une inflammation des intestins qui s'annonce par des symptômes qui ont une grande analogie avec ceux qu'on observe après l'ingestion des acides minéraux. Les champignons étant d'une digestion difficile, il arrive quelquefois que les phénomènes de l'intoxication ne se manifestent que cinq, dix, douze et même trente heures après leur introduction dans l'estomac.

Le traitement doit être dirigé à la fois contre les deux ordres de phénomènes dont nous venons de parler ; l'émétique à la dose de quatre à huit grains, sera le premier remède à administrer ; il ne faudra pas abandonner ce moyen lorsqu'il se sera écoulé quelque temps depuis l'ingestion du poison, car certains champignons restent très longtemps dans l'estomac, sans être digérés ; si l'émétique ne fait pas rendre de matières au malade, alors nous penserons qu'on doit recourir à un purgatif, tel que le sulfate de soude, ou l'huile de ricin (une once et demie), pour chasser le poison qui pourrait séjourner dans les intestins. Si le malade vomit ce médicament par suite de l'introduction antérieure de l'émétique, alors on aura recours à un lavement purgatif. On combat ensuite le narcotisme par des boissons acidules, telles que la limonade, et par des antispasmodiques, tels que l'éther sulfurique. Celui-ci ne doit être employé que lorsque l'on a la certitude que l'estomac ne contient plus de poison ; il aurait sans cela les plus grands inconvénients, parce qu'il possède la propriété de dissoudre le principe vénéneux ; si l'estomac est vidé par le vomissement, alors il est extrêmement utile, soit pur, soit mêlé à l'alcool (gouttes d'Hoffmann), ainsi que cela résulte des nombreuses expériences de M. Orfila sur ce sujet.

CHANCRE. On donne communément ce nom à des ulcères rongeants de diverse nature. Les ulcérations vénériennes des parties génitales, qui sont désignées sous le nom de *chancres*, et qui forment l'un des caractères les plus remarquables et les plus significatifs de la syphilis, seront décrites au mot *vénérienne* (maladie). Les ulcères *cancéreux*, qui sont quelquefois aussi dénommés chancres par le vulgaire, ont été décrits au mot CANCER, ou seront étudiés au mot *ulcère ;* nous dirons seulement ici quelques mots d'une ulcération de la peau du visage, qui constitue une nuance bien tranchée du cancer de la peau, et que les chirurgiens ont quelquefois confondue avec d'autres ulcères de mauvaise nature, sous le nom de *noli me tangere*.

Cette espèce d'ulcération a ordinairement, dans les premiers temps, une apparence de bénignité qui peut tromper les gens du monde, et même quelques chirurgiens peu exercés. Elle se rencontre surtout chez les femmes qui ont passé l'âge critique, et chez les vieillards. C'est ordinairement un petit bouton ou une petite ulcération croûteuse, sèche, qui se forme aux environs de la racine du nez, près de la paupière, ou à la lèvre, ou bien encore sur la joue; quelquefois indolente, mais, le plus souvent, excitant un fourmillement qui porte le malade à y toucher, et à l'irriter encore avec ses doigts. Il faut se hâter de détruire cette surface ulcérée par une application caustique, sans quoi, tôt ou tard, elle fera des progrès irrémédiables. L'homme de l'art doit donc être consulté, en pareil cas, le plus tôt possible. Que le public se garde surtout de ces charlatans, prôneurs de *pommade*, de *pâtes* ou *d'emplâtres*, qui, le plus souvent, ne feraient qu'irriter le mal et en favoriser les progrès.

Les personnes étrangères à l'art prennent quelquefois pour des chancres les excoriations aphthéuses de la bouche ou les fausses membranes qui accompagnent certaines inflammations de cette partie et du gosier : on trouvera les détails relatifs à ces pseudo-chancres, aux mots APHTHES, ESQUINANCIE et CROUP.

CHANVRE. (*Cannabis sativa.*) Plante de la famille des urticées, etc. Les agriculteurs distinguent le chanvre mâle et le chanvre femelle; et, en effet, il est des pieds qui ne portent que des fleurs mâles, et d'autres, uniquement des fleurs femelles; mais, comme le chanvre femelle est infiniment plus élevé et plus vigoureux que le chanvre mâle, les cultivateurs non botanistes font habituellement une transposition des noms : ils nomment chanvre mâle le chanvre femelle des botanistes, *et vice versâ*. En Europe, il est cultivé comme plante textile; après l'avoir fait rouir, c'est-à-dire, macérer dans l'eau, on retire de la tige des fibres tenaces avec lesquelles on fabrique du fil et de la toile; la tige dépouillée sert à faire des allumettes. Dans beaucoup de pays, le rouissage du chanvre a singulièrement préoccupé le public et même l'administration. Partout on est convaincu que les eaux dans lesquelles on fait rouir du chanvre sont malsaines. En effet, il s'en exhale une odeur fétide, les poissons qu'elle contient ne tardent pas à mourir, et, dans les environs des étangs où cette opération se pratique sur une grande échelle, les fièvres intermittentes sont ordinairement endémiques. M. Parent-Duchâtelet s'est livré à une série d'expériences des plus concluantes sur cette matière; il a étudié l'influence du rouissage sur les poissons, puis sur les animaux terrestres, puis, enfin, sur l'homme, et il a été amené à ce résultat que la macération du chanvre n'altérait en rien les qualités des eaux, surtout si elles sont courantes, et que l'on peut sans inconvénient faire servir aux usages domestiques celle d'un ruisseau servant au rouissage. Dans les eaux stagnantes des étangs, il n'en est pas de même : non-seulement le chanvre, mais encore toutes les autres plantes, toutes les matières animales, se décomposent complétement; si elles ne sont point emportées par un courant, et, en été, lorsque, par l'évaporation, le niveau de l'étang vient à baisser, il laisse à sec sur ses bords toutes ces substances putréfiées, dont les exhalaisons sont funestes à la santé. Ainsi, dans les pays où l'on fait rouir beaucoup de chanvre, il ne faut pas dire que c'est le rouissage qui est la cause des fièvres intermittentes, mais il faut la chercher dans l'existence de ces vastes étangs, souvent peu profonds, aux bords desquels cette opération s'exécute. On a dit aussi que de grands amas de chanvre, ou seulement le voisinage d'un champ, pouvaient donner lieu à des vertiges, des maux de tête, et produire une espèce d'enivrement : le fait est possible; pour lui donner un degré de certitude absolue, il serait nécessaire d'instituer une série d'expériences dans diverses localités, avec du chanvre mâle et du chanvre femelle, du chanvre en herbe ou en fleur, sur pied ou coupé, car le principe narcotique qui donne lieu aux vertiges varie certainement suivant les climats; ainsi, dans l'Inde, au Brésil, et au cap de Bonne-Espérance, les indigènes fument les feuilles du chanvre, qui agissent sur eux avec beaucoup plus de force que le tabac. Tantôt, en effet, ils sont jetés dans un engourdissement où ils trouvent l'oubli de leurs peines, tantôt dans un état de fureur et de délire analogue à celui que produit l'abus des liqueurs fortes. Quelques botanistes, entre autres Lamark, ont avancé que le chanvre, dont ces peuples faisaient usage en guise d'opium ou de tabac, était une espèce différente qu'ils ont appelée *cannabis indica*; mais la plupart ne la regardent que comme une simple variété, et, dans tous les cas, son analogie de structure, d'odeur, de saveur avec le nôtre, indique une concordance nécessaire entre leurs propriétés. Les usages médicinaux du chanvre sont extrêmement bornés ; on a fait avec les graines, appelées graines de chènevis, des émulsions adoucissantes et des cataplasmes résolutifs ; on en retire aussi une huile épaisse qui se mange étant fraîche, et sert dans les arts. Peut-être le chanvre occupera-t-il un jour une place dans la matière médicale ; il serait intéressant d'expérimenter la nature de ses propriétés, et de savoir s'il ne remplacerait pas avantageusement l'opium, qui à d'immenses avantages réunit de grands inconvénients.

CHARBON. (Hygiène et pharmacie.) Le charbon qui sert aux usages domestiques s'obtient, comme chacun sait, par la combustion incomplète du bois. Ce charbon, que tout le monde connaît, contient, outre la partie charbonneuse, du gaz hydrogène et des cendres, lesquelles contiennent elles-mêmes tous les sels qui résultent de la combustion des matières végétales. (*Voy* le mot CENDRES.)

Pour obtenir du *charbon pur*, il suffit de calciner du noir de fumée dans un creuset couvert. Le charbon pur, ainsi préparé, a reçu des chimistes le nom de *carbone;* c'est un corps simple, un élément.

Le carbone existe en très petite quantité dans la nature, il est cristallisé et constitue le diamant. Le diamant, en effet, n'est que du carbone cristallisé.

Le carbone impur, ou le charbon, se rencontre partout, puisqu'il est un des principes constituants de toutes les matières végétales et animales. Il est recélé en masses considérables dans le sein de la terre, témoin l'anthracite et la houille, ou charbon de terre, dont il existe des mines si riches et si nombreuses.

Dans ce qui nous reste à dire sur le charbon, il est bien entendu que nous ne nous occuperons que du charbon ordinaire (charbon de bois).

Nous ne dirons rien des usages domestiques du charbon ; mais nous recommanderons particulièrement d'établir un courant d'air dans les pièces où l'on emploie le charbon comme combustible, sans quoi l'air, vicié par le dégagement d'acide carbonique, deviendrait promptement mortel, comme des exemples funestes le prouvent trop souvent. (*Voy.* ASPHYXIE par la combustion du charbon.)

Une des propriétés les plus remarquables du charbon, c'est le pouvoir qu'il a d'absorber une très grande quantité de gaz : et comme les matières en décomposition donnent naissance à des gaz fétides, le charbon qui les absorbe détruit la putridité. Le charbon, en effet, arrête la putréfaction, et désinfecte à tel point les eaux les plus corrompues, qu'elles deviennent limpides et potables.

Bien que la désinfection des eaux par le moyen du charbon soit une découverte moderne, cette propriété était depuis longtemps constatée par une pratique fort ancienne. On sait, en effet, que les habitants des campagnes sont dans l'habitude antique de jeter dans leur puits, pour conserver et assainir l'eau, des charbons provenant du feu qu'ils allument pour fêter la Saint-Jean. Par ce moyen, ils régénèrent l'eau des puits infectée souvent par la corruption d'animaux et principalement de poules qui y étaient tombées. Cette pratique excellente réussit toujours, et comme de raison on fait, comme jadis, pieusement honneur à saint Jean d'un prodige dû à l'efficacité du charbon.

C'est encore dans le but de préserver l'eau de la corruption, qu'on charbonne l'intérieur des tonneaux destinés à conserver l'eau pour les voyages de long cours.

On charbonne également les pieux qu'on enfonce dans la terre, afin qu'ils résistent plus longtemps à l'humidité, qui les pourrirait promptement sans cette précaution.

On se sert avec beaucoup de succès du charbon pilé pour clarifier et décolorer les liquides, le miel, et les sirops principalement. *Le charbon animal* possède cette propriété importante au plus haut degré, et c'est avec raison qu'on le préfère pour ces usages au charbon végétal.

En métallurgie, on se sert du charbon

pour désoxygéner et réduire les métaux. A cet effet, on mêle l'oxyde du métal qu'on veut obtenir avec du charbon en poudre; on introduit le tout dans un creuset fermé et brasqué, que l'on expose ensuite à une haute température. L'oxygène de l'oxyde métallique se combine avec le charbon, forme de l'oxyde de carbone et de l'acide carbonique, et le métal est réduit.

Le charbon, uni au soufre et au salpêtre, constitue la poudre à canon.

Le charbon à l'état de noir de fumée, incorporé à un corps gras, forme l'encre d'imprimerie.

Le fer, combiné avec une très petite quantité de charbon, forme l'acier : dans des proportions inverses, c'est-à-dire, beaucoup de charbon et une petite quantité de fer, constituent la plombagine, avec laquelle on fait les crayons dits de mine de plomb.

On fait, avec le charbon en poudre, mêlé à des substances aromatiques et balsamiques, de petits cônes appelés les clous fumants; ceux-ci, allumés par le sommet, brûlent lentement en répandant une odeur agréable qui parfume les appartements.

Réduit en poudre impalpable, le charbon, uni au sucre, forme une poudre dentifrice excellente.

On se sert encore du charbon pour saupoudrer des ulcères gangréneux et certaines plaies infectes.

Quelques médecins administrent à l'intérieur le charbon pulvérisé, comme antiputride.

On fait enfin avec le charbon en poudre, le sucre et du mucilage, des pastilles que l'on aromatise, et qui s'emploient avec beaucoup de succès contre la fétidité de l'haleine.

CHARBON. (Pathologie). Le charbon est une maladie gangréneuse inflammatoire, originairement locale, transmissible par contagion, qui s'établit dans la peau, et n'envahit guère que la trame celluleuse voisine; il se présente sous la forme d'une tumeur dure, inégale, rougeâtre vers la circonférence et noire vers le milieu. Ce dernier symptôme, qui frappe d'abord la vue, explique très bien le choix du mot qui désigne cette redoutable affection.

Dirai-je les influences générales au milieu desquelles le charbon s'est quelquefois manifesté? Rappellerai-je toutes les circonstances explicatives rassemblées par des esprits minutieux? Je ne crois pas qu'une si longue énumération puisse offrir un intérêt véritable; il me suffira d'exprimer en général que les miasmes putrides animaux où végétaux, les exhalaisons marécageuses, le séjour habituel dans un rez-de-chaussée humide, enfin toutes les causes débilitantes capables d'étioler et d'énerver les tempéraments les plus robustes, occasionnent fréquemment son apparition. Telles sont, en particulier, les causes d'une espèce de charbon inscrite dans plusieurs ouvrages estimés de pathologie sous le nom d'*ulcère* charbonneux des enfants, qui d'ailleurs, quelquefois, apparaît, soit avant, soit après la terminaison d'un exanthème ou d'une gastro-entérite muqueuse. Telles sont les causes accessoires et du charbon proprement dit, et de la pustule maligne, que certains pathologistes nous semblent avoir inutilement spécialisés, et que nous réunirons, dans cet article, sous une même appellation; car presque toujours les causes et toujours les phénomènes et le traitement se ressemblent.

Les influences directes qui produisent le charbon proprement dit, et la pustule maligne, sont le simple contact des animaux frappés de cette maladie ou seulement épuisés par des travaux excessifs, l'emploi de leurs chairs comme aliment, l'usage de l'air qu'ils ont respiré, enfin une inoculation accidentellement effectuée. Quelques auteurs ont aussi pensé que la piqûre de la mouche commune, ou des autres insectes analogues dont la bouche est conformée en siphon aigu, pouvait, quand la chair ou le sang d'un animal charbonneux, vivant ou mort, leur avait servi de nourriture, être aussi le véhicule extraordinaire de la contagion.

Cette maladie atteint de préférence les bergers, les mégissiers, les tanneurs, les bouchers, les maréchaux ferrants, les médecins vétérinaires, c'est-à-dire, les hommes qui vivent à côté d'animaux surpris de charbon, qui façonnent leurs peaux, qui débitent leurs chairs ou qui veillent à la conservation de leur santé.

Les règlements de police interdisent, sous peine d'amende, et de prison en cas de récidive, la vente soit, des peaux, soit des restes quelconques des animaux qui sont morts de charbon, et prescrivent d'enterrer leurs dépouilles contagieuses hors des villes, et loin de tout lieu habité. L'hygiène publique doit beaucoup à ces ordonnances utiles et rationnelles.

Les symptômes et les formes du charbon ne sont pas toujours les mêmes; je vais en décrire les principales variétés.

La partie du corps où cette inflammation se développe, le degré de son intensité primitive, la rapidité variable de sa marche, sa durée plus ou moins longue, excitent l'apparition des symptômes qui la distinguent génériquement, et produisent les différences qui servent de caractères aux espèces reconnues par les auteurs modernes.

Tantôt, en effet, le charbon se développe d'une manière presque instantanée, sous forme d'un boursoufflement œdémateux, au centre duquel apparaît une escarre noire, large et profonde; tantôt l'inflammation gangréneuse est plus lente à s'établir, et les malades, au lieu de succomber en vingt-quatre heures, succombent après sept ou huit jours de souffrance. Le plus souvent, la gangrène s'arrête vers le second jour, le pouls alors devient plus fréquent et plus sensible, la peau reprend sa température normale, la langue s'humecte, le sommeil se rétablit, l'escarre s'environne d'un cercle nettement tracé et franchement inflammatoire, l'escarre tombe, il ne reste plus qu'une plaie de bonne nature, mais une plaie avec perte de substance.

Cette variété de charbon ne frappe que les paupières et les joues.

Tantôt le charbon revêt des caractères plus graves, et se présente, au début, sous la forme d'une tumeur volumineuse, qui se gangrène rapidement, et s'entoure d'un cercle inflammatoire rougeâtre qui envahit et se propage au loin; en même temps se manifeste une chaleur brûlante de tout le corps; une fièvre lente et continue s'établit; des nausées, des vomissements, des sueurs froides apparaissent, et la mort presque

toujours vient renverser l'espoir qu'une famille dévouée avait conçu. Cette variété de charbon affecte principalement les aines, les aisselles et toutes les parties du corps riches en tissu cellulaire; elle est réunie avec la précédente variété dans quelques ouvrages de pathologie, sous le nom commun de charbon proprement dit.

Tantôt le charbon se prononce avec la forme d'une tache rouge et douloureuse, au centre de laquelle se développe bientôt une tache blanche qui ressemble à ces petites ulcérations gangréneuses, connues de tous les gens du monde sous le nom d'*aphtes*; la tache blanche qui distingue cette variété de charbon, est une véritable escarre gangréneuse, quelquefois si profonde, qu'on l'a vue trouer les joues et les lèvres des malheureux enfants désormais défigurés; dans ce cas seulement, l'escarre est noire ou grisâtre en dehors; dans les autres cas, où elle se borne à intéresser la membrane muqueuse, elle se développe en surface, et se couvre d'une matière purulente, fétide, que l'on essuie difficilement. Les ravages de cette maladie cruelle peuvent s'étendre jusqu'à ronger toutes les parties molles de la face, et jusqu'à dénuder les os qui en constituent la base solide, en sorte que les contours gracieux et frais du jeune âge, ces lignes incertaines qui donnent tant de charmes à l'enfance, sont dès lors remplacés, en attendant une mort définitive et désirable, par l'horreur anticipée du sépulcre.

Cette variété de charbon, qu'on observe à la bouche et aux parties génitales externes des petites filles, et qui existe très rarement chez les adultes, a reçu le nom spécial d'*ulcère charbonneux*.

Tantôt enfin, à la suite d'un contact impur, nécessaire au développement de la variété charbonneuse qui va nous occuper, le malade éprouve un picotement vif, accompagné d'une démangeaison légère, intermittente. Bientôt se manifeste une tache brune, si petite, qu'elle simule au premier coup d'œil la morsure innocente d'une puce; au milieu paraît une vésicule remplie de sérosité, dont la présence coïncide avec un prurit désagréable; un tubercule central, dur, et lenticulaire, correspond à la vésicule, dont la couleur, naguère opaline, commence à pencher vers le jaune ; cependant les démangeaisons deviennent plus fréquentes et plus vives, elles sont accompagnées de chaleur brûlante et de tension. La peau voisine s'engorge ; de nouvelles phlyctènes séreuses apparaissent; la tumeur, incessamment grossie par l'afflux inflammatoire, se rembrunit vers le centre, passe au noir mat, et perd toute la sensibilité qui la distinguait primitivement: la gangrène est déclarée; alors on voit la tumeur s'élargir de plus en plus, et même quelquefois se prolonger au-dessous de la peau, dans le tissu cellulaire interstitiel des muscles. La mort peut être l'effet de ces désordres graves; dans ce cas, les symptômes généraux, tels que la fièvre, le délire et les sueurs colliquatives, s'établissent, et l'affection charbonneuse fait elle-même des progrès tels, que ni le dévoûment, ni le savoir des médecins, n'en peuvent adoucir l'horreur. Dans les cas plus nombreux où le malade peut espérer sa guérison, le corps, devenu froid, reprend sa chaleur première, la gangrène se borne, une suppuration éliminatrice de bonne nature s'établit, la plaie se déterge, et des bourgeons charnus, bien rouges et bien fermes, s'élèvent pour remplir l'excavation de l'ulcère ; la durée que la cicatrice met à s'effectuer, est évidemment proportionnelle à l'étendue plus ou moins vaste de la plaie.

Cette variété de charbon est nommée pustule maligne; l'excellent travail d'Énaux et Chaussier en a beaucoup éclairé l'histoire.

Il nous reste à indiquer d'une manière tout abrégée, ainsi que le veulent et la destination et la nature de ce dictionnaire, les moyens de prévenir, de borner, ou d'opérer la guérison des maladies charbonneuses.

Nos lecteurs doivent penser que le traitement du charbon varie suivant la forme spéciale qu'il a revêtue.

Le charbon proprement dit, suivant que la tumeur charbonneuse est accompagnée de phlogose et d'irritation, ou bien qu'elle est indolente et sans chaleur, exige, à son début, tantôt une médication antiphlogistique et débilitante, c'est-à-dire, l'emploi des saignées locales et générales, des boissons acidulées et délayantes, des cataplasmes émollients, tantôt une médication antiseptique et fortifiante, c'est-à-dire, l'emploi du quinquina sous toutes les formes, et généralement de tous les végétaux amers.

Quels que soient, au reste, les phénomènes qui caractérisent le charbon proprement dit à son début, il faut toujours en hâter la guérison, soit en incisant, soit en extirpant, soit en cautérisant la tumeur ; la cautérisation est plus avantageuse, opérée à l'aide d'un cautère actuel, rougi à blanc; son effet immédiat est de borner la gangrène. Il est préférable d'inciser en croix la tumeur, et de l'inciser profondément, car la tumeur charbonneuse se dégorge alors avec plus de facilité, les fluides morbides s'écoulent plus aisément, et l'action des topiques médicamenteux est plus efficace. L'extirpation est tentée plus rarement, encore est-ce presque toujours avec moins d'avantage.

L'ulcère charbonneux exige, à son début, que des injections et des fomentations salines, acidulées et antiseptiques, soient faites dans les cavités naturelles, précédemment indiquées, où constamment il se développe: les décoctions de quinquina, animées de quelques gouttes de vitriol ou d'eau-de-vie, remplissent cette indication avec le même succès que les dissolutions plus ou moins puissantes de chlorure d'oxyde de sodium. Plus tard, si les progrès du mal continuaient, il faudrait recourir à la cautérisation immédiate de l'ulcère gangréneux, au moyen d'acide muriatique incorporé à du miel rosat; et dans les cas, heureusement assez rares, où le mal résisterait à ce genre de cautérisation, il conviendrait, il serait indispensable de proportionner l'énergie de la médication à la force de la maladie, et de la combattre alors par l'emploi du cautère actuel, du beurre d'antimoine, ou du nitrate acide de mercure.

La pustule maligne est presque toujours guérie à son origine, si l'on détruit le tubercule gangréneux qui la constitue, à l'aide du cautère actuel, ou bien, en sa place, au moyen des caustiques les plus forts, donnés par la chimie, tels que le beurre d'antimoine et les acides sulfurique et nitrique concentrés. Si la tumeur gangréneuse est parvenue déjà au volume considérable que parfois elle atteint, il est rationnel d'avoir recours alors, soit à l'extirpation, soit à la cautérisation.

Les phénomènes morbides généraux qui accompagnent l'existence de la pustule maligne, n'ont rien de particulier qui les caractérise, et qui doivent faire modifier le traitement propre à être dirigé contre eux.

Le charbon n'est pas toujours une maladie essentielle et primitive : quelquefois il s'ajoute, comme symptôme, à d'autres maladies, et n'est plus alors que secondaire. Ainsi la peste, ce fléau désastreux qui constitue la plus grande plaie physique de l'Orient, et qui naguère ravageait nos armées, sur la vieille terre d'Égypte, est souvent compliquée de tumeurs charbonneuses qui n'intéressent pas seulement la peau, mais qui pénètrent jusqu'aux muscles.

Le charbon symptomatique, une fois développé, ne laisse plus aucun doute sur l'existence de la peste, et les plus incrédules n'en exigent pas d'autres preuves ordinairement. Cette espèce d'affection charbonneuse ne diffère pas en elle-même, c'est-à-dire, dans le tissu pathologique qui la forme, des autres espèces de charbon précédemment énumérées; elle ne s'en distingue que par le cortège des phénomènes morbides qui l'ont annoncée, ainsi qu'on pourra le reconnaître, en consultant l'article PESTE de cet ouvrage; elle ne se développe pas non plus de la même manière. En effet, elle se manifeste sous l'apparence d'une tumeur dure et brûlante, qui tantôt s'élève presque subitement, et demeure jusqu'à la mort ou jusqu'à la guérison, tantôt paraît pour s'effacer bientôt et reparaître ensuite, soit qu'elle fasse une saillie considérable et ramassée, soit qu'elle s'étende beaucoup en largeur et reste peu profonde.

Le traitement local du charbon pestilentiel est le même que celui du charbon primitif : le traitement général qui lui convient diffère en raison des causes efficientes, en raison des symptômes précurseurs et concomitants dont la nature lui est propre.

L'histoire abrégée des affections charbonneuses, observées chez les animaux, est le complément nécessaire de l'étude que nous avons faite du charbon, pour l'homme, et d'après l'homme seul.

Le charbon des animaux peut être essentiel ou symptomatique d'une autre affection.

Le charbon essentiel des animaux n'acquiert jamais un volume considérable. Il est formé par une tumeur dure, rénitente, accompagnée d'un engorgement œdémateux, et déprimée vers le centre. L'animal témoigne, par des cris plaintifs, qu'il ressent une douleur très vive, quand on presse entre les doigts la partie malade. Ordinairement le cercle inflammatoire qui environne la tumeur est incolore, peu étendu, mais il est toujours indiqué par des phlyctènes, c'est-à-dire, par des vésicules remplies d'un liquide séreux blanchâtre.

Si les tumeurs charbonneuses sont petites et rares, l'animal qui en est affecté peut guérir sans traitement actif; mais si, comme il arrive fréquemment, elles sont volumineuses et multipliées, une fièvre violente s'allume, et l'animal peut succomber en très peu de temps.

Le charbon essentiel des animaux a été plus rarement observé dans le nord que dans les contrées méridionales; il est aussi plus fréquent sur les moutons, les bœufs, les vaches et les cochons, que sur les chèvres, les chevaux et les ânes.

Les médecins vétérinaires admettent plusieurs variétés de charbon essentiel: nous nous bornerons à citer les plus distinctes.

Le charbon essentiel des *moutons* est une maladie fort commune dans toutes les contrées méridionales de la France; on peut dire même qu'en tout temps on l'y rencontre; il se manifeste sur les parties du corps privées de laine, c'est-à-dire, aux aines, aux aisselles, aux mamelles et à la tête, et consiste en des boutons plus ou moins saillants, plus ou moins durs, qui noircissent avec rapidité et qu'environnent des phlyctènes grisâtres. L'escarre formée, généralement très large, est presque toujours bornée à la peau. Si les phlyctènes qui se développent sur la tumeur et autour d'elle viennent à se rompre, il peut arriver que le fluide séreux qui les distendait enflamme et même quelquefois gangrène les parties sur lesquelles il s'est épanché.

Le charbon essentiel des moutons coïncide quelquefois avec la clavelée; dans ce cas, il faut associer et pour ainsi dire combiner les deux modes de traitement que réclament ces maladies. Quand il existe seul, il faut, soit inciser, soit extirper la tumeur et favoriser la détersion de la plaie qui résulte de ces opérations, au moyen de topiques excitants et antiputrides; un traitement général approprié doit compléter la médication.

Le charbon essentiel des *cochons*, que l'on appelle aussi *piquet* ou *soyon*, à cause du sens extraordinaire suivant lequel se dirigent les poils, c'est-à-dire, les soies du lieu malade, est accompagné et même quelquefois annoncé par un mouvement fébrile très manifeste, qui suffirait pour isoler cette affection des autres maladies charbonneuses essentielles, si elle n'était victorieusement combattue par une médication simplement locale. Dès que cette maladie paraît, on observe que l'animal est triste, sans appétit, et qu'une soif ardente le dévore; on aperçoit bientôt sur les parties latérales du cou, dans la région qui correspond aux amygdales, tantôt d'un seul côté, tantôt des deux côtés à la fois, de petites houppes composées de douze à quinze soies hérissées, droites et plus raides que les autres; la partie du corps à laquelle ces soies correspondent, est le siége d'une vive douleur; lorsqu'elle est tombée en gangrène, elle devient noire chez le cochon à soies blanches, et décolorée, blafarde, chez les cochons à soies noires. Alors des symptômes généraux très graves se prononcent; l'animal reste continuellement couché sur le flanc, et si par hasard on l'oblige par des coups à se relever, il retombe immédiatement; ses yeux sont injectés, sa gueule laisse découler une bave infecte, des mouvements convulsifs se manifestent, et l'animal épuisé meurt en un jour ou deux s'il reste constipé; mais son agonie se prononce quelquefois pendant une semaine entière quand survient une diarrhée abondante.

Le traitement employé avec succès et conseillé par Chabert, dans cette forme de maladie charbonneuse, consiste à nourrir seulement l'animal d'eau blan-

che acidulée et nitrée, et de plus, à brûler avec le cautère actuel la tumeur, ou bien à l'extirper soigneusement pour en cautériser ensuite les débris, à l'aide de fleur de soufre qu'on enflamme au sein même de la plaie.

On désigne, par le nom de *glossan-thrax*, ou de *chancre volant*, une maladie charbonneuse qui affecte principalement la langue et le palais de tous les animaux herbivores, surtout des ânes, des chevaux, des mulets, des vaches et des bœufs. Elle a de nombreuses analogies avec l'ulcère charbonneux qui atteint l'espèce humaine; elle en diffère seulement parce qu'elle attaque d'autres parties organiques, et parce qu'elle se développe souvent jusqu'à envahir le pharynx et le larynx; elle est d'ailleurs aussi dangereuse; elle exige un traitement analogue, c'est-à-dire, qu'elle nécessite qu'on débride ou qu'on enlève, et dans toute occurrence, que l'on brûle le tissu malade, soit à l'aide d'un cautère actuel rougi à blanc, soit avec un caustique liquide ou solide. La médication interne ordinairement administrée, est une décoction amère, ou bien une boisson mucilagineuse faiblement acidulée.

La *fièvre ataxo-adynamique charbonneuse*, en d'autres termes, le typhus charbonneux, n'est pas autre chose que le *typhus des bêtes à cornes*, aggravé par le développement accessoire du charbon. Cette maladie est fort dangereuse; elle commande à ceux qui soignent les animaux de très grandes précautions, car elle est aisément transmissible; le traitement qu'elle réclame est à la fois plus long et moins efficace; il doit être en même temps local et général, puisqu'il faut simultanément combattre l'affection typhoïde et l'affection charbonneuse. Le traitement de l'affection typhoïde sera indiqué dans un autre article; le traitement des symptômes charbonneux est le même que nous avons signalé déjà à l'occasion des maladies charbonneuses indolentes, c'est-à-dire, que les lotions et les cataplasmes excitants doivent être préférés aux applications émollientes.

Nous pensons devoir nous borner à cet exposé rapide; de plus longs détails seraient inopportuns et superflus. Nous terminerons cette histoire abrégée des maladies charbonneuses qui frappent l'homme et les animaux, par une réflexion toute simple, que déjà, sans doute, nos lecteurs ont devinée, c'est que le charbon, quelles que soient les modifications qu'il subit, est toujours une maladie grave, dangereuse, et précipitée dans sa marche, qui exige les conseils actifs et les soins empressés d'un médecin ou d'un vétérinaire instruit.

CHARLATAN. Ce mot n'a pas de sens étymologique dans notre langue, et ne se trouve pas dans le glossaire de la langue romane; il a été copié de l'italien *ciarlatano,* qui vient de *ciarlare,* parler beaucoup. Chez les Grecs, notre mot charlatan se disait ἀγύρτης, d'ἄγυρις, assemblée, attroupement. Chez les Latins, le mot *circulator* avait une étymologie identique, *circulus,* cercle rond, assemblée, d'où le substantif *circulator,* charlatan, c'est-à-dire, homme parlant à la foule assemblée en rond autour de lui. Chez les Allemands aussi, le mot *marktschreyer* a une signification à peu près analogue, *markt,* place publique; *schreyer,* crieur, piailleur, braillard; dans ces diverses langues, le français excepté, le mot est à lui seul la définition de l'objet qu'il sert à désigner. Ces recherches philosophiques pourront paraître minutieuses, et peut-être hors de propos ici; mais le charlatanisme et les charlatans ont acquis à notre époque une telle importance, que nous eussions cru manquer à un devoir essentiel en traitant cet article à la légère. Or, pour commencer dignement notre tâche, nous devions, avant tout, faire connaître l'origine du mot charlatan, et les diverses manières d'exprimer ce mot chez les anciens comme chez les modernes.

Les charlatans, comme on le voit par les étymologies que nous venons de faire connaître, n'étaient autrefois, dans les différents pays, que des hommes allant sur les places publiques pour rassembler la foule autour d'eux, l'amuser par un long verbiage, et tâcher, en définitive, de vivre à ses dépens. De tous les moyens propres à captiver l'attention du vulgaire, à séduire son imagination, à exciter sa curiosité, le meilleur, sans contredit, était d'exploiter cette mine féconde, intarissable de maux, de dou-

leurs, qui affligent l'humanité. Dans le vaste champ de maladies qui assiégent la vie de l'homme et le mènent, plus ou moins rapidement, au tombeau, le charlatanisme était assuré de trouver une abondante pâture. Aussi, dans tous les temps et chez tous les peuples, on a vu de certains hommes débiter, avec plus ou moins de succès, des remèdes prétendus infaillibles à la foule assemblée, qui, séduite par l'espoir d'une guérison promise, achetait, sinon cette guérison, au moins l'espérance de l'obtenir.

L'histoire du charlatanisme serait, sous le rapport philosophique, une œuvre assez curieuse à entreprendre, et qui, certes, ne serait pas sans utilité. On conçoit que nous n'avons pas la pensée d'aborder maintenant un pareil sujet; seulement, nous esquisserons avec rapidité, et sous le point de vue qui doit nous occuper ici, les principaux traits qui se rattachent à l'histoire du charlatanisme médical dans notre pays.

Jusqu'au commencement du treizième siècle, la médecine n'était guère exercée en France que par des hommes qui, sortis des cloîtres et des monastères, ou même continuant d'y résider, donnaient aux malades des soins ou des conseils d'après des recettes puisées dans les livres des médecins grecs, des Latins, ou des Arabes. Ces hommes, étant les seuls qui possédassent alors de l'instruction, étaient aussi les seuls qui pussent avoir, par le fait de leurs études et de leurs lectures, quelque connaissance des maladies et des remèdes qui leur étaient applicables. Mais, à côté de ces hommes exerçant la médecine avec quelque science, était la foule des *physiciens,* des *mires,* comme on les appelait alors, la plupart fort ignorants, possédant quelques recettes transmises de père en fils; les uns pratiquant dans les villes; les autres, moins heureux et plus pauvres, allant de pays en pays, et trouvant des malades auxquels ils administraient leurs remèdes, presque toujours composés d'un mélange bizarre et parfois monstrueux de substances hétérogènes. Les abus nombreux et les accidents qui résultaient d'un tel état de choses, éveillèrent l'attention de plusieurs conciles; on sentit le besoin d'organiser un enseignement régulier pour la médecine, comme pour les autres sciences, et enfin naquit l'Université de Paris, connue d'abord sous le nom d'Étude de Paris (1164). De l'Université se détacha plus tard la Faculté de médecine, qui constitua alors une compagnie de corporation distincte, ayant ses droits, ses immunités, ses priviléges, parmi lesquels un des plus importants était le droit qu'elle avait d'empêcher d'exercer la médecine à tout individu qui n'avait pas reçu d'elle le titre de licencié ou de docteur après plusieurs examens. Les facultés provinciales, sans posséder des priviléges aussi étendus que celle de Paris, avaient également le droit de s'opposer à tout exercice illégal de la médecine; et ces diverses corporations, toutes fort jalouses de leurs droits, poursuivaient, avec persévérance et sans relâche, tous ceux qui se permettaient d'enfreindre ces dispositions. Les pharmaciens, alors connus sous le nom d'apothicaires (du grec ἀποθήκη, endroit où l'on conserve), étaient sous la juridiction immédiate des médecins; ils étaient obligés, par serment, de ne jamais vendre ou donner un remède que sur l'ordonnance d'un docteur, encore moins de visiter des malades ou de leur donner des consultations. Lorsque les choses furent ainsi organisées, le nombre des charlatans diminua; ils ne pouvaient rester à poste fixe dans une ville, sans être bientôt obligés, ou de se mettre à l'étude pour s'instruire et devenir médecins, ou de quitter promptement le lieu où ils exerçaient leurs spéculations. Les charlatans étaient donc alors, de toute nécessité, essentiellement nomades; un grand nombre d'entre eux venaient d'Italie, ou appartenaient aux tribus errantes des Bohémiens; d'autres enfin, sans sortir de leur propre pays, s'affublaient d'un costume étranger, modifiaient leur accent, et s'entouraient d'une foule d'objets bizarres ou effrayants, pour mieux attirer l'attention des spectateurs. Le charlatanisme était alors, à tout prendre, un assez triste métier, n'était le bonheur qu'on peut trouver à mener une vie errante, insoucieuse, à vivre au jour le jour, et à tromper la foule, toujours crédule, qui ne demande pas mieux, et s'y

prête de la meilleure grâce. Cependant, la révolution offrit au charlatanisme l'occasion de reprendre un nouvel essor. En 1793, les facultés de médecine, comme toutes les autres corporations savantes et enseignantes, furent abolies. Dès lors, l'anarchie la plus complète s'introduisit dans l'exercice de l'art de guérir. A quiconque prit la fantaisie d'être médecin et d'exercer, cette fantaisie fut permise. Le nombre des charlatans augmenta d'une manière désolante; les campagnes surtout en étaient inondées, et les drogues les plus malfaisantes étaient impunément vendues au peuple, auquel, en pareille matière, l'expérience fatale faite par autrui ne sert presque jamais. Le gouvernement reconnut enfin la nécessité d'arrêter les progrès d'un fléau qui, suivant les paroles d'un orateur de l'Assemblée législative, n'était pas moins désastreux que la guerre et la peste; et ce fut à cette occasion que parut la loi du 19 ventôse an xi, destinée à régler l'exercice de la médecine, loi qui nous régit encore aujourd'hui. Les charlatans furent alors forcés, sinon de plier bagage et de battre en retraite, du moins de se soumettre à quelques mesures d'apparence légale, pour pouvoir continuer d'exploiter le public. Ainsi, les charlatans ambulants furent obligés d'obtenir la permission de l'autorité locale dans chaque ville, chaque bourg, où ils transportèrent leur industrie, en faisant la déclaration de la nature des remèdes qu'ils débitaient. Les charlatans domiciliés, vendeurs de spécifiques ou de remèdes secrets, durent demander au gouvernement l'autorisation d'en faire publiquement commerce. Mais ces formalités prétendues n'empêchèrent pas une foule d'abus de se renouveler sans cesse. La loi du 19 ventôse avait pour but avoué de détruire le charlatanisme; elle n'y parvint pas, et même, sous un rapport, elle lui fut favorable; car les charlatans, soit en s'annonçant sous les auspices des autorités, soit en proclamant leurs remèdes approuvés par le gouvernement, devaient inspirer à la multitude un plus haut degré de confiance, et mieux réussir, par cela même, dans leurs spéculations. Quelques-unes des nombreuses infractions commises contre la loi dont nous venons de parler, ont été, il est vrai, poursuivies par le ministère public, et les tribunaux ont maintes fois prononcé la condamnation d'individus reconnus coupables de ce délit. Mais ces condamnations n'ont jamais eu pour résultat de réduire l'armée des charlatans; et le nombre de poursuites à diriger contre tous ceux qui eussent mérité les mêmes punitions, a toujours été trop considérable pour ne pas fatiguer le zèle des magistrats. Aussi, le plus souvent, le charlatanisme exploite son audacieuse industrie avec une complète impunité, en dépit des dispositions d'une loi désormais insuffisante pour le réprimer, et des facultés qui, n'ayant plus de pouvoir, même disciplinaire, n'ont aucun droit pour le vaincre, aucune force pour le combattre.

Aujourd'hui, plus qu'à aucune autre époque, les charlatans abondent, et la raison en est facile à donner. Depuis quinze ans, la population a pris en France un accroissement considérable. Toutes les carrières sont encombrées, celle de la médecine regorge de sujets. Loin de remédier à cet inconvénient, en exigeant des candidats des connaissances plus variées, plus étendues, en multipliant pour eux les obstacles scientifiques, on a encore depuis six ans aplani ces obstacles. Les examens sont rendus tellement faciles, qu'il faut être complétement ignare pour être refusé. Qu'arrive-t-il de là? C'est qu'au bout de quatre ans d'études telles qu'elles, un jeune homme se trouve reçu docteur, et cherche alors à tirer parti de son nouvel état. Or, s'il est sans fortune, sans moyens suffisants d'existence, le charlatanisme est la seule ressource à laquelle il puisse recourir. De là ces alliances honteuses entre des somnambules, des électrisants, des femmes consultant les urines, ou traitant les maux d'yeux, des apothicaires vendeurs de drogues prétendues spécifiques, et certains docteurs reçus par les facultés, pourvus en conséquence de diplômes, en bonne forme, qu'ils mettent aux gages de ces charlatans; et ceux-ci se servent du parchemin doctoral comme d'un bouclier à l'ombre duquel ils peuvent impunément se li-

vrer à l'exploitation des dupes de la capitale et de la province. On conçoit combien ces sortes d'associations sont favorables au charlatanisme, et quel parti il sait en tirer.

Au reste, il existe maintenant trois classes bien distinctes de charlatans. La première est celle des charlatans nomades ou ambulants, la plus misérable des trois, et qui diminue tous les jours. A peine si l'on rencontre aujourd'hui, dans la capitale et les grandes villes, quelques individus appartenant à cette classe. Ils exploitent encore les provinces éloignées et les campagnes, seuls théâtres où ils puissent réussir. C'est surtout là où le peuple lit peu, là où le journalisme pénètre rarement, que ces misérables industriels ont plus de chance de succès. Dans ces lieux, leur turban, leur longue barbe, leur musique, leur équipage, font encore grande sensation, et leur trompette assemble la foule. Au contraire, dans les grandes villes où le journalisme est un besoin de tous les jours, où l'affiche apparaît incessamment aux yeux sous mille couleurs, le peuple, qui lit, qui prétend raisonner sur ce qu'il lit, ne croit plus guère à la trompette de l'empirique, mais il croit au journal, il croit à l'annonce, à l'affiche gigantesque, il y croit avec une foi merveilleuse; et c'est à lui que s'adresse notre seconde classe de charlatans; ceux-là sont des charlatans domiciliés, patentés, quelques-uns même habitent un hôtel, ou tout au moins un riche appartement. Au besoin même, ils sont décorés; s'ils ne vont pas en personne sur les places publiques ou dans les carrefours, du moins leurs annonces impudentes s'y trouvent répandues avec profusion, et partout leurs affiches, en caractères longs d'une coudée, suspendent la marche des passants ébahis. Chaque jour le journalisme, qui trouve à cela son profit, se charge, à raison de trente sous la ligne, de vanter leurs cures merveilleuses, l'excellence de leurs remèdes, la supériorité de leurs méthodes. Quelques-uns même de ces adroits spéculateurs donnent gratuitement leurs consultations, mais font payer fort cher les remèdes *indispensables*. Or, ce que le peuple paie le plus à contre-cœur, ce n'est pas le remède, qui, à ses yeux, a une valeur intrinsèque matérielle, mais le conseil, qui, à son avis, ne coûte rien à donner.

Dans cette classe de charlatans, il en est un grand nombre qui débitent des remèdes secrets, c'est-à-dire, dont la formule n'est pas rendue publique. Ces remèdes, pour être vendus, doivent être autorisés par le gouvernement, qui, pour cet objet, consulte l'Académie de médecine. Or, il n'est pas d'année où l'Académie ne reçoive du ministère deux ou trois cents demandes d'autorisation pour débiter des remèdes de ce genre. La plupart sont absurdement composés, d'autres sont inertes, d'autres enfin dangereux. L'Académie, sur deux cents, en repousse cent quatre-vingt-dix-neuf, et déclare qu'il n'y a lieu d'accorder l'autorisation demandée. Il semblerait qu'alors tout est fini pour le propriétaire ou l'inventeur de la recette; mais le charlatanisme sait tirer parti même d'une défaite. Quelque temps après, les journaux annoncent au public un admirable spécifique *présenté* au gouvernement et à l'Académie royale de médecine, et sur lequel MM. les docteurs tels et tels ont fait un rapport. De cette manière, le remède condamné par l'Académie paraît cependant annoncé sous ses auspices; et le public, toujours avide de nouveauté, y court avec empressement. C'est ainsi qu'on lui donne, comme venant de l'Inde ou du Pérou, de la fécule de pomme de terre, de riz, de sagou, en la décorant d'un nom baroque; c'est ainsi qu'on lui fait croire que des nonpareilles, faites avec du sucre et de l'amidon, sont des remèdes contre les maladies les plus rebelles; et qu'un peu de gomme et de sucre, décoré d'un nom persan ou chinois, guérit tous les maux de poitrine. Bon public! excellent public! plus on s'élève dans le merveilleux, plus on s'enfonce dans l'absurde, plus on a raison avec lui : c'est un enfant capricieux, crédule, qui a besoin d'être trompé, qui ne demande qu'à l'être. Sous ce rapport, les charlatans le servent à souhait.

Nous ne dirons qu'un mot sur notre troisième classe de charlatans : ceux-là sont des charlatans scientifiques. Ils ne vendent pas de remèdes, et ne se trouvent pas à la quatrième page du journal, c'est-à-dire, aux annonces; ils s'en réservent le corps à l'article nouvelles diverses. Ils assiégent les académies de leurs mémoires, font sonner haut ce qu'ils appellent leurs savantes recherches, affichent leurs ouvrages avec leur adresse parfaitement indiquée. S'ils voyagent, la presse aussitôt annonce leur départ. Un ami obligeant se charge du soin de faire connaître au monde que le savant, l'illustre docteur X... est impatiemment attendu dans telle ville, et qu'il passera, par exemple (s'il va à Marseille), par Auxerre, Mâcon, Lyon, Valence, Avignon. Les charlatans scientifiques occupent dans le monde une position mixte, qui n'est ni complétement brillante ni tout à fait obscure. Pendant leur vie, ils occupent beaucoup d'eux; après eux, ils ne laissent rien. Ils sont comme ces fusées qui projettent quelques instants une traînée brillante, et ne laissent ensuite qu'un peu de fumée que le moindre vent fait disparaître.

Du reste, il se trouve çà et là quelques charlatans de bonne foi qui veulent qu'on s'en prenne à l'esprit humain, considéré d'une manière générale comme source et propagateur du charlatanisme, et qui, sur cette excuse, ou sous ce prétexte, demandent aux gens sensés et éclairés, l'absolution de leurs torts, qu'ils considèrent comme une sorte de nécessité sociale.

Une anecdote bien connue, mais qui trouve ici sa place naturelle, expliquera plus clairement notre pensée. M**, médecin instruit et consciencieux, s'indignait et s'étonnait de contempler, des solitudes de son cabinet, le concours nombreux de clients à pied ou en voiture, qui se pressaient aux portes d'un charlatan fameux qui demeurait en face de sa maison, dans l'une des rues les plus fréquentées de Londres. Un jour, enfin, ne pouvant plus résister aux sentiments qu'il éprouvait, il eut le courage de se rendre lui-même chez son heureux voisin, et de lui demander en face le secret de sa fortune. Le charlatan accueillit de très bonne grâce la question de l'homme de mérite, et, le conduisant vers une fenêtre : « — Dites-moi, je vous prie, combien pensez-vous qu'il peut passer de personnes dans notre rue durant l'espace d'une ou deux heures ? — Que sais-je ? lui répondit le savant un peu étonné ; peut-être deux cents! — Et, sur ce nombre, poursuivit le charlatan, combien estimez-vous qu'il se trouve d'individus doués d'un bon sens un peu éclairé? — Ma foi, dit le docteur, c'est beaucoup si j'oserais affirmer qu'il peut s'en rencontrer un ou deux tout au plus ! — Eh bien donc, reprit à son tour le naïf charlatan, la solution du problème est toute trouvée : cet homme de bon sens va chez vous, le reste vient chez moi. »

CHARME. (*Voy.* AMULETTE.)

CHATAIGNE. C'est le fruit du châtaignier (*castanea vesca*), grand et bel arbre qui appartient à la famille des Cupulifères. Dans beaucoup de contrées, les châtaignes remplacent les céréales; en effet, elles contiennent uniquement de la fécule et du sucre, et forment ainsi un aliment aussi sain qu'agréable. Dans le Vivarais, les Cévennes, le Limousin, la châtaigne est la principale et presque la seule nourriture des habitants ; ils la mangent bouillie, cuite sous la cendre, rôtie, etc. Dans les grandes villes, on ne fait guère usage que des marrons, qui sont une variété de châtaigne obtenue par la culture, dans laquelle tous les fruits avortent, un seul excepté, qui prend alors un accroissement considérable. Ouvrez le tronc épineux, appelé hérisson, qui forme l'enveloppe extérieure du fruit, vous y trouverez plusieurs fruits, plusieurs châtaignes dans l'espèce ordinaire. Dans la variété dont nous parlons, il n'y en a qu'un seul, qui est fort gros et que l'on appelle marron. Les marrons rôtis sont un aliment assez lourd, parce qu'on a l'habitude de les manger au dessert, et que la préparation qu'on leur a fait subir n'est pas suffisante pour rendre leur digestion facile. On a essayé d'extraire le sucre des châtaignes, et l'on y a réussi. En médecine, les usages de la châtaigne sont nuls, mais le bois du châtaignier est on ne peut plus utile dans l'économie rurale : on en fait des tonneaux, des cerceaux, etc. Il est fort remarquable que le châtaignier ne prospère que sur les

terrains dont le grès fait la base, tandis qu'il ne vient pas sur un sol calcaire. Aussi, dans le Périgord, qui présente alternativement des bandes calcaires et des bandes de grès, on peut, par l'existence ou l'absence de cet arbre, deviner quelle est la nature du sol.

CHATOUILLEMENT. Parmi les divers modes d'excitations de la sensibilité, le chatouillement n'est pas le moins remarquable. Ces attouchements légers que tout le monde connaît, et que nous n'avons pas besoin de décrire, produisent des sensations singulières que le rire accompagne le plus souvent, et qui peuvent amener les convulsions et la mort. On a de la peine à croire que le chatouillement, si fréquemment usité comme badinage, puisse avoir des résultats aussi sérieux, et cependant c'est prouvé par mainte observation, et l'histoire même en a conservé des souvenirs terribles. Tel fut autrefois le genre de supplice mortel d'un grand nombre d'habitants des Cévennes, qui périrent ainsi, victimes d'une foi religieuse qu'ils ne voulaient point abjurer ; on les attachait, puis on leur chatouillait la plante des pieds, le nombril, les aisselles, etc., et la mort survenait précédée d'affreuses convulsions. Mais de quelle lésion d'organe meurt-on en pareil cas ? C'est ici que le terrain est beau pour les vitalistes!

Quoi qu'il en soit, si le chatouillement est souvent un jeu innocent, réitéré, il ne serait pas sans inconvénient ou sans danger chez les personnes très nerveuses, disposées à l'épilepsie, à l'hystérie, aux affections convulsives de n'importe quelle espèce ; bien plus, il peut amener directement le développement de ces affections. Ainsi, dans un mémoire de M. Gibert sur l'épilepsie, inséré dans le cahier d'août 1835 de la *Revue médicale*, on trouve l'exemple remarquable (emprunté à *Vanswieten*), d'une jeune fille de dix ans, bien portante jusque-là, mais qui fut prise de convulsions épileptiques terribles par l'effet de ce jeu cruel. La malheureuse avait été retenue couchée à terre de vive force par quelques-unes de ses compagnes, pendant que les autres lui chatouillaient la plante des pieds! Depuis lors, la pauvre enfant ne pouvait plus voir faire même à une autre la moindre menace de chatouillement, sans retomber aussitôt dans un accès d'*épilepsie!!!*

Peut-être bien, néanmoins, que dans quelques cas d'inertie, de langueur, d'atonie, d'évanouissement, on pourrait avec avantage avoir recours à ce moyen d'excitation, stimulant puissant du système nerveux.

Le chatouillement de l'intérieur des narines avec les barbes d'une plume est assez fréquemment usité, en médecine, pour réveiller sympathiquement l'action engourdie ou suspendue des organes de la respiration. Ainsi, dans la *syncope*, l'*apoplexie*, l'*asphyxie*; chez les *nouveau-nés* qui ne donnent pas signe de vie, on y a recours avec succès.

CHAUDEPISSE. Sous ce nom, grossièrement significatif, on désigne une inflammation catarrhale et contagieuse du canal de l'urètre, que les médecins dénomment plus élégamment, mais moins justement peut-être, *blennorrhagie* (écoulement muqueux). Le vieux mot de *gonorrhée*, qui signifiait flux de semence, a été abandonné avec raison, comme pouvant donner des idées fausses sur la nature du flux urétral.

Tout répugnant et tout honteux que puisse paraître le sujet de cet article, il est pourtant un de ceux qui intéressent le plus la société. La blennorrhagie est en effet une des maladies les plus communes, les plus mal soignées, les plus fécondes en suites fâcheuses, et les plus exploitées par un charlatanisme qui juge sans doute, comme Vespasien, que, pour provenir d'une source impure, l'argent n'en conserve pas moins tout son prix. Arrêtons-nous donc quelques moments sur ce fléau, qui sévit d'une manière si cruelle sur la jeunesse de nos grandes villes. Un célèbre professeur de notre école, qui a eu, comme tant d'autres, le malheur de survivre à sa popularité, avait l'habitude d'adresser aux jeunes gens qui venaient le consulter, les questions suivantes, conçues dans ce langage familier qui lui était ordinaire : « As-tu la chaudepisse ? — Non, monsieur, répondait souvent le malade. — As-tu eu la chaudepisse ? poursuivait le

professeur. — Non, monsieur, répondait quelquefois le patient. — Eh bien, tu l'auras, » ne manquait pas d'ajouter l'homme d'expérience.

C'est qu'en effet, il est bien difficile à cette foule qui encombre nos écoles et nos comptoirs, de se soustraire, pendant toute la durée de son séjour à Paris, aux nombreuses séductions que leur offre cette ville corrompue, et que trop souvent, hélas! les roses y sont munies d'une cuisante épine !

Si pourtant on pouvait mettre sous les yeux de cette imprudente jeunesse l'effrayant tableau de toutes les incommodités, de toutes les souffrances, de tous les dangers, pour le présent et pour l'avenir, qui peuvent advenir d'une simple chaudepisse, il est probable qu'on réussirait à arrêter ceux que le frein salutaire de la raison, de la morale et de la religion, ne peut toujours retenir.

Entrons dans quelques détails, et montrons, les faits à la main, que les expressions dont nous nous sommes servis pour caractériser le tableau de cette dégoûtante maladie, n'ont rien d'exagéré.

Un étudiant en droit, bon et honnête jeune homme, que plusieurs années de séjour à Paris n'avaient point corrompu, se laissa entraîner, à la fin, dans une de ces maisons que le vice ouvre à la faiblesse. Trois jours après, un léger prurit, bientôt suivi de cuisson à l'extrémité du canal de l'urètre, survenant à la fin de l'excrétion des urines, lui fit craindre d'avoir subi la peine de sa faute. Il vint me consulter, et je trouvai en effet l'orifice de l'urètre rouge et gonflé : une goutte d'humeur d'un blanc jaunâtre en sortait, la chemise était tachée par cette humeur. Point de doute, une chaudepisse, suite d'un commerce impur, était survenue. Un traitement sévère fut de suite mis en usage : le repos, un régime très sobre, des boissons aqueuses abondantes, des bains locaux émollients fréquemment répétés et longtemps prolongés, un grand bain tous les jours, furent scrupuleusement prescrits. Néanmoins, comme c'est l'ordinaire, le mal s'accrut pendant les deux semaines qui suivirent, les douleurs devinrent beaucoup plus vives, le sommeil fut troublé, et, pour comble de malheur, un bubon se forma dans l'aîne. Plus tard, celui-ci s'enflamma, suppura; il fallut enlever avec l'instrument tranchant la peau décollée... Bref, ce ne fut qu'après six mois de soins que le malade, amaigri, affaibli, arriéré dans ses études et dans ses travaux, non moins que dans ses finances, put être en état de retourner dans sa province achever sa guérison.

Mais du moins l'obtint-il avec du temps et de la persévérance. Un autre étudiant, que j'eus occasion de voir plus tard, ne fut pas si heureux. Atteint également d'une chaudepisse et d'un bubon, il n'eut pas le courage de s'astreindre aux soins, au régime et aux remèdes qui lui furent conseillés, et se mit entre les mains de divers charlatans qui ne purent le guérir ; sa santé générale ne tarda pas à s'altérer; le bubon qu'il portait à l'aine s'était ouvert, et avait donné lieu à un large ulcère qui fournissait une suppuration abondante et de mauvaise nature. On conseilla à ce pauvre jeune homme de retourner dans son pays natal, où il languit encore quelques mois, puis mourut, victime de ses imprudences réitérées, et de la crédulité qui lui faisait accueillir avec joie les nombreux préjugés répandus sur la nature de la maladie qui le conduisit au tombeau.

Un troisième individu, plein de force et de santé, ayant bravé pendant plusieurs jours une chaudepisse qu'il avait gagnée dans un mauvais lieu, vit celle-ci s'accroître énormément et donner lieu à ces rigidités douloureuses qui ont fait alors donner à la maladie le nom de chaudepisse *cordée*. Fréquentant habituellement des ouvriers et des militaires qui, en pareil cas, ne craignent pas d'imprimer à l'organe souffrant une brusque flexion destinée, disent-ils, *à rompre la corde*, il osa suivre leurs conseils et se livrer à ces imprudentes manœuvres. Une douleur atroce, suivie bientôt d'hémorrhagie, de suppression d'urine, de gangrène de la partie, tel fut le cruel résultat de son imprudence! Honteusement mutilé par suite de l'opération rendue nécessaire par la gangrène, le malheureux ne put survivre à sa virilité... Il se donna la mort!

Sans doute, de pareils exemples sont heureusement assez rares, mais il n'en est pas moins vrai qu'ils doivent être comptés dans les chances auxquelles se soumet celui qui expose sa santé dans de dangereuses relations.

Mais ce n'est pas tout : des accidents beaucoup plus communs, et qui ne laissent pas encore que d'être assez graves, sont à redouter pour celui qui a eu le malheur de contracter la chaudepisse : je veux parler de l'inflammation du testicule ou chaudepisse tombée dans les bourses, et de l'ophthalmie blennorrhagique, ou inflammation avec suppuration de l'œil, qu'on n'a que trop souvent l'occasion d'observer en pareil cas.

Cette dernière affection, heureusement plus rare que la première, est le résultat de la négligence et de la malpropreté des malades, qui portent imprudemment des doigts à l'œil, après avoir touché les parties malades, par exemple, dans l'action d'uriner, de se laver, etc. La matière contagieuse en contact avec l'œil, y détermine une inflammation des plus graves, qui entraîne presque toujours la perte de la vue ou même la destruction de l'œil affecté. On doit donc recommander la plus grande propreté au malade atteint de blennorrhagie ; il est bon qu'il se lave les doigts chaque fois qu'il a eu occasion de les porter vers le lieu affecté, et qu'il évite de se toucher les yeux.

L'inflammation du testicule, ou chaudepisse tombée dans les bourses, survient souvent à l'occasion d'un effort, d'une marche forcée, de la danse, de l'équitation, d'un excès de table ou de tout autre genre, etc. Elle n'est pas à redouter seulement dans la période aiguë de la blennorrhagie, mais on la voit aussi fréquemment se développer quand l'écoulement étant devenu blanchâtre et indolent, les malades croient pouvoir négliger toute espèce de précaution. Le moyen le plus sûr de prévenir cet accident, qui est très douloureux et nécessite toujours le repos au lit pendant un temps plus ou moins long (*voy.* BOURSES, Maladies des), est de porter un *suspensoir* bien fait. (*Voy.* ce mot.) On devra aussi éviter de rester longtemps debout, de sauter, de courir, en un mot, toute secousse et toute fatigue de l'organe.

Il est des sujets chez lesquels la chaudepisse se dissipe au bout de quelques semaines, surtout quand elle a été convenablement traitée ; mais il en est aussi un assez grand nombre qui voient leur écoulement se prolonger pendant des mois et des années, sous la forme d'un suintement blanchâtre que les gens de l'art connaissent sous le nom de *blennorrhée* : eh bien! même réduit à cet état, rien ne prouve que l'écoulement ne puisse encore être contagieux!

Enfin, il est très commun de voir arrivés à l'âge de quarante à cinquante ans, les hommes qui ont eu dans leur jeunesse une ou plusieurs maladies de ce genre, devenir sujets aux rétentions d'urine et à tous les accidents qui accompagnent les *rétrécissements* du canal de l'*urètre*. (*Voy.* ce mot.) Plusieurs offrent en outre des symptômes *vénériens* consécutifs, dont la source première remonte à ces écoulements, passés quelquefois depuis si longtemps, que les malades en ont à peine gardé le souvenir.

Il n'entre pas dans notre plan de décrire ici d'une manière méthodique les symptômes, la marche, les complications de la blennorrhagie. Qu'il nous suffise d'avoir indiqué les points les plus saillants et les plus propres à fixer l'attention des gens du monde.

Quant au traitement, nous ne saurions trop nous élever contre les promesses trompeuses du charlatanisme qui offre de tout côté des remèdes à la fois prompts, sûrs, commodes et *secrets*. Les *pilules,* les *mixtures,* les *opiats,* que vantent les prospectus et les annonces d'une foule de spéculateurs, parmi lesquels on regrette de compter quelques pharmaciens indignes, ont tous pour base le *baume de copahu* (*voy.* BAUME); or, ce remède, comme tous les autres médicaments énergiques, ne peut être employé convenablement que sous la direction et la surveillance d'un homme de l'art; indistinctement donné, dans tous les cas et à tous les sujets, il peut avoir les plus fâcheux résultats.

Il n'est pas vrai d'ailleurs, comme le prétendent effrontément ces charlatans, dont l'incurie de l'autorité tolère le honteux commerce, il n'est pas vrai, dis-je, que ce remède guérisse en une ou deux semaines la chaudepisse, quelle qu'elle soit. Le plus ordinairement, cette maladie ne peut être dissipée que dans l'espace de quatre à six semaines, et l'emploi trop hâtif du copahu, bien loin d'accélérer la guérison, ne fait souvent que la retarder et la rendre plus difficile à obtenir.

Beaucoup de médecins pensent encore aujourd'hui qu'un traitement *mercuriel* est nécessaire dans toute chaudepisse.

Il est bien vrai *qu'aucun signe certain* ne peut faire distinguer une blennorrhagie vénérienne de celle produite par diverses causes irritantes, telles que la présence du flux menstruel, de fleurs blanches âcres, etc. ; mais il est démontré qu'un certain nombre de gonorrhées sont innocentes et ne donnent jamais lieu à aucun symptôme vénérien secondaire. Que faire dans le doute? S'abstenir nous paraît le plus sage, sauf à recourir plus tard au spécifique, dès que quelque accident consécutif en fera reconnaître la nécessité.

De nombreux préjugés existent dans le monde sur la maladie qui nous occupe ; nous en avons déjà combattu plusieurs dans le cours de cet article. L'un des plus fâcheux est celui relatif à la bénignité prétendue d'une affection que certains libertins regardent comme sans conséquence, s'exposant ainsi, eux et les autres, à toutes les suites que peut entraîner une opinion aussi fausse. Un plus infâme, et non moins faux, est celui qui a fait penser à quelques cyniques qu'une chaudepisse rebelle pouvait céder au commerce avec une vierge! Ne nous lassons pas de le redire, la blennorrhagie est une maladie sérieuse, et qui, plus qu'une autre peut-être, réclame impérieusement les soins assidus et éclairés d'un médecin consciencieux. Lui seul peut distinguer celle qui est virulente et celle qui reconnaît une autre origine, l'époque où la contagion cesse d'être à redouter, les meilleurs moyens à employer dans les divers états de la maladie, le danger de certains remèdes mal appliqués, tels que les *injections,* le *baume de copahu,* les préparations mercurielles, etc.; lui seul enfin peut prévenir les accidents à craindre, soit dans le présent, soit dans l'avenir.

Nous devons, en terminant, dire un

mot de la blennorrhagie chez la femme, et de la blennorrhagie fausse ou bâtarde.

Les médecins ne sont point encore fixés d'une manière absolue sur le siége et les caractères précis de la maladie, dans le sexe féminin. Les fleurs blanches (*voy.* ce mot) ont souvent été confondues avec elle, et il n'est pas toujours facile de porter un jugement assuré sur la nature de certains écoulements ; en pareil cas, il est de la plus haute importance, pour le salut des malades et la sécurité des familles, de ne pas se prononcer légèrement, comme ne sont que trop portés à le faire, ceux qui n'ont point une instruction et une expérience suffisantes.

On voit assez souvent chez les petites filles de légers écoulements inflammatoires des parties génitales externes, liés à la dentition, ou à d'autres causes, et qui effraient vivement les parents ; un médecin habile saura bien vite, en pareil cas, éloigner des craintes chimériques ou inspirer une salutaire inquiétude. En général, les soins de propreté, les bains, les bains de siége, les lotions avec l'eau de guimauve, de sureau, de laitue, de cerfeuil, guérissent promptement ces légers flux qui peuvent avoir l'inconvénient de provoquer de mauvaises habitudes. (*Voy.* le mot ONANISME.)

Cette espèce de catarrhe externe se rapproche de ce qu'on appelle, chez l'homme, chaudepisse bâtarde, et qui consiste en une irritation, avec flux du prépuce et du gland. Cette irritation s'observe aussi quelquefois chez les enfants ; elle diffère de la véritable chaudepisse, par son siége, sa bénignité, sa courte durée, et la facilité avec laquelle elle se dissipe au moyen des bains locaux, et des injections émollientes pratiquées entre le prépuce et le gland. Le repos est aussi fort utile en pareil cas ; quelquefois, il est nécessaire de pratiquer la *circoncision* (*voy.* ce mot), ou la division du prépuce qui est trop allongé et trop rétréci.

Ces légères affections, comme on le voit, ne réclament pas moins que les maladies plus graves, l'intervention de l'homme de l'art. (*Voy.* FLEURS BLANCHES et VÉNÉRIENNE (maladie.)

CHAUX. La chaux avait été regardée comme indécomposable, comme un corps simple ; mais les beaux travaux de la chimie moderne ont démontré que c'était un *oxyde métallique.* La chaux est donc du calcium, plus de l'oxygène. Elle porte aussi les noms de base salifiable alcaline, de terre alcaline, etc.

La chaux, à l'état de pureté, n'existe pas dans la nature ; on la rencontre, au contraire, en quantité considérable, à l'état de combinaison.

La chaux, unie à l'acide carbonique, forme *le carbonate de chaux,* lequel se rencontre cristallisé dans la nature, et porte les noms de spath calcaire, de cristal d'Islande ; à un moindre degré de pureté, le carbonate de chaux constitue les marbres de toute espèce, l'albâtre, la pierre à chaux des maisons de Paris, et fait la base des coquillages marins. On la rencontre dans les eaux de certaines sources minérales, dans celles de Vichy, par exemple ; la dissolution du carbonate de chaux, dans les eaux qui en contiennent, a lieu à la faveur de l'acide carbonique. Les eaux de la fontaine de Saint-Allyre, à Clermont (Puy-de-Dôme), sont dans ce cas. Elles contiennent même une si grande quantité de ce sel, que les objets qu'on y plonge en sont recouverts en quelques jours, au point de paraître pétrifiés. Ces incrustations et non ces pétrifications, comme on les désigne faussement, reproduisent, avec une délicatesse extrême, les formes qu'elles recouvrent, de sorte qu'elles dessinent parfaitement les plantes et les animaux mêmes qu'elles enduisent et conservent.

Cette dissolution de carbonate de chaux dans l'eau, à la faveur de l'acide carbonique, ne peut avoir lieu que sous une certaine pression. Aussi lorsque ces sources arrivent au contact de l'air, elles se couvrent, à la surface, d'une poussière blanche, due au carbonate de chaux, qui apparaît à mesure que l'acide carbonique se dégage à l'air libre.

La chaux, combinée avec l'acide sulfurique, donne lieu au *sulfate de chaux :* on rencontre ce sel cristallisé en masses assez considérables, dans les carrières de Montmartre ; c'est lui qu'on désigne vulgairement sous le nom de pierre à Jésus ; dans un état plus impur, il constitue la pierre à plâtre, laquelle existe en si grande quantité dans les montagnes de Montmartre et de Ménilmontant, près de Paris, qu'on exploite, depuis un temps immémorial, ces localités pour les besoins dévorants de la construction.

Enfin la chaux, combinée à l'acide phosphorique, forme le *phosphate de chaux*, base de la charpente osseuse de l'homme et de tous les animaux.

La chaux pure, celle qu'on emploie en chimie comme réactif, se retire du marbre blanc (carbonate de chaux), qu'on calcine à une haute température, dans un creuset couvert. On reconnaît que la chaux ne retient plus d'acide carbonique, lorsqu'elle ne fait plus effervescence avec les acides.

La chaux pure est blanche et infusible au feu le plus ardent; sa saveur est caustique et urineuse; elle verdit fortement le sirop de violette.

La chaux, pour les besoins des arts et du commerce, se retire par la calcination de la pierre à chaux, du marbre, des écailles d'huîtres, etc.; elle contient, à la vérité, des corps étrangers, mais en si petite quantité, qu'ils ne portent point préjudice à sa qualité.

Les usages de la chaux sont très multipliés dans les arts; elle fait la base des ciments et des mortiers qui résistent le mieux à l'action des eaux et du temps. On s'en sert pour chauler le blé. La chaux, mélangée avec du plâtre cristallisé, colorée avec des oxydes métalliques, et agglutinée par le moyen de la colle forte, forme le *stuc*, ou imitation de marbre.

La chaux vive, celle qui résulte de la calcination de la pierre à chaux, jouit de la propriété d'absorber une grande quantité d'eau qu'elle solidifie; son avidité même est telle, pour ce liquide, que cette absorption a lieu avec bruit et avec un dégagement considérable de chaleur: on dit alors que la chaux se délite, puis qu'elle s'éteint. Lorsque la chaux est saturée d'eau, elle se délaie dans ce liquide, et forme une bouillie claire, appelée *lait de chaux*, qu'on emploie pour badigeonner les bâtiments.

L'eau ne dissout qu'un 400ᵐᵉ de son poids de chaux. Cette dissolution constitue *l'eau de chaux*, qu'on emploie dans les liniments contre les brûlures. Si le vase qui contient l'eau de chaux reste accessible au contact de l'air, il se recouvre bientôt d'une pellicule blanche de carbonate de chaux, dû à l'absorption par la chaux, de l'acide carbonique ambiant.

Enfin la chaux, unie au sulfure d'arsenic, forme une *poudre épilatoire*, qu'on délaie avec un peu d'eau, au moment de l'appliquer sur la partie de la peau qu'on veut épiler.

CHÉLIDOINE. (*Chelidonium majus.*) Plante de la famille des papavéracées que l'on nomme aussi *grande éclaire*; elle vient communément sur les murs, dans les décombres, au milieu des pierres, et contient un suc jaune assez âcre; on a proposé de l'employer pour cautériser les verrues, mais son action n'est pas assez énergique. C'est sur cette plante qu'un savant Allemand, M. le docteur Schultz, a le premier observé la circulation du suc propre dans les végétaux. Il existe une autre espèce, le *chelidonium glaucium* ou *glaucium luteum*, qui se trouve également en France, et présente les mêmes propriétés que la grande éclaire.

CHÊNE. (*Quercus.*) Genre de la famille des cupulifères, composé tout entier d'arbres qui habitent les parties tempérées de l'Europe, de l'Asie et de l'Amérique, et dont l'importance pour les constructions civiles et navales est telle, qu'ils ne sauraient être remplacés par aucun autre arbre. Plusieurs espèces donnent des produits à la médecine; passons-les rapidement en revue.

LE CHÊNE ROUVRE. (*Quercus pedunculata.*) L'écorce de cet arbre est riche en tannin, et par conséquent très astringente; elle est employée habituellement par les corroyeurs sous le nom de tan; en médecine, on a donné le nom de fébrifuge français à un mélange de camomille, de gentiane, de poudre d'écorce de chêne, que l'on a proposé de substituer au quinquina; il a quelquefois réussi dans des cas de fièvres intermittentes légères.

LE CHÊNE A GLAND DOUX. (*Quercus ballotta.*) Toutes les traditions historiques rapportent que les hommes ont commencé par se nourrir de glands de chêne; or ceux du chêne rouvre sont tellement acerbes, qu'il est impossible d'admettre qu'ils aient jamais pu servir d'aliment. Il n'en est pas de même des glands de cette espèce qui habite la Grèce, l'Espagne et le nord de l'Afrique; leur goût est très analogue à celui de la châtaigne, et ils servent encore aujourd'hui de nourriture aux habitants de l'Atlas et de quelques cantons de la Grèce.

LE CHÊNE LIÉGE. (*Quercus suber.*) Cet arbre est une des productions les plus précieuses de nos provinces méridionales. Le liége du commerce, qui se débite en planche d'un pouce d'épaisseur, n'est rien autre chose que l'écorce de cet arbre, que l'on enlève tous les dix ou douze ans. Un arbre peut renouveler son écorce douze à quinze fois, ce qui suppose une durée totale de plus de cent cinquante ans.

LE CHÊNE AU KERMÈS. (*Quercus coccifera.*) C'est sur cet arbrisseau du midi de la France que vient l'insecte appelé kermès, qui donne une couleur bleue.

LE CHÊNE DE TEINTURIER. (*Quercus infectoria.*) Ce petit arbre fournit les galles du commerce (*Voy.* NOIX DE GALLE.)

LE CHÊNE QUERCITRON. (*Quercus tinctoria*) de l'Amérique septentrionale; il donne une très belle couleur jaune. On fait en ce moment des essais pour l'acclimater en France.

CHICORÉE. (*Cichorium.*) Genre de la famille des synanthérées, dont deux espèces sont d'un emploi fréquent dans l'économie domestique et dans la médecine. La première, appelée chicorée sauvage (*cichorium intybus*), se trouve très communément sur les bords des chemins dans les lieux secs et pierreux. Ses fleurs, d'un bleu d'azur très tendre, se fanent vers le milieu du jour. Cette plante, modifiée par la culture, donne le légume appelé *barbe de capucin*. Pour l'obtenir, on établit dans une cave, en novembre ou décembre, plusieurs couches de fumier dans lequel on plante des racines de chicorée, la tête en haut; elles ne tardent pas à produire des feuilles minces, jaunes, allongées, remplies de sucs aqueux, étiolées, en un mot, que l'on récolte à mesure qu'elles poussent.

Ces feuilles, beaucoup moins amères que celles de la plante à l'état naturel, sont mangées en salade. L'amertume inhérente à la plante sauvage est précisément ce qui la fait employer en médecine. On donne l'infusion de chicorée aux individus scrofuleux, à estomac débilité, dans les affections cutanées. Les racines torréfiées, puis broyées, ont été fort employées, pendant la durée du blocus continental, pour remplacer le café. Depuis, on ne fait plus de café de chicorée pur, parce que cette boisson est d'un goût détestable, mais on mêle souvent, trop souvent peut-être, la racine de chicorée en poudre à celle de la fève de Moka. Ce mélange n'a d'autre inconvénient que de diminuer les qualités excitantes du café pur, mais il ne saurait être considéré comme nuisible à la santé.

La seconde espèce est la chicorée blanche, ou chicorée frisée (*cichorium endivia*). Quelques-unes de ses variétés prennent le nom de scarole. Ce sont des légumes fort employés, que l'on mange presque pendant toute l'année, et qui sont à la fois sains et agréables; l'amertume, propre au genre, a presque totalement disparu par la culture.

CHICOT. C'est le nom vulgaire qu'on donne aux fragments et aux racines des dents gâtées et découronnées, qui, séjournant dans les alvéoles, donnent lieu à divers accidents, tels que mauvaise haleine, fluxions, abcès, fistules dentaires, douleurs, inflammations et fongosités des gencives, ulcération de la langue, etc.; il faut avoir le courage de se débarrasser de ces corps étrangers (opération dont on s'exagère beaucoup dans le monde la douleur et la difficulté); sans quoi, l'on s'expose presque inévitablement à quelqu'un des nombreux et désagréables accidents que nous venons d'énumérer. J'ai eu bien des fois, pour mon compte, l'occasion de faire l'extraction de chicots qui, depuis longues années, avaient été ainsi abandonnés, par l'effet de la pusillanimité des malades, et jamais je n'ai trouvé de grandes difficultés à vaincre. Toujours, en pareil cas, j'ai recueilli de vifs remercîments du sujet débarrassé de la cause de ses douleurs, cause qu'il méconnaissait souvent, ou dont il cherchait à se dissimuler à lui-même l'existence, prévenu qu'il était par les préjugés qui règnent dans le monde sur cette opération. (*Voy.* DENT et DENTISTE.)

CHIENDENT. On donne ce nom à la racine ou plutôt à la tige souterraine de plusieurs graminées, et en particulier à celle du *Triticum repens* (plante qui appartient au même genre que le froment), parce que les chiens rongent les feuilles de cette plante pour se faire vomir, effet qu'elles provoquent en irritant mécaniquement la gorge, exactement de la même manière que si l'on s'introduit le doigt dans la bouche. Le *Triticum repens* croît dans les champs cultivés, dans les jardins; c'est une des mauvaises herbes les plus difficiles à détruire. On recueille les racines pour les usages de la pharmacie. Après avoir cherché les plus tendres, on les lave, on les bat pour en séparer l'épiderme, qui est âcre; puis, on les fait sécher pour les lier en petites bottes. Cette racine contient du sucre, de la fécule, et peut-être un peu de nitrate de potasse, lorsqu'elle croît dans le voisinage des habitations; elle est diurétique, rafraîchissante, émolliente, et convient dans une foule d'affections variées; mais on l'emploie surtout en y ajoutant du sel de nitre (nitrate de potasse), lorsqu'on veut augmenter la quantité des urines dans les cas de blennorrhagie, d'hydropisie, etc. Quant aux effets merveilleux que le docteur Schenck dit avoir obtenus de la décoction de racine de chiendent dans les maladies de l'estomac, et en particulier dans les lésions du pilore, on nous permettra de les révoquer en doute; c'est précisément parce que la tisane de chiendent est le plus innocent des remèdes, qu'on ne doit pas s'attendre à trouver en elle des propriétés très énergiques.

CHIQUE. (Zoologie). La chique est un insecte fort commun dans les pays chauds, surtout dans les Antilles et dans l'Amérique méridionale : on ne la rencontre pas en France, sur le continent, à moins qu'elle n'y soit parasite d'un voyageur nouveau débarqué.

Latreille, dans son *Histoire naturelle des crustacés et des insectes*, faisant partie des *Suites* aux œuvres de l'immortel Buffon, données par Sonnini, avait pensé que la chique était une arachnide de la famille des acaridies; mais, plus tard, laissant de côté les présomptions que lui avait inspirées l'analogie assez intime de mœurs qui rapproche un grand nombre d'acaridies et la chique, Latreille, collaborateur de Cuvier pour la classification du règne animal, est définitivement revenu à l'opinion de Linnæus, qui plaçait dans un même genre la chique et la puce commune : il a donc rangé cet animal parmi les insectes suceurs, et dans le genre *pulex* de l'illustre naturaliste suédois, seul genre que la classe des insectes suceurs renferme.

Ainsi que la puce commune, la chique est pourvue de six pattes; elle manque d'ailes, et les appendices qui circonscrivent sa bouche, lui forment un véritable siphon; c'est pour exprimer ce double caractère, à savoir, l'absence des ailes et la présence d'un siphon buccal, que Latreille a donné à tous les insectes de la même classe que la chique, le nom latin de *siphonaptera*.

L'insecte qui fait le sujet de cet article, a reçu plusieurs autres noms vulgaires; les Portugais l'appellent *bicho*, suivant Marcgrave, et les Brésiliens *tunga;* les naturalistes français le désignent sous le nom de *puce pénétrante;* ils ne font, du reste, que traduire l'appellation linnéenne.

La chique est un animal de fort petites dimensions, quand il n'est pas encore devenu parasite; le siphon, qui prolonge la cavité de sa bouche, atteint une longueur proportionnellement considérable, qui égale presque la longueur de son corps; elle est d'un rougeâtre obscur et changeant; on peut trouver une excellente figure de cet animal dans les planches qui accompagnent le savant ouvrage de M. le professeur Duméril, intitulé : *Considérations générales sur la classe des insectes.*

Les personnes qui marchent pieds nus, celles dont les vêtements sont déchirés ou mal joints, sont fréquemment incommodées par ses piqûres; elle traverse néanmoins le tissu même des habits, elle se glisse, elle s'insinue partout, et n'abandonne jamais volontairement la proie qu'elle a saisie. Les enfants, les jeunes filles, et généralement les individus qui ont la peau fine et délicate, sont plus souvent blessés par elle. Toutes les causes possibles d'insalubrité, la chaleur, la chaleur humide surtout, la stagnation de l'air, le défaut de soin, l'attirent et favorisent son développement ; on a dit que la paille usée était son véhicule le plus ordinaire.

L'homme n'est pas seul tourmenté par les attaques de la chique : les singes, les chiens et les chats y sont, comme lui, exposés.

La chique s'attache ordinairement aux pieds, et s'introduit sous les ongles ou bien sous la peau du talon, sans doute parce que ces parties du corps sont plus fréquemment découvertes que les autres. L'insertion furtive de cet insecte est d'abord inaperçue, mais bientôt quelques démangeaisons irritantes la trahissent ; une petite tache rougeâtre se prononce, indiquant le lieu précis où l'insecte est parvenu. C'est alors qu'il faut penser à l'extraction de la chique, car sa présence continuée ne déterminerait pas seulement une incommodité passagère, mais pourrait donner lieu à des accidents graves, à des ulcères chroniques, et même à des affections gangréneuses locales. Or, voici par quel moyen on peut obtenir l'extraction de ce dangereux parasite : on reconnaît le lieu où l'animal réside, à la petite tache rougeâtre dont j'ai parlé ; au milieu de cette tache on distingue un point noir plus ou moins étendu, et proportionnel au volume qu'a pris l'insecte ; à l'aide d'une épingle ou d'une tige acérée quelconque, il faut soulever l'épiderme correspondant, et enlever la chique avec la plus grande précaution, car on risquerait, sans cela, de laisser quelques œufs des femelles, et ces œufs ne manqueraient pas d'éclore.

Les nègres, qui fécondent nos colonies de leurs travaux et de leurs sueurs, exécutent cette opération délicate avec beaucoup d'adresse. Cependant, quelques-uns meurent pour avoir négligé de souffrir ou de faire eux-mêmes cette extirpation, d'ailleurs très simple et très

peu douloureuse, quand les parasites sont encore nouvellement établis.

Les indigènes de l'Amérique méridionale, bien qu'assujettis aux mêmes influences extérieures que les nègres esclaves, ne sont guère blessés par les chiques, sans doute, comme le pensent certains auteurs, à cause des frictions générales et multipliées qu'ils s'administrent, soit avec un mélange d'huile de carapa et de fécule de rocou, soit avec des feuilles de tabac mélangé d'herbes amères.

Les démangeaisons plus ou moins cuisantes excitées par ces animaux, sont ordinairement amorties par des lotions acidulées, le vinaigre ou le jus de limon suffit pour cela. Mais la guérison complète ne saurait être obtenue, à moins qu'on n'ait recours à l'ablation exacte de ces hôtes incommodes ; et, peut-être alors, les huiles empyreumatiques et l'onguent mercuriel seraient-ils employés extérieurement avec avantage. Quant aux personnes craintives ou négligentes, qui n'ont pas su de bonne heure arrêter les progrès du mal, et qui, rongées d'ulcères dégoûtants, sont, par leur faute, devenues *malingres*, pour me servir d'une expression usitée dans le pays, elles n'ont plus qu'à s'abandonner au chirurgien, qui enfermera dans une incision circulaire, et successivement répétée, chacune des tumeurs, pour détacher, avec la pointe du bistouri, les brides celluleuses qui les fixent, et pour enlever, d'un seul effort, et les animaux et les kystes accessoires.

CHIRURGIE. Du grec χείρ, main, ἔργον, ouvrage. C'est le nom qu'on donne à l'une des branches des sciences médicales, laquelle a principalement pour objet l'étude des maladies externes, dont le traitement réclame le plus souvent l'application de la main, de certains instruments ou appareils. Cette définition, au reste, est plutôt celle du mot qu'elle n'est celle de l'art que le mot sert à désigner aujourd'hui. En effet, la chirurgie ne peut être séparée de la médecine proprement dite, d'une manière tellement tranchée, qu'il soit facile d'en tracer rigoureusement les limites, et de donner, par cela même, une définition de la chirurgie qui ne puisse s'appliquer en même temps presque tout entière à la médecine, *et vice versâ*. C'est qu'en effet, la séparation qu'on avait prétendu autrefois établir entre la médecine et la chirurgie, séparation que les gens du monde persistent encore à admettre, ne doit pas exister en réalité. Fondée sur des préjugés et des usages que le temps a renversés, cette distinction, fort mal à propos établie entre deux branches d'un même art, en a longtemps retardé les progrès, et a été funeste à l'humanité.

Chez les anciens, et dès les premiers temps où l'on s'occupa de l'art de guérir, les mêmes hommes s'occupaient également de toutes les parties de cet art. Hippocrate, Galien, Celse, Paul d'Égine, Albucasis, nous ont prouvé, par leurs ouvrages, que jamais chez les Grecs, les Romains ou les Arabes, l'idée n'était venue de séparer en deux moitiés, en quelque sorte, les maladies que le corps humain est suceptible d'éprouver, et de confier le traitement des unes à des médecins, celui des autres à des chirurgiens. Loin de là, la médecine et la chirurgie ne sont pas envisagées séparément dans les ouvrages des auteurs que nous venons de citer; ils n'en ont pas eu un instant la pensée; il n'est tombé dans l'esprit d'aucun d'eux d'admettre des maladies externes et des maladies internes, division dont une saine critique ferait promptement justice.

L'histoire de la médecine, dans nos temps modernes, explique suffisamment la cause qui amena la séparation de la médecine avec la chirurgie. Dans les premiers siècles de notre monarchie, l'ignorance la plus absolue pesait sur les masses, et le peu de science qui existait alors s'était concentré dans les cloîtres. Les ecclésiastiques seuls exerçaient l'art de guérir. Mais peu à peu on trouva inconvenant que des prêtres exécutassent des opérations sanglantes, et, d'après cette maxime : *Ecclesia abhorret à sanguine*, l'église de Rome défendit à ses pasteurs l'exercice de la chirurgie. Dès lors, la chirurgie tomba dans le domaine des laïques. Mais, comme ceux-ci étaient d'une ignorance extrême, les ecclésiastiques, qui usaient naturellement de la supériorité que leur donnait leur savoir, les laissèrent longtemps dans cet état d'ignorance, et prirent sur eux un empire, une autorité qui se maintint presque jusqu'au commencement du dernier siècle, bien que depuis longtemps alors la médecine eût cessé d'être exercée par des membres du clergé.

On voit, par ce que nous venons de dire, que la séparation de la médecine et de la chirurgie a été établie, non par la nature même des choses, mais bien par le fait de circonstances entièrement étrangères à l'art de guérir. Ce que la règle des corporations religieuses avait établi dans l'origine, l'usage et les préjugés l'ont maintenu par la suite.

Cet état précaire dans lequel resta la chirurgie pendant si longtemps, mit obstacle à ses progrès, et ce n'est guère que depuis un siècle que, son importance et sa dignité ayant été enfin comprises, cette science a pu être cultivée avec honneur et distinction, comme elle le fut, au reste, chez les anciens. On a trouvé, en effet, dans les ruines de Thèbes, dans les temples de Tentyra, Esledynet, Abou, Luxor, des bas-reliefs et des hiéroglyphes représentant des membres amputés et des instruments de chirurgie très analogues à ceux qu'on emploie aujourd'hui pour le même usage. L'idée de quelques-uns de nos instruments les plus modernes, tels que le spéculum et les pinces à lithotritie, se retrouve dans les débris précieux que nous a légués l'antiquité. De nos jours, le préjugé qui a si longtemps isolé la médecine de la chirurgie, ne peut plus exister. Un médecin qui n'est pas chirurgien, un chirurgien qui ignore la médecine, sont des hommes incomplets qui ne comprennent pas leur art, et qui, par cela même, peuvent commettre des erreurs, ou négliger des soins essentiels à remplir dans l'intérêt de leurs malades. Des connaissances profondes en chirurgie ne supposent pas toujours qu'on soit bon opérateur, car, pour cela, il faut des qualités physiques qu'il n'est pas donné à tout le monde de posséder. Il ne faut pas croire que les mots chirurgien et opérateur soient synonymes (*voy.*

Chirurgien); mais tout médecin doit posséder des connaissances profondes en chirurgie, même sans être opérateur ; autrement il s'expose à de fréquentes bévues, souvent funestes à son malade.

Il est un autre préjugé qui existe dans le monde, et qu'on aura grand'peine à en arracher. La médecine, répète-t-on sans cesse, est un art conjectural ; la chirurgie seule est positive. Cette proposition, admise comme axiome par tous les gens du monde, ne prouve qu'une chose, c'est qu'ils ignorent ce que c'est que la chirurgie, ce que c'est que la médecine. Pour beaucoup de gens, en effet, la chirurgie n'est autre chose que l'art de couper un bras, une cuisse, de panser une plaie, d'ouvrir une veine. Voilà, disent-ils, quelque chose de positif, un bras coupé, une veine ouverte ; vive donc la chirurgie ! Certes, il serait fort heureux qu'on fût toujours aussi sûr de son fait. La médecine, quoi qu'on en dise, est, dans un grand nombre de cas, aussi certaine de son diagnostic : elle est aussi positive que la chirurgie, quand elle reconnaît une fluxion de poitrine, une pleurésie, et tant d'autres maladies dont elle suit la marche et les progrès jour par jour, avec une appréciation mathématique des symtômes, et des lésions qui les produisent. Maissi, dans d'autres circonstances, la médecine en est réduite aux conjectures, pareille chose arrive aussi souvent à la chirurgie. Combien de fractures dont l'existence est incertaine, combien de tumeurs dont la nature est méconnue, même par les hommes les plus exercés! Quoi de plus positif en apparence que la présence d'un calcul dans la vessie ! Eh bien ! n'a-t-on pas opéré des gens chez lesquels on croyait avoir constaté l'existence d'un calcul vésical, et chez lesquels pourtant aucun calcul n'existait dans la vessie? La chirurgie n'est donc pas, de nos jours surtout, plus positive, plus certaine que la médecine ; car, je le répète, la chirurgie ne consiste pas seulement à faire une opération, mais à apprécier d'abord s'il y a lieu ou non de pratiquer cette opération, à en prévoir les conséquences. Or, avant d'agir, le doute est souvent là qui arrête l'instrument. Le chirurgien et l'opérateur sont alors dans deux conditions bien différentes. Le rôle d'opérateur finit avec l'opération, celui du chirurgien n'est terminé que quand le malade est guéri. Qu'on cesse donc de croire que la chirurgie est une science toujours exacte et positive. Cela serait fort désirable, mais cela n'est pas, cela ne peut pas être, parce qu'au bout du compte, considérée comme science, la chirurgie rentre dans la médecine, dont elle est inséparable. Nous sommes loin encore de posséder tous les éléments de la grande question de savoir quelles sont les causes des phénomènes dont l'ensemble constitue la vie, et dont les modifications constituent les maladies ou les lésions organiques !

CHIRURGIEN. Ce qui a été dit dans l'article précédent, à l'occasion de la définition du mot chirurgie, s'applique également à celle du mot chirurgien. On a pu voir qu'aujourd'hui ce serait se tromper sur le but et le caractère essentiel de la chirurgie, que de la considérer seulement sous le point de vue de l'opération manuelle, et de n'en faire, comme on le prétendait jadis, qu'un art purement mécanique. Le mot chirurgien n'est donc pas synonyme d'opérateur. Un homme peut être bon opérateur et mauvais chirurgien. Cette proposition, qui, au premier abord, peut paraître renfermer une contradiction, sera trouvée juste, dès l'instant qu'on aura compris la différence qui existe entre celui qui possède la science chirurgicale, et celui qui ne possède que l'art du manuel opératoire. Or, l'homme qui sait réunir les connaissances médicales les plus complètes, à l'art d'exécuter, le mieux possible, les opérations que nécessitent certaines maladies dont le corps humain est susceptible, présente en lui-même la meilleure définition du chirurgien.

Chez les anciens, l'exercice de la médecine et de la chirurgie était une sorte de sacerdoce qui n'appartenait qu'à des gens privilégiés. Dans les armées, les plus grands princes se glorifiaient de panser les blessures de ceux qui avaient combattu pour la patrie. Parmi les Grecs, Podalyre, Chiron, et Machaon étaient célèbres pour leur courage aussi bien que pour leur grande habileté en chirurgie.

Un guerrier, dit Homère, qui, comme Machaon, sait soulager la douleur et guérir les blessures, vaut, à lui seul, mille autres héros. (*Iliade*, ch. XI.)

Ce respect, cette vénération que les anciens portaient aux hommes qui pratiquaient la chirurgie, contraste singulièrement avec l'état d'ignorance et d'abjection dans lequel vécurent, pendant quelques siècles, les chirurgiens-barbiers de notre pays. Nous avons dit, dans l'article précédent, par quels motifs d'intérêt personnel, l'ancienne faculté de médecine avait imposé son joug aux chirurgiens. Ceux-ci, dans l'origine, étaient tirés de la classe des laïques illettrés. On leur faisait, en français, des leçons d'anatomie et de chirurgie, on leur enseignait tant bien que mal à saigner, à faire quelques amputations, puis on les recevait chirurgiens-barbiers. Les chirurgiens, pour prix des leçons que leur avait données la Faculté, lui payaient par an deux sous parisis. Mais, comme il devenait difficile de recevoir de chacun cette contribution, il fut décidé, en 1554, que la communauté des barbiers paierait, tous les ans, deux écus d'or de redevance, en venant renouveler le serment d'obéissance et de respect à la Faculté et à son doyen.

Cependant, outre les barbiers-chirurgiens, il existait une autre corporation composée d'hommes en général plus instruits que ces derniers, et qui avaient fait des études, soit à l'université de Paris, soit dans les universités provinciales; ceux-là furent réunis en corporation académique, par les soins et l'influence de Jean Pitart, chirurgien de Saint-Louis; ils avaient le titre de maîtres, et, plus tard, prirent celui de chirurgiens *lettrés* ou *de robe longue*, pour se distinguer de la classe des barbiers. En 1554, François Ier accorda aux chirurgiens de robe longue, les mêmes privilèges qu'avaient les docteurs et les licenciés en médecine; privilèges qui, jusque-là, leur avaient été refusés. Ces privilèges étaient, entre autres, l'exemption des tailles, des octrois, du logement des soldats. Les chirurgiens lettrés jouissaient ainsi d'une position honorable, et la science chirurgicale, que Paré avait ressuscitée en France, semblait entrer dans la voie du progrès,

lorsqu'une circonstance fâcheuse, en abaissant de nouveau la condition des chirurgiens lettrés, vint arrêter les progrès de la chirurgie. Les barbiers à robe courte, qui empiétaient sans cesse sur le domaine de leurs confrères à robes longues, étaient sans cesse en procès contre eux. Ces procès ruinaient les deux corporations, et, pour mettre fin à ces querelles onéreuses, on conseilla aux maîtres chirurgiens de passer un contrat d'alliance avec les barbiers, que la Faculté favorisait toujours sourdement, comme un contrepoids utile pour elle, à opposer à l'influence menaçante du collége de chirurgie. Les chirurgiens lettrés quittèrent donc leur collége et leurs longues robes, et leur union avec les barbiers fut confirmée par arrêt du parlement, du 7 février 1660, portant pour inscription : *Arrêt confirmatif de l'union des chirurgiens jurés et barbiers, chirurgiens à la charge de soumission à la Faculté de médecine, avec défense de prendre qualités de bacheliers, docteurs ès-collége, faire lectures ni actes publics, porter robes ni bonnets.*

A partir de cette époque, jusqu'en 1731, les chirurgiens ne composèrent qu'une corporation généralement ignorante et peu considérée. Cependant parmi eux se trouvaient des hommes d'un vrai mérite, qui, sentant le besoin de rendre à la chirurgie l'importance et la dignité qu'elle avait acquises précédemment, et usant de l'influence que leur donnait leur position, sollicitèrent du roi la fondation d'une académie de chirurgie. Ces hommes, dont la postérité gardera à jamais les noms, étaient Maréchal et Lapeyronie. L'académie de chirurgie releva, en peu de temps, la chirurgie française de son état d'abjection; une école de chirurgie (aujourd'hui l'École de Médecine) fut fondée, et, depuis lors, malgré l'opposition de l'ancienne Faculté, les chirurgiens marchèrent les égaux des docteurs en médecine. Telle est l'histoire abrégée des chirurgiens, en France. Inutile de dire qu'aujourd'hui, par un juste retour à la raison, il n'existe plus d'école de chirurgie distincte des écoles de médecine. Tout docteur en médecine est censé apte à pratiquer les diverses opérations de chirurgie. Toutefois, le titre de docteur en chirurgie a été conservé, et, pour l'obtenir, il faut une série d'épreuves opératoires, et une thèse chirurgicale. Épreuves qu'on a tort de ne pas exiger des docteurs en médecine, puisque ceux-ci peuvent pratiquer toutes les opérations qu'ils jugent convenables.

Il nous reste à parler, maintenant, des conditions qui constituent le chirurgien dans le sens le plus rigoureux de ce mot. Ces conditions sont au nombre de trois: le génie, l'expérience, l'adresse. Sans l'expérience, le génie serait inutilement fécond, a dit Bichat; sans le génie, l'expérience n'offrirait qu'un stérile avantage. Ajoutons que, sans l'adresse, l'application de ces conditions essentielles, lorsqu'il s'agit d'opérer, cesserait d'être aussi avantageuse au malade, dont la vie peut dépendre de l'habileté de l'opérateur, comme elle dépend de la prudence et du génie du chirurgien.

« Le chirurgien, dit Celse, doit être jeune, ou du moins peu avancé en âge. Il faut qu'il ait la main ferme, adroite, et jamais tremblante; qu'il se serve de la gauche, aussi bien que de la droite; qu'il ait la vue claire et perçante; qu'il soit intrépide; que sa sensibilité soit telle, que, déterminé à guérir celui qui se met en ses mains, et sans être touché de ses cris, il ne se presse pas trop, et ne coupe pas moins qu'il ne faut; mais qu'il finisse l'opération, comme si les plaintes du malade ne faisaient aucune impression sur lui. » Le sang-froid est, en effet, une des qualités les plus essentielles du chirurgien, pendant une opération. Lui seul donne les moyens de remédier à certains accidents imprévus qui feraient périr le malade en quelques instants, si un esprit toujours maître de soi, une main toujours sûre n'étaient là, pour prévenir un résultat funeste. Les hommes les plus instruits, les plus adroits même, ne possèdent pas tous cette fermeté d'âme, cet imperturbable aplomb que l'organisation physique, que la nature seule peuvent donner; aussi, beaucoup d'hommes, fort habiles d'ailleurs en chirurgie, renoncent à la pratique de certaines opérations sanglantes, ne pouvant se défendre de l'émotion que ces opérations leur procurent. Le grand Haller en fit autant. Haller enseigna la chirurgie pendant dix-sept années, il exécuta et fit exécuter à ses élèves, sur le cadavre, les opérations les plus difficiles, mais il ne put jamais se résoudre à porter le tranchant du fer sur l'homme vivant, retenu qu'il était, dit-il, par la crainte de nuire. Il serait fâcheux que tous les chirurgiens eussent la même sensibilité que Haller, mais il serait à désirer que tous eussent la même circonspection, et que la gloire d'avoir pratiqué une opération brillante, difficile, hardie, ne fût pas mise seulement en balance avec le véritable intérêt du patient; car ce n'est pas tout que d'opérer, il faut guérir de l'opération, et le succès en ce genre ne consiste pas à vaincre les difficultés qu'elle présente, mais à rendre ensuite le malade à la vie et à la santé.

CHLORE. Ce corps simple était regardé, avant les travaux de MM. Gay-Lussac et Thénard, comme un corps composé; on l'appelait alors *acide muriatique oxygéné, gaz muriatique oxygéné, acide oxy-muriatique*, parce qu'on le croyait formé d'oxygène et d'acide muriatique.

Le chlore, ainsi nommé à cause de sa couleur, est un gaz jaune-verdâtre; il a une saveur et une odeur fortes, désagréables et caractéristiques. Il éteint les corps en combustion. Il est indécomposable par la chaleur. Le chlore sec, par la compression de plusieurs atmosphères de ce gaz, peut être liquéfié, bien qu'il résiste d'ailleurs à un froid de cinquante degrés; le même gaz humide se congèle, au contraire, même au-dessus de zéro.

Dissous dans l'eau et soumis à l'action de la pile, le chlore se rend, avec l'oxygène de l'eau décomposée, au pôle positif, tandis que l'hydrogène de l'eau se rend au pôle négatif.

Le chlore a une telle avidité pour l'hydrogène, qu'il enlève celui-ci à toutes les combinaisons dont il fait partie: voilà pourquoi le chlore décompose tous les corps hydrogénés, pourquoi il détruit les couleurs végétales et animales, l'encre, et pourquoi enfin il assainit l'air, en détruisant les miasmes putrides qui le corrompent.

Le chlore se combine aussi avec le

soufre, l'iode, le phosphore et l'azote ; il se combine également avec les métaux : son action sur ces derniers est quelquefois si intense, même à froid, qu'elle peut s'accompagner de chaleur et même de lumière.

L'eau, à la température et sous la pression ordinaire, dissout une fois et demie son volume de chlore. En chimie et dans les arts, on appelle cette dissolution aqueuse de chlore, *chlore liquide*.

Le chlore n'existe point à l'état libre dans la nature, mais on peut juger qu'il se rencontre en grande quantité à l'état de combinaison, puisqu'il entre dans la composition du sel marin (*chlorure de sodium*) : on le trouve encore uni à l'argent et au cuivre, et combiné dans les chlorhydrates avec la soude, la potasse, la chaux, la magnésie et l'ammoniaque.

On retire le chlore de l'acide chlorhydrique (*acide muriatique*) par un des procédés suivants : on met dans un matras une partie de peroxyde ou bioxyde de manganèse pulvérisé, et cinq ou six parties d'acide chlorhydrique étendu d'eau ; on chauffe légèrement, et le dégagement de chlore a lieu aussitôt. Dans cette réaction, le peroxyde de manganèse abandonne son oxygène à l'hydrogène de l'acide chlorhydrique ; la moitié du chlore devenu libre se combine avec le manganèse, pour former du protochlorure de manganèse ; l'autre moitié du chlore se dégage. Le protochlorure de manganèse reste en dissolution dans l'eau.

Le second procédé, pour se procurer du chlore, consiste à verser de l'acide sulfurique étendu d'eau sur un mélange de sel marin et de peroxyde de manganèse. A cet effet, on prend une partie de bioxyde de manganèse, quatre de sel marin, deux d'acide sulfurique mêlé à deux parties d'eau : on opère comme ci-dessus, dans un matras. Le sel marin, ou chlorure de sodium, au contact de l'acide sulfurique et de l'eau, donne naissance à du sulfate de soude et à de l'acide chlorhydrique. L'acide chlorhydrique, en présence du peroxyde de manganèse, agit, comme nous l'avons précédemment indiqué ; il se produit du chlorure de manganèse, du sulfate de soude et du chlore qui se dégage. L'acide sulfurique, en excès, agit encore sur le chlorure de manganèse comme sur le chlorure de sodium ; il le décompose avec le concours de l'eau, et il en résulte une nouvelle quantité d'acide chlorhydrique et du sulfate de manganèse ; de sorte que les produits définitifs de la réaction sont des sulfates de soude et de manganèse qui restent dans le ballon, et tout le chlore du chlorure de sodium, qui se dégage à l'état gazeux.

La solution du chlore dans l'eau contracte la saveur, la couleur et l'odeur du chlore gazeux. Le chlore dissous, agit sur les matières hydrogénées avec la même intensité que le chlore gazeux. Il décompose même l'eau dans laquelle il se dissout sous l'influence des rayons lumineux, et il se forme de l'acide chlorhydrique que l'on trouve dans le liquide, et du gaz oxygène qui se dégage. De là, la nécessité de préserver la solution aqueuse de chlore du contact de la lumière même diffuse.

Le chlore liquide blanchit rapidement les toiles de coton, de lin et de chanvre, la pâte du papier, etc. ; on s'en sert pour enlever les taches d'encre, pour blanchir les vieilles estampes enfumées, etc.

Le chlore désinfecte rapidement l'air corrompu par les miasmes résultant de la décomposition de matières végétales ou animales. Aussi, l'emploie-t-on pour corriger l'air vicié des casernes, des salles d'hôpitaux, des amphithéâtres de dissections, etc. Lorsqu'on applique ce moyen de salubrité aux usages domestiques, on doit s'en servir avec sobriété : il convient alors d'obtenir un faible dégagement de chlore : on emploiera à cet effet les flacons désinfectants, dits appareils fumigatoires de Guyton-Morveau. Par ce moyen, on peut graduer le dégagement du chlore, et le faire cesser à volonté, ce qui n'est pas sans importance, car le chlore, même mêlé à beaucoup d'air, excite la toux, cause un sentiment de strangulation, resserre la poitrine et produit un véritable rhume de cerveau. Si même on respirait le chlore en trop grande quantité, il pourrait déterminer un crachement de sang, l'asphyxie et même la mort. Pendant l'épidémie cholérique de 1832, l'usage du chlore était devenu général, et partout on en abusait. Sous prétexte de salubrité, on ajoutait aux dangers de l'épidémie, l'incommodité et les dangers mêmes du chlore en excès; beaucoup de personnes en ont été plus ou moins malades, et ce n'était pas dans ce temps une des moindres occupations de la médecine, que de combattre le mal qui résultait alors de l'abus des préservatifs.

Le chlore décompose immédiatement l'hydrogène sulfuré; c'est donc l'antidote de ce redoutable gaz. Il est, en effet, bien démontré que chez les asphyxiés par le méphitisme des fosses d'aisance, une petite quantité de chlore suffirait pour les rappeler à la vie; mais il faudrait agir instantanément, et jamais on ne trouve du chlore tout prêt au moment même de l'accident: il est vrai que les chlorures, plus faciles à se procurer, peuvent jusqu'à un certain point le remplacer. (*Voy.* ASPHYXIE.)

CHLORURES. Le chlore, en se combinant avec les métaux, forme des chlorures; ces combinaisons ont toujours lieu dans des proportions définies, et dans des rapports simples tels, qu'il existe autant de chlorures qu'il y a d'oxydes de même métal. Ainsi, par exemple, il y a deux oxydes de mercure, un protoxyde, et un bioxyde; on compte aussi deux chlorures de mercure, un protochlorure et un bichlorure; on connaît trois oxydes de fer et trois chlorures; on ne compte qu'un oxyde de sodium et qu'un seul chlorure de ce métal, par conséquent. Tous les chlorures, à l'exception du *protochlorure de mercure* et du *chlorure d'argent*, se dissolvent dans l'eau, et, dans cet état se comportent comme des chlorhydrates de l'oxyde métallique correspondant; en sorte que les chlorures dissous dans l'eau ont été longtemps appelés chlorhydrates; mais, comme il suffit d'évaporer l'eau pour obtenir dans tous les cas un chlorure, et que cette transformation a même lieu par le seul acte de la cristallisation, cette nomenclature est généralement abandonnée, et l'on ne reconnaît plus d'autre chlorhydrate que le *chlorhydrate d'ammoniaque*.

Les chlorures dissous dans l'eau donnent, par *l'azotate d'argent*, un précipité blanc floconneux, soluble dans l'ammoniaque: c'est leur caractère distinctif.

Nous allons énumérer, parmi les chlorures, ceux qui sont les plus usités en médecine et dans les arts.

Le *protochlorure d'étain*, s'emploie dans les fabriques de toiles peintes pour enlever certaines couleurs.

Le *bichlorure d'étain*, est employé comme mordant, pour fixer la teinture écarlate sur les tissus.

Le *chlorure d'antimoine*, ou beurre d'antimoine, est un caustique des plus énergiques; on s'en sert pour obtenir des cautérisations profondes, et particulièrement dans le cas de morsures d'animaux enragés.

Protochlorure de mercure. Il est insoluble dans l'eau, volatil, pesant, d'un blanc jaunâtre; il porte aussi les noms d'*aquila alba*, de mercure doux et de calomel (*voy.* ce dernier mot); on l'emploie, comme purgatif, à des doses qui varient depuis quelques grains jusqu'à un et deux gros.

Bichlorure de mercure, aussi appelé *sublimé corrosif*, est volatil, pesant, d'un aspect assez semblable au protochlorure, dont il diffère d'ailleurs par les propriétés suivantes: il est soluble dans l'eau, et tandis que le protochlorure est seulement purgatif, le second, à la dose de quelques grains seulement, est un poison des plus énergiques, et par conséquent des plus redoutables. Le bichlorure de mercure a une action spécifique sur le virus vénérien, de sorte que ce poison, entre des mains habiles, est un remède précieux contre la syphilis.

Chlorure de sodium, sel de cuisine, sel marin, sel gemme; ce sel est d'une abondance extrême dans la nature; on le trouve, en effet, en assez grande quantité dans l'eau de la mer. A l'état de sel gemme, il constitue des mines dont une, en Pologne, n'a pas moins de quatre cents lieues de longueur, sur une largeur de quarante lieues.

Le *chlorure de soude liquide*, ou liqueur de Labarraque, se prépare en faisant passer dans une dissolution de carbonate de soude, du chlore jusqu'à parfaite saturation.

C'est par le chlore qu'il laisse dégager que ce chlorure désinfecte; mais il convient de proportionner le dégagement à la capacité du lieu à désinfecter; autrement, comme cela arrive trop souvent, on subit les inconvénients du *chlore*. (*Voy.* ce mot.)

On prépare aussi un *chlorure de chaux* désinfectant, qui sert aux mêmes usages que le précédent. (*Voy.* Désinfection.)

CHOCOLAT. (*Voy.* Cacao.)

CHOLÉRA-MORBUS. Maladie cruelle de tous les pays, de tous les temps, de tous les âges, ordinairement prompte et grave, offrant d'ailleurs de très notables variétés, mais toujours reconnaissable, depuis Hippocrate jusqu'à nous, à ce groupe de symptômes caractéristiques : dévoiement et vomissement simultanés, crampes, suppression d'urine, chute du pouls, prostration rapide des forces, marche des plus aiguës, danger imminent. Tantôt le choléra-morbus attaque un petit nombre d'individus, isolément, sans cause conjointe, et il est dit sporadique. D'autres fois, il se montre habituellement, et atteint, à chaque apparition, plusieurs personnes dans une même contrée, et il est appelé endémique. Tantôt enfin, il sévit accidentellement sur beaucoup de monde, dans une saison, où dans plusieurs pays, et il est qualifié d'épidémique.

Autant qu'il est permis d'en juger par les descriptions successives que renferme la littérature médicale, le choléra-morbus a toujours été en augmentant de fréquence et de gravité, depuis ses dates les plus anciennes. Les médecins grecs, romains et arabes, paraissent ne l'avoir observé qu'à l'état sporadique ou d'accidents isolés. Il en est question, avec le caractère plus général d'épidémie, au commencement du seizième, à la fin du dix-septième et vers le milieu du dix-huitième siècle ; mais ce n'est pas encore ce choléra-morbus asiatique formidable dont nous conservons des souvenirs si palpitants de tristesse et de terreur. Quoique l'Inde ait été très anciennement, sans doute, le théâtre ordinaire de cette affreuse maladie, l'attention des médecins d'Occident n'a été appelée sur ce point que vers la fin du siècle dernier, et il n'y a que quelques années que ce fléau est devenu, pour les nations d'Europe, un trop juste sujet de sollicitude.

Le choléra rare, indigène, s'observe en tous lieux, dans toutes les saisons, mais plus particulièrement dans les climats chauds, en automne, et sur les adultes. Les aliments indigestes, plus spécialement, les mauvais fruits, les cucurbitacées crues, les boissons froides, corrompues ou fermentescibles, les contrastes de température, en sont les causes déterminantes les plus communes. Toutefois ce choléra, quoique grave, n'a pas, à beaucoup près, la gravité du choléra épidémique dont nous parlerons bientôt. Nous devons encore avertir que les symptômes de cette maladie ont de l'analogie avec ceux de certains empoisonnements, de coliques, de hernies étranglées, et que si l'on ne se rappelait pas fidèlement le groupe caractéristique du choléra que nous avons mis en tête, on serait exposé à le confondre avec des accidents qui diffèrent de lui par quelques particularités.

Passons maintenant à l'épidémie cholérique, qui est sans pareille dans l'histoire de ce genre d'affection, et qui a récemment gravé de si douloureux souvenirs en France.

Que ce soit l'atmosphère, la contagion ou toute autre cause inconnue qui ait été le véhicule du principe cholérique, il n'en reste pas moins avéré que la marche géographique de cette épouvantable maladie est l'un des objets intéressants de son histoire, et que l'Inde s'offre comme son point de départ. Déjà, nous l'avons dit, le choléra-morbus sévissait anciennement sur les contrées asiatiques. Au printemps de 1781, le colonel anglais Pearse y fit l'épreuve de ses fureurs inouïes. Sur mille artilleurs qu'il commandait, sept cents environ périrent en six jours, et la plupart, dans quelques minutes, au milieu des spasmes les plus douloureux.

La grande épidémie de choléra qui, dans l'espace de quelques années, a semé l'épouvante et la mort chez presque tous les peuples de la terre, paraît avoir commencé à Jessore, dans le Delta du Gange, en 1817. De là elle s'est successivement répandue sur l'une et l'autre rive de ce fleuve, elle a envahi la plupart des contrées de l'Inde et des îles de l'Océan indien ; elle s'est montrée en Perse, et, poursuivant son cours de l'est à l'occident, en 1822 et 1823, elle les parvenue jusque sur les bords de la Méditerranée, en Syrie, et jusque dans les montagnes du Caucase. Ainsi, arrivé non loin de l'Europe, le choléra épidémique a paru arrêter ses progrès et s'éteindre sur le littoral de la mer Caspienne, où il s'est réveillé à Astrakan et à Tiflis en 1829, après six ans de cessation. Franchissant, cette fois, le Don et les monts Ourals, il a fait son apparition en Europe. En 1830, il s'est déclaré à Moscou; en 1831, à Saint-Pétersbourg, à Varsovie et puis dans l'Allemagne; en 1832, à Londres et à Paris, etc.

L'épidémie cholérique qui s'est déclarée à Paris et à Londres en 1849, et dont les ravages ont presque égalé ceux de 1832, a de même pris naissance dans l'Inde et presque suivi la même marche à travers la Perse et la Russie, avant d'envahir l'Europe Occidentale.

Après cette esquisse rapide des progrès du choléra, depuis l'Inde jusque chez les peuples d'Occident, nous ne nous arrêterons pas aux inductions qu'on pourrait tirer des circonstances principales de son itinéraire, relativement à son mode d'extension ou de propagation. Dans sa marche énigmatique, capricieuse, il s'est joué de toutes les prévisions, de tous les calculs. Iles, continents, lieux élevés ou profonds, secs ou humides, ombragés ou découverts, cités et campagnes, saisons et climats chauds ou froids; le choléra s'est montré partout, sans épargner aucun âge, aucun sexe, aucune profession. Cette grande épidémie, la plus étendue et la plus désastreuse des épidémies cholériques, a présenté des caractères semblables en tous lieux. De plus, elle se distingue assez sensiblement, par des symptômes que nous ferons ressortir, des choléras observés jusqu'alors à l'état sporadique ou épidémique. Voici, du reste, ce qu'on observait communément à Paris, en 1832 et 1849.

L'influence épidémique a été ressentie à des degrés divers, à peu près partout le monde. C'étaient des lassitudes dans les membres, de l'insomnie, de la pesanteur de tête, de l'inappétence, de la constipation ou de la diarrhée, des murmures dans le ventre, des crampes légères, des urines rares, etc. Du reste, il ne faut pas perdre de vue que la sol-

licitude trop légitime, dans laquelle beaucoup de monde vivait, et qui avait développé dans la société une sorte d'hypocondrie aiguë, faisait souvent percevoir et accuser des malaises qu'on n'eût point sentis, ou auxquels on n'eût pas fait attention, en des temps ordinaires.

Invasion du choléra, cholérine. L'atteinte épidémique s'est bornée là, chez le plus grand nombre; ses progrès ultérieurs ont signalé l'invasion de la maladie. Alors abattement insolite des forces physiques et morales, sentiment d'anxiété, de pesanteur ou de chaleur au creux de l'estomac, le pouls faible et plus ou moins lent, sécheresse pâteuse de la bouche, nausées, agitation gazeuse dans le ventre, diarrhée de diverses couleurs d'abord, et devenant successivement très liquide, muqueuse, blanchâtre, floconneuse. Lorsque, arrêtée spontanément, ou par des soins éclairés, la maladie n'allait pas plus loin, on disait généralement qu'on avait eu la *cholérine*.

2e période. Malheureusement, soit négligence de la part des malades, soit vigueur du principe maladif, soit erreur de traitement, le choléra poursuivait trop souvent son cours, et atteignait la deuxième période, qui, du reste, éclatait aussi quelquefois avec la violence et la rapidité de la foudre. Parvenu à ce degré, le choléra offrait le tableau le plus digne d'alarme et de pitié. Le vomissement et le dévoiement simultanés d'un liquide abondant, floconneux, semblable à une décoction de riz, ne laissait pas un instant de repos aux malheureux malades consumés par la soif; des crampes excessivement douloureuses agitaient successivement les muscles des membres et du tronc, et arrachaient à ces infortunés des plaintes qui pénétraient l'âme; les urines étaient complètement supprimées, le pouls faiblissait et disparaissait; les mouvements mêmes du cœur devenaient perceptibles à peine; la peau se refroidissait, et revêtait cette couleur violette ou bleu bronzé qu'on a dénommée cyanose : la voix était rauque, soufflée, presque éteinte; la respiration froide et oppressée; l'affaiblissement des traits, l'excavation des yeux, l'enfoncement des joues, l'effilement du nez, la saillie des pommettes, l'aspect terne et pulvérulent donnaient, en quelques instants, au visage, des apparences cadavéreuses, qui permettaient de reconnaître les cholériques au premier coup d'œil. Très souvent, sous ces dehors anticipés de cadavres, ils conservaient leur connaissance jusqu'au dernier soupir. Dans cet état, la mort survenait fréquemment en moins de vingt-quatre heures, ou avant trois jours, et cette période, qu'on a nommée algide ou de refroidissement, était fatale pour le plus grand nombre.

3ᵉ *période ou de réaction.* Quand la nature seule, ou aidée par la médecine, était assez puissante pour réagir contre le principe destructeur qu'on est tenté de comparer à un poison, sans le connaître, il survenait une série de phénomènes directement opposés aux précédents. Au refroidissement opiniâtre et profond, succédait une chaleur croissante, d'abord sèche, et puis halitueuse; le pouls reparaissait et se développait graduellement; les traits se ranimaient peu à peu; le vomissement, le dévoiement et les crampes s'amendaient ou cessaient, etc. Tous ces changements étaient de bon augure; mais que de fois furent trahies les espérances qu'ils avaient fait naître ! Au bout de quelques heures, d'un ou de deux jours, les signes de la salutaire réaction battaient en retraite, et le tableau de la deuxième période se reproduisait, promptement suivi de la mort. D'autres fois, au contraire, la réaction, trop violente ou trop prolongée, déterminait, dans les membranes du cerveau, dans les organes digestifs ou pulmonaires, des inflammations qui succédaient aux accidents cholériques, et constituaient de dangereuses complications.

Dans les cas trop nombreux de mort, plus le dénoûment avait été prompt, moins on trouvait de lésions sur les cadavres; et l'on est bien convaincu maintenant que dans les décès de choléra, comme dans ceux de fièvres intermittentes pernicieuses, les altérations cadavériques sont loin de donner la raison suffisante de la mort. Cependant, il faut avouer que, chez les cholériques, l'état du sang, dépouillé, par les évacuations, de son véhicule aqueux, réduit à la consistance de gelée de groseilles, fait concevoir la difficulté ou l'impossibilité de la circulation, et par conséquent du maintien de la vie.

Quelle est la cause spécifique du choléra épidémique qui, suivant l'itinéraire le plus bizarre, ravage successivement le monde depuis 1817 ? Lorsque tant de médecins éclairés et consciencieux gardent, sur cette grande question, un modeste silence, nous ne rougirons pas de les imiter. Contagion, miasmes atmosphériques, nuées invisibles d'insectes, révolutions sidérales, commotions du globe, altération des eaux et des aliments, etc., toutes les conceptions, toutes les hypothèses ont pu grouper des faits, en apparence, à leur appui, et ont définitivement échoué contre les masses de faits contradictoires. *Fiat lux.* La contagion et les vices atmosphériques ont dû fixer plus particulièrement l'attention, parce que ce sont les influences les plus générales. En 1832, nous avons publié un mémoire, dans lequel nous indiquions la manière d'étudier, sur une vaste échelle, les rapports qui pourraient exister entre le règne épidémique du choléra-morbus, et les observations météorologiques. Nous regrettons que les vues de ce mémoire, qui furent l'objet d'un rapport bienveillant de l'Académie des sciences, n'aient pas été poursuivies. Il n'eût pas été sans intérêt, pour l'histoire de cette épidémie, d'avoir sous les yeux les relevés comparatifs des états atmosphérique et sanitaire des capitales d'Europe, pendant le règne du choléra, pour y suivre les coïncidences des phénomènes météorologiques, avec les redoutables mouvements d'un fléau qui, circonscrit dans l'Inde, il y a quelques années, a renouvelé, de nos jours, les lugubres expéditions des pestes du sixième, du neuvième et du quatorzième siècle.

Le choléra sporadique, indigène, qui a toujours été et qui restera dans le domaine de notre observation, diffère, en certains points, de l'épidémique dont nous avons donné la description. D'abord, son attaque est ordinairement soudaine, et sa cause souvent appréciable, comme une indigestion, un refroidissement, une émotion débilitante, etc. Les matières rejetées par le vomissement et les selles sont de couleur et de consistance variées, et n'ont point ces apparences séroso-albumineuses ou de décoction de riz, qui sont caractéristiques du choléra indien. Rarement aussi la cyanose ou coloration bleu-bronze de la peau accompagne le premier. Enfin, son pronostic est incontestablement moins grave. Toutefois, comme les symptômes, quoique à des degrés différents, offrent d'ailleurs de la ressemblance, nous n'avons pas cru devoir en offrir deux tableaux séparés. De même, nous confondrons le traitement des deux espèces de choléra, en prévenant que les moyens doivent être relatifs et proportionnés à la variété et à la gravité des symptômes.

Et d'abord, comment se préserver du choléra? Si la cause spécifique était connue, nul doute qu'on n'en déduisît des précautions certaines, ou tout au moins efficaces. Malheureusement nous l'ignorons, et nous en sommes réduits à baser nos moyens préservatifs sur la considération d'influences secondaires ou prédisposantes. Encore ne pouvons-nous recommander rien de bien spécial, et nous restons dans les généralités usuelles de l'hygiène. Il convient d'éviter les aliments indigestes, les boissons froides ou fermentescibles, l'abus des spiritueux; le froid humide, les transitions brusques de température, la nuit, plus particulièrement; les fatigues du corps et de l'esprit, les veillées, les craintes, les frayeurs, surtout l'incontinence, etc. D'ailleurs nous ne saurions trop rappeler, d'après l'antique oracle de la médecine, qu'il ne faut point changer totalement ses habitudes, pendant le règne des épidémies; on persévère dans celles qui sont bien, et c'est assez de tempérer ce qu'il y a d'excessif dans celles qui sont nuisibles de leur nature; et, pour exemple, il serait très imprudent à un ivrogne de se sevrer de vin tout à coup. Nous ne dirons rien d'une foule de prétendus préservatifs, comme les chlorures, les vinaigres et alcools aromatiques, dont le débit a pu être qualifié d'impôt prélevé sur la crédulité et la frayeur publiques.

Maintenant, passons au traitement du choléra, sans nous arrêter à l'influence épidémique, qui réclamait seulement une surveillance plus assidue dans les usages hygiéniques. Le mode d'invasion de la maladie modifiait le pronostic d'une manière bien notable. Lorsque l'attaque était soudaine, vive, le danger était aussitôt imminent, le mal atteignait son apogée en quelques heures, les soins les plus prompts étaient nécessaires, et trop souvent infructueux. Heureusement, dans les cas les plus nombreux, il s'est produit avec les signes que nous avons assignés à la première période, et c'est alors que les secours de la médecine ont été justement appréciés, pour prévenir l'explosion plus terrible qui paralysait la puissance de ses efforts. Qu'on se pénètre bien que c'est à ce degré, connu sous le nom de cholérine dans le monde, qu'il importe de ne rien négliger, et qu'il est permis d'espérer le plus.

De suite donc que, pendant une épidémie cholérique, les fonctions digestives se dérangeront, qu'il surviendra une diarrhée de plus en plus liquide, claire et floconneuse, des nausées ou des vomissements, etc., on se hâte de faire appeler le médecin, car les mêmes moyens ne conviennent pas à tout le monde. Voici, du reste, ce qui est le plus généralement utile contre la cholérine ou au début du choléra : le repos dans le lit, avec des couvertures suffisantes pour entretenir une sensible chaleur, la diète, ou du bouillon léger, par très petites prises, une boisson mucilagineuse, telle que l'eau de gomme, de chiendent, etc., à faible dose, et coupée parfois avec de l'eau de Seltz ou avec de la limonade gazeuse ; infusion chaude de tilleul, de camomille ou de thé, s'il y a tendance au refroidissement, que la langue soit humide et la soif peu prononcée, quelques demi-lavements avec de l'eau de pavot et une cuillerée d'amidon....... Ce traitement simple, employé de bonne heure, a enrayé le choléra débutant, chez une foule de personnes, et il n'est pas de médecin qui n'ait acquis la conviction d'avoir été maintes fois et éminemment utile à cette période du mal.

Soit que la deuxième période ait éclaté soudainement, soit qu'on n'ait pu l'arrêter à la première, le choléra épidémique, parvenu au second degré, doit inspirer les plus vives inquiétudes, et réclamer les secours les plus empressés. Pour mieux préciser les indications, nous classerons les moyens curatifs d'après la prédominance et le danger des principaux symptômes qu'on retrouve dans toutes les espèces de choléra.

Refroidissement. Le cholérique étant mollement couché et bien couvert, dans un lit dégagé, dans une chambre claire, dont l'air soit tempéré, on appliquera, sur les diverses parties du corps, des linges, des briques, des sachets de sable chauffé, des bouteilles de grès pleines d'eau bouillante ; on pourra faire prendre un bain ordinaire à vingt-huit ou trente degrés, ou un bain de vapeur. On servira quelque infusion chaude de thé ou de tilleul, même du punch léger, et quelques cuillerées d'une potion cordiale.

Dévoiement. Il fatigue et épuise les malades. On administrera des demi-lavements tièdes, comme pour la cholérine. On pourra ajouter de dix à vingt gouttes de laudanum de Sydenham. Quand les évacuations sont excessives, on a recours aux astringents, et la décoction de ratanhia, ainsi injectée, a souvent mérité la préférence. La boisson devra être peu abondante ; nous en indiquerons l'espèce.

Vomissement. Il n'est pas moins opiniâtre que la diarrhée, et il paralyse une partie du traitement, en rejetant les substances ingérées. On modérera cet accident par de petites prises d'eau de Seltz, étendue, sucrée et fraîche, et par quelques gouttes de teinture d'opium. Mais, soit vomissement, soit dévoiement, il ne faut se hâter d'arrêter les évacuations que du moment qu'elles deviennent incessantes, excessives. Les anciens étaient même dans l'usage de les favoriser, au début, pensant que la nature qui les provoque devait avoir son but final.

Soif. Elle est d'autant plus vive, que les déjections sont plus abondantes, et que le vomissement chasse toutes les boissons. Les cholériques prennent alors, avec grand plaisir, des morceaux de glace qu'ils font fondre dans la bouche, et des doses faibles, répétées, de boissons acidules, également glacées. Ces liquides froids ont souvent le triple avantage de calmer la soif, d'apaiser les évacuations par haut et par bas, et de provoquer la réaction. Grand nombre de médecins de Paris ont eu à se louer de leur usage, pendant l'épidémie de 1832. Du reste, aussitôt que les boissons sont supportées,

on peut faire parmi elles le choix des propriétés qu'on juge convenables, et on les emploie, selon l'indication, mucilagineuses, acidules, aromatiques, anodines, astringentes, etc. Il ne faut point s'occuper des urines ; c'est un signe excellent quand elles reparaissent, mais on ne peut rien pour les rappeler directement.

Crampes, le plus douloureux des symptômes qu'éprouvent les cholériques. Il est peu de personnes qui ne connaissent les douleurs occasionnées par ces sortes de spasmes, et ces souvenirs permettent d'apprécier les souffrances des malheureux dont tous les muscles sont successivement ou simultanément pris de crampes. On pratiquera des frictions continues avec des pièces de flanelle sèches ou imbibées d'essence de térébenthine, d'alcool camphré, de laudanum, etc. On appliquera des cataplasmes tour à tour opiacés et sinapisés. Les bains tièdes sont également efficaces. Du reste, toutes ces pratiques à la peau ne combattent pas seulement les crampes, elles excitent et opèrent une révulsion salutaire, en appelant au dehors les liquides qui s'étaient précipités sur les viscères ; elles raniment la circulation capillaire et la chaleur.

L'intensité des symptômes dont nous avons simplement exposé le traitement, se fait surtout remarquer pendant la deuxième période, souvent mortelle. Quand arrive la troisième, ou de réaction, ce sont d'autres soins, d'autres préoccupations. Cette résurrection des forces vitales qui semblaient anéanties, le retour de la circulation, de la chaleur naturelle, la moiteur de la peau, etc., sont autant de mouvements salutaires, dont il convient de favoriser le développement par tous les moyens, et aussi toutes les précautions avouées par la prudence. Si les forces de la vie semblent se suffire, on reste spectateur satisfait de leur déploiement spontané. On se borne à entretenir une douce chaleur, à servir quelques tisanes mucilagineuses, chaudes, à petites doses, crainte de rappeler les évacuations. Mais si la réaction est faible, oscillante, sans continuité, et sans progrès, on multiplie les applications chaudes sur diverses parties, et notamment le long de la colonne épinière ; on sert des infusions aromatiques coupées de quelques spiritueux. Parfois, ce qui est rare, la réaction va trop loin, et c'est une fièvre ardente, avec complication ou imminence d'inflammation de quelque viscère qu'on a à surveiller. Les boissons douces et même la saignée deviennent nécessaires.

Ici nous terminons tout ce qui se rapporte au traitement du choléra sporadique ou épidémique. Peut-être même en avons-nous trop dit, car, dans une maladie de cette gravité, la moindre pratique peut avoir de l'importance , et réclame l'expérience des hommes de l'art. Si un semblable scrupule se réveille pour les moyens simples et naturels que nous avons conseillés, et qui conviennent dans la majorité des cas, à plus forte raison nous garderons-nous d'exposer tout l'arsenal thérapeutique qui a été mis en œuvre dans une maladie qui n'admet pas de traitement uniforme, contre laquelle il n'existe ni spécifique ni remède sûr , et qui a trop souvent convaincu les médecins d'impuissance.

Achevons par les préceptes relatifs à la convalescence, qui demande les plus grands ménagements, mais rappelons, auparavant, les signes qui doivent la faire espérer. Lorsque le pouls et la chaleur se raniment graduellement, que la peau se colore naturellement et s'humecte, que le vomissement et le dévoiement changent de couleur et s'apaisent, que les crampes cessent, que le visage revient sensiblement vers l'expression habituelle, que la respiration redevient facile et la voix moins étouffée, qu'aucun viscère ne témoigne de souffrance, et surtout que les urines reparaissent, il est permis de se livrer à l'espérance ; et quelquefois le rétablissement est aussi prompt que l'attaque avait été brusque et violente. Toutefois, tant d'avantages réunis ne sont pas un bénéfice ordinaire. Trop souvent on est lent à se rétablir d'une atteinte qui avait profondément porté sur les sources de la vie. La convalescence de simples cholérines a été bien des fois très longue, à plus forte raison celle du choléra, qui avait parcouru tous les degrés.

Le régime de nos convalescents devra être soigneusement surveillé, mais, avec de l'attention et du discernement, chacun déduira les meilleures règles de sa propre expérience. C'est-à-dire que, à mesure que les aliments liquides ou solides, d'abord les plus légers, graduellement plus nourrissants, pris par petites doses répétées, seront bien supportés, n'occasionneront ni pesanteur à l'estomac, ni diarrhée, on en prendra des quantités successivement plus considérables, en prenant garde aux indigestions, qui pourraient occasionner des rechutes mortelles. Si la constipation a succédé au dévoiement, à l'aide de lavements, on entretient la liberté du ventre. Quand la fièvre a complétement disparu, des boissons toniques, comme l'eau rougie, un peu de vin pur de bonne qualité, affermiront la digestion, et hâteront le retour des forces. Il n'en serait pas de même s'il existait des ardeurs d'entrailles, de la sécheresse à la bouche, de la soif, auquel cas il faudrait insister sur les adoucissants de toute espèce. Enfin, on aura soin de se tenir chaudement, d'éviter toutes sortes d'excès et de fatigues, et surtout Vénus, jusqu'à ce qu'on ait acquis le sentiment du rétablissement des forces.

CHOU. (*Brassica*.) Genre de la famille des crucifères, dont plusieurs espèces sont employées dans la médecine, l'économie domestique et l'industrie. Le chou proprement dit (*Brassica oleracea*), cette espèce, qui paraît originaire des côtes de l'Angleterre et de la Bretagne, est cultivée depuis un temps immémorial dans les jardins potagers, et la culture, en la modifiant, a donné naissance à un grand nombre de variétés. A l'état sauvage, le chou ne saurait servir d'aliment ; ses feuilles, dures, coriaces, d'un goût âcre et amer, ne deviendraient jamais mangeables, même après une cuisson prolongée ; mais l'art du jardinier parvient à les étioler, c'est-à-dire, que les plus extérieures servant d'enveloppe à celles qui sont plus internes, et les mettant à l'abri de l'action de la lumière et de l'air, ces feuilles blanchissent, leur tissu devient plus tendre, plus abondant en sucre aqueux ; le goût âcre et amer disparaît en partie, et il ne reste qu'une saveur douce et agréable. Les principales variétés du chou cultivé sont :

1° *Le chou vert*, ou *chou cavalier*, se

distingue des autres en ce que les feuilles sont étalées et non pas réunies en tête ; il en résulte qu'elles sont moins tendres que les autres, et qu'on les cultive surtout pour la nourriture des bestiaux.

2° *Le chou frisé* ou *chou de Milan*. Les feuilles sont réunies en tête dans les jeunes pieds, elles finissent par s'étaler dans les individus plus avancés en âge. Le chou de Bruxelles, qui est un manger fort recherché, rentre dans cette catégorie.

3° *Le Chou pommé* ou *chou cabu*. De toutes les variétés c'est la plus délicate, parce qu'elle réunit au plus haut degré toutes les conditions que nous avons énumérées comme nécessaires pour rendre le chou alimentaire ; les feuilles inférieures surtout sont très tendres ; le chou rouge appartient à cette section. C'est avec le chou pommé que les Allemands et les habitants de l'Alsace préparent la choucroûte.

(*Sauer kraut.*) On coupe les feuilles en petites lanières, puis on les place par couches dans un tonneau ; entre chaque couche on met du sel, quelques aromates, on presse le tout fortement ; les choux ainsi préparés subissent une espèce de fermentation qui modifie leur goût et leurs propriétés. La choucroûte est un aliment lourd et d'une digestion difficile, il ne convient qu'à de bons estomacs. Dans les voyages de long cours on en fait un usage fréquent comme préservatif du scorbut.

4° *Le chou rave*. On cultive cette variété en Suisse, en Allemagne, et dans le nord de la France ; elle présente une tige renflée, à tissu mou, aqueux, analogue à celui du navet ; c'est un manger très sain, tenant du chou et du navet, mais dont on ne peut faire usage que dans les pays tempérés, et lorsque la plante a été fortement arrosée, car sans cela la tige tend à se lignifier, et elle perd ainsi ses qualités alimentaires.

5° *Les choux-fleurs* ou *brocolis*, sont un des produits les plus curieux que la culture ait obtenus. Une tête de chou-fleur se compose chacune de pédoncules dont les fleurs avortées se soudent, se greffent entre elles et forment cette surface blanche et convexe qui constitue la partie principale de la tête. De toutes les variétés du chou, celle-ci est, sans con-

tredit, la plus saine et la plus facile à digérer, celle dont l'usage détermine le plus rarement des aigreurs, des renvois ou des vents ; toutes les autres ont les inconvénients que je viens de signaler, et ils sont dus à la quantité très notable d'azote que renferment ces plantes ; aussi peut-on dire avec raison que les choux sont l'aliment végétal le plus animalisé de tous, et nous voyons qu'il a, de commun avec la chair, d'être d'une digestion plus laborieuse que d'autres légumes qui ne contiennent pas d'azote.

6° Le colza. (*Brassica campestris.*) Cette espèce est cultivée en grand pour retirer de ses graines l'huile de navette ou de colza, que l'on emploie très communément dans les arts pour l'éclairage, et quelquefois dans l'économie domestique.

Le *brassica campestris* n'est pas le seul dont les graines soient oléagineuses, celles de *B. rapa* et du *B. napus*, variété, *oleifera*, ont les mêmes propriétés.

7° Le navet. (*Brassica napus.*) Cette espèce, dont la patrie est inconnue, a dans l'état sauvage une racine très grêle ; par une culture soignée, cette racine devient charnue, succulente et sucrée ; elle est des plus employées, et mériterait de l'être encore davantage, tant elle est d'une digestion prompte et facile.

CHOU-FLEUR (médecine). Certaines excroissances de nature vénérienne qui se montrent aux parties génitales de l'un et de l'autre sexe, ont reçu ce nom à cause de la ressemblance que leur surface arrondie et granuleuse offre avec une tête de chou-fleur. Nous en dirons quelques mots dans l'article consacré à la maladie VÉNÉRIENNE. (*Voy.* ce dernier mot.)

CHRONIQUES (Maladies). *Voy.* ce dernier mot.

CHUTE. Les chutes sont un des accidents les plus ordinaires de la vie. Dans la grande majorité des cas, elles sont sans importance, et ne méritent aucunement de fixer l'attention ; d'autres fois, au contraire, elles donnent lieu à des lésions tellement graves, que l'existence est plus ou moins prochainement compromise.

Les résultats ordinaires des chutes sont des contusions ou des écorchures. C'est ce qui s'observe lorsque la chute a eu lieu d'un endroit peu élevé, sur une surface assez unie, de la terre, par exemple. Lorsqu'un individu tombe d'un lieu plus élevé, sur des corps durs, sur un terrain pavé, il n'est pas rare que la chute s'accompagne de plaie contuse des parties molles, et même de fractures ou de luxations. Enfin, lorsque la chute a lieu d'un point fort élevé, la mort peut la suivre instantanément : c'est ce qui arrive assez ordinairement lorsqu'elle a lieu du second ou du troisième étage d'une maison ou du haut d'un édifice. Il est cependant des cas exceptionnels, dans lesquels une chute peu considérable, de la hauteur de l'individu, sur un plan peu résistant, s'accompagne d'accidents fort graves, tandis que, faite d'un endroit extrêmement élevé, elle ne donne lieu qu'à des désordres bien faibles en comparaison de ce qui eût dû arriver. Nous nous rappelons avoir entendu raconter à M. Dupuytren, l'histoire d'un ouvrier badigeonneur, qui, travaillant au dehors d'une maison au septième étage, du côté d'une cour fort étroite, était placé, comme le font ces ouvriers, sur l'extrémité d'une planche appuyée par son milieu sur une croisée, l'autre extrémité étant tenue par un individu qui faisait contre-poids. Celui-ci ayant lâché la planche, son camarade, placé à l'extérieur, fut précipité avec violence dans la cour. Il tomba d'abord dans la croisée de l'étage au-dessous, mais du côté opposé, en brisa les carreaux, fut rejeté dans la croisée opposée de l'étage inférieur, et décrivit ainsi une chute en zigzag jusqu'en bas. On s'attendait à le trouver mort : il n'avait qu'une petite plaie au petit doigt de l'une des mains, causée par un fragment de verre, et une fracture de l'os de la paume de la main, correspondant à ce petit doigt. Il put se rendre à l'hôpital, à pied, et ne tarda pas à sortir guéri.

Il y a quelques années qu'une jeune enfant de cinq ans, étant occupée à jouer sur un balcon placé au quatrième étage, fut précipitée par la chute de ce balcon; à son arrivée à terre, on constata qu'elle n'avait que des contusions aux cuisses, et une légère déchirure des parties gé-

nitales due à l'écartement forcé des genoux au moment où le corps rencontra le sol. Par contre, combien n'a-t-on pas d'exemples de personnes chez lesquelles une chute sur un parquet, sur un tapis même, a déterminé des accidents mortels? Ce sont là de ces bizarreries du hasard, qui s'expliquent cependant par une série de coïncidences bien difficiles à réunir.

Il est deux choses fort différentes à considérer dans une chute : les désordres matériels, apercevables des organes, les plaies, les fractures, les luxations, les contusions; et l'ébranlement qui en résulte pour l'économie entière, et surtout pour le cerveau. Souvent la mort ne reconnaît pas d'autre cause que cette modification du système nerveux à laquelle on donne le nom de commotion. Elle résulte non-seulement de chutes dans lesquelles la tête a porté, le plus souvent c'est à la suite de celles qui ont lieu sur les pieds, les genoux ou le siége. C'est là, assurément, un cas très fâcheux; aussi faut-il établir beaucoup de différences entre les chutes avec perte de connaissance et celles qui ne s'accompagnent point de cet accident. On les reconnaît aux signes suivants : Si la commotion est très forte, il y a de suite perte du sentiment et du mouvement; la respiration est gênée, le pouls petit et faible, les extrémités froides, et cet état peut durer quelques heures, et même quelques jours. Alors, le pouls se relève, la chaleur reparaît, et le malade reprend connaissance. D'abord, il est dans un état de stupeur assez grande; ce n'est que difficilement qu'il comprend les questions qu'on lui adresse : au bout d'un temps plus ou moins long, cet état disparaît, et il ne reste qu'un mal de tête assez intense. Lorsque la commotion est légère, le malade perd à peine connaissance un instant, puis il se relève comme si rien ne fût arrivé; quelquefois même il n'y a qu'un léger étourdissement, un éblouissement passager. Ces symptômes, si légers en apparence, ont cependant une grande valeur. Très fréquemment, la commotion est suivie d'inflammation du cerveau, qui entraîne la mort en peu de temps. Aussi faut-il tout employer pour prévenir cette inflammation.

Dans les premiers moments, lorsque

le pouls est faible, la peau froide, et qu'il y a perte complète de connaissance, on aura recours à quelques excitants pour ranimer l'action du cœur; on fera des frictions sur la poitrine avec des corps chauds, de la flanelle; on placera des sinapismes chauds sur les membres; on fera boire, en très petite quantité, des liquides excitants, de l'eau de menthe, de l'eau-de-vie, de l'eau de Cologne, étendues d'eau : c'est aussi dans ce cas qu'on peut faire prendre quelques gouttes de ces élixirs si usités autrefois, d'eau de la reine de Hongrie, de ces mille et un vulnéraires pour lesquels chacun a son secret; mais il faut bien se rappeler que ce n'est que dans le cas indiqué qu'on peut les employer, et il faut avoir bien soin de ne les administrer qu'en petite quantité; du reste, un liquide chaud, quelconque, de l'eau et du vin sucré, chauds, par exemple, les remplacent tous avec avantage. Dès que le pouls est relevé, on laisse de côté tous les excitants, et l'on se hâte de pratiquer une saignée du bras : c'est un moyen dont on doit bien rarement se dispenser de faire usage. Cependant, chez les individus très faibles, chez les vieillards, on se contentera de l'application de quelques sangsues derrière les oreilles. Il est indispensable de maintenir les malades à une diète assez sévère, et de recourir fréquemment aux bains de pieds sinapisés. Tant que dure le mal de tête, il est avantageux de maintenir sur le front des compresses imbibées d'eau froide, que l'on change dès qu'elles s'échauffent. Si, malgré ces moyens, il se développait des symptômes d'inflammation du cerveau, il faudrait recourir au traitement le plus énergique pour tâcher de faire avorter cette redoutable affection, dont la terminaison la plus ordinaire est la mort du sujet. Nous parlerons de cet accident à l'article PLAIE DE TÊTE.

D'après ce que nous avons dit des accidents qui peuvent résulter des chutes, il est facile de voir qu'il serait impossible de donner des conseils généraux sur la conduite à tenir en pareil cas. C'est aux mots PLAIE, CONTUSIONS, FRACTURES, LUXATIONS, qu'il faut chercher ce qui est relatif à chacune de ces lésions. Mais si nous ne pouvons dire ce qu'il faut faire,

il ne nous est pas aussi difficile de donner quelques avis sur ce qu'il ne faut pas faire. Dès qu'un individu tombe, sans s'occuper de ce qui est résulté de la chute, les assistants se hâtent d'aller chercher, non pas un médecin, ce qui serait utile, mais de prétendus médicaments vulnéraires, qui sont en général dangereux. Puis, on entonne au blessé le plus possible de ces drogues, heureux quand il ne peut les avaler. Que l'on considère que ces substances sont, en général, des irritants puissants, et que, dans la grande majorité des cas, il s'agit, au contraire, d'affaiblir les malades pour tâcher de prévenir les symptômes d'inflammation qui succèdent à toutes les blessures graves, et l'on verra combien cette conduite si ordinaire a d'inconvénients. Quel bien peut faire un vulnéraire dans un cas de fracture des os du crâne, par exemple, sinon hâter l'apparition de l'inflammation du cerveau, que l'on a tant d'intérêt à prévenir? Au reste, nous développerons ces idées au mot PLAIE.

Toutes les fois qu'une chute aura lieu d'une hauteur un peu considérable, il sera convenable de recourir à la saignée. Ce précepte souffre quelques exceptions, sans aucun doute, mais il s'applique à la généralité des cas. Il vaut mieux faire une saignée inutile, que de s'exposer à avoir à regretter de n'avoir pas agi, lorsqu'apparaîtront des symptômes mortels, qu'on eût peut-être prévenus par l'emploi de ce moyen. Une demoiselle fait une chute en courant dans un jardin; le sommet de la tête porte; il s'y forme une bosse sanguine; aucun traitement n'est employé; cependant, les accidents se dissipent, à l'exception d'une douleur sourde dans le point frappé; elle augmente peu à peu; il survient une paralysie d'un côté du corps. N'est-il pas probable que, si on eût mis en usage un traitement convenable, ces accidents eussent été prévenus? Le repos au lit est tout à fait indiqué après une chute un peu grave; dans les cas les plus légers, les malades garderont la chambre. Le régime sera peu nourrissant, et le vin sera défendu.

Nous avons dit que les chutes étaient en général d'autant plus graves qu'elles avaient lieu sur des corps plus durs. Les corps mous et élastiques peuvent cependant aussi donner lieu à des accidents redoutables. Un individu se précipite, du haut d'un pont, dans une rivière ; il rencontre la surface de l'eau par le plan antérieur du corps : celui-ci offrait une contusion très grave ; la mort arrive en peu d'heures ; le foie avait été déchiré. Un homme saute sur un tas de matelas et d'édredons empilés, pour sortir d'une maison incendiée ; il meurt sur le coup ; la commotion avait été tellement forte que la mort fut instantanée. Ce sont habituellement des contusions qui résultent de chutes sur des corps mous ; cependant, des fractures, et même fort graves, peuvent être dues à de semblables chutes. Quant au traitement, il n'offre aucune particularité.

CICATRICE. (*Cicatrix*.). On donne le nom de *cicatrice* au tissu de nouvelle formation qui réunit les solutions de continuité, dans les systèmes organiques animaux et végétaux. Il ne s'agit ici que des premiers. Le travail organique qui préside au développement de ce nouveau tissu se nomme *cicatrisation*, et il est le même pour tous les organes, quelles que soient d'ailleurs les circonstances au milieu desquelles il s'opère. Nous allons l'examiner aussi brièvement que cela nous sera possible, en tâchant d'en donner une idée exacte. Dans toute solution de continuité, après que la douleur locale et l'écoulement sanguin qui suivent l'accident ont cessé, il se fait un afflux dont le résultat est l'exsudation d'un liquide, d'abord sérosanguinolent, puis limpide et visqueux. Si l'inflammation qui se développe toujours alors est peu intense, le liquide dont nous venons de parler diminue peu à peu de quantité, acquiert une consistance de plus en plus grande, et finit par s'organiser en un tissu de *réunion* qui présente plus ou moins d'analogie avec celui au sein duquel il s'est formé ; c'est ce qui a lieu toutes les fois que les parties divisées se réunissent immédiatement, ou, comme on dit, par *première intention ;* mais lorsqu'il survient une inflammation violente, les choses ne sont plus de même : la douleur se réveille, la partie devient rouge, tendue, gonflée, ce qui fait paraître la solution de conti-

nuité plus étendue, plus profonde qu'au moment de l'accident ; en même temps, tout écoulement cesse, et la plaie se dessèche, la fièvre dite *traumatique* se manifeste, etc. ; en un mot, on voit survenir tous les symptômes précurseurs de la *suppuration*. Dès que celle-ci tend à s'établir, la plaie qui présentait naguère une forme irrégulière, une coloration de mauvais aspect, et laissait écouler un fluide sanieux et fétide, se déterge, devient plus égale, prend une couleur vermeille ; sa surface tout entière se hérisse d'une multitude de tubercules coniques, de nature celluleuse et vasculaire, qu'on nomme *bourgeons charnus*, et que recouvre une pellicule très fine qui leur sert d'enveloppe générale ; le liquide sécrété s'épaissit, devient blanc, crémeux, inodore, en un mot, acquiert toutes les qualités du *pus de bonne nature*. Alors commence le travail de la cicatrisation. Le mécanisme par lequel elle s'opère varie un peu, suivant que les lèvres de la solution de continuité sont rapprochées ou écartées ; dans le premier cas, le pus fourni par les bourgeons charnus s'épaissit de plus en plus, et finit par constituer une espèce de fausse membrane au moyen de laquelle les parties divisées se réunissent, en commençant par le fond de la plaie ; dans le deuxième cas, au contraire, le contact de l'air et des pièces d'appareil, en irritant continuellement les surfaces dénudées, rend la suppuration plus abondante et le dégorgement plus lent. Cependant les bords de la solution de continuité s'affaissent peu à peu, et suivent la rétraction de la membrane d'enveloppe, laquelle tendant incessamment à se resserrer par elle-même, les attire vers le point central avec les téguments environnants, et rétrécit même la plaie de plus en plus. La rapidité de la guérison est en raison de la facilité avec laquelle ces parties cèdent à la traction opérée sur elles. Lorsque celle-ci devient impuissante, et que les parties ont atteint leur dernier degré d'extensibilité, la plaie se rétrécit beaucoup plus lentement ; dès lors les bourgeons charnus, à partir de la circonférence, s'aplatissent, se dessèchent successivement et finissent par se transformer en une membrane continue à la peau, et qui n'est autre chose que la *cicatrice*. Si la plaie est fort étendue, la membrane dont il s'agit, au lieu de s'étendre d'une manière continue de la circonférence au centre, comme précédemment, forme, à la surface, un ou plusieurs points de cicatrice, d'abord isolés, mais qui ne tardent pas à se réunir entre eux et à la cicatrice de la circonférence. On conçoit que plus le tissu cellulaire qui ceint la peau aux parties sous-jacentes, est lâche et extensible, plus les bords de la plaie céderont avec facilité à la traction exercée par la cicatrice, et plus, par conséquent, celle-ci se rétrécira.

Le tissu qui compose les cicatrices offre la plus grande analogie avec celui des téguments, si ce n'est qu'il est plus mince, plus tendre, moins perspirable, moins sensible; il jouit aussi d'une moindre mobilité, en raison de son adhérence avec les parties sous-jacentes, adhérence qui a constamment lieu toutes les fois que la solution de continuité dépasse les téguments; et ce cas est de beaucoup le plus fréquent. Il résulte de là, qu'à moins que l'adhérence ne vienne à céder peu à peu, ce qui arrive quelquefois, la cicatrice reste fixée à l'organe dont elle suit les mouvements et partage l'immobilité, suivant que cet organe lui-même est mobile ou immobile. Cette circonstance, jointe au peu de perméabilité et à la dureté du tissu de nouvelle formation, rend raison de l'enfoncement que présentent ordinairement les cicatrices, et qui est d'autant plus marqué, que l'individu est plus chargé d'embonpoint.

Le mécanisme de la cicatrisation, ainsi que nous l'avons déjà dit, est le même pour tous les tissus, sans excepter le tissu osseux. Dans ce dernier cas, la portion d'os dénudée commence par se ramollir; ensuite elle se recouvre de bourgeons charnus qui, après avoir suppuré plus ou moins longtemps, donnent lieu à la formation d'une cicatrice, d'abord cartilagineuse, puis enfin osseuse.

Les cicatrices sont le plus souvent indélébiles; leurs formes et apparences extérieures méritent d'autant plus de fixer l'attention, qu'elles peuvent, dans bien des cas, servir à reconnaître d'une manière à peu près sûre les maladies dont le sujet a été affecté, soit que cette dif-férence dépende de la nature de ces maladies ou du siége qu'occupe l'ulcère. La coloration des cicatrices est ordinairement plus pâle que celle de la peau environnante. Celles qui restent bleuâtres, minces, sont de mauvaise nature et ne tardent pas à se rompre; il en est de même de celles qui se recouvrent de matières croûteuses.

Les soins du chirurgien, pendant le travail de la cicatrisation, doivent tendre à favoriser celle-ci, à diriger le développement de la cicatrice, pour éviter qu'elle ne soit trop étendue ou difforme; à prévenir les adhérences vicieuses et la formation de brides. Il faut éviter de l'exposer à des tiraillements trop forts et continus, aux frottements et à toutes les causes capables d'y développer une irritation désorganisatrice. Pour cela, il convient de la recouvrir d'une plaque métallique ou autre; on conseille aussi les bandages roulés, lacés, etc. Lorsque des croûtes se forment à sa surface, on doit les enlever avec précaution, et nettoyer fréquemment la partie; faute de quoi cette matière croûteuse, agissant comme corps étranger, deviendrait une cause d'irritation et d'ulcération. — V. PLAIE.

CIDRE. (*Pomaceum.*) Boisson fermentée, faite avec le jus des pommes, quelquefois des poires, et même des fruits du cormier. Les éléments qui entrent dans la composition du cidre sont les suivants: 1° sucre en plus grande quantité que dans les autres liqueurs fermentées; 2° alcool; 3° mucilage; 4° principe extractif amer; 5° matière colorante; 6° acide malique; 7° acide carbonique en grande quantité; 8° plusieurs substances salines ou terreuses. Ces divers éléments existent dans tous les cidres, mais on conçoit que les proportions doivent varier beaucoup, suivant une foule de circonstances susceptibles d'influer sur leurs qualités. Ces qualités dépendent principalement de celles des fruits qui ont servi à préparer la liqueur. Ainsi, les fruits *doux* donnent un cidre sucré, peu généreux, qui se conserve mal. Les fruits *acides* font un cidre léger, aigrelet, noircissant à l'air, et passant aisément à la fermentation acéteuse. Le meilleur de tous les cidres est celui que fournissent les fruits âpres et amers : il est fort, généreux, coloré, et se conserve bien. Les terrains d'où proviennent les fruits peuvent aussi faire varier beaucoup la qualité du cidre : les meilleurs crûs de la Normandie sont ceux qui renferment des terres fortes, élevées, éloignées de la mer. On fait grand cas des cidres d'Angleterre et d'Amérique. Enfin, l'âge du cidre apporte encore de grandes modifications à sa qualité : fade, douceâtre, riche en mucoso-sucré dans les premiers temps de sa fabrication, il se pare ensuite, et se charge d'une certaine quantité d'alcool; mais, au bout de quelques années, il devient plat et n'est plus potable. Quant au mode de préparation, qui varie non-seulement dans les divers pays, mais encore dans chaque plus petite localité, il doit apporter aussi quelques différences dans les qualités du cidre. Il en est de même du mode de conservation : celui qui consiste à le mettre en bouteilles est bien préférable, pour les résultats, à celui, généralement usité, de le garder dans des tonneaux, où il s'altère plus promptement. Les *sophistications*, que la cupidité des marchands fait souvent subir au cidre, au moyen de matières colorantes, spiritueuses, excitantes, etc., étant à peu près les mêmes que celles qui ont rapport au *vin*, nous en parlerons ailleurs, et nous indiquerons en même temps les moyens de les reconnaître. (*Voy.* VIN.)

D'après les différences que nous venons d'indiquer, on a distingué plusieurs espèces de cidre : 1° les *gros cidres sucrés* et *mousseux*, dont la composition et les effets sur l'économie diffèrent beaucoup, suivant qu'ils sont récemment préparés ou vieillis. Dans le premier cas, ils contiennent encore une grande quantité de mucoso-sucré, et sont lourds, difficiles à digérer, quelquefois purgatifs; mais, en vieillissant, ils se dépouillent de ce principe, deviennent plus légers, plus agréables et plus nourrissants ; 2° *les cidres composés et cuits*, qui ressemblent beaucoup aux vins cuits du Midi, et par leur goût et par leurs effets ; 3° *les cidres parés*, qui ne fermentent plus, sont d'une belle couleur ambrée, contiennent une notable quantité d'alcool et d'acide carboni-

que ; ils sont généreux et nourrissants ; 4° les *cidres* dits *moyens*, qui ne sont que des cidres de première qualité, brassés avec une certaine quantité d'eau, ou de gros cidres qu'on a étendus d'eau peu de temps avant d'en faire usage, ou bien qui résultent simplement du mélange de cidres de diverses qualités ; ils constituent une boisson aussi agréable que salutaire ; 5° enfin, les *petits cidres*, faits avec des fruits de mauvaise qualité, ou le marc des gros cidres plusieurs fois pressé ; ils sont désagréables au goût et malfaisants. Nous ne parlons pas des cidres troubles et altérés, que l'on prépare avec la lie du gros cidre, des fruits pourris ou simplement trop mûrs ; ils sont très indigestes, et leur usage est pernicieux. Le cidre de bonne qualité, lorsqu'il n'est pas trop nouveau, est une boisson saine, généreuse, nourrissante, qui remplace fort bien le vin, dans les endroits où celui-ci manque.

CIGUE. Ce nom s'applique à trois plantes vénéneuses de la famille des Ombellifères, que l'on distingue entre elles par des épithètes. Ainsi, nous trouvons en France la grande ciguë (*Conium maculatum*); la petite ciguë (*Æthusa cynapium*), et la ciguë aquatique (*Cicutaria aquatica*). Donnons une idée de ces différentes plantes, et de leurs propriétés.

La GRANDE CIGUE (*Conium maculatum*), s'élève de trois à cinq pieds, ses feuilles sont très composées ; la tige et les rameaux sont marqués de taches couleur lie de vin, d'une forme irrégulière : de là le nom de la plante ; les fleurs sont blanches ; les fruits (et ce caractère est le plus important de tous), sont relevés de côtes longitudinales qui sont *crénelées*, c'est-à-dire, qu'elles présentent de petites entailles transversales. La grande ciguë croît dans les décombres, à l'ombre des murs, mais surtout dans les cimetières, où elle est très commune. Les propriétés vénéneuses de cette plante sont incontestables, son odeur vireuse et désagréable les annonce, et elles avaient été reconnues dès la plus haute antiquité. C'est le suc de cette plante, mêlé à celui du pavot, qui mit fin aux jours de Socrate, et, s'il faut en croire les historiens, sa mort fut douce et exempte d'agonie. On aurait droit d'être étonné d'une action aussi énergique du suc de ciguë, si l'on ne savait que les propriétés de cette plante varient suivant les climats, et sont en raison directe de la température. Ainsi, en France, on a observé qu'après les étés chauds, elles étaient beaucoup plus actives ; de deux pieds, dont l'un sera exposé au midi, l'autre au nord, le premier fournira un suc beaucoup plus narcotique que l'autre. Cela est si vrai, que Steven a vu les paysans de la Crimée manger les jeunes pousses de ciguë ; M. J. Colebroock se plaint que l'extrait de ciguë fait en Angleterre, était presque inerte ; tandis que M. Larrouture a constaté que, dans les provinces méridionales de la France, la plante était beaucoup plus active que celles des régions plus septentrionales de notre pays ; c'est en Italie, en Espagne, en Portugal et en Grèce, qu'elle paraît jouir de toutes ses propriétés. Il est bon de remarquer aussi que les différentes parties de la plante ne sont pas également vénéneuses. Les feuilles et la tige, en général les parties vertes, le sont au plus haut degré ; vient ensuite la racine, puis enfin les fruits et les graines, qui ne paraissent pas être dangereux, puisque les oiseaux les mangent impunément. Les annales de la science renferment un très petit nombre de cas d'empoisonnement par la grande ciguë ; elle ne peut donner lieu à aucune méprise, et rien en elle n'est capable de tenter l'appétit ; dans les deux cas qui sont rapportés, les malades éprouvèrent de l'engourdissement, des nausées, des vertiges, des vomissements abondants; a face devint bleue, les extrémités froides, le pouls très lent et très faible ; des vomitifs, la saignée et des boissons aiguisées avec du vinaigre ou du citron, rétablirent les malades.

L'usage de la ciguë a été introduit dans la thérapeutique par Antoine Stoerck, médecin de l'empereur d'Autriche, vers l'an 1760. Après des expériences entreprises d'abord sur des animaux, puis sur lui-même, il lui reconnut des propriétés narcotiques, et l'employa d'abord avec succès dans les cancers commençants, maladie pour laquelle on la met encore en usage aujourd'hui ; depuis, on l'a administrée contre la co-

queluche, les névralgies, les maladies vénériennes anciennes ; c'est l'extrait que l'on emploie de préférence ; et d'après ce que nous avons dit au commencement de cet article, on a pu se convaincre combien la dose doit varier, suivant l'âge du malade, suivant les symptômes qu'il présente, et enfin, suivant le pays et la localité où la plante a poussé. Malheureusement, ce dernier, élément, qui est pour le moins aussi important que les deux autres, est rarement pris en considération.

La PETITE CIGUË (*Æthusa cynapium*) est une des plantes vénéneuses qui donnent le plus souvent lieu à des accidents, à cause de l'extrême ressemblance qu'elle présente avec le persil (*Apium petroselinum*). Ce qui ajoute encore au danger, c'est qu'elle croît le plus souvent dans les jardins potagers, et qu'on la voit très souvent mêlée avec le persil, et il est difficile, si l'on n'est pas prévenu, de ne pas confondre deux plantes qui ont la même hauteur, des feuilles de la même forme, des racines semblables, une disposition de fleurs identique : aussi croyons-nous faire une chose utile en présentant ici les caractères qui différencient ces deux végétaux d'une manière comparative, afin de frapper plus fortement l'esprit du lecteur ; dans ce tableau on trouvera les moyens de distinguer ces deux plantes lorsqu'elles sont en herbe, en fleurs, et en fruits.

PERSIL.	PETITE CIGUË
(*Apium petroselinum.*)	(*Æthusa cynapium.*)
Racine *souvent* assez grosse, à goût un peu aromatique.	Racine grêle sans odeur aromatique.
Feuilles d'un vert *jaunâtre*, exhalant une odeur aromatique lorsqu'on les froisse entre les doigts. Tige cannelée.	Feuilles d'un vert *foncé*, exhalant une odeur d'herbe lorsqu'on les froisse entre les doigts. Tige cylindrique recouverte d'une poussière comme les prunes (glauque) souvent marquée de taches rouges inférieurement. Point d'involucre général.
Involucre général de 6 à 8 folioles. Involucelle régulier.	Involucelle irrégulier, formé de 5 folioles, dont 2 très petites et 3 très longues, déjectées en dehors et en bas.
Fleurs jaunâtres. Fruits ovoïdes presque lisses.	Fleurs blanches. Fruits globuleux marqués de côtes saillantes.

Il est plusieurs de ces caractères qui ne seront d'aucun usage pour les personnes étrangères à la botanique, mais il en est d'autres intelligibles pour tout le monde, et qui suffisent pour distinguer les deux plantes : le vert jaunâtre des feuilles du persil, le vert foncé des feuilles de la ciguë, ce caractère est ordinairement le seul que connaissent les jardiniers; l'odeur qu'elles exhalent lorsqu'elles sont froissées, aromatique dans le persil, herbacée et désagréable dans la ciguë, ce signe est à l'usage des cuisinières, dont l'odorat est souvent plus exercé que la vue. Enfin, la couleur des fleurs et la forme des fruits sont des différences frappantes pour tout le monde.

On peut juger, par quelques exemples, que c'est avec raison que nous avons insisté sur les propriétés vénéneuses de la petite ciguë. M. Orfila a fait avaler sept onces de suc d'*Æthusa cynapium* à un chien robuste, qui en mourut au bout d'une heure. Le grand Haller fut incommodé toute une nuit pour avoir mangé de cette plante. Nicat a vu un enfant de six ans mourir six heures après en avoir pris ; il éprouva d'abord des crampes d'estomac, puis tous les symptômes de l'empoisonnement par la grande ciguë. Le traitement est le même.

La Ciguë aquatique, ou cicutaire aquatique (*Cicutaria aquatica*). Elle vient dans les marais du nord et de l'est de la France; sa tige est creuse et lisse, ses feuilles grandes, leur pétiole (queue) est creux. C'est la racine de cette plante qui donne le plus souvent lieu à des empoisonnements; elle est grosse, blanche et charnue comme celle du panais; mais elle contient un suc jaune et âcre qui la fait distinguer de celle-ci au premier abord. Aussi, les exemples d'empoisonnement cités par les auteurs nous montrent-ils toujours de jeunes enfants victimes de leur gourmandise. Le traitement est le même que celui de l'empoisonnement par la grande ciguë.

On donne quelquefois le nom de Ciguë d'eau au *phellandrium aquaticum*, plante dont les graines ont été employées contre la phthisie pulmonaire, principalement en Allemagne, et dont les propriétés vénéneuses sont fort problématiques.

CILS, Cheveux, Chauve, etc. (*Voy.* Poils.)

CINABRE. Le cinabre est un sulfure de mercure ; on le rencontre tout formé dans la nature; c'est même en traitant le cinabre naturel par la chaux, qu'on obtient le mercure métallique.

Le sulfure de mercure naturel existe en abondance à Idria en Carniole, à Almaden, au Pérou et en Chine.

Le cinabre est pesant, volatil; celui du commerce est compacte, de couleur rouge, violacé en masse, et d'un rouge très vif, réduit en poudre.

Bien que le sulfure de mercure existe en grande quantité dans la nature, on le prépare de toutes pièces dans les laboratoires, pour les besoins des arts et du commerce.

Le cinabre artificiel, réduit en poudre, lavé et séché, est d'une admirable couleur rouge, et s'emploie en peinture sous le nom de *vermillon;* le plus estimé vient de la Chine.

Enfin, on emploie le cinabre en fumigation, pour le traitement local de certaines affections syphilitiques opiniâtres.

CIRCONCISION. (*Circumcisio*, de *circum*, autour, et *cœdere*, couper.) Opération qui consiste à retrancher circulairement une portion du prépuce chez les enfants nouveau-nés. La coutume de la circoncision remonte très haut dans l'antiquité; on sait que les livres sacrés en faisaient un devoir aux Hébreux, qui se distinguaient par là des autres nations. Mais indépendamment de ce but, tout religieux, il paraît raisonnable de lui reconnaître aussi un but hygiénique, celui d'empêcher l'accumulation de la matière sébacée sécrétée à la base du gland, et peut-être encore d'émousser la sensibilité de ce dernier organe, en le mettant à découvert, et d'affaiblir par là les désirs vénériens. Dans quelques contrées africaines, on pratique sur les jeunes filles une espèce de circoncision qui consiste à leur exciser une portion des petites lèvres de la vulve, qui acquièrent quelquefois une longueur démesurée; on donne le nom de *tablier* à cette hypertrophie des petites lèvres. La circoncision devient quelquefois une opération chirurgicale nécessaire, dans certaines affections de la verge. (*Voy.* Prépuce et Vénériennes (Maladies.)

CIRCULATION. (*Circulátio*, de *circulus*, cercle.) Trajet que parcourt incessamment le sang pour aller du cœur aux organes, et revenir des organes au cœur. Pour bien comprendre le mécanisme de cette fonction importante, il est nécessaire de se rappeler au moins la disposition générale des agents qui sont chargés de l'accomplir. (*Voy. Cœur, Artères, Veines, Vaisseaux*, à l'article ANATOMIE.) Projeté dans l'aorte par l'impulsion que lui imprime le ventricule gauche du cœur en se contractant, le sang, d'un rouge vermeil et chargé de principes nutritifs, parcourt rapidement toutes les divisions de l'arbre artériel, et arrive bientôt jusqu'au sein des organes, dans le système des vaisseaux capillaires, où il n'est plus possible de le suivre, vu la ténuité extrême de ces vaisseaux. Là, le sang subit des modifications inconnues dans leur essence, mais dont le résultat nous révèle l'importance; en effet, c'est dans le système capillaire général, intermédiaire entre les dernières ramifications artérielles et les premières radicules veineuses, que s'accomplit le grand phénomène de la *nutrition* dont le sang fournit les matériaux; c'est là que le fluide vital se dépouille de ses principes nutritifs, pour servir à la recomposition des organes, et reçoit de ceux-ci, en échange, les éléments qui ne doivent plus en faire partie. Dans cet état, c'est-à-dire, après avoir rempli le but auquel il est essentiellement destiné, le sang, privé de ses qualités vivifiantes, de sa couleur vermeille, de son homogénéité, est repris par les radicules les plus ténues de l'arbre circulatoire à sang noir, parcourt lentement, et d'un cours égal, ses divisions sans cesse décroissantes, et vient aboutir, par deux troncs principaux (veines caves), à l'oreillette droite du cœur, après avoir reçu, chemin faisant, le chyle et la lymphe. De l'oreillette droite, le sang, mêlé avec ces deux fluides, passe dans le ventricule correspondant; celui-ci le chasse dans l'artère pulmonaire qui va le distribuer aux poumons; ici, nouveau mystère: par l'acte de la respiration, le fluide circulatoire se dépouille des éléments hétérogènes qu'il contenait, redevient rouge, éclatant, plus oxygéné, etc.; en un mot, perd ses qualités de sang veineux pour acquérir toutes celles du sang artériel. Ainsi modifié, il revient à l'organe central par les veines pulmonaires dont les divisions, de moins en moins nombreuses, aboutissent par quatre troncs principaux à l'oreillette gauche, qui le verse enfin dans le ventricule correspondant, dont nous l'avons supposé partir.

Telle est la circulation du sang, considérée simplement sous le rapport du trajet que ce liquide parcourt à travers les couloirs qui lui sont destinés. Il nous reste à indiquer en peu de mots le mécanisme propre de cette fonction, ou le mode d'action qu'exercent sur le sang les organes qui sont chargés de lui imprimer le mouvement. Cette action n'est pas continue, et ne saurait l'être; ainsi que tous les phénomènes organiques, celui-ci est intermittent. En effet, à chaque contraction des ventricules, qui a pour résultat de vider ces cavités du sang qu'elles contiennent, succède un temps de repos qui lui permet de se dilater, pour en admettre une nouvelle quantité; or, cette alternative d'action et de repos, de contraction et de dilatation, constitue l'intermittence dont il s'agit. C'est donc en vertu d'une série non interrompue d'impulsions successives, que le sang est mis en mouvement, et circule dans les vaisseaux. Ceux-ci, formés d'éléments élastiques et contractiles, se prêtent à ce mouvement saccadé, et le favorisent en se dilatant ou revenant sur eux-mêmes, suivant que le cœur lui-même se contracte ou se dilate. Le phénomène du *pouls* n'est autre chose que l'effet de ces dilatations et contractions alternatives, qui se font sentir jusqu'aux dernières ramifications de l'arbre artériel; mais une fois parvenu dans le système capillaire, le sang paraît se soustraire à l'influence du cœur, ou du moins l'action de cet organe devient si faible, qu'elle n'est plus perceptible à nos sens; de là l'admission d'une force spéciale, résidant dans les vaisseaux capillaires eux-mêmes, et que l'on a appelée *tonicité*. A vrai dire, ce qui se passe ici, par rapport à la circulation, ainsi que toutes les actions moléculaires, demeure couvert d'un voile impénétrable, que ne soulèveront certes pas les hypothèses même les plus ingénieuses. Si nous suivons le cours du sang dans les veines, nous verrons qu'il n'y est plus interrompu ni saccadé, comme dans les artères, mais continu, uniforme; nouvelle preuve de l'affaiblissement progressif que subit la force motrice primitive du cœur, à mesure qu'elle s'exerce à une distance plus considérable, et surtout en passant dans le système capillaire. Il faut donc recourir, encore ici, à la contractilité des vaisseaux, pour expliquer le retour du sang veineux vers le centre de la circulation; de plus, on admet, comme auxiliaire de ce mouvement centripète, le vide qui se fait dans le ventricule droit, lors de sa dilatation, vide qui a pour effet d'appeler sans cesse dans sa cavité une nouvelle quantité de sang; le battement des artères et le jeu des organes voisins, enfin l'attraction capillaire dont quelques physiologistes ont exagéré l'importance. En résumé, nous dirons, quant à l'influence respective des divers agents indiqués sur la circulation: 1° qu'il est impossible de déterminer d'une manière précise la part qu'a chacun d'eux à ce grand phénomène; 2° que le cœur en est, sans aucun doute, l'agent principal, mais que son action est secondée d'une manière plus ou moins puissante par la contractilité des vaisseaux, soit artériels, soit capillaires, soit veineux, par le jeu des organes qui avoisinent ceux-ci, et enfin par l'attraction qu'exercent leurs parois sur le sang (capillarité).

On appelle *circulation générale*, celle qui résulte de l'ensemble des mouvements circulatoires dans l'organisme entier, et comprend le trajet complet du sang, revenu à son point de départ après avoir parcouru toutes ses voies. Rigoureusement, ce grand trajet mérite seul le nom de circulation, qui implique l'idée d'une révolution complète; mais, pour la facilité de l'étude, on a divisé la *circulation générale* en *grande* et en *petite circulation*; la première s'étend du ventricule gauche au ventricule droit par les différentes parties du corps; et la seconde, appelée aussi *circulation pulmonaire*, va du ventricule droit au ventricule gauche par les poumons. Le trajet du sang dans les vaisseaux capillaires porte le nom de *circulation capillaire.*

La circulation du sang, entrevue d'abord par SERVET, fut découverte et indiquée d'une manière précise par HARVEY, en 1619.

La *circulation* est un des grands ressorts de l'économie vivante, si ce n'est le plus important. Indépendamment de son but immédiat, qui est l'entretien de la vie dans tous les organes, ou plutôt à cause de ce but même, elle se lie, par les rapports les plus étroits, avec les autres fonctions de l'organisme, digestion, respiration, innervation, etc., en sorte que l'une de ces fonctions ne saurait être modifiée par une cause quelconque, sans que la circulation ressente les effets de cette modification, soit activée, soit ralentie, etc. Les limites de cet article ne nous permettent pas d'entrer dans des développements à cet égard, mais nous ne pouvons nous empêcher de signaler l'étroite sympathie qui existe entre le cœur et le cerveau, sympathie telle, qu'à la moindre impression tant soit peu vive que celui-ci ressent, il réagit aussitôt sur l'organe central de la circulation, en accélère, en ralentit, en modifie les battements; les joues se colorent ou pâlissent, suivant la nature de l'impression ressentie, etc. La locomotion influe singulièrement aussi sur la circulation; chacun sait qu'à la suite d'une course ou d'un exercice forcé, on éprouve des *palpitations de cœur;* le cours du sang s'accélère pendant le travail de la digestion; et l'on doit tenir compte de cette circonstance, quand on examine le pouls, etc.

CITRON. C'est le fruit d'un arbre originaire de la Médie et de la Perse, connu de toute antiquité, et qui fut successivement transporté en Grèce et dans le midi de l'Europe.

On cultive, de nos jours, le citronnier en Espagne, en Portugal, en Italie et dans les départements méridionaux de la France; c'est un arbre toujours vert, appelé *citrus medica*, de la famille des orangers.

En médecine et en pharmacie, on emploie indifféremment le citron et le limon; ce dernier est produit par le *citrus limonum*, arbre d'une espèce voisine et de la même famille que le citronnier.

On doit préférer les citrons qui sont de forme presque ronde, qui ont une couleur jaune doré, et dont l'écorce est unie et mince. Les citrons qui sont allongés, bosselés et de couleur jaunepâle, ont une écorce épaisse, contiennent peu de suc, et n'ont pas acquis une maturité convenable.

C'est du citron qu'on retire, par expression, un suc acide agréable dont on extrait l'acide citrique, ou que l'on conserve, après l'avoir filtré, pour la préparation du sirop de citron ou de limon.

Le zeste ou pellicule jaune qui recouvre le citron, est criblé de petites vésicules remplies d'huile essentielle, qui donne au fruit l'odeur agréable qu'on lui connaît. C'est du zeste qu'on retire, soit par expression, soit par distillation, l'huile volatile, ou essence de citron.

Le suc de citron s'emploie avec beaucoup de succès dans les cas d'empoisonnement par l'opium ou par tout autre substance narcotique. (*Voy.* EMPOISONNEMENT.)

Le suc de citron, étendu de suffisante quantité d'eau, forme la limonade, boisson délayante, agréable et rafraîchissante.

Enfin, le citron sert à une foule d'usages domestiques et culinaires.

CLARIFICATION. C'est l'action par laquelle on rend une liqueur claire : plusieurs procédés sont mis en usage dans cette intention; nous indiquerons ici les principaux.

Les agents de clarification les plus usités, sont : le repos, la filtration, la chaleur, la gélatine, l'albumine ou blanc d'œuf, le charbon et les acides.

Si une liqueur est troublée par des corpuscules étrangers, insolubles, et de densité plus considérable que le liquide, le *repos* et la décantation suffiront pour la clarification de cette liqueur.

Si un liquide en repos continue d'être trouble, on pourra lui rendre sa transparence en le filtrant. Le filtre sera de papier non collé, de coton ou de laine, ou bien de charbon, de sable, de grès ou du verre pilé, selon que le liquide à filtrer sera inerte, alcalin ou acide. On filtre le mercure à travers une peau de chamois, pour le priver de la poussière qui ternit sa surface métallique.

On clarifie par la *chaleur*, en portant celle-ci jusqu'à l'ébullition, les liquides qui contiennent de l'albumine, comme les sucs d'herbes, et ceux de fruits, comme celui de groseille.

On emploie quelquefois la *gélatine*

pour clarifier les liquides chauds, comme la décoction ou l'infusion de café; on clarifie également avec la gélatine, et à froid, les vins, cidres, bières, etc.

On clarifie, au moyen de l'albumine ou blanc d'œuf, les sirops, le miel, le petit-lait, etc., etc.; à cet effet, on étend la quantité de blancs d'œufs nécessaire au moyen d'eau, on mêle et on agite avec le liquide à clarifier, et on fait chauffer. La chaleur coagule l'albumine, et cette coagulation enveloppe, comme avec un réseau, tout ce qui troublait la liqueur. On enlève l'écume, et la liqueur filtrée reste très limpide.

Le sang de bœuf, dont on se sert dans les raffineries de sucre, ne clarifie la liqueur sirupeuse que par l'albumine qu'il contient.

Le *charbon* a, pour la clarification des liquides, une vertu spéciale. (*Voy.* CHARBON.) Il clarifie, décolore et désinfecte tout à la fois. Les raffineurs, les confiseurs, en font un fréquent usage pour clarifier et décolorer les sirops, les miels. Le charbon animal (probablement à cause de sa plus grande division) est particulièrement préférable. On le mêle avec de la craie pour la clarification des sirops en grand, et il paraît que la craie, ou carbonate de chaux, n'agit qu'en opérant une division plus considérable du charbon.

Enfin, on clarifie les huiles, et particulièrement celle à brûler, au moyen de *l'acide sulfurique concentré*. A cet effet, on mêle, à l'huile qu'on veut clarifier et épurer, *deux centièmes* de son poids d'acide sulfurique; on agite le mélange, qui devient floconneux; alors on y ajoute deux parties d'eau, et on mêle de nouveau. L'eau s'empare de l'acide, et empêche ainsi son action ultérieure sur l'huile. On laisse reposer le tout pendant huit ou dix jours. Le mucilage, le parenchyme et les corps étrangers qui coloraient et troublaient l'huile, sont carbonés, et se précipitent au fond du vase, et l'huile, épurée, clarifiée, surnage sur l'eau, dont on la sépare ensuite au moyen d'un siphon.

CLIMAT. L'étymologie grecque de ce mot (κλίμα, région) désigne très incomplétement l'objet auquel on l'applique. En effet, climat ne représente pas seulement à l'esprit une région comprise entre des lignes parallèles à l'équateur, il s'y rattache également un ensemble de phénomènes météorologiques et physiologiques. Quoi qu'il en soit, la direction perpendiculaire, ou plus ou moins oblique du soleil sur les différentes contrées du globe, détermine la diversité principale des climats. Il est ensuite des circonstances secondaires qui modifient puissamment les conséquences directes du site géographique, ce sont les conditions du sol ou les localités. Nous jetterons successivement un coup d'œil général sur chacune de ces influences, en prévenant qu'il ne s'agira pas ici des épreuves de climats nouveaux (voy. pour cela ACCLIMATEMENT), mais de ce qu'ils peuvent avoir d'excessif et de nuisible même pour les indigènes.

Les climats étant relatifs à la situation respective du soleil et de la terre, ils semblent, tout d'abord, pouvoir être multipliés à l'infini, ou tout au moins démarqués par chaque degré de latitude. Mais, en admettant de si nombreuses divisions, les phénomènes naturels qui leur correspondraient, finiraient par se toucher et se confondre. A l'exemple donc de plusieurs physiciens naturalistes, nous ne parlerons que de trois grandes zones, dont les centres surtout nous donneront des climats extrêmement différents. Les régions chaudes seront situées entre l'équateur et le trentième degré de latitude, les climats tempérés s'étendront du trentième au cinquante-cinquième degré, et les pays froids, de ce dernier degré vers les pôles.

En adoptant ces grandes coupes, nécessairement arbitraires, l'influence du climat sur l'homme et sur tous les produits de la nature est très profondément marquée. Nous serions entraînés trop loin s'il fallait poursuivre cette observation sous le point de vue de l'histoire naturelle; comparer les règnes animal, végétal et minéral de chacune des trois zones. La seule exposition des variétés de l'espèce humaine qui leur correspondent, outrepasserait le plan que les limites de ce dictionnaire nous ont tracé. Pour nous borner à un simple aperçu, nous rappellerons que c'est dans les régions équinoxiales qu'il faut aller contempler les plus imposants, les plus magnifiques tableaux de la nature; là, tout est grand, excepté l'homme, qui doit plus aux institutions qu'au climat les variétés de son organisation physique. La zone glaciale, au contraire, déshéritée du soleil, ne s'offre à nous qu'avec de chétives proportions dans les êtres vivants qui l'habitent. Tout considéré, les climats tempérés réunissent le plus d'avantages, et conviennent le mieux à l'homme incontestablement.

C'est une merveille, aux yeux du naturaliste, de voir, non-seulement la race humaine, mais encore les individus de la même espèce habiter depuis l'équateur jusqu'au soixante-quinzième degré de latitude. Quand on songe que, dans le premier de ces climats, le thermomètre s'élève, à l'ombre, jusqu'à quarante-huit degrés, et que dans l'autre il descend jusqu'à cinquante degrés au-dessous de zéro, ce qui fait une différence de quatre-vingt-dix-huit degrés, il y a vraiment de quoi être effrayé d'un tel contraste de température; et cependant que de marins l'ont éprouvé! L'organisation humaine est d'une souplesse admirable. On voyait à Paris, en 1828, un Andalou qui pouvait rester quatorze minutes, boire et manger, dans un four chauffé à cent degrés centigrades.

Les degrés de latitude ne donnent pas des rapports de température uniformes et constants. C'est ainsi que, sous les parallèles rapprochés de la ligne, la chaleur varie à peine, tandis qu'à mesure qu'on s'avance vers les zones tempérées et glaciales, la différence thermométrique se fait sentir à des distances de moins en moins éloignées. Près de la ligne, il faut de cinq à dix parallèles (cent vingt-cinq à deux cent cinquante lieues) pour avoir un degré de moins dans la moyenne des températures annuelles. En France, un espace de cent vingt-cinq lieues, du sud au nord, donne un abaissement thermométrique de trois degrés. Après le cercle polaire, on trouve presque un degré de chaleur de moins par chaque latitude nouvelle.

Parlons maintenant de chacun des grands climats en particulier. Nous aurons à les considérer sous le triple rapport de leur constitution, de leur influence, des précautions qu'il convient d'y proportionner.

Dans les climats chauds qui s'étendent sur l'un et l'autre hémisphère de la ligne, au trentième degré de latitude, et dans lesquels sont comprises, presque en totalité, l'Afrique, l'Asie, l'Océanie et l'Amérique du sud, le thermomètre Réaumur s'élève parfois, en été, à l'ombre, jusqu'à quarante-huit degrés. Il se soutient à peu près constamment, en hiver, au-dessus de dix degrés, et la moyenne annuelle des températures est de vingt-cinq à trente-cinq degrés. S'il descend quelquefois jusqu'au niveau de la glace, ce n'est que rapidement, par hasard, ou par des circonstances locales. Les variations plus ou moins fortes et brusques qu'offre le thermomètre en quelques heures, ou entre les jours et les nuits, sont encore plus dignes d'attention que les extrêmes qu'il atteint dans la révolution annuelle. Nous avons nous-même constaté un mouvement de vingt-trois degrés entre l'aurore et deux heures du soir de la même journée, sous le tropique. D'autres voyageurs ont noté des transitions diurnes beaucoup plus fortes. Le baromètre aussi donne dans ces contrées les plus grandes variations.

Malgré la sérénité constante du ciel pendant la majeure partie de l'année, dans les régions équinoxiales, ce sont cependant celles où il tombe annuellement le plus de pluies. Elles sont régulières de juillet à octobre, et ce sont alors des averses, des trombes, des torrents d'eau. Il s'en précipite périodiquement cent quinze pouces de hauteur sur la surface du Sénégal. Elles sont aussi abondantes en un mois aux Antilles que dans une année en France. La moyenne des pluies annuelles n'est que vingt pouces pour Paris. Avant et après la saison des pluies, quand la pureté du ciel n'est plus altérée par les brouillards et les nuages, des rosées considérables couvrent la terre et tempèrent les chaleurs.

C'est dans les climats chauds qu'il faut aller observer les violentes agitations, les grandes commotions de l'atmosphère, un ciel à émotions, éminemment dramatique, sans parler des volcans et des tremblements de terre, qui y sont plus communs qu'ailleurs. C'est là que les roulements et les éclats du tonnerre sont étourdissants; que les éclairs, à peine interrompus, embrasent l'atmosphère aux teintes d'airain et de bronze; que les ouragans, enflés d'eau, déracinent les arbres, renversent les habitations, font déborder subitement les rivières, couvrent en quelques instants le pays de désastres et de désolations. Les vents n'y sont pas seulement fréquents et impétueux, il en est dont l'haleine chaude, suffocante, est mortifère. Tels sont le khampsin d'Égypte, le simoun de Barbarie, l'armattan de Guinée, etc.

Au milieu de ces circonstances atmosphériques diverses, et plus ou moins oppressives, les habitants des pays chauds sont plus spécialement exposés aux fièvres graves, aux hémorrhagies, aux maladies des organes digestifs, aux affections nerveuses chroniques, aux inflammations cérébrales. Les maladies de poitrine y sont plus rares, malgré le danger, à cet égard, des transitions soudaines de température. La saison des pluies et les premières semaines qui la suivent immédiatement, sont les temps les plus malsains. Les diverses contrées de la zone torride offrent ensuite à l'observation des maladies qui leur sont plus spéciales, telles que la fièvre jaune d'Amérique, le choléra indien, la peste d'Orient, la lèpre, l'éléphantiasis, etc. Définitivement, les climats chauds sont les moins salubres. Vainement, par le repos ou l'exercice modéré, la vie sobre et frugale, les boissons tempérantes, les vêtements larges et légers augmentés la nuit, la propreté, les lotions et les bains frais; vainement, par toutes ces pratiques hygiéniques auxquelles l'invite l'instinct, le sage, l'homme de la nature cherche à contre-balancer ou vaincre l'influence excessive du climat brûlant; il n'y parvient qu'avec la plus grande difficulté. Il vit sans doute, il atteint même un âge assez avancé, mais il ignore toute la vie ce sentiment d'activité, de vigueur, d'énergie vitale qui, se répandant sur toutes choses, multiplie l'existence des indigènes de la zone tempérée.

Les climats de plus en plus froids, parmi lesquels, en nous avançant vers le pôle, nous comptons successivement le Danemark, la Suède, la Norvége, la Finlande, la Russie, la Sibérie, la Laponie, l'Islande, le Groënland, le Kamtschatka, la Nouvelle-Zemble, le pays des Samoïèdes, celui des Esquimaux, le Spitzberg, nous présentent avec les climats précédents les plus frappants contrastes. Nous avons dit que, sous la ligne, le thermomètre Réaumur s'élevait jusqu'à quarante-huit degrés; sous le soixante-quinzième parallèle, notamment dans l'île Melville, on l'a vu s'abaisser d'autant au-dessous de zéro. C'est ainsi que le capitaine Parry et son équipage, et bien d'autres marins qui ont sillonné l'Océan de l'équateur au-delà des cercles polaires, ont pu comparer sur eux-mêmes l'impression des températures dans l'échelle énorme de près de cent degrés. Les variations rapides ou diurnes de la chaleur sont peu de chose dans les environs des pôles; mais, en revanche, la différence annuelle est plus considérable que sous l'équateur. Le capitaine Franklin a noté sous la même latitude, entre le minimum de l'hiver et le maximum de l'été, quatre-vingt-un degrés de variations, savoir, cinquante au-dessous et trente-un au-dessus de zéro. Cette dernière température (31+0) paraît dès l'abord bien surprenante; mais, si l'on réfléchit que, dans ces régions glaciales, le soleil reste à l'horizon, sans intermittence, de l'équinoxe du printemps à celui d'automne, on comprendra que, dans cette longue journée de six mois, la continuité des rayons solaires parvienne à réchauffer l'air. C'est à cause de la longueur plus considérable des jours que, dans le nord, les chaleurs deviennent parfois si fortes. Aussi, dans les climats froids comme dans les climats chauds, la végétation est beaucoup plus prompte et d'une durée moindre que sous la zone tempérée.

A part les influences locales, les pluies sont d'autant moins abondantes, qu'on pénètre plus avant dans le nord. Après le cinquante-cinquième degré de latitude et l'équinoxe de septembre, l'eau contenue dans l'air tombe le plus souvent sous forme de neige ou de petits glaçons. Le froid, l'immobilité, le silence de la mort règnent dans l'atmosphère. Point de tonnerre, d'éclairs, de trombes, de tempêtes et d'ouragans dans le voisinage des pôles.

Quelque nuisible que soit son excès, la chaleur n'en est pas moins le principe vivifiant de la nature; aussi, par-delà les limites nord de la zone tempérée, les espèces vivantes se détériorent ou cessent d'exister. Les arbres n'atteignent plus que la taille d'arbustes, la même décroissance frappe tous les végétaux, et bientôt les lichens et les mousses amènent la transition au règne inanimé. Cette loi de dégénérescence n'épargne pas davantage les animaux : on sait quelle est la petite stature des races lapones, des Samoïèdes, des Ostiaques, des Tongouses, des Esquimaux. Dureste, leur taille raccourcie, jointe aux fortes dimensions relatives de leur poitrine, est une condition très avantageuse pour la calorification naturelle; les extrémités sont plus rapprochées du cœur, et une large respiration dégage une chaleur plus considérable.

Les maladies des climats froids sont moins variées, moins nombreuses, moins meurtrières que celles des pays chauds. Les grandes épidémies surtout y sont plus rares. Ces maladies n'offrent point, d'ailleurs, de particularités remarquables, quant à l'espèce, si l'on en excepte les gangrènes par congélation.

Docile aux déterminations de l'instinct et éclairé par l'expérience, l'habitant des régions froides, après avoir reçu une éducation mâle et rude, couvre suffisamment son corps; se livre à l'exercice avec ardeur et assiduité; ne laisse pénétrer d'air dans son habitation étroite qu'autant qu'il en faut pour renouveler celui qui s'est corrompu; il y entretient une température point chaude, mais égale et relativement douce; il se nourrit substantiellement et consomme beaucoup de viande; les boissons fermentées sont aussi à sa convenance et de son goût. L'expérience lui a encore appris que le meilleur moyen de prévenir les gangrènes par congélation, c'était de frictionner avec de la neige ou de la glace les parties livides menacées de mort.

Les climats tempérés, situés entre les deux extrêmes du trentième au cinquante-cinquième degré de latitude, et qui comprennent la majeure partie de l'Europe habitée, sont le mieux appropriés à la nature humaine. Ne contestons pas aux régions tropicales la promptitude, la vitesse, la beauté de la végétation, l'excellence des saveurs, la richesse des parfums, l'éclat des couleurs, etc. Mais réjouissons-nous de la mansuétude d'un ciel qui, propice aux fruits de la terre, ne nous oblige pas à lutter incessamment contre son inclémence. Ce n'est cependant pas que la zone tempérée n'ait ses vicissitudes atmosphériques, ses maladies, et ne réclame ses précautions d'hygiène. Ces considérations trouveront plus naturellement leur place à l'article SAISONS, qu'on peut regarder comme autant de climats transitoires.

Disons maintenant quelques mots des influences locales ou des climats accidentels et particuliers qui se distinguent dans chaque grande zone terrestre dont nous avons parlé.

La situation du soleil, par rapport à la terre, ayant une action bien connue, on est tout étonné, quand on jette les yeux sur un globe ou une mappemonde, de trouver sous la même latitude des climats qui diffèrent très notablement entre eux. Cette différence ne peut évidemment tenir qu'à des conditions topographiques. Ainsi, par exemple, quoique notre hémisphère boréal reçoive les rayons solaires dans la même direction que l'autre hémisphère, il est cependant, d'après les observations multipliées de M. de Humbolt, sensiblement moins froid à latitude égale. La différence est surtout notable aux pôles : la moyenne des températures de l'arctique ou du nôtre n'est que de seize degrés au-dessous de zéro, tandis que celle du pôle antarctique est de vingt-trois degrés au-dessous de zéro. L'immense étendue des mers sur l'hémisphère austral fournit la principale explication de ce phénomène. C'est par la même raison, c'est-à-dire, l'échauffement moindre de l'air sur l'eau que sur les continents, que les îles sont plus tempérées que la terre ferme sous une même latitude.

Une autre remarque pourrait exciter la surprise et la réflexion, en examinant une sphère terrestre ; ce serait en voyant que chaque pays conserve son climat, tandis que, dans sa révolution journalière, la terre semble traverser, sous la même latitude, des couches d'air qu'on sait avoir des qualités très différentes. En effet, sous les mêmes parallè-

les que la France, soit à l'est, à l'ouest ou aux Antipodes, peuvent exister des marais qui infectent des contrées entières, et dont elle ne souffre nullement, quoiqu'elle paraisse devoir, en tournant, passer à certaines heures du jour au milieu de cet air dangereux. Il est évident que pour que le climat de chaque pays soit permanent, il faut que l'atmosphère tourne avec toute la terre, autrement ce serait en vain que sa topographie le représenterait comme devant être salubre ; par le seul fait de sa situation sous la latitude d'une contrée infectée, il en partagerait les maléfices.

Mais l'influence la plus phénoménale des localités sur les qualités particulières des climats, s'observe certainement dans les hautes montagnes, et surtout dans celles des pays chauds. En s'élevant de la base au sommet, on éprouve, en quelques heures, les climats permanents et la succession des saisons de la majeure partie du globe. Au pied de la montagne, les chaleurs de la ligne et de l'été ; à la cime, les glaces perpétuelles des pôles et de l'hiver ; et dans les hauteurs intermédiaires, les caractères de la zone tempérée, du printemps et de l'automne. La végétation suit la même progression sur cette échelle rapide que sur le globe entier : riches et vigoureuses à la base, comme sous l'équateur, les espèces diminuent à mesure qu'on s'élève vers cet autre pôle ; bientôt celles qui restent deviennent chétives, languissantes, et s'éteignent après deux mille toises d'élévation. Nous avons pu observer ces curieux phénomènes en Syrie, sur le Liban, et ils sont encore bien plus remarquables dans les montagnes du Thibet, des Cordillères, etc.

Les circonstances topographiques principales qui modifient l'atmosphère, et créent tout autant de climats particuliers encadrés dans de grands climats, sont : la forme ou figure du sol, plaine ou montagnes ; l'inclinaison à l'un des points cardinaux ; la composition, les produits du sol, terrain sec ou marécageux, découvert ou ombragé ; la distance ou le rapprochement des mers, des lacs, des fleuves, des hautes montagnes, etc. Pour d'autres détails qui touchent aux climats, *voy.* ACCLIMATEMENT, AIR, MÉTÉOROLOGIE, SAISON.

CLOU ou *Furoncle*. Tumeur de la peau, arrondie, pointue, à base dure, d'un rouge violacé, et dont le volume varie de la grosseur d'un pois au volume d'un œuf. On peut comparer la peau à un tissu feutré dans les mailles duquel pénètrent, de distance en distance, de petits prolongements de la substance blanche, fibreuse, qui forme le tissu cellulaire sous-cutané (*voy.* PEAU); des vaisseaux et des nerfs accompagnent en outre ces prolongements. Le siége de la maladie réside surtout dans ces espèces de faisceaux ; ce sont eux qui, venant à s'enflammer ainsi que la peau environnante, forment les tumeurs du furoncle ; ces courtes notions d'anatomie pathologique seront suffisantes pour expliquer la plupart des symptômes de cette affection. Ainsi, elle est en général douloureuse : l'inflammation, en effet, fait gonfler les tissus, et les filets nerveux sont alors comme étranglés dans les ouvertures que leur livre la peau. La douleur est même quelquefois telle, qu'il se manifeste de la fièvre et un abattement extrême; ordinairement même, le petit prolongement cellulaire et nerveux qui forme le noyau de la tumeur est tellement comprimé, que la vie ne peut s'y maintenir, il est frappé de gangrène; on aperçoit alors son extrémité, au sommet du furoncle, sous forme d'un point noir, et on lui donne le nom de *bourbillon*. Bientôt il s'échappe au dehors, ayant à sa suite une petite traînée de tissu cellulaire, ou bien on l'arrache. La cause étant alors éloignée, la douleur et la fièvre cessent: ordinairement l'inflammation de la peau diminue en même temps avec rapidité ; l'ouverture formée par la sortie du bourbillon, laisse écouler un peu de pus pendant quelques jours, et se referme ensuite. Plus tard, la tumeur que formait le furoncle disparaît, et il ne reste à sa place qu'un léger engorgement de la peau qui se dissipe bientôt. Telle est la marche ordinaire de cette affection, qui pourtant varie beaucoup sous le rapport de l'intensité des symptômes ; ainsi ; tantôt on voit un ou deux clous apparaître accidentellement, occasionnant à peine de la douleur, et disparaître en quelques jours, en passant pour ainsi dire inaperçus ;

tantôt le corps en est couvert, et, au fur et à mesure que les anciens furoncles se guérissent, de nouveaux apparaissent ; il peut même exister de la fièvre, des nausées et d'autres signes de lésions de l'estomac ; enfin d'autres fois, dix, vingt ou trente furoncles se groupent ensemble, de manière à former une tumeur rénitente, très douloureuse, et de couleur violacée. Sa couleur foncée lui a fait donner le nom d'*anthrax* (charbon) *bénin,* et son aspect celui de *guépier.*

La complication la plus fréquente des furoncles est cet état particulier de l'estomac et de l'intestin connus sous le nom d'*embarras gastrique et intestinal.* Cet état est caractérisé surtout par du malaise avec mal de tête, par une bouche amère, par une langue chargée d'un enduit jaunâtre ou blanchâtre, par des envies de vomir, par la perte de l'appétit, par des éructations, des borborygmes, des vents, etc.

Le furoncle se montre de préférence dans des points où la peau a un tissu dense et serré, et où il existe une grande quantité de tissu cellulaire, tel est le dos, les fesses, la marge de l'anus, etc.; il attaque souvent les jeunes gens à peau irritable ; certaines personnes y sont particulièrement sujettes, sans qu'on puisse dire pourquoi. Les causes du furoncle sont tantôt locales, telles que la malpropreté, l'application de substances irritantes sur la peau, l'usage de certaines pommades, un frottement répété ; tantôt générales et liées à d'autres maladies. Ainsi, on voit des clous survenir à la fin de diverses affections, de la petite vérole, par exemple, et très fréquemment, ils se développent sous l'influence de cet état particulier du tube digestif, dont nous avons déjà parlé sous le nom d'*embarras gastrique et intestinal.* Le furoncle est une maladie sans danger, qui se guérit en général assez facilement lorsqu'il n'est accompagné ni de douleur ni de fièvre. Le plus souvent, on le néglige, ou bien on le recouvre seulement d'un morceau de sparadrap. Si les clous étaient nombreux, le malade devrait prendre quelques bains simples, et boire une tisane rafraîchissante, telle que de la décoction d'orge, de la limonade. Lorsqu'il existe de la fièvre, et qu'une ou plusieurs tumeurs sont le siége d'une vive inflammation, on peut faire diminuer rapidement celle-ci, en incisant la tumeur ; très souvent les malades se refusent à cette petite opération, qui est assez douloureuse : on doit alors appliquer quelques sangsues et des cataplasmes émollients ; les bains généraux, les boissons émollientes acidulées, ne seront pas non plus négligés. Sur la fin, on facilite la sortie du bourbillon en appliquant un onguent maturatif, tel que l'*onguent de la mère*. Lorsque l'apparition des furoncles coïncide avec un embarras gastrique (*voy.* plus haut), l'expérience a appris que le meilleur traitement consistait à administrer un léger purgatif ou un vomitif ; on peut se servir de l'eau de Sedlitz, du sulfate de soude. Comme la purgation peut être contre-indiquée dans certains cas, nous conseillons néanmoins aux gens du monde de consulter un médecin à ce sujet. Il est inutile de dire que si les furoncles étaient produits par une cause locale, telle que la malpropreté, un frottement, il faudrait d'abord enlever la cause ; le mal ne tarde pas alors à se dissiper de lui-même.

CLYSOIR. (*Voy.* Seringue.)

CLYSTÈRE. (*Clyster, clysterium,* de κλύζειν, laver.) On nomme *clystères* ou *lavements*, les injections de liquides ou de vapeurs faites par l'anus dans le gros intestin, au moyen d'instruments destinés à cet usage (*voy.* CLYSOIR, SERINGUE) : pour introduire les vapeurs, on se sert d'un soufflet particulier. Lorsque les liquides pénètrent dans le rectum, en tombant d'une certaine hauteur, l'injection prend le nom de *douche ascendante*. L'effet immédiat des clystères est de lubréfier, de distendre la portion du canal intestinal où ils sont introduits, et de provoquer plus ou moins promptement ses contractions. Quelles que soient la matière de l'injection, sa quantité, la violence avec laquelle on la pousse, le liquide ne franchit jamais la *valvule iléocœcale* (espèce de cloison mobile qui sépare le gros du petit intestin, et se ferme de bas en haut.) La quantité de liquide à injecter varie suivant une foule de circonstances que déterminent principalement l'âge du malade et la nature

de ce liquide ; celle-ci dépend à son tour du but qu'on se propose ; or, ce but est triple : tantôt on veut simplement vider l'intestin des matières qu'il contient, en excitant ses contractions, et alors on se sert d'eau pure en grande quantité ; tantôt on se propose d'introduire dans l'économie, par cette voie, des matériaux de réparation, et l'on emploie des substances alimentaires à doses fractionnées ; tantôt enfin, on a dessein de confier à l'absorption intestinale des substances médicamenteuses, et l'on donne celles-ci en dissolution dans une petite quantité de liquide.

De là des clystères de trois sortes, clystères *simples*, *nourrissants* et *médicamenteux*. Disons maintenant un mot de chacun d'eux.

1° *Clystères simples.* Ainsi que nous l'avons dit, ils sont composés d'eau seulement, et ont ordinairement pour but de provoquer l'expulsion des matières fécales ; leurs effets varient suivant la température à laquelle on les administre. A trente-deux degrés environ, c'est-à-dire, à la température ordinaire du corps, ils agissent en distendant presque mécaniquement le gros intestin, et en sollicitant les contractions nécessaires à la défécation ; quelquefois cependant ce dernier effet n'a point lieu : c'est lorsqu'à une constipation opiniâtre se joint une grande activité d'absorption de la part de l'intestin ; le clystère agit alors comme un simple bain local, qui ne tarde pas à passer dans le torrent de la circulation, d'où il est éliminé ensuite par la sécrétion rénale ; des urines claires coulent en abondance, et un sentiment de fraîcheur agréable remplace le gonflement momentané du ventre ; mais le plus souvent le clystère est rejeté, au moins en partie, et entraîne avec lui une quantité plus ou moins considérable de matières fécales, ce qui débarrasse instantanément le malade de toutes les incommodités qui dépendaient de l'accumulation de celles-ci. *Trop chauds* et souvent répétés, les lavements ont pour résultat d'augmenter la constipation, en diminuant la contractilité de l'intestin ; les lavements *froids*, au contraire, indépendamment de leur action réfrigérante, ou peut-être à cause de cette action, ont un effet à la fois tonique et astringent ; c'est pourquoi ils sont utiles dans les cas de constipation dépendant d'un état de relâchement du canal intestinal, dans quelques fièvres graves et certaines hémorrhagies passives du tube intestinal et de l'utérus, toutes les fois qu'elles s'accompagnent de beaucoup de chaleur, de soif et de sécheresse à la peau, etc.; mais, chez les personnes très nerveuses, il faut user de ce moyen avec précaution; car il peut provoquer des spasmes, et une céphalalgie plus ou moins intense. La dose des lavements simples est de quatorze à seize onces pour un adulte, et de quatre à huit onces pour les enfants.

2° *Clystères nourrissants.* Lorsque, par une cause morbide quelconque, les aliments ne peuvent plus pénétrer dans l'estomac ou sont promptement vomis, et que l'individu dépérit faute d'alimentation, il devient urgent de soutenir les forces, en introduisant dans l'économie, par d'autres voies, des matériaux de réparation; on donne alors, sous forme de clystères, du bouillon non salé, du lait, des solutions gélatineuses, etc. Les lavements alimentaires doivent être administrés à la température naturelle du corps, et en petite quantité à la fois, afin qu'ils soient plus facilement et plus promptement absorbés.

3° *Clystères médicamenteux.* On donne des substances médicamenteuses en lavement, toutes les fois qu'on veut épargner au malade le dégoût d'un médicament désagréable, que l'estomac est trop irritable pour supporter l'impression d'une substance énergique, lorsqu'on a pour but de déterminer une dérivation plus ou moins puissante sur la partie inférieure du canal intestinal, ou bien enfin quand il est possible d'agir ainsi plus directement sur certains organes malades.

La plupart des médicaments sont susceptibles d'être administrés sous forme de clystères, car le petit nombre de ceux que l'eau ne dissout point, peuvent être suspendus dans ce liquide, au moyen d'un véhicule mucilagineux ou autre; c'est ainsi que les substances résineuses, le camphre, l'assa-fétida, etc., se mêlent très bien à l'eau, après avoir été dissoutes dans un jaune d'œuf. La dose relative des divers médicaments à donner en lavement varie beaucoup, sui-

vant que leur action doit être locale, bornée à la surface intestinale, ou bien qu'ils sont de nature à être absorbés. Dans le premier cas, en raison du peu d'irritabilité du gros intestin, et de son étendue beaucoup moins considérable que ne l'est celle de la partie supérieure du tube digestif, la dose médicamenteuse peut être double ou triple de celle que l'on administrerait par la bouche. Il en est ainsi pour les sels purgatifs, le quinquina, et une foule d'autres substances analogues, sous le rapport de la difficulté avec laquelle elles sont absorbées : mais, quand il s'agit de médicaments qui sont susceptibles d'être absorbés en entier, d'une solution alcoolique ou opiacée, par exemple, la quantité ne doit point dépasser celle que l'on donnait par la voie ordinaire, car on a observé que le gros intestin jouissait d'une faculté absorbante égale et peut-être supérieure à celle de l'estomac et de l'intestin grêle. On conçoit que cette activité d'absorption du gros intestin est d'autant plus marquée, que celui-ci contient moins de matières fécales; de là le précepte rigoureux de le vider toujours, le plus complétement possible, avec un lavement simple, avant d'administrer le lavement médicamenteux. Au reste, ce mode d'administration des médicaments en lavement est toujours plus ou moins défectueux, infidèle dans ses résultats, et l'on ne doit y recourir que lorsqu'il est absolument impossible de s'en dispenser.

Les lavements sont d'un usage tellement vulgaire, d'une utilité si généralement reconnue, qu'il serait fastidieux d'accumuler des motifs pour les recommander; indépendamment des cas où l'indication de soutenir l'organisme défaillant, épuisé par la souffrance ou le défaut d'alimentation, devient précise, urgente, et réclame les conseils du médecin, il en est d'autres bien plus nombreux, où l'administration d'un lavement simple, en débarrassant l'intestin des matières qui l'obstruaient, le distendaient, gênaient ses fonctions, emprisonnaient dans sa cavité des gaz malfaisants, etc., rétablit la liberté du ventre, calme son irritation, et procure un soulagement instantané. Que de *coliques*, après avoir résisté aux *calmants* de toute espèce (qui sont trop souvent *excitants*), aux bains, aux fomentations émollientes, etc., etc., voire même aux *sangsues*, ont cédé, comme par enchantement, à l'effet d'une injection d'eau tiède dans le gros intestin !

Nous ferons observer, toutefois, que les abus, même en ce genre, peuvent avoir des inconvénients graves, en amenant l'*atonie* de l'intestin, par suite de sa distension forcée ou trop fréquemment répétée; c'est ce qui a aisément lieu, surtout chez les enfants, dont le canal intestinal se dilate avec une extrême facilité; on doit donc, à leur égard, user de ces moyens avec précaution, et d'autant plus qu'ils sont plus jeunes.

Pour recevoir un clystère, le malade doit être couché sur le côté droit, le tronc légèrement courbé en arc, afin de mettre les muscles du bas-ventre dans le relâchement, le bassin plus élevé que le tronc; on introduit alors la canule, en la dirigeant en haut, un peu en arrière et à gauche, suivant la direction même de l'intestin rectum, qui, moyennant cela, ne court point le risque d'être lésé. Il arrive quelquefois que les clystères ne peuvent, quoi qu'on fasse, pénétrer dans le gros intestin, soit parce que celui-ci, trop irritable, se contracte avec force, et repousse le liquide à mesure qu'il sort de l'instrument, soit parce qu'il est rempli de matières fécales durcies, ou de tumeurs hémorrhoïdales, soit enfin parce que l'intestin présente à une certaine hauteur un rétrécissement organique. Dans le premier cas, loin de s'obstiner à vaincre de force l'action contractile de l'intestin, il faut la laisser s'affaiblir par degrés, en habituant peu à peu la membrane muqueuse au contact de l'instrument, ou bien il suffit d'adapter à la seringue une canule flexible de gomme élastique : ce dernier moyen est encore indiqué, quand il s'agit de faire pénétrer l'injection à travers un paquet de tumeurs hémorrhoïdales, ou un amas de éces durcies, dont on est cependant quelquefois obligé d'extraire préalablement une partie.

Dans le cas d'un rétrécissement organique, il devient souvent nécessaire d'introduire des sondes de différents diamètres, avant de pouvoir franchir l'obstacle; lorsqu'on y est parvenu, on fixe la canule de la seringue dans le pavillon même de la sonde, et on pousse doucement l'injection. La direction à donner aux sondes, est la même que celle indiquée tout à l'heure, et cette précaution est d'autant plus importante ici, qu'il faut presque toujours, en pareil cas, pénétrer jusque vers la fin du colon, siége ordinaire des rétrécissements dont il s'agit, c'est-à-dire, à un pied environ de distance de l'ouverture anale.

COCHON. Les diverses préparations culinaires où entre la chair ou le sang de cet animal, et dont le plus grand nombre constitue ce qu'on nomme la charcuterie, sont en général lourdes, échauffantes et de difficile digestion. Quelquefois même, et sous l'influence de circonstances qu'il n'est pas toujours possible de déterminer, elles produisent de véritables accidents d'*empoisonnement*. (*Voy.* ce dernier mot.) Plus fréquemment, elles provoquent, comme les moules et quelques autres substances encore, l'éruption accidentelle connue sous le nom d'*urticaire*. (*Voy.* ce mot.) Toutefois, la charcuterie est tellement nécessaire aux classes du peuple que la nature de leurs travaux ou la misère empêche d'user habituellement de la viande de boucherie, que l'on ne saurait la proscrire entièrement. Tout ce qu'on peut faire, c'est de recommander d'en user sobrement et le moins souvent possible.

CŒUR (MALADIES DU). L'importance des fonctions que le cœur est appelé à remplir dans l'économie, fait pressentir la gravité que doivent offrir ses maladies. L'action de cet organe ne peut être un instant interrompue sans que la vie cesse : pendant toute la durée de l'existence, le cœur pousse, dans tout le reste du corps, le liquide destiné à lui donner la vie, il n'a pas un instant de repos. Tout ce qui peut mettre un obstacle à la sortie ou à l'entrée du sang dans ses cavités, tout ce qui peut affaiblir la force d'impulsion que communiquent à ce liquide les parois de cet organe, devient donc la cause de troubles graves. Si, d'un autre côté, on considère la structure compliquée du cœur, si l'on réfléchit qu'il est soumis aux influences physiques et morales les plus multipliées, on ne sera point étonné de la fréquence et de la variété de ces maladies. Cependant, jusqu'à ces derniers temps, elles étaient peu connues, et, comme le dit Laennec, le vulgaire des praticiens ne connaissait guère encore, il y a une cinquantaine d'années, que les polypes du cœur, maladie imaginaire dans le sens où ils l'entendaient, et les palpitations qu'ils regardaient comme des affections nerveuses. Ce sont Corvisart et Laennec qui ont donné l'impulsion, et aujourd'hui les maladies du cœur sont, sinon comme l'a dit un auteur moderne, du nombre de celles dont l'histoire laisse le moins à désirer, du moins dans la classe de celles qu'on peut reconnaître dans la plupart des cas, et traiter souvent avec succès.

Rien de plus difficile que de donner aux gens du monde une idée des maladies du cœur : car il faut continuellement supposer connue la structure de cet organe compliqué. Aussi ne faut-il pas s'attendre à trouver ici une description de ces maladies : comme elles offrent quelques symptômes qui leur sont communs, et qu'elles paraissent se développer sous l'influence de quelques causes qui sont les mêmes dans un grand nombre de cas, nous croyons pouvoir ici donner une esquisse de ces affections considérées en général.

« Les symptômes généraux de toutes les affections du cœur sont presque les mêmes : une respiration habituellement courte et gênée, des palpitations et des étouffements constamment produits par l'action de monter, par la marche rapide, par les affections vives de l'âme, et revenant même souvent sans cause connue : des rêves effrayants, un sommeil fréquemment interrompu par des réveils en sursaut, une sorte de pâleur avec penchant à l'hydropisie, qui arrive effectivement pour peu que la maladie augmente. (Laennec, *Traité de l'Auscultation*.)

Il est une remarque à faire, c'est que la gêne de la respiration est bien plus marquée dans les maladies du cœur que dans les maladies des poumons : c'est une des premières choses dont les malades se plaignent, tandis que souvent la plus grande partie des poumons est rendue impropre à la respiration sans que la gêne des mouvements respiratoires soit ressentie. Il s'y joint souvent un sentiment d'angoisse extrême, de la tendance aux défaillances; ces phénomènes ne sont pas continuels, mais reviennent par accès; c'est ce phénomène qui avait induit en erreur la plupart des anciens médecins, qui confondaient toutes les maladies du cœur sous le nom d'asthme. Lorsque l'on applique la main sur la région du cœur, chez un individu affecté de maladies de cet organe, on sent ou des battements très forts, tumultueux, ou bien les battements sont presque nuls. Quelquefois la main perçoit un frémissement particulier qui résulte du passage du sang à travers un orifice rétréci. Enfin, l'auscultation et la percussion fournissent des signes très importants, mais que nous ne devons pas indiquer ici.

Nous ne saurions trop appuyer sur la grande influence qu'exerce le système nerveux sur les fonctions du cœur, influence telle, que les signes les plus positifs des maladies de cet organe sont souvent simulés par une affection nerveuse. Il n'est pas rare de voir les personnes à imagination vive, à susceptibilité très grande, être prises de palpitations, de gêne de la respiration, de disposition aux pertes de connaissance, à la suite de quelque impression morale vive. La lecture des livres de médecine a souvent pour effet, chez les personnes du monde, de donner lieu à de semblables accidents. Combien d'élèves en médecine, au commencement de leurs études, se sont crus affectés d'anévrisme du cœur, et en ont effectivement présenté les symptômes, qui n'ont pas tardé à se dissiper lorsqu'on a rassuré leur imagination alarmée! Les femmes frêles, pâles et nerveuses, sont souvent affectées ainsi de prétendues maladies du cœur, que l'on voit céder, comme par enchantement, à un régime fortifiant, et au séjour à la campagne. Un des accidents de la maladie désignée sous le nom de chlorose ou pâles couleurs, est l'apparition de signes de maladie profonde du cœur, qui n'existe point cependant. Les jeunes filles, et même les femmes dont les règles coulent difficilement, sont sujettes aux palpitations, aux étouffements, sans que l e cœur soit réellement malade : il en est de même des personnes hystériques, de beaucoup de femmes arrivées à l'âge critique. On voit de pareils symptômes chez les individus qui se livrent à l'onanisme, et plus spécialement chez les jeunes filles qui ont cette pernicieuse habitude. Du reste, lorsqu'on ne peut remonter aux causes de ces maladies nerveuses du cœur, il est facile de s'en laisser imposer par des signes trompeurs. On a dit que, lorsque les symptômes étaient permanents et de longue durée, il n'y avait pas de doute que l'on n'eût affaire à une maladie du cœur, les affections nerveuses n'étant que passagères. Mais ce signe distinctif induirait souvent en erreur. Il nous suffit, du reste, de signaler cette cause de méprise, pour engager les yeux du monde à ne s'en pas laisser effrayer avant que le médecin ait constaté l'état réel des choses.

Toutes les maladies avec altération de la substance du cœur sont graves : cependant la plupart ont une longue durée : et il est rare qu'un traitement bien dirigé ne parvienne pas à prolonger fort loin la durée de l'existence.

Ce traitement varie à l'infini, suivant la maladie que l'on combat. Cependant il agit de deux manières générales : ou en diminuant la masse du sang, et par conséquent la difficulté qu'il éprouve à traverser des ouvertures trop étroites; ou bien, au contraire, en donnant plus de forces aux parois du cœur, pour chasser le sang vers les points les plus éloignés de l'économie. Il faut donc tantôt affaiblir la puissance du cœur, tantôt, au contraire, soutenir cette puissance même, qui devient la condition nécessaire de la vie.

C'est ordinairement en agissant directement sur le sang qu'on y parvient; on y ajoute l'emploi de certaines substances douées de la propriété d'accélérer ou de retarder les battements du cœur. Nous renvoyons au mot PALPITATIONS ce que nous avons à dire des maladies nerveuses du cœur.

COLCHIQUE. (*Colchicum automnale.*) Famille des Mélanthacées. Il n'est personne qui n'ait vu en automne les prés humides se couvrir d'une fleur violette, qui semble surgir subitement de la terre,

pour annoncer l'approche de la saison rigoureuse.

Cette fleur est celle du colchique; un bulbe lui sert de base, et ses feuilles n'apparaissent que le printemps suivant pour envelopper le fruit. Dangereuse dans toutes ses parties, qui renferment un principe âcre et narcotique, appelé la colchicine, c'est dans son bulbe surtout que résident ses propriétés délétères. On cite quelques exemples de bestiaux, qui, n'écoutant pas la voix de leur instinct, ont été empoisonnés par le colchique; et, dernièrement, la *Gazette médicale* a fait connaître un cas d'empoisonnement suivi de mort par la teinture de colchique, malgré les soins les plus empressés. Les propriétés vénéneuses des bulbes n'ont pas la même intensité dans toutes les saisons; c'est au mois d'août, avant la floraison de la plante, que l'oignon contient un suc laiteux, âcre, et c'est alors aussi qu'il est le plus dangereux. Ces propriétés disparaissent par l'ébullition, et on peut alors en retirer une fécule qui diffère peu de celle du froment, d'après les expériences de Parmentier et de Giobert.

C'est encore Stoerck qui eut l'idée d'introduire le colchique dans la matière médicale; depuis, les médecins anglais et allemands en ont fait un fréquent usage, et constaté qu'il a des vertus antigoutteuses et antirhumatismales. Ce n'est pas dans la période aiguë de ces maladies qu'il faut l'employer, ni lorsque l'estomac ou les intestins présentent de la tendance à s'enflammer; c'est lorsque ces maladies sont passées à l'état chronique, et que ceux qui en sont affectés ont les voies digestives dans un état d'intégrité parfaite, car il ne faut pas oublier que toutes les préparations de colchique sont extrêmement âcres. Ce médicament s'administre sous trois formes : celle d'extrait, celle de vin et celle de teinture; quelques praticiens ont aussi recours à l'infusion de colchique. Les principaux effets qu'il produit sont : une diarrhée plus ou moins forte, le ralentissement des battements du cœur, et enfin un changement chimique dans la composition des urines, constaté par le professeur Chelius, changement qui consiste dans l'augmentation de la quantité d'acide urique. Cette circonstance explique pourquoi, chez certains goutteux, on a vu disparaître, après l'ingestion de cette substance, les tumeurs articulaires des goutteux appelées concrétions tophacées, qui sont formées en très grande partie par une combinaison de l'acide urique avec la chaux.

COLÈRE. De toutes les passions auxquelles se livrent les hommes, celle-ci éclate avec le plus de véhémence, elle s'exhale en menaces et en imprécations, et elle expose aux plus grands dangers ceux qui s'y livrent. Combien n'a-t-on pas vu de personnes mourir subitement dans un accès de colère! Il ne faut que voir un homme dans cet état, la face rouge, les yeux saillants, et comme hors de leurs orbites, le cou gonflé, les veines remplies, pour craindre un pareil résultat. Il n'est pas étonnant qu'une passion aussi terrible, qui bouleverse toute l'économie, qui imprime à la circulation une vitesse extrême, qui refoule le sang vers les organes intérieurs, soit si souvent accompagnée de coup de sang, d'apoplexie, de rupture du cœur, etc.; quelquefois, cependant, la colère est muette, et elle n'en est que plus dangereuse. Alors le sang est tellement concentré à l'intérieur, que la peau est froide et décolorée, la figure pâle, altérée, agitée par des mouvements convulsifs, tout le corps est tremblant; il y a souvent, à la suite de l'accès, de véritables convulsions, et même des attaques d'épilepsie. Lorsque la colère est très forte, elle constitue la fureur, dans laquelle l'individu ne se connaît plus, et se livre sans réserve à sa passion: il y a longtemps que l'on a défini la colère: une folie furieuse de courte durée; outre les conséquences que nous venons d'indiquer, la colère peut déterminer une foule de maladies sérieuses, telles que l'inflammation du poumon, la fluxion de poitrine, une hémorrhagie par la bouche ou par le nez. Une des suites les plus communes, est la jaunisse: enfin, l'épilepsie n'est que trop souvent produite par cette passion.

Il faut donc être en garde contre les tristes effets de la colère; les gens qui y sont très adonnés ont rarement une longue vie; presque tous périssent prématurément, malgré une constitution robuste. Comment faire pour s'opposer aux suites de cette redoutable passion? Ce n'est malheureusement que par l'éducation, par les soins que l'on donne au développement moral et intellectuel des enfants, que l'on peut espérer de réussir. A cet âge, il suffit de prudence et de raison; mais c'est de bonne heure qu'il faut combattre ce penchant, plus tard, on n'aurait plus que peu de succès à attendre. Cependant, quelquefois, dans la jeunesse, on trouve des sujets doués d'assez de force d'âme et d'empire sur eurs mouvements intellectuels, pour surmonter ces emportements dont ils apprécient l'inconvenance. Dans l'âge adulte, il n'y a aucun espoir de voir disparaître cette funeste inclination : il faudra donc se borner à éloigner tout ce qui peut y donner lieu. Le régime alimentaire exerce souvent une salutaire influence, surtout chez les individus doués d'un tempérament sanguin. On évitera une nourriture trop succulente, telle que les viandes noires, le gibier, les boissons excitantes; de fréquentes saignées sont également indiquées. Chez les individus nerveux, faibles, on emploiera surtout les médicaments calmants et antispasmodiques.

Si la colère est dangereuse dans l'état de bonne santé, à plus forte raison l'est-elle dans les maladies; elle a presque toujours alors de fâcheux résultats. L'époque où elle se remarque le plus ordinairement est la convalescence; les malades, tourmentés par une foule de désirs qu'on ne peut satisfaire, sont irascibles, colères, s'irritent de la moindre chose; c'est alors qu'il faut redoubler de précautions pour éviter ce qui pourrait donner lieu à des emportements. Il suffira de quelques jours de patience, car dès que les forces reviendront, on verra diminuer cette disposition irritable.

COLIMAÇON, Escargot, Limaçon. Sous ces trois noms, on désigne un genre de la famille des mollusques gastéropodes, animaux hermaphrodites, quoiqu'inhabiles à se propager seuls, et qui rampent sur le ventre. Ils rentrent tous dans le genre (*Helix*), et sont très nombreux en espèces, qui vivent à la surface du sol, se nourrissent de feuilles, de fruits, d'herbes tendres, et occasionnent souvent de grands dégâts dans les potagers.

Ces animaux sortent surtout la nuit et dans les temps de pluie. Pendant le jour, et lorsqu'il fait sec, ils se retirent sous des rochers ou dans des trous humides. Ils passent l'hiver sous les pierres, dans un état d'engourdissement qui dure plusieurs mois.

Chez les anciens Romains, plusieurs espèces d'escargots, et en particulier l'*Hélix nacticoïdes*, fort commune en Italie, étaient un aliment fort recherché. Non-seulement on les ramassait partout, mais on avait établi des *escargotières*, c'est-à-dire, des enclos où on nourrissait et engraissait les colimaçons. On leur donnait de la farine de froment avec du vin cuit, et, s'il faut en croire Pline, un nommé Fulvius Hipannus était parvenu à leur faire acquérir un volume énorme; mais les mesures données par Pline sont tellement exagérées, que M. de Blainville est convaincu qu'il y a ici quelque confusion. Quoique les modernes soient moins passionnés pour cet aliment que les anciens, cependant il existe encore des parcs à escargots sur plusieurs points de l'Allemagne et de la France; l'espèce que l'on préfère dans nos climats est l'escargot des vignes (*Helix pomatica*), appelé ainsi de la localité où on le trouve le plus souvent. Les amateurs de colimaçons ne sont pas d'accord sur les végétaux qui conviennent le mieux à ces animaux, et qui rendent leur chair aussi délicate que possible. Les uns préfèrent ceux que l'on recueille sur les plantes aromatiques des montagnes, les autres font plus de cas de ceux qui proviennent des houblonnières ou des ceps en bourgeons. Quoi qu'il en soit, il est certain qu'ils ont raison d'attribuer de l'importance à connaître la plante sur laquelle le mollusque a été recueilli. M. Reussi a vu, dans le Milanais, un empoisonnement causé par trois escargots pris dans un fossé où croissaient de la ciguë et de la belladone. M. Gaspard a vu des symptômes de narcotisme chez les malheureux paysans qui faisaient de ces animaux leur nourriture presque exclusive pendant la disette de l'année 1817. Comme aliment, les escargots sont peu usités de nos jours. Cette chair visqueuse, gluante, quelquefois coriace, d'autres fois molle et comme diffluente, est plutôt faite pour inspirer le dégoût que pour éveiller l'appétit. Mais la médecine a cru trouver dans les colimaçons quelques propriétés qui n'existeraient pas dans les viandes blanches ordinaires. Ainsi, on prépare un bouillon, une gelée d'escargot, auxquels on attribue des propriétés très nutritives, et qu'on croit d'une digestion plus facile que celui de veau ou de poulet; nous ne pensons pas que ces préparations soient mauvaises, nous croyons, au contraire, qu'elles partagent toutes les propriétés communes aux bouillons et aux gelées, et, sous ce point de vue, elles peuvent être employées chaque fois que le médecin ou le malade y trouveront le plus léger avantage; mais c'est avec défiance que nous accueillons toutes les histoires de phthisiques guéris par les escargots; il n'y a que les gens du monde, ou les médecins qui n'ont pas une idée exacte des altérations profondes de la phthisie, qui puissent se faire des illusions à cet égard.

COLIQUE. Mot dérivé du grec κωλία, ventre. Il sert à désigner une foule de douleurs qui ont leur siége dans cette partie. Afin de distinguer entre elles les affections qui déterminent ces douleurs, on joint à ce mot des épithètes qui en indiquent la nature. L'histoire de toutes les coliques serait énorme; nous ne parlerons que de celles que nous permet notre spécialité. Quant aux distinctions théoriques, nous les plaçons à la fin de cet article, où nous avons rassemblé les nomenclatures, en renvoyant, quand il y a lieu, à ce dont nous avons longuement traité, ou bien aux noms qu'il est plus convenable d'adopter.

Cette division une fois établie, nous n'avons vraiment à nous entretenir que de quatre maladies. Ce sont celles connues sous les noms de coliques bilieuses, *idiopathique* (ou colique proprement dite), colique métallique et colique végétale.

Les examiner toutes les quatre ensemble serait le meilleur moyen d'en faire ressortir les caractères distinctifs, mais les répétitions auxquelles nous obligerait cette manière de procéder, entraîneraient des longueurs que ne souffre pas l'étendue de ce dictionnaire. Nous préférons les passer en revue séparément; la mémoire et l'intelligence du lecteur sauront faire les rapprochements nécessaires. A la fin de cet article, nous dirons, en résumé, quel est le traitement applicable en général à la *colique*, quelle que soit sa nature.

Colique bilieuse. On la suppose produite par la trop grande sécrétion et la surabondance de la bile. Elle se reconnaît à la saveur amère et bilieuse de la bouche, à l'enduit jaunâtre de la langue, aux nausées, aux vomissements bilieux, au dégoût des boissons, surtout fades et sucrées, à la perte de l'appétit, et à des douleurs dont l'intensité et le siége varient sans cesse; des gargouillements, quelquefois très bruyants, accompagnent ces douleurs, auxquelles met fin une abondante évacuation de matières bilieuses, et qui ne se renouvellent que lorsqu'une nouvelle collection biliaire sollicite son expulsion.

Cette maladie n'est le plus souvent qu'une indisposition que le régime seul doit guérir. Il suffit, pour la voir disparaître, d'une diète de vingt-quatre ou quarante-huit heures, aidée de boissons un peu acides, comme une légère limonade, ou simplement de l'eau avec du sirop de groseilles ou de limon. On appliquerait des cataplasmes de graine de lin sur le ventre dans le cas où les coliques seraient trop vives, et on injecterait le quart d'un lavement ordinaire, fait avec une décoction de racine de guimauve et de tête de pavot, si l'anus, irrité par le passage fréquent des évacuations, faisait éprouver des épreintes. (*Voy.* DIARRHÉE, EMBARRAS GASTRIQUE, etc.)

Colique idiopathique. Les médecins ne sont pas tous d'accord sur l'existence de cette affection. Beaucoup prétendent, non sans raison, qu'elle est toujours le produit d'une maladie particulière de quelqu'un des organes du ventre, dont la présence se décèle seulement par une douleur vague, qui ne permet pas d'en bien connaître la nature et le siége. Cette assertion, quoique vraie pour la majorité des cas, est par trop exclusive. Il faut convenir qu'il se rencontre telles coliques dont la cause ne se rattache à rien que nous puissions apprécier; de là l'épithète d'idiopathiques qu'on leur assi-

gne, c'est-à-dire, coliques formant à elles seules la maladie. On les a encore nommées convulsives, spasmodiques, *nerveuses*, lorsqu'on les a supposées résulter d'une affection des nerfs.

Il n'est certes pas aisé de décider tout d'abord si une colique est nerveuse. L'invasion soudaine, la douleur vive, sa mobilité, ses redoublements, les contractions spasmodiques des parois du ventre, les gargouillements, la constipation, l'anxiété générale, la pâleur de la face, l'altération de la physionomie, l'abattement, l'inquiétude, la petitesse et l'inégalité du pouls, les sueurs froides et les défaillances, que l'on a donnés comme signes propres à la faire reconnaître, sont souvent le résultat d'affections dans lesquelles les nerfs jouent un rôle fort secondaire, si même ils sont pour quelque chose dans la production des symptômes. Qui pourra donc éclairer nos doutes? Nous avouons que l'erreur est facile. Lorsque cependant l'on se sera assuré qu'aucun organe n'est visiblement affecté, on aura des motifs de soupçonner une colique idiopathique, et ici, la pression sur les différents points du ventre viendra faciliter notre jugement; elle diminuera le plus souvent, en effet, la douleur, si elle est nerveuse, tandis qu'elle l'exaspérera presque toujours lorsqu'elle sera exercée sur l'organe qui sera le point de départ des désordres. Hâtons-nous de dire, néanmoins, que ce moyen d'investigation n'est pas infaillible, et qu'il faut bien d'autres signes négatifs de maladie, pour porter un jugement certain. Les causes méritent également notre attention. Une émotion vive de l'âme, l'abus des plaisirs de l'amour, l'impression subite de l'air froid, sont capables de donner naissance à la colique idiopathique, surtout chez les personnes nerveuses habituées à une vie sédentaire et à une grande contention d'esprit. Quant à toutes les autres causes, elles sont si nombreuses et précèdent tant de maladies, qu'elles ne sont d'aucune valeur pour celle qui nous occupe. La présomption la mieux fondée en faveur d'une colique nerveuse, serait celle qui se formerait d'accès semblables survenus antérieurement chez le même individu.

Ordinairement de courte durée, la colique idiopathique ne persiste pas au-delà de quelques heures ; le plus souvent elle cesse après une heure d'invasion; elle se termine toujours heureusement; mais il n'est pas rare de la voir se reproduire, et quelquefois à des intervalles rapprochés : alors, les accès acquièrent une plus longue durée.

Abandonnée à elle-même, cette affection guérirait infailliblement; mais dans un espace de temps qui, bien qu'assez court, est trop long pour le patient.

Il convient donc de mettre en usage les moyens les plus propres à faire cesser promptement les angoisses. Ces moyens sont ou antispasmodiques ou narcotiques: les premiers, toujours employés de préférence, doivent seuls être administrés lorsque l'estomac et les premiers intestins sont encore chargés d'aliments. Nous n'avons pas à parler des narcotiques; leur administration mal dirigée pouvant être suivie d'accidents terribles, nous laissons aux médecins le soin de juger de leur opportunité. A l'égard des antispasmodiques, bien qu'ils ne soient pas exempts d'inconvénients, lorsqu'on en fait un usage intempestif, ils ne peuvent entraîner de conséquences bien graves. Ainsi, une colique nerveuse étant bien constatée, on se trouvera fort bien d'une demi-cuillerée à bouche d'eau de fleurs d'oranger sucrée, de quelques gouttes de liqueur anodine d'Hoffmann sur un morceau de sucre, ou mieux de la potion suivante :

> Eau distillée de fleurs d'oranger, 2 gros.
> — de fleurs de tilleul, 4 onc.
> Éther sulfurique. . . . . 12 gout.
> Sirop d'œillet. . . . . . 1 onc.

Si le repas était déjà éloigné, on retirerait au moins autant d'avantage de cette seconde formule :

> Eau distillée de fleurs de tilleul, 2 onc.
> — de laitue. . . 2 onc.
> Sirop de guimauve. . . . 1/2 onc.
> Diacode. . . . . . 1/2 onc.

Ces potions seront prises par cuillerées à bouche de demi-heure en demi-heure, et seront avantageusement aidées par une infusion aromatique de fleurs de tilleul ou de thé, par des lavements à la guimauve, des cataplasmes ou des applications sur le ventre d'herbes émollientes, comme les feuilles de mauve. Enfin, si les douleurs ne s'amendaient pas, et qu'on n'eût plus à craindre de troubler la digestion, l'immersion du corps dans un bain tiède, pendant un temps assez prolongé, sera fort utile.

Quant aux moyens propres à garantir de cette maladie ou de ses récidives, ils consistent à éviter les causes capables de l'engendrer, dont nous avons déjà fait mention, ainsi que toutes celles auxquelles on croirait devoir rapporter une première invasion.

Colique métallique. On devrait comprendre sous cette dénomination toute colique provenant de la présence d'une substance métallique dans l'économie animale. Ainsi, les effets produits sur les organes digestifs par l'arsenic ou le mercure, seraient aussi raisonnablement appelés colique métallique, que ceux déterminés par le plomb ou le cuivre. L'usage cependant a fait particulièrement donner ce nom aux phénomènes résultant ou du cuivre ou du plomb, et surtout du *plomb*. Nous nous conformerons à cet usage, en renvoyant aux mots EMPOISONNEMENT, PROFESSION, ainsi qu'à chaque métal en particulier, pour y donner l'histoire toxicologique de chacun d'eux. Nous ne parlerons pas non plus du cuivre; nous ne traiterons ici que des effets du plomb, généralement connus sous les noms de *colique de plomb*, *colique des peintres*, *colique saturnine*, et des accidents qu'elle entraîne.

La colique de plomb est incomparablement la plus fréquente des coliques causées par les métaux. Autrefois, elle l'était plus encore que de nos jours; c'est au progrès de l'hygiène et des arts, secondé de la surveillance de l'autorité, que nous sommes redevables de la rencontrer moins souvent.

Le plomb peut être introduit dans l'économie animale, ou par les voies digestives, avec nos aliments et nos boissons, ou par les organes de la respiration, ou enfin par la perspiration cutanée. Le beurre ou les boissons frelatées avec la litharge, les eaux pluviales qui ont coulé sur des toits ou des terrasses recouverts en plomb, les aliments conservés dans des vases de ce métal, sont les véhicules ordinaires au moyen desquels le plomb arrive dans les organes de la digestion; mais ce dernier mode d'empoisonnement est devenu fort rare, et c'est dans les ateliers où l'on travaille les préparations de plomb qu'on les observe communément. Les coliques saturnines y sont en effet endémiques, et épargnent peu d'ouvriers.

La colique de plomb est moins une affection inhérente aux organes du ventre, qu'un trouble profond porté dans le système nerveux de cette cavité; et comme les autres phénomènes généraux qui se développent, sont bien reconnus appartenir à une lésion des organes de la sensibilité et du mouvement, nous les considérerons comme une seule et même maladie qui se présente de diverses manières et à des degrés différents.

Bien qu'à beaucoup d'égards la colique, qui se développe sous l'influence de boissons ou d'aliments chargés de plomb, ressemble à celle produite par le même métal arrivé dans notre économie à l'état de volatilisation, soit par la respiration, soit par l'absorption de la peau, elle est en général plus brusque, plus intense, mais d'une moins longue durée. Comme, dans toutes les coliques saturnines, le ventre est retiré en arrière, il y a de la constipation, des nausées, des vomissements, mais l'estomac paraît plus malade et les symptômes nerveux généraux sont moins prononcés. Si pourtant les doses de sel ou d'oxyde de plomb avaient été trop faibles pour faire sentir leur action directe sur le tube digestif, et que leur administration eût duré un assez long espace de temps, l'affection pourrait se montrer exactement semblable à celle que présentent si souvent les fabricants et les broyeurs de céruse.

Ces derniers sont, de tous les ouvriers qui travaillent aux préparations de plomb, ceux qui en sont le plus fréquemment victimes. Après eux viennent les vernisseurs, puis les peintres en bâtiments et en voitures.

On a prétendu que la colique saturnine était plus fréquente à certaines époques de l'année qu'à d'autres, et qu'elle revêtait quelquefois un caractère presque épidémique; mais c'était une erreur, et l'observation a démontré que cette fréquence était toujours en rapport avec l'activité des travaux. On a cru aussi que les femmes étaient peu disposées à la contracter, mais alors on n'a pas fait réflexion que, par la nature de leurs occupations, les femmes étaient rarement exposées aux causes délétères qui lui donnent naissance.

L'invasion prochaine de la colique de plomb s'annonce par la constipation, la dureté des matières évacuées, et par quelques douleurs obscures et passagères dans le ventre. Ces symptômes s'accroissent chaque jour davantage, mais avec assez de lenteur pour permettre au malade de continuer ses travaux pendant quelques jours, et quelquefois pendant quelques semaines. Après cette période d'invasion, d'étendue très variable, les douleurs acquièrent plus d'acuité, et deviennent par moment si cruelles, qu'elles arrachent des cris au malade, et lui font prendre les attitudes les plus bizarres, puis elles s'apaisent, et ne consistent plus qu'en un resserrement douloureux des parois du ventre, jusqu'à ce qu'un nouvel accès les réveille. Plus violentes la nuit que le jour, elles parcourent le ventre dans tous les sens, en se faisant sentir de préférence vers le nombril et la colonne dorsale; et le malade, pour les calmer par des frictions, y porte sans cesse les mains.

Le ventre, comme collé au dos, est insensible à la pression, à moins que celle-ci ne soit exercée avec force, et sur une petite étendue; la constipation est constante, et parfois tellement opiniâtre qu'elle ne cède qu'aux purgatifs les plus énergiques. Les premières évacuations sont formées de matières noires, dures et petites, comme celles de la brebis ou de la chèvre. La perte de l'appétit, les nausées, les vomissements bilieux et verts, l'enduit verdâtre de la langue, la fétidité de l'haleine, les gargouillements, achèvent de former le cortége des symptômes abdominaux de la colique des peintres.

Mais un autre cadre de phénomènes vient par sa présence déceler un trouble plus ou moins profond dans le système de l'innervation. La face est pâle, le teint jaune, les traits expriment la souffrance, les membres sont en proie à des crampes fort douloureuses, et une paralysie plus ou moins complète du système musculaire, accompagnée de vives douleurs, se manifeste chez ceux qui ont été plusieurs fois aux prises avec cette maladie. Du reste, le pouls et la chaleur de la peau n'offrent pas de caractères bien déterminés, et dans quelques cas rares, il est vrai, il peut survenir du délire, des convulsions et d'autres complications, mais qui ne sont plus de notre sujet.

De tous les signes qui dénotent l'altération du système nerveux, le plus fâcheux est la *paralysie*. Cette paralysie diffère, dans son début et dans sa marche, de celle qui suit une apoplexie cérébrale, ou une lésion de la moelle épinière, bien que, suivant toutes les probabilités, elle soit due à l'affection des mêmes organes. Ce n'est pas une perte plus ou moins complète du mouvement de tout un membre ou de tout un côté du corps, mais seulement la difficulté ou l'impossibilité de faire agir un ou plusieurs muscles sur plusieurs points éloignés à la fois.

Peu intense dans les premières attaques, elle disparaît avec le mal de ventre; mais, aux accès suivants, elle se reproduit avec plus d'énergie; un plus grand nombre de muscles sont entrepris, et déjà la colique est guérie depuis longtemps que la paralysie n'a pas encore cessé. C'est alors que, si le malade persiste dans sa funeste profession, la paralysie s'accroît rapidement, envahit chaque jour un nombre plus considérable de muscles, devient incurable, et entraîne la mort après elle.

La colique de plomb demande-t-elle un traitement actif, ou la guérison doit-elle être confiée aux soins de la nature, aidée d'un régime convenable? Les médecins ont été d'opinions très différentes à cet égard, et surtout dans ces derniers temps; la bizarrerie des traitements n'a pas peu contribué à jeter l'incrédulité dans l'esprit de beaucoup d'entre eux; mais les faits sont plus concluants que tous les raisonnements, et l'expérience a donné tort à ceux qui abandonnaient les malades à leurs propres ressources. Nous ne reproduirons pas ici les traitements que l'on doit mettre en usage, notre but n'étant pas d'entretenir le public de connaissances qui lui seraient inutiles, par l'impossibilité où il serait de les mettre

à profit; il vaut mieux rechercher s'il est quelques moyens de se garantir de cette terrible maladie.

Nous ne trouvons malheureusement que des moyens tirés de l'hygiène publique, toujours insuffisants, et pas un seul préservatif spécifique. On a conseillé aux fabricants de ne pas laisser travailler un ouvrier plus d'un mois, surtout dans les ateliers consacrés au blanc de céruse, et de l'obliger à un repos de quelques jours; mais qui ne sent qu'un ouvrier dont la famille attend le salaire pour vivre, se refusera tant qu'il pourra à des sacrifices qu'il n'est pas en état de faire, et dont son maître ne pourrait lui tenir compte, à raison de la modicité dans le prix des produits? On a proposé de faire porter aux hommes exposés à la vapeur du plomb, des vêtements de toile cirée et des gants imperméables, en même temps qu'une gaze épaisse leur couvrirait le visage; mais ils ne voudront jamais s'y soumettre, et d'ailleurs, quoique bon, ce moyen n'est pas encore suffisant pour préserver entièrement des effets du poison. Quant au conseil de s'appliquer sur la face, depuis la racine du nez jusqu'au menton, une éponge imbibée d'eau, de manière à arrêter les vapeurs saturnines dans les sinuosités et pores de l'éponge, nous ferons remarquer que la sensation de fraîcheur humide serait insupportable sur le visage, et qu'on aurait même à redouter pour plus tard quelque rhumatisme ou quelque névralgie de la face, des ophthalmies, des coryzas, etc. En un mot, les seuls moyens praticables consistent à avoir des ateliers vastes, bien aérés, avec des fourneaux d'appel; à ne pas souffrir que les ouvriers prennent leurs repas dans les ateliers, à les forcer à se laver les mains et la figure toutes les fois qu'ils quittent leur travail; à les engager à prendre souvent des bains entiers, à exiger qu'ils aient des vêtements particuliers pour travailler, et qu'ils doivent ôter avant de sortir de l'atelier; à tenir la main à ce que ces vêtements soient de temps en temps lavés, bien nettoyés; et si, malgré ces précautions, quelque ouvrier venait à présenter des signes précurseurs de colique saturnine, à lui faire suspendre ses travaux jusqu'au rétablissement de sa santé. Si enfin cet individu était plusieurs fois repris de cette affection, il devrait renoncer à une profession qui ne manquerait pas de lui attirer d'affreuses infirmités et une mort déplorable. Du reste, grâce aux mesures de salubrité et de propreté mises en vigueur dans quelques fabriques, les accidents sont devenus beaucoup plus rares. Les eaux sulfureuses, l'eau acidulée avec l'acide sulfurique, tant en lotions qu'en boisson, se sont montrées aussi des préservatifs utiles contre ces accidents. (*Voy.* le mot PEINTRES.)

Colique végétale. On a donné ce nom à une affection qui débute par des douleurs violentes dans le ventre, et qui se montre d'ordinaire en automne, alors que l'atmosphère offre des changements fréquents et brusques de température et de sécheresse. Elle sévit particulièrement contre ceux qui mangent en trop grande quantité des fruits, surtout verts, acerbes et de mauvaises qualités, ou qui boivent immodérément du vin doux ou du vin nouveau. Elle atteint encore ceux que leur profession oblige à travailler ou à rester exposés à l'air froid et humide de la saison.

On a cru, dans certaines épidémies, lui trouver de la ressemblance avec la colique de plomb, et, dans cette idée, on a pensé qu'elles étaient souvent occasionnées par des vins sophistiqués avec la litharge. Il se peut faire que, dans quelques circonstances, cette sophistication de vin entre pour quelque chose dans la production de la maladie, mais il est bien plus probable que, frappé de l'analogie de quelques symptômes, on s'est imaginé avoir à combattre des variétés de la colique saturnine, lorsque ce n'était, en effet, que les caractères propres que revêt chaque épidémie, et dont il sera parlé à ce mot. Telles étaient les coliques de Madrid, de Poitou et autres, qui n'étaient que des épidémies de coliques végétales, avec de légères différences, suivant les temps et les pays. Au reste, le mot colique végétale éloigne toute idée d'un métal, et l'exposé des symptômes va, nous l'espérons, mettre ces vérités hors de doute : douleurs vives du ventre, soudaines, mobiles, se propageant à la poitrine, aux épaules, aux membres; nausées et vomissements verdâtres; constipation opiniâtre *pendant tout le temps que dure la douleur;* enduit vert de la langue; fétidité de l'haleine ; *distension des parois du ventre, tellement considérable, qu'il semble qu'il va se rompre;* et plus tard, si la maladie n'était pas convenablement traitée, l'affaiblissement progressif et la paralysie. Il est évident que voilà le portrait de la colique végétale portée à son plus haut point d'intensité, et pourtant elle se distingue déjà de la colique des peintres; mais, le plus souvent, elle se montre avec moins de violence, et après quelques coliques, il survient des évacuations copieuses qui soulagent d'abord le malade, et qu'en raison de leur trop grande abondance et de l'épuisement qu'elles amèneraient infailliblement, on se voit souvent forcé d'arrêter.

Cette affection, dont l'issue est rarement funeste, et qui réclame une médication active quand elle est portée à un degré un peu élevé, exige les conseils d'un médecin. Il est cependant quelques moyens qu'on peut employer au début avec avantage, et dont les effets ne pourraient être nuisibles s'ils étaient inefficaces. Ainsi, les infusions aromatiques de thé ou de tilleul, avec addition d'une ou deux feuilles d'oranger par théière, procureront au malade une boisson agréable, en même temps que des cataplasmes de farine de lin ou des fomentations émollientes sur le ventre, calmeront les douleurs et tendront à diminuer la tension des parois de cette cavité. La diète la plus sévère est indispensable, et du reste peu pénible pour le malade, auquel les douleurs ôtent tout désir de manger.

Quelque précaution que l'on prenne, on n'échappe pas toujours à la colique végétale, quand surtout elle est épidémique; mais on peut dire qu'en général elle affecte plus volontiers ceux qui ont bravé toutes les causes qui l'engendrent. La sobriété est la première règle hygiénique; il faut s'abstenir de mauvais fruits, être réservé sur les raisins, les vins nouveaux, et tenir compte en même temps de l'état de la température; est-elle froide, humide, sujette à des variations brusques? on doit se couvrir de manière à en ressentir moins les effets; une large ceinture de laine qui enveloppe bien le ventre, et si la profession ne s'y oppose, le retour au logis avant la chute du jour, époque à laquelle l'air acquiert des qualités souvent nuisibles, seront de puissants préservatifs.

Nous venons de passer en revue les quatre points principaux que nous nous étions imposés; nous avons, autant qu'il était en nous, indiqué les premiers secours à donner aux malades, et les précautions à prendre pour se mettre à l'abri des récidives ou de l'invasion des coliques, si on n'en avait pas encore été atteint. Il ne nous reste plus qu'à faire la nomenclature des autres coliques, mais, avant d'y procéder, nous désirons prémunir le public contre tous ces remèdes donnés comme souverains par les bonnes femmes pour guérir le mal de ventre, et contre les pilules et les drogues secrètes des charlatans. En général, ces remèdes populaires sont fort échauffants ; la plupart appartiennent aux excitants les plus énergiques, ou aux purgatifs dont l'administration ne demande pas moins que les lumières d'un homme exercé. Bannissons en conséquence, et pour quelque colique que ce soit, le vin, l'eau-de-vie, battue dans de l'huile, des jaunes d'œufs et autres excipients, les bischofs (vin chaud sucré, avec du jus d'orange ou de citron), les punchs, les vins stomachiques, les *élixirs de longue vie*, les pilules purgatives au jalap, à la coloquinte, ou au calomel, les *moutardes* blanche ou noire, les poivres, et une foule d'autres substances qu'il est impossible d'énumérer. Fort utiles quand on sait les diriger à propos, beaucoup de ces remèdes deviennent des armes dangereuses et trop souvent mortelles dans des mains inhabiles. Laissons-les donc en dépôt dans les officines des pharmaciens; le médecin saura les y trouver et s'en servir dans l'occasion.

Colique d'estomac. Elle consiste en une douleur que l'on ressent vers le creux de l'estomac. On lui a longtemps donné le nom de *cardialgie* , parce qu'on croyait qu'elle avait son siége au *cardia*, ou orifice supérieur de l'estomac;

mais la vérité est que cette affection peut siéger dans toute l'étendue de l'estomac. Le nom de gastralgie, qui signifie mal d'estomac, est préférable, et d'autant plus que *cardia*, en grec, veut aussi dire *cœur*. (*Voy.* GASTRITE.)

Colique venteuse. Elle est le résultat de l'accumulation des gaz dans le tube digestif; il en sera traité à l'article VENTS.

Colique hémorrhoïdale. On désigne ainsi les douleurs de ventre qui accompagnent ou précèdent les hémorrhoïdes, ou qui succèdent à leur suppression. Dans la dernière de ces trois suppositions, le mot colique hémorrhoïdale est moins convenable que dans les deux autres. Car c'est une maladie du ventre dans laquelle les hémorrhoïdes ne jouent un rôle qu'à la manière de toutes les suppressions suivies de maladie. Nous renvoyons au mot HÉMORRHOÏDES.

Colique hépathique. Elle a son siége à la région du foie, et surtout vers la vésicule du fiel. Causée quelquefois par une maladie du foie ou des réservoirs et canaux biliaires, elle résulte le plus ordinairement de la présence de calculs biliaires dans ces organes. (*Voy.* les mots BILE, MALADIES DU FOIE, et PIERRES OU CALCULS.)

Colique inflammatoire. La douleur ici n'est qu'un des symptômes de la *gastrite*, de l'entérite ou de la gastro-entérite (inflammation de l'estomac ou de l'intestin).

Colique de miserere. (*Voy.* PASSION ILIAQUE et COLIQUE NERVEUSE.)

Colique néphrétique. (*Voy.* MALADIES DES VOIES URINAIRES et PIERRES.)

Colique utérine. Douleurs qui ont leur siége dans la matrice ou ses dépendances, ou qui siégent hors des organes de la reproduction, et sont produites par une cause inhérente à l'utérus. (*Voy.* les mots ACCOUCHEMENT, FAUSSE COUCHE, LOCHIES, PERTES, RÈGLES, etc.)

On a pu voir dans le cours de cet article combien il existe d'espèces différentes de *coliques*, et combien de moyens variés peuvent leur être opposés, moyens qui deviendraient nuisibles, s'ils étaient appliqués sans discernement. Les seuls conseils que nous puissions donner, en général, comme applicables à tous les cas, sont les suivants :

Faire diète, garder le lit, couvrir le ventre de serviettes chaudes, ou d'un large cataplasme de farine de graine de lin, ou encore d'une flanelle trempée dans une décoction d'herbes émollientes; y faire des onctions avec de l'huile, du baume tranquille, etc.; prendre un quart de lavement à l'eau de guimauve, de son, de pariétaire avec une demi-tête de pavot; boire de l'eau sucrée, froide ou chaude, suivant le goût du malade, aromatisée avec quelques gouttes d'eau de fleurs d'oranger; tenir les pieds chauds à l'aide d'un fer à repasser enveloppé de linge, ou d'une bouteille de grès pleine d'eau bouillante et entourée d'une serviette; y appliquer même des cataplasmes de farine de graine de lin avec moitié farine de moutarde, mis à nu sur le coude-pied, et laissés en place pendant une heure ou deux.

Ce traitement, simple et innocent, réussira dans beaucoup de *coliques*, et ne nuira dans aucune. Ainsi, les gens du monde pourront toujours l'appliquer en l'absence du médecin, et en attendant que celui-ci puisse reconnaître de quelle espèce de colique le malade est affecté. Mais, nous le répétons ici, qu'on se garde bien de ces boissons échauffantes, de ces remèdes incendiaires usités parmi le peuple, et qui presque toujours augmentent le mal.

Les enfants à la mamelle sont très sujets aux *coliques*; on peut le plus souvent leur appliquer le traitement que nous venons d'indiquer, qui est bien préférable à toutes les recettes de bonnes femmes (sirop de chicorée, bouillies ou soupe avec de l'eau-de-vie, etc., etc.). On trouvera d'ailleurs, aux mots ALLAITEMENT, ENFANT, NOUVEAU-NÉ, tout ce qui a trait à ce genre d'affections, sur lequel il règne dans le monde un si grand nombre de préjugés ridicules ou nuisibles.

COLLIER. (Préservatif chez les enfants.) Nous avons, à l'article AMULETTE, parlé des colliers et autres objets que l'on suspendait jadis au cou des enfants, sous le nom de *præfiscini*, pour les préserver des sortiléges et des fascinations : revenir sur cet objet serait ici superflu. Disons seulement que la même pratique

est encore de nos jours en usage chez le bas peuple et parmi les nourrices de provinces, mais dans un but tout différent. On ne croit plus guère généralement, dans le dix-neuvième siècle, au pouvoir surnaturel des sorciers et à leurs maléfices; mais chez les enfants on redoute, avec raison, les convulsions, les vers intestinaux, et une foule d'autres accidents, plus ou moins terribles et trop souvent mortels. C'est pour les en préserver, que l'on a recours aux moyens du genre de ceux qui nous occupent. Les substances le plus fréquemment mises en usage, sont l'ambre gris, le corail, quelquefois encore des bulbes d'ail et les racines odorantes d'une infinité de végétaux. Il n'est pas nécessaire, je pense, de s'appesantir sur de telles pratiques pour en faire sentir le ridicule et l'absurdité.

COLLYRE. C'est un remède extérieur qui s'applique sur les yeux.

La composition du collyre variera selon la nature et l'intensité de la maladie oculaire.

1° *Collyres émollients ou adoucissants.* Ils se préparent avec l'eau de guimauve, les infusions de mélilot, de fleurs de mauve, de guimauve, de bouillon blanc, etc., avec l'eau rendue mucilagineuse par la graine de lin, les semences de coing, etc. Ces collyres émollients conviennent dans la période inflammatoire aiguë, au début des ophthalmies.

2° *Collyres astringents* ou *résolutifs.* Ils se composent d'eaux distillées de roses, de plantin, ou d'infusions aromatiques froides, auxquelles on ajoute du sulfate d'alumine, de l'acétate de plomb liquide, ou du sulfate de zinc en très petite quantité. Ces collyres arrêtent le larmoiement qui résulte d'un relâchement de la muqueuse oculaire, ou d'une ophthalmie chronique.

3° *Collyres stimulants* ou *toniques.* Ils se préparent avec l'infusion de substances aromatiques, telles que la mélisse, la sauge, la camomille, auxquelles on ajoute quelques gouttes de vin, d'eau-de-vie, d'eau de Cologne, de mélisse, de baume de Fioraventi, ou d'eau-de-vie camphrée : ces collyres, appliqués sur la surface oculaire, y déterminent une impression irritante qui se dissipe bientôt; ils augmentent aussi la vitalité de l'organe, déterminent la sécrétion des larmes, stimulent la sensibilité de la rétine, et étendent la faculté visuelle.

4° Ces collyres, rendus *irritants* par l'addition d'aloès, de muriate d'ammoniaque, de poivre, de tabac, d'eau de chaux, de pierre divine, ou de sel d'iode, et portés sur la conjonctive, y déterminent de la douleur, de la rougeur, et, en développant les propriétés vitales de ces parties, amènent souvent la résorption des taies qu'on voit sur la cornée, et qui sont le résultat d'une inflammation dégénérée d'un état chronique et le plus souvent scrofuleux. Il n'appartient qu'au médecin d'apprécier ces nuances diverses, et d'appliquer avec discernement les moyens énergiques spéciaux qu'elles réclament.

5° Si l'on ajoute aux collyres émollients, soit de l'extrait d'opium, soit du laudanum, soit de la teinture de Rousseau, on rend, par cette addition, le collyre *narcotique*. L'usage des collyres narcotiques sera très convenable lorsque l'inflammation oculaire sera très intense et très douloureuse.

Les collyres émollients doivent être employés tièdes, les excitants, chauds, et les toniques ou astringents, froids.

On appelle aussi du nom de *collyres secs*, les poudres de sucre candi, de tuties, de mercure doux, etc., etc., qui s'insufflent dans l'œil au moyen d'une carte roulée ou d'un tuyau de plume.

COLOQUINTE. (*Cucumis colocynthis.*) Famille des Cucurbitacées. Cette plante, dont le port se rapproche de celui du melon et du concombre, croît en Grèce dans le Levant, en Barbarie et en Égypte; son fruit, qui a le volume et l'apparence d'une grosse pomme, est d'une amertume excessive, proverbiale même, car *amer comme chicotin* est un dicton aussi vrai qu'il est populaire. Dans les pharmacies, où se trouve ce fruit desséché et privé de son enveloppe, il se présente alors sous la forme d'une coque légère, blanche, sèche, papyracée, renfermant un grand nombre de graines qui sont douces et huileuses,

tandis que la pulpe du fruit joint à son excessive amertume des propriétés purgatives extrêmement fortes. Elles le sont au point que, depuis qu'on a appris à respecter la susceptibilité de l'estomac et des intestins, on peut, sans partager la panique broussaisienne qui régna de 1818 à 1825, dire que ce drastique doit être rarement employé, et seulement dans des circonstances tout à fait spéciales. Autrefois, cette substance entrait dans la composition de ces innombrables pilules purgatives dont nos pères, grands humoristes, faisaient un si déplorable abus.

COMBUSTIONS HUMAINES. Quelques faits bien avérés de combustions humaines sont rapportés dans ce volume (pag. 292 et suivantes). L'article Brulure, dans lequel ils se trouvent rassemblés, ne comportait pas les détails explicatifs, que leur histoire obscure encore, et leur existence constatée réelle par des hommes véridiques, semblent exiger : nous allons, pour remplir cette lacune volontaire, nous livrer à quelques considérations rapides.

L'embonpoint, le sexe, l'âge, le régime, les saisons et le climat, ont-ils quelque influence sur le développement des combustions humaines? Tels sont les points étiologiques qu'il faut d'abord examiner.

Si l'on jette les yeux sur l'ensemble des observations recueillies à ce sujet dans les annales de la science, on verra que le phénomène de la combustion s'est manifesté presque toujours chez des personnes remarquables par un excessif embonpoint. L'embonpoint semble donc favoriser l'apparition de cette maladie: toutefois, il n'est pas absolument indispensable, car des personnes très maigres *se sont enflammées spontanément.*

Le sexe et l'âge ont aussi quelque influence sur le développement des combustions humaines, si l'on admet en principe qu'il faille transformer en causes efficientes de ce phénomène pathologique toutes les circonstances, même accessoires, qui l'environnent ordinairement.

Comment les saisons et le climat pourront-ils agir dans le fait des combustions humaines? Il est de toute évidence qu'en elles-mêmes ces deux circonstances ne sauraient avoir aucune action; leur influence se bornera donc toujours à nécessiter l'emploi de l'agent physique capable d'occasionner les combustions humaines, nous voulons indiquer le feu.

Ainsi l'embonpoint, le sexe, l'âge, les saisons et le climat ne jouent dans les combustions humaines qu'un rôle secondaire, que bientôt cependant nous essaierons d'apprécier.

Il n'en est pas de même du régime. Chacun sait, et les gens du monde le savent eux-mêmes, que tous les individus, sans exception, qui sont morts victimes de combustion spontanée, s'étaient adonnés longtemps à l'usage excessif des boissons alcooliques. Pour être convaincu de cette vérité, il suffit de consulter l'estimable *Essai de Pierre Aimé-Lair, sur les combustions humaines,* et de feuilleter les recueils et les archives de médecine pratique. C'est, en effet, au milieu des hommes relégués par leurs vices ou par leur misère aux derniers échelons de la société, c'est parmi les riches débauchés que leurs passions effrénées ravalent jusqu'à la crapule, que l'on trouve ces exemples terribles, où les temps éloignés de notre histoire, et, les esprits superstitieux de nos jours, auraient infailliblement reconnu le résultat d'une malédiction vengeresse ou la main haineuse d'un sorcier.

Il paraît donc certain, il faut donc admettre que l'usage excessif, longtemps continué, des liqueurs proprement dites, et non pas indifféremment de toutes les boissons enivrantes, telles que le vin, le cidre ou la bière, prépare certains individus aux combustions spontanées, en imprégnant la trame organisée qui les constitue d'un fluide éminemment inflammable et subtil.

Mais cette imprégnation alcoolique suffira-t-elle? Suffira-t-il d'avoir combiné à sa propre substance, par des excès incessamment renouvelés, une matière capable de brûler, pour que la juste punition d'une insatiable ivrognerie vienne frapper un malheureux? Nous ne le croyons pas: il faut, de plus, l'application immédiate d'une autre cause, et

conséquemment l'épithète de *spontanées,* appliquée aux combustions humaines, est loin d'être juste et rationnelle.

Presque toutes les personnes atteintes ou mortes victimes de combustions humaines, se livraient habituellement à l'ivrognerie la plus éhontée, je veux dire la plus furieuse: c'est à peine si l'on pourrait trouver à cette règle générale une ou deux exceptions concluantes. Eh bien, le plus grand nombre de ces personnes marquées d'un doigt vengeur, ont été rencontrées, soit près d'un foyer encore brûlant ou mal éteint, soit étendues près d'une chaufferette ou non loin d'une lumière renversée, de telle sorte qu'il faudrait presque décliner le pouvoir irrésistible de l'évidence, et vouloir substituer des causes occultes et problématiques à des causes circonstanciées et probables, si l'on persistait à regarder l'action du feu lui-même comme étrangère à la production de ces désastres.

Quant aux personnes brûlées, près desquelles on n'a signalé aucune trace de feu, elles doivent à peine entrer en ligne de compte: car, il faut l'avouer, les autres circonstances relatives à leur histoire ont été mal recueillies, soit en raison de l'inexpérience de ceux qui avaient rédigé l'observation, soit à cause du merveilleux qui entoure ordinairement ces catastrophes heureusement très rares.

En définitive, nous pensons que l'usage immodéré des liqueurs et de l'eau-de-vie peut, dans certains cas dont la nature intime nous est inconnue, prédisposer aux combustions humaines, et que toujours, malgré l'opinion contradictoire de quelques auteurs, le rapprochement d'un corps en ignition du corps susceptible de s'enflammer est indispensable à la production de ce phénomène.

Et d'ailleurs, la nature, inépuisable dans ses actions variées, ne nous offre-t-elle pas un phénomène analogue? Qui n'a pas entendu parler, en effet, de la *fraxinelle,* cette plante si curieuse, enregistrée dans les cadres botaniques sous le nom linnéen de *dictamnus albus?* Approchez-vous d'une fraxinelle, vers l'aurore ou vers le crépuscule d'une brillante journée d'été, une bougie à la main; touchez son écorce, ses feuilles ou ses fleurs avec ce corps embrasé, et sur-le-champ vous verrez se manifester autour d'elle une atmosphère lumineuse, une auréole vacillante semblable à ces flammes légères que la superstition redoute comme les âmes des morts, et que Virgile disait s'être montrée un jour sur la chevelure épargnée du jeune Ascagne.

L'embrasement de l'atmosphère spéciale qui environne la fraxinelle, et dont nous venons de faire pressentir la nature, est un des phénomènes les plus intéressants de la physiologie végétale. Des erreurs nombreuses se sont très longtemps mêlées à l'histoire de cette plante, jusqu'au moment où M. Biot, esprit fin et rigoureux, auquel doivent tant les sciences physiques, s'est enfin chargé d'élucider la question; M. Biot s'est donc mis à l'œuvre, et bientôt il a démontré 1° que, dans aucune circonstance, l'atmosphère de la fraxinelle ne s'embrase spontanément; 2° qu'elle ne s'enflamme jamais sans qu'on approche d'elle un corps en ignition qui soit mis en contact immédiat avec la plante elle-même; 3° enfin, que les vésicules remplies d'huile essentielle qui sont répandues abondamment à la surface libre de la fraxinelle, sont les seules parties de ce végétal qui fournissent matière à l'embrasement.

Nous devrions peut-être nous arrêter ici, mais nous avons promis, au commencement de cet article, de revenir sur l'influence prétendue que l'embonpoint, le sexe, l'âge, les saisons et le climat, peuvent avoir sur le développement des combustions spontanées. Après les données que nous avons fournies, il nous sera très facile de répondre.

Un fait malheureusement trop vrai, c'est que les femmes, engagées une fois sur la route du vice et de la débauche, y marchent plus vite et plus effrontément que les hommes : la pudeur tremblante et l'audace excessive leur appartiennent; elles ne connaissent guère la modération; dès lors, faudra-t-il s'étonner s'il existe, parmi les femmes, un plus grand nombre d'exemples de combustions spontanées que parmi les

hommes? La vieillesse et l'âge mûr ne sont-ils pas, en général, et plus gourmands et plus buveurs que le jeune âge? L'embonpoint ne se prononce-t-il pas davantage aux mêmes époques, surtout chez les femmes après l'âge critique? Enfin, toutes choses restant égales d'ailleurs, les froids de l'hiver n'entraînent-ils pas à l'abus des liqueurs spiritueuses, et les peuples du Nord sont-ils ordinairement les plus sobres de boissons alcooliques? Nos lecteurs se feront eux-mêmes la réponse à toutes ces questions.

Quelques pathologistes, et M. Marc, en particulier, dans un article du grand *Dictionnaire des sciences médicales*, ont proposé une explication toute différente des combustions spontanées. Ils font d'abord remarquer à combien d'incendies peuvent donner occasion les réactions mutuelles de plusieurs substances composées ou simples; ils rapportent un grand nombre d'accidents causés par la décomposition de matières animales ou végétales, fermentescibles et rassemblées dans un lieu étroit; ils parlent de ce phénomène incertain, qu'ils nomment inutilement *pyrophosphorescence*, et faisant intervenir en dernière analyse l'électricité, force naturelle si puissante, si variée dans ses actions, et pour cela même si fréquemment invoquée en médecine, ils expliquent aisément un phénomène jusqu'à présent demeuré inexplicable.

Malgré le savoir et la perspicacité remarquables qui caractérisent M. Marc, malgré les connaissances spéciales qu'il possède, nous n'accueillerons pas la théorie explicative des combustions spontanées qu'il a introduite dans la science médicale. Sans doute on pourra nous objecter que la théorie de Pierre-Aimé Lair, admise par nous au commencement de cet article, n'a pas de fondements plus solides et plus fermes; mais du moins nous nous en consolerons en songeant que peut-être ajouterons-nous ainsi au dégoût qu'inspire l'ivrognerie à toutes les âmes honnêtes et bien élevées, une crainte juste, un effroi salutaire, capable d'éloigner quelques malheureux du vice et de la débauche. Quoi qu'il en soit, le préservatif le plus certain qu'on puisse opposer au développement des combustions humaines spontanées, est une vie sobre, régulière, exempte de tout excès. Le remède qu'on devrait essayer, si elles se manifestaient par malheur, consisterait à couvrir le corps embrasé d'un morceau d'étoffe mouillé d'eau, que l'on tiendrait constamment appliqué, afin d'empêcher le contact de l'air; il faudrait ensuite, au moyen d'un régime convenable, tenter de combattre la disposition morbide générale.

COMPRESSE. On nomme ainsi une petite pièce de linge longue ou carrée, simple ou pliée en plusieurs doubles, qui sert dans le pansement des blessures, à la suite de la saignée, etc. L'usage le plus commun de la compresse, qui est de *comprimer* mollement la partie, comme dans les *entorses*, par exemple (cas où l'on imbibe le linge d'eau et d'extrait de saturne) lui a donné son nom. Il y a des circonstances, les *hémorrhagies*, par exemple (*voy.* ce mot), où la compression qu'elles exercent doit être assez forte. En pareil cas, on les superpose pliées en plusieurs doubles, et on les maintient à l'aide d'une bande convenablement serrée. Il faut, d'ailleurs, bien savoir qu'un degré de constriction un peu trop fort ou trop longtemps prolongé, peut amener la *gangrène* (*voy.* ce mot et LIGATURE), et, par conséquent, il est toujours nécessaire que, le moment d'urgence passé, un chirurgien soit appelé à visiter l'appareil.

Les compresses *simples*, quelle que soit leur forme, sont, en général, sur un double ou deux de linge; elles servent à contenir les pièces du pansement, à préserver les vêtements du pus et du sang, ainsi qu'à une foule d'usages qu'il serait superflu de mentionner.

La compresse *à plusieurs chefs* se fait en pratiquant, ordinairement dans le sens de la longueur, des fentes qui partent de deux bords parallèles, et qui s'arrêtent à peu de distance les unes des autres. On multiplie autant qu'on le juge convenable ces languettes, qui sont destinées à se recouvrir en formant une espèce d'enlacement. Quant à la compresse à quatre chefs, nommée

croix de Malte, elle se fait en échancrant les quatre angles.

Les compresses *graduées*, utiles surtout dans les cas d'hémorrhagie, se divisent en graduées simples et graduées doubles. Ces dernières s'obtiennent à l'aide d'une compresse longue, étroite et d'au moins quatre épaisseurs de linge, que l'on plie alternativement de gauche à droite, de manière à former une pyramide étagée, dont le sommet doit porter sur la partie qu'on veut comprimer. Les graduées simples diffèrent des doubles en ce que la pyramide n'existe que d'un côté, et que les plis sont égaux du côté opposé.

La compresse *fenêtrée* est un morceau de linge auquel on pratique, avec des ciseaux et de trois en trois lignes environ, des trous qui pourraient donner passage à une lentille : ce linge, enduit de cérat et appliqué sur une plaie qui suppure, permet au pus de s'écouler, et facilite néanmoins l'enlèvement de la charpie qu'on place ordinairement par-dessus.

COMPRESSION. La compression s'exerce sur toutes les parties du corps de l'homme, et avec une intensité qui doit varier suivant les lieux et les besoins. On l'obtient à l'aide de charpie, de pelotes, de compresses ordinaires ou graduées, que l'on maintient appliquées de plusieurs manières. Veut-on que l'action comprimante ne se fasse sentir que sur une surface circonscrite ou de peu d'étendue ? on se sert d'un instrument qui, quoique fixé solidement, n'agisse que sur deux points diamétralement opposés, la partie à comprimer d'une part, et de l'autre, la partie qui sert de point d'appui.

Le bandage ou *brayer*, dans le traitement des hernies (*voy.* DESCENTE), le tourniquet dont on se sert pour comprimer une artère, dans certaines opérations ou dans une hémorrhagie, agissent de cette manière. Désire-t-on, au contraire, exercer une pression égale sur toute la circonférence du corps ou d'un membre ? c'est aux bandes et aux bandages qu'on doit avoir recours, ou bien encore aux corsets, aux bas lacés, aux genouillières, etc., qui, malgré leurs modifications, sont de véritables bandages. Les mains, les doigts peuvent, dans quelques circonstances, devenir d'excellents compresseurs, en attendant l'application des appareils que l'on n'a pas toujours tout prêts, et dont la préparation exige quelquefois beaucoup de temps. L'hémorrhagie, causée par une blessure ou par une morsure de sangsue, réclame souvent ce mode de pression instantané. Je me rappelle avoir tenu, pendant trois quarts d'heure, mon pouce fortement appliqué sur la blessure d'un homme qui s'était ouvert une artère de la main quelques heures avant que j'arrivasse près de lui. Il était déjà fort affaibli, et les personnes qui l'entouraient, afin de se dérober la vue du sang qui leur faisait horreur, avaient jeté une serviette sur la plaie, sans réfléchir qu'il eût suffi, pour la boucher et arrêter l'hémorrhagie, d'appuyer le doigt dessus.

La compression la plus vive est celle que l'on pratique sur les membres avec un lien circulaire, afin de retarder l'absorption d'un virus inoculé, soit par une blessure, soit par la morsure d'un animal enragé ou venimeux. Elle se fait au moyen d'un ruban de toile ou de laine placé au-dessus de la partie blessée, et que l'on serre par la torsion, exercée à l'aide d'un petit bâton; mais on conçoit qu'un semblable étranglement ne peut être longtemps prolongé sans inconvénient, et qu'il est urgent, pour en cesser l'usage, d'employer les moyens les plus capables de s'opposer aux effets de l'inoculation.

Hors le cas dont nous venons de parler, et quelques hémorrhagies, la compression doit toujours être modérée, et faite de manière à être aisément diminuée au besoin. Trop forte, elle devient fort douloureuse, et si on ne la modère, elle est quelquefois suivie d'accidents fâcheux, parmi lesquels vient trop souvent figurer la gangrène.

Considérée sous le point de vue hygiénique, la compression est avantageuse ou nuisible, selon qu'elle est exercée avec ou sans discernement.

Ses effets les plus remarquables, lorsqu'elle est sagement dirigée, sont de seconder l'action de la contractilité de tissus des parties sur lesquelles elle est pratiquée, de faciliter la circulation de la lymphe et du sang veineux, et de ramener les parties comprimées à un moindre volume. Elle est ainsi applicable aux *varices*, ou gonflements des veines des jambes, à l'enflure des pieds et des jambes, etc., etc.

La compression la plus généralement usitée est celle qu'on exerce sur le ventre à l'aide d'une ceinture, pour se livrer plus aisément à des exercices violents et surtout à celui de la course. Non-seulement ici elle produit les bons effets dont nous venons de parler, mais, en diminuant la capacité du ventre, elle empêche les organes qu'il contient d'éprouver un ballottement souvent fort douloureux, en même temps qu'elle force la poitrine à se dilater davantage pour laisser pénétrer l'air dans les poumons, dont le gonflement et l'aplatissement successifs causeraient, sans la ceinture, aux organes du ventre, des mouvements d'abaissement et d'élévation alternatifs très fatigants.

Le corset, chez la femme, a remplacé la ceinture, qui pour elle est un objet de parure; mais cet échange n'est pas heureux. Outre la difficulté que l'on éprouve en effet à détacher, quand il devient incommode, les liens qui le serrent, il a l'inconvénient de comprimer la poitrine aussi bien que le ventre. Revêtu et lacé ordinairement le matin, quand l'estomac est encore vide d'aliments, et dans un instant de repos parfait, il est appliqué fort juste sur le corps, souvent même il est fort serré; et lorsque la femme a pris ses repas, et se livre à quelque exercice, les organes de la digestion et de la respiration, contenus par une étoffe sans extensibilité, sont refoulés les uns sur les autres, et leurs fonctions s'accomplissent mal. Alors la santé générale s'altère, les maladies arrivent, et telle ne sait à quoi attribuer ses malaises, qui ne les doit qu'aux vêtements dans lesquels elle s'emprisonne et se torture. Le meilleur corset serait de n'en pas mettre; mais comme l'habitude d'en porter est trop ancienne pour qu'on s'en corrige, nous renvoyons au mot CORSET, pour indiquer celui qui nous paraît le plus capable de satisfaire l'amour-propre des femmes sans compromettre leur santé.

Les accoucheurs ont coutume d'appliquer une serviette autour du corps des femmes nouvellement accouchées, dans le but de maintenir les parois affaissées du ventre. Nous croyons cette méthode avantageuse, pourvu cependant que le bandage soit peu serré, et qu'il ne cause pas de sensation incommode.

Il ne faut s'appliquer nulle part de ligature trop serrée : les varices, les maux de jambes les plus rebelles, n'ont souvent pas d'autre origine que l'usage de jarretières trop serrées et non élastiques. Les chaussures trop étroites doivent aussi être rejetées, leur moindre inconvénient étant de faire venir aux pieds des corps fort douloureux. En un mot, la compression, de quelque nature qu'elle soit, et en quelque lieu qu'elle se fasse, doit être douce, modérée, et nullement incommode. A un degré plus élevé, elle constitue un moyen chirurgical qui ne peut être convenablement appliqué que par l'homme de l'art.

CONCOMBRE. (*Cucumis sativus.*) Plante de la famille des Cucurbitacées, fort analogue pour le port au melon et au potiron, dont elle se distingue par son fruit jaune, allongé, cylindrique, légèrement recourbé sur lui-même. La chair des concombres est fade, aqueuse, d'une odeur particulière; on la mange en salade, ou cuite, et assaisonnée avec de la crème et des aromates. C'est un aliment d'une digestion difficile, qui ne convient qu'à un petit nombre d'estomacs; la plupart ne peuvent le supporter, et son abus a mainte fois donné lieu à des indigestions. La pulpe de concombre, appliquée en cataplasmes sur des surfaces enflammées, remplit très bien le but que l'on se propose dans ces cas en général. La pommade de concombre, si employée contre les gerçures, la sécheresse de la peau, et même comme cosmétique, est faite avec de la graisse de veau et du suc de concombre; elle est plus adoucissante que la graisse de porc pure connue sous le nom d'axonge.

Il existe, dans les jardins, une variété de concombre où les fruits, au lieu de

se développer, restent toujours petits, verts et recouverts d'une peau tuberculeuse : ce sont les cornichons que l'on confit au vinaigre, pour les manger avec le bouilli comme tout assaisonnement; les cornichons doivent être mangés en petite quantité. Quelques personnes, les filles mal réglées, par exemple, en font un étrange abus, et achèvent souvent de ruiner leurs forces digestives déjà naturellement débilitées.

CONSERVES. Du mot latin *conservare*, conserver. Les conserves sont des préparations pharmaceutiques dont l'origine est fort ancienne, qui ont été autrefois très usitées, et qui sont aujourd'hui peu nombreuses et rarement employées.

Les conserves se préparent, soit avec des poudres médicinales, soit avec des pulpes de fleurs, de feuilles, de fruits ou de racines, auxquelles on ajoute du sucre en proportion considérable.

Il n'y a guère que les conserves de roses et de cynorrhodons qui soient employées de nos jours.

Ces deux conserves jouissent de propriétés toniques et astringentes; elles s'administrent à la dose de un à deux gros par jour, dans les cas de diarrhées muqueuses, séreuses, chroniques et indolentes.

CONSOMPTION. On entend par ce mot un état maladif général, caractérisé par la diminution lente et progressive des forces et de l'embonpoint, presque toujours accompagnée de fièvre. Quand celle-ci est bien manifeste, elle prend le nom de fièvre hectique, qui elle-même est prise comme synonyme de *phthisie*. Cet état peut dépendre de beaucoup de causes diverses, et par conséquent ne peut avoir de remède spécial; les annonces, qui le mettent au nombre des maux que combattent avantageusement telles ou telles recettes de charlatans, sont donc, de tout point, fausses et mensongères. (*Voy.* les mots AMAIGRISSEMENT, POITRINAIRE, etc.)

CONSTIPATION. État dans lequel se trouvent ceux qui vont difficilement et rarement à la selle. La constipation peut être accoutumée ou inaccoutumée. En général, les femmes y sont plus sujettes que les hommes. La rareté habituelle de l'excrétion ne constitue pas cependant une maladie, lorsqu'aucun trouble ne l'accompagne, et que cette excrétion se fait sans trop de difficulté. Tel individu qui ne va à la garde-robe que tous les quatre ou cinq jours, n'est pas plus constipé que celui qui cède à ce besoin toutes les vingt-quatre heures, si cette évacuation a toujours été rare chez lui, et s'il n'en éprouve pas d'incommodités. La constipation, en un mot, n'existe que lorsqu'il y a retard dans les époques ordinaires à la défécation. Cette différence dans la fréquence des besoins peut s'expliquer de bien des manières, et que l'on peut résumer en disant que les gros intestins ne supportent pas également, chez tous les sujets, la présence des matières excrémentitielles.

Il est vrai de dire, néanmoins, que c'est généralement une habitude vicieuse et sujette à inconvénients, que celle qui éloigne trop les garde-robes. Le mieux est de satisfaire ce besoin, au moins tous les deux jours, si ce n'est tous les jours. La constipation maladive est celle qui rompt les habitudes de celui qui en est affecté, en occasionnant des désordres plus ou moins marqués de la santé. Ordinairement, ce dérangement est de courte durée ; au bout de quelques jours, il survient une ou plusieurs évacuations plus abondantes, quelquefois liquides, à la suite desquelles l'ordre se rétablit entièrement. Mais il arrive souvent aussi que la constipation persiste davantage, et que si elle cède un moment aux remèdes que l'on dirige contre elle, on la voit se reproduire aussitôt qu'on a cessé l'usage de ces derniers. Souvent alors ces phénomènes sont dépendants d'une maladie du ventre qu'il faut s'attacher à reconnaître et à guérir ; car la maladie étant détruite, la constipation disparaîtra avec elle. Nous renvoyons à cet égard à toutes les maladies du ventre dont la constipation n'est qu'un symptôme.

A part toutes les maladies dont les organes digestifs peuvent être atteints, la constipation reconnaît un grand nombre de causes dont les plus ordinaires sont :

la vie sédentaire, le séjour au lit prolongé, une diète sévère, ou l'usage d'aliments échauffants, de vins généreux, de liqueurs fortes, de médicaments âcres, astringents ou narcotiques, l'habitude mauvaise de résister au besoin, etc.

Les principaux phénomènes auxquels elle donne naissance, sont la perte de l'appétit, l'augmentation progressive du volume du ventre, dans lequel on entend gargouiller les gaz intestinaux ; des coliques et des douleurs vers les reins, qu'accompagne parfois un sentiment de pesanteur sur l'anus ; une très grande difficulté, ou l'impossibilité de rendre les matières, et parfois même les gaz, etc.

Tous ces symptômes disparaissent si la constipation cesse, et se renouvellent si elle se reproduit.

Lorsque la constipation devient habituelle, elle peut occasionner plus tard des hémorrhoïdes, des catarrhes et des hémorrhagies de la vessie, et chez les femmes, des pertes et des fleurs blanches.

Si la constipation est accidentelle et peu prononcée, elle cède facilement à quelques lavements d'eau simple, ou d'une décoction de racine de guimauve ou de graine de lin, auxquels, s'ils sont sans action, on ajoute une once de miel commun ou deux cuillerées à bouches d'huile d'olives ou d'amandes douces. Dans le cas où l'on n'obtiendrait pas l'effet désiré, il faudrait avoir recours aux lavements laxatifs, préparés avec une infusion de séné, ou du miel de mercuriale (une demi-once de follicules de séné ou une once de miel de mercuriale pour un litre d'eau), ou bien encore d'eau dans laquelle on aurait fait dissoudre une cuillerée à bouche de sel de cuisine ou un morceau de savon de Marseille de la grosseur d'une noisette. Toutefois, ces clystères laxatifs ne devraient être administrés qu'autant qu'on serait certain que la constipation ne serait pas due à une affection des organes de la digestion. Ils peuvent d'ailleurs être remplacés chez les enfants par des *suppositoires*. (Voy. ce mot.)

Lorsque la constipation est habituelle, et qu'elle n'est pas le symptôme d'une autre maladie, aux moyens que nous venons d'indiquer pour la constipation accidentelle, on joindra avec avantage l'exercice à pied, l'usage d'aliments doux, acidulés, des végétaux, des herbacés, des fruits, des boissons rafraîchissantes, comme le bouillon aux herbes, le bouillon de veau, le petit-lait, le jus de pruneaux, le lait froid. La bière, le cidre, la fumée de tabac, agissent puissamment sur quelques personnes, et je connais un général qui n'a fait céder une constipation douloureuse et opiniâtre, qu'en reprenant l'habitude de fumer qu'il avait abandonnée. Il est encore d'autres moyens plus puissants; mais, comme leur emploi n'est pas sans danger, nous laissons aux médecins le soin de les choisir et de les administrer. On rencontre enfin certains sujets chez lesquels la constipation est telle, qu'ils ne vont jamais à la garde-robe, et qu'ils sont obligés de se faire de temps en temps extraire leurs matières avec une curette. Cette extraction artificielle devient parfois nécessaire chez les vieillards, chez les sujets qui ont été obligés de garder le lit pendant un certain temps. Dans ces sortes de cas, il peut arriver que quelques matières liquides soient rendues, et qu'on méconnaisse ainsi la véritable cause des épreintes et des souffrances quelquefois très vives éprouvées par le malade. (*Voy.* le mémoire de M. GIBERT, sur la rétention des matières fécales dans le tome 1er de la *Nouvelle Bibliothèque médicale*, année 1828.)

Nous n'avons rien à dire ici de la constipation qui résulte de la présence d'un corps étranger dans les intestins, ou de l'exclusion accidentelle de ceux-ci; il en sera traité aux mots CORPS ÉTRANGERS, maladies de l'ANUS, etc.

Les moyens de se préserver du retour de la constipation consistent à éviter les causes qui lui ont donné naissance, et à suivre au contraire le régime à l'aide duquel on s'en est débarrassé.

Ajoutons ici qu'outre les divers accidents que peut entraîner la constipation, les efforts auxquels on est obligé de se livrer plus tard, quand on veut satisfaire un besoin trop différé, ont aussi d'assez graves inconvénients; ils peuvent provoquer la chute de l'*anus* (*voy.* ce dernier mot), une descente, une hémorrhagie, etc., etc.; il faut donc bien se garder, quand malheureusement la constipation existe, de s'opiniâtrer à vouloir rendre les matières durcies sans le secours des divers moyens auxiliaires que nous avons conseillés, et notamment des lavements huileux, émollients, laxatifs, indiqués ci-dessus.

Bien entendu, d'ailleurs, que nous sommes loin d'approuver l'abus que quelques personnes font de ces remèdes, abus dont le moindre inconvénient est de finir par leur ôter toute action.

CONSULTATION. On distingue plusieurs espèces de consultations : 1° celle d'un ou de plusieurs médecins; 2° la consultation écrite; 3° la consultation médico-légale.

On dit que la consultation d'un médecin est publique ou particulière, suivant qu'il donne des conseils gratuits aux personnes qui viennent le consulter, ou qu'il en reçoit des honoraires. Les consultations gratuites ont lieu dans tous les établissements de bienfaisance ou dans le cabinet du médecin même, et à des heures déterminées, si celui-ci n'est attaché à aucun de ces établissements.

On nomme aussi consultation la réunion de plusieurs hommes de l'art, qui cherchent à s'éclairer les uns les autres sur la véritable situation d'un malade qu'ils viennent d'examiner, et sur les moyens de le guérir. En général, les gens du monde craignent trop de provoquer ces réunions, dont les résultats ne peuvent être que profitables aux malades. Le médecin qui a fait son devoir ne craint jamais les lumières de ses confrères. La seule difficulté gît dans le choix des consultants : trop souvent on sacrifie à la mode, au lieu de s'attacher aux qualités solides. (*Voy.* les mots MÉDECIN et CHIRURGIEN.)

La consultation écrite consiste en la réponse écrite qu'un médecin fait aux questions également écrites qui lui sont adressées sur un malade qu'il ne peut voir lui-même. Pour que la consultation soit valable, il est nécessaire que le tableau de la maladie soit parfaitement tracé. Or, un médecin seul est capable de s'en acquitter convenablement.

Enfin, la consultation médico-légale est la réponse que fait un médecin à une question que lui adressent les magistrats ou l'autorité, et de la solution de laquelle dépendent souvent la fortune, l'honneur ou la vie d'un individu ou d'une famille.

CONTAGION. En donnant à cette propriété de certains états maladifs un peu plus d'extension que ne le comporte l'étymologie rigoureuse, on qualifie de contagieuses les maladies qui peuvent se transmettre d'un individu à un autre immédiatement ou médiatement. Dans cette acception élargie, la contagion peut exister sans contact : il suffit d'être atteint par l'atmosphère du malade ; la fixité de quelques virus, la volatilité de certains autres qui se confondent avec les miasmes, motivent parfaitement cette distinction. Ainsi, par exemple, la syphilis ne peut être communiquée que par le contact, tandis que la variole se contracte également dans l'air qui entoure le varioleux.

Quoiqu'il soit clairement prouvé, par des passages du Lévitique, que la contagion était fort anciennement connue des Hébreux, il est vrai néanmoins que, dans l'antiquité et le moyen âge, que désolèrent si souvent les épidémies, cette redoutable propriété de transmission fixa beaucoup moins l'attention qu'elle ne l'a fait depuis environ trois siècles. Fracastor ayant vivement donné l'éveil sur ce genre de danger, une foule de médecins sont ensuite allés trop loin, et la doctrine vraie de la contagion a eu grand besoin d'être rectifiée par l'expérience.

Le catalogue des maladies contagieuses n'est pas, tant s'en faut, bien fixé et à l'abri de controverse : chaque jour, des faits diversement interprétés viennent remettre en litige des questions qu'on croyait résolues. Dirons-nous que l'esprit de système a été, de nos temps, jusqu'à vouloir rayer entièrement la contagion de la liste des dangers que courait l'espèce humaine ? Et plût à Dieu que ce fût vrai ! car nous aurions un élément de sécurité de plus au milieu des périls qui menacent notre frêle existence ; mais la nature ne se réforme pas pour se plier aux conceptions des hommes qui l'ont mal observée.

Parlons d'abord des maladies qui ne se transmettent que par le contact immédiat, soit de la personne qui en est atteinte, soit des objets qui l'ont touchée. De ce nombre est la gale, qu'on attribue généralement de nos jours à un insecte, *acarus scabiei;* et puis la syphilis, la pustule maligne, la rage, la vaccine, dont les virus particuliers ont besoin d'être appliqués ou sur une membrane muqueuse, ou sous l'épiderme. La variole aussi peut être inoculée ; nous en dirons autant du pus des bubons et de la sanie des charbons de la peste. Mais ces dernières maladies sont également transmissibles par le simple contact, et par l'atmosphère des malades, de même que la rougeole, la scarlatine, la varicelle, et peut-être la coqueluche et le croup. Les scrofules, les dartres, la lèpre, se transmettent surtout par voie d'hérédité. Cependant, il est au moins douteux que des rapports trop fréquents et trop immédiats avec des malades de cette espèce, soient toujours sans inconvénient pour la santé. Il est dit qu'au retour des croisades, où les héros chrétiens avaient trouvé la lèpre endémique, on compta jusqu'à quarante-trois mille léproseries en France. Ce qui ferait supposer que cette horrible maladie dut prendre une extension effrayante, et cela par la contagion. Le typhus épidémique, et quelquefois peut-être quand il n'en existe que des accidents isolés, passe pour contagieux. Mais l'encombrement des malades est reconnu pour la cause la plus manifeste de sa propagation.

La contagion de la fièvre jaune et du choléra est, comme on sait, en litige, et, pour le plus grand nombre, jugée négativement. Nous ne produirons pas ici les arguments opposés des partisans de l'une et de l'autre doctrine ; qu'il nous soit seulement permis de faire remarquer qu'on a généralement des idées peu claires et beaucoup de préjugés sur la contagion. Ainsi, toutes les fois que l'explosion du mal ne suit pas le contact à peu de distance, on se croit fondé à la nier. Mais, c'est perdre de vue, d'une part, l'inconstance, le caprice des virus, et, de l'autre, l'étonnante variété des prédispositions des corps vivants. Les venins, comme les poisons, agissent, presque subitement, le virus vénérien ordinairement avant huit jours, celui de la rage avant le quarantième ; une multitude de causes de maladies ne produisent d'effets apparents qu'au bout de quelques mois ou de quelques années ; et lorsque les effets se font attendre si longtemps, il est plausible que, quelque réelle qu'elle soit, la cause éloignée devienne contestable. Faisons maintenant une application de cet aperçu au règne des grandes épidémies. Pourquoi ne serions-nous pas autorisés à prétendre que le germe peut en couver longtemps dans le corps, puisque nous avons vu tant d'individus s'éloigner, en apparence bien portants, du foyer épidémique, et succomber, après un intervalle variable, à la maladie spécifique, dans la localité où ils étaient allés chercher un refuge, et qui n'a point compté d'autres victimes qu'eux ? Or, le fait établi de l'existence, longtemps occulte dans le corps, de principes maladifs spécifiques, peut servir de fondement à une large hypothèse pour concevoir la marche ténébreuse des grandes épidémies, telles que la peste, le choléra, la fièvre jaune, etc. Nous pouvons supposer que les germes, emportés des foyers endémiques par l'atmosphère ou des corps infectés, en sont disséminés bien avant que le mal fasse explosion. Dans cette hypothèse, nous n'avons plus besoin de chercher des constitutions atmosphériques identiques, ou des communications immédiates entre des localités et des populations qui sont simultanément ou successivement frappées par l'épidémie ; ce sont les germes de la maladie bien antérieurement déposés dans les corps, qui, sous d'autres influences, partie appréciables, partie occultes, ont atteint leur maturité. Que si les germes paraissent une supposition par trop gratuite, nous répondrons que de rien, rien ne peut venir, et qu'un pays ravagé par une maladie commune dans d'autres, et étrangère pour lui, doit nécessairement avoir reçu quelque chose d'insolite.

La prédisposition des corps donne encore lieu à d'autres erreurs relativement à la contagion. Naguère un médecin courageux proposait au gouvernement de faire apporter d'Alexandrie, au lazaret de Marseille, des vêtements de pestiférés, s'engageant à les revêtir pour trancher la grave question de la contagion ou de la non-contagion de la peste. Mais au lieu d'une épreuve, un grand nombre de semblables pourraient ne pas suffire pour obtenir cet important résultat. Que cela tienne à la prédisposition des corps vivants, ou au degré d'activité des germes, tantôt la peste est fortement contagieuse, d'autres fois elle ne l'est que peu ou point ; elle attaque facilement tel homme, tel autre ne saurait la contracter. Et quel est l'observateur qui ignore l'inconstance des causes occasionnelles ? De deux individus que la débauche conduit chez une femme prostituée, l'un contracte la maladie vénérienne, et l'autre pas ; celui qui n'a rien pris peut donc soutenir que la syphilis n'est pas contagieuse, tandis que le mot de l'énigme est dans la prédisposition différente ! De même, il n'est pas rare d'entendre dire, à propos du choléra, que s'il était contagieux il aurait atteint tout le monde. D'abord, il est possible et même probable que son influence a épargné peu d'individus, mais le grand nombre a réagi, l'autre a cédé ou succombé. De dix personnes qui subiront une averse froide, il pourra n'y en avoir qu'une d'indisposée par suite, et pourtant toutes auront été également soumises à la même cause, une seule était prédisposée. Si la contagion apparaît comme un incendie, comme une hydre insatiable, il est aisé de trouver des considérations rassurantes autour de soi. On ne doute point que la gale ne se transmette par le contact ; on n'ignore point qu'il y a quantité de galeux dans Paris, et l'on sait encore plus positivement que tout le monde n'y est pas atteint de cette maladie désagréable.

Nous n'avons pas énuméré toutes les maladies qui sont ou ont été réputées contagieuses, telles que la phthisie pulmonaire, le cancer, la dyssenterie, certaines ophthalmies purulentes, etc. Les cas de contagion de cette espèce ont été trop rares ou trop équivoques pour baser l'opinion générale des médecins contemporains. Cependant, par le seul fait qu'elle a été admise par des hommes éclairés et de bonne foi, nous ne détournérions point de prendre, en conséquence, des précautions qui n'astreindraient à aucune gêne. Nous pensons d'ailleurs que, indépendamment des maladies contagieuses de leur nature, il en est qui peuvent le devenir accidentellement, et notamment les fièvres graves de l'ordre de celles qu'autrefois on nommait les putrides. Quand les matières décomposables qui l'entourent sont susceptibles de l'infecter, pourquoi le corps humain, altéré par la maladie, ne pourrait-il pas devenir un foyer d'infection pour l'homme, ainsi que l'a judicieusement développé l'honorable docteur Castel ?

Comment se préserver de la contagion? Le simple bon sens indique la mesure la plus efficace, l'isolement, d'éviter le contact et l'atmosphère des malades. Ainsi, lorsque l'appartement le permettra, on ne laissera point ensemble des enfants dont les uns auraient la variole, ou la varicelle, la rougeole, la scarlatine, la coqueluche, le croup, et dont les autres n'en seraient pas atteints. De même, on ne conduira pas ceux-ci, et mieux les parents n'iront pas eux-mêmes, dans des familles où l'on sait qu'il existe des malades de cette espèce. Si l'isolement est impraticable, il faut se résigner, en pensant que tôt ou tard le tribut presque inévitable serait payé (non pas le croup, heureusement). Dans tous les cas, on a soin de renouveler l'air à propos, et de pratiquer des fumigations de sucre, d'encens, de vinaigre sur les charbons ardents, si l'on est affecté de mauvaises odeurs. C'est surtout dans les typhus, les fièvres graves, que ces précautions d'aérage, de purification, de propreté, de désencombrement, sont indispensables. Nous conseillons aussi les lotions, les aspersions de chlorures, dans la matinée, quand on n'aura pas à craindre des irritations de la gorge et de la poitrine. Nous croyons avoir eu personnellement à nous louer des chlorures pendant une peste à Tripoli de Syrie. Les lotions immédiates en sont surtout utiles sur les parties qui ont subi le contact dangereux. Ensuite, on lave ou l'on expose soigneusement au grand air les objets qui ont touché les malades. Le virus de la peste passe pour avoir une grande ténacité, et pour résister au lavage, au savonnage, etc. Considérant cette opinion générale parmi les chrétiens du Levant, la commission médicale d'Égypte, dont nous étions membre sous la présidence de M. Pariset, crut devoir se livrer à des expériences de désinfection avec un moyen non encore éprouvé. Au mois de juin 1829, pendant que la peste ravageait Tripoli de Syrie, six vêtements dans lesquels des pestiférés étaient morts la veille et l'avant-veille, nous furent remis par les soins du consul suppléant, M. Catzifils. Ils furent sur-le-champ trempés dans une solution de chlorure, séchés et appliqués immédiatement sur notre peau pendant dix-huit heures. Aucun de nous n'éprouva d'accident, ce qui nous porte à croire que cet agent chimique décompose et neutralise le principe pestilentiel, et qu'il n'est pas besoin de détruire, par la combustion, les objets qui en sont présumés dépositaires, ainsi qu'on l'a pratiqué en Europe pendant longtemps. Une expérience analogue à la nôtre (des fumigations sulfureuses au lieu des chlorures sur les vêtements contaminés) valut leur grâce à des condamnés à mort, pendant une peste de Moscou, sous Catherine la Grande... Pour d'autres détails sur la contagion, *voy.* QUARANTAINE.

CONTINENCE. Soit qu'on l'envisage sous le point de vue médical, philosophique, législatif, moral ou religieux, la continence, c'est-à-dire l'abstinence ou la modération des plaisirs de l'amour physique, est l'une des questions qui touchent de plus près aux mœurs, à l'ordre social, à la santé des individus et à la validité de l'espèce. Des considérations de deux ordres dominent et divisent méthodiquement notre sujet : savoir quelle est la puissance instinctive du sens génital, quel peut être l'empire de l'éducation et du régime sur les appétits qu'il provoque ou les maux qu'il prépare quand on résiste à ses sollicitations?

Déclarons-le tout d'abord, la continence absolue peut être une nécessité de position, une vertu du premier ordre, un bénéfice de régime, une faculté de tempérament; mais elle n'entre point dans les vues de la nature, et, s'il en eût été autrement, l'espèce se serait éteinte avec les individus. Toutefois, la continence n'est pas également difficile aux deux sexes, et, chose singulière, tandis que l'homme la supporte plus péniblement, la femme, qui est moins incitée, est plus sujette à des maladies qui en sont des suites directes. D'ailleurs, il paraît aujourd'hui hors de doute que le premier est plus impérieusement sollicité vers l'union des sexes, de sorte que les mœurs des nations, en imposant aux femmes la réserve et la pudeur, n'ont fait que sanctionner une loi réelle de leur nature. La même remarque peut s'étendre aux femelles des animaux qui se montrent incontestablement moins empressées que les mâles au rapprochement, et plus passives dans l'acte. L'assertion contraire ne s'appuie que d'exceptions.

C'est avec raison qu'on a distingué la continence primitive de l'abstinence des plaisirs de l'amour déjà éprouvés; c'est que, dans ce dernier cas, à la puissance de l'instinct s'ajoutent l'activité acquise du sens génital et la tyrannie de l'habitude. Il est bien prouvé que la continence est plus facile au jeune homme qui l'a toujours observée, et à la vierge, qu'à la veuve. Un avertissement qu'il ne faut point perdre de vue, c'est que l'exigence des organes de la génération (comme d'autres organes, du reste), augmente à mesure qu'on les exerce davantage, et décroît dans l'inverse proportion. Pour celui qui s'y livre journellement, la privation des plaisirs de l'amour est plus pénible à supporter quelques semaines, que quelques mois et quelques années après, alors que l'abstinence est devenue une autre habitude opposée à la première.

Le sexe, les âges, les tempéraments, les saisons, les climats, le genre de vie, apportent de puissantes modifications dans le penchant aux jouissances amoureuses. Déjà vif à la puberté, ce penchant devient plus impétueux et plus persévérant dans l'adolescence et la jeunesse. Ses impulsions sont moins pressantes et surtout moins continuelles dans l'âge mûr; des intermittences de plus en plus longues sont facilement supportées. Dans la vieillesse, enfin, c'est moins souvent l'instinct que l'habitude, des réminiscences ou l'imagination, qui poussent au rapprochement des sexes. Rien n'est moins contesté que l'empire des tempéraments sur les sens de l'amour physique. Les sanguins sont généralement les plus enclins; viennent ensuite les bilieux, puis les nerveux; les lymphatiques sont les moins ardents en amour comme en toutes choses. De nos temps, la phrénologie, ayant Gall en tête, a voulu substituer d'autres notions sur la doctrine des tempéraments, et, tous les instincts étant relégués dans la substance cérébrale, on a prétendu qu'il n'y avait que les dimensions de la base postérieure du cervelet qui pussent rendre compte du degré des penchants érotiques. C'est une notion triviale, que le printemps est la saison dans laquelle les désirs amoureux sont le plus prononcés. Cette observation populaire a acquis de nos jours la certitude d'une donnée mathématique par les relevés des naissances qui ont été faits en Belgique et en France, et desquels il résulte qu'elles ont lieu en plus grand nombre neuf mois après, c'est-à-dire à la fin de l'automne et au commencement de l'hiver. On sait aussi que, dans les climats chauds, le sens de l'amour reçoit un éveil plus vif et plus précoce. Quant au genre de vie moral et physique, nous en parlerons ailleurs.

Les effets de la continence peuvent être de deux sortes, les uns favorables, les autres nuisibles à la santé; considérés en masse, il n'est point douteux que le salutaire l'emporte sur le pernicieux, et que l'incontinence fait cent fois plus de mal que l'état contraire; que si l'on nous objecte une contradiction aux lois de la nature, nous répondrons qu'elle s'est montrée plus soigneuse de perpétuer les races que de ménager les individus, ainsi que l'a éloquemment développé le docteur J. Voisin, dans un discours sur le célibat. En effet, dans l'abstinence ou la réserve des plaisirs amoureux, toutes les fonctions sont plus énergiques, et les facultés mentales principalement. Les relations entre l'appareil génital et les attributions cérébrales sont un fait de notoriété publique, et l'on n'ignore pas que les hommes très occupés intellectuellement, les grands penseurs, sont généralement fort sobres de jouissances amoureuses. Newton, Fontenelle passent pour être morts vierges après l'âge de quatre-vingts ans. Bien d'autres hommes illustres se sont montrés continents, et le respect d'Alexandre pour la jeune et belle épouse de l'infortuné Darius n'est pas le trait qui honore le moins la mémoire de ce grand capitaine.

Toutefois, si la continence est généralement salutaire, quand elle est absolue, elle peut aussi avoir de mauvais effets, qui ont été fort anciennement notés, et que nous allons suivre dans leur développement. Il n'est pas rare que les adolescents continents de l'un et l'autre sexe éprouvent un sentiment d'abord vague de malaise, d'inquiétude, de tristesse, d'impatience, d'irritabilité, qui les rend rêveurs, distraits, et amis de la solitude. Bientôt des sensations locales, opiniâtres, capables de troubler la conscience et d'alarmer la pudeur, leur dévoilent l'origine de l'état étrange et obscur qui les absorbait. L'imagination prend l'essor, et, si elle est comprimée dans le jour, il est rare qu'elle ne se venge dans les rêves, dont les illusions voluptueuses deviennent un des moyens de révélation de la nature, irritée de n'être pas comprise ou obéie. Alors s'engage, entre les sentiments pudiques et l'instinct, une lutte dont il est fait mention dans divers passages des Écritures, et à laquelle faisait certainement allusion saint Augustin, quand il a dit qu'il voyait dans son corps une loi opposée à la loi de son âme. Il ne faut point se déguiser que ces épreuves, à peu près inévitables, déterminent fréquemment une perturbation nerveuse sensible, qu'elles sont fort périlleuses pour les mœurs, ou tout au moins bien pénibles pour celui qui résiste. Cependant, si elle était servie par une volonté assez énergique et persévérante, l'âme sortirait presque toujours triomphante de ce combat, et les lois mêmes de l'organisation ne tarderaient pas à venir à son aide. Le système nerveux, fortement ébranlé aux premières stimulations de l'appareil génital, les ressentirait bientôt moins, parce qu'elles seraient devenues habituelles, et que l'habitude émousse le sentiment; la liqueur prolifique, n'étant pas dépensée, serait sécrétée avec moins d'abondance; une partie serait résorbée au grand profit de l'organisa-

tion; le superflu serait de loin en loin évacué par les rêves, et voilà comment l'équilibre se rétablirait, nonobstant le refus de satisfaction à l'instinct.

Malheureusement, la nature, qui ne s'est point façonnée aux institutions, réclame quelquefois ses droits avec une exigence opiniâtre, et elle punit quiconque ose les lui refuser. Alors, de véritables maladies sont les suites de la continence. Il en est bien peu qui reconnaissent cette cause chez l'homme, cependant il en existe, et l'on cite, parmi les plus remarquables, l'observation rapportée par Buffon, du curé Blanchet luttant contre l'impétuosité des sens avec une force d'âme digne d'un meilleur résultat, et finissant par tomber dans l'aliénation mentale. Le satyriasis, le priapisme, ont aussi été observés chez les hommes continents, et plus souvent encore chez ceux qui ne le sont pas, de même que les attentats à la pudeur que flétrissent nos lois. Les femmes, avons-nous dit, quoiqu'ayant les désirs amoureux moins pressants, sont plus maltraitées par la continence. La chlorose ou pâles couleurs qui ternissent la fraîcheur de quelques vierges, tiennent parfois à cet état. Viennent ensuite plusieurs affections nerveuses, l'hystérie, la nymphomanie, la mélancolie, des aliénations mentales complètes, etc. Mais, que de fois le vide d'affections, des chagrins d'amour, des peines toutes de cœur, la vie sédentaire et contemplative, ont causé des maux qu'on attribuait à la continence, tandis qu'on les observe plus souvent encore dans l'état opposé! Cependant, pour rester dans le vrai, il faut bien reconnaître que, dans quelques occasions, par bonheur peu communes, elle en a causé de réels et de très grands.

Maintenant que nous avons fait la part de l'instinct, faisons celle de l'éducation et du régime qu'il convient de lui opposer quand son réveil est prématuré, son activité excessive, ou que la condition de l'individu qui est en proie à ses sollicitations lui commande la résistance. Avoir contre soi la nature, est certainement une circonstance défavorable dans la lutte qu'il faut s'attendre à soutenir; mais le genre de vie peut amortir directement les penchants naturels, et puis il n'y a pas seulement de la matière dans l'homme. Nous offrirons, moins comme un fait constaté que comme un but à atteindre, cette maxime poétique d'un métaphysicien célèbre :

Le corps est un esclave, il ne doit qu'obéir.

En effet, pour observer la continence, nous plaçons l'éducation avant le régime, et toutes les influences physiques dont nous pouvons disposer; non pas que la direction imprimée au moral suffise pour prévenir ou pour étouffer le vœu de la nature (nous avons émis l'opinion contraire à l'article AMOUR), mais elle peut considérablement pour retarder ses premières manifestations et pour dompter ultérieurement ses exigences. En vain dira-t-on qu'on ne maîtrise pas la nature, qu'on ne résiste pas aux penchants impérieux qu'elle a gravés en nous, nous soutiendrons, et l'expérience ne nous fera pas faute, que de tous les instincts qui ont été donnés à l'homme pour sa conservation ou celle de l'espèce, celui de la génération est spontanément le moins tyrannique. Quelle exagération que de le comparer à la faim, à la soif, aux besoins d'évacuations, etc., qui enchaînent le libre arbitre! Nous ne lui reconnaissons un tel empire que dans des états manifestement maladifs, comme le satyriasis, la nymphomanie, etc. Heureusement ces maladies génito-cérébrales sont de rares accidents de la continence, et s'observent plus souvent encore chez les incontinents. La volonté fortifiée dans le devoir par la morale, le sentiment religieux, et au besoin par le régime, serait presque toujours capable de vaincre les sollicitations de l'instinct génital. Que de fois c'est l'imagination livrée à elle-même, avec complaisance ou volontairement exaltée, et non les sens, qui attise les désirs érotiques! C'est ce que ne voudra pas comprendre celui qui n'a d'autre culte que celui de ses plaisirs et de ses passions, et qui est bien aise de rejeter sur ce qu'il nomme tempérament, les excès qui dépravent ses mœurs et minent son existence. Où donc est, parmi la moderne jeunesse, le point d'appui de la morale et de l'hygiène, contre l'entraînement des plaisirs amoureux prématurés ou excessifs? Est-ce quand le langage roule habituelle-

ment, sans réserve comme sans pudeur, sur l'attrait de l'amour physique; quand les livres, les spectacles, la voie publique, et jusqu'à la vie privée, regorgent de discours et de tableaux obscènes; quand la continence est qualifiée de qualité négative ou entachée de ridicule, au lieu d'être élevée au rang des sublimes vertus; est-ce alors, disons-nous, qu'il faut s'attendre à trouver les mœurs assez pures et la volonté assez forte pour prolonger le sommeil des penchants amoureux, et pour leur résister si leur voix intérieure devient importune et pressante? Il est vraiment singulier d'entendre quelquefois de jeunes vieillards, épuisés par la débauche ou l'intempérance conjugale, qui ont ignoré toute leur vie ce que c'est que la moralité et l'empire sur soi-même, prétendre que la continence est impossible! Et qu'ils nous disent donc si les excès qui ont anticipé leur vieillesse et leur ont préparé tant de misères pour leurs vieux jours, étaient davantage dans la nature, et quels efforts ils ont faits pour mettre une digue au torrent que leur passion avait grossi! Ils ne remarquent pas qu'ils ont confondu l'attrait du plaisir et le despotisme de l'habitude, avec les provocations beaucoup moins exigeantes de l'instinct. Le joueur, l'ivrogne aussi, dont les passions sont tout artificielles, vous diront qu'ils ne peuvent y résister, et ils seraient charmés de la découverte d'un sens interne spécial qui s'offrît en excuse à leur conduite... Oui, nous le répétons, la continence serait le plus souvent possible, si l'âme était fortifiée dans le devoir par les principes et l'exemple. Si l'on doute du pouvoir de l'éducation pour entretenir cette vertu, qu'on compare, sous ce rapport, les femmes et les hommes, chez lesquels, il est vrai, la propension instinctive existe à un degré inégal : ceux-ci sont peu continents, parce que nos mœurs relâchées ne leur imposent point une suffisante réserve. Tel adolescent ne devient vicieux que parce que sa décence, sa pudeur, le font tourner en ridicule par ses camarades. Pour les femmes, c'est tout le contraire : l'incontinence, l'impudeur les dégradent aux yeux de la société, et de la sorte, fortifiées par l'opinion dans les principes moraux ou religieux, jeunes filles ou mariées, elles sont plus continentes que les hommes.

Cependant, n'oublions pas qu'à côté de la sublime philosophie, qui nous prêche l'empire sur nous-mêmes, peut s'élever la tyrannie des instincts, et que, pour affaiblir ceux-ci, il faut quelquefois faire appel à toutes les ressources de l'hygiène. Il ne suffit pas d'éloigner des sens et de la pensée tous les objets qui augmenteraient l'énergie des impulsions instinctives, nous pouvons les amortir elles-mêmes en agissant directement sur le corps. Pour cela, nous recommandons avant tout la gymnastique, et ce n'est pas sans raison que, dans une allégorie spirituelle, Diane a été représentée comme ennemie de l'amour. La vie oisive, contemplative, sédentaire, centuple les efforts qu'il faut faire, quand les désirs sont violemment prononcés. On peut être sûr que, si les provocations ou l'habitude n'y entraient pour rien, celui qui, après des fatigues corporelles journalières, goûte un profond sommeil, songerait rarement à sacrifier à Vénus. Les bains frais et la natation méritent aussi une recommandation particulière; avec cela un régime doux, léger, principalement végétal, exempt, le plus possible, de substances aromatiques et spiritueuses. *Sine Cerere et Baccho friget Venus*, dit un vieux proverbe. Lit moyennement mou, peu chargé de couvertures; écarter des organes sexuels les causes extérieures de frottement et de chaleur. Après les exercices corporels, occupations assidues de l'esprit. Nous n'avons pas besoin de recommander de nouveau l'éloignement des conversations, des tableaux, des lectures, des méditations érotiques. Il est des tempéraments de feu, que toutes ces précautions hygiéniques ne peuvent point calmer; en pareil cas, deviennent nécessaires des émissions sanguines, d'abondantes boissons émulsionnées, mucilagineuses, laxatives, des lavements camphrés d'eau de lin et de nénuphar, etc. Nous laissons à la philanthropie et à la sagesse à décider ce qu'il convient de prescrire quand la continence menace de dégénérer en aliénation mentale ou en quelque autre grave maladie, Dieu nous ayant aussi défendu les pratiques qui compromettent notre existence.

L'abstinence des plaisirs de l'amour est trop souvent remplacée par de coupables manœuvres solitaires, non moins dangereuses que l'incontinence. Nous reviendrons ailleurs sur ce sujet, que M. le docteur Deslandes a traité à la perfection dans une récente publication qui a pour titre : *De l'Onanisme et des autres abus vénériens.*

CONTREXEVILLE, est un assez joli village du département des Vosges, composé de cent cinquante maisons, parmi lesquelles il s'en trouve d'assez convenablement disposées pour rendre le séjour de cet endroit supportable même aux malades les plus délicats. On n'y voit guère néanmoins, jusqu'à présent, pour habitués, que des personnes du pays, des Lorrains surtout.

Les eaux de Contrexeville sont complétement inodores, froides et gazeuses; leur saveur est astringente et ferrée, un peu acidule et comme savonneuse; quoique d'une limpidité parfaite, elles donnent lieu à un sédiment onctueux et ocracé.

Ces eaux contiennent du muriate de soude, des sulfates de chaux et de magnésie, de même qu'une certaine quantité d'acide carbonique, qui retient quelques atomes de fer en dissolution. M. Longchamp y a de plus constaté la présence du bicarbonate de soude que l'on n'y avait pas reconnu avant lui. Une pinte d'eau renferme environ huit grains de sels en totalité.

On attribue aux eaux de Contrexeville plusieurs propriétés, entre autres celles de faire fluer les hémorrhoïdes, de favoriser les menstrues et de guérir de la *chlorose* ou pâles couleurs; mais leur vertu la mieux constatée et la plus réelle, est celle de faire rendre les graviers des reins, ainsi que de petits calculs qui seraient déjà descendus dans la vessie. C'est, du reste, une propriété qu'elles partagent avec la plupart des eaux acidules ou carboniques, principalement avec celles de Vichy, de Saint-Nectaire et de Bussang (*voy.* ces mots), mais qu'elles paraissent posséder à un plus haut degré, si l'on en croit quelques observateurs : cette assertion, que nous n'avons pas été à même de vérifier, n'est pas généralement adoptée, et nous semble, pour cela même, avoir besoin d'être appuyée d'observations authentiques et comparatives. Ces eaux sont aussi utilement employées contre les affections goutteuses, contre les fleurs blanches, et comme collyre dans la lippitude ou inflammation indolente des paupières. Elles ont également semblé propres à guérir les catarrhes chroniques de la vessie, ainsi que certaines gastrites lentes et sans fièvre.

Les eaux de Contrexeville ne se prennent généralement qu'en boisson. Un tort assez grave, c'est que les personnes d'une classe élevée de la société qui en font usage, ne se donnent pas la peine de se rendre sur les lieux ; c'est pourtant là seulement que leur effet peut être complet, puisque le transport rompt l'agrégation naturelle de leurs parties constituantes. Quoi que la chimie ait pu faire jusqu'ici, l'imitation qu'elle a tentée de ces eaux laisse encore beaucoup à désirer.

La saison commence le 15 mai et finit au mois d'octobre.

CONTUSION. On donne ce nom à la meurtrissure des parties, par suite de l'action d'un corps à surface plus ou moins large, tels que des bâtons, une pierre, un boulet, etc. Dans la contusion, la peau n'a pas été déchirée, mais il y a presque toujours rupture des petits vaisseaux placés au-dessous d'elle. Le sang qu'ils fournissent se répand dans les parties environnantes, et donne lieu à une tache d'un noir violet. Celle-ci est plus ou moins étendue, suivant la force de la contusion. Du reste, la texture de la peau y est pour beaucoup : il est des personnes dont la peau est tellement délicate, qu'on peut à peine les toucher sans produire de contusions. Quand les parties sur lesquelles les corps contondants ont agi sont d'une texture serrée, le sang, au lieu de s'infiltrer dans les parties environnantes, s'accumule en un foyer, et forme des bosses sanguines, comme cela a lieu au cuir chevelu, aux parties génitales chez les femmes, etc. Lorsque la contusion est très forte, elle peut s'accompagner de destruction de toutes les parties situées au-dessous de la peau, muscles, artères, veines, nerfs et viscères.

En voici un exemple fort remarquable. Un soldat français est blessé en 1814 sous les murs de Paris ; on l'apporte à l'ambulance : il ne présente aucun indice de violence sur le corps : il allait devenir la risée de ses camarades, lorsque Dupuytren, en examinant la région des reins, y trouve une large contusion. Le malade succombe en peu d'heures ; on trouve tous les vaisseaux détruits, les os de la colonne épinière brisés, et le ventre ainsi que la poitrine remplis de sang noirâtre. La peau seule avait résisté à l'action du boulet.

Rien de plus commun que de voir les contusions très fortes s'accompagner de ruptures des viscères contenus dans les cavités de la poitrine ou du ventre. Ainsi, le passage d'une roue de voiture sur le ventre ne s'accompagne souvent que de contusion, puis l'on voit survenir bientôt des symptômes alarmants, et le malade périt rapidement. On trouve à l'ouverture du corps une déchirure de l'estomac, des intestins, du foie, de la vessie, ou des gros vaisseaux. Les ruptures du cœur sont surtout fréquentes. Une force beaucoup moins grande peut causer de semblables déchirures. Un Anglais, après avoir fait une longue station à table, se prend de querelle avec un individu qui lui donne un coup de pied au bas-ventre : il y eut rupture de la vessie. Une femme qui n'avait pas uriné depuis vingt heures fut maltraitée, foulée aux pieds par un charretier : elle eut la vessie rompue. Un homme ivre tombe du deuxième étage ; il meurt sur le coup : il y avait contusion du ventre : l'estomac était déchiré en plusieurs endroits.

Mais lorsque la contusion est médiocre, qu'elle atteint des parties moins nécessaires à la vie, on voit l'accident se terminer heureusement. La douleur et la tension qui ont succédé au coup diminuent bientôt. On voit la coloration noire s'étendre assez loin, puis elle devient rouge plus clair, puis un peu plus tard jaune cuivré, qui passe successivement par plusieurs nuances plus claires, et finit par disparaître. Le phénomène de l'extension de la coloration violette à une grande étendue, qui effraie beaucoup quelques malades, est un signe au contraire de la plus prompte disparition du mal. Cela provient de ce que le sang épanché s'étale sur une plus grande surface, et, par conséquent, sa résorption en devient d'autant plus prompte et plus facile. Lorsque le sang ne peut pas ainsi s'étaler, et qu'il reste réuni en un foyer, sa disparition est beaucoup plus lente et quelquefois impossible. C'est en produisant cette dissémination, que le procédé vulgaire de comprimer les bosses avec un corps dur, une pièce de monnaie, par exemple, est souvent avantageux. Enfin, il peut arriver que les parties aient été détruites par la cause contondante, et que la vie ne puisse y être rappelée : alors la gangrène s'y développe, et la partie morte est éliminée au bout d'un temps plus ou moins long.

Le traitement de la contusion consiste dans l'emploi des médicaments dits résolutifs et répercussifs : on doit les employer dès les premiers moments, car ils agissent à la fois en empêchant une plus grande quantité de sang de s'épancher, et en facilitant la résorption de celui qui existe déjà. Ces applications sont celles d'eau de Goulard, que l'on fait en ajoutant à de l'eau froide un peu d'extrait de saturne, qui la blanchit, et un peu d'eau-de-vie, ou bien une simple dissolution de sel de cuisine dans de l'eau froide, ou même de l'eau vinaigrée. On continue ces moyens jusqu'à la guérison, si la contusion est légère. Mais si, vers le deuxième ou troisième jour, il se développe de la douleur, du gonflement, de la rougeur, il faut abandonner ces moyens, et recourir aux cataplasmes émollients et même aux applications de sangsues : mais, dès que l'irritation a cédé, on revient à l'eau de Goulard. Quelquefois ce n'est qu'au bout d'un temps très long que la partie revient à son état naturel.

Lorsque le sang forme un véritable dépôt sanguin, il peut arriver qu'il ne puisse pas être résorbé, et qu'il faille ouvrir la tumeur pour lui donner issue. Mais il ne faut pas trop se hâter de prendre ce parti : ce n'est que lorsqu'il devient évident que la nature est impuissante pour le faire disparaître, qu'on doit agir. Si la tumeur est molle et volumineuse, il suffira d'y faire une petite ponction, parce que le sang y est liquide et qu'il s'écoulera facilement ; si, au contraire, elle est dure, il est à croire que le sang y est coagulé et assez dense ; il faut alors faire sur la tumeur une incision assez grande, qui puisse donner passage aux caillots. Lorsqu'on est présent au moment où la contusion vient d'avoir lieu, soit qu'elle résulte d'un coup, d'une chute ou de toute autre cause, on fera bien de chercher à disséminer le sang au moyen de la pression opérée par une pièce de monnaie enveloppée d'un linge. Cependant il faut avoir soin de ne pas agir avec trop de force ; car alors, outre la douleur assez vive qui serait le résultat de cette manœuvre, on pourrait augmenter le mal au lieu de le diminuer : nous avons vu deux cas où des pressions faites sans ménagements avaient entraîné la gangrène des parties.

Il arrive quelquefois que les bosses s'enflamment, et que, malgré les applications émollientes et les sangsues, elles finissent par s'abcéder : on les traite alors comme des abcès ordinaires. (*Voy.* Bosse.)

Pour les contusions avec déchirure de la peau, on leur donne le nom de plaies contuses : nous renvoyons ce que nous avons à en dire au mot Plaie.

CONVALESCENCE. Entre la maladie, qui a terminé son cours, et la santé, qui n'est encore qu'en perspective, se distingue un état transitoire, qu'on nomme convalescence. Celle-ci commence au moment où les symptômes de la maladie se sont dissipés, laissant le corps dans un état de débilité, de dépérissement proportionnés à la durée et au degré de gravité qu'elle a offert. Les maladies aiguës, franchement inflammatoires, qui parcourent leurs périodes en sept ou quatorze jours, ont communément une convalescence prompte, surtout quand on n'a pas abusé des évacuations sanguines durant leur cours. Après les fièvres graves, au contraire, le corps témoigne plus ou moins longtemps des fatigues qu'il a essuyées, des dangers qu'il a courus, et les soins les plus attentifs sont encore nécessaires. La cessation des maladies chroniques n'est pas toujours facile à préciser ; c'est par de lents et d'insensibles progrès qu'arrive la convalescence. Quoi qu'il en soit, tout malade doit être déclaré convalescent du moment où ses fonctions n'offrent plus de trouble, mais seulement de la langueur, de la débilité.

Nous avons déjà dit que les difficultés, les appréhensions qui se lient à la convalescence, reconnaissaient deux mesures principales, la durée et la gravité de la maladie. Cependant nous ne pouvons pas détailler ici les préceptes qui se rapportent aux suites immédiates, ni de chaque espèce, ni de chaque genre de maladie, et, dans les généralités que nous présenterons, il faut que le discernement supplée aux particularités qui nous sont interdites.

Dans la situation mal assurée, quoique pleine d'espérance, où s'offre le convalescent, deux sortes de dangers le menacent : il est plus disposé à retomber dans la même maladie (hormis celles qu'on n'a qu'une fois dans la vie); il est plus accessible aux autres. Il suffit de le considérer avec attention pour se convaincre que des ménagements plus ou moins minutieux et prolongés sont encore nécessaires, quoique la maladie ait cessé. Entre le début d'une convalescence sérieuse, et la santé telle qu'elle était, telle qu'elle doit redevenir, quelle différence. L'amaigrissement, la pâleur, la faiblesse musculaire, la débilité de l'intelligence, l'affaiblissement des organes digestifs, etc., tout annonce que le corps a besoin d'être régénéré, après la lutte qui avait compromis son existence. La règle la plus essentielle, dans le traitement de la convalescence, c'est de procéder graduellement, en observant avec attention de quelle manière chaque chose est tolérée. La nutrition étant la base fondamentale de la restauration du corps, c'est sur elle d'abord que se concentrera la sollicitude. C'est un bon signe que l'appétit, mais il faut bien prendre garde qu'il n'excède pas les forces digestives; il ne faut le satisfaire qu'avec réserve, et jamais jusqu'à la satiété. Dans tous les cas, il est important de fractionner la nourriture, d'en prendre peu et souvent. L'ordre de succession des aliments, d'après leurs qualités alibiles et digestives, est un autre point bien essentiel. On commence par du bouillon ou du lait coupé, des laits de poule, de légers potages aux fécules de pomme de terre, de salep, etc., des gelées végétales ou animales, des fruits cuits ou bien mûrs,

des légumes de saison, des œufs frais et liquides; on passe successivement à une alimentation plus solide, plus restaurante; après les consommés, les poissons à écailles, les viandes rôties d'animaux jeunes et puis adultes, les sauces, les épices ne conviennent que plus tard. L'eau rougie, et un peu de vin pur, dans les repas, sont ordinairement convenables; il faut également graduer l'exercice musculaire et intellectuel, ranimer les mouvements et l'esprit, sans fatigue; ensuite que l'air soit sec et tempéré, les vêtements suffisants, la lumière douce ou vive, suivant la convenance du convalescent; et ce n'est pas pour cela seulement qu'il est bon de consulter ses désirs ou ses répugnances.

La convalescence est plus prompte chez les sujets jeunes et robustes, dans le printemps et l'été, et au milieu de circonstances hygiéniques favorables. Toutes les fonctions peuvent ne pas se rétablir avec la même promptitude. Communément celles qui ont été le plus dérangées, sont les dernières à rentrer et à se fortifier dans l'ordre. Cette remarque doit servir de base à quelques utiles considérations. Ainsi, par exemple, suivant que l'affection résidait principalement dans l'appareil digestif, ou respiratoire, ou nerveux, ou musculaire, etc., on sera plus circonspect dans l'usage des aliments, des impressions morales, des mouvements, etc.

Laissant au bon sens les applications particulières, nous bornons à ces préceptes généraux l'hygiène des convalescents, qui est d'une haute importance. Nous n'osons conseiller ni l'ancienne pratique d'un purgatif, ni les boissons amères, souvent efficaces, etc. Ces prescriptions seraient peu prudentes, si elles n'étaient ordonnées par un médecin, pour chaque cas spécial.

CONVULSIONS. Un malade est atteint de convulsions quand il est pris de mouvements violents, involontaires, peu durables, avec alternatives de contractions et de relâchement; tous ces symptômes, accompagnés de perte de connaissance et d'*écume à la bouche*, constituent l'accès d'*épilepsie ou mal caduc*, (*Voy.* ce mot.) Les convulsions se mentrent comme symptômes secondaires dans beaucoup d'affections nerveuses, dans l'*hystérie*, la syncope, certaines monomanies religieuses (les convulsionnaires de Saint-Médard, par exemple), après des hémorrhagies violentes, etc., et elles rentrent alors dans l'histoire de ces mêmes affections ; mais elles forment aussi les caractères essentiels d'une maladie aiguë connue sous le nom de *convulsions des enfants*, et d'un accident grave chez les femmes en couches, qui, vu leur importance, méritent d'être étudiés à part.

1° *Convulsions des enfants.* Elles peuvent survenir accidentellement dans le cours de diverses affections, ou constituer une maladie essentielle, malheureusement assez commune, connue le plus généralement aujourd'hui sous le nom de *fièvre cérébrale.*

L'âge où les convulsions se montrent de préférence s'étend de six mois à trois ou quatre ans ; mais elles peuvent survenir, par exception, avant et après cette époque.

Certains enfants y sont plus sujets que d'autres, sans qu'on puisse toujours se rendre compte de cette fatale prédisposition, qui se rencontre dans quelques familles.

Chez quelques-uns des sujets prédisposés à l'affection qui nous occupe, on observe une physionomie et des caractères particuliers signalés par les auteurs ; ainsi, leur cerveau est très développé et leur intelligence précoce ; ils sont fort excitables, souvent irascibles, volontaires et jaloux ; pour la cause la plus légère, ils rougissent et pâlissent tour à tour ; leur sommeil est interrompu, court, léger ; ils ont des rêves effrayants, des grincements de dents ; souvent ils s'éveillent en sursaut et poussent des cris perçants. On les reconnaît encore à leur grande mobilité, à leur regard qui offre quelque chose de particulier, à leurs yeux un peu hagards et qui ne peuvent se fixer ; ils éprouvent de fréquents tressaillements, leur peau est fine et blanche, leurs membres peu développés, etc. : avec cette prédisposition, une cause légère suffit pour amener des convulsions : une frayeur, un accès de colère, la jalousie qui n'est pas rare chez les enfants,

la vue d'une autre personne atteinte de convulsions, et, en général, tout spectacle produisant une émotion vive. On a vu même un simple chatouillement, une douleur aiguë, l'approche d'un orage, le froid, ou, au contraire, l'air chaud d'une église ou d'une salle de spectacle produire le même effet. Mais la cause, sans contredit, la plus fréquente du développement de cette affection, réside dans le travail de la première et même quelquefois de la seconde dentition.

La présence de vers dans les intestins, certains dérangements digestifs, la rétention du *méconium* chez le nouveauné, le sevrage prématuré, une constipation durant depuis plusieurs jours, l'action d'un purgatif, des vents ; le lait d'une nourrice qui abuserait du vin, des plaisirs de l'amour, qui aurait éprouvé une émotion vive, etc., enfin, une indigestion : telle est encore une seconde source assez commune de la maladie qui nous occupe, soit qu'il ne s'agisse que de convulsions accidentelles et passagères, soit, ce qui est bien autrement sérieux, que les circonstances que nous venons d'indiquer deviennent l'occasion du développement de la *fièvre cérébrale* proprement dite.

Qu'on ne s'effraie pas trop toutefois et qu'on réfléchisse que les convulsions *accidentelles* sont les plus communes, qu'elles sont généralement peu dangereuses, et qu'on les voit assez souvent accompagner ou précéder plusieurs des maladies propres à l'enfance ; ainsi, on les observe dans de simples accès de fièvres, au début de la petite-vérole, de la rougeole, etc.

Tantôt les causes ci-dessus mentionnées donnent lieu brusquement aux accès convulsifs, tantôt le mal est précédé de quelques signes précurseurs ; le sommeil est troublé, le caractère devient plus irritable, les yeux sont plus vifs, plus brillants ; enfin la maladie éclate : tout à coup la figure exprime la douleur et l'effroi, les yeux sont ouverts, louches, renversés et agités de secousses rapides ; les traits de la face se tendent et se détendent par saccades ; les membres sont également secoués, raidis, et alternativement étendus et fléchis avec rapidité ; le visage est, en général, rouge, quelquefois pâle; la bouche est souvent déviée à droite ou à gauche; les lèvres sont bleuâtres, les veines du cou se gonflent; on sent le cœur battre tumultueusement; la respiration s'accompagne de râle; il peut y avoir des hoquets, des vomissements, et émission involontaire de l'urine et des matières fécales; le plus ordinairement, néanmoins, les convulsions ne sont pas générales, elles peuvent ne se montrer que d'un côté du corps, et se borner même à la face et aux membres supérieurs. Dans tous les cas, il y a généralement perte de connaissance. Chez les enfants nouveau-nés, les symptômes peuvent être encore moins marqués; il se manifeste un peu de raideur dans les membres, la face pâlit, les lèvres bleuissent, la respiration s'accélère, les yeux sont fixes, et après quelques secondes tout disparaît, l'enfant pousse un cri et revient à lui.

Chez les enfants plus âgés, la durée des attaques varie beaucoup; tantôt les convulsions cessent au bout de quelques minutes, tantôt il s'écoule des heures entières avant qu'elles disparaissent graduellement ou tout à coup; d'autres fois les accès sont de courte durée, mais se succèdent rapidement; revenu à lui, l'enfant est accablé de fatigue, et se livre ordinairement au sommeil. Il n'est pas rare aussi de voir la mort survenir au milieu d'une attaque de convulsions, et par suite de sa violence, surtout lorsqu'il y a en même temps de la fièvre.

Toutes choses égales d'ailleurs, les convulsions sont d'autant moins dangereuses que l'enfant est plus jeune. Le danger est aussi moindre lorsque le mal reconnaît une cause accidentelle, passagère, et qu'on peut écarter; lorsqu'il est dû à la présence de vers, au travail de la dentition. Au contraire, on doit craindre davantage, lorsque les convulsions tiennent à une disposition héréditaire, à la frayeur, à une mauvaise nourriture, à un mauvais lait, à l'onanisme; lorsqu'elles surviennent, non pas au début, mais pendant l'éruption de la petite-vérole et de la rougeole; lorsqu'elles sont violentes, rapprochées, et qu'elles s'accompagnent de l'affaiblissement d'un ou de plusieurs des sens, d'un état de somnolence continuel, etc.

Il n'est pas toujours facile, même pour un homme de l'art, de distinguer de suite les convulsions *accidentelles* et bénignes de celles qui se lient à une véritable *fièvre cérébrale*. Le jugement à porter est cependant bien différent dans les deux cas. On peut dire toutefois, d'une manière générale, que la fièvre cérébrale survient surtout de dix-huit mois à trois ou quatre ans; qu'elle a une marche graduelle et régulière; qu'elle débute ordinairement par du mal de tête, de l'assoupissement, des nausées et des vomissements, auxquels se joint un état fébrile bien prononcé; les mouvements convulsifs ne se montrent quelquefois que le second ou même le troisième jour de la maladie; l'état d'agitation alterne avec un état d'accablement et d'assoupissement, etc.

Il est à peine nécessaire, d'ailleurs, de faire remarquer que, dans des cas aussi difficiles et aussi graves, on ne saurait trop tôt avoir recours à l'intervention de l'homme de l'art.

Les convulsions, tenant, comme nous venons de le voir, à une foule de causes différentes, exigent un traitement varié suivant chacune d'elles. Le médecin seul peut les apprécier, et l'on ne saurait assez flétrir l'imprudence des charlatans, aussi ignares qu'effrontés, qui vendent des poudres ou autres recettes contre les convulsions, comme si le même remède pouvait convenir dans tous les cas.

La première chose à faire est de déshabiller l'enfant, s'il est vêtu. Cette précaution est nécessaire, puisqu'on a vu des convulsions occasionnées par la piqûre d'une épingle et par les langes trop serrés. Il faudrait ensuite remonter aux causes, s'informer si l'enfant n'avait pas la fièvre depuis quelques jours, etc. Mais nous avons déjà dit que cette recherche épineuse demandait impérieusement toutes les lumières de l'homme de l'art.

Quand on sera éloigné des secours du médecin, on ne courra toujours aucun risque, si l'enfant est déjà un peu résistant, d'appliquer, en attendant, une sangsue au cou et des cataplasmes légèrement moutardés aux pieds; de lui plonger les jambes dans l'eau chaude, en même temps qu'on lui lavera le front et le visage avec de l'eau fraîche, de lui administrer des lavements, de le mettre quelque temps dans un bain tiède. Pour seul médicament, on lui donnera à boire de l'eau sucrée avec un peu d'eau de fleurs d'oranger. S'il ne s'agit que de convulsions bénignes et passagères, ce traitement n'aura pu être nuisible, et il aura été très utile s'il s'agit de ces convulsions fébriles, graves, connues sous le nom de *fièvre cérébrale*.

Malheureusement, cette dernière maladie devient trop souvent funeste, malgré le traitement le mieux dirigé !

Quant à l'absurdité des *préservatifs* vantés par les commères, et des *spécifiques* offerts par les charlatans, nous n'en dirons rien ici, satisfaits d'avoir indiqué aux gens sages la seule conduite qui puisse leur inspirer quelque sécurité.

2° Convulsions des femmes en couches. (*Éclampsie.*) Elles apparaissent durant la grossesse, pendant le travail de l'accouchement et après la délivrance. Deux états opposés peuvent les produire : l'état de réplétion sanguine (pléthore) d'une part; de l'autre, au contraire, l'état nerveux, la faiblesse, une hémorrhagie, etc. Les causes *prédisposantes*, indiquées dans la thèse de M. Baudelocque neveu, sont : l'habitation des villes, des vêtements étroits, une nourriture trop succulente, l'usage des spiritueux, la constipation, la rétention des urines, les plaisirs de l'amour, la suppression d'un écoulement habituel, le sommeil trop prolongé, le défaut d'exercice, la fréquentation des bals, des spectacles, la colère, la jalousie, la contrariété, les chagrins, quelquefois une constitution épidémique. Après la délivrance, l'éclampsie est presque toujours due à une perte considérable de sang. Pendant l'accouchement, elle dépend surtout de la longueur et de la difficulté du travail; durant la grossesse, elle ne se montre guère que pendant les derniers mois. L'invasion peut survenir brusquement à la suite d'un excès de joie, de tristesse ou de colère. Une odeur désagréable, la vue d'une araignée, l'abus du vin ont été aussi, dans quelques circonstances, causes *déterminantes*. D'autres fois l'attaque est précédée de symptômes précurseurs.

Il existe de violents maux de tête, des vertiges, les yeux sont un peu égarés; ils sont rouges, brillants, le visage est animé. On peut voir de temps en temps, sur les lèvres, quelques légers mouvements convulsifs; enfin, on observe quelquefois une perversion particulière des goûts et des penchants. Lorsque l'accès éclate, la malade perd connaissance, toutes les parties de son corps ou un côté seulement, se contractent et s'allongent alternativement par un mouvement rapide et saccadé; les traits de la face sont surtout agités; ils exécutent les plus hideuses grimaces; les yeux roulent dans leurs orbites; ils deviennent louches, et quelquefois le strabisme persiste longtemps après la cessation des accidents. Pendant tout le temps que durent les convulsions, la face est livide et gonflée, la respiration devient bruyante, le pouls bat, en général, avec force. Après un temps variable, ces symptômes cessent, et la malade revient à elle. Quelquefois elle reste paralysée d'un côté du corps, ou bien elle se réveille maniaque ou en démence. Ces suites funestes sont heureusement rares. La mort peut survenir aussi au milieu d'un accès de convulsion; et les malades succombent, soit à une attaque d'apoplexie, soit à une véritable asphyxie. Une chose remarquable, c'est que l'éclampsie n'arrête nullement le travail de l'accouchement, qui peut se terminer ainsi à l'insu de la femme. On en a vu qui, sortant de leur accès, ne voulaient pas se croire accouchées.

L'éclampsie des femmes en couches se compose d'un accès, ou quelquefois d'une série d'accès, venant à peu de jours ou peu d'instants d'intervalle. C'est en général une maladie grave, parfois mortelle pour la femme en couche; elle l'est presque toujours pour l'enfant, qui succombe, soit en venant au monde, soit peu de jours après sa naissance. Lorsqu'une femme en mal d'enfant est prise de convulsions, on doit, en attendant l'arrivée du médecin, enlever les ligatures, jarretières, etc., qui pourraient gêner la circulation du sang, faire entrer de l'air frais dans l'appartement, en évitant toutefois de trop refroidir la malade, veiller à ce qu'elle ne puisse se blesser; il faut pour cela la maintenir, doucement et sans violence, sur son lit. Le reste regarde l'accoucheur, qui peut seul savoir ce qu'il a à faire en pareil cas.

Les convulsions qui surviennent pendant le cours de la grossesse, tenant très souvent à un état de réplétion sanguine, seront combattues par des saignées. On a vu pourtant celles-ci exaspérer le mal, qui cédait à l'usage des antispasmodiques, des bains, des lavements et de légers purgatifs. Les personnes qui entourent une femme enceinte en proie aux convulsions, doivent prendre les précautions indiquées plus haut : la desserrer, la transporter dans un lieu frais, veiller à ce qu'elle ne se blesse pas. Si l'accès se prolongeait, et que le médecin ne vînt pas, elles pourraient lui appliquer des sinapismes aux mollets et à la plante du pied. L'inspiration de l'éther calme parfois les mouvements convulsifs, d'autres fois les exaspère. Mais cet accident est ordinairement moins grave pendant la durée de la grossesse (surtout chez les personnes nerveuses), que lorsqu'il survient pendant le travail même de l'enfantement. (*Voy.* les mots COUCHES, ÉPILEPSIE, HYSTÉRIE, NERVEUSES (Maladies.)

COPAHU. (*Voy.* BAUME.)

COQUELICOT. (*Papaver rhœas.*) Plante de la famille des Papavéracées. Elle est on ne peut plus commune dans les blés de toute la France, et ses fleurs sont employées comme pectorales; on les emploie seules ou combinées avec la violette, la mauve, la guimauve, etc. Comme c'est d'une espèce de pavot, le papaver oriental, que l'on retire l'opium, quelques auteurs avaient pensé que les fleurs de coquelicot devaient posséder des propriétés légèrement calmantes, et être employées de préférence dans les rhumes opiniâtres, où la toux cède souvent au sirop diacode, au laudanum et à d'autres préparations opiacées; mais de tous les chimistes qui ont analysé les fleurs de pavot, M. Briffard est le seul qui y ait découvert un des principes constituants de l'opium, la morphine. Nous devons donc, dans l'état actuel de la science, considérer les fleurs de pavot comme simplement pectorales. Suivant M. Loiseleur Deslongchamps, on peut retirer des capsules de ce pavot une espèce de suc blanc qu'elles contiennent, et qui, à la rigueur, pourrait remplacer l'opium en étant administré à dose double, à cause de son peu d'efficacité.

COQUELUCHE. Que se passe-t-il donc dans la constitution physique des peuples ou dans les éléments qui entourent l'homme, pour voir paraître de loin en loin des maladies inconnues jusqu'alors, et qui se perpétuent au sein des générations suivantes? Telle est la coqueluche, affection si commune et si connue, et dont les premières descriptions en France datent du commencement du quinzième siècle. Il ne paraît pas que, à l'exemple de la variole, de la syphilis, etc., la contagion en ait disséminé les premiers germes dans notre patrie; car le berceau ou foyer primitif de la coqueluche n'a pas été, que nous sachions, encore assigné par personne. Quoi qu'il en soit, depuis quatre cents ans qu'elle a fixé l'attention, elle est restée dans le domaine de l'observation la plus vulgaire, régnant le plus souvent sous forme d'indisposition, revêtant d'autres fois la gravité d'épidémies étendues et meurtrières.

La coqueluche, à son début, ne diffère pas sensiblement d'un simple rhume. La toux, plus rare et plus quinteuse, sans fièvre, le gonflement et le larmoiement des yeux sont des caractères peu saillants pour la distinguer. Elle peut conserver ces apparences équivoques pendant quinze jours et au-delà, après quoi elle se dessine de la manière la plus nette : la toux s'éloigne pour revenir par accès violents; elle est quinteuse, saccadée, convulsive, composée d'une suite rapide et non interrompue d'expirations, après lesquelles le malade n'inspire l'air dont il est impatient, qu'avec une gêne, un sifflement, un bruit particulier, produits par le spasme de la glotte, et caractéristique de la coqueluche. Lorsque ces quintes de toux sont violentes et longues, elles sont accompagnées des angoisses et des signes apparents de la suffocation, de la strangulation. Les malades s'agitent et se débattent avec frayeur et anxiété, pour reprendre l'air qui leur manque, et qui ne pénètre momentanément dans leurs poumons qu'avec la plus grande difficulté. En même temps, les symptômes d'une congestion cérébrale, le cou se gonfle, le visage se tuméfie et se colore de rouge ou de violet, les yeux sont saillants, injectés et mouillés de larmes, parfois le sang jaillit par le nez. La toux est suivie d'une expectoration ou d'un vomissement simultané de matières glaireuses, filantes, limpides, et bientôt le calme renaît. Rarement la durée des accès dépasse quelques minutes, et, dans l'intervalle qui les sépare, rien ne semble troubler la santé. Ces paroxysmes, dont le nombre quotidien est très variable, sont multipliés par le mauvais choix et l'excès d'aliments, les impressions de l'humide et du froid, la gymnastique précipitée, les émotions, les vapeurs irritantes. Ils sont ordinairement précédés d'un malaise, d'un chatouillement au gosier, qui permettent aux enfants de courir auprès des personnes qui puissent les secourir; ils aiment généralement qu'on leur soutienne la tête, pour aider l'expectoration ou le vomissement. Communément, cette deuxième période de la coqueluche dure de quinze jours à un mois, mais elle peut se prolonger davantage. La troisième période est marquée par le retour de plus en plus manifeste vers l'état catarrhal qui avait précédé la toux convulsive. Les quintes ne sont plus suffocantes, et ne déterminent pas de vomissement; l'expectoration devient plus aisée, et la matière plus consistante. Du reste, cette troisième période, qui n'est point aussi pénible que la précédente, peut durer quelques semaines et des mois.

Malgré la prédominance de l'état catarrhal à la première et à la troisième période, la coqueluche, qui est une maladie de l'enfance, est essentiellement caractérisée par une toux convulsive, reprenant par accès, sans fièvre et sans douleur dans les intervalles. Elle diffère du rhume par les accidents convulsifs, et du croup, par son intermittence et l'absence de fièvre. On observe quelquefois sur les adultes une toux spasmodique qui a avec la coqueluche de plus sensibles rapports; néanmoins, elle en diffère par l'éloignement plus grand des accès, une suffocation moindre, et le défaut d'expectoration ou vomissement.

Le pronostic de la coqueluche n'est généralement pas inquiétant, et la durée de la maladie en est ordinairement la circonstance la plus pénible. Toutefois, chez les enfants très jeunes et trop délicats, nerveux, disposés aux convulsions, ou dont la poitrine est faible, la coqueluche est digne de sollicitude. Dans quelques cas, heureusement rares, on a vu des efforts de toux déterminer des crachements de sang sérieux, l'apoplexie, l'asphyxie, des hernies. Un accident très commun et très nuisible, durant la deuxième et la plus redoutable période du mal, ce sont les vomissements, qui, rejetant les substances alimentaires, peuvent amener un amaigrissement considérable et l'épuisement. Les hémorrhagies nasales, à moins qu'elles ne soient excessives, n'ont pas la même gravité. Chez les enfants robustes, elles remédient très à propos aux congestions cérébrales que déterminent les quintes de toux. C'est réellement une chose bien digne d'attention, que l'innocuité d'accès d'une physionomie parfois aussi alarmante que ceux de cette maladie, et on conçoit que les parents s'habituent difficilement à la vue d'un pareil tableau. Ne craignons pas de leur répéter, pour calmer des inquiétudes bien légitimes, qu'il est à peu près inouï qu'une quinte de coqueluche, même accompagnée de la suffocation, poussée jusqu'à la perte momentanée de connaissance, chez les enfants de l'âge le plus tendre, qu'une quinte de coqueluche, dis-je, ait jamais été mortelle. Lorsque, après la cessation des accidents convulsifs, la coqueluche traîne trop longtemps, sous forme d'un rhume opiniâtre, elle demande à être surveillée attentivement, surtout si la poitrine est délicate, et s'il y a des maladies héréditaires de ce côté.

Quelle est la cause de la coqueluche? Nous avons dit en commençant qu'elle n'était pas connue. On est même très imparfaitement fixé sur les circonstances accidentelles, atmosphériques ou autres, qui favorisent son développement. Cependant, elle est plus commune par les temps humides et froids, et aux époques où l'air subit les plus nombreuses et les plus notables variations. La contagion de la coqueluche est admise de nos jours par quelques médecins très compétents et fort judicieux; beaucoup d'autres la rejettent. Dans le doute, le parti le plus sûr serait l'isolement, mais cette mesure est impraticable le plus souvent, à cause de la durée du mal, et de l'état à peine valétudinaire des malades. D'ailleurs, il est fort difficile d'éviter la coqueluche, et on ne l'a guère qu'une fois en la vie. Le siége de cette maladie n'est pas tout à fait aussi obscur que son origine première. On s'accorde généralement à considérer la coqueluche comme une affection nerveuse, spasmodique, convulsive, compliquée de rhume, de vomissements sympathiques, et d'autres phénomènes morbides accidentels.

Nous devons signaler ici dans l'hygiène les bases principales du traitement de la coqueluche ; nous ne pouvons supposer que dans le médecin les notions préalables nécessaires pour saisir l'indication des médicaments. L'enfant atteint de coqueluche sera vêtu chaudement et sèchement. On ne lui interdira pas l'exercice, mais seulement la course, le saut, tous les mouvements fatigants ou brusques. Il n'est point nécessaire de modifier considérablement son régime, il suffira d'en bannir les épices, et de ne pas laisser prendre trop d'aliments à la fois. Lorsque le vomissement suit les quintes de toux, il est très important de remarquer si celles-ci affectent des périodes régulières, auquel cas on servirait des vivres par petites doses répétées, immédiatement après que les paroxysmes seraient calmés. On a soin de tenir le ventre libre, à l'aide de simples lavements; on fait prendre quelques bains de pieds, si le sang se porte trop impétueusement à la tête; de même on modère, s'il ne faut les suspendre, les travaux d'esprit, quand ils sont commencés.

Si quelque tisane est nécessaire, on choisira, dans la première période, des boissons mucilagineuses, gommeuses. Du moment que la toux devient convulsive, on ajoute un peu d'eau de fleur d'oranger ou de sirop balsamique. Vers la fin, une infusion légère d'hyssope ou de lierre terrestre gommée, miellée. L'ipécacuanha parmi les vomitifs expectorants; la belladone, le camphre, asso-

cié à l'opium dans la classe des narcotiques; le quinquina, pour éloigner les accès convulsifs; quelques sangsues derrière les oreilles, contre les congestions cérébrales, etc., etc., ont, suivant l'à-propos, rendu des services incontestables. Il n'appartient qu'aux médecins d'en régler l'emploi.

On a surtout fait un grand usage, à toutes les époques et dans toutes les périodes de la coqueluche, des *vomitifs*. L'émétique ou l'ipécacuanha, combinés avec un peu d'opium ou de belladone, forment la base de presque toutes les recettes préconisées contre cette maladie, et, en particulier, des sirops de *Desessart*, de *Deharambure*, de *Boullay*, etc. C'est un grand abus que de mettre ainsi d'une manière banale, à la disposition des gens du monde, des remèdes qui, donnés à petites doses, deviennent insignifiants, tandis que, donnés à fortes doses, ils peuvent devenir nuisibles. On ne saurait trop blâmer les pharmaciens qui se livrent à ce honteux trafic. Il n'y a que le médecin qui puisse, dans la coqueluche, comme dans toutes les autres maladies, saisir les indications et les remplir convenablement. Souvent il est aussi utile en empêchant l'emploi des recettes chéries des commères, qu'en ordonnant lui-même les médicaments qui lui paraissent indiqués. Le temps est, dans beaucoup de cas, le meilleur remède de la coqueluche; la plupart des enfants se trouvent bien, lorsque la saison le permet, de quitter la ville pour la campagne, à la fin de la maladie. Le changement d'air opère ainsi quelquefois à lui seul une guérison que l'on demandait vainement aux remèdes.

Il est toujours prudent d'éloigner les enfants sains de ceux atteints de coqueluche, car il paraît bien prouvé que la maladie peut se communiquer des uns aux autres. Les grandes personnes elles-mêmes ne sont pas toujours à l'abri de la contagion, surtout quand elles donnent des soins intimes au malade, et restent longtemps enfermées dans la chambre qu'il habite. Plus d'une fois, nous avons vu la mère, le père, ou d'autres parents, contracter la coqueluche en habitant avec les enfants atteints de cette maladie. On doit, en pareil cas, se livrer chaque jour à un exercice extérieur, et éviter les rapprochements intimes et trop continus avec le malade, s'il est d'âge à ce qu'on puisse se dispenser de s'y livrer.

COQUILLAGES. Sur les côtes de France et dans les villes intérieures que le voisinage d'un fleuve met en communication directe avec la mer, on désigne, par le nom commun de *coquillages*, tous les animaux qu'une enveloppe testacée ou crustacée recouvre. Ainsi les *moules*, les *huîtres*, sont des *coquillages ;* l'*oursin comestible* est un *coquillage ;* il n'est pas même jusqu'aux langoustes et aux crabes, qui ne soient appelés *coquillages*.

Cependant, l'organisation que ces animaux possèdent, et le degré relatif qu'ils occupent dans l'échelle zoologique, sont bien différents : les langoustes et les crabes sont des animaux articulés, les moules et les huîtres sont des mollusques, et l'oursin comestible est un zoophyte.

Il est donc rationnel et convenable de renvoyer nos lecteurs à chacun des articles qui renferment l'histoire particulière des animaux testacés ou crustacés, réunis par les zoologistes dans une seule et même classe. (*Voy.* les mots CRUSTACÉS, MOLLUSQUES et ZOOPHYTES.)

CORDONNIERS. Les ouvriers de cette profession sont exposés à plusieurs causes malfaisantes pour leur santé. Ce sont surtout la position qu'ils sont obligés de garder, la malpropreté de la peau, l'insalubrité des lieux dans lesquels ils travaillent, et enfin leurs habitudes déréglées.

Au premier rang des causes d'insalubrité, il faut ranger la mauvaise position. En général, ces ouvriers se placent sur des tabourets sans dossier, et se courbent en avant, en appuyant fortement contre le bas de la poitrine et le creux de l'estomac, la chaussure qu'ils travaillent et la forme de bois sur laquelle elle est appliquée. De cette manière, la respiration se trouve gênée, et, en même temps, la circulation se fait mal. La pression exercée au creux de l'estomac détermine des maladies des voies digestives, spécialement de l'estomac et du foie. Il y a longtemps que l'on a remarqué la fréquence du cancer de l'estomac chez les cordonniers. Les digestions se font habituellement mal chez eux, et ils sont remarquables par leur teint jaune et pâle. L'excrétion de la bile se fait difficilement, ce qui contribue à augmenter cette coloration de la face. Chez les individus qui ont commencé cette profession à un âge peu avancé, on observe que la partie inférieure de l'os qui forme la partie antérieure de la poitrine, est fortement déjetée en arrière. On conçoit que cet effet ne peut avoir lieu sans inconvénient, et pour les poumons, et pour le cœur, et pour l'estomac, qui sont tous gênés par cette disposition contre nature.

Presque tous ces ouvriers sont malpropres et laissent accumuler sur leur peau une couche de matières noirâtres, qui, outre l'inconvénient de disposer aux différentes maladies de la peau produites par les corps irritants, a de plus celui de mettre obstacle à la transpiration. Quant à l'insalubrité des lieux où travaillent les cordonniers, elle est connue de tout le monde. Généralement ce sont des chambres basses, mal aérées, recevant peu de lumière, et dans lesquelles un nombre d'individus tout à fait disproportionné se trouve accumulé. Aussi, l'on éprouve beaucoup de gêne de la respiration en entrant dans ces ateliers, et l'on est suffoqué par une odeur des plus désagréables, qui provient en partie des cuirs que l'on travaille.

Il y a longtemps que l'intempérance des cordonniers est devenue proverbiale, et malheureusement ce que l'on disait autrefois est encore vrai aujourd'hui. Aussi, la plupart des ouvriers sont-ils misérables, quoiqu'ils gagnent des salaires assez élevés pour vivre dans une aisance relative. Avec les causes d'insalubrité que nous avons signalées plus haut, cette intempérance fait que les ouvriers dont nous parlons ne parviennent guère à un âge avancé. C'est, à deux ou trois exceptions près, cette profession qui fournit le nombre proportionnel de décès le plus considérable.

Il serait cependant facile de rendre cet état beaucoup moins insalubre, en choisissant mieux les ateliers de travail, et en y établissant des courants d'air, en y maintenant une propreté rigoureuse, et en mettant les ouvriers à même de travailler alternativement assis et debout, ce à quoi l'on est parvenu dans quelques grandes entreprises en Angleterre. Pour ce qui est des habitudes de vie réglée, il faudrait appliquer ici les lois générales de l'hygiène, nécessaires dans toutes les positions de la vie, plus nécessaires alors que les occupations auxquelles on se livre peuvent par elles-mêmes altérer la santé.

Enfin, l'habitude qu'ont beaucoup d'ouvriers de couper leur cuir avec un tranchet en l'appuyant sur la cuisse, ou à le percer avec l'alène dans la même position, les expose à blesser fréquemment les gros vaisseaux de la cuisse. Beaucoup périssent des suites de ces blessures. Il serait facile de les éviter, en interposant un corps dur et assez grand entre la cuisse et le cuir : le moyen est si facile à employer, que l'on pourrait s'étonner de le voir ainsi négligé, si l'on ne connaissait l'insouciance de la plupart des ouvriers pour tout ce qui concerne leur santé.

CORNET ACOUSTIQUE. C'est un instrument destiné à rassembler une plus grande quantité de sons, pour les concentrer sur l'organe de l'*ouïe*.

L'importance de ce sens a déterminé les recherches des médecins, vers tous les moyens qui peuvent remédier à ses désordres ou à son affaiblissement. Une foule d'instruments, variables dans leur figure comme dans leur dimension, a été imaginée par les mécaniciens, soit pour imiter la forme de l'oreille détruite par accident, soit pour faire arriver directement, dans le méat auditif, une masse plus considérable de rayons sonores. On en trouve de nombreuses descriptions dans tous les traités chirurgicaux, surtout ceux de certains auteurs anciens, que leur stérile abondance et leur inutile luxe instrumental ont dérisoirement fait appeler arsenaux. Heister, entre autres, en a fait graver un grand nombre (1). Mais celui dont il parle avec le plus d'éloge, et bien évidemment sous l'influence d'un enthousiasme exagéré, est un instrument qu'il attribue, par erreur, à *Truchet*, moine plus généralement connu sous le nom de *frère Sébas-*

(1) Institut. chirurg. Part. II, Tab. XIX.

tien, et que l'on doit rapporter à *Duguet*.

Quoi qu'il en soit, voici sa description sommaire : Un tuyau de fer-blanc, de cuivre ou d'argent, dont la dernière pièce, longue d'un pouce et demi (4 centimètres environ), et se terminant par un bouton assez délié pour être reçu dans le conduit auditif externe, est soudée, à angle obtus, sur un autre tuyau de huit pouces de longueur (21 centimètres et demi), qui va en s'élargissant de la partie supérieure à l'inférieure. Il aboutit par celle-ci à un baril de même métal qui renferme, dans son intérieur, un bassin paraboloïde dont le foyer correspond au couvercle, qui est criblé de petites ouvertures arrondies. Celles-ci agissent dans ce sens, comme autant d'embouchures, pour rassembler et multiplier les sons.

Les moyens de même genre, le plus communément employés, sont les suivants :

1° Un cornet imitant l'oreille externe, et modelé sur elle, de manière à présenter les éminences et les anfractuosités de cette partie, avec un petit tuyau pour s'engager dans le méat auditif;

2° Un instrument, inventé par *Dequer*, disposé en limaçon, et qu'on loge dans la cavité de la conque, de manière que l'embouchure qui est au centre de la spirale pénètre dans le conduit auditif;

3° Une infinité d'instruments de formes diverses, les uns en trompette militaire, les autres en cor de chasse. Mais de tous ces moyens, plus ou moins compliqués, on peut, d'après l'expérience, certifier qu'aucun ne réunit de plus grands avantages que le cornet ordinaire, disposé en trompe. Il se compose tout simplement de douilles ou anneaux métalliques qui forment une sorte de cône, en diminuant progressivement de diamètre du pavillon à l'embouchure. La totalité de l'instrument présente une longueur de huit ou neuf pouces (21 à 24 centimètres). On adapte quelquefois à son pavillon la lame criblée qui ferme, comme nous l'avons dit, le baril de l'instrument de *Duguet*;

4° Disons enfin qu'il n'y a pas très longtemps que l'on a cherché à faire un cornet guttural, c'est-à-dire destiné à porter immédiatement le son dans l'oreille interne, en traversant la bouche, pour aller s'appliquer, dans le gosier ou arrière-bouche, à l'ouverture de la trompe d'Eustache. Pour cet effet, le pavillon de l'instrument était disposé, comme l'embouchure des porte-voix dont se servent les officiers de marine pour commander sur leurs bords. Mais les résultats de ce moyen, d'une application d'ailleurs assez difficile, n'ont pas répondu à l'espoir qu'en avaient conçu ses partisans, et son usage est presque généralement abandonné.

CORPS ÉTRANGERS. Toute substance de nature quelconque, qui, ayant pénétré du dehors dans l'organisme, ou s'étant accidentellement développée au sein de nos tissus, gêne, trouble, plus ou moins, les fonctions des organes avec lesquels elle se trouve en contact, doit être considérée comme *corps étranger*. On divise les corps étrangers en organiques et inorganiques. Les premiers comprennent les diverses espèces d'animaux vivants qui peuvent s'introduire dans l'économie par les ouvertures naturelles ou de toute autre manière, les vers, les hydatides, etc., et les différentes productions accidentelles qui se forment dans nos tissus. Les corps inorganiques sont solides, liquides ou gazeux. Les premiers, soit qu'ils aient pénétré dans les tissus en les divisant, soit qu'ils se soient introduits par les ouvertures naturelles, ou bien enfin qu'ils se soient formés en nous, comme les différentes espèces de calculs, peuvent agir de trois manières sur les organes avec lesquels ils se trouvent en contact : 1° par leurs propriétés physiques (forme, poids, volume, etc.); 2° par leurs propriétés chimiques (en désorganisant les tissus, et formant avec leurs éléments de nouvelles combinaisons); 3° par une action inconnue dans son essence et souvent délétère (poisons végétaux). Les corps étrangers liquides, quelle que soit leur origine, interne ou externe, agissent tantôt uniquement par leur masse, comme l'eau, le sang, la sérosité, et tantôt ils sont essentiellement irritants, comme la bile, l'urine, etc.

Il en est à peu près de même par rapport aux gaz, qui, sous l'influence d'une cause quelconque, peuvent s'accumuler dans les différentes cavités du corps humain, dans le tissu cellulaire, et développer des accidents dépendants, soit de leur volume, soit de leurs qualités.

Le premier effet des corps étrangers, quels qu'ils soient, est d'appeler, dans les organes avec lesquels ils sont en contact, une irritation plus ou moins vive, en vertu de laquelle ceux-ci tendent à s'en débarrasser.

Leur mode d'élimination dépend surtout du degré de cette irritation, déterminé lui-même par leurs qualités physiques, chimiques ou autres. Lorsque ces corps sont inoffensifs de leur nature, et qu'en même temps ils n'offrent pas trop de densité, l'absorption s'en empare et les fait disparaître peu à peu, sans qu'il survienne aucun phénomène appréciable. Sont-ils de nature à exciter dans la partie une irritation marquée, mais insuffisante pour amener la suppuration, un travail organique s'opérera autour d'eux, dont le résultat sera la formation d'une membrane d'enveloppe, appelée *kiste*, qui les isolera de toutes parts. Cette membrane, analogue aux séreuses, deviendra le siége d'une exhalation et d'une absorption continuelles qui, avec le temps, pourront dissoudre le corps étranger, et emporter ses éléments dans le torrent circulatoire. Si ce dernier effet n'a point lieu, le corps restera enfermé dans le kiste, sans produire désormais aucun trouble : c'est ainsi que des grains de plomb, des balles, et d'autres corps semblables ont été retrouvés au sein des organes, plusieurs années après y avoir pénétré, sans que ceux-ci aient été gênés, pendant cet intervalle, dans l'exercice de leurs fonctions. Mais quand l'irritation, déterminée par la présence d'un corps étranger, est très violente, on voit survenir tous les phénomènes de l'inflammation suppurative : un abcès se forme autour du corps, marche de l'intérieur à l'extérieur, s'ouvre enfin, après un temps plus ou moins long, suivant la profondeur à laquelle il est situé, et la suppuration entraîne ordinairement au dehors le corps étranger. Lorsqu'une cause quelconque s'oppose à ce résultat, comme cela a lieu pour certaines esquilles incomplètement détachées des os, pour les séquestres trop volumineux, etc., ou bien lorsque le corps étranger se renouvelle à mesure qu'il est évacué, ainsi qu'on l'observe dans les plaies des voies aériennes, des conduits salivaires, etc., les parois du foyer et de tout le trajet de la suppuration se revêtent d'une membrane qui acquiert à peu près tous les caractères des muqueuses. Et telle est l'origine d'un grand nombre de fistules. (*Voy.* ce mot.)

La présence des corps étrangers dans les cavités muqueuses s'accompagne de phénomènes particuliers, qu'il importe de signaler. Trois cas peuvent se présenter ici. Tantôt, par l'effet de la sécrétion de mucus devenue plus abondante, et du mouvement des parois cavitaires, le corps glisse peu à peu le long de ces parois, et finit par être amené à l'extérieur; tantôt, l'irritation est assez forte pour déterminer l'ulcération des parois, et le corps, après avoir perforé celle-ci, passe dans le tissu cellulaire voisin; tantôt, enfin, le corps étranger reste fixé à la place qu'il occupait d'abord, l'irritation se calme, la muqueuse s'habitue peu à peu à sa présence, et finit par y devenir insensible. Nous venons de considérer d'une manière générale la marche que suit la nature pour éliminer les corps étrangers dont la présence, au sein des organes, apporte plus ou moins de trouble à leurs fonctions. Il nous reste maintenant à indiquer les principaux moyens que l'art emploie pour seconder ou prévenir ses efforts; on peut les rapporter à trois chefs: 1° extraire les corps étrangers toutes les fois que cela est possible; 2° calmer les accidents auxquels ils donnent lieu; 3° traiter les maladies qu'ils occasionnent ou entretiennent. Mais l'application de ces divers moyens curatifs varie beaucoup, suivant qu'on a affaire à telle ou telle espèce de corps étranger. Notre but n'est pas d'embrasser dans un seul article tous les cas de ce genre: il en est un certain nombre qui présentent des indications tout à fait particulières, et qui, dès lors, trouveront mieux leur place dans des articles spéciaux. Tels sont les calculs urinaires (*voy.* PIERRE), biliaires (*voy.* BILE, FOIE, maladie du), les différentes espèces de vers, d'hydatides (*voy.* ces mots), la plupart des productions avec ou sans analogies développées dans l'organisme (*voy.* TUBERCULES, SQUIRRHE, CANCER, etc.), l'épanchement de sang dans les différents

organes (*voy.* APOPLEXIE, CRACHEMENT DE SANG, ECCHYMOSE, etc.), l'épanchement de sérosité dans les cavités splanchniques (*voy.* HYDROCÈLE, HYDROCÉPHALE, HYDROPISIE, ASCITE, etc.), son infiltration dans le tissu cellulaire (*voy.* HYDROPISIE, ŒDÈME, ENFLURE), les pneumatoses (*voy.* GAZ et VENTS, TYMPANITE, EMPHYSÈME), l'introduction de gaz délétère dans l'économie (*voy.* ASPHYXIE), l'ingestion de substances toxiques (*voy.* POISONS, etc., etc.). Quant aux autres cas qu'il nous reste à exposer ici, ils présentent encore de grandes différences sous le rapport du siége qu'occupe la lésion; autres seront, par exemple, dans le cerveau, et autres, dans les poumons, les symptômes développés par un même corps étranger. D'après cela, nous allons passer successivement en revue les principaux organes qui peuvent être atteints par la cause dont il s'agit.

A. *Corps étrangers dans la cavité du crâne.* Ce sont ordinairement des projectiles lancés par la poudre à canon, des fragments d'instruments vulnérants plus ou moins aigus, des bouts d'épée, de fleuret, de lames de couteau, de flèches, des aiguilles, des tiges de fer, des fragments de bois, etc. La présence d'un corps étranger dans la cavité crânienne est, en général, un fait extrêmement grave, le plus souvent mortel, soit immédiatement, soit peu après l'accident. Et lors même qu'on est parvenu à calmer les symptômes inflammatoires qui surviennent toujours en pareil cas, on peut rarement se flatter d'obtenir une guérison radicale; car le blessé reste ordinairement sujet à des maux de tête violents et opiniâtres, à des accès épileptiques et à d'autres symptômes nerveux, ou bien il se forme, au bout d'un certain temps, un abcès dans le cerveau. Cependant on cite quelques cas rares où l'introduction d'un corps étranger, même volumineux, dans la cavité du crâne, n'a été suivie d'aucun accident. C'est ainsi qu'on a vu des individus porter, pendant plusieurs années, des balles dans le cerveau, sans en être incommodés. Dans d'autres circonstances, les lésions les plus graves en apparence n'ont pas occasionné la mort immédiatement: on a vu, par exemple, des fragments de baguette de fusil, de bois, traverser de part en part le cerveau dans ses plus grands diamètres, l'embrocher pour ainsi dire, et n'être suivis de la mort qu'après plusieurs jours. La raison de cette différence est dans l'organe encéphalique lui-même, dont toutes les parties n'offrent pas une égale importance. En sorte que la plus légère lésion de telle d'entre elles sera infailliblement mortelle, tandis que telle autre pourra être détruite en totalité sans amener le même résultat, pourvu cependant que l'inflammation ne se communique pas aux parties voisines.

Toutes les fois que la blessure, récente ou ancienne, s'accompagne de phénomènes inflammatoires graves, dépendants de la présence d'un corps étranger, il y a indication rigoureuse d'extraire ce corps, si cela est possible. Dans le cas contraire, on conseille d'attendre que ces phénomènes soient survenus, et qu'un danger pressant autorise à tenter des manœuvres qui ne manquent presque jamais de produire des accidents. Les procédés d'extraction varient, suivant que le corps étranger est libre dans la cavité crânienne, ou fixé aux os. Dans le premier cas, on agrandira l'ouverture, au moyen d'un certain nombre de couronnes de trépan, jusqu'à ce qu'il soit possible d'atteindre et d'amener à l'extérieur le corps étranger, sans secousse et sans efforts. Dans le second cas, il faut embrasser, par une couronne de trépan, toute la circonférence de l'ouverture dans laquelle le corps est implanté, et, dès que la pièce d'os est entièrement détachée, on la retire directement, en évitant de lui imprimer des mouvements latéraux, par suite desquels le corps étranger pourrait déchirer la substance cérébrale. Est-il besoin d'observer que ces graves opérations sont uniquement du ressort de la chirurgie? Le reste du traitement ne diffère pas de celui que réclament les *plaies de tête* et les *inflammations du cerveau*. (*Voy.* ces mots.)

B. *Corps étrangers dans les yeux et les voies lacrymales.* Les corps étrangers qui s'introduisent dans les yeux peuvent rester libres entre les paupières et le globe oculaire, s'implanter dans les membranes, pénétrer plus ou moins profondément dans sa cavité. Ceux qui sont simplement situés sous les paupières varient beaucoup, quant à leur nature, à leur forme et à leur volume, qui, du reste, est en général peu considérable. Ce sont des grains de sable, des parcelles de bois, de métal, des cils, des poudres plus ou moins irritantes, etc. Leur présence détermine toujours une irritation assez vive, accompagnée de douleur, de larmoiement, de rougeur de la conjonctive. Le plus souvent, ils sont entraînés au dehors par les larmes; mais quelquefois ils restent cachés derrière les paupières, et il devient nécessaire alors de les extraire par des moyens artificiels. Ces moyens sont simples: il faut s'assurer d'abord si les symptômes éprouvés par le patient son réellement dus à la présence d'un corps étranger, et non à une ophthalmie commençante, qui, comme on sait, produit une sensation analogue; et l'on y parvient en soulevant et renversant fortement la paupière sous laquelle on a lieu de supposer qu'un corps étranger est caché. On procède ensuite à l'extraction de celui-ci, soit par de simples lotions émollientes, soit à l'aide d'un pinceau de linge effilé, ou d'un petit morceau de papier roulé que l'on glisse sous la paupière, et avec lesquels on entraîne le corps étranger, ou bien enfin au moyen d'une petite pince propre à le saisir. Lorsque le corps étranger est de nature à laisser dans la partie une irritation violente, on traite celle-ci par les moyens appropriés; sinon on la laisse se dissiper spontanément.

Les corps étrangers implantés dans les membranes de l'œil ont presque toujours été lancés avec une grande vitesse; ce sont ordinairement des battitures de fer, des esquilles de bois, etc.; leurs effets locaux sont l'inflammation de la conjonctive et des autres membranes de l'œil, au voisinage de la solution de continuité; si le corps est engagé dans la cornée, l'opacité de cette membrane s'ensuivra. Abandonnés aux efforts de la nature, les corps étrangers enfoncés dans les tuniques de l'œil peuvent être entraînés au dehors par la suppuration qui survient ordinairement en pareil cas, ou bien, ce qui a été observé quelquefois, ils restent engagés sous les bords gonflés de la plaie, où il devient difficile de les apercevoir. On doit se servir d'une pince pour extraire ces sortes de corps; lorsqu'ils sont trop enfoncés pour donner prise à l'instrument, il faut préalablement les dégager avec la pointe d'une lancette, ou de tout autre instrument semblable. On a conseillé d'employer un barreau aimanté pour attirer et extraire les parcelles de fer implantées dans l'œil; mais ce moyen ne peut réussir que lorsque celles-ci sont libres. Quant aux cas de pénétration des corps étrangers dans le globe oculaire, ils offrent bien plus de gravité, puisque, outre les accidents inflammatoires, il peut en résulter l'évacuation des humeurs de l'œil et la perte de cet organe, ou bien l'opacité de la capsule cristalline, lorsque celle-ci est atteinte. Les moyens d'extraction à employer dans ce dernier cas ne diffèrent presque pas de ceux qui conviennent pour la *cataracte*. (*Voy.* ce mot.) Nous renverrons également à l'article de la Fistule lacrymale, tout ce qui a rapport à l'extraction des corps étrangers engagés dans les voies du même nom.

C. *Corps étrangers dans le conduit auditif.* Les corps étrangers que l'on rencontre dans la cavité de l'oreille peuvent s'y être formés, ou venir du dehors. Les premiers résultent de l'accumulation et de l'épaississement du *cérumen*, et affectent particulièrement les vieillards, qui, par suite, ont habituellement l'ouïe dure, et finissent même quelquefois par perdre tout à fait la faculté d'entendre. Indépendamment de ce triste résultat, l'accumulation du cérumen, dans le conduit auditif, a encore pour effet de produire des douleurs sourdes, un malaise habituel dans la partie, et quelquefois la perforation de la membrane du tympan. On reconnaît la cause du mal en examinant le conduit auditif, dont le fond se trouve occupé par un corps jaunâtre, ordinairement très dur. Les corps étrangers venus du dehors sont liquides ou solides.

Les premiers ne produisent qu'une sensation incommode et une surdité passagère, dont il est facile de se débarrasser en inclinant la tête sur le côté, ou en introduisant dans le conduit un petit pinceau de charpie, qui pompe aussitôt le liquide. Les autres peuvent être vivants ou inanimés. Les corps vivants sont ordinairement de petits in-

sectes, tels que des puces, des punaises, des moucherons, des perce-oreille, etc., et quelquefois des vers provenant d'œufs déposés dans le conduit auditif par des insectes; quoi qu'il en soit, la présence de ces animaux dans l'oreille y détermine une sensation particulière, très incommode, et une irritation plus ou moins vive. Les corps inanimés sont des pois, des noyaux de fruits, des graviers, des boules de verre, de métal, de cire, de papier, etc.; leurs effets varient depuis la plus légère irritation jusqu'à l'otite la plus aiguë; quand ils séjournent longtemps, ils entretiennent une otite chronique accompagnée d'écoulement puriforme, et peuvent amener la perforation du tympan.

On a vu quelquefois les symptômes primitifs, occasionnés par un corps étranger, se dissiper complétement, et, plus ou moins longtemps après, des accidents graves être le résultat de sa présence ignorée dans le conduit auditif.

Avant d'en venir au moyen d'extraction, on doit examiner avec beaucoup de soin le fond du conduit auditif, afin de ne point s'exposer à des tentatives inutiles et douloureuses, dans le cas où le corps étranger serait sorti à l'insu du malade. On placera donc celui-ci de telle manière, que l'oreille à examiner soit exposée au reflet d'une vive lumière, naturelle ou artificielle; puis on tirera en haut le pavillon de l'oreille, pour effacer autant que possible la courbure à convexité supérieure qu'il présente, et permettre ainsi aux rayons lumineux de pénétrer jusqu'au fond du canal. La présence d'un corps étranger étant constatée par ce moyen, on procède à son extraction; mais, auparavant, il est bon d'injecter dans le conduit auditif une liqueur huileuse ou mucilagineuse, pour faciliter le glissement du corps étranger et diminuer l'irritation. Les instruments dont on se sert ordinairement, en pareil cas, sont les pinces et la curette : les premières conviennent quand il s'agit de corps longs, pointus, irréguliers, ou qui sont assez mous pour donner prise aux branches de l'instrument. Dans les autres cas, on se sert d'une curette mince, qu'on glisse le long de la paroi inférieure du conduit, et qu'on tâche d'engager sous le corps étranger. Dès qu'on est parvenu à le déplacer par des efforts doucement ménagés, on repousse légèrement la curette, afin d'avoir plus de prise sur lui; s'il est très fragile, on doit craindre de le briser, et se servir d'un pinceau à barbes courtes, enduit de quelque substance visqueuse, propre à l'agglutiner et à l'entraîner. On conseille aussi d'extraire les insectes qui se sont introduits ou développés dans l'oreille, au moyen d'un pinceau de charpie recouvert de térébenthine, de miel, etc., ou bien à l'aide d'une curette; mais on a dû préalablement faire périr ces animaux, en injectant dans le conduit de l'huile ou de l'eau chaude. Après l'opération, il est nécessaire de calmer l'irritation occasionnée par ces manœuvres, toujours plus ou moins longues et douloureuses, à l'aide d'injections émollientes; quelquefois même on est obligé de recourir, dans le même but, aux applications de sangsues derrière l'oreille, aux bains de pieds sinapisés, etc.

D. *Corps étrangers dans la cavité nasale.* Indépendamment des polypes qui, comme on sait, se développent fréquemment dans les voies olfactives, et dont nous ne devons point nous occuper ici, des corps étrangers de toute espèce peuvent s'y introduire, et réclamer les secours de l'art. Les enfants, par exemple, poussent souvent dans leurs narines des noyaux de cerises, des pois, des haricots, des billes, et une foule d'autres corps semblables, avec lesquels ils jouent; des insectes, des vers, peuvent également pénétrer dans ces cavités ou s'y développer. Les effets de ces corps dépendent de leur forme, de leur volume, de la durée de leur séjour : ce sont l'irritation, la douleur, la gêne de la respiration, des hémorrhagies, un coryza plus ou moins intense, des ulcérations, et même la carie des os. Ils s'opposent aussi à l'écoulement des larmes par le canal nasal, en comprimant l'orifice inférieur de ce canal. Lorsqu'on n'a pu procurer l'issue de ces corps, soit en provoquant l'éternuement, soit à l'aide d'instruments simples, tels qu'une curette, un crochet mousse, des pinces, etc., on est obligé de recourir à la *sonde de Bellocq*, ou à d'autres procédés plus ou moins compliqués, qui ne diffèrent

presque pas, du reste, de ceux qu'on emploie pour l'arrachement des polypes des fosses nasales. (*Voy.* POLYPE.) Des corps étrangers peuvent encore pénétrer accidentellement dans les sinus frontaux, maxillaires, et déterminer des phénomènes plus ou moins graves : on les extrait par les moyens ordinaires, après avoir agrandi l'ouverture qu'ils ont faite. Quant aux vers qui se développent quelquefois dans ces parties, l'art ne possède aucun moyen efficace pour procurer leur sortie; d'ailleurs, il est presque toujours impossible d'en constater l'existence.

E. *Corps étrangers dans les voies respiratoires.* Ils peuvent y être introduits de plusieurs manières; le plus souvent ils pénètrent avec l'air, par l'ouverture supérieure du larynx, au moment de l'inspiration, soit qu'ils viennent du dehors, ce qui est le cas le plus ordinaire, soit qu'ils remontent de l'estomac, ainsi qu'on l'a observé quelquefois. Dans d'autres circonstances, rares à la vérité, les corps étrangers suivent une route inverse, et ne parviennent dans les conduits respiratoires, de bas en haut, qu'après avoir traversé la substance même du poumon; c'est ainsi que des tentes de charpie ou d'autres corps, introduits dans une plaie de poitrine, ont été rendus par les crachats plusieurs mois après. Enfin, il arrive quelquefois que les corps étrangers se fraient une route à travers les parties molles, comme on l'a observé pour des épingles, des éclats d'instruments aigus, tranchants, des bouts de bois lancés avec force, etc. Les phénomènes occasionnés par la présence des corps étrangers dans les voies respiratoires varient beaucoup, suivant le siége qu'occupent ces corps; leur contact avec la glotte, par exemple, en raison de l'étroitesse que présente cette ouverture, et de l'exquise sensibilité de ses bords, pourra être instantanément suivi des accidents les plus terribles, tels que douleur suraiguë, altération ou perte de la voix, respiration bruyante, incomplète, lividité ou pâleur mortelle de la face, gonflement des veines du cou, pouls fréquent et irrégulier, toux suffocante, anxiété inexprimable, délire, convulsions, mort enfin. On a même vu l'air violemment comprimé par les efforts de toux dans les cellules bronchiques, rompre celles-ci et s'infiltrer dans les tissus voisins. Si le corps étranger franchit l'ouverture de la glotte, il peut s'arrêter dans les ventricules du larynx, descendre plus ou moins bas dans la trachée-artère, pénétrer jusque dans les bronches, sans produire de symptômes alarmants; c'est qu'ici les parties sont douées d'une sensibilité plus obtuse, et offrent plus d'espace. Quelquefois le corps étranger est mobile dans la trachée-artère, et ne manifeste sa présence que par intervalles, lorsqu'il se trouve placé de manière à gêner considérablement le passage de l'air; il faut se tenir en garde contre cette intermittence insidieuse, qui, plus d'une fois, a trompé les chirurgiens et fait périr les malades. Abandonnés à eux-mêmes, les corps étrangers des voies aériennes déterminent presque toujours la mort, soit immédiatement par suffocation, soit par suite des altérations organiques auxquelles ils donnent lieu; et lors même qu'ils sont rejetés en dehors, à moins que cette expulsion n'ait lieu peu de temps après leur entrée, le séjour plus ou moins prolongé qu'ils ont fait dans les organes pulmonaires a suffi, le plus ordinairement, pour produire des lésions qui amèneront tôt ou tard un résultat funeste. Il est donc urgent de recourir aux moyens d'extraction le plus promptement possible. On conseillait autrefois de provoquer l'expulsion des corps étrangers dont il s'agit, en excitant la toux, l'éternuement; mais l'expérience a depuis longtemps prouvé que le seul moyen rationnel et efficace, en pareil cas, est l'ouverture du conduit aérien. L'opération à l'aide de laquelle on la pratique, se nomme *branchotomie :* elle n'a rien de difficile ni de dangereux par elle-même, entre des mains exercées, et elle réussit d'autant mieux, qu'elle est pratiquée plus tôt. On doit donc se hâter d'appeler un chirurgien, toutes les fois que la présence d'un corps étranger dans les voies respiratoires fait craindre des accidents. Quant aux corps qui ont pénétré dans la substance même des poumons, à travers les parois de la poitrine, tels que des balles ou autres projectiles lancés par la poudre à canon, des fragments d'armes blanches, des aiguilles,

des esquilles détachées des os, des pièces d'appareil perdues dans la profondeur d'une plaie, etc., ils donnent également lieu à des phénomènes très graves, le plus souvent mortels. Mais il n'appartient qu'à l'homme de l'art de décider et de l'opportunité et du mode de leur extraction. Par conséquent, nous n'en dirons rien ici.

F. *Corps étrangers dans les voies digestives.* Les exemples de corps étrangers introduits ou développés dans les voies digestives sont extrêmement fréquents, en raison de la facilité avec laquelle ils peuvent y pénétrer, et des circonstances qui favorisent leur introduction. Ici encore, les qualités du corps, et surtout le siége qu'il occupe, font varier les symptômes, le danger, les indications. Nous allons les considérer successivement dans les différentes parties du tube digestif.

1. Ceux qui s'arrêtent au pharynx ou à l'œsophage doivent, en général, cette circonstance, soit à leur volume, soit à leur forme : les premiers sont ordinairement des substances alimentaires avalées avec trop de précipitation, en trop grande quantité, ou insuffisamment divisés par la mastication, des pièces de monnaie, etc.; les seconds sont des corps plus ou moins aigus et anguleux, tels que des épingles, des arêtes de poisson, des fragments d'os, d'écailles d'huîtres, etc. Tous ces corps s'arrêtent dans le gosier au bas du pharynx, quelquefois à l'extrémité inférieure de l'œsophage, rarement à sa partie moyenne. Les symptômes qu'ils développent sont: une douleur vive, continuelle ou intermittente, des nausées suivies d'efforts violents et convulsifs pour vomir, l'impossibilité ou une très grande difficulté d'avaler; mais on conçoit que ces effets présentent des différences, suivant le volume, la forme du corps étranger et le lieu qu'il occupe : un corps très volumineux, arrêté dans le pharynx, peut suffoquer sur-le-champ en bouchant les voies aériennes; le même corps, dans l'œsophage, gênera peu la respiration, mais il pourra opposer un obstacle insurmontable au passage des aliments et des boissons, et faire périr les malades d'inanition. Les corps aigus, à surface inégale, déterminent ordinairement une

douleur très vive, et peuvent occasionner des déchirements. Abandonnés à eux-mêmes, les corps étrangers du pharynx et de l'œsophage peuvent descendre dans l'estomac, être rejetés par le vomissement, ou bien rester fixés dans le lieu qu'ils occupaient, perforer les parois du conduit œsophagien, et se frayer une issue vers la surface extérieure du corps, à travers les parties molles, ainsi qu'on l'a observé pour des épingles et d'autres corps semblables, qui sont venus se présenter sous la peau, en des endroits souvent fort éloignés, plus ou moins longtemps après avoir été avalés. D'autres fois, les corps étrangers s'enflamment, ulcèrent l'œsophage, déterminent des abcès dans le tissu cellulaire environnant, et, par suite, des adhérences et autres lésions souvent fort graves. Quoiqu'il soit ordinairement assez facile de reconnaître la présence de ces corps, on a pu cependant s'y méprendre quelquefois. L'exploration de l'œsophage est le seul moyen d'acquérir la certitude à cet égard : on y procède à l'aide de la *sonde œsophagienne* de Dupuytren, laquelle consiste tout simplement en une tige d'argent flexible, terminée par un bouton. L'introduction de cet instrument dans l'œsophage fait connaître, non-seulement l'existence des corps étrangers, mais encore le siége qu'ils occupent, leur densité, le degré de force avec lequel ils sont retenus, leur volume et la grandeur de l'espace qu'ils laissent libre entre eux et les parois du conduit.

Les indications à remplir, lorsqu'on a constaté la présence d'un corps étranger dans le pharynx ou l'œsophage, peuvent se rapporter aux suivantes : 1° provoquer son expulsion par le vomissement; 2° l'extraire; 3° le pousser dans l'estomac; 4° enfin, lui donner issue en pratiquant une ouverture au conduit alimentaire.

Si le corps étranger n'est situé ni trop profondément, ni à portée de la vue et des instruments ordinaires, on doit tenter son expulsion en excitant le vomissement, soit par la titillation de la luette, soit en faisant avaler une grande quantité d'eau tiède, seule ou mêlée à une petite dose d'émétique, soit de toute autre manière. Lorsque ce moyen reste sans effet ou n'est point indiqué, on procède à l'extraction. Celle-ci est ordinairement facile, quand le corps étranger s'est arrêté dans le pharynx; on la pratique avec des pinces de différentes formes et dimensions, ou, à défaut, avec une anse de fil métallique, un crochet mousse ou boutonné, etc. Toutes les tentatives d'extraction ayant échoué, il faut essayer de faire parvenir le corps étranger dans l'estomac, soit en faisant avaler à la fois une grande quantité de liquide, ou bien, quand il s'agit d'un corps aigu, tel qu'une épingle, une arête de poisson, etc., en faisant prendre des aliments pulpeux et consistants, capables de l'envelopper et de l'entraîner, comme de la mie de pain bien mâchée, de la bouillie épaisse, etc., soit en poussant directement le corps avec une tige métallique boutonnée, ou tout simplement une baguette de baleine garnie d'une éponge à l'une de ses extrémités. Enfin, lorsque ces divers moyens n'amènent aucun résultat, et que des accidents graves mettent la vie du malade en danger, il reste encore une ressource, celle d'inciser le conduit œsophagien : l'opération, à l'aide de laquelle on pratique cette incision, se nomme *œsophagotomie;* il nous suffira de l'avoir indiquée ici. Au reste, nous devons faire observer, en terminant, ce qui a rapport aux corps étrangers du pharynx et de l'œsophage, que le secours du chirurgien est indispensable toutes les fois qu'il s'agit d'introduire un instrument dans ces parties; cette introduction, en effet, bien qu'elle paraisse ne présenter aucune difficulté, suppose pourtant des connaissances anatomiques et une expérience que l'homme de l'art est seul à même de posséder.

2. Les corps étrangers que l'on rencontre dans l'estomac et les intestins varient à l'infini de forme et de volume, soit qu'ils y aient pénétré du dehors par l'œsophage, ce qui est le cas le plus ordinaire, ou qu'ils s'y soient développés sous l'influence d'une cause quelconque. Leur présence est en général moins dangereuse dans cette partie du tube digestif que dans l'œsophage; quoique anguleux et même tranchants, ils peuvent séjourner dans l'estomac ou bien franchir tout le tube intestinal, et sortir par l'anus, sans occasionner de graves ac-

cidents, ainsi qu'on l'a observé pour des fragments de lames d'épée, des fourchettes d'argent, des morceaux de verre, des pièces de monnaie, etc. D'autres fois, cependant, le contact de ces corps détermine sur le tube intestinal une irritation plus ou moins vive, qui peut être suivie de l'inflammation aiguë ou chronique de cet organe, et amener des altérations très graves. Un corps étranger très volumineux est susceptible de gêner considérablement et même d'intercepter tout à fait le cours des matières alimentaires. Le traitement que réclament les corps étrangers de l'estomac et des intestins est subordonné aux accidents qu'ils déterminent; dans la plupart des cas, il se borne à l'usage des boissons mucilagineuses abondantes, des bains tièdes, des lavements laiteux, des fomentations émollientes, des cataplasmes, etc.; s'il survient une inflammation, on la combat par les moyens appropriés. Enfin, lorsque tous ces moyens n'apportent aucun soulagement, et que la vie du malade est en danger, il reste une ressource extrême, qui a réussi quelquefois, nous voulons parler de la *gastrotomie*. Le chirurgien peut seul décider quand et comment doit être pratiquée cette grave opération.

Il existe, au point de réunion de l'intestin grêle et du gros intestin, dans la région iliaque droite, un petit appendice creux, du volume et de la forme d'une plume d'oie, dont la cavité, ordinairement très rétrécie, communique avec celle du tube intestinal; cet appendice, qu'on nomme *cœcal*, devient quelquefois le siége de corps étrangers de différente nature, tels que des grains de plomb, des noyaux de fruits, des matières fécales durcies, etc. On ignore entièrement la cause de cette introduction, dont les suites peuvent devenir mortelles et tout à fait au-dessus des ressources de l'art. Si nous la mentionnons ici, c'est uniquement pour ne pas faire une omission.

3. Des corps étrangers occupent assez souvent la cavité du rectum, soit qu'ils viennent de la partie supérieure du tube digestif, soit qu'ils aient pénétré par l'anus, soit enfin qu'ils aient perforé les parois intestinales. Les premiers s'arrêtent ordinairement à la partie inférieure de l'intestin, qui offre en cet endroit une espèce de dilatation, d'autant plus propre à les retenir, qu'elle est située immédiatement au-dessus de l'ouverture anale, dont le resserrement spasmodique s'oppose à leur issue. Les seconds y sont introduits par des individus atteints d'aliénation mentale, ou possédés par une passion honteuse; ce sont, le plus souvent, des corps cylindriques ou coniques, de différente nature. Enfin, les troisièmes sont des projectiles lancés par des armes à feu, des esquilles d'os détachées par ceux-ci, des pessaires, etc. La présence des corps étrangers dans le rectum produit des douleurs plus ou moins vives, le ténesme, des diarrhées sanguinolentes, des hémorrhagies, etc. Ils peuvent ulcérer les parois de l'intestin, occasionner des abcès stercoraux, intercepter le cours des matières fécales, comprimer la vessie, et déterminer la rétention d'urine. En cas de doute sur leur existence, on peut explorer le canal avec le doigt ou à l'aide d'une sonde mousse. Les procédés d'extraction varient, suivant le volume, la forme, la consistance, la position du corps étranger. Lorsque celui-ci est de petite dimension, il est facile de l'extraire avec les doigts, une curette, un crochet mousse, une pince, une tenette à cuillères profondes; s'il est fragile et susceptible d'offrir, en se brisant, des pointes ou des surfaces tranchantes, il faut l'attaquer avec précaution, et garnir l'instrument de linge ou de peau. Dans quelques circonstances, on s'est servi d'une vrille, d'un tire-fond, pour extraire des cylindres ou des cônes de bois. Il arrive quelquefois, chez les personnes sédentaires, habituellement constipées, affectées de maladies du foie, qu'il se forme, dans la partie inférieure du rectum, des amas de matières fécales endurcies, qui peuvent produire les symptômes les plus fâcheux, si l'on ne se hâte de leur donner issue. On les extrait avec une curette à long manche, au moyen de laquelle on divise la matière, et on la retire par parties. On calmera l'irritation causée par ces manœuvres, toujours plus ou moins douloureuses, à l'aide de lavements, de bains, etc.

Nous avons omis à dessein de parler des différentes espèces d'animaux vivants qui se développent si fréquemment dans les organes digestifs, attendu qu'il en sera question, d'une manière spéciale, à l'article VERS. Mais nous devons dire un mot des *sangsues*, qui s'introduisent accidentellement, dans ces mêmes organes, par l'un ou l'autre de leurs orifices, et peuvent occasionner de graves accidents. Dès qu'on les aperçoit, il faut les saisir et les extraire avec une pince à crochets; si elles ont pénétré profondément, on pourra leur faire lâcher prise, en faisant avaler ou en injectant, suivant les cas, du vinaigre, du vin, de l'eau salée, de l'eau de menthe, etc.

G. *Corps étrangers dans l'urètre.* Ils peuvent venir de la vessie, ou pénétrer par l'orifice extérieur du canal. Les premiers sont toujours des graviers, plus ou moins volumineux, qui s'échappent brusquement pendant l'émission de l'urine, et mettent obstacle à son cours; les autres sont des corps de nature et de forme très variées, des bouts de sonde ou de bougies, des noyaux de fruits, des haricots, des épis de blé, de grandes épingles, des aiguilles, des fragments de fil métallique, des tuyaux de pipe et autres corps semblables que des individus, poussés par une stupide curiosité, ont introduits dans l'urètre. Ces corps, abandonnés à eux-mêmes, ont une tendance particulière à se porter vers l'intérieur, et parviennent presque constamment dans la vessie, où ils forment la base d'un calcul qui pourra nécessiter plus tard l'opération de la taille. Les graviers, au contraire, tendent toujours à sortir au dehors; s'ils ne peuvent y parvenir, ils s'arrêtent en un point quelconque du canal qu'ils dilatent, et où ils acquièrent quelquefois un volume considérable, mais sans déterminer jamais la rétention complète de l'urine, parce qu'ils se creusent une gouttière qui permet le passage du liquide. Seulement, l'émission de l'urine est plus ou moins gênée, comme dans les cas de rétrécissement, et l'érection devient douloureuse. Cependant, il arrive tôt ou tard que le canal s'enflamme, et devient le siège d'un abcès qui, en s'ouvrant, donne issue au calcul, ou détermine une fistule, lorsque celui-ci ne peut franchir l'ouverture. Les circonstances commémorati-

ves, le toucher, le cathétérisme, indiquent presque toujours, d'une manière sûre, la présence d'un corps étranger dans l'urètre. Les moyens d'extraction varient beaucoup, ce sont : la succion pratiquée, soit avec la bouche, soit, ce qui vaut beaucoup mieux, à l'aide d'une pompe aspirante, différentes espèces de pinces, en général minces et allongées, une anse de fil métallique, etc. Mais, avant de faire usage de ces divers moyens, il est presque toujours nécessaire de dilater le canal, soit par des injections forcées, soit avec des tentes d'éponge préparée, des sondes de gomme élastique, etc. Lorsque ces tentatives n'amènent aucun résultat, on est obligé d'en venir à l'incision de l'urètre (*uré-trotomie*); il est inutile d'avertir que la plupart des manœuvres dont il vient d'être question, tant pour constater l'existence d'un corps étranger, que pour l'extraire, sont entièrement du ressort de la chirurgie.

Nous renvoyons à l'article PIERRE, tout ce qui a rapport aux corps étrangers de la vessie.

Quand il existe un phymosis, des corps étrangers de toute espèce peuvent pénétrer et séjourner entre le prépuce et le gland; des concrétions sébacées, calculeuses, se développent aussi quelquefois entre ces parties, dans les mêmes circonstances : on les extrait par l'opération du phymosis. (*Voy.* ce mot).

H. *Corps étrangers dans le vagin.* Indépendamment des productions d'origine organique qui peuvent exister dans le vagin, et dont nous n'avons point à nous occuper ici, ce canal est quelquefois le siège de corps étrangers de diverses espèces, qui y ont pénétré de l'extérieur. Le plus souvent, ce sont des pessaires qui, par suite de l'irritation qu'ils déterminent, nécessitent une prompte extraction; on a vu le contact prolongé des bords tranchants que présentent quelques-uns de ces corps, finir par amener l'usure des parois vaginales. Des aiguilles échappées d'un étui qui s'est ouvert dans le vagin, des corps volumineux introduits avec violence dans ce conduit, ou hérissés d'aspérités, réclament quelquefois les soins les plus délicats et les plus minutieux. L'exploration du vagin se fait avec le doigt; et la main, enduite d'une substance grasse ou mucilagineuse, suffit pour extraire les corps qui ne sont pas trop volumineux ni recouverts d'aspérités. Quant à ceux qui offrent un volume considérable, et ont été introduits avec violence, on pourra les briser au moyen d'un instrument approprié, afin de les retirer ensuite plus facilement par parties, pourvu toutefois qu'il ne résulte aucun inconvénient de leur brisure; dans le cas contraire, il faudrait se servir de fortes tenettes. L'introduction du *speculum uteri* deviendrait nécessaire pour l'extraction d'un corps qui offrirait des aspérités à sa surface. Mais toutes ces manœuvres ne peuvent être convenablement faites que par une main exercée; c'est pourquoi nous n'y insisterons point.

I. *Corps étrangers autour de la verge, des doigts.* Des anneaux de métal, d'ivoire, de bois, ou même de simples ligatures étroites placées autour de la verge, ont quelquefois déterminé de graves accidents, tels que la rétention d'urine, le gonflement, l'étranglement, et enfin la gangrène des parties, suivie de symptômes généraux du plus fâcheux augure. Lorsque le gonflement n'est pas trop considérable, on parvient quelquefois, avec assez de facilité, à extraire ces corps étrangers par des tractions méthodiques, après avoir enduit la partie tuméfiée avec un corps gras, ou l'avoir comprimée avec la main, en la tenant en même temps plongée dans l'eau froide, afin de diminuer son volume, ainsi que cela se pratique pour le traitement du paraphymosis, qui offre à peu près les mêmes symptômes. Si le corps étranger est un anneau d'or, il est facile de le détruire en le frottant avec du mercure, qui forme avec l'or un amalgame fragile. Mais si c'est un anneau de bois, de fer ou de cuivre, on est obligé de le couper avec des tenailles incisives, ou de le limer, ou enfin de le briser, en le saisissant par deux points opposés avec deux petits étaux à main et faisant effort en sens contraire.

Ces opérations, presque toujours longues, difficiles et douloureuses, réclament beaucoup de patience et d'adresse. Une précaution indispensable, en pareil cas, c'est de garantir la peau, qui forme toujours autour du corps un bourrelet plus ou moins saillant, contre l'action des instruments, à l'aide d'une sonde cannelée ou tout simplement d'une petite plaque de métal ou de bois, que l'on engage sous le corps. Les accidents consécutifs seront combattus par les moyens appropriés.

Ce que nous venons de dire par rapport aux corps étrangers autour de la verge, est entièrement applicable à ceux qui produisent les mêmes accidents autour des doigts. Lorsque, par une cause quelconque, on a à craindre la tuméfaction de ces parties, il faut faire quitter les bagues sans délai. (*Voy.* PLAIE, *Plaies d'armes à feu*, etc.)

CORS AUX PIEDS. On donne le nom de cor à une excroissance dure, plate, en forme de clou, qui se forme sur différentes parties du pied.

Le siége le plus ordinaire des cors est les doigts de pied, et, parmi ceux-ci, le cinquième est le plus fréquemment affecté. C'est à la partie moyenne, du côté externe de cet orteil, qu'ils se forment ordinairement; d'autres fois, c'est sur sa dernière phalange qu'on le remarque. Il est fort rare qu'on observe des cors sur le premier ou gros orteil : on en rencontre, au contraire, chez les personnes qui ont les doigts de pied fléchis, de sorte qu'il y a une saillie au niveau de l'articulation de la deuxième phalange, laquelle, frottant contre la chaussure, ne tarde pas à être le siége de cors plus ou moins nombreux. Cette mauvaise conformation des orteils est presque toujours le résultat de la compression exercée par une chaussure trop étroite et surtout trop courte. Aussi les dames y sont-elles plus exposées que les hommes, qui, s'efforçant, en général, beaucoup moins de diminuer les dimensions de leur pied, se résignent rarement à subir cette espèce de torture. Les cors peuvent occuper aussi la plante du pied, et alors ils sont placés un peu en arrière de la naissance des orteils. Enfin, ils naissent quelquefois dans l'intervalle des doigts de pied, et, le plus souvent, dans l'angle de séparation dès deux orteils.

La forme des cors diffère, suivant le lieu qu'ils occupent, et le temps depuis lequel ils existent. Lorsqu'ils siégent sur les orteils, ils ressemblent assez bien à un clou; la partie du cor qui dépasse le niveau de la peau, et que l'on nomme sa tête, est plus ou moins épaisse, tantôt aplatie, tantôt arrondie, lisse ou rugueuse. La pointe du cor, que la plupart des auteurs appellent sa racine, est en général conique; elle pénètre plus ou moins profondément, et traverse même quelquefois toute l'épaisseur des parties molles, pour s'implanter sur l'os. Cette pointe a une dureté beaucoup plus grande que le reste du cor, elle se rapproche de la corne sous ce rapport. Mais le cor ne présente cet aspect que lorsqu'il est déjà ancien; dans les premiers temps, la pointe ou la racine n'existe pas, et le cor n'est constitué que par sa tête qui ne pénètre point dans l'épaisseur de la peau; ce n'est que plus tard, et par les progrès du mal, que la racine se forme, et s'étend peu à peu aux parties sous-jacentes.

Les cors de la plante du pied se présentent ordinairement sous la forme d'une plaque plus ou moins large, dure, raboteuse, qui tantôt dépasse à peine le niveau de la peau, tantôt fait une assez forte saillie. Jamais la base de ces cors ne pénètre dans la peau. Dans des cas assez rares, on voit se développer, dans la même région, des cors en forme de clous; quelquefois ils offrent l'apparence d'un poireau, comme on en voit si fréquemment aux mains.

Les cors formés dans l'intervalle des orteils ressemblent à une verrue aplatie: ils sont, en général, mous, blanchâtres, et se déchirent avec facilité; cependant, ils causent une gêne et même des douleurs beaucoup plus fortes que les autres, sans doute à cause de la délicatesse des téguments de cette partie.

L'adhérence des cors varie beaucoup. En général, ceux qui existent en dehors des orteils et à la plante du pied, sont tellement durs et tiennent si fortement aux parties qui les environnent, qu'on ne peut les enlever qu'avec l'instrument tranchant; d'autres fois, et c'est ce qui arrive plus spécialement pour les cors placés entre les doigts, cette union est si faible, qu'il est facile de la rompre par la simple action des ongles.

Les cors sont toujours causés par des chaussures trop courtes ou trop étroi-tes, dont le cuir est dur et peu élastique. Autrefois, les cors étaient plus communs qu'ils ne le sont de nos jours, surtout chez les femmes; et certes, l'habitude de porter des souliers à hauts talons était bien propre à les développer. Avec de semblables chaussures, en effet, tout le poids du corps repose principalement sur les orteils, qui sont toujours poussés vers l'extrémité du soulier, forment une espèce de coin, et sont horriblement comprimés dans le bout rétréci de la chaussure. Il faut compter, au nombre des améliorations de notre époque, l'habitude qu'ont prise les femmes de porter des souliers en peau très élastique et en étoffes peu résistantes, et de n'avoir point de talons. Il est rare maintenant de voir de ces pieds horriblement difformes, presque semblables à ceux dont les dames chinoises sont si vaines, qui n'étaient que trop communs autrefois. Il est fâcheux que les dames ne se soient pas encore décidées à laisser prendre au pied son développement naturel, et qu'elles s'obstinent à vouloir se priver d'un des plus beaux ornements que la nature leur ait donnés. Quoi de plus beau qu'une main ou un pied bien conformé? Voyez les pieds des jeunes enfants, quelle délicatesse de contours! quelle régularité de formes! Certes, il ne serait pas indifférent, pour la coquetterie des femmes, de conserver un pareil ornement. Pourquoi faut-il que le désir immodéré de réduire son pied à des dimensions tout à fait contre nature, et bien souvent ridicules, les expose à de fâcheuses infirmités, à de cruelles douleurs! Une chaussure trop large, et qui permet au pied de jouer librement, peut aussi devenir une cause de cors par les frottements continuels qui en résultent. Du reste, l'influence de ces causes est d'autant plus grande, qu'elles agissent sur des sujets dont la peau est plus fine, plus mince et plus sensible; aussi observe-t-on beaucoup plus fréquemment les cors dans les hautes classes de la société, et chez les femmes que chez les hommes. Les individus qui mènent une vie molle et sédentaire en sont plus souvent affectés que ceux qui marchent beaucoup et qui se livrent à des travaux rudes et pénibles. Les gens qui marchent nu-pieds n'en sont jamais attaqués, et jamais on ne les observe aux doigts de la main, qui offrent cependant une structure identique. On ne peut donc nier l'influence des chaussures sur leur production. Chez les anciens, qui portaient des sandales, on observait des cors sur le trajet des courroies destinées à les fixer. Cela se voit encore chez certains religieux qui ont conservé l'usage des sandales.

Habituellement, les cors croissent d'une manière lente et graduée; et dans les commencements, ils ne donnent lieu qu'à un peu de gêne; mais, à mesure qu'ils prennent de l'épaisseur et de l'étendue, ils causent des douleurs qui, quelquefois, deviennent tellement vives, que les individus ne peuvent ni marcher ni se tenir debout. La grande douleur vient probablement de l'irritation que le cor produit par sa dureté sur les parties molles environnantes, qu'il finit quelquefois par enflammer; de sorte que l'on a vu se former des abcès qui ont déterminé la chute de ce cor; mais les exemples de pareilles guérisons sont fort rares.

On a remarqué que tout ce qui peut accélérer le mouvement du sang, tout ce qui échauffe les pieds, tout ce qui détermine l'afflux du sang vers les parties, et par conséquent leur gonflement, augmente beaucoup la douleur. De là les mauvais effets des bas de laine, d'un exercice ou d'une station prolongée, d'un excès de boisson : la douleur est toujours plus incommode dans les temps chauds qu'en hiver. On a remarqué aussi que les personnes affectées de cors en souffraient davantage lors des changements de temps et à l'approche des orages.

Ce ne sont point les cors eux-mêmes qui sont douloureux ; ils n'agissent que comme corps étrangers sur les parties sur lesquelles ils reposent. Seulement, dans les temps chauds ces parties deviennent plus rouges, plus gonflées et en même temps plus sensibles : dans les temps humides, au contraire, le cor se gonfle comme tous les corps qui absorbent l'eau, augmente de volume, et exerce une pression plus forte. De là les souffrances plus vives qu'il cause dans l'un et l'autre cas, et qui ont leur siège, non dans sa substance tout inerte, mais bien dans les

parties qu'il déprime et qu'il froisse. On a vu l'irritation, dans ces cas, aller jusqu'à causer des accidents fort graves, tels que l'inflammation des articulations, la dénudation des tendons et même l'inflammation des os et la carie de leurs extrémités. Il importe donc beaucoup de ne pas susciter une inflammation qui, à la vérité, a, dans quelques cas, amené la guérison, mais qui, dans presque toutes les circonstances, ne fait qu'ajouter une complication fâcheuse au mal qui existait auparavant.

Les cors ne sont point une chose dangereuse, mais ils constituent une infirmité si incommode pour les personnes obligées de marcher beaucoup, qu'on ne doit pas négliger les moyens capables de les faire disparaître : et l'on y parvient d'autant plus facilement, qu'on les attaque à une époque plus rapprochée de leur apparition : car, lorsqu'ils sont volumineux, et qu'ils ont poussé de profondes racines, il est en général fort difficile de les guérir.

La première chose à faire, est d'enlever la cause productrice du mal, c'est-à-dire, les chaussures trop étroites, d'une peau dure et qui prête difficilement: on y substituera des souliers souples, qui ne gênent point le pied, mais qui ne lui permettent pas de jouer trop facilement dans son intérieur. Sans cette précaution on ne parviendra jamais à opérer la cure, et, à elle seule, elle suffira quelquefois pour procurer la disparition des cors, ou du moins à en arrêter les progrès; et, sans elle, tous les autres moyens resteraient sans effet.

Il faut éviter avec soin les bas grossiers formant des plis, ou garnis de coutures saillantes et dures: car l'usage de pareils bas suffit pour produire des cors, à raison des pressions qu'ils exercent sur différentes parties du pied.

Lorsque les cors sont récents ou superficiels, on réussit quelquefois à les arracher avec l'ongle, surtout après les avoir ramollis par des bains de pieds un peu prolongés.

On réussit aussi en les recouvrant avec un emplâtre composé de deux parties de diachylum gommé et d'une partie d'emplâtre de mucilage étendus sur une peau mince. Mais, pour peu que les cors soient anciens et profonds, ces moyens sont insuffisants, et il faut avoir recours à un mode de traitement plus actif. Trois méthodes principales se présentent pour remplir cet objet: 1° l'excision; 2° l'extirpation; 3° la cautérisation.

L'excision des cors, c'est-à-dire, l'enlèvement de leur partie saillante, est un des moyens les plus communément employés. Elle a l'inconvénient de ne pas guérir les cors radicalement, et de ne procurer qu'un soulagement momentané, parce qu'on n'enlève point la racine, qui ne tarde pas à reproduire le mal. Cependant, en renouvelant l'opération de temps en temps, en recouvrant la partie avec un emplâtre doux et un peu épais, en ayant soin qu'il ne s'exerce aucun frottement sur ce point, on voit quelquefois la guérison s'opérer entièrement.

Pour pratiquer cette petite opération, qui a l'avantage de ne causer aucune douleur, on se sert d'un instrument bien tranchant, un bistouri ou un rasoir, par exemple. On enlève les couches les plus superficielles du cor, et, à mesure qu'elles sont ainsi emportées, on voit les plus profondes qui cessent d'être pressées avec une égale force contre la peau, ressortir en quelque sorte, et se présenter successivement à l'opérateur. Les bains de pied, quel'on emploie habituellement pour faciliter la section des couches cornées, ne sont pas aussi utiles qu'on le croit: ils ramollissent et gonflent l'épiderme, et empêchent qu'on ne le coupe aussi nettement et aussi complétement que cela serait nécessaire. D'ailleurs, les cors ainsi ramollis ne peuvent être cernés et détachés de la cavité qu'ils se sont creusée. La plupart des malades coupent eux-mêmes leurs cors, et quelques-uns acquièrent beaucoup d'habileté pour pratiquer cette excision. Mais, comme généralement la position que l'on est obligé de prendre est extrêmement gênante, et nuit beaucoup à la sûreté des mouvements, il vaut mieux s'en remettre aux pédicures pour l'exécuter; car, outre une habitude très grande, ils ont des instruments appropriés à cet usage, et qui sont beaucoup plus commodes qu'un rasoir, qui est difficile à manier, à cause de son volume et de la largeur de sa lame. Il est toujours utile, après avoir coupé des cors, de les recouvrir d'un emplâtre qui, pendant quelque temps, les sous-

trait à la pression, et s'oppose à l'endurcissement des couches épidermiques, et par conséquent à la douleur qu'il cause. Il faut bien se garder de couper les cors trop près des parties saines, ou d'entamer celles-ci: car alors elles deviennent le siége d'une vive sensibilité, qui peut amener une inflammation assez forte, particulièrement si on se livre à un exercice un peu forcé, peu de temps après cette ablation. On remédierait à cet accident par des bains de pieds très longtemps prolongés, par des cataplasmes émollients et le repos complet.

La seconde méthode de traitement, ou l'extirpation, consiste à enlever non-seulement la partie qui dépasse le niveau de la peau, mais encore sa racine, qui est enfoncée plus ou moins profondément. Cette opé..tion est bien plus sûrement suivie de la guérison que la précédente, mais elle est beaucoup plus difficile et demande beaucoup d'adresse. Quelques pédicures la pratiquent avec une dextérité fort remarquable. Ils se servent pour cela d'une aiguille ronde ou carrée, à pointe mousse, montée sur un manche. Quelquefois elle est plate et mousse sur les côtés. Ils isolent d'abord le cor de tous côtés, en grattant dans sa circonférence avec la pointe de l'aiguille : puis, après s'être frayé une voie sur l'un des côtés, on cherche à le détacher tout autour, jusque dans ses racines les plus profondes, et on l'enlève entièrement, sans avoir causé la plus légère douleur. Il faut avoir grand soin de ne pas briser le cor, sans cela on ne pourrait parvenir aux racines. Il faut toujours agir par simple écartement, et sans couper le moins du monde, ce qui arrêterait les progrès de l'opération. Le pansement consiste à remplir le petit trou avec de la graisse de mouton, et à recouvrir la partie d'un emplâtre de savon ou de diachylon.

Il arrive que, malgré l'extirpation, le cor récidive. On est obligé d'y revenir, et il est rare qu'après plusieurs extractions on n'en soit pas tout à fait débarrassé. Mais beaucoup de cors ne peuvent être traités de cette manière. Lorsque leur pointe est adhérente à des tendons, à des nerfs, à des os, ils serait dangereux d'essayer de les en séparer; dans ces cas, il vaut mieux abandonner l'opération, qui pourrait avoir des suites fort graves.

La cautérisation des cors est, à notre avis, le moyen le plus sûr et le moins difficile d'obtenir la guérison des cors. On peut la pratiquer d'un grand nombre de manières. Toutes ne sont pas indifférentes, et il en est quelques-unes de fort dangereuses. Celle qui est préférable, consiste à couper autant que possible du cor sans le faire saigner et sans causer de douleur, puis à mettre le pied dans de l'eau chaude pendant un quart d'heure ou vingt minutes: alors, après avoir bien essuyé la partie, on passe, sur la suface du cor, le nitrate d'argent (pierre infernale). Au bout de quelques heures, la surface est noire et sèche, et cette espèce de croûte tombe au bout de 6 à 8 jours, en ayant soin de mettre souvent les pieds dans l'eau. Lorsque l'on a appliqué la cautérisation, il est prudent de ne pas se livrer à la marche peu de temps après. Nous avons vu un cas où une semblable conduite a donné lieu à des douleurs excessivement vives, à la formation d'un abcès et à l'impossibilité de marcher pendant plus de quinze jours. Il serait prudent de ne faire la cautérisation que le soir en se couchant. Le repos de la nuit mettrait à l'abri des accidents. On a employé aussi la potasse caustique (pierre à cautère), le beurre d'antimoine, les acides nitrique (eau forte), sulfurique (huile de vitriol), le nitrate acide de mercure dissous dans l'acide nitrique, etc. Mais ces moyens violents exigent beaucoup de précautions, et sont fort difficiles à manier; ils occasionnent le plus souvent de graves accidents entre les mains des gens ignorants qui les emploient: de graves inflammations, la dénudation des tendons et même des os, l'ouverture des articulations, la perte des orteils, des accidents tétaniques, telles peuvent être les suites de l'emploi peu judicieux de ces substances. Le nitrate d'argent n'a au contraire aucun de ces inconvénients, et, comme il ne doit jamais être employé que par le chirurgien, qui en règle l'application, nous pensons que c'est un moyen dont on peut essayer sans crainte, en prenant toutefois les précautions que nous avons indiquées. Des chirurgiens fort habiles ont obtenu ainsi des succès inespérés: et il est fâ-

cheux que les préjugés du public éloignent les gens de l'art de s'occuper de de cette espèce d'incommodités, qui sont en général du domaine des charlatans et des commères; de sorte qu'un homme qui se respecte craint d'être confondu avec de pareils gens, s'il paraissait s'occuper du même sujet. Aussi, beaucoup de médecins refusent-ils leurs conseils pour ce qui est relatif aux cors, et peut-être ont-ils raison, vu la disposition des gens du monde à rabaisser l'homme qui n'est qu'utile, et qui ne cherche pas à se faire valoir.

Les cors de la plante du pied sont beaucoup plus graves que les autres, car leur excision ou leur extirpation est impossible. On obtient quelquefois du soulagement, en mettant dans le soulier une semelle de feutre percée à l'endroit qui correspond au cor, et ayant la même forme que lui. Mais, lorsque ce moyen est impuissant, il ne reste qu'à enlever la portion de peau sur laquelle le cor prend naissance. Ce moyen violent est indispensable, à cause des douleurs excessivement vives que produisent les cors de la plante du pied, qui, étant contus et enfoncés vers l'intérieur des chairs, chaque fois que le pied pose par terre, donnent lieu quelquefois à des accidents nerveux graves. Nous avons connu un jeune homme fort courageux qui, par son état, était obligé à des courses très longues: il fut affecté d'un cor de la plante du pied, et obviait en partie aux inconvénients de sa présence par une semelle de feutre percée: lorsqu'il arrivait qu'une pression un peu forte était exercée sur le tubercule par une inégalité du terrain ou par toute autre cause, il éprouvait de si horribles souffrances, qu'il perdait connaissance, et était pris de tremblements nerveux: l'ablation de la partie de peau sur laquelle s'implantait le cor, fit disparaître tous les accidents.

Il est fort difficile de faire l'extraction des cors placés entre les orteils: ils sont en général si mous, qu'ils cèdent à la moindre traction, et se déchirent avec une singulière facilité. Il faut chercher à en enlever le plus possible, et cautériser le reste avec la pierre infernale. Lorsque, malgré ce moyen, ils continuent à causer de vives souffrances, il ne faut pas hésiter à enlever la portion de peau qui leur donne naissance.

Lorsqu'un cor a une grande étendue, ou lorsque plusieurs d'entre eux sont accumulés dans un petit espace, lorsqu'ils pénètrent profondément, lorsqu'il n'y a aucun soulagement à espérer des moyens indiqués, et que cependant les douleurs sont assez vives pour empêcher la marche, il n'y a d'autre ressource que l'amputation de la portion d'orteil qu'il occupe. Boyer rapporte qu'il a été obligé de recourir une fois à cette opération. Un jeune homme portait depuis longtemps, à la partie antérieure externe du petit orteil, un cor à base large qui s'étendait sur toute la phalange, et qui adhérait intimement à l'os. On avait essayé l'excision du cor à différentes reprises; on avait tenté, sans succès, d'en faire l'extirpation, et l'on avait employé, sans en retirer aucun avantage, tous les remèdes vantés par l'ignorance, le charlatanisme et la crédulité. Les douleurs étaient si vives, qu'elles empêchaient le malade de marcher. L'amputation de la dernière phalange de l'orteil parut au chirurgien le seul moyen de guérison; elle fut pratiquée, et elle eut tous le succès qu'on s'en était promis; c'est-à-dire, qu'après la guérison de la plaie, qui fut prompte, le jeune homme marcha facilement sans éprouver la moindre douleur.

Outre les trois modes de traitement rationnel que nous venons de passer en revue, il existe une immense multitude de spécifiques infaillibles, qui n'ont jamais guéri personne. Il est quelques pratiques assez répandues, qui ne méritent peut-être pas la même réprobation: telle est l'usure du cor, au moyen de la pierre ponce, ou des limes dites sulfuriques, diamantées, aimantées, etc.; etc., qui consistent uniquement dans une petite pièce de bois sur laquelle on fixe, au moyen de colle forte, de la poudre d'émeri, de limaille de fer, ou de verre pilé. Ces instruments ont l'avantage de ne pouvoir blesser les parties saines qui sont trop molles pour être attaquées par la lime. Les emplâtres de savon, de mucilage, de gomme ammoniaque, de galbanum, les différents sparadraps, etc., sont sans doute des moyens peu efficaces; mais, comme ils sont sans inconvé-

nients, et que, réunis à l'habitude de porter des chaussures convenables, ils peuvent être suivis de bons effets, on fera bien de les essayer. Nous en dirons autant des feuilles fraîches de joubarbe, ou de lierre, d'une lame de baudruche ou de coton en bourre; mais, pour ce qui est des secrets et des spécifiques que des personnes étrangères à l'art de guérir annoncent avec emphase dans les journaux et par des affiches dont ils inondent la capitale, il faut s'en méfier beaucoup, parce que le plus souvent ils ne se bornent pas à être insignifiants, ils sont encore dangereux; le plus souvent, ce sont des substances très énergiques qui, n'étant pas employées avec les précautions convenables, produisent de graves accidents, et, d'ailleurs, leur composition n'étant pas connue, on agit toujours en aveugle et sans savoir ce que l'on fait.

Enfin, lorsque l'on voudra se borner à remédier aux inconvénients d'un cor, et que l'on renoncera à vouloir le guérir, on rendra presque toujours sa présence fort supportable, en enlevant sa partie saillante, soit avec l'instrument tranchant, soit avec les limes disposées à cet effet, et en recouvrant la partie d'un premier emplâtre un peu épais, percé à son centre d'un trou de la forme du cor, puis d'un second plus grand et n'offrant pas d'ouverture; de la sorte, le cor sera soustrait à la pression du soulier, et l'on a vu l'emploi de ce moyen si simple suivi de la guérison radicale.

On donne le nom de *durillon* à une maladie qui consiste dans l'épaississement et l'endurcissement de l'épiderme survenant dans une partie soumise à des frottements habituels, ou à une haute température. On les observe habituellement aux pieds ou aux mains, qui y sont disposés d'une manière spéciale par leur organisation; mais on les rencontre aussi quelquefois sur d'autres parties: ainsi on en voit de fort volumineux au-devant des genoux, chez les individus que leur profession oblige à se tenir agenouillés, par exemple les couvreurs et les carreleurs.

Souvent, les durillons donnent lieu à des douleurs excessivement vives, et, si on les examine avec soin, on trouve, au-dessous d'eux, la peau rouge et sensible.

Du reste, leur structure se rapproche beaucoup de celle de la corne dont ils ont l'apparence extérieure. Il n'est pas rare de les voir se développer autour des cors déjà anciens, et soumis à une pression continue : ce sont les cas où l'on voit apparaître des souffrances extrêmes qui mettent obstacle à la marche. Lorsqu'ils siégent aux mains, comme cela s'observe surtout chez les maréchaux ferrants et les serruriers, il n'y a d'autre inconvénient que la perte du sens du tact, qui est nul chez ces ouvriers ; aussi peuvent-ils, sans douleur, saisir avec la main du fer presque rouge.

Les durillons ne restent pas stationnaires, ils tendent constamment à augmenter, et de nouvelles couches s'ajoutent à celles qui existaient déjà. On en voit acquérir ainsi un volume assez considérable. Il devient de la sorte un véritable corps étranger dont la pression est quelquefois insupportable, et provoque une inflammation qui passe à la suppuration, et alors il arrive, dans quelques cas, que le durillon est entraîné et disparaît complétement. Mais cette terminaison est rare ; il faut habituellement avoir recours à un traitement méthodique.

La première base de ce traitement consiste d'abord à soustraire les parties à la compression qui les blesse, ou à l'action des corps échauffés qui les altère.

Ce moyen est indispensable ; sans lui la guérison ne peut s'effectuer, et quelquefois à lui seul il suffit pour l'amener ; puis on enlève les couches cornées qui se sont développées au-dessus du niveau de la peau. Beaucoup de personnes emploient dans ce but un instrument tranchant, tel qu'un canif ou un rasoir. Nous pensons qu'on doit s'abstenir d'user de semblables instruments, car souvent ils peuvent blesser la peau placée au-dessous de l'épiderme épaissi : or, comme celle-ci est déjà irritée par la présence du durillon, la moindre cause peut suffire pour amener une inflammation d'autant plus grave, qu'elle se développera au milieu de parties très denses et très peu extensibles. Il vaut beaucoup mieux se servir de pierre ponce ou de ces limes chimiques ou autres, avec lesquelles on use peu à peu la partie cornée sans risquer d'attaquer les parties molles. L'u-

sage des cataplasmes émollients, des bains de pieds de plusieurs heures de durée, ont l'avantage de ramollir la dureté de cette espèce de calus, de calmer les douleurs qu'il produit, et d'en faciliter la chute. Les emplâtres de savon, qui agissent chimiquement sur l'épiderme, sont aussi d'un usage avantageux. On pourra, comme pour les cors, placer sur la partie un double emplâtre, dont l'un serait perforé au niveau du durillon ; la pression se trouvant ainsi déplacée, il y aura beaucoup plus de facilité pour obtenir la guérison. Lorsque la maladie siége aux mains, il n'y a d'autre moyen de la guérir que de cesser le travail qui la produit.

On donne le nom d'*oignons* à une espèce de durillon large, arrondi, plus ou moins élevé au-dessus du niveau de la peau, se développant au côté interne de l'articulation du gros orteil. On en observe aussi quelquefois au même point du dernier doigt de pied. C'est encore un résultat de la pression opérée par des chaussures trop étroites. Du reste, on a remarqué qu'ils n'apparaissent guère que chez les personnes dont le premier orteil était fortement dévié en dehors, ou le cinquième très porté en dedans. Cette déviation des orteils résulte fréquemment de l'habitude de porter des souliers étroits et très pointus ; de sorte que tous les orteils sont fortement ramassés et accumulés sur le troisième. Aussi cette maladie était-elle plus commune autrefois que de nos jours, où les chaussures, celles des hommes surtout, sont habituellement larges du bout.

On conçoit difficilement que l'orteil soit dévié sans qu'il se forme, au niveau de sa base, une bosse saillante sur laquelle la peau est tiraillée, ce qui la rend douloureuse à la moindre pression : quelquefois même elle est tellement irritée, qu'elle empêche complétement de marcher. Comme ce point se trouve être le plus large du pied, et par conséquent celui sur lequel le soulier a son point d'appui, on conçoit les douleurs qui résultent des moindres efforts de marche. Aussi n'y a-t-il pas de meilleur moyen que de changer la direction vicieuse de l'orteil : on y parvient, soit en plaçant entre lui et l'orteil voisin un petit coussin, ou mieux encore, en l'enfermant dans un doigtier, qui présente à sa base un lien assez long pour s'étendre en dedans du pied, passer derrière le talon, être conduit obliquement, de derrière en devant et de dehors en dedans, sur le coude-pied, être ramené sous la plante du pied, et remonter sur sa face supérieure, où on le fixe par quelques points de fil. Lorsqu'il s'agira de redresser le cinquième orteil, on agira positivement en sens contraire. En même temps, on agira contre l'oignon, comme nous l'avons dit pour le durillon.

On peut rapprocher de l'oignon, des tumeurs formées par des poches remplies d'un liquide séreux, et qui se développent souvent dans le même lieu qu'eux. On en voit aussi fréquemment vers le milieu du dos du pied, à sa partie interne. Ces tumeurs paraissent produites par la pression des chaussures; jamais on n'en observe sur le dos du pied chez les gens qui ne portent pas de bottes ou de sabots. Lorsque ces tumeurs sont comprimées un peu durement, ou lorsque les pieds viennent à augmenter de volume étant enfermés dans des bottes, elles s'irritent et causent des douleurs horribles, qu'on ne peut faire disparaître qu'en mettant le pied en liberté. Il arrive quelquefois qu'elles s'enflamment, et que la douleur persiste malgré que la cause ait été enlevée. — Il n'existe d'autre moyen de guérison que l'enlèvement de la tumeur par une opération chirurgicale, ou sa destruction par un caustique; mais ces deux modes de guérison sont dangereux : on a vu des accidents fort graves, et même la mort en être la suite. Aussi, lorsque les souffrances seront supportables, nous pensons qu'on devra se borner à l'usage des bottes fort larges, ou mieux encore, des souliers, et chaque fois que des douleurs apparaîtront; en ayant soin de ne pas les exaspérer par des courses prolongées, en mettant en usage les cataplasmes émollients, les bains de pied, on pourra, sans grands inconvénients, conserver cette légère infirmité, qui habituellement n'offre aucun danger, si on n'exaspère pas le mal par des pratiques peu judicieuses.

CORSETS. (*Voy.* VÊTEMENTS.)

COSMÉTIQUE. Du grec κοσμεῖν, orner.

C'est le nom que l'on donne à toute préparation qui a pour but de conserver la beauté. Ces trésors de la toilette, comme on les appelle dans le monde, ont joui en tous temps d'une grande vogue. On attribue communément à *Ovide* un poëme intitulé *De Medicamine faciei*, c'est-à-dire, *sur la conservation de la beauté*, dans lequel se trouvent tous les moyens d'embellir la peau, d'entretenir la fraîcheur du teint, de teindre les cheveux, de blanchir les dents. Nous avons peine à croire cependant qu'un ouvrage de cette nature puisse être de l'auteur des Métamorphoses. On cite encore deux autres traités fort anciens sur les cosmétiques, l'un de Criton, d'Athènes, l'autre de la reine Cléopâtre, qui, comme femme et belle, ne pouvait pas, en écrivant sur la médecine, oublier la *pharmacie du boudoir*. Héraclite de Tarente parle aussi des cosmétiques dans ses ouvrages; mais les auteurs qui traitent le plus au long de cette matière, sont les pharmacologistes arabes, persans et indiens. En 1756, un Français, Antoine Lecamus, fit aussi paraître un roman en quatre volumes, intitulé *Abdeker,* où *l'art de conserver la beauté,* qui renferme une grande quantité de recettes. Il est fâcheux que l'auteur, auquel sa qualité de médecin commandait la prudence, n'ait pas examiné avec assez de soin les effets des préparations qu'il conseille.

Comme rien ne flatte davantage la vanité, que l'art de conserver ou d'augmenter les agréments extérieurs, le charlatanisme n'a pas manqué de s'en emparer, en s'appliquant surtout à multiplier le nombre des cosmétiques. Un volume contiendrait à peine toutes les recettes de préparations de ce genre, que le vulgaire accueille encore avec une crédulité toujours également aveugle. Combien de fards, d'eaux composées, de pommades, de pâtes, de baumes, d'opiats, d'élixirs, etc., dont le moindre inconvénient serait leur inefficacité!

C'est au médecin philosophe à dire aux gens du monde toute la vérité sur ce point. Loin de perpétuer la beauté, comme le feraient croire leurs fastueuses annonces, ces moyens ne lui donnent qu'un éclat du moment, et ne satisfont qu'un bien court instant la vanité féminine, pour prix, le plus souvent, des longues souffrances et de la hideuse décrépitude qu'elles amènent !

C'est principalement sous ce dernier point de vue, savoir, leurs inconvénients, que nous devons envisager ici les *cosmétiques*. Qu'on ne croie pas néanmoins que nous veuillons tous les proscrire sans distinction. Pour ne laisser aucun doute sur cette matière, nous allons passer successivement en revue leurs différentes espèces, en indiquant ceux qui peuvent être employés sans inconvénient, ceux au contraire dont l'effet est essentiellement nuisible, ou bien encore qui ne doivent être mis en usage que d'après l'avis du médecin. Mais, avant tout, hâtons-nous de dire que, s'il existe certaines altérations légères de la peau auxquelles il soit possible de remédier, il en est aussi d'autres contre lesquelles l'art ne peut rien. Comment effacer, par exemple, les rides de l'âge? Et cependant on voit chaque jour attribuer cette vertu surnaturelle à des compositions mystérieuses.

Le plus simple, le plus parfait de tous les cosmétiques, dans l'état ordinaire, est sans contredit l'eau pure d'une fontaine limpide; et des lotions, fréquemment répétées, demeurent bien préférables à toutes les recettes de toilette, pour enlever sur l'épiderme les excrétions habituelles de la peau et nettoyer sa surface. Si, par l'action simultanée d'un air vif et d'une lumière intense, cette membrane avait perdu sa souplesse et son brillant, on pourrait lui rendre l'éclat naturel par quelques lotions douces ou des embrocations onctueuses : les eaux distillées de roses, de plantin, le frai de grenouilles, l'eau de fèves, de fraises, etc., sont alors sans inconvénient, aussi bien que les pommades de concombre, d'amandes douces, de cacao, le baume de la Mecque, et autres de même espèce. Mais, dans le cas où des circonstances particulières, telles que le mauvais air, le défaut d'exercice, les veilles, l'usage du fard, l'abus des plaisirs, les digestions laborieuses, les affections morales, etc., ont altéré plus profondément le teint, en rendant la peau sèche et rugueuse, il devient nécessaire de recourir à quelques moyens plus efficaces. Les préparations suivantes réussissent généralement assez bien.

Triturez six gouttes de baume de la Mecque, un gros de sucre, et ajoutez un jaune d'œuf ; mêlez exactement, en versant peu à peu six onces d'eau distillée de roses; passez le tout à travers un morceau d'étoffe de laine blanche; on se frotte, le soir, le visage avec cette émulsion balsamique, qu'on laisse sécher sans l'essuyer; se laver le matin avec de l'eau pure.

Le cosmétique du docteur Geoffroy est fort analogue au précédent. Prenez, dit ce médecin, parties égales d'huile d'amandes douces et de baume de la Mecque, que vous mêlerez avec soin dans un mortier de verre. Sur trois gros de ce mélange versez six onces d'alcool, et laissez digérer dans un matras, en agitant de temps en temps, jusqu'à ce qu'on ait une teinture suffisante ; séparez cette dernière de l'huile, et mettez-en une once dans huit fois autant d'eau distillée de roses ou de fleurs de fève. Ce que l'on appelle lait virginal en diffère très peu. Sa préparation consiste à verser quelques gouttes de teinture de storax ou de benjoin dans de l'eau pure, jusqu'à ce qu'elle présente la blancheur du lait.

Les mémoires du temps nous apprennent que Henri III, dont la bravoure française s'alliait à la coquetterie d'une petite-maîtresse, effaçait les taches causées par le hâle, en s'affublant le visage d'une pâte composée de fleur de farine incorporée à du blanc d'œuf. Il laissait la nuit sécher cette espèce de masque qu'il enlevait le matin avec de l'eau de cerfeuil. Les dames de Copenhague font encore usage, dans le même but, d'une composition analogue, savoir : de la crème fraîche, épaissie avec la farine de haricots et des quatre semences froides réduites en poudre.

Ces moyens sont fort convenables, après la petite vérole, pour effacer plus promptement les rougeurs que laissent après eux les boutons de cette fièvre éruptive. Le célèbre Mathiole recommandait même de recouvrir ces derniers par de la terre absorbante, délayée dans de la crème. Celle-ci, par sa fraîcheur, calme la démangeaison, tandis que la terre, en s'unissant au pus, dessèche cette humeur, et l'empêche d'excorier la peau. Plusieurs praticiens, fort célèbres de nos jours, conseillent également de recouvrir les pustules arrivées à un certain point de maturité, avec des linges fins imbibés d'une pommade liquide que l'on obtient par un mélange d'huile d'amandes douces et d'emplâtre de Nuremberg.

Toutes les préparations précédentes peuvent, en général, s'employer sans aucun inconvénient, ainsi que les eaux de Ninon de l'Enclos, d'Ispahan, etc., qui ne sont, en dernière analyse, que des mélanges spiritueux et aromatisés, de la nature de l'eau de Cologne. Il est pourtant certaines personnes auxquelles les corps gras ne sauraient convenir, et dont la peau s'altère lorsque ses pores sont obstrués par une pommade quelconque. Mais la prudence doit faire exclusivement rejeter toutes celles dans la composition desquelles entrent des substances minérales, telles que le plomb, le bismuth, l'arsenic, le mercure, etc. Elles ont bien quelquefois, il est vrai, fait disparaître des boutons et certaines taches de la peau, mais c'est toujours en répercutant les exanthèmes qui se portaient sur cette membrane, ou, comme on le dit vulgairement, en faisant rentrer l'humeur âcre qui les produisait, et dont l'action funeste peut retomber sur quelque organe important, pour y déterminer ce qu'en langage médical on appelle une *métastase*. Combien ne pourrait-on pas citer d'exemples de salivation, d'ophthalmie, de phthisie pulmonaire, d'inflammations lentes ou aiguës de l'encéphale et de ses enveloppes, uniquement déterminées par cette cause !

Les savons les plus vantés, celui même dit *Ekmélek*, n'ont d'autre utilité que de faciliter le nettoiement de la peau. Le savon blanc ordinaire remplit tout aussi bien le même but, mais on préfère celui de *Windsor*, dans lequel l'huile est remplacée par des graines fraîches et agréablement aromatisées. Le seul avantage qu'il ait sur les savonnettes légères et parfumées de Provence, c'est d'être importé de l'étranger, grand motif de préférence aux yeux de nos petits-maîtres. Au reste, tous les savons, quels qu'ils soient, contiennent un excès de potasse ou de soude, et, en raison de la causticité de ces alcalis, finissent

toujours par irriter et dessécher la peau, si l'on n'a soin de faire, après leur usage, d'abondantes lotions aqueuses.

Les pâtes pour les mains sont ordinairement composées d'amandes douces ou amères, de fécules, quelquefois de baumes, d'aromates, de miel, d'essences et de très peu de savon. Elles sont tout à fait sans inconvénient, et fournissent un cosmétique recommandé par la propreté.

Parmi les fards rouges et blancs dont les femmes se plâtrent la figure pour rehausser l'éclat de leur teint, il n'en est aucun que ne repoussent également l'hygiène et la raison. Le plus innocent est la poudre blanche, faite de craie de Briançon et de blanc de baleine seul. Mais que dire de la composition appelée *blanc de fard*, où cette dernière substance se trouve remplacée par de l'oxyde de bismuth ?... Ce corps noircit aussitôt qu'il se trouve en contact avec l'hydrogène sulfuré qu'il décompose, et, comme l'air des réunions nombreuses, telles que les bals et les spectacles, en est fréquemment chargé, les personnes qui en font usage finissent par devenir affreuses.

Le rouge est également de deux sortes : l'un, extrait des étamines du carthame, au moyen du carbonate de soude et d'un acide, s'appelle *rouge végétal*, c'est le moins dangereux ; l'autre est le *cinabre*, ou sulfure rouge de mercure, également connu sous le nom de *vermillon*. On trouve encore dans les boutiques des parfumeurs le rouge liquide, composé de carmin, suspendu dans du vinaigre, et le crêpon, étoffe de laine très fine, teinte sans mordant, et assez chargée de couleur pour en déposer sur la peau quand on la frotte avec ce tissu un peu humide. Toutes ces préparations, en général, retiennent une partie des sels et des acides employés à leur préparation, crispent et ferment les pores de la peau, arrêtent la transpiration, établissent une sorte d'irritation permanente, et produisent à la longue, non-seulement les rides prématurées, mais aussi les dartres et les éruptions de tout genre qui défigurent tant de femmes sur le déclin de l'âge.

On fait communément usage, pour les lèvres, d'une pommade appelée *onguent rosat*, qui ne peut avoir aucun effet nuisible, et convient surtout lorsqu'un froid vif a déterminé des gerçures. C'est une espèce de cérat coloré par l'orcanette et aromatisé avec de l'essence.

Les cosmétiques employés pour l'entretien de la bouche, sont l'esprit de cochléaria, la teinture de gaïac, divers élixirs dans lesquels entrent le gérofle, le pyrèthre, le romarin, la bergamotte, la muscade, etc. Leur usage est fort innocent, mais il faut se défier des poudres, des liqueurs, des teintures, des opiats, et de tous ces prétendus *trésors de la bouche* dont la composition n'est pas bien connue. Il faut surtout rejeter ceux qui blanchissent rapidement les dents, tels que l'eau *antiscorbutique de Désirabode*, qui, suivant M. Cadet de Gassicourt, n'est autre chose que de l'acide sulfurique coloré, dont l'action sur les dents peut aller jusqu'à détruire leur émail.

La prétendue *poudre persane* offre le même inconvénient. Pour que les préparations de ce genre ne fussent pas nuisibles, elles ne devraient renfermer que des substances d'une dureté moyenne et d'une acidité légère ; c'est ce que sont bien loin de comprendre les parfumeurs et même les pharmaciens, qui n'emploient que des corps durs et acerbes, tels que la *pierre-ponce* pulvérisée et l'alun calciné. Le meilleur de tous les dentifrices est, à mon avis, le suivant : mêlez exactement ensemble une once de sucre, une demi-once de quinquina gris, un gros et demi de crème de tartre, une once de charbon bien pulvérisé et 24 grains de cannelle. Il convient surtout aux personnes qui ont de la tendance au scorbut ; le quinquina et la cannelle agissent sur les gencives, qu'ils rafermissent par leurs propriétés stimulantes et styptiques, et le charbon absorbe d'ailleurs l'odeur fétide qui s'exhale des dents mal soignées. Quelques personnes emploient pour le même usage du tabac râpé et desséché, du papier brûlé ou du marc de café. Ces moyens sont insuffisants, et souvent même colorent les dents au lieu de les blanchir. Observons encore, pour terminer tout ce que nous avions à dire sur l'hygiène de la bouche, qu'une brosse molle est préférable aux racines de luzerne dont on fait également usage ; que les cure-dents en métal

peuvent altérer l'émail de ces os par leur dureté, et qu'on doit leur substituer ceux d'écaille très mince, ou mieux encore, faits avec une plume.

Le cadre resserré de cet ouvrage ne me permet pas de citer ici toutes les poudres et pommades destinées à la coiffure. Leur usage a d'ailleurs beaucoup diminué depuis que les hommes portent les cheveux courts. Disons pourtant que les graisses fines, telles que la moelle de bœuf, les graisses d'ours, d'oie, etc., ainsi que les huiles que l'on décore du nom pompeux de philocôme, d'huile de Macassar, huile de Sévigné, etc., auxquelles on attribue généralement la propriété de donner aux cheveux une végétation plus active, n'agissent pas autrement que tous les corps, en entretenant une souplesse avantageuse, sans doute, mais toujours bien éloignée de l'effet attendu. Quelques médecins préconisent, contre la calvitie, une pommade composée avec l'axonge et les feuilles de noyer. Le fait est que, lorsqu'une cause quelconque, une maladie, par exemple, a déterminé cet accident, si le bulbe a été frappé de mortification, tout moyen devient infructueux ; si, au contraire, la racine conserve encore quelque vigueur, rien n'est plus efficace que l'action du rasoir fréquemment répétée. Cette opération agit de deux manières : d'abord, par la stimulation mécanique qu'elle détermine sur la matrice capillaire, en second lieu, une foule de petits poils finissent par acquérir sous son influence le volume et la consistance des cheveux véritables.

Certaines nuances de cheveux déplaisent, et on désire les changer pour une plus foncée. Cette pratique mensongère nous vient des personnes qui mettent un grand prix à la couleur noire de la barbe et de la chevelure. Ils emploient communément, à cet effet, plusieurs végétaux renfermant du *tannin*, quelques préparations ferrugineuses, associées à l'indigo et au noir d'ivoire, ainsi qu'au liége brûlé. En France, on emploie également plusieurs moyens dont quelques-uns n'offrent aucun inconvénient, par exemple, l'usage fréquemment répété d'un peigne de plomb, immédiatement suivi de lotions sur les cheveux avec du vin blanc chargé d'une infusion d'écorces de saule, de noyer, de grenade, de sumac, de fèves, de cônes de cyprès et de grappes de lierre. On peut encore, en toute sécurité, se graisser la tête avec une huile dans laquelle ont macéré des feuilles de bourdaine blanche ou de viorne. Mais il est surtout deux préparations métalliques plus généralement en vogue, parce que leur effet est plus rapide et toujours infaillible : ce sont l'*eau d'Égypte*, solution aqueuse de nitrate d'argent ou pierre infernale, et un mélange de sulfure de plomb et de chaux vive, délayé dans un peu d'eau à l'instant de s'en servir. D'après leur composition, il est évident que de tels cosmétiques doivent inspirer des craintes sérieuses, ou du moins ne sauraient être employés qu'avec les plus grands ménagements et par une main exercée.

Enfin, il est un genre de préparation de toilette plus pernicieux encore que tous ceux dont nous avons parlé jusqu'ici. Ce sont les pommades ou pâtes *dépilatoires*, auxquelles les femmes ont parfois recours pour se débarrasser de leur barbe importune. La chaux vive, et l'orpiment, ou sulfure d'arsenic, font la base de la plupart de ces compositions, aussi bien que celle du *rusma* des Orientaux, dont nous regarderions comme une imprudence de faire connaître la recette. Comme ils ne font que retarder la crue des poils qu'ils ne sauraient empêcher de repousser, il devient nécessaire de recourir assez fréquemment à ces dangereux topiques, dont l'action peut corroder la peau, et souvent même déterminer de véritables empoisonnements.

Terminons cet article en répétant une vérité profonde et pourtant méconnue, dont ne sauraient trop se pénétrer les gens du monde, et surtout les femmes, que le besoin de plaire rend plus imprudentes : autant les soins de propreté sont nécessaires pour entretenir le corps dans un état de bien-être et ajouter à ses agréments extérieurs, autant sont funestes, en général, les cosmétiques proprement dits. Ils ne sauraient créer que des grâces passagères, ou même imaginaires, pour prix de la santé, parfois même de la vie.

COTÉ (POINT DE). La douleur qu'on désigne vulgairement sous ce nom, peut être le résultat d'affections fort différentes les unes des autres. Lorsqu'elle est vive, poignante, resserrée en un très petit espace, occupant le plus ordinairement la partie du côté qui est sous le sein, accompagnée de fièvre, de toux, etc., elle appartient à l'inflammation de la plèvre ou du poumon, connue sous le nom de *pleurésie* et de *fluxion de poitrine*. (*Voy.* ces mots.) Elle se montre parfois encore avec des caractères assez analogues, lorsqu'elle est l'indice du travail morbide profond qui constitue l'essence de la maladie décrite sous le nom de *phthisie*. (*Voy.* le mot POITRINAIRE.) Des gaz accumulés dans l'estomac ou dans l'intestin, donnent quelquefois lieu à des *points* douloureux mobiles et variables, qui irradient du ventre aux parois de la poitrine ; c'est ce que le monde nomme des *vents*. (*Voy.* ce mot.) Enfin, il y a une affection rhumatismale connue des médecins sous le nom de *pleurodynie*, qui est celle dont nous devons nous occuper uniquement dans cet article.

Cette douleur, ordinairement exempte de fièvre et de toux, survient brusquement dans les saisons variables, et particulièrement dans les temps froids et humides, quelquefois à l'occasion d'un effort, d'autres fois sans cause connue. Elle se fixe sur l'un des points des parois de la poitrine, tantôt sous l'épaule, tantôt sous l'aisselle, sous le sein, plus haut, plus bas, plus en avant ou plus en arrière. A peu près nulle dans un état d'immobilité parfait, le moindre mouvement du corps, le moindre effort respiratoire l'excitent au point d'arracher des cris au malade. Quelquefois elle change de place, et s'étend aux parties voisines ; ordinairement elle occupe plus d'espace que le point de côté pleurétique. La santé générale reste intacte.

En peu de jours, cette douleur se dissipe d'elle-même par le repos, la chaleur et le régime ; mais elle peut s'accroître, et devenir le prélude d'une maladie plus sérieuse, si on la néglige et si on la brave.

Le repos au lit, un cataplasme de farine de graine de lin bien chaud sur le côté, des sangsues ou des ventouses, au besoin, modèrent promptement la douleur, qui est quelquefois portée au point de rendre la respiration presque impossible.

Comme il n'est pas toujours facile de distinguer cette douleur de celle qui est due à d'autres causes, le plus prudent, en pareil cas, est d'appeler un médecin qui puisse établir un jugement assuré.

Il y a quelques années, j'ai eu occasion de donner des soins à une jeune dame, qui éprouva ainsi successivement plusieurs points douloureux très aigus dans diverses régions de la poitrine. Je pensais qu'ils étaient inflammatoires et *pleurétiques ;* un autre médecin survint, qui les regarda comme rhumatismaux, ou simplement *pleurodyniques....* la suite prouva malheureusement qu'ils avaient une source plus grave encore que chacun de nous ne le supposait ; car, s'étant reproduite plus tard, après avoir été temporairement dissipée par nos remèdes, ils s'accompagnèrent de tous les symptômes d'une consomption pulmonaire qui ne tarda pas à devenir mortelle.

COTON (Usages du). On nomme coton une sorte de duvet qui entoure les graines de plusieurs espèces de la famille des Malvacées. Objet d'industrie de la plus haute importance, il n'a peut-être pas pris en médecine le rang qui lui convient. Ce n'est, en effet, que dans ces derniers temps qu'on a proposé son emploi dans plusieurs cas où il présente de notables avantages. Il peut être mis en usage sous forme de tissu, ou simplement cardé.

Comme tissu, il est employé vulgairement pour les vêtements, surtout en Angleterre, et certes les bas prix auxquels se vendent les calicots, cotonnades, etc., n'ont pas peu contribué à les répandre ; cependant beaucoup de personnes, en France, répugnent à employer les toiles de coton, surtout pour la confection des chemises et autres vêtements qui touchent la peau. C'est un préjugé qu'il est d'autant plus important de détruire, que, dans certains cas, les tissus de coton ont de grands avantages sur ceux de lin ou de chanvre, qui sont les plus usités. Pour les pays chauds, où la transpiration est abondante, on a reconnu qu'il était indispensable de porter des chemises de coton. Elles ont l'avantage d'absorber beaucoup mieux la sueur, et de ne pas se refroidir au moindre contact de l'air, comme les toiles ordinaires. De plus, elles s'opposent à ces transpirations excessives qui abattent si vite les Européens qui arrivent dans les régions tropicales ; le même effet arrive en France pendant l'été. Les tissus de coton sont aussi plus chauds que ceux de lin et de chanvre, ils conservent mieux que ceux-ci la température du corps ; ils se rapprochent, sous ce rapport, de la laine. On reproche au coton d'irriter la peau ; certes, nous pensons que cette irritation est moindre que celle que produisent les toiles souvent assez grossières dont on se sert habituellement. Le public rejette en général, des pansements des plaies et des ulcères, tous les tissus de coton, sous prétexte qu'ils ont la propriété de nuire à ces plaies. Rien de plus faux que cette idée, comme on va le voir.

Sous forme de cardes, le coton s'applique avec beaucoup d'avantage au pansement des brûlures, dans lequel il paraît avoir une action spécifique. On l'a aussi proposé pour remplacer la charpie, et il paraît en offrir tous les avantages, sans être à beaucoup près d'un prix aussi élevé. M. Mayor, chirurgien fort distingué de Lausanne, préfère le coton à la charpie, et il a montré que tous les inconvénients qu'on lui attribue sont imaginaires. En outre, considéré sous le rapport de son économie, de la facilité de se le procurer et surtout de le conserver, on ne peut nier qu'il n'offre de grands avantages. Aussi son usage tend à se répandre, et nous ne doutons pas que d'ici à quelques années il ne soit d'un usage général. Que le public se persuade donc bien que l'économie et l'avantage de le posséder toujours sous la main, ne sont point contrebalancés par des propriétés délétères qu'il aurait sur les plaies ; que ce sont là de ces préjugés qui s'attachent à toutes les nouveautés utiles ; n'en a-t-il pas été de même de la pomme de terre et du sucre de betterave ?

COTON (Ouvriers des manufactures de coton). Aujourd'hui que l'industrie cotonnière a acquis un si énorme développement, cette question est devenue d'intérêt général. Le parlement anglais a eu bien des fois à s'occuper de l'état des ouvriers des filatures, et plusieurs lois ont été rendues sur ce sujet. Quoiqu'il s'en faille beaucoup qu'elle ait inspiré en France un intérêt aussi puissant, on trouve cependant, dans quelques journaux des sociétés industrielles, des documents qui portent à penser que dans les districts manufacturiers, dans l'arrondissement de Mulhausen, par exemple, les maux de la classe ouvrière ne sont guère moindres qu'en Angleterre. L'introduction des machines dans les filatures, en permettant l'emploi des enfants, a porté le mal à un haut point, et c'est surtout contre lui que se sont dirigés les efforts des philanthropes. Rien, en effet, de plus affligeant que le spectacle offert par cette classe si intéressante et si digne de pitié. Nous allons puiser des renseignements dans un discours prononcé, à la chambre des communes d'Angleterre, par M. Sadler, un des membres de la commission chargée de l'enquête ouverte sur l'état des enfants employés dans les filatures et fabriques d'Angleterre. Il insiste sur la nécessité de délivrer ces enfants du long et excessif travail auquel ils sont assujettis, et dont ils sont si souvent les victimes, de les soustraire aux funestes conséquences d'un système tout à fait contraire à leur santé, et qui les dégrade plus que les enfants d'aucun autre pays. Ce n'est qu'avec indignation qu'on lit le passage suivant : « Les enfants sont obligés d'arriver dans la fabrique, l'hiver et l'été, à six heures du matin, et d'y rester jusqu'à sept heures du soir, avec un intervalle de trente minutes tous les jours. Il arrive souvent que le travail se prolonge jusqu'à huit ou neuf heures du soir, c'est-à-dire, pendant quinze heures sans intervalle pour le repas, le repos ou la récréation, autre que celui que j'ai indiqué. De plus, ce système de forcer le travail a fait de tels progrès, que des enfants ont été quelquefois emprisonnés dans les fabriques depuis six heures du matin jusqu'à huit heures du soir : quatorze heures de suite, sans un instant de repos ! Ce tableau, quoique sombre, n'exprime pas encore toute la vérité ; car, dans beaucoup de filatures, au travail du jour il faut ajouter celui de la nuit. Dans quelques établissements, les enfants travaillent vingt-quatre heures tous les deux jours, n'ayant que trois heures de repos chaque jour. Quand le commerce est très florissant, les enfants les plus âgés travaillent depuis six heures du matin jusqu'à sept heures du soir, ayant deux heures pour les repas, etc., et, tous les deux jours, ils travaillent pendant toute la nuit ; et pour cette augmentation si nuisible de travail, ils ne reçoivent que dix sous. Voici comment les heures de travail étaient réglées dans une fabrique de l'une des villes les plus commerçantes de l'Angleterre. Le lundi, le travail commençait à six heures du matin : à neuf heures, on avait une demi-heure pour déjeuner ; de neuf heures et demie, travail jusqu'à midi : une heure pour dîner ; depuis une heure jusqu'à quatre heures et demie, travail : une demi-heure pour le repas du soir ; de cinq heures jusqu'à huit, travail : une demi-heure de repos ; depuis huit heures et demie jusqu'à minuit, travail : une heure de repos ; depuis une heure jusqu'à cinq, travail : une demi-heure de repos ; depuis cinq heures et demie jusqu'à neuf, travail : déjeuner ; de neuf heures et demie à midi, travail : dîner ; depuis une heure jusqu'à quatre heures et demie, travail : une demi-heure de repos ; et travail depuis cinq heures jusqu'à neuf. Le soir, la foule d'esclaves, adultes et enfants, était congédiée pour la nuit, après un travail de trente-neuf heures avec de courts intervalles, faisant en tout six heures pour les repas, mais sans un instant pour le sommeil. Le mercredi et le jeudi, on ne travaillait que le jour. Depuis le vendredi jusqu'au samedi soir, on reprenait le travail, qui finissait à cinq heures du soir, au lieu de neuf. » — Les considérations qui font élever la voix à M. Sadler au sein du parlement britannique avaient déjà décidé M. Bourcart, propriétaire d'une des principales filatures du département du Haut-Rhin, à proposer, à la société industrielle de Mulhausen, de demander une loi pour fixer l'âge et réduire les heures de travail des ouvriers des filatures. Voici ce que nous trouvons dans le rapport fait à cette société sur la proposition de M. Bourcart :

« Le travail des filatures commence généralement à cinq heures du matin, pour finir à huit ou neuf heures du soir ;

souvent il se prolonge au-delà de ces heures. Il est des filatures qui travaillent jusqu'à dix-sept heures par jour, et les seuls moments de repos, sur les dix-sept heures, sont une demi-heure pour le déjeuner et une heure pour le dîner. Beaucoup d'ouvriers demeurent à une distance d'une et de deux lieues qu'il leur faut faire, dans toutes les saisons et par tous les temps, pour retourner chez eux. Ainsi, sans parler de la nourriture peu substantielle qu'ils peuvent se donner, du mauvais état de leur chaussure et de leur habillement, il est de ces ouvriers de tout âge, des enfants mêmes qui, tous les jours de la semaine, sont obligés de quitter le toit paternel à trois ou quatre heures du matin, pour être rendus à l'atelier à cinq heures, et ne rentrent qu'à neuf, dix ou onze heures du soir, ne pouvant consacrer de la sorte que quatre ou cinq heures à leur repos, à leur sommeil. Faudra-t-il s'étonner maintenant si les ouvriers des filatures forment une classe d'hommes rabougris et usés avant le terme fixé par la nature ? »

Le même rapport nous apprend qu'on emploie dans les filatures des enfants de huit ans, et que même, dans les lieux où la population ouvrière est rare, on emploie des enfants de sept ans et au-dessous. Rien de plus commun que de voir, en Angleterre, des enfants de moins de six ans travailler dans les filatures. Un manufacturier avouait même que, dans une filature très considérable, presque tous les ouvriers étaient des enfants au-dessous de douze ans. En Amérique, la même chose a lieu : aussi partout entend-on les mêmes plaintes sur la dégradation de l'espèce humaine dans les classes ouvrières.

Il résulte des enquêtes faites à ce sujet, qu'un malheureux enfant de dix ou douze ans ne peut, avec un travail de douze à quatorze heures par jour, gagner de quoi suffire à sa nourriture. En Amérique, un enfant de cet âge reçoit 3 francs 75 centimes par semaine, et sa nourriture lui coûte 5 francs. On peut juger, d'après cela, de la prétendue aisance que le travail de ces enfants apporte dans les familles. En Angleterre, les plus jeunes enfants gagnent de 48 sous à 3 francs par semaine. En France, les

choses sont encore dans un état pire. Un manufacturier du département du Nord a déclaré, dans une enquête commerciale, qu'un jeune enfant gagnait à peine 4 sous par jour.

Quant à la santé, il résulte des recherches faites dans les filatures anglaises qu'elle souffre notablement; comment en serait-il autrement, avec la prolongation excessive du travail, dans des ateliers maintenus à une haute température, éclairés par le gaz, et dont l'atmosphère est d'ailleurs si viciée et si nuisible, qu'on y ressent une gêne notable de la respiration, même au bout de quelques minutes? « Ces causes produisent, dans plusieurs cas, un état de langueur et de débilité, la perte de l'appétit, des maladies des poumons, l'asthme, la phthisie, les scrofules enfin, qui sont une affection habituelle dans les fabriques, et une foule d'autres maladies chroniques. Les jeunes filles sont très sujettes aux dérangements du flux menstruel et à la chlorose. Si ces maladies ne tuent pas promptement les enfants, au moins la durée de la vie est considérablement diminuée. Un médecin s'est assuré que sur cent soixante-dix-huit individus, il n'y en avait que neuf qui eussent atteint l'âge de cinquante ans, et que vingt-deux qui fussent arrivés à quarante ans. Le même auteur ajoute qu'ayant examiné plusieurs ouvriers, il a trouvé qu'ils avaient tous les poumons malades. »

Du reste, toutes les parties de l'industrie cotonnière n'offrent pas la même insalubrité. Le *filage* du coton est le travail le plus dangereux; puis vient le *cardage*, et en dernier lieu le *tissage*.

Dans les filatures, celles surtout où l'on veut obtenir des fils très fins, l'on est obligé d'entretenir une température assez élevée, habituellement de 26 à 28 degrés, quelquefois de 30 à 34. De plus, il faut que l'air soit imprégné d'une notable quantité d'humidité.

Quelquefois même, on maintient les fils dans de l'eau à une chaleur assez élevée; de sorte que les ouvriers, qui sont presque tous des enfants, sont obligés de plonger les bras dans l'eau, et par conséquent ne tardent pas à être mouillés; qu'on juge de la salubrité d'une pareille atmosphère ! En général, le nombre des individus accumulés dans le même local est extrêmement considérable, et, de plus, les machines donnent lieu à un dégagement continuel de particules fines de coton qui voltigent dans l'air, et s'introduisent dans les poumons à chaque inspiration. Aussi les personnes qui entrent dans ces ateliers sont-elles prises de gêne extrême de la respiration et de toux continue. Ce n'est qu'au bout d'un temps plus ou moins long qu'on s'y accoutume, et alors il s'établit une sécrétion muqueuse de la surface des voies aériennes, qui reste plus ou moins abondante. Nous avons vu plus haut que presque tous les ouvriers ont les poumons affectés.

Dans les grands établissements, ces ateliers sont éclairés au gaz, ce qui contribue beaucoup à échauffer et à vicier l'air qu'on y respire. Enfin, les machines échauffées, que l'on a soin de maintenir bien huilées, exhalent une odeur extrêmement désagréable d'huile rance; voilà, certes, une série de causes d'insalubrité bien suffisantes; mais, hâtons-nous de le dire, dans les grandes filatures, établies par des individus qui n'ont pas cherché l'économie avant tout, on a mis en usage tous les moyens propres à contrebalancer, autant que possible, ces fâcheuses influences. Des courants d'air établis avec soin, une extrême propreté, une ventilation souvent répétée, tels sont les procédés qui ont rempli ce but. Mais le nombre de ces établissements est petit, et la grande majorité des manufacturiers persiste dans une insalubre routine.

La plupart des ouvriers, les enfants surtout, demeurent dans la position droite pendant toute la durée de leur travail. Cette position a pour eux de grands inconvénients : elle les dispose aux déformations des membres et de la colonne vertébrale. On a remarqué que, parmi les enfants employés dans les filatures, il y en avait un grand nombre affectés de semblables difformités. Il est reconnu que les cantons manufacturiers fournissent un nombre d'hommes propres au service militaire beaucoup moins considérable que les cantons agricoles; cette fâcheuse influence des manufactures a été reconnue, même par les plus chauds partisans de ces entreprises.

Une autre source d'insalubrité est la réunion d'un grand nombre d'individus de tous les âges et des deux sexes dans le même local. Il est évident que la moralité doit en souffrir. Nous n'avons pas de détails bien positifs pour la France; mais pour l'Angleterre (et il en est bien probablement de même dans les deux pays), l'immoralité des ouvriers des manufactures est portée à un haut degré. Il résulte même de l'enquête qui a eu lieu devant la commission de la chambre des communes, que des propriétaires de filatures favorisaient cette perversion morale, afin d'attacher au moins par ce moyen les enfants à un travail au-dessus de leurs forces, en occupant et amusant leur imagination dépravée; heureusement que ce ne sont là que de rares exceptions.

Toutes ces causes réunies, agissant sur les ouvriers des manufactures, et plus spécialement sur ceux des filatures de coton, de laine et de soie, en font une population misérable, dégradée, au physique comme au moral. C'est dans le but de prévenir de semblables résultats que des lois ont été portées en Angleterre, déterminant le nombre des heures de travail et l'âge auquel on pourra commencer à admettre les enfants. Déjà des améliorations ont été obtenues par ce moyen; espérons qu'on fera de même en France, et que l'exemple de nos voisins ne sera pas perdu pour nous.

Nous croyons faire plaisir à nos lecteurs, en leur faisant connaître quelques-unes des dispositions de la loi adoptée par le parlement anglais en 1833, sur les ouvriers employés dans les filatures. Il est défendu d'employer pendant la nuit, c'est-à-dire, de huit heures et demie du soir à cinq heures et demie du matin, aucun ouvrier au-dessous de dix-huit ans. On n'admettra dans les ateliers que des enfants âgés de plus de neuf ans. Jusqu'à treize ans, on ne pourra les faire travailler plus de huit heures par jour, ou quarante-huit heures par semaine. De treize à dix-huit ans, le travail ne dépassera pas douze heures par jour, ou soixante-douze heures par semaine. Il y aura chaque année deux jours de congé et huit demi-congés. On nommera quatre inspecteurs des manufactures, chargés de surveiller l'exécution de la loi. Chaque enfant de neuf à treize ans sera obligé d'aller à l'école au moins deux heures par jour. La rétribution sera, pour chaque enfant, du douzième de son salaire journalier. Ce sont là des mesures bien propres à relever cette malheureuse population de l'état de dégradation physique et morale dans lequel elle languit.

Outre les maladies internes auxquelles sont sujets les ouvriers des manufactures de coton, nous devons signaler aussi les accidents auxquels ils sont trop souvent exposés. La plupart sont dus à l'introduction des machines mues par la vapeur ou par d'autres forces puissantes. Chaque année, le nombre des individus mutilés par cette cause est fort grand, tellement grand que, dans certaines localités, l'administration a consulté les médecins à ce sujet. On trouvera, dans les *Annales d'hygiène publique et de médecine légale pour l'année* 1834, un fort beau rapport sur ce sujet, fait au conseil de salubrité de Troyes, par les médecins de cette ville. Ils ont fort bien fait ressortir le danger que la plupart de ces machines offraient aux ouvriers.

Nous en extrayons ce qui suit :

« Il n'est que trop vrai, disent-ils, que depuis l'introduction de machines à carder et à filer, mues par une chute d'eau, un manége ou une machine à vapeur, il ne s'est pas passé d'année sans qu'un grand nombre d'ouvriers n'aient été atteints dans leurs ateliers de blessures plus ou moins graves. Ils citent un assez bon nombre de cas où la mort en a été la suite trop prompte. Mais ces accidents vraiment effrayants ne surviennent, il faut en convenir, que de loin en loin, et ne sont pas ceux dont les ouvriers employés dans les filatures sont le plus communément atteints. Mais combien sont fréquents les écrasements, les déchirures des doigts, de la main, de l'avant-bras ! et, si ces blessures, en général, guérissent sans de grands accidents, combien aussi n'en voit-on pas qui sont suivis de symptômes fort graves et quelquefois mortels ! Ces blessures ont d'ailleurs cela de particulier, qu'il en est peu qui ne soient suivies de la perte d'une ou de plusieurs phalanges, ou de cicatrices profondes,

adhérentes, plus ou moins difformes, et qui gênent les mouvements de la main, ou les rendent même impossibles.

« Les ouvriers le plus fréquemment atteints de ces sortes de blessures sont les enfants et les jeunes gens des deux sexes, parce que ce sont eux qui sont le plus ordinairement occupés dans les filatures à étendre le coton sur la toile sans fin, de la machine à battre, ou de la machine à carder, pour les présenter aux cylindres alimentaires, et que, s'ils avancent sans précaution leurs doigts près de ces cylindres, ils s'exposent à les laisser pincer.

« Les ouvriers des filatures, en général, quel que soit d'ailleurs le genre de travail auquel ils sont employés, se blessent fréquemment les doigts et les mains, en les laissant engager dans les roues d'engrenage de la machine à carder, ou de la machine à filer dite continue. Ce malheur leur arrive le plus souvent lorsque, ces machines fonctionnant à découvert, ils s'en approchent et les touchent par distraction et sans précaution. Une opération qui les expose surtout à être ainsi blessés, est celle du graissage et du nettoiement des roues et des pignons des métiers, ainsi que des roues intermédiaires, pratiqués pendant que ces roues continuent à fonctionner.

« On a peine à se faire une idée de la facilité et de la promptitude avec lesquelles les doigts, les bords des vêtements, les rubans qui leur servent d'attaches, les guenilles pendantes aux habits, sont accrochés par les dents des roues et sont ensuite entraînés ; une fois qu'ils sont saisis, en vain alors essaie-t-on de les dégager et de résister à la force qui les attire ; les doigts entraînent la main, la main l'avant-bras, et le bras suit, à moins que la présence du corps engagé entre les roues ne suspende les mouvements, ou que ces mouvements ne soient arrêtés d'autre manière. C'est ainsi que le contre-maître d'un de nos grands établissements de filatures faillit perdre la vie : l'une des pointes de sa cravate avait été pincée par les roues d'engrenage de la machine à battre le coton, au moment où il se penchait vers elle pour en observer les mouvements, et son cou s trouva entraîné vers la machine ; en vain usait-il de toutes ses forces pour porter sa tête en arrière et résister à la puissance qui l'attirait, ses efforts ne faisaient qu'augmenter l'étreinte du cou, et il était près de suffoquer, lorsque des ouvriers, qui travaillaient dans le même atelier, arrivèrent heureusement assez à temps pour couper la cravate et faire ainsi cesser la strangulation. »

Nous ne pouvons entrer ici dans le détail des moyens proposés par les commissaires pour obvier autant que possible à ces accidents : ils consistent surtout à entourer et à enfermer plus ou moins exactement les machines comprises sous le nom de *premiers moteurs*, à n'en confier le nettoiement qu'à des ouvriers d'un âge mûr, intelligents et familiarisés avec le jeu des machines ; enfin, à établir, dans le lieu le plus apparent de chaque atelier, un levier au moyen duquel il soit possible de suspendre tout à coup les mouvements, soit dans un seul métier, soit dans tous les métiers, soit même dans toutes les machines de l'établissement. Ces moyens simples suffiraient pour prévenir les accidents graves et fréquents que l'on observe dans les filatures, sauf cependant ceux qui sont uniquement causés par l'imprudence ou la témérité, et contre lesquels il n'y a pas de prévision possible. Nul doute que si les ouvriers n'étaient pas, la plupart du temps, distraits, inattentifs, imprudents même et téméraires, ils n'évitassent la plupart des dangers auxquels ils sont exposés ; mais qu'on ne s'excuse pas sur leur indifférence et leur incurie ; c'est justement parce que ces hommes sont sans instruction, c'est parce qu'ils sont abrutis par leurs travaux, c'est parce que la monotonie d'une opération mécanique, toujours la même, a enrayé le développement de leur intelligence, c'est par ces raisons et par beaucoup d'autres, qu'il faut les entourer de plus de précautions, et éloigner d'eux tout ce qui pourrait leur nuire.

COUCHE (Fausse). On doit entendre par fausse couche l'expulsion du fœtus dans les six premiers mois de la grossesse ; il est synonyme de *blessure* et d'*avortement*.

La fausse couche est d'autant plus fréquente, que la grossesse est moins avancée ; on a aussi remarqué qu'il naît plus de fœtus abortifs femelles que de mâles, et d'autant plus que l'accident arrive plus près du temps de la conception. Tout ce qui peut amener d'une manière lente ou prochaine la contraction de la matrice est une cause de l'avortement. Les prédispositions sont nombreuses. Les femmes d'une constitution sanguine, menstruées irrégulièrement et avec abondance, celles dont la sensibilité nerveuse est facilement exaltée, ou dont le système lymphatique prédomine dans la couleur et le ton des chairs, sont exposées, par tempérament, à la fausse couche. Il en est de même de celles qu'une maladie générale a placées dans des conditions spéciales de délabrement et de souffrance, telles que la syphilis, le scorbut, le rachitisme, l'hydropisie, celles que la misère prive d'une alimentation bonne et suffisante. Depuis longtemps, les médecins, et Hippocrate le premier, ont remarqué que la grossesse atteignait difficilement son terme normal dans les pays malsains et marécageux, dans ces temps où l'atmosphère éprouve des perturbations nombreuses, où à des printemps pluvieux succèdent des étés chauds et orageux. On sait aussi que la femme qui devient enceinte trop jeune, ou après avoir dépassé l'âge de retour, est plus disposée à l'avortement que de vingt à quarante ans.

Cet accident est encore le résultat de certaines maladies de la matrice, qui appellent le sang constamment dans cet organe, ou d'autres plus obscures, qui déterminent des adhérences avec les parties voisines, et empêchent un développement régulier.

Si l'état de santé du fœtus est une condition de son accroissement, les maladies dont il peut être atteint, soit qu'elles lui aient été communiquées par sa mère, ou qu'elles aient pris spontanément naissance en lui-même, deviendront un obstacle à l'intégrité de la circulation. Le sang que lui donne sa mère s'accumulera dans les vaisseaux de la matrice, et, par sa quantité surabondante, provoquera des contractions ; de là l'avortement. A plus forte raison, en sera-t-il inévitablement ainsi dans les cas de mort du fœtus. Il devient alors un corps étranger qui est expulsé plus ou moins promptement.

Ces prédispositions, qui fixent l'attention du médecin, sont presque toujours méconnues par les gens du monde. Le plus souvent, on attribue la fausse couche à des bâillements, des pandiculations, des mouvements violents, l'odeur d'une chandelle qu'on vient d'éteindre, des plaisirs immodérés, la diarrhée, le ténesme. Quoique ces causes aient une action réelle et quelquefois suffisante, ordinairement elles ne peuvent déterminer l'avortement qu'autant qu'il existe des prédispositions. Madame La Chapelle racontait qu'une élève sage-femme, à la Maternité, étant enceinte et affectée d'angustie pelvienne, c'est-à-dire, d'une étroitesse du bassin qui ne lui permettait pas d'accoucher naturellement, se précipita au fond d'une cave pour se faire avorter, et échapper ainsi à l'opération césarienne. Elle n'avorta pas, et mourut des suites de ses blessures.

Les saignées, les bains chauds, les émétiques, les purgatifs énergiques, doivent être rangés parmi les causes déterminantes de la fausse couche. Il en est de même des moyens plus directs que le crime emploie pour arriver à ses fins, et dont les suites sont souvent si terribles pour la malheureuse qui s'y résout !

La disposition à l'hémorrhagie de la matrice et à ses contractions étant l'aboutissant de presque toutes les causes que nous avons exposées, on doit redouter l'avortement, surtout aux époques habituelles de la menstruation. Cette tendance des règles à reparaître chez certaines femmes enceintes, le rend comme périodique à la même époque de leurs grossesses successives. Les auteurs citent beaucoup de faits de ce genre. Une dame avorta vingt-deux fois à trois mois ; une autre n'accoucha d'un enfant viable qu'après avoir conçu douze fois ; une jeune fille, de mœurs relâchées, ayant l'habitude de se faire avorter, ne put jamais, étant mariée, conduire une grossesse à terme.

Les phénomènes de la fausse couche varient suivant l'époque où elle survient.

Dans les deux premiers mois, le fœtus est expulsé sans douleur, sans hémorrhagie remarquable. Souvent la femme ignore complétement qu'elle vient de se blesser, et attribue à un retour de règles l'écoulement de sang qui lui arrive. Plus tard, ce sont les symptômes de l'écoulement naturel, quelquefois précédés des signes qui annoncent la mort du fœtus, tels que la tristesse, l'abattement général, les palpitations du cœur, la pâleur du visage, la flaccidité des seins, une sensation de froid dans le bas-ventre, des syncopes, des pesanteurs dans le bassin ; puis l'hémorrhagie paraît, et doit faire craindre l'avortement, car le sang des règles n'est pas aussi abondant, et ne sort point en caillots ; une vive douleur accompagne cet écoulement, mais ne le précède pas, comme il arrive dans la menstruation. Cette douleur est d'ailleurs lancinante, et s'étend de l'ombilic à la vulve ; elle est mêlée d'efforts expulsifs réitérés. A ces caractères il s'en ajoute d'autres, tels que la formation de la poche des eaux ; c'est à l'homme de l'art de les vérifier et de porter son pronostic.

La fausse couche, par cause accidentelle, est d'autant plus dangereuse et plus pénible, que la grossesse est plus avancée. Après la sortie du fœtus, le placenta peut être retenu dans la matrice, et s'y développer sous forme de masse charnue, dont la présence est la source d'une foule d'accidents. D'autres fois, le travail de l'accouchement commencé ne donne aucun résultat. On a vu un fœtus mort se conserver ainsi vingt-huit jours dans l'utérus, ou bien n'être rejeté au dehors qu'au terme de la grossesse, par de nouveaux efforts d'expulsion, et présenter une masse ramollie et comme macérée. D'autres fois encore, mais c'est plus rare, il prend une consistance pierreuse, et reste dans le ventre de la mère, d'où, à une époque plus ou moins éloignée, il s'échappera peut-être par lambeaux à travers des abcès mortels.

L'avortement le moins grave est celui qui reconnaît pour cause les maladies du fœtus, et qui s'opère spontanément et avec lenteur. Celui que des manœuvres coupables déterminent, entraîne le plus souvent à sa suite, outre la mort inévitable de l'enfant, des ulcérations chroniques qui détruisent la santé de la femme, si elles ne la font pas succomber dans les tortures du cancer. Il est aussi très grave dans les maladies aiguës, la fièvre putride, la rougeole, la variole, l'érysipèle de la face ; dans ce cas, on l'a vu presque toujours mortel.

Le traitement doit comprendre deux choses : prévenir l'avortement ; lorsqu'il s'est déclaré, combattre les accidents. Quoique ces deux indications rentrent dans les attributions du médecin pour beaucoup de points, il est cependant des conseils d'une application facile qui doivent trouver place ici. La femme irritable et d'une sensibilité vive, sera mise à l'abri des commotions morales ; elle habitera la campagne, et ses distractions seront nombreuses, mais jamais de nature à excéder ses forces. Celle qui est faible et pâle, devra suivre un régime capable de rappeler en elle une vitalité plus énergique : les viandes rôties, grillées, quelques cuillerées de vin de Bordeaux, un exercice agréable lui seront utiles. Une prescription contraire conviendra seule à la femme au teint animé et d'un tempérament sanguin. Une diète modérée, des boissons délayantes et froides, l'eau de chiendent, l'eau d'orge, édulcorées avec le sirop d'orange ou de groseilles, la position horizontale, seront nécessaires pour diminuer la plénitude du pouls, et par là éviter la tendance du sang à se porter vers la matrice ; si toutefois cela ne suffit pas, si on ne peut combattre ainsi une disposition héréditaire, qui fait que certaines femmes avortent parce que leurs mères avortaient aussi, on aura recours à la saignée, moyen excellent, applicable dans l'immense majorité des cas, mais qui cependant ne prévient pas toujours la fausse couche, quand elle est due à la mort de l'enfant. Pendant le travail, une hémorrhagie peut se déclarer : son abondance est effrayante, on est loin du médecin, que faire ? Si le fœtus est déjà sorti, et que le cordon soit accessible par quelque point, on le saisit avec un linge, et on entraîne le délivre au dehors. Des applications de linge trempé dans l'eau et le vinaigre seront faites sur le bas-ventre et le haut des cuisses. Si l'on ne peut extraire le délivre, et que le sang coule d'une manière inquiétante, on maintiendra les réfrigérants,

et on tamponnera l'intérieur des parties génitales avec une large compresse, dans laquelle on introduira de nombreuses boulettes de charpie, exerçant une compression modérée. Mais qu'on ne s'arrête pas là, qu'on ne s'imagine pas avoir fait cesser les accidents. Le tamponnement, utile dans un moment désespéré et où l'instinct supplée à l'absence de l'homme de l'art, est un moyen qui peut avoir les plus sérieuses conséquences, et donner lieu, tout en suspendant l'hémorrhagie, à des inflammations de matrice mortelles. Aussi doit-on au plus tôt appeler le médecin, et lui confier la direction de la maladie.

Les suites de couches dans le cas d'avortement, surtout après le deuxième mois, sont les mêmes que pour l'accouchement à terme, et réclament les mêmes soins. Si tout n'a pas été expulsé, et que des hémorrhagies reparaissent de temps en temps, il faut attentivement surveiller les parties génitales, et extraire les membranes dès qu'elles se montrent à l'extérieur. Mais, dans ce cas, si la femme échappe aux pertes répétées et à l'inflammation, elle peut prendre le germe d'affections chroniques graves ; la stérilité peut aussi en être la conséquence.

COUCHES. Espace de temps qui suit l'accouchement, pendant lequel les organes génitaux reviennent à leur état ordinaire. La contraction des tissus qui les composent est le phénomène dominant de cette période. Insensible et continue tant qu'il n'existe point de résistance, cette contraction devient intermittente et douloureuse quand elle en éprouve, soit de la part des caillots de sang contenus dans la cavité de la matrice, soit de la part des sucs qui abreuvent ses parois ; ce qui constitue les *tranchées utérines*. Elles commencent à se faire sentir dès les premières heures qui suivent l'accouchement, et cessent en général au moment où la fièvre de lait se manifeste. Ces coliques sont d'autant plus fréquentes, que le travail a été plus prompt et plus facile ; leur force est aussi en rapport avec la sensibilité vive de la femme et sa complexion délicate et nerveuse. Tant qu'elles sont modérées, on les abandonne à la nature, ou bien on se contente de donner, matin et soir, une ou deux tasses d'infusion légère de camomille, qui manque rarement de les faire disparaître au bout de deux ou trois jours. Il serait ridicule de vouloir les calmer, comme autrefois, avec quelques gouttes de sang du délivre. Mais si les cataplasmes, quelques lavements émollients et les infusions chaudes suffisent le plus souvent pour dissiper les douleurs, il ne faudrait pas s'en tenir là dans les cas d'inflammation de la matrice ou du bas-ventre, dont les premiers symptômes ont assez d'analogie avec les tranchées utérines. Pour éviter une si cruelle méprise, il devient donc utile de préciser les caractères qui les distinguent. Les tranchées sont franchement intermittentes, et ne sont précédées d'aucun frisson ; pendant la douleur, le globe de la matrice se durcit, et bientôt il expulse un caillot de sang, ou une plus grande quantité de liquide par les parties génitales. Dans l'inflammation, il n'en est pas ainsi : à des frissons irréguliers succèdent la chaleur à la peau, une soif plus ou moins vive, et une sensibilité du bas-ventre qui se change en douleur continue. Alors la fièvre s'allume, et il n'appartient qu'au médecin de prendre la responsabilité d'un état dont la gravité réclame les secours les plus prompts et les mieux dirigés.

Depuis le moment de la délivrance jusqu'à ce que la matrice ait repris son volume et son état normal, il s'échappe de la vulve des matières liquides connues sous le nom de *lochies*. D'abord, c'est un sang rouge dont la couleur se modifie dès le lendemain de l'accouchement, et prend une teinte roussâtre jusqu'à la fièvre de lait ; puis il devient de plus en plus séreux et blanc. Vers le trentième jour, il est fort difficile de distinguer l'écoulement d'avec les fleurs blanches auxquelles tant de femmes sont sujettes, surtout dans les grandes villes. Les lochies n'ont pas toujours un cours régulier : le célèbre commentateur de Boerhaave, Van Swieten, les a vues ne durer que quelques heures ; Millot parle d'une femme qui accoucha trois fois sans en avoir ; chez une autre, elles furent remplacées par un vomissement de sang. On a aussi remarqué que cet écoulement reste plus abondant chez les

femmes dont les règles sont habituellement copieuses, chez celles qui ont eu déjà plusieurs enfants, ou qui ne nourrissent pas. Mais la loi générale est celle que nous avons énoncée plus haut. On doit donc s'empresser de rappeler les lochies lorsque, par une cause quelconque, elles ont disparu. Leur suppression est alors presque toujours liée à une inflammation commençante, et devient un des signes qui éclairent l'homme de l'art. Néanmoins, on aurait tort de s'alarmer de leur diminution durant la fièvre de lait ; c'est un effet naturel et momentané de l'irritation dont les mamelles sont le siége. Bientôt les lochies reprennent leur cours, et ne cessent, chez les femmes qui n'allaitent pas, qu'à l'époque où les règles reparaissent, ce qui a lieu six semaines ou deux mois après l'accouchement ; c'est le *retour de couches*. Alors la matrice a repris son type normal, mais reste toujours plus volumineuse qu'avant la grossesse, et d'autant plus, en général, que la gestation s'est répétée davantage.

Après avoir mis son enfant au monde, la femme prépare en elle la nourriture la mieux appropriée à un être si frêle. Du troisième au quatrième jour qui suit la délivrance, elle ressent un peu plus de malaise qu'à l'ordinaire, sa peau est plus sèche, quelquefois elle éprouve des frissons vagues ; les seins se gonflent et deviennent douloureux, le pouls s'élève, la soif est vive ; c'est la fièvre de lait. Tout ce cortége de symptômes ne dure guère que vingt-quatre heures, au bout desquelles il survient une détente générale. Alors la femme se plaint de picotements incommodes, et se sent bientôt inondée de sueur ; le gonflement du sein diminue, et le lait coule en abondance. Toutes les femmes ne sont pas également disposées à la fièvre de lait. Celles qui transpirent beaucoup en sont presque exemptes ; il en est de même de celles qui nourrissent, de celles qui se livrent habituellement à des travaux pénibles, qui vivent avec sobriété, et dont les règles sont modérées.

Les suites de l'accouchement naturel une fois exposées, disons quelques mots des soins que réclame la femme, complétant ainsi les préceptes d'hygiène qui ont déjà été donnés au mot Accouche-

MENT. Parmi les erreurs généralement admises, il est faux de croire qu'une forte compression des seins et du ventre empêche ces parties de perdre leur forme, et les maintient dans un état parfait. Des inconvénients très graves, tels que des symptômes d'apoplexie, des inflammations du bas-ventre, sont résultés de ces précautions de coquetterie. Pour être utile, le bandage de ventre sera modérément serré, et comprendra la hanche dans les parties qu'il recouvre. On évitera les plis, en le soutenant par en haut au moyen d'un double bout de bande en bretelle, et par en bas, en y attachant les deux extrémités du chauffoir, pièce de linge qui recouvre la vulve.

Le régime doit être gradué avec beaucoup d'attention. Un ou deux bouillons par jour forment tout ce qu'il est permis d'accorder avant la fièvre de lait; pendant cette période, on s'en abstient même tout à fait, puis on revient à une alimentation plus substantielle, surtout si la femme ne nourrit pas; on passe insensiblement des potages de semouille, de vermicelle, des crèmes de riz, aux viandes blanches, aux poissons frits, aux côtelettes; et vers le huitième ou le dixième jour, on peut permettre les aliments ordinaires. Toutefois, ces prescriptions n'ont rien d'absolu dans leur généralité; les femmes de la campagne, par exemple, ne peuvent supporter une alimentation légère, qui est indispensable à celles des classes riches. Il faut donc tenir compte des habitudes de la vie et des dispositions particulières. Bien des préjugés subsistent encore à l'égard des boissons que la nouvelle accouchée doit prendre. Tantôt c'est du vin chaud, des aromates qu'on lui présente, tantôt du thé ou du café. Ces excitants doivent être sévèrement proscrits; quelques tasses d'eau d'orge ou de chiendent édulcorées avec le sirop de guimauve ou de groseilles sont seules convenables. Il faut également rejeter les médicaments que le charlatanisme ou la crédulité prône pour faire passer le lait, et l'empêcher, suivant l'expression vulgaire, de se répandre dans le sang. Quoique la canne de Provence et même la petite pervenche aient une action à peu près nulle, il n'en est pas ainsi des purgatifs, qui peuvent être si nuisibles. Qu'on laisse agir la nature, le défaut de succion habituelle empêchera le lait d'arriver plus longtemps aux mamelles, et l'équilibre sera rétabli. Si cette terminaison n'est pas aussi régulière qu'il est permis de l'espérer, le médecin sera consulté; lui seul peut être juge du traitement convenable.

Le temps qu'une femme en couches doit rester au lit varie beaucoup; on croit communément que neuf jours suffisent; le terme n'est pas absolu, et doit se prolonger tant que la santé est chancelante. Il est bien entendu que, durant cette période, on évitera toutes les émotions vives, les conversations animées qui peuvent fatiguer la malade; le sexe de son enfant lui sera soigneusement caché dans les premiers instants, surtout s'il n'est pas ce qu'elle a désiré; ce calme profond dont on entoure la nouvelle accouchée n'est pas une prescription de la médecine moderne: à Sparte, elle était affranchie de tout compliment fade et ennuyeux; à Rome, on suspendait une couronne à la porte de la maison qu'elle habitait, comme pour avertir les passants de respecter cet asile.

Une cérémonie termine ordinairement le temps des couches, *les relevailles*, elle mérite aussi quelques conseils : il serait imprudent de se présenter dans une église froide et humide avant d'avoir recouvré une santé parfaite; des maladies sérieuses pourraient en être le résultat. On choisira un beau jour, et on devra rester peu de temps à genoux; la femme ne doit pas oublier de se bien vêtir, et de porter son bandage de ventre, qu'elle ne peut quitter sans inconvénient avant six semaines ou deux mois.

COULEURS (PALES). La décoloration du teint, qui s'observe dans un état morbide particulier aux jeunes filles arrivées à l'âge de puberté, et cependant non encore menstruées, et aux filles ou femmes plus âgées dont les règles ont été supprimées ou suspendues par des causes diverses, a fait donner à cet état le nom de *pâles couleurs*, mot qui n'exprime que l'un des phénomènes (le plus saillant, à la vérité) de la maladie.

On voit dans un mémoire de M. Blaud, inséré dans le tome 1er de la *Revue médicale* (année 1832), que, sur vingt-six observations relatives à cette affection, huit ont pour sujet des jeunes filles de dix-sept ans; sept, des filles au-dessous de cet âge, dont la plus jeune avait onze ans; le reste, des filles ou femmes âgées de dix-sept à trente-deux ans.

Tantôt la maladie s'établit lentement et peu à peu, sous l'influence de causes débilitantes, telles que la vie sédentaire et renfermée, le séjour dans des lieux humides et malsains, la fatigue jointe à une mauvaise nourriture, les veilles, un chagrin profond et concentré, l'ennui, la jalousie, etc. Tantôt elle se développe brusquement à l'occasion d'une cause qui supprime brusquement les règles. J'ai vu ainsi, il y a quelques années, une jeune personne délicate et nerveuse, qui, effrayée un soir par la rencontre d'un homme qui se fit un jeu cruel de ses alarmes, fut presque sur-le-champ atteinte de suppression de l'époque menstruelle et de tous les accidents qui accompagnent les pâles couleurs, et qui se prolongèrent ensuite durant plusieurs mois.

A la pâleur excessive et verdâtre du visage, se joignent divers accidents nerveux qui, plus d'une fois, en ont imposé aux gens du monde et même à des médecins peu expérimentés, et ont fait croire à tort à la présence d'affections graves de la poitrine, du cœur ou de l'estomac. Des étouffements, des palpitations, du dérangement dans les digestions, des vomissements, une tristesse et un découragement profonds, une langueur et une apathie extrêmes, une faiblesse et une lassitude continuelles... tels sont quelques-uns des accidents qui se joignent le plus communément à la décoloration du teint.

Quelquefois les règles ne sont pas totalement supprimées, mais elles coulent peu, fournissent un sang pâle et décoloré; souvent elles sont remplacées par des fleurs blanches plus ou moins abondantes.

Cette maladie n'est presque jamais mortelle, mais, lorsqu'elle est abandonnée à elle-même ou mal traitée, elle peut se prolonger pendant des mois et des années, et même laisser des traces qui s'effacent difficilement dans la suite.

Ces sortes de maladie demandent les plus grands égards et les plus grands ménagements; il faut souvent beaucoup de sagacité pour découvrir les causes qui ont amené le développement de cette affection, surtout lorsqu'il s'agit d'une passion contrariée, d'une jalousie, de quelque peine secrète dont l'aveu peut coûter à la personne qui en est victime.

Les indications les plus générales à remplir sont : 1° de redonner au fluide sanguin les qualités qui lui manquent; c'est à quoi paraissent le plus propres, en fait de médicaments, les préparations ferrugineuses; 2° de remédier à l'état d'affaiblissement physique et moral, et d'excitabilité nerveuse qui caractérise ce genre de maladie, au moyen d'un bon régime, d'un exercice proportionné aux forces, et pris à pied, à âne, en voiture, en bateau; de distractions capables d'égayer et de relever le moral abattu; des influences salutaires du grand air et du soleil, toutes les fois que le temps le permet.

Ces deux ordres de moyens sont aussi ceux qui tendent le plus efficacement à rétablir la fonction supprimée, ou à en provoquer le développement lorsqu'elle tarde à paraître. Quelques autres pratiques plus directes, telles que les frictions sur les membres inférieurs, les bains de pieds, les bains de siége, quelques sangsues aux cuisses, deviennent aussi nécessaires dans beaucoup de cas, mais ne peuvent être indifféremment appliquées à tous les sujets.

Qu'il nous suffise de ces courtes indications pour éclairer les parents des jeunes filles en proie aux pâles couleurs, et les détourner de se fier aux recettes et aux secrets des bonnes femmes, qui promettent de faire venir les règles à volonté, et attribuent souvent à une suppression pure et simple de cette évacuation naturelle des états morbides qui tiennent à toute autre cause.

Dès qu'une jeune fille arrivée à l'âge de la puberté pâlit et s'altère, il faut consulter le médecin, qui saura d'autant mieux employer les ressources de son art, et donnera des conseils d'autant plus efficaces, qu'il sera appelé plus tôt.

Les pâles couleurs ne sont point un obstacle au mariage, qui peut même agir comme remède, lors toutefois que la jeune fille a atteint l'âge où le corps est bien développé, et que sa constitution n'est point trop débile. On a vu quelquefois des filles mariées en cet état devenir mères sans avoir été réglées, et ne recouvrer complétement l'état normal des fonctions qu'après l'accouchement. (*Voy.* le mot RÈGLES.)

COULEURS. (*De leur nature et de leur action sur l'économie animale.*) Une longue série d'observations a démontré que ceux qui se livrent à la préparation ou à l'emploi des matières colorantes métalliques, ainsi que ceux qui sont exposés à leurs émanations, en éprouvent souvent les plus funestes effets. Parmi les professions qui y sont le plus sujettes, nous citerons les *broyeurs* et *fabricants de couleurs*, les *peintres*, les *potiers*, les *mineurs*, les *teinturiers*, les *fabricants de chapeaux*, les *cartiers*, les *fabricants de papiers peints*, les *imprimeurs sur indiennes*, les *vitriers*, les *passetalonniers*, etc.

Afin de rendre plus rationnel le traitement à opposer aux accidents produits par les couleurs, il est bon de faire connaître leur nature et leurs principes constituants.

Les principales couleurs employées pour la peinture sont les suivantes :

Pour le blanc. — La *céruse*, ou *blanc de plomb*, *blanc d'argent* (sous-carbonate de plomb), et le *blanc d'Espagne*, ou *craie*, *craie de Meudon*, etc. (sous-carbonate de chaux).

Le bleu. — L'*outremer*, le *bleu de cobalt* (sous-phosphate de cobalt), le *bleu de Prusse* (cyanhydrate de fer), le *bleu minéral*, le *bleu de l'indigo*, les cendres bleues qui paraissent être une ammoniure de cuivre.

Le jaune. — Les *ocres jaunes* (couleur due à l'oxyde de fer), le *jaune de mars* (oxyde de fer et d'alumine), le *jaune de Naples* (combinaison d'antimoine, de plomb et de chaux), le *jaune minéral* (l'oxyde de plomb en est la base), le *jaune de chrome* (chromate de plomb), le *jaune d'antimoine* (peroxyde d'antimoine), l'*iodure de plomb* (composé d'iode et d'oxyde de plomb), l'*orpiment* (sulfure d'arsenic), le *massicot* (protoxyde de plomb), et, parmi les végétaux, la *racine de curcuma* (terra menta), le *jaune de safran*, ou *carthame*, le *stil de grain* provenant de la graine d'Avignon, le *jaune indien*, (laque extraite du *mamecylon tintorium*, la *laque de la gaude* (réséda lutéola), le *jaune*

quercitron (laque du *quercus nigra*).

Les noirs et les bruns. — Les noirs pour la peinture sont presque tous produits par la combustion, en vases clos, de certaines substances animales ou végétales; de ce nombre sont : les *noirs d'Allemagne*, de *bougie*, de *charbon*, de *fumée*, d'*ivoire*, *animal*, de *pêche* et de *vigne*. Ces couleurs ne sont point nuisibles. Les *bruns* sont dus à la combinaison de plusieurs couleurs; les plus employés sont: l'*ocre de rue*, les *terres d'Italie*, de *Cassel*, de *Cologne*, d'*ombre*, le *bistre* (espèce d'ocres coloriées par les oxydes de fer), le *brun de Mars* (tritoxyde de fer et d'alumine), et le cyanhydrate de cuivre (combinaison d'acide prussique et d'oxyde de cuivre).

Les rouges et les orangés. — L'*ocre rouge*, ou *brun rouge* (couleur due au peroxyde de fer), le *rouge de Mars*, le *colcothar*, ou *rouge d'Angleterre* (peroxyde de fer), le *minium* (tritoxyde de plomb), le *cinabre*, ou *vermillon* (sulfure de mercure), le *deutoiodure de mercure* (iode et deutoxyde de mercure), le *carmin*, la *cochenille*, la *garance*, les *laques diverses*.

Les violets. — Le *pourpre de cassius* (composé d'or et d'oxyde d'étain), le *violet de Mars* (combinaison d'alumine et d'oxyde de fer).

Les verts. — Le *vert-de-gris*, ou *verdet* (sous-acétate de cuivre), le *verdet cristallisé*, ou *cristaux de Vénus* (acétate de cuivre), le *vert de montagne*, ou *vert de Hongrie* (carbonate de cuivre), le *vert de Vienne*, ou *vert de Scheele*, *vert de Schweinfurt* (arsénite de cuivre), le *vert de chrome* (oxyde de chrome), le *vert de cobalt* (sel de cobalt contenant du fer et de l'alumine), le *vert de vessie* (tiré du suc du noirprun).

Tous ces verts métalliques sont très vénéneux.

Si nous examinons maintenant la nature de ces couleurs minérales, nous y trouvons les oxydes, ou les sels d'antimoine, d'arsenic, de chrome, de cobalt, de cuivre, de fer, de mercure et de plomb, qui, à l'exception de ceux de fer, sont tous vénéneux. Parmi les couleurs végétales, ils n'est guère que la gommegutte qui le soit.

Dans la teinture, on emploie les sels de ces métaux; dans la peinture, leurs oxydes (rouilles), et leurs sels porphyrisés, et incorporés avec une huile siccative (de lin ou de noix); on en prépare aussi quelques-uns à l'essence de térébenthine et au vernis. Pour la peinture, les matières colorantes les plus employées sont la céruse, qui en est la base fondamentale, et sert à leur donner du corps, le blanc d'Espagne, le cinabre, le minium, le vert-de-gris, l'orpiment, etc. Il est donc bien évident que tous ceux qui sont exposés à leur émanation doivent en éprouver les effets délétères; aussi, indépendamment de la phthisie qui les décime, sont-ils souvent atteints de tous les symptômes des empoisonnements par ces substances métalliques.

Les broyeurs de couleurs, les peintres et tous ceux qui travaillent le plomb sont plus particulièrement sujets à une colique dite *colique saturnine, colique de plomb, colique des peintres,* qui est caractérisée par des douleurs abdominales très aiguës, la dureté et la rétraction du ventre, des vomissements bilieux, des crampes, le pouls rare, la face décolorée, etc. Ceux qui se livrent à la fabrication du vert-de-gris, et ceux qui travaillent le cuivre et ses préparations, sont exposés à la *colique de cuivre,* qui semble ne différer de celle des *peintres* que parce qu'au lieu de la constipation qui a lieu dans cette dernière, il y a dans celle de cuivre des selles fréquentes et douloureuses. Les broyeurs, les mineurs et les fabricants de couleurs éprouvent souvent la *colique métallique,* qui est tantôt la *colique saturnine,* et tantôt *celle de cuivre.* Nous connaissons des fabricants de couleurs et des peintres décorateurs qui, depuis très longtemps, n'en ont point été atteints, par suite de l'usage de l'eau acidulée par *l'eau de Rabel* (eau, une pinte; eau de Rabel ou alcool sulfurique, de vingt-cinq à quarante gouttes; à prendre deux ou trois verres par jour).

D'après cet exposé, si les couleurs minérales agissent comme poisons, il est bien évident que celles qui ont pour principe colorant les composés arséniaux, tels que l'orpiment, le réalgar, le vert de Scheele, donneront lieu aux mêmes symptômes que ceux qui sont dus aux empoisonnements par l'arsenic: bouche fétide, ptyalisme fréquent, crachement continuel, constriction du gosier et de l'œsophage, agacement des dents, hoquets, nausées; vomissements tantôt brunâtres, tantôt sanguinolents; déjections alvines, noirâtres et très fétides; anxiété, défaillances fréquentes, ardeurs dans la région précordiale; inflammation des lèvres, de la langue, du palais, de la gorge, etc. L'estomac devient si douloureux, qu'il ne peut supporter les boissons, même les plus adoucissantes; le pouls petit, fréquent et irrégulier, lent où inégal; palpitations de cœur, syncope, soif inextinguible; sensation d'un feu dévorant, et quelquefois d'un froid glacial; respiration difficile, urines rares, rouges et sanguinolentes; cercle livide entre les paupières, enflure et démangeaison de tout le corps, taches livides, prostration des forces, perte de sentiment, convulsions, délire, chute de cheveux, priapisme insupportable, détachement de l'épiderme, enfin la mort (*Orfila*). Il est bien évident que la simultanéité et l'intensité de ces symptômes varient suivant l'idiosyncrasie des sujets, la quantité de poison ingéré, etc.

Les effets délétères des couleurs dues au cinabre ou au deutoiodure de mercure, sont caractérisés par un sentiment de resserrement et de chaleur brûlante à la gorge, anxiété et douleurs déchirantes de l'estomac et des intestins, avec nausées et vomissements parfois sanguinolents, et diarrhée; la respiration est difficile, le pouls est petit, serré et fréquent, crampes, sueurs froides, insensibilité générale, convulsions, etc.

Les effets des couleurs dues au chromate de plomb, sont, à peu de chose près, analogues à ceux des préparations saturnines; ceux des couleurs d'antimoine offrent des vomissements et des évacuations alvines considérables, accompagnées de tranchées horribles; il survient en même temps des hémorrhagies, des convulsions, l'inflammation de l'estomac et des intestins, l'érosion et la gangrène; enfin, les couleurs de cobalt déterminent des vomissements, la diarrhée, une cachexie générale, la prostration des forces, etc.

Ces effets, que nous venons d'énumérer, sont ceux que ces substances produisent à des doses suffisantes; mais ils sont et bien moins violents et moins nombreux, quand ils sont introduits dans l'économie animale par exhalaison; malgré cela, ils n'en attaquent pas moins les sources de la vie, et donnent lieu à diverses maladies, principalement à de fréquentes coliques, à des hémoptysies, à la phthisie et à la pneumonie. Il est bon de dire cependant qu'un grand nombre de personnes n'éprouvent aucun de ces funestes effets; ne pourrait-on pas l'attribuer à l'habitude? Outre cela, nous devons ajouter que, sous un autre point de vue, les appartements nouvellement peints sont très malsains. M. de Saussure a démontré qu'une couche d'huile de noix de trois lignes d'épaisseur, à l'ombre, dans l'espace de dix mois, absorbe cent quarante-cinq fois son volume de gaz oxygène, et donne vingt-une fois son volume d'acide carbonique; les appartements sont donc très malsains tant à cause des émanations des couleurs que de la viciation de l'air; ils demandent donc à être bien aérés et ventilés.

On prépare aussi des couleurs au vernis, à la détrempe, et il est évident que, quelle que soit la préparation qu'on fasse subir aux couleurs précitées, leur effet sur l'économie animale est le même, tant pour les professions que nous avons indiquées que pour celles de peintre en décorations, peintre en lavis (bien moins), imprimeur sur indiennes, teinturier, chapelier, etc. Au reste, pour plus de détails, *voy.* COLIQUE *des peintres*, et les professions dans lesquelles on fait usage des couleurs minérales.

Couleurs de bonbons, ou *bonbons colorés*. Les funestes effets des bonbons colorés ont été constatés depuis longtemps, en Allemagne, en Angleterre, en France, etc., et l'autorité a cru devoir faire un appel à la chimie, pour constater la nature de leurs principes colorants et leurs effets toxiques (malfaisants). En Angleterre, M. O'Shaughnessy les a soumis à ses investigations; et, en France, MM. Andral fils, Chevallier, Desforges, Julia de Fontenelle et Trevet. Le résultat de leurs analyses est que ces sucreries sont très souvent colorées par des oxydes ou des sels métalliques très vénéneux, et par des couleurs végétales; ainsi :

Les *bonbons rouges* sont colorés par le *minium*, le *vermillon*, seuls ou réunis ensemble, avec ou sans addition de *cochenille*, avec cette substance et les laques végétales;

Les *bonbons jaunes*, par le jaune de chrome, le massicot, la gomme-gutte et les laques végétales;

Les *bonbons verts*, par le vert de Scheele, les cristaux de Vénus, l'indigo ou le bleu de Prusse avec une couleur jaune;

Les *bonbons bleus*, par le bleu de Prusse, de Berlin, et l'indigo.

D'après cette connaissance, il est bien évident que les bonbons colorés par les oxydes ou les composés métalliques colorants dans lesquels entrent l'arsenic, le chrome, le mercure, le cobalt, le plomb, etc., donnent lieu à des empoisonnements dont la gravité est relative à la dose de matière colorante introduite dans l'estomac. M. Desforges a constaté que trente-six pastilles vertes, que le tribunal correctionnel de Besançon soumit à son examen, contenaient un grain et demi d'arsénite de cuivre (vert de Scheele), qui est un poison des plus violents. Les symptômes produits par les bonbons vénéneux ou colorés par les métaux, sont des coliques violentes, des nausées, des vomissements, des évacuations alvines, des convulsions, des crampes, des douleurs d'estomac très vives, enfin les symptômes qui caractérisent l'empoisonnement par chacune de ces substances en particulier. Aussi le traitement doit-il être le même. Quoique la gomme-gutte soit un principe végétal, elle n'en produit pas moins des coliques et des purgations violentes, avec douleur et inflammation du tube intestinal. Pour obvier à ces graves dangers, M. le préfet de police pria le conseil de salubrité de lui faire un rapport sur les effets nuisibles des sucreries colorées. M. Andral fils fut chargé de cette mission; le résultat des investigations du conseil fut :

1° Que, pour les substances végétales, il faut sévèrement proscrire la *gomme-gutte* et l'*orseille*, tant à cause de l'urine putréfiée qui entre dans sa préparation, qu'à cause de l'*oxyde d'arsenic* ou du *peroxyde de mercure* que plusieurs fabricants emploient pour les préparer;

2° Il en est de même des matières colorantes tirées du règne minéral, à l'exception de quelques oxydes de fer ou des laques à base de ces oxydes, ainsi que du bleu de Prusse, qui peuvent être employés sans danger.

Conformément à ces conclusions, M. le préfet rendit une ordonnance, le 10 décembre 1830, pour proscrire ces matières colorantes, et il fut enjoint aux confiseurs de n'employer pour les colorations :

1° Pour le *bleu*, que l'indigo ou le bleu de Prusse ;

2° Pour les *rouges*, que la cochenille, le carmin, la laque carminée, la laque du Brésil;

3° Pour les *jaunes*, le safran, la graine d'Avignon, celle de Perse, le quercitron, le fustet, les laques alumineuses de ces substances;

4° Les couleurs composées par le mélange des précédentes.

Ces couleurs végétales n'exercent aucune action sur l'économie animale ; et les sucreries, ainsi colorées, sont aussi belles que par les substances minérales. Ce double avantage ne prévaut pas toujours sur la routine, comme plusieurs condamnations viennent l'attester.

Couleurs des papiers. Comme il arrive souvent aux enfants de porter à leur bouche les papiers colorés qui enveloppent les bonbons, nous avons cru devoir en faire mention. Ces papiers *blancs lissés* ou *colorés* sont, en général, préparés avec des substances très nuisibles : les premiers, avec le *blanc d'argent;* les rouges avec le *vermillon;* les verts, avec le *sous-carbonate de cuivre* ; les jaunes, avec la *gomme-gutte*, le *jaune de chrome*, etc. Dans ce cas, ils présentent les mêmes dangers que les bonbons colorés. On peut encore en dire autant des joujoux *colorés*, que les jeunes enfants peuvent imprudemment porter à leur bouche. On doit donc les surveiller avec le plus grand soin.

COULEUVRE. Les couleuvres sont des reptiles inoffensifs, que tous les zoologistes énumèrent parmi les serpents proprement dits; car elles ont une gueule très dilatable, qui leur permet d'avaler sans peine des corps volumineux et même disproportionnés en apparence avec le diamètre transversal de leur tête. Leurs mâchoires sont pour cela formées de pièces osseuses distinctes les unes des autres, et réunies par des ligaments élastiques assez lâches : une égale mobilité existe dans les articulations qui joignent les os de leur palais.

Comme tous les serpents non venimeux, ces animaux ont six rangées longitudinales de dents fixes et non évidées, qui garnissent les deux branches osseuses de leur mâchoire supérieure, de leur palais et de leur mâchoire inférieure. Leur langue bifurquée, protractile, exerce des mouvements rapides et donne à leur voix, d'ailleurs faible, le ton sifflant qu'on lui connaît. C'est elle que le vulgaire redoute, et qu'il regarde bien à tort comme un dard imprégné de venin, *telum imbelle sine ictu.* Les plaques écailleuses qui revêtent inférieurement leur queue sont doubles et rangées par paires.

Leurs habitudes, encore peu connues, varient beaucoup, suivant les espèces, et n'inspirent qu'un intérêt borné. L'utilité qu'elles présentent est nulle, elle est du moins inappréciable; car il ne faut jamais dire qu'un être créé ne sert à rien.

Je dirai seulement quelques mots des espèces qu'on trouve en France.

La *couleuvre à collier* est l'espèce la plus commune. Elle est cendrée, avec des taches noires peu régulières sur les flancs. Sa nuque est marquée de trois taches d'un jaune pâle, qui se confondent, et lui méritent le nom de *couleuvre à collier.* Les écailles de son corps sont relevées par une arête longitudinale. Elle vit d'insectes, de grenouilles, de musaraignes; elle habite les prés et les eaux dormantes.

Elle est connue dans quelques départements sous le nom d'*anguille de haie :* on y mange sa chair, bien qu'elle soit nauséabonde et coriace. L'ancienne thérapeutique a longtemps conseillé l'usage de sa peau, de ses vertèbres et de sa chair : Peyrilhe, dans son *Tableau méthodique d'un cours d'histoire naturelle médicale*, s'est cru obligé d'en parler encore; aujourd'hui, on ne dirait pas un mot de son emploi médicamenteux.

C'est principalement à l'occasion de cette espèce qu'on agite la question de savoir si les couleuvres se suspendent au pis des vaches pour téter le lait qui gonfle les mamelles de ces ruminants.

Cette opinion repose sur des bruits vulgaires depuis longtemps accrédités; mais un grand nombre de physiologistes, et M. Duméril en particulier, la rejettent, arguant en leur faveur de la conformation spéciale de la bouche, qui ne pouvait se prêter convenablement à l'acte de la succion proprement dite. Il faut encore attendre pour se prononcer avec certitude.

La *couleuvre lisse* est d'un roux brun plus ou moins foncé, qui s'anime inférieurement de reflets métalliques. Son dos est marqué dans sa longueur par deux lignes de taches noirâtres; ses écailles sont entièrement lisses.

La *couleuvre verte et jaune*, ainsi que la *couleuvre lisse*, habite les bois des environs de Paris. Elle est reconnaissable à ses écailles lisses et aux taches noires et jaunes répandues inégalement sur la face supérieure de son corps : en dessous, elle est d'un jaune verdâtre.

La *couleuvre vipérine* a reçu le nom qui la distingue des caractères extérieurs qui la rapprochent de la *vipère*, et peuvent même la faire confondre avec elle au premier abord. Sa couleur générale est en effet d'un gris brun, interrompu sur le dos par une ligne en zig-zag de taches noires, et, sur les côtés, par de petites taches noires, circulaires. Le dessous du corps est marqué de larges taches noires et grisâtres; les écailles sont relevées par une arête longitudinale. Cette espèce n'est pas plus malfaisante que les autres couleuvres; on peut être mordu par elle sans aucun danger; néanmoins il faut l'éviter, car il serait facile aux gens du monde de s'abandonner à une méprise fâcheuse, et de regarder une *vipère* comme une *couleuvre vipérine*.

La *couleuvre bordelaise* ressemble beaucoup à la *couleuvre vipérine*. La seule différence qui la spécialise réside tout entière dans ses écailles lisses; on la trouve dans le midi de la France et dans l'Italie.

Il faut rapporter encore au genre des couleuvres le *serpent d'Esculape*, que les anciens ont donné pour attribut au patron mythologique des médecins; Georges Cuvier pensait que le serpent d'Épidaure appartenait à la même espèce.

COUP DE SANG. On donne ce nom à une des formes de l'apoplexie, dont elle constitue le degré le moins fort. En effet, il y a alors seulement forte congestion, ou accumulation de sang vers le cerveau; mais la substance de cet organe n'est pas altérée, ni déchirée.

On l'observe souvent chez les individus d'un tempérament fort et sanguin, disposés à la colère, adonnés aux boissons excitantes; toutes les passions fortes y donnent lieu.

On a vu des individus frappés de coup de sang au milieu des transports d'un amour satisfait; la joie extrême, ainsi que le désappointement, peut y donner lieu. On a remarqué que les individus affectés d'anévrisme du cœur sont très sujets aux coups de sang; il résulte aussi très fréquemment de l'usage des cravates trop serrées.

Les signes sont à peu près les mêmes que ceux de l'apoplexie; les individus éprouvent des étourdissements, puis il en survient un plus fort qui s'accompagne de perte de connaissance. Il y a paralysie de tout le corps; le pouls est fort et plein, la respiration libre, la face rouge, gonflée. Au bout de quelques heures le malade reprend connaissance, il se plaint de douleur de tête, d'obscurcissement de la vue, de bourdonnements d'oreilles, de fourmillements des membres; ces accidents vont en diminuant, et le lendemain il n'en reste aucune trace.

Habituellement, le coup de sang est une maladie qui n'entraîne pas la mort, et qui ne laisse pas après elle de paralysie ou de faiblesse de l'intelligence. Cependant, dans quelques cas peu nombreux, la mort en a été la suite.

Nous avons vu cette terminaison fatale s'opérer, en l'espace de moins d'un quart d'heure, chez une femme délicate et nerveuse, qu'un emportement de colère avait violemment agitée. Comme un peu de mal de tête et de malaise avait suivi cet emportement, un médecin fut appelé et pratiqua une saignée... Il eut néanmoins la douleur de voir la malade succomber brusquement en sa présence et d'une manière tout à fait inopinée. L'ouverture du corps fit voir que cette mort subite devait être attribuée à un véritable *coup de sang;* les vaisseaux du cerveau et de ses membranes étaient énormément gorgés et distendus.

La ressemblance qui existe entre cette maladie et l'apoplexie est si grande, que le plus souvent on les confond, et cela avec d'autant plus de raison, qu'elles ne diffèrent point du tout sous le rapport du traitement, et qu'il n'y a que la marche de la maladie qui présente quelque variété. C'est surtout la durée des accidents qui permet de les différencier, et qui fait que l'apoplexie est bien plus grave que le simple coup de sang.

Le traitement est ici parfaitement indiqué par la nature de la maladie : il s'agit de s'opposer à ce que le sang se porte au cerveau, et, lorsqu'on n'a pas prévenu cet accident, à débarrasser l'organe de la congestion dont il est le siége. On y parvient facilement par les saignées générales et locales, les bains de pieds, les applications froides sur la tête, l'attitude élevée de cette partie. Nous renvoyons, pour les détails, à l'article APOPLEXIE, où nous avons donné tous les préceptes convenables dans le cas présent. On devra, dans le coup de sang, comme après l'attaque apoplectique, insister surtout sur le régime et la manière de vivre.

COUP DE SOLEIL. On donne ce nom à une sorte d'inflammation superficielle qui donne à la peau une couleur rouge érysipélateuse (*érythème*), et qui reconnaît pour cause l'action trop vive et trop prolongée d'un soleil ardent sur les parties découvertes. Le plus souvent, le coup de soleil s'observe au visage et au cou; on peut aussi le rencontrer aux mains, aux bras, au dos, etc., suivant que ces diverses régions du corps ont été frappées à nu, pendant un temps plus ou moins long, par l'action directe des rayons solaires. Comme on le conçoit facilement, cet incident ne s'observe guère que dans les saisons chaudes, et notamment au printemps, durant la *canicule* (*voy.* ce mot), quelquefois aussi aux premiers jours d'automne. Les personnes dont la peau est fine et délicate, et qui sont peu habituées à l'exposition prolongée au grand air et au soleil, y sont plus disposées que d'autres. Il n'est pas rare, à la suite des revues qui se font dans les jours chauds de l'année,

de voir nos bons Parisiens subir le coup de soleil, en punition de l'usurpation temporaire qu'ils se sont permise, ou que la loi leur a imposée, sur les exercices qui sont du ressort des militaires de profession. Une rougeur vive, avec turgescence de la peau, sentiment de chaleur et de prurit brûlant, sensibilité extrême au toucher, quelquefois mal de tête, mouvement fébrile même, tels sont les symptômes habituels du coup de soleil. Chez les personnes un peu sanguines, il est presque toujours nécessaire de pratiquer une saignée. Un bain tiède, plutôt frais que chaud, des lotions fraîches sur la partie enflammée, des onctions avec la crème, l'huile fraîche, le cérat simple, etc., modèrent un peu la douleur que le malade éprouve. Il est rare que cette légère maladie se prolonge au-delà de deux ou trois jours. On a vu quelquefois cependant une affection dartreuse (*eczema solare*), un érysipèle véritable, une inflammation du cerveau et d'autres maladies plus ou moins sérieuses, se développer à l'occasion d'un coup de soleil; mais cela est heureusement fort rare, et tient presque toujours à des circonstances particulières que le médecin peut apprécier et combattre.

COUPEROSE. La couperose est une affection de la peau du visage, qui se colore en rose ou en rouge plus ou moins foncé, et se couvre de taches et de boutons, dont le degré le plus grave forme une sorte de masque qui dégrade et défigure les traits les plus agréables.

Le passage suivant de mon *Manuel des maladies de la peau* en donnera une juste idée à nos lecteurs [1] :

« Le nom de cette affection lui vient évidemment de la coloration qu'elle imprime au visage. Les écrivains de la basse latinité ont créé le mot de *guttarosea*, et par corruption *cuperosa*, goutte rose, ou coupe rose, dont on ignore l'étymologie précise, mais qui pourrait cependant s'expliquer de plusieurs manières, si ces sortes d'explications pou-

[1] *Manuel des maladies spéciales de la peau*, vulgairement connues sous les noms de dartres, teigne, lèpre, etc.; par C. M. GIBERT, professeur particulier de pathologie cutanée, etc. — Un vol. Paris, 1834. Librairie de Deville-Cavellin, rue de l'École-de-Médecine, 10.

vaient avoir quelque importance. Ainsi, l'on pourrait dire que la première partie du mot composé, *gutta rosea*, vient de ce que, cette coloration du visage se montrant à peu près dans les mêmes circonstances que la goutte, on a pu regarder le principe goutteux comme cause de cette affection, ou bien encore l'étymologie de *cupe rosa* vient-elle de *Cypris*, rose de Vénus, coloration envahissant surtout le visage des femmes, ou se montrant de préférence chez les sujets qui se livrent aux plaisirs de Vénus, etc. S'il faut en croire *Lorry*, les Grecs et les Latins d'un âge antérieur n'ont point connu cette maladie, que les progrès du luxe et de la débauche ont seuls rendue si commune et si intense. Mais il est plus vraisemblable qu'elle a été, comme l'espèce précédente, indiquée par les anciens auteurs sous les noms d'ἄχνη et de *vari*. Quoi qu'il en soit, la *couperose* est caractérisée par des rougeurs pustuleuses disséminées ou plus ou moins rapprochées, qui envahissent le nez, les joues, le front, et présentent d'ailleurs la marche et les caractères propres à l'*achne*.

« Mais la couperose présente divers degrés : tantôt elle ne donne lieu qu'à une coloration rosée plus ou moins vive et plus ou moins diffuse de la peau, tout au plus accompagnée d'une légère desquammation furfuracée; tantôt la peau du visage est en outre rugueuse et hérissée de petites saillies, de petites aspérités dues à une injection plus forte du tissu réticulaire sous-cutané, à une inflammation plus profonde et plus permanente. Le plus souvent, les *pustules* sont petites, superficielles, du genre de celles de l'achne *simplex* ; quelquefois elles sont entremêlées de ces points noirs qui caractérisent l'achne *punctata*; enfin, les pustules profondes et les tubercules consécutifs de l'*achne indurata*, peuvent aussi se montrer, ce qui constitue le degré le plus intense de la *couperose*. Aussi plusieurs auteurs ont-ils reconnu diverses espèces de couperose : une *simple*, caractérisée par une simple rougeur, une couperose *pustuleuse*, une couperose *ulcéreuse*, une couperose *variqueuse*, etc. (*Nicolaus Florentinus*, *Ambr. Paré*, *Astruc*). — On conçoit que la structure délicate et vasculaire des parties de la face où siége particulièrement la couperose, est très propre en effet à présenter les diverses nuances d'injection simple et passagère, de coloration permanente et avec dilatation des ramuscules vasculaires, d'engorgements légèrement tuberculeux, de pustules, d'inflammation folliculeuse, qui forment les différents degrés de l'*achne rosacea*. M. Biett a retracé, avec sa clarté et sa précision ordinaires, les progrès de la maladie, en terminant, par l'espèce de résumé suivant, l'excellente description de la *couperose* qu'il a consignée dans le *Nouveau Dictionnaire de Médecine* (1re édit.) :

« ... Du reste, on conçoit que cette maladie doit offrir des nuances infinies sous le rapport de la gravité. Quelquefois, bornées à un petit espace, les pustules sont rares, isolées, et ne laissent à leur suite qu'une rougeur légère. D'autres fois, elles se succèdent, se multiplient, envahissent toute la face, et s'étendent même jusque sur les oreilles et le cou. Lorsque la couperose est parvenue à ce degré d'intensité, les membranes musqueuses voisines prennent bientôt part à cette irritation si vive ; les conjonctives s'enflamment; les gencives deviennent douloureuses, se tuméfient; les dents s'ébranlent, et plusieurs autres symptômes d'une complication scorbutique viennent ajouter à cet état si déplorable. Dans quelques cas assez rares, la couperose n'étend pas son siége au-delà du nez, et elle y épuise en quelque sorte ses effets. Tous les tissus se gonflent, au point de donner à cette partie de la face une dimension double ou triple de celle qui lui est ordinaire. On voit s'élever sur divers points, surtout autour des ailes du nez, des tumeurs plus ou moins considérables, rugueuses, livides, qui offrent une difformité dégoûtante. »

La couperose est plus fréquente chez la femme que chez l'homme ; elle peut se rencontrer dans la jeunesse; mais c'est surtout à l'âge mûr, et chez les femmes l'époque critique, qui offrent cette affection dans tout son développement.

Elle paraît être plus commune dans les climats froids et humides que dans les autres. L'exposition du visage à une chaleur vive rend la couperose et la mentagre plus communes dans certaines professions, telles que celles du cuisinier, rôtisseur, fondeur, raffineur, etc. Une des causes les plus communes de la couperose chez les femmes, est l'application sur le visage des cosmétiques, des fards, qui sont surtout mis en usage à l'époque de la vie précisément où la maladie a le plus de tendance à se développer. C'est spécialement dans les erreurs et les fautes de régime que se trouve la source la plus féconde des dartres pustuleuses. Les excès de table, l'abus des liqueurs spiritueuses, des mets épicés, des substances excitantes, des salaisons, des viandes fumées, de la venaison, de la charcuterie, en amènent fréquemment le développement.

La suppression naturelle ou accidentelle, le dérangement du cours des menstrues chez la femme, sont une occasion fréquente de l'apparition de la couperose. Il n'est pas rare de voir celle-ci paraître à l'époque de la puberté, s'aggraver, ou, au contraire, disparaître complétement dans l'état de grossesse, et surtout se manifester à l'époque critique. Nous avons déjà mentionné certaines professions où cette maladie se montre de préférence; elle est fort commune chez les personnes d'un âge mûr qui mènent une vie sédentaire, qui se livrent au travaux de cabinet, aux veilles prolongées, surtout si elles y joignent l'usage d'un régime succulent, entretenant ainsi un foyer de fluxion habituel vers la tête et les parties supérieures du corps, siége habituel de l'achné. Les affections morales, source si féconde de maladies, provoquent quelquefois la manifestation des diverses formes de la couperose, soit qu'elles agissent d'une manière brusque et rapide, comme la colère, soit qu'elles aient une action plus lente et plus profonde, comme les chagrins, les passions concentrées. —Enfin, dans un assez grand nombre de cas, cette affection, comme les autres maladies de la peau, est liée à l'existence d'une cause interne, et surtout à celle de quelque lésion digestive; elle peut être le produit d'une diathèse générale, d'une altération humorale, particulière, comme le pensaient généralement nos prédécesseurs, tant critiqués par les modernes,

à l'occasion d'une opinion qui paraît néanmoins fondée sur l'observation et l'expérience.

Beaucoup de praticiens regardent la couperose comme héréditaire. Quelques-uns croient à la contagion de la mentagre, qui, chez l'homme, remplace souvent la couperose; mais, ne s'en sont-ils pas laissé imposer par l'amour-propre et la crédulité des malades, qui, pour la plupart, cherchent à persuader au médecin qu'ils ne portaient point en eux le germe de cette dégoûtante maladie, mais qu'elle leur a été communiquée par un rasoir malpropre, ou par d'autres voies de contagion, toutes plus ou moins contestables?

La marche de la maladie est quelquefois aiguë, et plus souvent chronique. Dans ce dernier cas, les boutons pustuleux mûrissent lentement, laissent après eux des engorgements tuberculeux, qui persistent encore assez longtemps après la suppuration; de nouveaux boutons se forment dans les intervalles des anciens, et la maladie se prolonge ainsi pendant plusieurs semaines, plusieurs mois, plusieurs années. Il n'est pas rare de voir des *couperoses* qui ne disparaissent jamais complétement, et qui laissent constamment au visage des taches rouges plus ou moins étendues, des engorgements folliculeux qui déforment le nez, comme cela s'observe surtout chez les individus voués au culte de Bacchus, où on les désigne familièrement sous le nom de *rubis des ivrognes*. Dans quelques cas, au contraire, on voit la couperose se terminer rapidement. Quelquefois même un véritable mouvement critique opéré par une *fièvre*, une *phlegmasie*, par un *érysipèle* qui s'empare du visage, vient subitement enlever l'affection cutanée.

On voit quelquefois la couperose, par ses progrès, amener l'irritation chronique des yeux, du nez, de la bouche, la tuméfaction scorbutique des gencives, la chute des dents, etc.; on la voit surtout résister avec la plus grande opiniâtreté aux moyens que l'art emploie pour la combattre, ou récidiver avec une extrême promptitude, et sous l'influence des causes les plus légères.

De tout temps, les femmes ont été jalouses de la conservation de la fraîcheur de leur teint et de la beauté de leurs traits. Aussi *Celse* fait-il remarquer [1] que, vu les précautions que les dames romaines prenaient pour conserver leur beauté, il lui paraissait utile de parler des topiques propres à dissiper les taches et les éruptions qui pouvaient enlaidir le visage. Lorsque la *couperose* est légère, qu'elle survient dans la jeunesse, qu'elle ne paraît pas constitutionnelle, on peut, en effet, se borner à la combattre par des remèdes externes. Les anciens employaient, dans cette affection et dans la mentagre, un grand nombre de topiques stimulants, astringents, cathérétiques, dont on trouve dans leurs ouvrages des formules très variées. Ils prescrivaient des lotions, des onctions, des liniments, des onguents, avec le vinaigre, le miel, l'émulsion d'amandes amères, la térébenthine, la myrrhe, les racines pulvérisées de lis, de narcisse, le savon, la terre cimolée, l'alun, les préparations saturnines, les oxydes et les sels métalliques, et plusieurs autres substances diversement combinées entre elles. Nous employons comme eux, pour dissiper les taches et résoudre les tubercules de la peau, les lotions aromatiques et spiritueuses, l'eau de lavande avec addition d'une faible dose d'alcool, par exemple; lorsque la maladie est plus invétérée, nous usons de pommades plus ou moins actives, que le médecin seul peut formuler et appliquer convenablement. Tous les secrets de toilette, toutes les recettes de charlatans, tous les dépuratifs, spécifiques, cosmétiques, vantés dans les annonces payantes des journaux, sont, ou insignifiants, et tout à fait incapables d'opérer les merveilles d'embellissement et de rajeunissement qu'ils promettent, ou dangereux, et plus propres à aggraver le mal qu'à le guérir, s'ils sont appliqués sans discernement. Il ne faut pas craindre de consulter un médecin habile, même pour des boutons du visage qui pourraient, au premier abord, paraître

sans importance, car lui seul donnera des conseils éclairés et désintéressés, lui seul saura apprécier à leur juste valeur les caractères que présente la maladie de la peau.

Nous nous bornerons donc ici à conseiller d'une manière générale, aux personnes atteintes de *couperose*, l'usage fréquent des bains tièdes, durant lesquels on se lave le visage avec de l'eau fraîche, les bains de pieds répétés, les lavements pour entretenir la liberté du ventre, l'eau de son animée d'un peu d'eau de Cologne, pour laver le visage, une infusion légère de chicorée sauvage pour boisson aux repas, comme hors des repas; et si quelque moyen plus actif devient nécessaire, il faut que le médecin soit consulté, et juge lui-même de la nature et des caractères de l'éruption.

Est-il d'ailleurs nécessaire d'ajouter que, dans le traitement des diverses espèces de couperose, plus encore peut-être que dans celui des autres maladies de la peau, les soins de l'hygiène et un régime convenablement ordonné ont, sur les résultats du traitement, l'influence la plus décisive, et sont seuls capables de prévenir les récidives?

« .... Le plan curatif le mieux combiné (dit à ce sujet M. Biett) et suivi avec le plus de persévérance, n'aurait que des effets passagers, si les malades n'adoptaient pas un régime propre à favoriser l'action des remèdes. Ne sait-on pas que tous les soins, tous les efforts sont infructueux chez les individus adonnés aux excès de la table, qui se gorgent de viandes succulentes, épicées, et boivent des vins forts, des liqueurs spiritueuses? Une vie sobre et régulière, un régime habituel composé de viandes blanches, de légumes frais, de fruits aqueux et fondants; le soin constant d'éviter les exercices fatigants, les veilles, les travaux de cabinet, le séjour prolongé dans des lieux chauds ou près du feu, sont les règles hygiéniques les plus salutaires et les seules qui puissent, avec les autres parties du traitement, compléter la cure de cette maladie si opiniâtre. »

COUPURE. On donne ce nom à des plaies faites par des instruments cou-

---

(1) » Penè ineptiæ sunt, curare vavos et lenti-« culas et ephelidas : sed eripi tamen feminis « cura cultûs sui non potest... Vari commodis-« simè tolluntur impositâ resinâ, cui minùs quàm « ipsa est, aluminis scissilis, et paululùm mellis « adjectum est. » (Liv. VI, cap. 11, s. 1.)

pants ou tranchants; mais on le réserve plus spécialement pour les plaies de cette espèce qui n'ont que de petites dimensions. Pour celles qui sont d'une grande étendue, nous en renvoyons l'histoire au mot PLAIE. Les coupures siégent principalement aux mains et à la figure; dans le premier cas, elles résultent de l'action d'un couteau, ou d'un canif; celles de la figure sont dues en général, chez les hommes, à l'emploi du rasoir en se faisant la barbe. Assez fréquemment, les coupures sont produites par du verre cassé, et celles qui sont dûes à cette cause se remarquent très souvent chez les ivrognes. Beaucoup d'individus ivres passent le poing à travers les carreaux qu'ils ne voient point; étonnés par le bruit qui résulte de la chute du verre brisé, ils retirent rapidement la main, et se font ainsi des coupures souvent très profondes.

Lorsque les coupures ne sont pas accompagnées d'autres accidents, elles constituent les plaies les plus simples et les plus faciles à guérir. Faites par un instrument tranchant qui a divisé nettement les parties, elles ne présentent aucun obstacle à ce que les deux bouts de l'incision se mettent en rapport parfait, et par conséquent s'agglutinent en peu de jours et sans suppuration. Il suffit donc de ne pas contrarier la tendance de la nature, pour voir la guérison s'opérer promptement. Beaucoup de personnes placent sur la partie du persil haché; ce moyen n'a que l'inconvénient de son inutilité, car le persil n'a aucune propriété pour faire cicatriser les plaies : mais du moins est-il innocent. Il n'en est pas de même de l'eau salée, qui est un remède vulgaire pour toutes les plaies, quelle qu'en soit la nature. Outre les douleurs vives que cause cette substance, elle détermine souvent une irritation vive de la plaie, et la suppuration est la suite de son emploi. Probablement, ce qui a rendu son usage si général, est la facilité avec laquelle elle arrête l'hémorrhagie; mais, comme il est d'autres moyens plus efficaces pour cela, et qui ne produisent pas autant d'irritation dans la plaie, nous pensons qu'il est convenable de renoncer à l'eau salée. Quand une coupure a été faite chez un individu bien portant, il n'y a pas d'inconvénient de la

laisser saigner; cet écoulement dégorge les bords de la plaie, et maintient dans de justes bornes l'inflammation qui résulte de toutes les plaies; puis, on lavera la plaie avec de l'eau pure, pour enlever la plus grande partie du sang caillé et des matières étrangères qui pourraient s'y trouver, et on appliquera l'une contre l'autre, et fort exactement, les deux lèvres de l'incision. Si l'écoulement du sang est arrêté, on se bornera à les maintenir en contact avec un petit morceau de taffetas d'Angleterre, ou de sparadrap; sinon, on placera de la charpie sur la plaie, puis une petite compresse, et on exercera, au moyen d'une bande, une pression modérée, mais assez forte pour arrêter l'écoulement du sang. On laissera la charpie en place pendant douze ou vingt-quatre heures, et, si elle s'est agglutinée et endurcie par suite du sang qui s'y est imbibé, on l'enlèvera avec précaution, de peur de rompre la cicatrice tendre encore qui s'est formée. On aura soin de ne pas faire exécuter à la partie des mouvements tels, que les bords de la plaie soient écartés, car alors la cicatrisation ne pourrait s'effectuer, et il faudrait un temps assez long pour obtenir la guérison. En général, au bout de trois ou quatre jours, la plaie est complétement cicatrisée. Lorsqu'elle est faite par du verre cassé, on doit visiter avec soin si la plaie n'en contient pas des fragments, qu'il faudrait extraire avec soin, avant de réunir les lèvres de la solution de continuité. Cette méthode simple est préférable à tous les remèdes doués de vertus spéciales pour la guérison des plaies, tels que les baumes, les élixirs, les vulnéraires, etc., qui ne sont destinés qu'à tromper la crédulité publique.

COURAGE. Volonté ferme et réfléchie qui nous porte à affronter le danger ou à supporter la douleur physique et morale. Si nous avions à faire une dissertation métaphysique sur le courage, nous devrions en examiner successivement les diverses variétés, considérer le courage du guerrier, qui affronte la mort sur le champ de bataille; celui plus tranquille du magistrat, qui, au milieu des discordes civiles, accomplit son devoir, sans s'inquiéter des suites de sa conduite; l'abnégation du médecin, qui, pendant une épidémie contagieuse, oublie ses dangers personnels pour songer à ceux de tous, et parvient ainsi quelquefois à relever le moral de toute une population. Mais, considéré sous le point de vue médical et dans ses rapports avec le but de cet ouvrage, notre sujet est plus restreint. Le courage, avons-nous dit, est le résultat d'une volonté ferme et réfléchie; le premier effet de cette disposition morale est de préserver l'homme courageux des effets physiologiques que produit la crainte du danger sur un homme pusillanime. On sait en effet que, par suite de l'union intime du moral et du physique, la peur a pour effet immédiat de troubler et de gêner la circulation du sang, en agissant sur le cœur d'ont les contractions sont à la fois faibles et précipitées; le sang abandonne la peau et la circonférence du corps, pour se concentrer dans les viscères internes: de là le tremblement, la pâleur générale, et les syncopes que l'on observe quelquefois; la plupart des fonctions organiques sont en même temps plus ou moins troublées ou suspendues. Ces effets sont moindres ou nuls chez l'homme courageux; le cœur semble même battre quelquefois avec plus de force; *il ne manque pas*, comme on le dit, et c'est à cette résistance à l'action débilitante de la peur, qu'est due l'opinion des anciens, qui plaçaient le courage dans le cœur; aujourd'hui encore ces deux mots sont souvent synonymes.

On aurait tort pourtant de vouloir toujours prendre pour mesure du courage ou de la lâcheté l'absence ou la présence des symptômes purement physiques que nous avons décrits, ils ne sont souvent que le résultat d'une susceptibilité nerveuse, particulière, indépendante de l'énergie morale. Ainsi, on a vu des guerriers qui n'ont jamais reculé devant le danger, s'y avancer pourtant pâles et tremblants; l'on connaît l'histoire de ce général qui, marchant au combat et s'apercevant qu'il tremblait, s'apostropha ainsi lui-même : « *Tu trembles, carcasse !... Si tu savais où je veux te conduire, tu tremblerais davantage.* » Des hommes courageux ne peuvent être saignés sans se trouver mal, et d'un autre côté, certaines femmes semblent se faire tirer du sang par plaisir.

La situation morale et le courage des malades sont des circonstances importantes que le médecin doit prendre en considération, soit qu'il veuille pratiquer une opération grave, ou asseoir son jugement sur l'issue probable d'une maladie.

L'expérience de tous les jours apprend, en effet, que rien n'est plus funeste aux malades que leur vive appréhension sur le danger qu'ils courent; j'ai remarqué, dans les hôpitaux, que les malades qui annonçaient avec affectation qu'ils allaient mourir, succombaient en effet. Une disposition morale contraire est en général de bon augure; sous ce rapport, c'est un avantage que l'on a en traitant les enfants, qui sont en général moins accessibles à la crainte que les adultes. Le devoir du médecin, avant de pratiquer une opération grave, est donc de s'assurer de l'état moral de son malade; il doit tout employer pour le rassurer; il est bon même qu'il attende que, vaincu par la douleur, le patient demande lui-même à être opéré; il ne faut pas qu'il cède seulement aux instances du chirurgien; nous devons signaler une variété de malades, que l'on rencontre surtout parmi les gens du monde, qui, quand il s'agit de leur pratiquer une opération, se montent pour ainsi dire la tête; ils paraissent tout à fait décidés, et affectent même une grande énergie; mais, après l'opération, tout ce courage factice s'éteint, et un profond accablement, le plus souvent funeste, lui succède.

Quoique le courage ne se donne pas, nous ne pouvons nous empêcher, en terminant cet article, de faire remarquer aux personnes qui, par pusillanimité, reculent devant une opération nécessaire, et en ajournent toujours l'exécution, combien elles se font tort à elles-mêmes. Pendant qu'elles temporisent, le mal fait des progrès, et nuit de plus en plus à toute l'économie; bien souvent il devient incurable; ou l'opération, de légère qu'elle était, devient grave, laborieuse, et en même temps beaucoup plus douloureuse. Il faut qu'elles se souviennent bien que de deux maux on doit choisir le moindre.

COURBATURE. Ce mot s'applique d'une manière spéciale à un accès de fièvre éphémère, occasionné par la fatigue, un excès quelconque, un refroidissement du corps, une suppression brusque de la transpiration, quelquefois même une impression morale vive, etc. Cette fièvre, qui peut être très violente, et qui s'accompagne quelquefois de phénomènes en apparence assez alarmants, offre en effet, pour principal symptôme, un sentiment de fatigue, de lassitude, de brisement marqué surtout dans les membres et dans les reins, et c'est cette sensation de lassitude douloureuse qui lui a fait donner le nom de *courbature*. Il n'est pas toujours facile de distinguer cette fièvre passagère et exempte de tout danger, qui se termine en deux ou trois jours au plus, par une sueur plus ou moins abondante, des accidents fébriles qui apparaissent au début de beaucoup d'autres maladies aiguës, d'une toute autre importance, telles que les fièvres éruptives, la *petite vérole* en particulier, la fièvre maligne ou putride, la fluxion de poitrine, etc. Dans ces cas embarrassants, un médecin sage évitera d'agir sans nécessité, et surtout il préviendra les malades contre cet abus pernicieux des cordiaux, des boissons échauffantes, du vin chaud sucré, employés dans le but de rétablir la transpiration, et qui n'ont le plus souvent d'autre effet que d'augmenter la violence de la fièvre. Observer une diète absolue, se couvrir convenablement et sans exagération; boire une légère infusion de violette ou un peu d'orangeade, ou même tout simplement de l'eau sucrée, et attendre ainsi l'issue d'une affection qui se terminera d'elle-même, si ce n'est en effet qu'une simple courbature; ou qui, du moins, ne sera pas aggravée par des moyens perturbateurs, s'il s'agit du début d'une maladie sérieuse : telle est la conduite la plus prudente à tenir en pareil cas, la seule que puisse approuver un homme de l'art. Bien entendu, d'ailleurs, qu'on devra toujours, quand la chose est possible, recourir aux lumières de celui-ci : car lui seul peut, en cette occasion, décider s'il est plus sage d'agir que de ne rien faire.

COURS DE VENTRE. *Voy.* Bile (*débordement de*) et Dévoiement.

COURSE. La course est un mode de progression plus ou moins rapide, résultant d'une série de sauts alternatifs, exécutés par l'un ou l'autre membre inférieur. Il n'entre pas dans notre plan d'étudier son mécanisme; nous ne devons la considérer ici que sous le rapport hygiénique. La course est un exercice toujours plus ou moins pénible et fatigant, mais ses effets sur l'économie animale sont d'autant plus marqués, qu'elle est plus rapide et plus longue, que le plan sur lequel elle a lieu est moins horizontal, etc., etc. Son influence se fait surtout sentir sur la respiration; en effet, pendant la course, surtout quand elle est très rapide, la poitrine ne peut plus se prêter aux mouvements alternatifs de dilatation et de retour sur elle-même que nécessitent les actes respiratoires, attendu qu'elle est retenue immobile par la contraction permanente des muscles thoraciques, qui prennent sur elle leur point d'appui; cette importante fonction est donc momentanément interrompue, en pareil cas, ou du moins ne s'exécute plus que d'une manière incomplète; aussi la poitrine se développe alors autant que possible, pour admettre une quantité d'air plus considérable; il suit de là qu'une grande capacité thoracique est une condition favorable pour la course, en ce qu'elle n'exigera pas une répétition aussi fréquente des actes respiratoires. Faut-il ajouter que l'agilité des membres inférieurs et l'habitude sont également des dispositions favorables à cet exercice? Après la course, la respiration devient haletante, comme si la nature redoublait d'efforts pour compenser, par des actes précipités, ce qu'elle vient de perdre. En même temps, la circulation s'accélère, le cœur bat avec violence, et toutes les fonctions sont activées.

L'exercice de la course ne convient guère qu'au jeune âge, et alors même on doit s'y livrer avec modération; car les excès en ce genre peuvent amener des résultats funestes, tels que des hémoptysies, des anévrismes du cœur, des hernies, etc.; c'est en dire assez pour que les personnes atteintes de ces dernières affections, ou d'autres semblables, s'interdisent sévèrement la course; le même conseil s'adresse aux individus pléthoriques, surchargés d'embonpoint, prédisposés aux congestions cérébrales, etc.

COUSIN. Les cousins sont des insectes qui, par l'extrême délicatesse de leur organisation et par la variété de leurs habitudes, doivent inspirer le même intérêt aux gens du monde qu'aux naturalistes, et qui méritent, à toutes les époques de leur vie, à toutes les stations de leurs développements successifs, les honneurs d'une étude attentive.

Ils sont rangés, dans les cadres zoologiques, parmi les insectes hexapodes et diptères, c'est-à-dire, parmi les animaux dont le corps est formé d'articulations visibles extérieurement, et que six pattes et deux ailes membraneuses caractérisent.

La tête des cousins n'est jamais confondue avec leur thorax; elle se prête à des mouvements isolés, et supporte des antennes composées d'articles nombreux, grêles et velus dans les deux sexes, chez les mâles surtout, qui les balancent comme des panaches élégants et souples. Leurs pattes sont allongées et couvertes de poils raides. Leur appareil buccal, ou plutôt leur trompe, est éminemment complexe dans sa structure; elle se compose, en effet, d'un tube membraneux cylindrique, terminé par deux lèvres charnues et légèrement gonflées. Ce tube sert de réceptacle et de gaîne à cinq filets écailleux très déliés, qu'il maintient rapprochés les uns des autres, et dont il favorise le jeu combiné, le va-et-vient successif. Des puissances musculaires appropriées impriment un mouvement rapide à ces filets écailleux, qui s'insinuent facilement dans la peau des victimes choisies par l'insatiable rage des cousins, et qui, pour ainsi dire, harmonisées avec la capacité même de leur enveloppe, fournissent aux méditations des physiciens l'exemple d'une pompe à diamètre capillaire, au sein de laquelle joueraient, en vue d'un même usage, plusieurs pistons indépendants.

Les mœurs de ces insectes, considérées à toutes les époques de leurs métamorphoses, éveillent à juste titre la curiosité. Les mâles se réunissent aux femelles vers le déclin de la journée, et les couples heureux s'élèvent alors dans les airs. Bientôt les femelles descendent vers la surface des eaux tranquilles, et viennent y déposer leurs œufs, qu'elles rassemblent les uns à côté des autres, dans une direction perpendiculaire, et dont elles forment une espèce de batelet flottant. Les *larves* naissent après quelques jours; ce sont elles que l'on voit, surtout au printemps, fourmiller dans les eaux croupissantes, et monter, à l'aide de contorsions rapides et saccadées, jusqu'à la surface de l'eau, pour y chercher l'air qu'elles respirent. Les orifices de leurs organes respiratoires ont pour siége l'extrémité postérieure de leur corps; les cousins demeurent donc la tête en bas aussi longtemps qu'ils veulent respirer, et dans la même position regagnent le fond de l'eau, quand un frémissement quelconque les inquiète. Les *nymphes*, qui succèdent à ces larves, sont agiles comme elles, et comme elles ont besoin pour respirer de venir à fleur d'eau; toutefois, elles ont alors une position différente, car les orifices de leurs organes respiratoires sont placés sur leur thorax, et correspondent à deux prolongements tuberculeux. Les insectes parfaits naissent de ces nymphes, lesquelles n'ont besoin, pour se transformer, que de subir un petit nombre de modifications organiques; les dépouilles des nymphes servent aux insectes parfaits de planche sur les eaux, en attendant qu'ils prennent leur essor. Les cousins produisent un assez grand nombre de générations dans la même année; ils résistent souvent aux froids les plus intenses de nos hivers, et les femelles, qui survivent aux influences délétères de la saison rigoureuse, commencent à pondre avec le printemps.

Les espèces de cousins les plus répandues en France sont celles que Linnæus a nommées *culex pipicus, culex pulicaris, culex reptans, culex minimus.* Les gens du monde s'inquiètent peu des différences plus ou moins tranchées qui les caractérisent, mais ils s'effraient, et les dames surtout, de leurs piqûres incommodes.

Les plaies que font ces diptères à l'aide de leur siphon buccal insinué avec une prestesse remarquable, sont en effet douloureuses; un fluide particulier, dont la nature ne nous est pas exactement connue, augmente leur vivacité.

Les piqûres de cousins ont ordinairement pour effet l'apparition de petits érysipèles circonscrits, environnés de légers engorgements œdémateux, et accompagnés de démangeaisons très vives ; elles peuvent même quelquefois exciter des symptômes morbides généraux plus ou moins graves, tels que la fièvre et le délire, mais ces accidents sont fort rares ; ils ne se montrent que chez les personnes très impressionnables, dont la peau fine et délicate est pour ces insectes une condition recherchée ; ils se seraient peut-être manifestés chez la jeune dame de Paris, qu'a rencontrée M. le professeur Alibert, cette jeune dame si nerveuse, qu'elle fut obligée de renoncer au séjour de la campagne pour se soustraire aux importunités et sans doute aux indiscrétions des cousins.

Nos paysans et leurs femmes sont loin d'être aussi facilement attaquables ; leur peau endurcie, grossière et basanée, les préserve de tous ces accidents que la peau fine et délicate des frêles habitants de nos villes peut rarement éviter. Mais les habitants de nos colonies, quelle que soit la résistance de leur complexion, quelles que soient la rudesse et l'épaisseur de leur peau, doivent chercher à fuir leurs atteintes, s'ils désirent goûter en paix les douceurs du sommeil, ou présider au défrichement de leurs savanes inondées. Voilà pourquoi ils enveloppent leur couche d'une gaze tendu qu'ils appellent *moustiquaire*, du nom même qui distingue ces insectes en Amérique ; les cousins sont, en effet, appelés indifféremment, dans toutes les contrées du Nouveau-Monde, *maringouins* et *moustiques*. Les Lapons se garantissent de leurs piqûres en allumant un feu vif à l'entrée de leurs cabanes, et en frottant de graisse rance les parties nues de leur corps.

Pour nous, habitants d'une zone tempérée, adoucie encore par les progrès d'une civilisation avancée, nous ne sommes guère que leurs victimes accidentelles. Quand, par hasard, les cousins nous ont infligé quelque blessure, il nous reste à mouiller la plaie de salive, d'eau salée, d'ammoniaque liquide affaibli, de vinaigre, enfin d'une liqueur légèrement caustique, et les petits accidents qui s'étaient manifestés, la dou-

leur et l'inflammation locales disparaissent. Les corps gras, les mucilages, un peu d'huile, un peu de lait, de simples applications d'eau fraîche, quelques gouttes d'eau de goulard, répondent avec un avantage égal aux mêmes indications.

CRACHATS. Dans l'état de santé, la membrane qui revêt les voies aériennes est le siége d'une sécrétion de mucosités qui la lubrifient, mais elle n'est pas assez abondante pour être remarquée. Ce n'est que lorsque les tuyaux respiratoires deviennent malades, qu'on voit cette sécrétion augmenter beaucoup et prendre des caractères spéciaux. On donne le nom de crachats au produit de cette sécrétion ; on étend aussi cette dénomination aux mucosités fournies par la gorge et par la bouche. Quelques personnes rapportent à l'estomac les crachats glaireux qu'elles rendent ; mais cette opinion est erronée ; ils sont fournis par les parties que nous avons indiquées.

Les crachats formés dans la bouche sont ordinairement clairs, glaireux, filants ; ceux du gosier offrent les mêmes caractères, mais, de plus, ils sont assez souvent mêlés à de petits grumeaux blancs, opaques et mollasses, qui sont fournis par les amygdales.

Les crachats des voies aériennes sont les plus importants à étudier ; ils offrent des aspects assez variés. Ils peuvent être clairs et semblables à de l'eau, ou bien opaques et épais, adhérents au vase qui les contient ; ils peuvent être mêlés intimement à du sang, de manière à être uniformément rouges, ou offrir seulement des stries sanglantes. Quelquefois ils sont mêlés d'air, et offrent une sorte de mousse à leur surface ; enfin, on en voit de mêlés à du pus ; leur couleur présente une infinité de variétés : ils peuvent être blancs, jaunes, rouges, verdâtres, bruns, noirs ou gris ; leur odeur, en général fade, peut devenir fétide, repoussante ; leur volume est fort différent suivant les circonstances ; quelques-uns sont remarquables par leur petitesse, d'autres fois on en a vu de la largeur d'un pouce et demi à deux pouces. Il y a aussi beaucoup de différence pour leur quantité : tel malade n'en rend qu'un ou deux dans la journée, tel autre en expectore plusieurs livres.

Beaucoup de personnes rejettent des crachats colorés en gris ou en noir; cette coloration est due à la fumée des lampes ou chandelles dont on se sert, et elle est en rapport direct avec la quantité qui s'en trouve répandue dans l'air que l'on respire; elle n'indique pas le moins du monde une maladie des voies aériennes, comme quelques personnes le craignent.

Les crachats clairs, transparents, filants, existent au commencement des rhumes; ils sont bientôt remplacés par une expectoration de masses opaques, jaunes, blanchâtres ou verdâtres, qui, rares d'abord, se multiplient de plus en plus. Ils sont presque toujours inodores. On a cependant vu des exemples de catarrhe pulmonaire avec expectoration de crachats d'une fétidité remarquable, semblables à ceux que l'on observe dans la gangrène du poumon.

Les crachats rouges offrent un grand intérêt; lorsqu'ils sont composés de sang presque pur, ils sont dus à une hémorrhagie des voies aériennes; mais lorsqu'il est intimement mêlé au mucus, il constitue un des signes les plus évidents de l'inflammation du poumon, et ce signe, à lui seul, peut être d'une grande valeur. Des crachats rougeâtres, ou brunâtres, coulants comme de l'eau, et recouverts d'une écume blanchâtre, indiquent une pneumonie qui sera presque sûrement fatale, et cela dans un temps assez court.

Le sang qui se présente dans les crachats sous forme de taches noires arrondies, vient presque toujours du nez; quand il est disposé par stries ou par filets, il est à croire qu'il est fourni par quelque point de la bouche, ou de la gorge.

Dans quelques cas, les crachats contiennent des fragments de fausses membranes; c'est un des signes les plus évidents du croup; cependant, ils peuvent être le résultat de la formation de fausses membranes dans les bronches, ce qui constitue une des formes du catarrhe pulmonaire. Un homme enrhumé depuis assez longtemps, avait contracté un nouveau rhume; la toux n'offrit rien de particulier pendant quelques jours; tout à coup il est pris d'un accès de suffocation. Au milieu d'efforts, il rend un énorme crachat, qui était formé par des fausses membranes très bien divisées, et indiquant parfaitement la disposition des tuyaux bronchiques. Il rend facilement quelques autres débris, et la guérison se fit en quelques jours. De semblables cas ont été vus par un grand nombre d'auteurs.

Les crachats contiennent quelquefois des matières dures et concrètes, que l'on a comparées à des os ou à des pierres, et ce sont effectivement quelquefois des portions ossifiées des cartilages qui forment le larynx, ou des dépôts calcaires ou même osseux qui se forment dans le poumon; enfin, on a des exemples d'individus qui ont rendu, avec les crachats, des animaux qui se développent dans l'intérieur des organes, et que l'on connaît sous le nom d'entozoaires, ou d'hydatides. Ceux qui sont rendus par cette voie proviennent du poumon, ou même du foie, d'où ils se sont fait jour dans la poitrine, et de là dans les voies aériennes. C'est un chemin par lequel les hydatides du foie s'évacuent assez rarement.

Ces considérations suffiront, nous l'espérons, pour faire sentir combien de lumières on peut tirer de l'examen des crachats dans les maladies. Nous aurions pu nous étendre beaucoup davantage sur chacune des modifications qu'ils peuvent offrir, mais, ne pouvant faire connaître les signes sur lesquels on doit s'appuyer pour établir l'existence et la nature de la maladie, et qui se tirent principalement de la percussion et de l'auscultation, nous préférons ne pas prolonger ces réflexions. Cependant, avant de terminer, nous croyons devoir recommander aux personnes du monde quelques préceptes relatifs à la conservation des matières crachées. Beaucoup de personnes ont l'habitude de cracher dans un mouchoir, de sorte qu'il est difficile de juger des aspects, de la viscosité, du volume, etc., des mucosités expectorées. Cette manière de faire est vicieuse. Comme, dans toutes les maladies de poitrine, l'examen des crachats peut offrir beaucoup d'intérêt au médecin, on devra les recueillir dans un vase très propre, de verre, ou de faïence, ou même de bois. Les vases de métal, et spécialement ceux de cuivre sont moins convenables, en ce que le contact de la salive les altère quelquefois, et qu'ils peuvent communiquer aux matières qu'ils contiennent une coloration qui n'est pas naturelle; ainsi, lorsqu'on garde des crachats dans un petit bassin de cuivre, il n'est pas rare, au bout de vingt-quatre à trente-six heures, de les trouver fortement colorés en vert ou en bleu. Cet effet est d'autant plus marqué, que l'on a l'habitude de nettoyer le cuivre avec de l'acide sulfurique étendu.

CRACHEMENT DE PUS. Il est une foule de maladies dans lesquelles on observe le crachement de pus. Ainsi, dans la phthisie laryngée, dans le catarrhe chronique du poumon, dans le dernier degré de l'inflammation de cet organe, dans les abcès développés dans son intérieur, dans la phthisie pulmonaire, et enfin dans les cas de perforation des voies aériennes par des collections purulentes formées dans leur voisinage, dans toutes ces circonstances on observe ce phénomène.

Le pus qui est rejeté peut être pur ou mêlé à du mucus, et la valeur de ce signe est alors fort différente.

Lorsque le pus s'échappe subitement et par flots, on peut être assuré qu'il provient de l'ouverture d'une collection qui s'est fait jour dans les bronches : et, dans la grande majorité des cas, c'est un signe de la phthisie pulmonaire. Lorsque, au contraire, le pus est pur, mais en petite quantité, on peut être presque assuré qu'il est fourni par un ulcère du poumon. On devra, dans ce cas, vérifier s'il ne provient pas de la bouche ou de la gorge, comme cela arrive dans les abcès des joues et dans l'esquinancie, ou même si les os sont cariés, et si le pus se fait jour par une fistule dentaire. Mais une exploration attentive mettra toujours en garde contre cette source d'erreur.

Lorsque les crachats sont simplement mélangés de pus qui se trouve disposé par lignes ou par taches à leur surface, on peut croire qu'il y a des ulcérations dans le larynx ou dans le tuyau respiratoire : et, comme ces ulcérations sont presque constamment accompagnées de phthisie pulmonaire, le crachement du pus, mêlé par stries aux mucosités, devient un signe de cette terrible maladie; d'autant plus que souvent on observe le même aspect des crachats, alors qu'il n'y a pas d'ulcérations dans le larynx. Mais, dans la dernière période de la consomption, les crachats prennent un aspect particulier : c'est une combinaison intime de pus et de mucus qui offre un aspect particulier : les crachats se confondent les uns avec les autres, de manière à former une sorte de purée liquide, mais qui ne se mêle pas à l'eau, comme le ferait du pus seul. C'est un indice de phthisie arrivée au dernier degré, et rarement il trompe.

Enfin, dans quelques cas de catarrhe chronique, on a vu les malades rendre des quantités considérables de crachats presque entièrement formés de pus; ce qui avait fait penser qu'il existait des ulcérations du poumon : et, à l'autopsie, on n'a pas trouvé la moindre trace de ces ulcères. Il est donc bien établi que la membrane muqueuse peut sécréter du pus, sans offrir de solution de continuité. Mais, du reste, ce n'est là qu'une faible consolation pour les malades, qui succombent à cette forme du catarrhe pulmonaire tout aussi sûrement qu'à la phthisie la mieux caractérisée. Aussi, les anciens rangeaient-ils cette forme dans la classe des phthisies, et l'appelaient-ils phthisie catarrhale.

On voit que le crachement du pus est un signe de maladie fort grave du poumon, et que sa présence dans l'expectoration doit toujours éveiller l'attention du médecin : mais il faut être prévenu que le mucus prend quelquefois l'apparence du pus, au point qu'il est facile de s'y méprendre. La chimie a fait de nombreuses expériences pour différencier ces deux produits; aucun résultat satisfaisant n'a été obtenu, et c'est à la sagacité du médecin à reconnaître par les autres signes la nature précise de la maladie. (*Voy.* ULCÈRES DU POUMON.)

CRACHEMENT DE SANG. Cette maladie, soit par les craintes qu'elle inspire, soit par les résultats funestes qui en sont la suite, est une de celles qui méritent le plus de fixer l'attention. Elle est désignée en médecine sous le nom d'*hémoptysie*.

Elle est fort rare dans le jeune âge, ainsi que chez les vieillards : elle a été désignée par quelques médecins comme l'hémorrhagie propre à l'adolescence, de même que le saignement de nez est plus spécialement observé dans l'enfance. Cependant, ce serait trop circonscrire le crachement de sang, que de ne l'attribuer qu'à l'adolescence. L'âge adulte y est également exposé. On l'observe beaucoup plus fréquemment chez les femmes que chez les hommes, et ceci est important à noter, à cause de la différence de gravité que présente la maladie dans l'un ou l'autre sexe. Il est certain que l'habitude qu'ont les femmes de se comprimer la poitrine avec des corsets, justement à l'époque où cette partie prend un développement plus notable, doit nuire beaucoup à la facilité avec laquelle s'exécute la respiration, que par suite le sang s'accumule dans les vaisseaux du poumon qui en sont gorgés, et que la moindre cause suffit pour amener l'exhalation du sang à la surface de la membrane des bronches ou même une déchirure des vaisseaux. Une autre raison de la plus grande disposition des femmes aux hémorrhagies, c'est la fréquence chez elles des troubles de la menstruation ou écoulement des règles. Quand ce flux périodique est supprimé par les voies qui lui sont naturelles, il cherche à se faire jour par d'autres points, et c'est par le poumon qu'il s'échappe assez souvent. Presque toutes les personnes douées d'un tempérament sanguin et colérique y sont fort exposées. On a fait la remarque que les personnes vives, irascibles, qui, avec cela, ont un tempérament faible, nerveux, crachent du sang avec beaucoup de facilité. Certaines professions qui obligent à tenir le corps fléchi en avant, et dans lesquelles, la poitrine ne pouvant se dilater convenablement, il y a stase du sang dans les poumons, disposent au crachement de sang : telles sont les professions de tailleur, de cordonnier, etc. Les travaux littéraires, qui demandent une excitation cérébrale un peu forte, et qui obligent à garder une position courbée pendant longtemps, sont de fâcheuses prédispositions à l'hémoptysie. L'illustre Grétry fut toute sa vie sujet à de fréquents crachements de sang, qui revenaient chaque fois qu'il se livrait avec ardeur à la composition; aussi chacun de ses chefs-d'œuvre était-

il pour lui une occasion de maladie. Les personnes qui jouent de quelques instruments de musique en sont souvent affectées; telles sont celles qui jouent du violon et surtout du violoncelle. La position courbée et les efforts souvent assez grands qu'exige la pratique de ces instruments, surtout chez les personnes grasses, produisent une congestion pulmonaire très forte.

Les lectures à haute voix prolongées pendant longtemps, les effets de chant et de déclamation, l'action de jouer des instruments à vent, les cris forcés, voilà des causes puissantes d'hémoptysie, et il n'est que trop fréquent de voir les mauvais effets qu'elles produisent. Le même résultat suit les coups portés sur la poitrine, les chutes faites sur cette partie, les plaies qui pénètrent jusqu'au poumon, l'inspiration de vapeurs irritantes, telles que le chlore, l'alcali volatil, etc. Les personnes qui se sont élevées à de grandes hauteurs au-dessus du niveau de la mer, sur le sommet du Mont-Blanc, par exemple, ont remarqué une grande tendance aux hémorrhagies : les moindres efforts de toux étaient suivis de crachement de sang, ce qui dépendait bien évidemment de la diminution de la pression atmosphérique.

Souvent le crachement de sang est le résultat d'une maladie du cœur. Dans tous les cas où le sang éprouve quelque obstacle à sa sortie ou à son entrée dans le cœur, le poumon ne tarde pas à en ressentir un effet puissant; et pour peu que cet état dure, il y a accumulation de sang dans l'organe respiratoire, et crachement d'une quantité plus ou moins considérable de ce liquide. Mais ce symptôme n'appartient guère qu'à une époque avancée de la maladie, alors que le désordre du côté de la circulation est porté très-loin.

La rupture d'un anévrisme de l'aorte ou d'un autre gros vaisseau, se fait quelquefois dans les voies aériennes; il en résulte la sortie par ses organes d'une quantité en général énorme de sang rouge et brillant, qui ne tarde pas à amener la mort du sujet; mais ces cas sont proportionnellement assez rares.

Les anciens attribuent toutes les hémoptysies à la rupture des vaisseaux du poumon, et cette opinion, devenue populaire, est encore celle de quelques médecins. On a eu tort de rejeter entièrement et absolument cette manière de voir. Mais on peut affirmer que, dans la grande majorité des cas, il n'en est pas ainsi. Il faut donc réformer certaines locutions devenues d'un usage général, telles que la suivante: « Une telle personne a un vaisseau rompu dans la poitrine; » ce qui signifie tout simplement qu'elle a craché du sang. Il n'est plus permis qu'aux poètes de parler de la rupture des vaisseaux, de leur poitrine enflammée, etc. Si ces expressions n'avaient que l'inconvénient d'être inexactes, il n'y aurait que peu de mal; mais elles influent sur les idées que l'on se fait du mal, et en même temps sur la conduite que l'on tient dans son traitement. Or, comme ces cas de rupture sont rares, proportionnellement à ceux où elle n'existe pas, il faut les regarder comme tout à fait exceptionnels.

On peut affirmer que l'immense majorité des cas de crachement de sang, de faible ou de moyenne intensité, ont lieu par suite d'une simple exhalation à la surface de la membrane muqueuse, qui revêt les voies aériennes, et que bon nombre d'hémoptysies très graves, au contraire, ont leur source principale dans la rupture de quelque vaisseau considérable.

Une des maladies dans lesquelles l'hémorrhagie bronchine ou pulmonaire s'observe le plus fréquemment, est sans contredit la phthisie. Elle se remarque chez les deux tiers environ des malades affectés de cette affreuse maladie, et elle peut apparaître à des époques fort différentes, tantôt avant qu'aucun autre signe existe déjà, tantôt lorsqu'on a reconnu, depuis un certain temps, l'existence de la maladie ; il est plus rare de ne l'observer que dans la dernière période.

Le sang expectoré dans l'hémoptysie présente des différences d'aspect très importantes à noter. Tantôt il est pur, rouge, mêlé à de l'air, il s'échappe en abondance de la bouche; d'autres fois, la quantité en est beaucoup moindre; il est mêlé de mucosités, mais il a toujours la teinte vermeille, il est écumeux. C'est le caractère du sang provenant des voies aériennes, où il se mêle à l'air, et forme ainsi une espèce de mousse sanguine. Mais vers la fin de l'attaque, surtout si elle a été longue, on remarque que le sang est noirâtre et caillé, et l'évacuation persiste encore pendant un temps plus ou moins long. Les signes qui caractérisent le crachement de sang sont faciles à saisir, et l'aspect du sang suffit pour le faire reconnaître. Cependant, lorsqu'il est fort abondant, il s'accompagne d'efforts de vomissement. Aussi les gens du monde le désignent-ils sous le nom de *vomissement de sang*.

Assez ordinairement l'écoulement du sang est annoncé par quelques symptômes. Ainsi, les malades éprouvent dans la poitrine un sentiment de chaleur avec oppression, de la toux, un goût douceâtre ou salé dans la bouche et dans la gorge. En même temps, les membres deviennent froids, il y a des frissons dans les reins, des tintements d'oreilles; la face devient tour à tour rouge et pâle, le pouls est vif, accéléré; bientôt la gêne de la respiration augmente, le malade ressent une sorte de bouillonnement dans toute la poitrine, ou seulement dans un côté et même dans un point; une sensation de chatouillement paraît dans la gorge, et il y a expectoration de crachats mêlés de sang ou formés par du sang pur, ou bien le sang est rendu par gorgées plus ou moins rapprochées. Quelquefois, elles se succèdent fort rapidement, et les malades remplissent en peu de temps des cuvettes. Laennec a vu un jeune homme en rendre ainsi dix livres. Au bout d'un certain temps, les expuitions s'éloignent, l'oppression diminue, le malade se sent soulagé, un intervalle de calme existe pendant quelques heures, puis tous les symptômes reparaissent, pour céder au bout d'un temps variable. Une attaque de crachement de sang se compose ordinairement de plusieurs accès revenant à des époques indéterminées. Mais cela n'a lieu que pour les cas où la quantité de sang est un peu considérable. Lorsqu'il n'y a que des crachats mêlés de sang, l'expectoration sanglante continue pendant un temps variable, mais quelquefois fort long. Ils deviennent plus rares et finissent par disparaître; rarement il y a alors des frissons, des douleurs dans la poitrine, etc.

On voit des malades qui rendent tout à coup, et sans cause appréciable, une notable quantité de sang, et l'hémorrhagie s'arrête pour ne plus reparaître. Du reste, quelle qu'ait été la marche de l'hémoptysie, les malades rendent en général, pendant plusieurs jours, des crachats muqueux qui sollicitent la toux. Un peu de sang noirâtre, d'abord liquide, puis en caillots, les colore; mais sa quantité diminue chaque jour, et il disparaît bientôt.

On est quelquefois embarrassé pour reconnaître la source du sang qui colore certains crachats; car il peut venir de la gorge, de la bouche ou du nez. Mais il faut remarquer que ce sang n'est jamais rouge, écumeux, qu'il n'est pas intimement mêlé aux mucosités. Celui qui provient du nez ou de la gorge est toujours noir, disposé par petits caillots. Chez les épileptiques, qui se mordent souvent les joues ou la langue pendant leurs accès, le sang, mêlé à la salive, peut prendre un aspect écumeux qui mette dans l'embarras, d'autant plus que l'hémoptysie n'est pas rare dans ces cas. Mais l'écoulement du sang est si peu considérable, qu'on ne peut s'y tromper, et que d'ailleurs il ne réclame aucun secours particulier.

Une chose plus difficile et plus importante est de distinguer le crachement du véritable vomissement de sang; car alors le sang vient de l'estomac, et on conçoit que le traitement diffère, suivant que l'on a affaire à l'une ou à l'autre de ces affections. Mais si l'on fait attention à l'aspect du sang, qui est rouge, écumeux dans le crachement, noir, en caillots dans le vomissement; si l'on réfléchit à l'oppression, à la toux, qui existent dans le premier cas, tandis que des nausées, des efforts de vomissement bien caractérisés existent dans le second, on parviendra presque toujours à les reconnaître l'un de l'autre. Restent les cas où le crachement est tellement abondant, qu'il s'accompagne de vomissements véritables, et où le sang, ne pouvant se faire jour assez rapidement au dehors par la gorge, descend dans l'estomac; ou bien dans lesquels la quantité de ce liquide expulsé de l'estomac est telle, qu'il pénètre dans les voies aériennes. Certes, la difficulté serait grande; mais ces cas sont, en général, suivis de mort avant qu'aucun secours puisse être porté, et ils sont si rares, qu'on n'a presque pas d'occasion de les observer.

Un crachement de sang effraie toujours beaucoup une personne qui en est affectée: et, nous devons le dire, souvent ces craintes sont fondées. Cependant, si c'est la suite d'un coup ou d'une chute, s'il s'agit d'une femme mal réglée, il n'y a rien à craindre. Lors, au contraire, qu'il survient chez un homme sans cause appréciable, on doit craindre que ce ne soit un signe de phthisie. Non pas que la chose soit constante, comme quelques personnes le prétendent: on a des exemples assez nombreux et bien constatés du contraire; mais il est assez fréquent de voir la phthisie débuter par le crachement de sang, pour que l'attention du médecin soit fixée sur ce point. La quantité de sang expectoré est pour beaucoup dans les craintes qu'on ressent: et ceci est en général une erreur, à moins qu'elle ne soit excessive, auquel cas la vie est menacée directement. L'on peut donc dire qu'une hémorrhagie abondante ne doit guère plus inspirer de danger que celle qui l'est peu. L'ancienneté de la maladie n'est pas non plus une preuve de sa gravité: combien de personnes sont arrivées à l'âge le plus avancé, après avoir craché du sang pendant dix, vingt et trente ans! Grétry, qui est mort à plus de quatre-vingts ans, était sujet à cette hémorrhagie depuis sa jeunesse.

L'hémoptysie doit être traitée avec promptitude et énergie; il est quelques cas où la vie du malade tient à la célérité avec laquelle les moyens sont employés. La première chose à faire est de débarrasser les malades des vêtements qui pourraient gêner les mouvements de la respiration, tels que les gilets, les corsets, les ceintures, les liens qui fixent les jupons, les bretelles, etc. Puis on placera la personne sur un lit, la tête et la poitrine élevées. On aura soin que l'air de l'appartement soit frais, autant que possible. Puis, en attendant le médecin, on fera prendre des bains de pieds et de mains très chauds. On pourra aussi retirer de l'avantage de ligatures placées autour des bras et jambes avec des bandes un peu serrées. Le moyen le plus efficace, dans le crachement de sang abondant, est la saignée du bras faite par une large ouverture de la veine, de manière à tirer une notable quantité de sang en peu de temps. Du reste, il faut tenir compte de l'âge et des forces des malades. En général, il y a de l'avantage à ce que les malades se trouvent mal: la défaillance est un des meilleurs moyens d'arrêter l'hémorrhagie. On ne doit pas s'en laisser imposer par la pâleur, ou la petitesse du pouls, qui le plus souvent sont le résultat de la peur qu'éprouvent beaucoup de personnes à voir couler leur sang, et de l'accumulation du sang vers la poitrine. Ces symptômes ne tardent pas à disparaître par suite de la saignée.

Chez les individus faibles, et dans les crachements peu abondants, on peut se borner à appliquer des sangsues sur la poitrine ; mais ce moyen est beaucoup moins avantageux que la saignée générale. Des ventouses sèches ou scarifiées peuvent aussi être promenées autour de la poitrine.

On seconde puissamment les bons effets des évacuations sanguines par des boissons douces ou légèrement acides, telles que les décoctions de guimauve, d'orge, de chiendent, de réglisse, de jujubes, de dattes, de raisins de caisse, les infusions de fleurs de mauve, de coquelicot, les émulsions d'amandes, les solutions de sirop de gomme, de capillaire, de groseilles, de cerises, d'oranges, la limonade de citrons ou avec l'acide tartarique, l'eau de Rabel, le petit-lait, etc.

En même temps que ces moyens seront employés, on rassurera les malades, dont le moral est toujours péniblement affecté; on prescrira le repos, l'immobilité des mains; le silence absolu est rigoureusement nécessaire. On recommandera au malade de résister au besoin de tousser, les efforts qu'il fait étant propres à favoriser l'écoulement du sang.

On obtient quelquefois un succès immédiat d'affusions d'eau froide sur la poitrine, tandis que la partie inférieure du corps est plongée dans un bain tiède. L'application de la glace sur la poitrine est aussi une précieuse ressource dans les cas où l'écoulement du sang est considérable.

Lorsque l'hémorrhagie paraît chez un sujet faible, qu'elle a lieu sans qu'il existe de signe de congestion vers les poumons, ou lorsque la maladie a déjà duré un certain temps et n'a pas cédé aux saignées, on obtient des résultats avantageux des médicaments toniques et astringents, tels que les préparations de quinquina, de cachou, d'alun, de ratanhia, etc. Ces moyens font, dans quelques cas, céder l'hémoptysie avec une remarquable facilité.

Si l'on a affaire à un crachement de sang qui supplée à l'écoulement menstruel ou hémorrhoïdal, c'est à rappeler ces flux habituels qu'on devra s'attacher : c'est le seul moyen de tarir la source de l'hémoptysie.

Mais ce n'est pas assez d'avoir arrêté le crachement de sang, il faut encore s'appliquer à en prévenir le retour. Le malade doit se soustraire à l'influence des causes qui l'ont déterminé, à celles qui favorisent ou accélèrent la marche des maladies dont elle est le symptôme. L'abstinence d'aliments échauffants, salés ou épicés, de liqueurs alcooliques, etc., doit être observée avec soin. Le malade se tiendra en garde contre l'impression de l'air froid, les efforts considérables de la respiration, comme cela arrive après des mouvements violents, une course prolongée. L'inspiration de vapeurs irritantes, les veilles, les lieux publics et les appartements où l'air est chaud et non suffisamment renouvelé, les lectures à haute voix, le chant, les cris, seront soigneusement évités. La laine portée habituellement sur la peau, l'habitation dans un lieu peu élevé, d'une température modérée, et plus spécialement de quelques parties des côtes de la Méditerranée, Nice, Hyères, par exemple, sont des moyens que l'art emploie avec avantage pour prévenir le retour des hémorrhagies pulmonaires.

Le travail de cabinet, exigeant des excitations du cerveau, ne devra dans aucun cas être permis; on le remplacera par les exercices modérés du corps, la promenade à pied, dans une voiture douce. Jamais ils ne seront portés jusqu'à la fatigue.

Indiquons, en terminant, les moyens hygiéniques que donne Grétry aux personnes sujettes aux hémoptysies : « Si « vous voulez vivre, dit-il, renoncez aux « plaisirs des sens. Si vous vous sentez « la poitrine échauffée, ce que vous « apercevrez à une petite toux sèche, « prenez du sirop de vinaigre dans beau- « coup d'eau ; garantissez-vous contre « l'humidité des pieds pendant l'hiver ; « couchez-vous de bonne heure ; met- « tez vos pieds dans l'eau chaude, si vo- « tre tête s'échauffe trop dans le travail ; « choisissez des aliments sains, de fa- « cile digestion, et laissez les mets trop « échauffants ; prenez un lavement à « l'eau froide tous les matins et dégour- « die pendant l'hiver ; ne buvez point « habituellement de vin sans eau ; ne « travaillez jamais après le repas, rare- « ment le soir, si vous voulez avoir une « bonne nuit et un bon lendemain. »

CRAMPES. On donne ce nom à des contractions brusques, involontaires et douloureuses de certains muscles qui se gonflent, se durcissent, et forment ainsi, momentanément, une saillie plus ou moins appréciable à la vue et au toucher. Elles s'observent surtout dans les membres inférieurs, et en particulier aux mollets. Un effort, un mouvement brusque, une fausse position, les mouvements de la natation, de la danse, de l'escrime, y donnent quelquefois lieu. Chez les femmes enceintes et chez les femmes en couches, elles tiennent à la pression douloureuse qu'éprouvent les nerfs du bassin comprimés par la tête de l'enfant. Dans le *choléra* épidémique, elles formaient l'un des accidents les plus douloureux de cette redoutable maladie. On les observe aussi parfois dans le choléra simple, ou même dans l'indigestion. On désigne, sous le nom de *crampe d'estomac*, des douleurs plus ou moins vives, avec sentiment de resserrement dans cette région, qui proviennent de causes diverses, telles qu'une affection nerveuse, un rhumatisme, une indigestion, etc. (*Voy.* les mots CHOLÉRA, *maladies de l'*ESTOMAC, INDIGESTION.)

On soulage la douleur vive que cause la crampe, par l'extension du membre, la pression du lieu douloureux, le mas-

sage, les frictions sur la peau avec la main, une flanelle, une brosse douce, du coton imprégné d'huile et de laudanum, etc. Les bains tièdes conviennent beaucoup aux personnes sujettes à cette affection ; on conçoit facilement, au contraire, les dangers auxquels les expose la natation. Les personnes sanguines et pléthoriques feront bien de recourir à quelques émissions sanguines lorsqu'elles seront tourmentées par les crampes.

CRAPAUD. Les crapauds sont des reptiles batraciens que Linnæus réunissait aux grenouilles sous une même dénomination générique, et dont tous les zoologistes actuels, depuis Laurenti, forment un genre particulier.

Outre le *facies* qui les distingue au premier coup d'œil, et que les gens du monde reconnaissent toujours avec horreur, ils présentent les caractères suivants : leur corps est trapu, leurs membres antérieurs et postérieurs ont une longueur relative moins disproportionnée que les membres des grenouilles ; et, comme leur naturel est d'ailleurs plus engourdi, plus apathique, ils ne sautent jamais ; ils marchent à peine, ils se traînent ; leur peau est garnie de cryptes mucipares, qui paraissent au dehors sous l'aspect de verrues inégales plus ou moins saillantes, destinées à sécréter une humeur visqueuse, grisâtre et fétide ; ces cryptes, plus nombreux et plus développés derrière les oreilles, constituent en ce lieu deux renflements latéraux que les auteurs nomment *parotides*, bien qu'ils n'aient aucun rapport fonctionnel avec les organes qui, chez l'homme, reçoivent la même appellation ; enfin leurs mâchoires sont privées de dents.

Les crapauds ressemblent toutefois aux grenouilles par un assez grand nombre de caractères, qui justifient Linnæus de les avoir instinctivement groupés avec elles dans un même genre, et qui naguère encore, étudiés avec une attention plus sérieuse et des principes mieux déduits, ont engagé M. Duméril à répartir les batraciens en deux familles, les batraciens *anoures*, et les batraciens *modèles*. C'est à la famille des batraciens *anoures* que les crapauds, les grenouilles et quelques autres genres doivent être rapportés ; ils ont, en effet, les membres antérieurs moins longs que les membres postérieurs ; ils manquent de queue dans l'âge adulte ; leur anus est arrondi ; leurs œufs sont enchaînés les uns aux autres par une matière glutineuse, et pondus en même temps ; les métamorphoses qu'ils subissent sont nettement tranchées ; les branchies des têtards sont toujours internes, et les membres qui, chez eux, paraissent les premiers, sont les membres antérieurs.

Quelques espèces du genre crapaud habitent la France. Il me suffira de citer ici les plus répandues.

Le *crapaud commun* est tantôt d'un gris roussâtre, tantôt d'un gris brun, quelquefois verdâtre ou noirâtre ; son dos et son ventre sont couverts de tubercules mucipares, toujours plus saillants vers la face supérieure que vers la face inférieure du corps. Les doigts qui terminent ses pattes de derrière sont réunis par des membranes incomplètes. Cette espèce, dont la voix criarde ressemble un peu à l'aboiement d'un chien, vit au-delà de quinze ans, si toutefois les assertions des auteurs ne sont pas mensongères ; elle habite ordinairement les lieux obscurs, étouffés et humides ; les mâles et les femelles s'accouplent dans l'eau vers le printemps ; quelquefois aussi on les voit s'accoupler à terre, mais la fécondation ne s'accomplit jamais que dans l'eau ; les œufs sortent du cloaque sous forme de deux longs cordons, et les mâles favorisent leur issue en les tirant avec leurs pattes de derrière.

Le *crapaud des joncs* est olivâtre ; son dos est marqué d'une ligne jaune longitudinale, et ses flancs d'une ligne rougeâtre irrégulière ; les doigts de ses membres postérieurs sont libres et distincts. L'odeur infecte qu'il répand autour de lui rappelle l'odeur de la poudre à canon. L'accouplement de cette espèce n'offre pas de circonstances remarquables, il a lieu dans l'eau vers le mois de juin.

Le *crapaud accoucheur* est gris, pointillé de noirâtre en dessus, blanchâtre en dessous, marqué latéralement de taches irrégulières obscures. Les mâles aident leurs femelles à se débarrasser de leurs œufs ; mais, à cette habitude, qui ne les distingue pas d'une manière spéciale, ils réunissent l'usage de se les attacher en paquets sur les deux cuisses, au moyen de filaments glutineux. Telle est probablement l'origine de l'épithète qui caractérise l'espèce du crapaud accoucheur ; on le trouve aux environs de Paris, dans les terrains arides et pierreux.

L'histoire des crapauds donne aux annales physiologiques plusieurs faits curieux.

Ainsi, le *crapaud variable*, espèce commune dans le midi de la France, mais assez rare aux environs de Paris, est l'exemple négligé d'un phénomène intéressant, dont les circonstances intimes n'ont pas encore été surprises. La couleur générale de ce reptile est blanchâtre, relevée de taches bien franches d'un vert foncé. Voilà quelles sont les teintes ordinaires de la peau ; mais qu'il se trouve exposé à certaines influences, qu'il veille ou qu'il dorme, qu'il soit à l'ombre ou qu'il soit au soleil, par exemple, ses teintes varieront avec les influences qu'il aura subies, et il présentera, sans qu'on le remarque davantage, des alternatives de coloration semblables à celles que les physiologistes ont tenté d'expliquer dans le *caméléon*, et que M. Delafresnaye a soigneusement étudiées dans les *sèches* et dans les *calmars*.

On a quelquefois trouvé, enfoui au sein d'une muraille épaisse ou bien saisi par une masse de houille, un crapaud vivant, peut-être engourdi là depuis un laps de temps considérable. Cet isolement absolu, qui séquestre du monde extérieur un être qui néanmoins continue à vivre, est sans doute rare ; mais il est possible, et on doit en admettre la réalité, malgré les assertions contraires de Bosc, ancien professeur du Muséum d'histoire naturelle de Paris. Les expériences même incomplètes de Hérissant avaient déjà prouvé le fait que j'avance, et reprises, il y a quelques années, par M. Edward, elles ont acquis seulement alors une certitude plus grande. En effet, le premier de ces expérimentateurs avait placé trois crapauds dans trois boîtes scellées par une couche de plâtre gâché, et de ces trois crapauds deux ont survécu à dix-huit mois d'abstinence complète. Le second expérimentateur a renfermé des crapauds dans des boîtes qu'il remplissait exactement et recouvrait avec soin de plâtre gâché, et ces reptiles ont vécu plusieurs mois encore.

Pour expliquer la persistance de la vie chez ces animaux privés d'air libre et de nourriture, il faut, en premier lieu, réfléchir à la ténacité de vie que tous les reptiles possèdent au plus haut degré; il faut considérer l'engourdissement général que détermine l'inaction forcée des organes respiratoires; il faut tenir compte de cette circonstance grave, à savoir, que, s'ils n'absorbent rien, il n'exhalent rien; il faut savoir, enfin, que la prison la mieux fermée n'est jamais entièrement imperméable à l'air.

Depuis longtemps on connaît, au moins par des ouï-dire, les pluies de crapauds : mais, aucune personne qui méritât créance ne les ayant constatées, on n'y ajoutait pas foi; les plus sages attendaient. Dernièrement, l'Académie des sciences a été saisie de la question. Malheureusement, l'illustre rapporteur qu'elle a nommé pour lui en faire l'histoire, M. Duméril, n'a pas voulu se prononcer d'une manière explicite. Il faut donc rester indécis jusqu'à plus ample information, bien qu'il soit aisé de concevoir qu'une trombe puisse enlever de très jeunes batraciens au moment où ils cessent d'être têtards, pour les rouler avec elle, et les répandre à la surface de la terre, quand elle éclate.

Les qualités vénéneuses des crapauds ont été prodigieusement exagérées. Quelques auteurs, et Schœder en particulier, ont même été jusqu'à prétendre que la bave, l'urine, et la matière visqueuse que sécrètent les glandes mucipares de ces animaux pouvaient produire la fièvre, les convulsions et la mort. Cependant, François Boissier de Sauvages, et Bernard de Jussieu, ce botaniste fondateur dont la zoologie réclame aussi la gloire, ont irrité des crapauds, sans que les fluides rejetés par ces reptiles aient déterminé aucun accident sur les diverses parties du corps qu'elles ont salies. Toutefois, il est possible que l'âcreté réelle des humeurs exsudées par les crapauds donnent lieu, chez les personnes d'une extrême sensibilité et d'une complexion très délicate, à des inflammations cutanées légères, et même à des affections nerveuses que le seul aspect de ces reptiles dégoûtants peut d'ailleurs causer.

L'emploi de la chair des crapauds comme aliment ne présente aucun danger; la bonhomie fallacieuse des paysans les a plus d'une fois substitués sur nos tables aux grenouilles, sans nous inspirer la moindre défiance; et, certainement, quelques-uns de nos lecteurs en ont savouré les cuisses délicates et tendres, avec autant de plaisir que des tendres *blancs* de poulet. Dandin rapporte, dans son Histoire des reptiles, faisant partie du Buffon publié par Sonnini, que, se trouvant un jour de grand matin sur les bords de la mare d'Auteuil, il aperçut des hommes plongés dans l'eau jusqu'à la ceinture, et s'occupant à recueillir des *crapauds bruns*, des *crapauds de roesel*, pour me servir de l'expression de Dandin. Les femmes des pêcheurs s'empressaient de préparer les cuisses de ces grenouilles d'un nouveau genre, et devaient les porter elles-mêmes à l'un des marchés de Paris. Quoi qu'on vous en dise, lecteurs, continuez à manger des cuisses de grenouilles, et ne pensez pas à l'indiscrétion des naturalistes.

Les propriétés médicales des crapauds, bien qu'exaltées par un grand nombre d'auteurs anciens, ne méritent aucune confiance; l'observation réfléchie en a d'ailleurs fait justice. Prenez, en effet, la poudre de crapaud brûlé, et l'hémorrhagie, que vous aviez l'espoir d'arrêter, coulera en dépit des assertions de *Kœnig* et de *Jean Ursinus*; digérez, sous toutes les formes prescrites dans les vieux traités de matière médicale, la chair de crapaud quelconque, et, si vous êtes hydropiques, si vous souffrez de violents maux de tête, si votre poitrine est déchirée par de vives douleurs, si votre ventre est tiraillé par de sourdes coliques, si la peste vous a frappés, attendez votre guérison du temps, du hasard et du génie qui vous protège, malgré les assurances imperturbables de Paullini.

Je terminerai cet article par un fait dont l'observation m'est personnelle.

Un ancien négociant, qui, dans son âge mûr avait éprouvé plusieurs attaques d'épilepsie, portait habituellement sur lui un crapaud renfermé dans une boîte hermétiquement close, persuadé que la société de ce reptile empêchait que de nouvelles attaques d'épilepsie ne vinssent le poursuivre. Il conserva religieusement cette habitude pendant quelques années, mais il finit par mourir fou dans une maison particulière, consacrée au traitement des aliénés.

CRÈME DE TARTRE. Tartrate acide de potasse. Ce sel, qui résulte de la combinaison de l'acide tartarique avec la potasse (oxyde de potassium), existe tout formé dans le raisin et dans le tamarin. C'est lui qui se dépose sur les parois des tonneaux et des bouteilles, avec un peu de matière colorante et une très petite quantité de tartrate de chaux. Dans le commerce, on appelle ce sel le *tartre*, qu'on distingue en rouge ou blanc, selon qu'il provient de vins rouges ou blancs.

C'est principalement à Montpellier qu'on exécute en grand la purification du tartre. Le procédé consiste à faire dissoudre le tartre dans de l'eau bouillante et à laisser refroidir ; comme le tartre est très peu soluble dans l'eau froide, il se précipite sous forme de masse cristalline confuse ; on reprend ces cristaux, on les fait dissoudre de nouveau dans l'eau bouillante, on mêle à la liqueur une terre argileuse qui s'empare de la matière colorante; on passe la liqueur bouillante, et, par ce refroidissement, elle dépose des cristaux blancs, qui blanchissent encore par l'exposition à l'air, qui deviennent demi-transparents, et qui sont de la crème de tartre pure.

Le tartre acide de potasse a une saveur acide prononcée; il cristallise, en prismes quadrangulaires, courts, coupés en biais aux deux extrémités.

La crème de tartre est peu soluble dans l'eau par elle-même ; mais elle le devient par l'addition d'une petite quantité d'acide borique ; c'est ainsi qu'on prépare en pharmacie *la crème de tartre soluble*.

C'est de la crème de tartre qu'on extrait l'*acide tartrique*. On s'en sert en pharmacie pour préparer le sel *de seignette* ou tartrate de potasse et de soude; l'*émétique*, ou tartrate de potasse et d'antimoine; le *tartre martial, les boules de Mars ou de Nanci*. On s'en sert aussi en teinture pour augmenter la fixité des couleurs.

La crème de tartre s'emploie tantôt comme laxatif, tantôt comme purgatif. Dans le premier cas, on la donne à la dose de un à deux gros, jusqu'à une demi-once, dans du bouillon de veau aux herbes, dans le petit-lait, etc., pour débarrasser les premières voies, dans les cas d'ictère et dans les engorgements chroniques du foie, etc. : comme purgatif, on l'administre dans du bouillon de veau aux herbes, à la dose de une à deux onces, dans les états bilieux ou muqueux, pourvu que le malade ne soit pas irritable, et qu'il ne présente pas d'état inflammatoire des voies digestives. Il suffit de cette simple distinction pour faire voir que, même pour un médicament aussi innocent que la crème de tartre, il n'est pas prudent de se dispenser de recourir aux conseils d'un homme de l'art.

CRESSON. (*Nasturtium officinale.*) On trouve cette plante dans toutes les eaux vives de l'Europe moyenne et des régions septentrionales, à la Nouvelle-Hollande, et en Amérique, dans les climats analogues à ceux de l'Europe. Son nom vient du latin *crescere*, croître; et, en effet, il en est peu qui poussent aussi rapidement. Dans beaucoup de pays, on établit des cressonnières : en Allemagne, elles sont extrêmement communes ; l'eau la plus favorable est celle dans laquelle le cresson vient déjà naturellement; on préfère aussi celles qui sont naturellement chaudes, parce qu'elles ne gèlent pas l'hiver. Pour établir une cressonnière, on choisit ordinairement un terrain légèrement incliné, à l'abri des inondations, et d'une qualité médiocre ; un sol et fond sablonneux, recouvert d'une légère couche de terre végétale, est celui qui convient le mieux. L'emplacement une fois déterminé, on le divise en plates-bandes que l'on réserve pour la culture des légumes, et en canaux de sept à huit pieds de large et d'un pied et demi de profondeur. On voit que, par cette méthode, qui a été décrite pour la première fois par M. de Lasteyrie, on aura un terrain dont les eaux serviront à la fois à élever le cresson et à arroser les autres légumes semés dans les plates-bandes.

Le cresson, comme la plupart des crucifères, est un aliment antiscorbutique. On en fait à Paris un usage énorme avec les viandes rôties, et le peuple n'a pas assez d'éloges pour ses propriétés dépuratives, antiphthisiques et anti-scrofuleuses. On ne peut nier que le suc de cresson, à la dose de deux onces, soit pur, soit mêlé avec celui du beccabunga (*veronica beccabunga*), de la chicorée et de la fumeterre, n'ait été employé avec succès chez les personnes affectées de maladies de peau, ou chez celles qui ont une tendance scrofuleuse; mais c'est contre le scorbut surtout qu'il est on ne peut plus efficace.

Cette terrible maladie dévorait l'équipage de M. d'Entre-Casteaux, dans le premier voyage à la recherche de La Peyrouse. M. Labillardierre, qui en était le naturaliste et le médecin, conseille d'aborder à la Nouvelle-Zélande. Son premier soin, en descendant à terre, fut de chercher du cresson; il ne trouva pas l'espèce européenne, mais une espèce nouvelle; guidé par la loi d'analogie des propriétés médicales, qui sont souvent les mêmes dans un même genre naturel, il mit tout l'équipage à l'usage de cette plante, et bientôt la maladie disparut.

CREVASSE. Cette dénomination a été consacrée à des lésions de nature très différente, et qu'on peut néanmoins rapporter à deux genres. Dans l'un, je trouve les solutions de continuité par distension outrée d'une cloison ou d'une enveloppe membraneuse, d'un viscère creux, ou bien encore d'un gros vaisseau; c'est ainsi que l'on dit, par exemple, une crevasse du diaphragme, de l'estomac, de la vessie, du canal de l'urètre, du cœur, etc.; mais c'est plus généralement par le nom de *rupture* que l'on désigne cet ordre de lésions. Nous omettrons donc d'en parler ici davantage, renvoyant leur histoire à ce dernier mot lui-même, ou bien à l'article spécial de chacun des organes qu'elles peuvent affecter. Nous garderons également le silence sur ce qui a trait à la *fissure de l'anus*, qui constitue une maladie particulière.

Il est un mal qui porte essentiellement, quoique dans une acception bien différente, le nom de crevasse. Ce sont des ulcérations superficielles de la peau, le plus souvent linéaires, quelquefois radiées. On les appelle encore *fissures*, *gerçures*, suivant les différentes régions qu'elles occupent. Cette affection est, en général, plus incommode que dangereuse; en aucun temps, néanmoins, elle n'est indigne de l'attention des médecins. Les plus anciens en ont fait mention dans leurs écrits. Elle était commune autrefois, surtout chez les peuples dont la chaussure, ouverte de tous côtés, ne pouvait garantir les extrémités inférieures, ni du froid, ni de la poussière. Aussi, n'entreprenait-on guère alors un voyage à pied sans être muni de pommade de *Sofagoras*, de *Chrysipe* et de *Léoxène*, toutes fort en réputation encore du temps de Celse, qui nous en a transmis les noms et les formules.

Les crevasses des pieds ne se voient plus, parmi nous, que sur les personnes misérables qui marchent sans chaussure, chez celles de la campagne surtout, dont les pieds trempent continuellement dans l'humidité putride des étables. Ceux qui ne portent pas de bas dans leurs souliers, ou négligent de se laver les pieds, en sont fréquemment atteints. Ce manque absolu de la plus grossière propreté finit par envenimer la transpiration de ces parties déjà si âcre et si fétide par elle-même, au point de lui donner une action caustique sur la peau. Ces ulcérations siégent tantôt à la face plantaire et au talon, tantôt entre les orteils. Quelquefois aussi les engelures, en s'ouvrant, occasionnent des crevasses ulcéreuses qui causent les plus vives douleurs. Elles offrent, avec les précédentes, cette différence, que la peau qui les environne est tuméfiée d'un rouge violet et d'une sensibilité extrême; elles fournissent une suppuration séreuse et très abondante; de plus, la forme qu'elles affectent de préférence est la radiée, tandis que les autres sont linéaires.

Les mains peuvent également devenir le siége de crevasses. Sur une peau délicate et rarement exposée à l'action de l'air, un froid vif et sec produit infailliblement, à leur face dorsale, des espèces de gerçures extrêmement fines et superficielles d'abord, bientôt plus profondes et plus ulcéreuses, qui s'accompagnent d'un prurit insupportable et même de vives cuissons, qu'augmente surtout la chaleur du lit. Mais c'est souvent la face palmaire de la main qui en est le siége. Dans ce cas, les ulcérations sont beaucoup plus douloureuses; leur direction est transversale; elles occupent surtout l'espace compris entre le pouce et le doigt indicateur. Les mains ainsi affectées restent immobiles, plus ou moins fermées, et ne sauraient opérer le moindre mouvement, sans renouveler ou augmenter les douleurs par le tiraillement et l'ouverture forcée des solutions de continuité. Nul n'y est plus exposé que les personnes qui, par état, plongent fréquemment leurs mains dans de l'eau chaude ou chargée de substances plus ou moins irritantes, telles que les blanchisseuses et les dégraisseurs; d'autres professions dures et pénibles, celle de terrassier, par exemple, ou bien encore de maçon ou de stucteur, par la chaux vive qu'elles mettent continuellement en contact avec la peau des mains; celles de forgeron et d'étameur, par les corps brûlants qu'elles forcent à manier fréquemment, rendent pour ainsi dire les crevasses permanentes dans cette partie.

La première et la principale indication consiste, dans tous les cas, à rendre à la peau sa souplesse et son extensibilité naturelles. Les moyens qui produiront ce premier effet, cicatriseront en même temps les crevasses, en mettant un terme à leur cause. C'est donc moins encore sur les solutions de continuité elles-mêmes que sur tout leur voisinage qu'il faut appliquer le remède. Voilà en quoi nos pères se sont trompés. Chez eux, la curation était longue, incertaine, et sujette à récidive, parce qu'ils se contentaient de panser uniquement les crevasses. Gui de Chauliac, médecin français, avait puisé cette erreur dans les érits d'Avicène, de Razès et autres arabistes, avec lesquels il composa le

sien. C'était encore à leur exemple que l'on conseillait naguère, et que l'on conseille encore aujourd'hui, les onguents de pompholix, sorte d'oxyde de zinc, de litharge ou oxyde de plomb, etc., sans considérer qu'il n'y a que les ulcérations occasionnées par le froid auxquelles conviennent de but en blanc ces sortes d'applications.

Dans les ulcérations ordinaires des pieds et des mains, c'est aux corps gras non recuits qu'il faut, en général, avoir recours. Je ne crois pas qu'il existe de meilleur remède que les onctions pratiquées avec la pommade suivante recommandée par le célèbre Perez : moelle de bœuf crue, une once; graisse de rognons de veau, dix onces; miel et huile d'olive, demi-once de chacun; camphre, demi-gros. Faites fondre sur les cendres chaudes, en mêlant, avec une spatule de bois. Si les douleurs étaient excessives, le mélange serait rendu plus calmant par l'addition d'une certaine quantité de laudanum. Le pansement se borne à étendre un peu de cette préparation sur chaque crevasse, et à graisser ensuite la partie malade avec le même topique. Un gant ou un chausson de peau, que l'on porte pour étui, suffisent pour tout appareil. Ce serait avec grand tort qu'une propreté trop scrupuleuse les ferait renouveler; devenus gras, ils contribuent plus efficacement à rendre aux téguments la souplesse et l'onctuosité qu'ils ont perdues.

La syphilis ou maladie vénérienne, devenue constitutionnelle, donne quelquefois lieu à des crevasses aux pieds, mais surtout aux mains, et qui surviennent parfois même à la suite d'un traitement consciencieux et méthodique (1). Elles se distinguent par l'espèce d'ichor qui en découle, mais encore plus par un état dartreux de la peau, qui ne devient ni épaisse ni dure. Une telle affection est presque toujours le désespoir du médecin. Pour ma part, il n'est pas de moyens rationnels que je n'aie mis en usage chez un homme qui en était atteint, sans toutefois obtenir d'amélioration durable. Les remèdes indiqués généralement, dans ce cas, sont une pommade de la nature de celle dont la

(1) Ambroise Paré, liv. IX, chap. 26.

formule a été donnée, et dans laquelle on ajoute de l'onguent mercuriel récemment préparé, dans la proportion du quart ou du tiers au plus. Les fumigations de cinabre, ou sulfure rouge de mercure, passent pour avoir beaucoup d'efficacité, si l'usage en est alterné surtout avec celui du mélange précédent, afin d'amollir la peau qui, sans cela, par suite de la vapeur irritante, se dessécherait et se crevasserait infailliblement davantage. Beaucoup de praticiens veulent aussi recommencer un traitement complet; mais, si l'on est sûr du premier, n'y aurait-il pas de l'imprudence à gorger ainsi le malade de préparations mercurielles, dont l'effet sur l'économie peut devenir aussi funeste que l'affection vénérienne elle-même ?

Des moyens analogues conviennent également contre les crevasses de la marge de l'anus, appelées généralement *ragades*. Signalons à leur sujet une erreur malheureusement trop répandue même parmi les médecins, et dont une infinité de malades sont devenus les victimes. Elle consiste à les regarder comme provenant toujours d'une affection syphilitique. Bon nombre d'observations m'ont prouvé cependant qu'elles peuvent dépendre de l'acrimonie de l'humeur sécrétée par les follicules des environs du fondement, aussi bien que de l'extrême dilatation de cette ouverture, dans la déjection de matières durcies et trop volumineuses. Les hémorrhoïdes en sont également une cause fréquente, par l'irritation qu'elles produisent.

Les crevasses du pourtour de la bouche reçoivent plus spécialement le nom de *gerçures*. Un simple mouvement de fièvre suffit pour les occasionner; mais le mode de production le plus fréquent est le suivant : les lèvres, et surtout l'inférieure, lorsqu'elles ont été exposées à un vent frais et sec, et à plus forte raison, si l'on a l'imprudence de les humecter fréquemment de salive, deviennent le siége d'une sécheresse et d'une rigidité douloureuse qui rend la peau fine dont elles sont couvertes, presque semblable à du parchemin. Le moindre mouvement brusque, celui du rire, par exemple, les secousses de la toux et

de l'éternuement, suffisent alors pour faire fendre d'arrière en avant cette peau inextensible. Divers cosmétiques, tous composés de corps gras, adoucissants et aromatisés de différentes manières, sont journellement employés contre cet accident léger; nous citerons, entre autres, l'onguent rosat, fort convenable encore pour combattre le faible érythème de la lèvre supérieure et de l'ouverture des narines, auquel donne constamment lieu l'affection communément appelée *rhume de cerveau*.

Mais les plus graves et plus douloureuses de toutes les crevasses sont bien certainement celles du mamelon et de sa base chez les nourrices, les primipares surtout. Cette incommodité, très légère en apparence, occasionne fréquemment des souffrances assez vives pour faire renoncer à l'allaitement. C'est dans les premiers instants qu'on doit la redouter le plus, en raison du surcroît de la vitalité dont les mamelles deviennent alors le siége. Divers moyens ont été proposés pour en combattre le développement. D'abord, des lotions avec du vin tiède ou tout autre tonique, pour fortifier et raffermir le tissu de la peau; mais le plus efficace consiste dans l'emploi des *bouts de sein*. (*Voy.*, pour plus de détails, le mot ALLAITEMENT.) Leur utilité ne saurait être révoquée en doute. Si l'on y a recours quelques mois avant la fin de la grossesse, le mamelon, suffisamment allongé par ce moyen, nécessite de moins grands efforts de la part de l'enfant pour opérer la pression; préservé d'ailleurs du contact et du frottement des vêtements, il doit être moins irrité, par conséquent moins susceptible de s'enflammer par le frottement des lèvres et le contact de l'humidité qu'elles y déposent.

Mais, les crevasses une fois produites, c'est au mucilage de semences de coings, au beurre de cacao, à l'onguent populéum, et même au cérat simple, qu'il faut avoir recours tant que la partie est enflammée. Le vin, les baumes, tels que celui de *Laborde*, mis en vogue par *Fourcroy*, ne pourraient qu'augmenter la douleur. Enfin, ce serait bien inutilement que l'on userait de topiques convenables, si la partie ne cessait d'être mécaniquement irritée par le nourris-

son. Nous avons, à l'article ALLAITE-
MENT, indiqué les différents moyens de
la défendre du contact immédiat des lèvres et de la langue de ce dernier, sans
toutefois cesser de nourrir. Nous n'y
reviendrons pas ici.

CRISE. (De κρίσις, jugement, solution des maladies.) Hippocrate et les
anciens médecins supposaient, dans
toute maladie fébrile, l'existence d'une
matière étrangère, *morbifique*, dont la
nature tend incessamment à se débarrasser. Il s'établit alors, selon eux, une
espèce de lutte entre la nature, d'une
part, qui s'efforce de chasser au dehors le
principe hétérogène, cause de tous les
ravages, et ce principe lui-même, qui,
d'autre part, résiste plus ou moins aux
efforts de la nature. Celle-ci triomphe
le plus souvent, et la matière morbifique est expulsée, mais il arrive néanmoins quelquefois que la lutte se termine à son désavantage. Or, c'est l'expulsion même de la matière supposée
par une voie quelconque (sueurs, hémorrhagie, diarrhées, vomissements bilieux, augmentation de diverses sécrétions, urinaire, muqueuse, salivaire, etc.,
inflammation des parotides, bubons,
charbons, etc.), que l'on a désignée du
nom de *crise*, et dont le résultat est tantôt
l'heureuse terminaison de la maladie,
tantôt un simple soulagement plus ou
moins marqué, tantôt enfin l'aggrava-
tion des symptômes, suivant les rapports mutuels de force et de résistance
qui existent entre les deux éléments
opposés. De là la distinction des crises
en *salutaires* et *funestes, parfaites* et *imparfaites*... On a donné le nom de *fausses crises* aux phénomènes critiques
qui surviennent dans le cours d'une
maladie à laquelle ils sont étrangers.
Une maladie quelconque ne saurait
guérir sans *crise;* mais, dans certains
cas, celle-ci s'opère d'une manière
insensible. D'autres fois, la nature n'ayant
pu parvenir à pousser jusqu'au dehors
la matière morbifique, elle la jette sur
un organe intérieur, plus ou moins
important, ce qui amène une *mauvaise
crise*. Enfin, quelquefois il n'y a point
de crise, et alors le malade succombe
nécessairement; ce qui dépend ordinairement, ou de ce que sa constitution

est trop faible, ou de ce que le traitement a été mal dirigé.

Les crises ne surviennent jamais au
début pendant l'accroissement des maladies, parce qu'alors la matière morbifique est encore trop intimement unie à
la masse du sang : c'est l'état de *crudité*.
Pour qu'elles puissent s'opérer, il faut
que cette matière ait été *atténuée, digérée*,
en un mot, que la maladie soit à l'état de
coction. Mais alors même, tous les jours
ne sont pas également favorables à la manifestation des crises; et c'est ce qui a
donné lieu à la distinction des *jours critiques (dies judicatorii*). D'après Hippocrate et Galien, le plus grand nombre des fièvres se termine le septième
jour, beaucoup le quatorzième (ces
deux jours sont les jours critiques par
excellence); viennent ensuite, dans l'ordre de leur efficacité, le neuvième, le
onzième, le vingtième ou le vingt-unième,
le dix-septième, le cinquième, le quatrième, le troisième, le dix-huitième,
le vingt-septième ou le vingt-huitième;
le sixième jour était le plus redoutable, aussi Galien l'avait-il surnommé
le *tyran*. Les jours les plus défavorables
après celui-là, étaient le huitième, le
dixième, le douzième, le seizième, le
dix-neuvième ; enfin le treizième tenait
un juste milieu : il n'était ni heureux ni
malheureux. On peut voir encore des
crises se manifester le quarantième
jour, le soixantième, le quatre-vingtième, le centième et le cent-vingtième;
mais elles sont d'autant moins marquées, que la maladie est plus ancienne.
Les crises heureuses sont ordinairement
annoncées par des signes favorables,
qui se montrent environ trois jours
auparavant : ainsi, lorsque ces signes apparaissent le quatrième jour, par exemple, on peut espérer une crise heureuse pour le septième; s'ils surviennent le onzième jour, la crise aura lieu
le quatorzième, et ainsi de suite. On
nomme *indicateurs* ces jours significatifs.

L'existence des crises est niée par
beaucoup de médecins; mais on ne
saurait méconnaître que, dans un
grand nombre de cas, l'apparition des
phénomènes qu'on a appelés critiques,
n'annonce d'une manière à peu près
sûre l'issue heureuse ou malheureuse

d'une maladie. Peu importe que ces phénomènes soient la cause ou l'effet du changement survenu : il suffit qu'ils aient pu le faire prévoir; en d'autres termes, les *crises* ne doivent avoir de valeur que comme *signes*, aux yeux du médecin. Mais, sous ce rapport, il serait vraiment ridicule de ne pas en tenir compte : ne voit-on pas tous les jours des maladies inquiétantes changer brusquement de caractère, et marcher d'une manière prompte et rapide vers la guérison, à la suite d'une hémorrhagie nasale, bronchique, utérine ou autre, d'une abondante sueur, d'une émission d'urine sédimenteuse, etc., etc. ? Les *crises* sont donc quelque chose de bien réel, et surtout de très important en médecine pratique. Seulement, il faut prendre garde d'exagérer cette importance, au point de s'en rapporter aveuglément à la *prévoyante nature*, pour la guérison des maladies, et de s'endormir dans une funeste sécurité, quand il faudrait veiller.

Une autre question se présente maintenant. Est-il possible de *prévoir* les crises, ou, si l'on veut, y a-t-il des signes *précurseurs* qui annoncent avec certitude qu'une crise aura lieu à une époque déterminée ? On a cherché pendant longtemps la solution de ce problème, et on a cru l'avoir trouvée dans certaines modifications du *pouls :* c'est ainsi qu'on a prétendu, par exemple, que le pouls *dicrote* annonçait toujours une hémorrhagie nasale; que le pouls *mou, indolent* et *souple*, était précurseur infaillible des sueurs critiques, etc. Mais tout ce qu'on a émis à cet égard est purement hypothétique, et démenti par les faits de chaque jour. On peut tout au plus, quand ces modifications surviennent, *soupçonner* la prochaine apparition de certains phénomènes critiques; encore faut-il que d'autres signes plus importants les accompagnent. Ainsi, au pouls *dicrote* se joindront, quand il y a imminence d'un épistaxis, le gonflement de la face, la rougeur des yeux, le larmoiement, le battement des artères temporales, la douleur et la pesanteur de tête, la démangeaison du nez; en même temps que le pouls *mou* et *souple*, on remarque des frissons, la souplesse et le prurit

de la peau, une légère moiteur, lorsqu'une sueur abondante doit avoir lieu; les urines critiques sont bien plus sûrement annoncées par la tension du bas-ventre, un sentiment d'ardeur dans la vessie, de démangeaison dans le canal de l'urètre, que par le pouls *myure*, etc., etc. On voit que nous sommes loin d'accorder une valeur absolue à ces modifications du pouls; cependant, quand on les rencontre, il ne faut pas les négliger, surtout si d'autres signes les accompagnent, comme cela a lieu le plus souvent : on doit alors les considérer comme des avertissements de la nature, et favoriser par des moyens convenables le mouvement critique qui se prépare; ainsi, pour hâter l'épistaxis, on prescrira des sternutatoires; on provoquera le flux menstruel, à l'aide de vapeurs chaudes, de pédiluves irritants, les urines par les diurétiques, les sueurs par les diaphorétiques, etc.; et, si quelque circonstance de la maladie contre-indique l'emploi de ces moyens auxiliaires, on s'abstiendra du moins de tout ce qui pourrait empêcher le mouvement critique d'avoir lieu.

Mais peut-on et doit-on provoquer les crises, lorsque rien ne les annonce? Cette question se lie à celle des jours critiques : aussi longtemps que les médecins ont cru que les crises apparaissaient à des jours déterminés, ils ont attaché la plus grande importance à l'art de les provoquer. Ils n'avaient pas besoin d'attendre que des phénomènes précurseurs les annonçassent : ils savaient, ou du moins ils croyaient savoir qu'à tel jour la crise devait avoir lieu : c'en était assez pour les déterminer à agir. Le choix des moyens n'était pas indifférent : ils avaient cru observer que certaines crises jugeaient telle maladie plutôt que telle autre, et dès lors ils s'attachaient à exciter, par des moyens appropriés, la crise qui, selon eux, convenait le mieux à la maladie actuelle; ils *choisissaient* aussi le jour où il fallait la provoquer; et c'est à peu près en cela que les anciens faisaient consister tout l'art de la médecine. Mais, depuis longtemps, on s'est parfaitement convaincu de la fausseté complète de la doctrine des jours critiques; on a vu qu'il n'y avait rien de fixé relativement à l'époque de l'apparition des phénomènes critiques, et qu'une crise quelconque pouvait guérir indifféremment toutes les maladies. L'art de provoquer les crises a dès lors perdu toute son importance, j'entends l'art de provoquer les crises à la manière des anciens, car on cherche bien encore aujourd'hui à exciter des sueurs, des évacuations alvines, une abondante sécrétion d'urine, le flux hémorrhoïdal ou menstruel, etc.; mais on le fait indistinctement dans toutes les maladies, et d'après des considérations bien différentes de celles qui se rattachent à la doctrine des crises, telle que nous venons de l'exposer. Nous ne pouvons rien dire en général à cet égard ; c'est en traitant de chaque maladie, en particulier, qu'il conviendra d'indiquer les circonstances qui réclament l'usage des moyens propres à développer les phénomènes critiques dont il s'agit. (*Voy.*, au reste, les mots DÉRIVATIFS, RÉVULSIFS.)

CRITIQUES (Jours). (*Voy.* CRISE.)

CROISSANCE. Le germe fécondé dans le sein de la mère se développe successivement, depuis l'état de molécule à peine perceptible jusqu'à l'état de fœtus bien formé. Venu au monde, l'enfant croît jusqu'à ce qu'il soit devenu homme. (*Voy.* les mots AGE, ENFANT, FŒTUS, etc.) En général, la longueur de la période de croissance, chez les diverses espèces d'animaux, est proportionnée à la durée de la vie. Chez l'homme, elle s'étend jusqu'à l'âge de 18 ou 20 ans. L'augmentation de hauteur et de volume est, dans toutes les espèces, d'autant plus rapide, que l'individu est plus jeune. Ainsi, dès l'âge de 3 à 4 ans, l'enfant a atteint en hauteur à peu près la moitié de la taille qu'il doit avoir au terme de l'accroissement. La stature humaine offre des différences suivant les climats, les races, les variétés individuelles. L'enfant naissant a 18 pouces de hauteur environ ; l'homme, 5 pieds et plus dans nos climats. Ce n'est guère que lorsque le développement du corps en hauteur est parvenu à ses dernières limites, que le développement en épaisseur devient frappant, parce que celui-ci continue à s'exercer seul, tandis que le premier s'arrête.

L'accroissement éprouve souvent des irrégularités qui peuvent avoir des conséquences plus ou moins graves pour la santé. Ainsi, il n'est pas rare de voir des enfants prendre, aux approches de l'adolescence, une crue rapide et exagérée, qui les énerve, et les dispose à diverses maladies, telles que la *phthisie* (ou état des *poitrinaires*), le crachement de sang, les déviations de la taille, etc. Plus souvent encore, des douleurs dans les membres, des mouvements fébriles irréguliers, le *rhumatisme articulaire aigu*, viennent signaler un travail de croissance trop actif. Ces accidents s'observent surtout à l'âge de 10 à 14 ans. Mais on a singulièrement abusé de cette influence réelle de la croissance sur la santé. Pour la plupart des gens du monde, et même pour quelques médecins, la croissance est la raison finale d'une foule d'états morbides divers qui n'ont avec elle aucun rapport. C'est ainsi qu'il y a quelques années, un médecin a composé, sur les *maladies de la croissance*, un livre dont le moindre défaut est d'offrir un galimatias verbeux et stérile, au milieu duquel on peut à peine découvrir quelques faits à l'appui de l'opinion de l'auteur, sur l'influence qu'a sur la santé de l'enfant le travail de l'accroissement. Qu'il nous suffise de dire ici que, sans prendre de précautions exagérées et sans concevoir des alarmes ridicules, relativement à l'accomplissement d'une fonction naturelle, qui, dans l'immense majorité des cas, ne demande aucun secours, on doit cependant surveiller les enfants dont l'accroissement est rapide, ménager leur moral et leur physique, les vêtir avec soin, les nourrir convenablement, leur éviter les veilles, la fatigue, les contrariétés, et appeler le médecin si leur santé se dérange. Il n'y a point de recette ni de médicament spécial qu'on puisse employer comme *préservatif* des accidents qui peuvent survenir en pareille occasion, et, comme toutes les autres, les *maladies de la croissance* ne peuvent être reconnues et traitées que par l'homme de l'art.

CROUP. Le croup ! à ce nom funeste, les mères frémissent épouvantées. C'est l'ennemi de leur repos, le fantôme qui souvent trouble leur sommeil, leurs plus doux rêves de bonheur. C'est qu'en effet, cette maladie cruelle n'épargne que bien rarement ceux qu'elle attaque ; c'est que l'enfant qu'elle vient surprendre au milieu de ses jeux, est trop souvent, quelques jours, quelques heures après, étendu sur son lit de mort! Aussi ne saurions-nous blâmer les justes appréhensions que le croup fait naître, et les soins empressés que l'on se hâte de prodiguer aux enfants qu'on en soupçonne atteints. Toutefois, la sollicitude des mères dépasse parfois à cet égard les bornes de la raison et de la prudence. Beaucoup de maladies, fort peu graves en elles-mêmes, sont confondues avec le croup par des parents faciles à alarmer; et souvent, il faut le dire, certains médecins, pour se donner le mérite d'avoir arraché à un danger prétendu imminent un enfant adoré, appuient de leur autorité l'erreur de la famille, et obtiennent, à peu de frais, le succès d'une miraculeuse guérison que répètent ensuite les échos de la parenté. Dans cet article, nous tracerons les caractères anatomiques et les symptômes du croup proprement dit; nous indiquerons les signes à l'aide desquels on peut le distinguer du faux croup, maladie beaucoup plus fréquente. Enfin, après avoir exposé les causes, ou du moins les circonstances qui paraissent exercer le plus d'influence sur la production de cette affection, nous parlerons du traitement, en insistant particulièrement sur les premiers soins à donner au début du croup, et sur les précautions à prendre pour éviter, autant que possible, cette funeste maladie.

Du croup proprement dit. Ce mot fut employé par un médecin écossais, nommé *Home*, pour désigner une maladie caractérisée surtout par la formation dans le larynx, la trachée-artère et les bronches, d'une fausse membrane, résultat d'une inflammation *spéciale* de la muqueuse qui tapisse les voies aériennes. Bien que cette maladie n'ait commencé à être bien décrite que vers le milieu du dernier siècle, il est évident qu'elle existait à des époques bien antérieures. Mais, jusque-là, aucune bonne description n'en avait été donnée, et c'est aux travaux de quelques médecins

italiens, anglais, écossais, qu'on doit de l'avoir mieux appréciée et mieux connue.

Le croup, proprement dit, consiste donc essentiellement, quant à son caractère anatomique, dans la production plus ou moins rapide d'une fausse membrane qui, passant avec rapidité de l'état fluide à l'état concret, obstrue les voies aériennes, empêche l'air de pénétrer facilement dans les poumons, et amène, en plus ou moins de temps, un état d'asphyxie tout à la fois sanguine et nerveuse, qui fait périr les malades. L'inflammation qui produit cette membrane est loin d'être toujours fort considérable; souvent même, après la mort des individus, on observe à peine une faible rougeur de la muqueuse de la trachée-artère et des bronches; ce qui doit faire conclure que l'inflammation croupale n'est pas de la même nature que celle qui constitue le catarrhe aigu ordinaire; mais qu'elle a une sorte de spécificité, et que la cause première du croup, ainsi que l'a fait remarquer le savant *Laennec*, est probablement due à une disposition des liquides, beaucoup plus qu'à l'affection des solides.

La fausse membrane croupale se moule en quelque sorte sur les conduits dont elle tapisse l'intérieur. Elle se sécrète couche par couche, et acquiert une épaisseur qui varie depuis une demi-ligne jusqu'à une ligne. Cette épaisseur est toujours plus considérable dans les parties supérieures des voies aériennes, le larynx et la trachée-artère, par exemple, que dans les bronches et leurs divisions, où elle se résout en une mucosité épaisse. Sa couleur est d'un blanc jaunâtre, sa consistance parfois égale à celle du blanc d'œuf cuit. L'analyse chimique démontre dans la composition de ce produit une très grande proportion d'eau, d'albumine, quelques sels.

Peu de jours, et parfois même quelques heures après sa formation, cette fausse membrane se détache peu à peu de la muqueuse à laquelle elle était adhérente, les violents efforts de la toux l'ébranlent tout à fait, et le plus ordinairement la brisent et la divisent en fragments qui sont entraînés par l'expectoration. Les malades éprouvent alors un soulagement momentané, qui fait place bientôt à de nouveaux accidents, si une nouvelle sécrétion reproduit une nouvelle fausse membrane. On a vu des individus la rejeter d'un seul coup tout entière. Elle offrait alors l'aspect de l'arbre trachéo-bronchique, c'est-à-dire, un tronc, des branches, des rameaux et des ramuscules. Toutefois, ces cas sont les plus rares, et les malades rejettent en général la fausse membrane par fragments plus ou moins épais et volumineux.

La fausse membrane croupale peut suivre, dans son mode de développement, deux marches différentes : ou bien elle commence par le pharynx, les amygdales, la luette, descend vers le larynx, la trachée et les bronches; ou bien elle débute par les bronches, la trachée, et remonte vers le larynx, au-delà duquel elle ne s'étend guère alors. Cette différence dans la marche de la production pseudo-membraneuse, est fort importante à noter, parce que, dans le cas où la maladie débute par les bronches, l'examen le plus attentif de l'isthme du gosier ne fait rien apercevoir, et qu'on peut s'endormir dans une sécurité funeste, tandis que déjà le mal a fait de rapides progrès.

Symptômes du croup. La plupart des auteurs ont assigné au croup trois périodes bien distinctes. Bien que tous les malades n'offrent pas au même degré les symptômes propres à chacune d'elles, et que parfois les deux premières se confondent en raison de la rapidité des accidents, cependant, comme les cas où ces trois périodes existent sont les plus fréquents, nous croyons devoir les adopter ici, afin de donner une symptomatologie plus exacte et plus complète.

1° Au début de la maladie, ceux qui en sont atteints éprouvent de petits frissons, suivis d'un léger mouvement de fièvre et d'un mal de gorge d'abord peu considérable. Il existe un peu de douleur au niveau des parties antérieures du cou, et souvent aussi un peu de gonflement des glandes sous-maxillaires. A part ces légers accidents, les malades et surtout les enfants conservent encore leur gaîté; mais, comme la maladie tend à faire des progrès rapides, ils sont promptement tristes, abattus, surtout si la douleur de gorge augmente, et si un peu d'étouffement se fait ressentir

par intervalles avec un commencement de toux.

Dans les cas dont il s'agit, la maladie débute par le pharynx et les amygdales. Si l'on examine alors le fond de la bouche, on observe une rougeur assez vive sur ces parties, et l'on voit en même temps de petites plaques blanches ou blanc-jaunâtre, ou grisâtres, tant sur elles que sur le voile du palais et la luette.

2° La toux, qui ne tarde pas à survenir, est un des premiers symptômes caractéristiques de la seconde période. Cette toux, paraissant d'abord à des intervalles assez éloignés, consiste en de petites quintes qui se rapprochent peu à peu davantage, et sont suivies d'une extinction plus ou moins marquée de la voix et d'un sentiment pénible de suffocation. Cette toux a un caractère particulier; elle est rauque, sèche, et, au lieu de retentir au dehors, on dirait qu'elle rentre dans le larynx et la trachée, où elle retentit comme dans un tube d'airain. Lorsque la quinte est passée, chaque inspiration s'accompagne d'un sifflement court et sec, qu'on peut entendre même à distance, mais mieux encore en appliquant l'oreille sur la trachée ou sur la partie postérieure et supérieure de la poitrine. Souvent, un sentiment particulier de suffocation se manifeste immédiatement avant le commencement de la quinte; le malade, qui paraissait tranquille sur son lit, se soulève tout à coup, saisi qu'il est d'une subite terreur, que détermine un horrible sentiment de suffocation; alors paraît la toux avec les caractères que nous venons d'indiquer, et, ce qu'il est bon encore de remarquer, c'est que très souvent l'intensité de la quinte n'est pas en rapport avec l'anxiété du malade, et l'intensité de la sensation d'étouffement qu'il éprouve. Cependant, la respiration devenue plus gênée s'accélère, et s'exécute avec des efforts d'inspiration qui deviennent de plus en plus énergiques; le pouls acquiert une notable fréquence; la figure, qui s'injecte pendant les quintes ou les redoublements fébriles, redevient ensuite pâle et livide, tandis que les lèvres prennent une teinte bleuâtre; alors les malades sont affaissés, tristes, et comme à moitié endormis.

3° Enfin, si la maladie ne tend pas à une issue favorable, soit naturellement, soit à l'aide des moyens de l'art (et ces cas ne sont que trop fréquents), tous les symptômes ci-dessus mentionnés prennent un accroissement plus marqué : la voix est éteinte ; les quintes de toux deviennent plus rares et tout à fait sèches, la respiration très fréquente et très bruyante ; la tête se renverse en arrière, et l'assoupissement est tel, qu'on a les plus grandes peines à en retirer momentanément les malades, excepté lorsque le sentiment de suffocation, qui semble se manifester plus particulièrement à certains intervalles, vient les arracher à cet état d'immobilité. Alors les efforts souvent inutiles qu'ils font pour respirer sont exécutés avec une sorte de désespoir. Ils s'élancent parfois de leur lit comme pour courir après l'air qui leur échappe, et finissent, après cette horrible lutte, par retomber dans un affaissement complet dont ils ne sortent plus ; ils sont morts.

Dans plusieurs cas, le croup se développe d'abord dans la trachée-artère et le larynx, sans que le fond de la gorge soit visiblement enflammé, sans qu'aucune apparence de fausse membrane existe sur les amygdales, la luette ou le pharynx. Dans ces circonstances, peu communes d'ailleurs, la voix et la toux croupales n'existent pas d'abord, et ce n'est que quand l'inflammation plastique, donnant lieu à la fausse membrane, a envahi le larynx, que la perte de la voix survient, et que la toux prend son timbre caractéristique.

Tels sont les symptômes propres au croup proprement dit. Nous devons ajouter toutefois, pour compléter notre description, que dans quelques cas, assez rares à la vérité, mais enfin ces cas peuvent encore se rencontrer, le croup affecte la marche insidieuse de certaines fièvres intermittentes ; il devient alors d'autant plus dangereux, qu'il semble disparaître complétement d'abord, pour revenir ensuite tout à coup avec plus de force, et décider en quelques heures de la mort du malade. Dans un cas de ce genre, par exemple, un enfant très bien portant en apparence éprouve pendant la nuit un accès de toux croupale, avec un léger sentiment de suffocation. Les

accidents cessent, il se rendort, et se réveille plein de gaîté : le jour, il est très bien portant ; la nuit suivante, à peu près à la même heure, les accidents de la veille se déclarent avec plus d'intensité. S'ils disparaissent encore cette fois, ils reviennent avec plus de violence encore une troisième, et en quelques heures l'enfant est à l'agonie. C'est en effet assez souvent pendant la nuit que débute le croup continu ou intermittent. Le réveil en sursaut, la toux, la suffocation qui la précède et qui persiste quelque temps après, en sont souvent les premiers symptômes : toutefois, nous verrons tout à l'heure que l'invasion nocturne est un caractère qui appartient plus particulièrement au faux croup.

Bien que la formation et la présence d'une fausse membrane dans les voies aériennes soient un des caractères essentiels du croup, il faut dire cependant que ce phénomène considéré en lui seul, et pris isolément des symptômes que nous venons de décrire, ne constitue pas le croup ; car il est d'autres maladies du tube laryngo-trachéal qui peuvent aussi se terminer par la formation de concrétions membraniformes, sans que ces maladies aient un *rapport immédiat de nature* avec le croup. Ainsi, plusieurs formes du catarrhe aigu ou chronique s'accompagnent d'une sécrétion plus ou moins épaisse et plastique à la surface de la membrane muqueuse de la trachée-artère ou de quelques-unes des principales divisions des bronches, et les malades, pendant un temps quelquefois assez long, sont sujets à expectorer des lambeaux ou des portions de tubes membraneux ramifiés. Cette circonstance est importante à noter, pour éviter de confondre avec le croup proprement dit, les maladies qui n'ont avec lui d'autre analogie que la formation d'une fausse membrane, sans offrir d'ailleurs la même série de symptômes, ni la même gravité dans la terminaison.

Du faux croup. Le faux croup constitue une maladie beaucoup plus fréquente et moins grave que le croup vrai, dont nous avons tout à l'heure donné la description. C'est presque toujours vers le soir, ou dans la nuit, que les enfants qui en sont atteints, sont pris brusquement d'une toux sèche, à la fois rauque et sonore, qui, au lieu d'être sourde et rentrante comme celle du croup, semble au contraire s'échapper avec éclat de la poitrine, avec une sorte de sifflement. Cette toux se manifeste par accès non interrompus, qui constituent une première quinte, à la suite de laquelle la figure, qui était d'abord rouge et injectée, devient pâle et se couvre de sueur. Après un temps plus ou moins long, une nouvelle quinte succède à la première, et ainsi de suite, jusqu'à ce qu'après un certain nombre de quintes, survenues à des intervalles assez rapprochés, on les voie peu à peu s'éloigner et diminuer d'intensité. La voix, dans l'intervalle des quintes, n'est jamais sourde, rauque, éteinte, mais seulement un peu voilée, en raison de la fatigue qu'ont éprouvée les organes qui la produisent, sous l'influence des violentes quintes de toux qui les ont ébranlés. L'enrouement de la voix persiste même après que la toux a perdu de sa fréquence et de son intensité. La gorge, examinée avec soin, laisse à peine découvrir une faible rougeur ; mais jamais, dans ce cas, on n'aperçoit les plaques blanches ou blanc-jaunâtre qui sont les rudiments de la fausse membrane croupale, et qu'on trouve au début du croup sur le pharynx, les amygdales et la luette, lorsque (et nous avons dit que ces cas étaient les plus communs) l'inflammation croupale commence par envahir ces parties.

Cependant l'enfant, au lieu d'être aussi abattu qu'on l'aurait pu craindre, après des accidents aussi brusques et en apparence aussi formidables, reprend sa vivacité habituelle; sa toux, qui, pendant le jour, ne paraissait qu'à d'assez longs intervalles, redevient plus fréquente pendant la nuit; mais, à mesure qu'on s'éloigne du début de la maladie, on s'aperçoit que les quintes sont moins violentes et moins prolongées. Enfin, du deuxième au troisième ou quatrième jour au plus tard, la toux devient plus humide, le sifflement qui lui succède est moins aigu, et finit par se transformer en un léger râle muqueux. La maladie suit alors la marche d'un catarrhe pulmonaire léger. La fièvre qui l'accompagne est peu intense, à moins qu'il n'existe des complications, ce qui du reste arrive assez fréquemment; parmi

les complications, l'inflammation du poumon et l'angine couenneuse sont les plus graves. Enfin, dans la scarlatine, la toux, qui résulte de l'angine, compagne inséparable de cette maladie, prend quelquefois un caractère identique à celui de la toux qui caractérise le faux croup simple. Ce dernier, au reste, tel que nous venons de le décrire, ne constitue jamais une maladie grave. Sa marche, comme on le voit, est la plus inverse de celle du croup. C'est au début que les accidents sont le plus intenses; ils vont ensuite en décroissant, et finissent par disparaître ; dans le croup, au contraire, les accidents semblent peu graves au début, mais ils ne tardent pas à augmenter, et souvent avec une effrayante rapidité; les malades sont voués à une mort inévitable. Dans le croup vrai, le traitement le plus énergique est indispensable pour sauver le malade, et encore échoue-t-il souvent. Dans le faux croup, quelques boissons adoucissantes, quelques légers révulsifs et du repos suffisent pour amener à bien une guérison à peu près certaine, laquelle n'est souvent retardée que par la quantité et l'activité des remèdes qu'on a cru devoir opposer à une maladie qui ne les réclamait pas.

Causes. Le croup s'observe ordinairement dans les pays froids et humides, puis dans les pays tempérés, bien plus rarement enfin ou jamais dans les pays chauds. Il est des contrées même où cette maladie n'est guère connue que de nom. Ce sont particulièrement celles qui, en général sont élevées, sur des plateaux de montagnes, et sont entourées d'une atmosphère plus sèche que celle des vallées. Au contraire, les vallées humides, les plaines bordant certains fleuves ou certaines rivières, par exemple, en France, la Saône, la Loire, l'Allier, l'Indre, le Cher, sont assez souvent exposées au croup, qui parfois s'y développe sous forme épidémique. On a dit que les pays où les vents du nord et du nord-est soufflent habituellement, comptaient aussi une assez grande proportion de cas de croup; mais il est probable que l'influence de ces vents a besoin d'être aidée par quelque autre influence locale, pour devenir cause occasionnelle de cette affection. Dans les grandes villes et surtout à Paris, où se trouvent réunies toutes les conditions d'insalubrité disséminées dans les petits pays ; où l'influence de l'humidité, des exhalaisons, de l'encombrement, se font ressentir diversement suivant les divers quartiers, le croup peut s'observer à peu près à toutes les époques de l'année. Quelquefois on l'y a observé régnant épidémiquement ; mais presque toujours alors la maladie était bornée à un quartier ou à certaines localités d'un quartier, par exemple, des écoles, des pensionnats, des casernes, des hôpitaux, et, dans ces cas, on a remarqué que le croup était toujours compliqué d'une angine dite couenneuse. D'après cela, nous n'hésitons pas à regarder l'entassement d'individus et surtout de jeunes enfants dans le même lieu, comme une cause favorable au développement du croup pour un certain nombre d'entre eux, lorsque surtout les autres influences déjà signalées agissent en même temps sur eux.

Relativement aux âges, l'enfance est une cause prédisposante dont la fréquence est incontestable. Il n'y a même aucune proportion à établir à cet égard entre les enfants et les adultes, bien qu'on ait observé le croup dans tous les âges et même chez des vieillards. Dans les premiers mois de la vie, il est aussi fort rare d'observer cette maladie, qui sévit le plus ordinairement entre deux et sept ans. Relativement au sexe, il existe aussi une différence : les enfants mâles sont attaqués du croup dans une proportion plus considérable que les enfants de l'autre sexe, et cette différence en faveur du sexe féminin s'observe encore dans les périodes plus avancées de la vie. Quant aux conditions sociales, il est bon de remarquer encore ici une inégalité assez évidente, relativement à la fréquence de la maladie, suivant diverses conditions. Sur vingt cas de croup, quinze au moins se rencontrent dans la classe pauvre, chez des enfants mal vêtus, mal nourris, et privés des soins que les classes aisées ou riches prodiguent aux leurs. Le faux croup, au contraire, se rencontre fréquemment chez les enfants de ces deux dernières classes, lesquels sont élevés dans des conditions toutes différentes.

Nous venons d'indiquer les causes prédisposantes les plus ordinaires du croup. Il nous reste à discuter la question de savoir si cette maladie est ou non contagieuse. A cet égard, une distinction importante doit être établie. Ainsi, lorsque le croup survient comme complication d'une angine couenneuse, d'une scarlatine, lorsqu'il est épidémique, il y a tout lieu de craindre la contagion, et l'on doit éviter soigneusement de laisser approcher du malade d'autres enfants de la même famille, et même toutes personnes autres que celles destinées à lui donner des soins. Le malade, dans ces cas, doit être isolé autant que possible, et placé dans un lieu où, sans inconvénient pour lui, l'air puisse souvent être renouvelé. Lorsque, au contraire, le croup est simple, sporadique, primitif, il n'est pas prouvé qu'il soit contagieux. Cependant, à cause même du doute qui n'est pas entièrement dissipé à cet égard, nous croyons prudent de ne pas laisser communiquer l'enfant atteint du croup avec ses jeunes frères ou sœurs : surtout il faut éviter que ceux-ci s'approchent trop près de lui, et respirent son haleine ; car quelques faits tendraient à prouver que le croup pourrait se communiquer par cette voie ; et, à cet égard, les enfants ont une susceptibilité beaucoup plus grande que les adultes.

Traitement. Le traitement du croup ne saurait être tracé ici dans toute son étendue, sans déplacer les bornes et le but de ce dictionnaire. Il importe seulement de faire connaître quels sont ces moyens les plus avantageux à employer au début de cette maladie. — Si le croup débute par envahir les amygdales, la luette, l'isthme du gosier, ce qui arrive le plus communément, aussitôt qu'on aperçoit des plaques blanches sur les parties, il faut s'efforcer d'arrêter leurs progrès, et d'empêcher le développement de la fausse membrane dans le larynx et la trachée. Pour cela, on touchera tous les points suspects avec du jus de citron, dont on imbibera un pinceau ou une petite éponge fine, qu'on introduira jusque sur la glotte. L'acide hydrochlorique affaibli serait préférable au jus de citron, si l'on pouvait s'en procurer. A défaut de l'un ou de l'autre, on insufflerait, à l'aide d'un tuyau de plume, de l'alun réduit en poudre, sur tous les points où l'on apercevrait des traces de la fausse membrane commençante. Ce premier soin rempli, si le malade était, relativement à son âge, fort, vigoureux, sanguin, on appliquerait un certain nombre de sangsues au cou, en même temps que des cataplasmes préparés avec la farine de moutarde seraient promenés sur les pieds, les mollets, la partie interne des genoux. Si, au contraire, le malade était d'une faible constitution, il ne faudrait avoir recours à la saignée et aux sangsues que dans le cas où un état évident de commencement d'asphyxie rendrait une évacuation sanguine indispensable. Les émissions sanguines générales ou locales n'ont pas, en effet, pour résultat d'empêcher la fausse membrane de se produire, mais de diminuer plus ou moins la rapidité de sa formation, et de remédier surtout aux accidents d'asphyxie, qui sont, dans le croup, moins encore l'effet de l'obstacle mécanique que la fausse membrane oppose à l'entrée de l'air dans les poumons, que de la suspension plus ou moins marquée de l'action des nerfs de l'appareil respiratoire, lesquels se trouvent alors dans un état de spasme ou d'atonie qui joue un grand rôle dans la production de l'asphyxie, cause prochaine de la mort.

Après avoir satisfait suivant les cas à ces premières indications, il convient de chercher à s'opposer à l'extension de la fausse membrane, à diminuer sa plasticité, et à en favoriser le plus vite possible le décollement. Les préparations mercurielles sont employées dans ce but. On donne toutes les demi-heures un demi-grain, ou 1 grain de calomélas, mêlé avec un peu de sucre en poudre. On peut ainsi porter la dose de calomel depuis 4 jusqu'à 8 et 10 grains. En même temps, on pratiquera, sur les parties latérales du cou, sur les bras, sous les aisselles, des frictions longtemps répétées avec de l'onguent mercuriel. Dès que le calomel a commencé à déterminer quelques évacuations, il faut en arrêter l'usage, comme aussi ne pas persister outre mesure sur les frictions mercurielles, de peur de déterminer une salivation fâcheuse. Enfin, lorsque la fausse membrane paraît avoir

quelque tendance à se décoller, les vomitifs offrent surtout alors une utile ressource. Un demi-grain d'émétique, donné en deux fois dans un verre d'eau édulcorée avec une cuillerée de sirop d'ipécacuanha, suffira pour un enfant. Lorsque le croup est arrivé à sa dernière période, les soins qu'il réclame étant exclusivement du ressort de la chirurgie, ne doivent pas trouver ici leur place. L'incision de la trachée-artère est en effet le dernier moyen à mettre en usage; encore, lorsqu'on se décide à la pratiquer, ne faut-il pas attendre trop tard, sans quoi l'opération devient tout à fait inutile.

Dans le cas où l'on aurait à donner des soins à un malade atteint du croup, sans pouvoir trouver sous sa main aucun des moyens que nous venons de faire connaître, on pourrait tenter le traitement employé par le docteur Hehmann de Turgace, qui consiste dans l'application réitérée d'eau chaude sur la région du larynx, dès le début de la maladie. Un médecin irlandais a recommandé dernièrement l'usage du moyen suivant, dont il déclare avoir obtenu de très bons résultats. Il commence d'abord par faire recouvrir le cou avec un sachet rempli de sel chaud, et assez grand pour l'envelopper exactement. Le sel doit être assez chaud pour que la main ait peine à en supporter le contact. Ce moyen agit avec beaucoup de rapidité comme rubéfiant, et son effet s'étend beaucoup au-delà des parties sur lesquelles il est appliqué; la face se colore bientôt, ainsi que la partie supérieure de la poitrine. La température de toute la surface du tronc et des membres s'élève rapidement; le pouls, d'abord plus fréquent et plus dur, s'amollit bientôt, et annonce une transpiration générale abondante. Lorsqu'elle est établie, on voit disparaître avec rapidité la douleur du larynx, la toux caractéristique et la gêne de la respiration. Cette transpiration commence d'abord en dehors et autour du cataplasme sec; de là elle gagne la face, la poitrine et le reste du corps. On doit employer tous les moyens propres à l'entretenir, et éviter tout ce qui pourrait la supprimer. Nous n'avons pas eu occasion de vérifier par nous-mêmes l'exactitude des détails que nous venons de citer d'après le docteur Kirby, et nous sommes dans l'impossibilité de nous prononcer d'une manière affirmative sur son utilité, ce mode de traitement n'ayant point encore été mis en usage en France. Les résultats si heureux que l'auteur cité dit avoir obtenus, nous feraient croire que, dans le plus grand nombre des cas, il a eu affaire à de faux croups plutôt qu'à des croups véritables. Or, ainsi que nous croyons l'avoir dit très souvent, on prend pour le croup ce qui n'est que le pseudo-croup, connu autrement dans la science sous le nom d'asthme aigu de Millar. Disons maintenant quelques mots sur le traitement de cette dernière maladie. Lorsqu'on observe chez un enfant les symptômes que nous avons indiqués comme étant ceux du faux croup, si la maladie d'ailleurs n'est point compliquée d'une autre affection, s'il y a peu ou point de fièvre, il faut se contenter de donner une infusion de fleurs de mauve et de coquelicot, édulcorée avec le sirop de gomme et de guimauve, un bain de pieds à la moutarde, et quelques lavements émollients, si le ventre est resserré; tels sont les moyens bien simples à employer. Les sangsues, les vomitifs, les vésicatoires, les sinapismes, qu'on s'empresse d'appliquer les uns après les autres, ont alors presque toujours pour résultat le plus manifeste, de faire venir la fièvre si elle n'existait pas, de l'augmenter si elle était peu considérable, et de retarder de huit à dix jours une guérison qui, si on eût épargné les moyens inutiles dans ce cas, eût pu être obtenue en quarante-huit heures ou trois jours au plus. Cependant, s'il y avait une fièvre assez forte, et particulièrement une toux très violente, avec grande gêne dans la respiration, on pourrait d'abord appliquer quelques sangsues au creux de l'estomac ou aux extrémités inférieures, pour ne pas déterminer vers la gorge un spasme nouveau, causé par l'impression des piqûres, et donner ensuite, soit un vomitif, soit un lavement purgatif, suivant les indications et l'état du malade. Tels sont les premiers et les principaux moyens à mettre en usage dans les cas dont il s'agit.

Existe-t-il des moyens sûrs et susceptibles de préserver du croup? On a vanté des recettes, conseillé l'emploi fréquent des sangsues au cou, des purgatifs, des vomitifs. Tous ces prétendus préservatifs, ainsi que les remèdes débités par les charlatans, n'ont aucune influence. Lorsqu'on habite un pays humide, froid, exposé aux vents du nord, aux inondations, dans lequel le croup sévit fréquemment, le meilleur préservatif à employer, pour y soustraire sa famille, est de quitter le pays, et d'aller habiter sous un climat plus sec et plus chaud. Si la chose n'est pas praticable, il faut observer les précautions suivantes, bonnes à suivre d'ailleurs dans tous les temps et dans tous les pays : 1° éviter d'exposer trop longtemps les jeunes enfants à l'action continue du vent et de l'humidité; 2° les exposer, au contraire, le plus souvent possible à un air sec et vif et à l'action du soleil; 3° ne jamais les tenir renfermés dans des chambres trop étroites et trop chaudes, mais bien closes, bien sèches et susceptibles d'être bien aérées; 4° enfin, si une épidémie de croup se manifeste dans le lieu qu'on habite, fuir ce lieu, jusqu'à ce que la maladie ait complètement cessé d'exercer ses ravages, ou tout au moins isoler complètement les enfants bien portants des enfants malades, précaution fort convenable, sans doute, mais qui n'est pas encore aussi sûre que la précédente.

Ici se borne ce que nous aurons à dire du croup. L'importance du sujet ne nous a pas permis d'abréger davantage un article dans lequel nous avons surtout cherché à résumer les données les plus importantes à connaître au sujet de cette maladie, ainsi que les différences essentielles existant entre le vrai et le faux croup, que quelques médecins et les gens du monde ont si souvent confondus.

CROUTES. Croûtes de lait. Croûtes de la tête des enfants, etc. (*Voy.* DARTRES, PEAU (*maladies de la*), et TEIGNES.)

CRUSTACÉS. Le mot *crustacé* a deux acceptions distinctes, suivant qu'il est *adjectif* ou *substantif* : employé comme *adjectif*, il sert à qualifier certaines altérations de la peau; employé comme *substantif*, il désigne une forme spéciale d'organisation à laquelle tous les naturalistes reconnaissent une valeur assez grande, pour qu'ils en fassent le type d'une classe particulière.

Or, dans l'article que l'on va lire, je m'occuperai seulement de la dernière acception.

Les crustacés ont avec les arachnides et les insectes de frappantes analogies. Leur enveloppe tégumentaire est en effet composée de segments plus ou moins nombreux, qui paraissent étrangers les uns aux autres, mais qui réellement font partie d'un même tout organique, de telle sorte que les anneaux successifs et divers que présente la surface externe de leur corps, résultent de l'encroûtement inégal de la paroi cutanée, rendue plus ou moins accessible à la substance calcaire qui s'y dépose. La forme articulée qui caractérise leur peau n'existe pas seulement au centre et sur la ligne moyenne de leur corps, on peut la suivre et l'étudier sur toutes leurs parties, sur tous leurs appendices latéraux, sur leurs mâchoires, sur leurs antennes, sur leurs pattes et même sur les pièces terminales de leur queue. Les mâchoires plus ou moins complexes dont se trouve armée leur cavité buccale, se rapprochent les unes des autres, et agissent de côté, semblables aux branches d'une paire de ciseaux qu'on fait mouvoir sur le côté plat. Enfin, leur système nerveux, sauf les différences légères qui le particularisent, offre la disposition générale d'une chaîne de ganglions placés constamment au-dessous de l'appareil digestif.

Tels sont les caractères remarquables que les crustacés, les arachnides et les insectes ont en commun, et qui justifient presque Linnæus d'avoir rassemblé ces animaux dans une même classe du règne animal. Mais, considérés sous d'autres points de vue, les crustacés occupent à juste titre le rang spécial qui leur est attribué. Ils respirent en effet au moyen de branchies, c'est-à-dire, au moyen de lamelles diversiformes très riches en vaisseaux, dont l'usage est de transmettre au sang, usé par l'exercice même de la vie, les modifications qu'un gaz particulier, un air plus actif, plus oxygéné que l'air atmosphérique, doit

leur faire subir. Les branchies des crustacés communiquent toujours librement avec la surface externe du corps : ce sont elles qui apparaissent entre les pattes des homards et des écrevisses, sous la forme de filaments jaunâtres, et qui demeurent fixées aux appendices locomoteurs, en dehors des organes digestifs, quand on enlève la carapace. Le mode suivant lequel s'exécute leur circulation ne laisse pas que d'être assez compliqué : ils ont vers la région dorsale un cœur musculeux très puissant, qui pousse dans toutes les artères du corps le fluide sanguin revivifié : là, des vaisseaux particuliers le reçoivent pour le conduire aux branchies, desquelles il retourne au cœur, son point de départ.

Les crustacés n'ont jamais d'ailes ; leurs yeux sont rarement des yeux lisses, des yeux solitaires, mais des yeux à facettes, des yeux multiples, qui les dispensent de se mouvoir pour regarder chaque point circonscrit de l'horizon. Le plus grand nombre des espèces a cinq paires de pattes proprement dites, et trois paires de mâchoires, sans compter les appendices intermédiairement situés, qui servent tantôt comme organes préhenseurs des aliments, tantôt comme organes locomoteurs. Leur tête est toujours pourvue de filaments articulés au nombre de deux, et plus souvent encore de quatre, dont les usages sont jusqu'à présent restés problématiques : je veux parler des antennes. Ces filaments jouent-ils en effet quelque rôle dans l'acte du toucher? ou bien sont-ils chargés d'apprécier les variations de l'atmosphère, ainsi que Latreille le soupçonnait? Faut-il penser, avec M. Robineau-Desvoidy, que les antennes intermédiaires président à l'exercice de l'odorat, fort développé du reste chez ces animaux, et qu'à la base des antennes latérales existe un appareil d'audition très simple? Douter est, sans contredit, le plus sage.

Tout le monde sait que la plupart de ces animaux échangent les couleurs ternes et verdâtres qui les caractérisent pendant leur vie, contre une teinte rouge, uniforme, lorsqu'ils sont exposés à l'action du calorique. Ce phénomène, inconnu encore dans ses causes internes, peut s'expliquer par les modifications qu'éprouve la surface de leur corps soumise à l'influence du feu. Mais il reste à déterminer quelle est la nature même du travail moléculaire dont la peau des crustacés devient le siége alors. Sera-t-il jamais donné à l'homme de connaître les rapports exacts des surfaces et des couleurs?

L'examen rapide des espèces, que nos besoins réclament à différents titres, nous fournira l'occasion d'exposer à nos lecteurs ce qui, dans l'histoire détaillée de ces animaux, peut mériter quelque intérêt.

Parmi les crustacés dont les téguments sont en général très solides, dont les masses oculaires sont ordinairement portées sur un pédicule, et qui toujours ont cinq à sept paires de pattes, il faut remarquer les genres suivants:

Chez les uns, la queue est toujours moins longue que le corps.

Tels sont les *étrilles*, connus dans les marchés sous le nom vulgaire de *crabes*, et reconnaissables aux cinq dents qui hérissent de chaque côté le bord de leur carapace.

L'*étrille commune* a l'extrémité des serres noirâtres : son corps est couvert d'un duvet jaune, et la partie moyenne de sa carapace, située entre les masses oculaires, présente huit dentelures très distinctes. Cette espèce reçoit particulièrement le nom d'*étrille*, et sa chair est fort délicate.

La *petite étrille* est enveloppée d'une carapace rugueuse, couverte de poils jaunâtres, et bordée par trois dentelures frontales. On ne la recherche pas.

L'*étrille ménade*, le crabe commun de nos côtes, est aussi nommé *crabe enragé*. On le reconnaît à sa carapace finement chagrinée, que traversent des lignes profondes, et que hérissent vers son bord frontal cinq dentelures très saillantes.

Les *crabes proprement dits* manquent de pattes essentiellement propres à nager, et leur carapace est toujours plus étroite en arrière qu'en avant.

Je citerai comme exemple le *crabe poupart*, que l'on appelle aussi *tourteau*, dont le test est roussâtre, large, presque lisse en dessus, avec neuf festons de chaque côté et trois dents vers le bord frontal. Cette espèce, commune en France, sur les côtes de l'Océan, et plus rare sur les côtes de la Méditerranée, acquiert

souvent près d'un pied de largeur; elle pèse alors jusqu'à cinq livres. On la sert fréquemment sur les bonnes tables.

Les *telphuses* ont la carapace déprimée, quadrilatère, et les premières pattes beaucoup plus développées que les autres.

Toutes les espèces de ce genre vivent dans les eaux douces. L'une d'elles, citée par les anciens auteurs, et notamment par Belon, Rondelet et Gesner, sous le nom de *crabe fluviatile*, se trouve au midi de l'Europe et en Égypte. On reconnaît son effigie sur un grand nombre de médailles antiques, grecques ou siciliennes. Les moines grecs la mangent crue, sans lui faire subir aucune préparation; elle sert, pendant le carême, d'aliment aux Italiens.

Différentes espèces de crustacés, et quelquefois différents âges de la même espèce, sont désignés en Amérique par le nom de *tourlouroux*, de *crabes peints*, de *crabes de terre*, enfin de *crabes violets*. Ces animaux, dont les voyageurs se sont plu à falsifier l'histoire en dépit même du respect qu'ils ont coutume d'avoir pour la vérité, et cela dit sans aucune malice, passent la plus grande portion de leur vie loin des eaux, cachés dans des trous, et ne sortent jamais que le soir; on les rencontre partout, même dans les cimetières. Une fois par an, lorsqu'ils veulent faire leur ponte, ils se rassemblent en troupes nombreuses, et semblables à ces innombrables cohortes de rats qui viennent inonder une contrée, par un instinct irrésistible, inconnu, ils suivent le plus court chemin qui les conduit à la mer, sans s'inquiéter des obstacles qu'ils trouvent sur leur passage; ils reviennent quand la ponte est achevée, mais ils reviennent affaiblis de leurs courses et de leurs amours, ainsi que les autres crustacés. Les tourlouroux subissent tous les ans une véritable mue; en d'autres termes, ils se dépouillent de leurs éléments calcaires; leurs téguments amollis deviennent alors le siége d'une extrême vitalité, et travaillent en effet bientôt à leur régénération nouvelle; il paraît qu'à cette époque ces animaux s'enferment dans leurs retraites, ils s'y murent, qu'on me passe cette expression, afin de se mettre à l'abri contre les injures extérieures, et ne l'abandonnent qu'au moment où leur carapace est devenue résistante, solide. Réduits à cet état de mollesse, ils prennent le nom de *boursiers*, et sont recherchés comme un mets friand ; néanmoins, l'usage de leur chair donne quelquefois lieu à des accidents plus ou moins graves ; mais, si les effets nuisibles de leur chair sont parfois irrécusables, s'il est prouvé qu'en certaines localités la chair des *tourlouroux* est malsaine, il est également démontré que l'on ignore absolument les causes immédiates de ce phénomène curieux ; il ne faut donc pas, sans réserve et sans critique, en attribuer l'origine au fruit du *mancenillier*, dont on suppose peut-être à tort que ces animaux se nourrissent, et que, dans cette hypothèse, ils assimileraient à leur propre substance, sans en ressentir pour eux-mêmes la redoutable action.

Latreille pense que le *crabe ruricole* de Linnæus, l'espèce la plus commune de ce groupe, est le *véritable tourlourou*, le *tourlourou ordinaire* de nos colonies américaines.

Les *dromies* ont la carapace globuleuse et dentée latéralement, leurs masses oculaires sont très rapprochées l'une de l'autre, et leurs deux dernières paires de pattes ont une insertion très rapprochée du dos.

La *dromie vulgaire* est fort commune dans tout l'Océan, excepté dans les mers du Nord ; son caractère distinctif est de présenter cinq dentelures à chaque bord latéral, et trois dentelures seulement au bord antérieur ; quelques auteurs ont dit cette espèce venimeuse.

La *dromie tête de mort* n'a que trois dentelures sur chacun des bords latéraux, sa carapace est aussi plus bombée ; on la trouve abondamment sur les côtes de Barbarie.

D'autres crustacés ont, comme les précédents, cinq paires de pattes, mais s'en distinguent par une queue aussi longue au moins que le corps, et toujours formée de sept articulations.

Cette division renferme plusieurs genres utiles et intéressants à connaître.

Les *birgus* ont la queue légèrement arrondie et pourvue inférieurement d'une double rangée d'appendices lamelleux. Ils sont enveloppés d'une carapace solide et résistante.

Le *birgus voleur* est fort commun dans les Indes, où, suivant une tradition populaire, il dévore les amandes des fruits du cocotier.

Les *pagures* sont plus généralement connus sous le nom d'*ermites*, nom qu'ils méritent bien par leur singulière habitude de vivre retirés au sein de coquilles univalves, ou même dans le tissu des *éponges* et des *alcyons*. Leurs téguments renferment en effet peu de substance calcaire, surtout quand on les compare à la peau des autres crustacés, et leur queue, presque toujours d'une mollesse extrême, constitue un véritable sac dans lequel se prolongent quelques viscères exposés à toutes les injures des corps extérieurs. Toutefois, quelques parties de leur derme sont plus épaisses et plus résistantes, je veux parler surtout de l'enveloppe cutanée de leurs pinces antérieures : aussi voit-on ces animaux, blottis dans leur manteau d'emprunt, dans la coquille vide d'un mollusque proportionné à leur taille, user de leurs pinces vigoureuses en guise d'armes offensives ou de boucliers.

Des espèces assez nombreuses qui habitent les coquilles marines, l'*ermite Bernard* est la plus répandue. On la reconnaît à ses deux pinces épineuses, cordiformes, inégales ; la pince droite est toujours plus développée que la pince gauche. L'*ermite Bernard*, comme au reste toutes les espèces de pagures, changent les coquilles dont ils se sont emparés, toutes les fois que leur volume, devenu plus considérable avec l'âge, les y oblige.

Les *scyllares*, vulgairement appelés *cigales de mer*, sont facilement reconnus à leurs antennes déprimées vers la base.

La chair du *scyllare large* est fort estimée des connaisseurs.

Les *langoustes* ont les antennes latérales hérissées de piquants et très longues.

On pêche communément sur nos côtes, et surtout sur les bords de la Méditerranée, la *langouste commune*, dont la carapace duvetée, épineuse, présente au-dessus des masses oculaires deux fortes épines denticulées. Son corps est d'un brun verdâtre ou rougeâtre ; sa queue, irrégulièrement tachée de jaune obscur, est traversée par autant de lignes inter rompues qu'elle offre d'articulations. Cette espèce se retire au fond de la mer pendant la saison rigoureuse ; le printemps seul la ramène vers le rivage : c'est alors qu'elle devient l'objet d'un commerce passager, d'ailleurs assez peu lucratif.

Les *écrevisses* ont les feuillets des nageoires latérales du bout de la queue élargis vers le bout, et divisés transversalement par une suture transverse.

Dans les unes, le segment terminal et moyen de la queue ne présente aucune division. Je citerai, pour exemple, *le homard*, que nourrissent toutes les mers d'Europe, et dont quelques individus atteignent jusqu'à un demi-mètre de longueur. C'est le foie des homards et de tous les crustacés en général que l'on connaît sous le nom de *farce*.

Dans les autres, le segment terminal et moyen de la queue est scindé par une articulation transversale. Telle est l'*écrevisse commune*, dont les pinces sont finement raboteuses et denticulées, et dont les gourmets apprécient la chair délicate. Cette espèce, qui se trouve dans les eaux douces de toute l'Europe, est depuis longtemps célèbre par la facilité avec laquelle elle reproduit ses antennes ou ses pattes, lorsqu'un accident quelconque les lui a fait perdre. On a beaucoup exagéré les services qu'elle pouvait rendre à la médecine pratique. Aussi, l'usage du bouillon d'écrevisse a été maintes fois conseillé dans les affections de poitrine, dans la phthisie pulmonaire elle-même, contre laquelle échouent si fréquemment les ressources de l'art. Pinel a préconisé son usage dans la lèpre, et le divin Hippocrate l'avait exalté déjà comme rafraîchissant et pectoral. Mais il faut avoir peu de confiance à ces vertus mensongères de l'écrevisse, que l'origine de la science devait seule accueillir.

A l'époque où l'écrevisse abandonne son test pour en revêtir un nouveau, on trouve entre les membranes de l'estomac deux concrétions calcaires, regardées comme absorbantes, et connues sous la dénomination ridicule d'*yeux d'écrevisse*, que justifie à peine leur forme arrondie. Les *yeux d'écrevisse*, remplacés d'abord sans inconvénient par les pattes de ces animaux et des autres crustacés, sont maintenant rejetés de la matière médi-

cale ; on leur substitue le *carbonate de magnésie*, substance à la fois peu coûteuse et d'une efficacité au moins égale. Dans cet âge de lumières et de libre discussion, Van-Swieten eût été mal reçu de vanter la solution vineuse de *pierres d'écrevisses*, comme un remède propre à fondre les tumeurs squirrheuses du sein et des autres organes.

Les *crangons* ont les doigts des pinces très inégalement développés.

L'espèce de ce genre la plus commune sur nos côtes, et la plus recherchée comme aliment, est le *crangon commun*, nommé *cardon* par les personnes étrangères aux connaissances zoologiques.

Les *palémons* se reconnaissent à leurs secondes pattes toujours plus grandes que les premières. Ils reçoivent indifféremment, sur nos côtes, le nom de *crevettes* ou de *salicoques*.

Le *palémon à dents de scie*, qui a souvent trois ou quatre pouces de longueur, est fort commun sur les rivages de l'Océan, surtout dans la Manche. C'est lui qu'on vend à Paris sous le nom de *crevettes*. L'un des côtés de sa carapace offre souvent, et à toutes les époques de l'année indifféremment, une élévation, une sorte de gibbosité qui renferme un crustacé parasite du genre *bopyre* ; ces animaux sucent le sang des branchies auxquelles ils adhèrent, et les pêcheurs ignorants les regardent comme des *soles* ou des plies encore très jeunes.

Le *palémon squille* est d'une taille plus petite : connu principalement sous le nom de salicoque, il habite les mêmes localités. On dit sa chair plus savoureuse et d'un goût plus fin.

Les crustacés, que je vais indiquer maintenant, ont les masses oculaires sessiles et la carapace toujours moins dure.

Il faut ranger parmi les *crevettes*, petits animaux munis de deux paires de pinces, et qui, dans leurs mouvements rapides, se placent toujours sur le côté, la *crevette des ruisseaux*, commune dans les mares et dans les étangs. On lui donne le nom vulgaire de *chevrette*.

Les *cyames*, nommés aussi *poux de baleine*, vivent en parasites sur les téguments des cétacés. Mon ami, le docteur Roussel de Vanzème, a fait insérer, dans les *Annales des sciences naturelles*, une excellente monographie de ces animaux.

Les *cloportes*, ainsi nommés par abréviation du mot *clous-à-porte*, sans doute parce qu'on les rencontre appliqués sur les fermetures de nos demeures, sont appelés dans quelques départements *porcelets de saint Antoine*. Reconnaissables à leurs antennes composées de huit segments, et à leurs pieds égaux entre eux, ils aiment les lieux humides et sombres, et recherchent les matières animales ou végétales corrompues. L'infusion de cloporte, vantée par Dioscoride et Galien dans les maladies chroniques de l'abdomen, vantée par Vallisnieri dans les engorgements scrofuleux, est à présent reléguée bien loin de la saine thérapeutique. Cullen et Bernard Peyrilhe ont depuis longtemps proscrit leur usage superflu.

L'histoire des crustacés microscopiques, illustrée par les travaux patients des Müller et des Jurine, ne doit pas trouver place dans cet article, malgré le vif intérêt qu'elle inspire, et la grande admiration qu'elle ne manque jamais d'exciter.

CRYSTALLINE. (*Voy.* MALADIE VÉNÉRIENNE.)

CUISINIERS. Aujourd'hui que la gastronomie est devenue un des besoins du siècle, et que les moyens de la satisfaire entrent jusque dans les secrets de la politique, les artistes cuisiniers sont devenus une classe trop importante de la société, pour que nous nous dispensions de faire connaître les maux auxquels les expose l'exercice de l'art culinaire. Il en est d'inhérents à la pratique elle-même; il en est quelques autres qui sont dus à la négligence des individus et à la mauvaise disposition du local.

Dans la première catégorie se rangent les vapeurs nutritives que répandent continuellement les substances qu'ils préparent. « Sans cesse au milieu de substances nutritives de diverses natures, passant leur vie à toucher, préparer, goûter, assaisonner les compositions les plus savantes, enfants de leur génie, les cuisiniers absorbent sans cesse les particules qui s'échappent de ces mets, et en reçoivent un accroissement notable dans leur embonpoint; mais ce n'est pas là le teint fleuri des bouchers; leur visage

conserve quelque chose de pâle, de blafard; leur chair est molle, c'est plutôt de la bouffissure que de la graisse. Ces nobles atteintes attestent sans cesse leurs grands travaux, leur dévoûment sans bornes pour le premier et le plus utile des arts, puisque de lui dépend l'existence de l'espèce humaine. C'est assez dire que les cuisiniers sont des héros dans leur genre. » La plupart de ces individus mangent extrêmement peu; ce qui dépend à la fois des effluves qu'ils absorbent, et de l'obligation où ils sont de goûter souvent les mets qu'ils confectionnent. La station verticale, qu'ils sont forcés de garder pendant longtemps, les dispose beaucoup aux ulcères des jambes; et rarement ils parviennent à un âge avancé, sans présenter de ces ulcères, ou tout au moins des varices considérables, qui, menaçant continuellement de se rompre, les tiennent dans l'imminence d'un mal d'autant plus à craindre pour eux, qu'ils ne peuvent s'y soustraire qu'en renonçant à leur art, ce à quoi un véritable artiste ne se résout jamais.

Le feu des fourneaux et l'acide carbonique qui s'en dégage continuellement, nuisent beaucoup à la santé des cuisiniers et des autres professions qui ont du rapport avec la leur, c'est-à-dire, les rôtisseurs, traiteurs, restaurateurs, cuisinières, etc. Il y a presque toujours dans les cuisines une atmosphère de gaz carbonique telle, qu'un séjour un peu prolongé détermine des maux de tête, des étourdissements, de la pesanteur dans les membres. En raison de cet afflux très fort du sang vers la tête, les cuisiniers sont très sujets aux coups de sang et à l'apoplexie; ils sont aussi très exposés à l'asphyxie, à cause de la mauvaise disposition du local dans lequel on place habituellement les cuisines. Celles des grandes maisons se trouvent le plus souvent au-dessous du sol, et, par conséquent, il est difficile d'y établir un courant d'air qui enlève rapidement les vapeurs du charbon à mesure qu'elles se forment. Ce manque de la ventilation fait que l'été elles sont d'une chaleur étouffante. Lorsque les cuisines sont aux étages supérieurs, elles ont habituellement une très petite étendue, et n'ont pas de moyens d'établir un courant d'air d'un bout de la chambre à l'autre; d'où résulte le même inconvénient que nous indiquions plus haut.

Les cuisiniers pourront se soustraire à ces influences pernicieuses pour la santé, en ne restant dans leur cuisine que le temps strictement nécessaire, et en faisant le plus d'exercice possible à l'air libre. Quand ils remarqueront des signes d'exubérance dans la quantité du sang, ils ne devront pas hésiter à se faire saigner.

Une chose qu'on ne peut trop recommander à cette classe industrielle, c'est une grande sobriété dans l'usage des boissons alcooliques ou excitantes, telles que les liqueurs, le café, etc. Ces substances ont pour eux de bien plus grands inconvénients que pour les autres personnes, à cause de la disposition qu'a chez eux le sang à se porter à la tête. Enfin, nous recommandons d'établir dans les cuisines des moyens de ventilation, tels, que les gaz nuisibles puissent s'échapper facilement. Les cuisiniers se trouveront bien de porter des bas lacés, de peau de chien, ou de coutil, qui soutiendront les veines variqueuses, et mettront obstacle à leur rupture et à l'établissement des ulcères. Quant à la perte d'appétit, à l'état pâteux de la bouche, c'est surtout par un régime sévère et par une observation rigoureuse des règles de l'hygiène qu'on les combattra.

CUIVRE. *Cuprum.* Appelé Vénus par les anciens, ce métal a été connu de toute antiquité; c'est, après le fer, celui dont les usages sont le plus multipliés.

Outre les formes que les chaudronniers lui donnent, on se sert encore du cuivre, en lames plus ou moins épaisses, pour couvrir les édifices et pour doubler les vaisseaux. On en fait de la monnaie dans tous les pays, des médailles, etc.; il entre à titre légal dans les monnaies d'or et d'argent, et dans toutes les pièces d'orfévrerie et de bijouterie, auxquelles l'addition d'une petite quantité de cuivre, donne de la consistance et de la solidité.

Le cuivre paraît rouge, brillant, il développe par le frottement une odeur particulière; il se ternit à l'air libre, et se recouvre d'une petite couche d'oxyde,

laquelle augmente par l'humidité, attire l'acide carbonique de l'air ambiant, et forme du *carbonate de cuivre* verdâtre. On en rencontre très souvent des traces sur les vases et ustensiles en cuivre; c'est ce vert, ce carbonate de cuivre encore appelé *vert-de-gris*, qui est la source d'accidents qu'on a trop souvent l'occasion de déplorer. (*Voy.* EMPOISONNEMENT.)

Le cuivre est fusible à vingt-sept degrés du pyromètre de Wedgvood; il n'est pas volatil.

C'est le plus sonore de tous les métaux; il est très ductile et très malléable; sa ténacité est inférieure à celle du fer, et supérieure à celle du platine, de l'argent et de l'or.

Le cuivre existe dans la nature, soit à l'état natif, soit à l'état d'oxyde, soit combiné avec le soufre à l'état de *sulfure*, soit enfin à l'état de sels (*carbonate*, *sulfaté* et *arséniate*); c'est du sulfure, de l'oxyde, du carbonate et du cuivre natif qu'on extrait tout le cuivre pour les besoins immenses du commerce et des arts.

Le cuivre combiné avec le zinc, dans les proportions de soixante-quinze à vingt-cinq, forme le *laiton*, ou cuivre jaune; uni à l'étain dans diverses proportions, il forme des alliages qui constituent le métal des cloches, celui des canons, des statues, les timbres d'horloges, etc.

Les cymbales et les tam-tams, dont la Chine et la Turquie avaient autrefois le monopole, résultent aussi de l'alliage du cuivre et l'étain. M. Darcet a démontré que par la lampe on rendait ce métal ductile, et qu'en le chauffant ensuite et le laissant refroidir lentement, il redevenait aigre et cassant.

Le cuivre, pour les usages domestiques, s'emploie avec ou sans étamage. Les bassines dans lesquelles on fait les confitures, les chaudrons, etc., ne doivent jamais être employés sans avoir été récurés et lavés au moment d'en faire usage; les écumoires en cuivre méritent une attention toute particulière : les trous dont elles sont percées cachent souvent des parcelles vénéneuses d'autant plus redoutables qu'on les aperçoit moins.

L'étamage des casseroles ne doit pas

non plus inspirer une sécurité entière; car il est facile de constater, au moyen d'une loupe, que les vases mêmes qui arrivent de l'étamage, présentent une multitude de petits points rouges qui sont autant de points de cuivre non recouverts par l'étain.

En général, on ne doit jamais laisser refroidir de sauces, de ragoût, de corps gras, ou de liquides quelconques dans un vase de cuivre, même étamé.

Le cuivre, malgré les accidents graves dont il peut devenir la cause, et malgré les déclamations dont il a été l'objet, a continué d'être un métal usuel. Nous ne saurions trop redire que son emploi est sans inconvénient, au moyen des précautions que nous avons signalées; les dangers du cuivre viennent de la négligence et de la malpropreté de ceux qui s'en servent.

D

DANSE DE SAINT-GUY. On donne ce nom à une maladie caractérisée par des mouvements désordonnés et involontaires d'une ou plusieurs parties du corps, et plus spécialement des membres. Cette dénomination lui vient de ce que les individus qui en étaient atteints se rendaient en grand nombre à une chapelle située près d'Ulm, en Souabe, et dédiée à un saint nommé saint Wit par les Allemands, et saint Guy par les Français, lequel guérissait les personnes affectées de cette maladie. On prétend aussi que les personnes des deux sexes se réunissaient en grand nombre à la chapelle, pour y sauter et y danser, ce qui leur faisait obtenir leur guérison, grâce à l'intercession du saint. Du reste, quelle que soit la véritable origine du nom, il n'est pas le seul que l'on ait donné à cette singulière affection. On la trouve désignée sous les noms de choréomanie, de myotyrbie, de scélotyrbe, etc. Mais, en médecine, on la connaît sous le nom de chorée, qui est le plus employé : il vient du mot grec, χορεία, danse.

Le caractère vraiment essentiel et distinctif de la chorée consiste en des mouvements désordonnés et irrésistibles des parties qui sont ordinairement sous l'empire de la volonté. Ces mouvements peuvent affecter tout le corps, ou être bornés à une moitié et même à une région. Dans le premier cas, les membres, le tronc, la face, sont agités de mouvements irréguliers et presque continuels. Dans le second, ils n'affectent que la face,

ou l'un des membres. La chorée partielle est beaucoup plus commune que la chorée générale : celle que l'on observe le plus habituellement est bornée à un côté du corps.

Lorsque la maladie est peu marquée, il n'y a que des grimaces, que souvent l'on regarde comme volontaires chez les enfants. Mais bientôt les membres participent à l'affection, les individus ne peuvent les diriger, et les moindres efforts leur font exécuter les gesticulations les plus bizarres et les plus burlesques. Ces mouvements sont d'autant plus forts, qu'ils s'efforcent de leur donner plus de précision. Ils ne peuvent marcher droit devant eux; ils décrivent une série de zig-zags irréguliers, et ne peuvent suivre une ligne droite. Quelquefois les jambes s'accrochent l'une l'autre, et le malade est renversé à terre, où il se roule sans pouvoir se relever. Il y a impossibilité de rien exécuter avec les mains, et même, lorsque le mal est intense, ce n'est qu'avec peine que les boissons et les aliments peuvent être pris. Nous avons vu des enfants qui ne pouvaient porter leur cuillère ou leur verre à la bouche sans les vider. Dans quelques cas, il en est de même des aliments solides, et on est obligé de les faire manger. Il pourrait même être dangereux de les laisser se servir de fourchettes, dont les piquants pourraient blesser plus ou moins grièvement les lèvres, la langue ou la voûte du palais. Quand la langue est affectée, il n'est pas rare de la voir pincée entre les dents pendant la mastication, ou lorsque les malades font des efforts pour parler. Souvent la parole est fort gênée : les individus bégaient, balbutient ; il en est même qui ne peuvent articuler un seul mot, mais qui font entendre une espèce d'aboiement ; et, chose fort remarquable, les mouvements convulsifs sont parfois bornés aux muscles du larynx. Aussi beaucoup de bègues n'ont-ils autre chose qu'une chorée du larynx, de la langue et des lèvres.

Quelquefois les malades n'ont de mouvements désordonnés que dans les membres inférieurs, et alors la maladie ressemble à une véritable danse : ce sont les cas où le nom de danse de Saint-Guy est applicable. Il semble que les pieds touchent un corps qui les brûle, de manière à obliger de les lever continuellement.

Enfin, dans la chorée générale, souvent les malades sont livrés à des mouvements désordonnés tellement violents, qu'ils sont jetés, malgré eux, contre les corps environnants, qui peuvent leur faire de graves blessures. Dans leur lit même, s'ils n'étaient attachés, ils seraient bientôt renversés, et se frapperaient contre les montants, ou seraient précipités sur le carreau.

Au trouble des mouvements, se joint souvent un trouble fort remarquable des facultés affectives. La plupart des malades sont capricieux, irascibles, peureux à l'excès ; la moindre émotion, le moindre bruit les frappe de terreur. On a aussi remarqué l'aspect d'hébétude et d'imbécillité que prend le visage chez beaucoup de choréiques ; et on en a conclu que l'intelligence était souvent affaiblie. Ce phénomène nous paraît plutôt tenir à l'état de maladie des muscles de la face, qui ont une si grande influence sur l'expression de la figure et sur la mobilité des traits.

Presque toujours les mouvements convulsifs augmentent d'intensité lorsque les malades s'aperçoivent qu'on les observe. Toutes les émotions vives de colère, de joie, de contrariétés, agissent de même sur eux. Ordinairement, l'agitation cesse ou diminue beaucoup pendant le sommeil, pour reparaître lors du réveil. Dans quelques cas où la maladie est fort intense, elle cause l'insomnie. Une chose bien digne de remarque, c'est que cette continuité de mouvements ne paraît pas fatiguer les individus qui s'y livrent ; et ce n'est que dans un bien petit nombre de cas qu'on a observé de la lassitude.

Il est fort rare qu'il existe de la fièvre ou des troubles de quelque fonction importante. Presque toujours ils sont dus à une autre maladie qui veut se joindre à la chorée ; et leur présence doit toujours mettre en garde contre quelque affection cachée.

La manière dont la maladie paraît est fort différente. Tantôt elle se déclare d'une manière subite ; tantôt, au contraire, d'une manière lente ; quelquefois elle acquiert d'emblée toute son intensité ; le plus souvent elle se développe graduellement. On a remarqué qu'elle commence en général par la figure ou par le bras : ce n'est que plus tard qu'elle s'étend à la jambe. Mais peut-être cela tient-il à ce que les usages de la main demandent plus de précision que ceux de la jambe ; de manière que l'on observe de meilleure heure l'altération des mouvements qui constitue la maladie ; tandis que, la jambe n'ayant d'autre fonction que de servir de soutien, on ne peut apercevoir de trouble dans ses mouvements que lorsqu'ils sont déjà gravement compromis. Cette explication nous semble rendre compte du développement plus hâtif des symptômes de la chorée dans les membres supérieurs.

La danse de Saint-Guy se remarque beaucoup plus fréquemment dans l'enfance et la jeunesse qu'aux autres âges de la vie. C'est surtout de l'âge de cinq à quinze ans qu'elle s'observe. Dans les premiers temps de la vie, on ne la rencontre point. Elle est surtout fort rare dans la vieillesse. Le sexe féminin y prédispose singulièrement : car la proportion observée est à peu près de trois filles pour un garçon. Cette fréquence plus grande de la maladie chez les filles s'explique par le plus grand nombre de sujets doués du tempérament nerveux et irritable, tempérament éminemment propre à faciliter son développement. Un fait bien digne de remarque, est la rareté de la chorée dans les climats chauds. La plupart des médecins qui ont pratiqué la médecine dans les pays situés entre les tropiques, disent n'en avoir observé aucun cas, ni même en avoir entendu parler. Il paraît qu'il en est de même des contrées très froides : de sorte que cette affection serait spéciale aux régions tempérées. Cependant, toutes les personnes qui ont étudié la maladie avec soin, à Paris, ont signalé la plus grande fréquence de son développement pendant les mois les plus chauds de l'année.

Il paraîtrait, au récit des historiens, que la chorée a régné quelquefois d'une manière épidémique. Mézeray (*Hist. de France*) rapporte qu'en 1373, elle régnait épidémiquement en Hollande; un auteur allemand a publié récemment un ouvrage sur la chorée épidémique, dans lequel il rapporte plusieurs épidémies de cette affection; il y rattache même les danses régulières des corybantes et des prêtres saliens, les danses de la Saint-Jean d'été, au moyen âge, les *revivals* des méthodistes, le tarentisme, et même les pratiques des Saint-Simoniens. C'est pousser un peu loin l'analogie que de rapprocher des choses aussi dissemblables; et, si dans ces cas il y a maladie, ce ne peut être que de l'esprit, et point du corps.

Mais il est des causes plus clairement efficaces pour produire la danse de Saint-Guy. Au premier rang, il faut placer la frayeur : c'est presque toujours la cause accusée par les malades ou les parents. Mais il ne faudrait pas toujours y donner toute créance; car la crainte peut être tout aussi bien la suite de la chorée que la déterminer; cette maladie, en effet, rend les enfants extrêmement craintifs; et, lorsqu'elle est encore peu marquée, elle peut échapper à l'observation des personnes étrangères à la médecine, qui ne manquent pas, lorsque plus tard les symptômes se dessinent d'une manière tranchée, d'attribuer à la frayeur le développement de l'affection qui existait déjà depuis un temps plus ou moins long. Les accès violents de colère, les grandes contrariétés, la jalousie, toutes les passions tristes de l'âme, contribuent à déterminer cette maladie. Elle est fort souvent causée par les funestes pratiques de l'onanisme; les parents ne sauraient trop

surveiller leurs enfants dès qu'ils s'aperçoivent des premiers signes de la maladie. Il suffira souvent de faire cesser les mauvaises habitudes, pour mettre un terme aux mouvements désordonnés; mais on ne peut espérer un semblable résultat qu'autant qu'on s'y prend de bonne heure. La suppression des règles ou leur écoulement difficile peut être une cause assez puissante de chorée, à tel point, que quelques auteurs l'ont regardée moins comme un état contre nature que comme une puberté difficile à établir.

Quelques personnes ont prétendu que l'imitation pouvait produire la danse de Saint-Guy, et elles se sont appuyées sur ce fait observé à l'hôpital de Harlem, où une chorée qui avait résisté à tous les remèdes ordinaires, disparut quand Boerhaave eut menacé du fer rouge les malades qui en étaient affectés. Cependant, nous devons dire qu'à l'hôpital des Enfants, où un bon nombre de choréiques se trouvent mêlés aux autres malades, on n'a jamais vu cette cause produire rien de semblable. N'est-il pas bien vraisemblable, ou que la maladie dont parle Boerhaave n'était pas une chorée, ou que la cause véritable du mal lui aura échappé?

Enfin, il est un bon nombre de cas où l'on n'a pu reconnaître l'action déterminante d'aucune cause bien évidente. Ici, comme cela arrive si souvent, il faut admettre une indisposition particulière qui nous est inconnue, et en vertu de laquelle des influences très faibles et très éloignées ont pu amener le développement de la chorée. Ce sont presque toujours les cas où le mal résiste avec le plus d'opiniâtreté.

La chorée n'est pas, en général, une maladie grave, en ce sens qu'elle ne menace pas prochainement l'existence; mais, par les inconvénients qui en résultent, par la difficulté que présente parfois le traitement, et par la facilité avec laquelle la maladie reparaît sous l'influence des moindres causes, elle devient une de ces affections qui font le tourment du médecin.

Rien de plus bizarre, en effet, que les variétés de durée et de marche qu'elle peut présenter. Telle chorée, très grave, d'après les symptômes, cède comme par enchantement à un traitement peu énergique : tandis que telle autre, beaucoup moins intense, résiste pendant des mois et des années à la médication la plus puissante et la mieux dirigée. On cite des personnes de cinquante ans qui, depuis leur enfance, étaient affectées de chorée, sans que rien eût pu les en débarrasser. Dans la généralité des cas, la maladie est longue : le terme moyen du traitement est d'un mois à six semaines. Elle peut guérir d'elle-même à l'époque de la puberté, lors de l'établissement d'une menstruation régulière et abondante.

Il est rare qu'après la guérison il ne reste pas une grande susceptibilité nerveuse : souvent le malade conserve des tics, des mouvements convulsifs des yeux, des paupières, d'une partie de la face ; les membres offrent peu de précision dans leurs mouvements ; ce n'est qu'avec peine que les sujets peuvent enfiler des aiguilles un peu fines, ou tracer des lignes droites ou courbes régulières : elles sont toujours tremblées. Nous avons connu un jeune garçon d'une quinzaine d'années, doué de fort belles dispositions pour la musique, et qui fut obligé de quitter ses études musicales, parce qu'il ne pouvait diriger avec justesse ses doigts sur les touches du piano ; presque toujours il frappait à côté. Aussi, la plupart des personnes qui ont été affectées de danse de Saint-Guy, feront-elles bien de choisir des professions qui n'exigent pas une grande précision dans les mouvements.

Il ne peut être dans l'esprit de cet ouvrage d'entrer dans le détail de tous les moyens de traitement proposés pour combattre la chorée, moyens tellement nombreux, qu'il semble, au premier aspect, qu'aucun cas de la maladie ne puisse résister à un aussi formidable catalogue de médicaments. Cependant, on rencontre des chorées, en petit nombre à la vérité, qui ne sont aucunement modifiées par leur emploi. Nous allons indiquer brièvement ceux qui se recommandent plus particulièrement, en ce qu'ils conviennent dans la majorité des cas.

Les saignées générales ou locales, au moyen des sangsues, ou des ventouses scarifiées, ont été beaucoup employées par les médecins du dix-huitième siècle : et elles conviennent, en effet, chez les sujets forts et pléthoriques ; mais, chez les enfants faibles et nerveux, elles auraient plus d'inconvénients que d'avantages. On a vu, en effet, la chorée paraître chez des individus affaiblis par des pertes de sang répétées. Elle s'observe quelquefois à la suite de maladies longues, et qui ont nécessité un traitement énergique. Probablement elle dépend alors de l'extrême faiblesse. Ce ne sera donc que dans les cas où il y a évidemment congestion de sang, surtout vers le cerveau, qu'on aura recours aux émissions sanguines.

Les purgatifs sont généralement beaucoup plus utiles. Ils avaient déjà été recommandés vers la fin du dix-septième siècle. En Angleterre, ils constituent la base de la médication dirigée contre la chorée, et l'on obtient très souvent la guérison dans un temps fort court.

On a vanté l'usage de la pommade émétisée (dite d'*Authrenrieth*), en frictions le long de l'épine du dos, à la nuque, sur le cuir chevelu préalablement rasé, et même sur tout le corps. Mais souvent ce moyen a l'inconvénient de déterminer la formation de pustules et d'ulcérations fort difficiles à guérir ; de sorte qu'on est obligé d'y renoncer promptement, ou de changer le lieu sur lequel on pratique les onctions.

Toutes les substances connues sous le nom d'antispasmodiques ont été employées contre la danse de Saint-Guy, et toutes ont obtenu des succès plus ou moins nombreux.

Dans ces derniers temps, les préparations de fer ont paru efficaces. La plus employée est le sous-carbonate, dont on peut porter d'emblée la dose à près d'une once dans la journée. Un médecin anglais prétend que, dans une centaine de cas, ce médicament n'a pas échoué. Sans adopter une manière de voir qui paraît exagérée, nous pensons que le sous-carbonate de fer est un des moyens les plus énergiques et les plus innocents à la fois, et que l'on devra toujours y recourir, avant de s'adresser à des médicaments plus dangereux.

Quelques personnes préfèrent la limaille de fer porphyrisée.

Dupuytren croyait les bains froids infaillibles pour guérir la chorée. Cependant ce moyen échoue fréquemment ; et, d'ailleurs, on ne peut l'employer que chez des individus qui offrent une certaine résistance, et pendant une température douce ; on est obligé d'y renoncer pendant l'hiver. Il a d'ailleurs l'inconvénient très grave de disposer aux inflammations de poitrine, si l'on ne prend toutes les précautions convenables.

M. Baudelocque a obtenu, à l'hôpital des Enfants, un bon nombre de guérisons par les bains sulfureux. Ils doivent être pris tous les jours, et durer une heure. Au bout de trois ou quatre jours, on commence à observer de l'amélioration dans l'état des malades. Sur vingt-sept malades, vingt-cinq furent guéris par ce moyen.

Quel que soit le traitement que l'on suive, il faut bien se garder de négliger de remonter aux causes de la maladie, afin de les éloigner s'il est possible ; souvent on y trouve des indices qui mettent sur la voie des moyens à employer. Une jeune fille voit ses règles se supprimer ; elle est prise de chorée : il suffira souvent de rappeler l'écoulement pour voir céder la maladie. On cherchera à éviter aux enfants les frayeurs, les contrariétés, les excès de travail, la fatigue corporelle, toutes causes qui peuvent ramener le désordre musculaire. Une nourriture substantielle, et une certaine quantité de bon vin pur, doivent être accordées aux malades, mais on proscrira l'usage du café et des liqueurs alcooliques.

Les exercices gymnastiques peuvent avoir de fort bons résultats : en fortifiant la santé générale, ils donnent plus de ton aux parties, et, par conséquent, diminuent la susceptibilité nerveuse. De plus, c'est une manière d'assujettir les mouvements à une espèce de système qui contre-balance avantageusement leur irrégularité. Les courses, le saut de la corde, les exercices plus compliqués de la gymnastique, tels qu'on les exécute dans les établissements spéciaux, sont ceux que l'on devra préférer. L'habitation d'un lieu bien aéré, et dans une situation élevée, est généralement très favorable.

DARTRES. (*Herpetes.*) Mal bien difficile à guérir, dit le savant Lorry, et qui offre souvent une grande résistance aux efforts du médecin qui entreprend de les traiter : elles n'offrent pas moins d'embarras et de difficultés à celui qui veut écrire leur histoire. En effet, la plupart des ulcérations cutanées indiquées sous des noms divers dans les écrits de *Celse*, d'*Alexandre* de *Tralles*, des auteurs arabes, ayant pu être rapportées (et l'ayant été réellement par plusieurs écrivains) aux diverses espèces du genre *herpes*, il devient fort difficile d'assigner des limites exactes à des maladies si voisines les unes des autres : « *Durum et difficile tractanti malum herpetes offerunt, nec facilius de eis disserenti, cùm ad varias herpetum species referri possint et reverà relata fuerint omnia ferè ulcerum cutaneorum nomina quæ apud Celsum, Trallianum, Arabes, descripta reperiuntur, limites morbis conterminis assignare operosum est.* » (*Tract. de morb. cutan.*)

Les médecins ayant étendu le mot *herpes* (que l'on a traduit en français par le mot *dartre*) à presque toutes les affections non fébriles de la peau, soit aiguës, soit chroniques, mais surtout à ces dernières, dans ce siècle même, le professeur Alibert avait cru pouvoir user de cette dénomination, généralement admise, pour désigner la plupart des maladies de la peau ; qu'il avait ensuite distinguées entre elles par des noms particuliers sur-ajoutés au terme générique : c'est ainsi qu'il avait admis, dans sa première classification, des DARTRES *érythémoïdes, phlycténoïdes, squammeuses*, etc., et qu'aujourd'hui encore le groupe des dermatoses *dartreuses* occupe une place importante dans la classification nouvelle. *Willan* et *Bateman*, voulant faire cesser la confusion qui régnait par suite de l'emploi d'une dénomination aussi vague et aussi générale, ayant d'ailleurs conservé, pour la plupart des maladies cutanées, les noms usités dans les anciens auteurs, ont singulièrement restreint la signification du mot *herpes*, et ne l'ont plus appliqué qu'à une affection vésiculeuse spéciale, dont la marche est le plus ordinairement assez régulière et assez courte ; en sorte que, dans leur classification, le genre *herpes* n'est plus synonyme de notre mot vulgaire *dartres*, lequel est tout à fait banni du langage scientifique.

Quoi qu'il en soit, comme nous nous adressons ici aux gens du monde, nous conserverons le mot *dartres*, en lui laissant son acception usuelle.

Entendu ainsi, nous pourrons lui appliquer quelques-unes des généralités placées en tête de notre MANUEL, car il deviendra presque synonyme du mot *maladies de la peau*. Sous ce nom banal, on a réuni une foule d'altérations diverses de couleur et de texture, de lésions fonctionnelles des téguments, dont quelques-unes même ne constituent point, à proprement parler, un état morbide. Parmi cette multitude d'affections, dont le seul caractère commun et générique est d'avoir le même siége, on trouve des maladies aiguës et chroniques, ou même qui participent à la fois de l'un et de l'autre caractère; des maladies contagieuses en petit nombre; beaucoup d'autres qui n'ont pas cette propriété redoutable; des maladies qui se rapprochent ou se séparent par leur forme, leur marche, leurs terminaisons, leur mode de traitement. Nous ne devons indiquer ici que les maladies cutanées spéciales, *dartres*, *teignes*, *gale*, etc., laissant de côté les affections générales aiguës connues sous le nom de *fièvres éruptives*; telles que la rougeole, la scarlatine, la variole, etc.

Nous désignerons donc plus particulièrement, sous le nom de *dartres*, des affections morbides qui altèrent la couleur, la texture, les fonctions des téguments, qui se présentent sous des formes variées (taches, plaques, vésicules, pustules, etc.), qui donnent souvent lieu à la production d'écailles, de croûtes, etc., s'accompagnent le plus communément de prurit, de douleur, de cuisson, ont généralement une assez longue durée, une grande tendance à s'étendre et à se reproduire, paraissent liées dans plusieurs cas à une sorte de *diathèse*, soit générale, soit locale (encore qu'elles permettent le plus souvent l'exercice libre et régulier de toutes les fonctions de nutrition et de relation), enfin réclament, pour la plupart, des moyens de traitement spéciaux, parmi lesquels les *topiques* tiennent un rang distingué.

Connues dès la plus haute antiquité, comme on en peut facilement juger par divers passages des livres sacrés, les *maladies de la peau* paraissent cependant avoir été moins communes chez les anciens que de nos jours, autant du moins qu'on peut le conjecturer d'après les écrits des princes de la médecine grecque. Un régime de vie généralement plus sobre, des règles hygiéniques plus sages dans la manière de vivre, rendraient peut-être raison de cette différence, si elle était suffisamment constatée.

Quoi qu'il en soit, *Hippocrate* a mentionné, dans divers points de ses ouvrages, plusieurs maladies cutanées, mais il les a trop succinctement décrites pour qu'on puisse sûrement appliquer les noms qu'il emploie à telle ou telle forme retracée sous des titres analogues ou différents par les auteurs qui l'ont suivie.

Arétée a brièvement indiqué aussi quelques affections de la peau; il a décrit avec beaucoup de détails l'*éléphantiasis*, connu aujourd'hui de beaucoup de médecins français sous le nom de *lèpre tuberculeuse*.

Celse a succinctement tracé les caractères d'un assez grand nombre de maladies de la peau; mais les noms sous lesquels il les désigne sont loin de correspondre toujours exactement à ceux dont se sont servis des auteurs plus récents pour désigner les mêmes affections.

Galien a étendu et développé les doctrines d'Hippocrate; mais il s'est moins attaché à décrire les formes des maladies qu'à rechercher leur étiologie humorale, et à exposer les ressources thérapeutiques que l'art possède pour les combattre.

Les maladies cutanées, devenant plus communes à mesure que les mœurs perdaient de leur austérité, furent aussi mieux connues, et décrites avec plus de détails par les auteurs qui écrivirent dans un âge plus avancé de l'empire romain, et surtout par ceux qui vécurent après la translation du siége de cet empire à Constantinople, où l'influence du climat, le relâchement des mœurs asiatiques, durent singulièrement favoriser la propagation de ces sortes de maladies. Ce n'est point ici le lieu de tracer la nomenclature de ces auteurs.

Les peuples occidentaux, les Germains et les Gaulois ne commencèrent guère à connaître et à étudier les maladies de la peau, qu'après les communications fréquentes qu'ils eurent avec les Sarrasins, chez lesquels elles étaient communes, surtout chez ceux qui, habitant les marais et les bords de la mer, se nourrissaient presque exclusivement de poissons. Tout le monde sait combien les guerres des croisades favorisèrent la propagation ce ces maladies chez les Européens, et en particulier chez les Français. C'est à cette époque que, d'après le témoignage de *Raymond*, on put compter en France plusieurs milliers de léproseries, et qu'un ordre spécial de chevalerie fut créé pour le soulagement et le traitement des lépreux.

Depuis lors, quelques espèces de *lèpres* sont devenues à la vérité plus rares, mais les maladies de la peau n'ont pas cessé de se propager et de s'étendre, surtout dans les classes de la société où le régime et les soins de propreté sont le plus négligés.

Nous ignorons complètement quelle est la cause formelle d'un grand nombre de maladies de la peau, et surtout de celles que le vulgaire connaît le plus généralement sous le nom de *dartres*. Les anciens croyaient, depuis Galien surtout, pouvoir les attribuer à des altérations et à des dégénérations humorales, à l'altération du sang, de la bile, de la lymphe ou pituite. Toutefois, et principalement dans les siècles postérieurs à Galien, ils pensaient que cette altération humorale était souvent locale et dépendante d'un vice de la partie elle-même où siégeait le mal, en sorte que celui-ci pouvait, dans beaucoup de cas, être attaqué exclusivement par des topiques. Lorry, dans le siècle dernier, crut pouvoir partager les maladies de la peau, sous ce rapport, en celles qui reconnaissent pour cause une altération cachée des humeurs, un vice interne, une disposition morbide particulière, soit de la constitution générale de l'économie, soit de quelques-uns des principaux viscères, et en celles qui sont purement *locales*, et qui ne dépendent que d'une affection de la peau elle-même. De nos jours, où l'on est très porté à n'admettre que ce qui tombe sous les sens, plusieurs médecins n'hésitent point à regarder les *dartres* comme une forme d'inflammation particulière de la

peau, et à les traiter d'après cette idée.

Quand on considère le développement spontané d'un très grand nombre de dartres, l'hérédité manifeste de quelques-unes, la résistance qu'elles opposent aux traitements les mieux dirigés, la facilité, et je dirais presque l'opiniâtreté avec laquelle elles se reproduisent, les effets fâcheux qui suivent parfois leur suppression, etc., etc., il paraît difficile de rejeter absolument cette opinion ancienne, qui a passé des médecins au vulgaire, sur l'existence d'un vice interne, disposition particulière qui produit et entretient, dans beaucoup de cas, les maladies de la peau. Ce point de doctrine a été traité peut-être avec trop de dédain par les célébrités dermatologues du jour.

Les causes *occasionnelles* de ces maladies ne sont pas toujours elles-mêmes faciles à découvrir : et si, dans quelques cas, il est aisé de se rendre compte, par exemple, de l'apparition d'un *érythème* (rougeur) ou d'une affection *papuleuse* (boutons secs), sous l'influence d'une cause irritante externe, combien plus souvent ne voit-on pas le *prurigo*, la *lèpre vulgaire*, l'*eczéma* (dartre vive) lui-même, survenir, sans qu'on puisse attribuer leur développement à aucune circonstance connue? Bien plus, il n'est pas rare de voir ces maladies se reproduire et s'étendre avec rapidité, au moment même où l'on se croyait sur le point d'obtenir une guérison complète, sans que rien n'ait été changé dans les habitudes du malade, sans qu'on ait discontinué l'usage des moyens de traitement qui paraissaient avoir réussi. Cependant certaines influences ont été regardées de tout temps comme propres à favoriser d'une manière spéciale le développement des maladies de la peau : nous allons les examiner successivement.

1° *Hérédité*. Le principe dartreux paraît, dans quelques cas, pouvoir se transmettre par voie de génération, ou mieux la modification constitutionnelle favorable à la production des maladies cutanées, se transmet quelquefois des parents aux enfants. Le professeur *Alibert* cite, dans son ouvrage, l'exemple d'une famille dont trois membres du sexe masculin étaient atteints de la dartre pustuleuse mentagre, et deux, du sexe féminin, de la pustuleuse disséminée.

2° *Contagion.* Quelques affections cutanées sont évidemment susceptibles de se transmettre par contagion. Ce fait est du moins hors de doute pour la *gale* et pour la *teigne* proprement dite; mais les dartres paraissent généralement peu ou point susceptibles de ce mode de communication, et, quoiqu'on ne puisse peut-être pas absolument le nier dans quelques circonstances, du moins l'observation journalière et plusieurs expériences directes tendent-elles à faire admettre que, s'il n'est point entièrement nul, toujours est-il extrêmement douteux. On voit tous les jours les communications les plus répétées et les plus intimes s'établir entre des individus dartreux et des individus sains, sans que ces derniers en éprouvent aucun préjudice. Le professeur Alibert et ses élèves ont, sans succès, tenté plusieurs fois l'application de l'humeur de quelques dartres sur diverses parties du corps, etc.

3° *Causes anatomiques et physiologiques.* C'est surtout dans l'organisation de la peau elle-même qu'il faut chercher le développement des dartres. Une peau fine, délicate, et qui se laisse facilement pénétrer par le sang, est celle que ces maladies atteignent le plus fréquemment. D'un autre côté, une peau terne, flétrie, huileuse, faisant mal ses fonctions, comme cela s'observe chez quelques sujets d'un tempérament bilieux, par exemple, dispose aux éruptions boutonneuses et autres, etc. Aussi voit-on souvent les affections cutanées se développer dans l'enfance chez les femmes, chez les sujets d'un tempérament lymphatico-sanguin, dont les cheveux sont blonds, la peau colorée, etc. Toutefois, aucune constitution n'est absolument à l'abri de ces maladies, et même, comme le remarque fort bien le professeur Alibert, certaines espèces de dartres paraissent appropriées à certains tempéraments: ainsi, les individus lymphatiques et lymphatico-sanguins sont principalement sujets à la dartre furfuracée et à la dartre squammeuse; les sujets sanguins et sanguins-lymphatiques sont assez souvent atteints de dartres crustacées flavescentes; les sujets bilieux et mélancoliques sont exposés aux dartres pustuleuses et squammeuses, etc.

Les révolutions qu'opèrent les *âges* ont aussi une influence très marquée sur la production des maladies de la peau. Certaines affections des téguments de la tête et de la face sont à peu près exclusives à l'enfance. Certaines pustules se montrent souvent au front à l'époque de la puberté; cette époque elle-même amène quelquefois la guérison des maladies de la peau rebelles jusque-là aux secours de l'art. L'âge mûr, et surtout l'époque critique chez les femmes, voient souvent se développer des maladies cutanées opiniâtres, et qui persistent dans un âge plus avancé. Les vieillards, chez lesquels les fonctions de la peau s'exécutent en général avec assez de difficulté, sont assez sujets aux maladies chroniques des téguments, à la dartre squammeuse, au prurigo, etc.

4° *Causes hygiéniques.* Les climats chauds favorisent singulièrement la production des maladies de la peau, et nous avons déjà dit que c'était principalement à la suite des relations des habitants des pays tempérés avec ceux des contrées plus chaudes, et surtout des voyages des premiers dans l'Orient et le Midi, que les maladies de la peau s'étaient rapidement propagées chez eux. Lorry va jusqu'à regarder, comme principaux foyers de ces maladies, les Africains et les Arabes qui habitent les bords de la mer, les lieux marécageux, et qui, de plus, se nourrissent de poissons. Les *saisons* ont encore une influence très marquée sur les maladies cutanées, et il est d'observation vulgaire que c'est surtout dans le printemps et l'été que se développent et que renaissent ces maladies. M. Alibert cite, dans son ouvrage, une jeune fille âgée de treize ans, qui voyait revenir régulièrement chaque année, dans les premiers jours du mois de mars et de septembre, une dartre furfuracée à laquelle elle était sujette.

Le défaut de propreté est une des causes les plus communes de la production des dartres. Willan n'hésite pas à attribuer à la malpropreté et au défaut de bains publics la fréquence des maladies cutanées qui attaquent les classes inférieures du peuple de Londres. Malgré le nombre immense de bains gratuits qui se délivrent à Paris, à l'hôpital Saint-Louis, la même cause y produit des effets analogues. On sait combien ces maladies sont communes dans les prisons, chez les mendiants, les galériens, etc.

Les applications irritantes sur la peau, lorsqu'elles sont répétées et continuées, déterminent souvent des inflammations chroniques et des dartres ; on peut surtout vérifier ce fait dans les professions où certaines parties du corps sont spécialement exposées à ces influences malfaisantes, comme chez les épiciers, les boulangers, etc.

Dès la plus haute antiquité, on a signalé l'influence toute-puissante du régime alimentaire sur la production des maladies de la peau. Ne voit-on pas tous les jours certains poissons, certains coquillages, déterminer presque subitement des exanthèmes, et en particulier l'*urticaire ?* Ne sait-on pas aussi combien les liqueurs spiritueuses favorisent la production de la *couperose*, de la *mentagre*, etc.? Presque tous les auteurs se sont accordés à regarder comme une cause très active de maladies de la peau, l'usage des substances âcres, salées, fumées, des poissons échauffants, des liqueurs fermentées, etc. M. Alibert rappelle qu'à Paris, lors de la disette amenée par les tempêtes révolutionnaires, le peuple ayant été réduit à faire usage de viandes gâtées, de pain mal préparé, d'aliments insalubres, on vit régner les maladies de la peau avec beaucoup d'intensité. On voit constamment les dartreux éprouver un accroissement dans l'intensité de leur mal, lorsqu'ils se livrent à quelque excès de table, ou lorsqu'ils font usage de quelque nourriture malsaine, de quelque boisson échauffante, etc.

Le libre entretien des fonctions de la peau est un des plus sûrs préservatifs contre l'invasion des maladies cutanées, de même que le trouble de ces fonctions, soit spontané, soit provoqué, est une des causes déterminantes les plus efficaces. Nous avons déjà parlé de l'influence fâcheuse de la malpropreté et des applications irritantes ; l'exposition à une chaleur vive, la suppression de la transpiration cutanée, ont souvent provoqué le développement des maladies de la peau. En général, chez les sujets dar-treux, cette dernière fonction est fort affaiblie ou annulée, et M. Alibert a constaté que, chez ces individus, l'abondance de la transpiration pulmonaire suppléait en quelque sorte au défaut de cette exhalation. Les individus dont les cheveux sont roux, dont la respiration est odorante, sont fort sujets aux maladies de la peau. On a vu souvent la suppression brusque de la transpiration habituelle d'une partie du corps, comme celle des pieds, par exemple, être suivie du développement de dartres aux oreilles ou en d'autres lieux. C'est d'une manière analogue que la suppression de certains flux muqueux peut déterminer l'apparition de divers exanthèmes à la surface du corps, et *vice versâ :* tout le monde connaît l'étroite sympathie qui lie entre eux les téguments internes et externes. L'écoulement menstruel, le flux hémorrhoïdal supprimés, peuvent aussi donner lieu à la production des dartres. On lit, dans l'ouvrage de M. Alibert, l'observation d'une jeune fille, âgée de 24 ans, qui fut atteinte d'une dartre furfuracée générale, par suite de la suppression des règles opérée par une vive frayeur : au bout de huit mois, les fonctions de l'utérus se rétablirent, et la maladie de la peau disparut sans retour. Les excès vénériens, la masturbation surtout, ont une influence assez marquée sur le développement de certaines affections pustuleuses. On voit, par contre, chez quelques sujets, la continence favoriser le développement de pustules d'*achne,* que le vulgaire désigne, en pareil cas, sous le nom de boutons de sagesse.

Certaines professions prédisposent singulièrement aux maladies de la peau, et d'abord, l'on conçoit que toutes celles dans lesquelles cet organe est maintenu dans un état de malpropreté ou exposé à des causes irritantes, sont une occasion fréquente de dartres. Le *prurigo* s'observe très fréquemment chez les mendiants ; une sorte d'affection papuleuse des mains est très fréquente chez les épiciers, parmi lesquels elle est désignée en Angleterre sous le nom de *gale des épiciers ;* les boulangers ont assez souvent la face dorsale des mains envahie par une affection analogue. D'autres professions, au contraire, assez malsaines d'ailleurs sous d'autres rapports, exposent le corps à des émanations qui paraissent peu favorables au développement des dartres. C'est ainsi que les vidangeurs, les mineurs, en sont rarement atteints. Les professions sédentaires, celles dans lesquelles on se livre aux travaux de cabinet, en même temps qu'on use d'un régime échauffant, exposent à diverses affections cutanées, et particulièrement aux dartres pustuleuses et squammeuses, aux affections prurigineuses du siége, des parties génitales, etc.

Les passions tristes de l'âme ont une influence très marquée sur la production des dartres. M. Alibert cite dans son ouvrage plusieurs exemples qui mettent cette influence hors de doute : une femme fut subitement atteinte d'une affection dartreuse générale, par suite du violent chagrin que lui causa la mort d'un enfant qu'elle nourrissait. Un domestique vit soudainement son corps se couvrir d'une dartre furfuracée, par l'effet de l'impression vive qu'il éprouva en voyant traîner son maître au supplice lors des exécutions révolutionnaires de 93. Nous avons observé, à l'hôpital Saint-Louis, un vieillard qui fut subitement affecté d'une maladie du même genre, par suite du saisissement que lui causa la mort subite et imprévue de sa femme. Rien de plus commun que d'observer des individus qui rapportent l'origine des maladies de la peau dont ils sont atteints, aux émotions morales qu'ils ont ressenties, aux *révolutions* (suivant l'expression favorite du vulgaire) qu'ils ont éprouvées, soit que ces émotions tiennent à des chagrins concentrés et de longue durée, qui ont pu amener dans toutes les fonctions, et notamment dans la nutrition, des changements profonds, soit que des impressions subites et violentes aient momentanément bouleversé tout le système nerveux de l'organisme.

5° *Causes pathologiques.* Les scrofules (humeurs froides) et la syphilis sont une source fréquente de maladies de la peau. La dartre rongeante paraît spécialement devoir être attribuée à la première ; la seconde donne lieu à des formes très diverses de maladies cutanées. En outre, l'altération constitutionnelle produite

par le vice scrofuleux et par le virus syphilitique, même après que ces vices ont été suffisamment combattus par les moyens appropriés, dispose singulièrement certains sujets aux maladies de la peau, et ce serait une grande erreur, par exemple, de croire, avec certains praticiens routiniers, que toutes les affections dartreuses qui se montrent chez les sujets qui ont été entachés du virus vénérien réclament l'usage des préparations mercurielles. La goutte, le rhumatisme, ont paru quelquefois favoriser le développement de certaines affections cutanées, ou alterner avec elles. La cachexie scorbutique amène des altérations bien connues dans la couleur et la texture de la peau. Les maladies cutanées elles-mêmes se provoquent mutuellement pour ainsi dire, et quoiqu'il soit très commun d'observer des individus qui ne sont affectés que d'une seule espèce de dartre, il n'est pas très rare de voir, chez quelques autres, diverses maladies de la peau se succéder ou se manifester à la fois. Mais une remarque pratique à laquelle nos prédécesseurs attachaient une haute importance, et que nous ne devons pas négliger ici, malgré l'oubli profond dans lequel elle paraît tombée, c'est la liaison intime qui existe, dans beaucoup de cas, entre les organes internes et les affections des téguments, et le danger que l'on court à supprimer trop brusquement, ou même parfois à guérir méthodiquement, chez certains individus, les maladies cutanées auxquelles ils sont sujets.

Les maladies de la peau donnent lieu à des phénomènes qui varient trop dans les diverses espèces (quoique quelques auteurs aient cru pouvoir tous les rattacher aux nuances d'un travail inflammatoire primordial), pour qu'on puisse en tracer un tableau général satisfaisant.

Nous nous bornerons à dire ici que tantôt l'épiderme se résout en écailles furfuracées légères, que d'autres fois des rougeurs plus ou moins étendues colorent les téguments ; que souvent de petites saillies en hérissent la surface ; que, dans quelques cas, ces saillies sont vésiculeuses, que dans d'autres elles sont pustuleuses, c'est-à-dire, composées d'une base rouge et d'une vésicule purulente ; que, le plus souvent, l'humeur fournie par les vésicules et les pustules se concrète en *squammes* ou en *croûtes* plus ou moins épaisses, que quelquefois même des *ulcérations* plus ou moins étendues sillonnent les téguments, etc. Ordinairement un prurit plus ou moins marqué, ou même un sentiment de brûlure ou de cuisson accompagne ces affections; dans plusieurs, pourtant, la peau n'est le siége d'aucune sensation incommode. La transpiration cutanée est supprimée dans les lieux malades, soit qu'elle soit remplacée par l'exhalation morbide qui s'opère en ce point, soit que la peau reste tout à fait sèche. Dans beaucoup de cas, toutes les fonctions de l'économie continuent à s'exercer librement, si ce n'est lorsque la maladie cutanée est intense, invétérée, rebelle, etc., et alors elle peut amener à sa suite le marasme, le dépérissement, le dérangement des digestions, etc.

A quelques exceptions près, la marche des maladies cutanées est généralement lente: assez souvent on observe, dans le cours de ces maladies, des exacerbations plus ou moins vives, que le vulgaire connaît sous le nom de *crises dartreuses*, et qu'il n'est pas toujours facile de rapporter à des causes évidentes. Ces affections ont en général une tendance manifeste à s'étendre, à ramper d'une partie à une autre, pour ainsi dire, et c'est probablement de là qu'est venu le nom d'*herpes* des Grecs, *serpigo* des Latins. Il n'est pas très rare de les voir se terminer par *métastase* (changement et transport du mal ailleurs), soit que leur suppression entraîne l'affection d'un autre organe que la peau, soit que cette affection elle-même préexistant, devienne assez intense pour amener la disparition de la maladie cutanée, soit enfin que, dans quelques cas, il faille admettre le transport de cette espèce de principe morbide que nos prédécesseurs n'hésitaient pas à désigner, à tort ou à raison, sous le nom de principe dartreux. La plupart des maladies aiguës et chroniques peuvent s'observer à la suite de la disparition des dartres, qu'elles soient ou non dépendantes de cette suppression, ce qui n'est pas toujours aussi facile à établir dans la pratique qu'on pourrait le croire au premier abord. Toutefois, est-il vrai de dire que des exemples d'*alié-*

nation mentale, d'*épilepsie*, d'inflammations internes et de lésions organiques diverses, survenues plus ou moins promptement après la cessation brusque de diverses maladies cutanées, doivent rendre le médecin très prudent dans le traitement de ces maladies, lorsqu'elles paraissent constitutionnelles, c'est-à-dire, dépendant d'une modification générale et bien caractérisée, soit de tel ou tel viscère en particulier, soit de l'économie tout entière, que cette modification elle-même soit originelle ou accidentelle?

Il est bien rare que les maladies cutanées se terminent d'une manière funeste; cette fâcheuse terminaison ne s'observe guère que dans les cas de complication. Au contraire, il est très commun de les voir résister aux traitements les mieux entendus.

Dans ce traitement, le régime occupe une place importante.

L'abstinence des épices, des substances âcres, des boissons stimulantes, l'usage habituel d'une nourriture douce et choisie, ont été conseillés de tout temps aux individus sujets aux maladies de la peau. Le laitage, hors le cas de diathèse scrofuleuse, les viandes blanches, les légumes frais, les fruits, les boissons amères, l'abstinence des liqueurs fermentées et des boissons stimulantes, telles doivent être en général les principales bases du régime alimentaire. Un exercice modéré, les soins de propreté, l'entretien de la liberté des fonctions de la peau, un air pur et tempéré, ne sont pas moins nécessaires.

M. Alibert parle d'un commerçant espagnol qui était atteint d'une dartre furfuracée toutes les fois que ses affaires l'appelaient en France. Il cite aussi l'exemple d'une jeune fille que la misère avait réduite à mendier, et qui, inutilement traitée pendant longtemps d'une dartre squammeuse des extrémités inférieures, guérit ensuite promptement et spontanément par le fait seul du séjour qu'elle fit dans une maison aisée où elle put user d'un régime alimentaire sain. Il ne faut pas manquer de noter, à cette occasion, que les soins de propreté, le régime de vie réglé, le changement d'habitudes que subissent les gens du peuple que l'on admet dans les hôpitaux, suffisent quelquefois seuls pour dissiper les maladies cutanées qui avaient motivé leur admission ; et que, si l'on ne tient pas suffisamment compte de cette influence favorable, on peut s'en laisser imposer sur la prétendue efficacité de remèdes qui n'ont eu en effet que peu ou point de part à la guérison.

Les anciens croyaient nécessaire de faire subir à l'économie tout entière diverses préparations, avant d'en venir à attaquer l'affection de la peau elle-même. Quoique quelques auteurs grecs, latins et arabes, aient beaucoup moins insisté sur ce point que Galien, et se soient complu à énumérer en foule les remèdes externes, et à varier de mille manières la composition des topiques dont ils faisaient usage, cependant aucun d'eux ne négligeait entièrement ce traitement préparateur. On voit, notamment *Archigènes* (cité par *Aétius*), parmi les auteurs grecs, et *Avicenne*, parmi les Arabes, recommander, en général, de commencer le traitement par la saignée, les bains, une diète émolliente, les purgatifs, etc. Hippocrate avait déjà depuis longtemps conseillé, dans la même vue, les boissons délayantes, puis l'hellébore, le *peplium*, etc.

Dans le siècle dernier, on insistait beaucoup, dans le traitement des maladies en général, et en particulier dans celui des maladies de la peau, sur ces moyens préparateurs ; il était rare qu'on attaquât une affection chronique par quelque méthode thérapeutique spéciale, avant que le malade eût été saigné, baigné, purgé, en un mot, convenablement et méthodiquement préparé. Feu *Delpech*, de Montpellier, dans un mémoire sur la gale, qu'il a adressé à l'Académie de médecine, a fait mention de quelques individus atteints de cette affection et guéris par lui en quelques jours, après avoir été soustraits aux soins peu éclairés d'un médecin *de la vieille école*, qui, depuis plusieurs mois, les *préparait* par des bouillons altérants, des boissons dépuratives, des laxatifs, etc.

De nos jours, on est généralement tombé dans l'excès contraire. Des praticiens du plus haut rang n'hésitent pas à attaquer directement et de prime abord, par des substances caustiques ou autres, les affections cutanées les plus invétérées, sans même avoir recours à aucun médicament interne dans tout le cours du traitement.

Évidemment, il y a là deux écueils à éviter ; et, s'il est ridicule de suivre dans tous les cas et d'observer indistinctement, et chez tous les sujets, les préceptes thérapeutiques que les anciens appliquaient peut-être avec plus de discernement que nous ne le pensons, il n'est pas non plus très rationnel, ni peut-être sans inconvénient, de négliger toute méthode préparatoire, et surtout tout traitement général, dans des maladies qui se lient souvent à un état constitutionnel particulier, et dont la guérison, ou mieux la disparition prompte, n'est pas toujours aussi exempte de dangers que quelques médecins *de la nouvelle école* affectent de le croire.

Il serait superflu et déplacé ici d'énumérer avec détail les nombreux médicaments qui ont été employés dans les maladies de la peau aux diverses époques de la science : nous nous bornerons à indiquer quelques-unes des substances les plus connues et les plus usitées.

1° Parmi les végétaux, on trouve les plantes regardées comme *dépuratives* et propres à corriger la disposition morbide des humeurs : la chicorée, la scabieuse, la pensée sauvage, la saponaire, la fumeterre, la bardane, la douce-amère, les sucs d'herbes, le trèfle d'eau, la laitue, le cresson, le pissenlit, etc. ; les substances *amères*, la patience, la gentiane, etc. ; les *sudorifiques*, la salseparreille, le gaïac, le daphne-mezereon, etc. ; des substances *purgatives*, quelques substances *vénéneuses*, quelques substances *âcres*, dont le médecin seul peut diriger l'emploi.

2° Parmi les minéraux, se place en première ligne le soufre, connu et employé dès la plus haute antiquité, et qui justifie encore tous les jours son antique réputation ; les eaux minérales sulfureuses, alcalines, ferrugineuses, salées, etc., dont l'usage externe remonte aux temps les plus anciens, mais dont l'usage à l'intérieur est beaucoup plus récent. Les eaux sulfureuses de Barèges, d'Enghien, s'emploient assez souvent, soit pures, soit coupées avec d'autres boissons. Le mercure doux a été beaucoup vanté comme altérant et comme laxatif.

Parmi les remèdes externes le plus anciennement et le plus généralement employés dans le traitement des maladies cutanées, il faut sans doute placer au premier rang les *bains*.

On peut voir, dans les écrits de Celse et de Galien, combien les bains simples et composés, liquides et de vapeurs, étaient fréquemment employés par les anciens, et comme moyens hygiéniques, et comme moyens thérapeutiques. Cette seule observation pourrait servir à faire comprendre pourquoi les maladies de la peau ont pu être moins communes à cette époque que dans des temps plus rapprochés de nous.

Les bains minéraux naturels ont aussi été employés dès la plus haute antiquité; et, sans parler ici des eaux sulfureuses de la Judée, dans lesquelles se plongeaient souvent les Hébreux malades, comme on peut le voir dans les livres sacrés, on lit, dans l'histoire de la Grèce, que certaines contrées du continent et de l'Archipel avaient tiré leur nom des eaux naturelles qu'elles recélaient, et dans lesquelles les lépreux venaient chercher leur guérison.

Les bains de mer étaient aussi fréquemment mis en usage. *Aëtius d'Amide* consacre un chapitre particulier à l'étude des bains d'eaux minérales, dont il indique l'emploi dans divers cas, suivant qu'ils recèlent des principes salins, nitreux, sulfureux, bitumineux, ferrugineux, etc. Celse paraît être le premier qui ait conseillé de composer artificiellement les bains d'eaux minérales, en ajoutant à l'eau du sel alcali fixe; telle est du moins l'interprétation donnée par Lorry au passage de cet auteur qui a trait à cette médication. Fréquemment depuis, les auteurs grecs et arabes conseillèrent d'appliquer sur la peau malade des substances salines et métalliques, avant de plonger le sujet dans le bain; mais ce n'est que dans ces derniers temps, où la chimie a si rapidement marché vers sa perfection, qu'on pu imiter avec quelque exactitude la composition des eaux minérales naturelles.

Paris possède aujourd'hui trois établissements où ce genre de médication ne laisse rien à désirer, *Tivoli* et les *Néo-Thermes*, pour les riches, l'*hôpital Saint-Louis*, pour les pauvres. C'est là que, dans des salles, des baignoires, des appareils fumigatoires perfectionnés par le savant chimiste *Darcet*, l'eau en vapeur est appliquée à tout le corps, ou à une partie seulement, sous la forme de douches, le soufre en vapeur et réduit à l'état d'acide sulfureux est mis en contact avec la peau, des bains sulfureux, alcalins, salins, gélatineux, artificiels, sont administrés, etc. Nous reviendrons sur l'emploi de ces moyens en traitant des maladies de la peau en particulier.

Nous n'avons pas dû nommer ici la foule de remèdes conseillés dans ces maladies. L'application des agents souvent très énergiques, conseillés par divers auteurs, requiert tout le tact et l'attention d'un médecin expérimenté. Ici, comme dans beaucoup d'autres cas, le remède le plus efficace peut devenir un poison dans les mains de l'ignorance; le poison lui-même peut devenir un remède salutaire, quand il est administré convenablement par un praticien habile.

C'est ce que paraissent ignorer complétement ces charlatans dont la capitale abonde, ainsi que cette masse de dupes qui se laissent prendre à leurs annonces mensongères. Il n'est point de *spécifique* contre les dartres : leurs diverses espèces, leurs divers états, le tempérament, la constitution diverse de chaque individu, apportent dans le traitement une foule de modifications qui ne peuvent être appréciées que par les lumières de l'art et de l'expérience. Les prétendus *dépuratifs*, *antidartreux*, remèdes et recettes de toute sorte, que les journaux annoncent, à tant la ligne, ne sont le plus souvent que des amers ou des purgatifs bien connus, qui sont rarement utiles, et, dans beaucoup de cas, nuisibles.

On peut dire la même chose des *pommades*, *onguents*, *emplâtres*, vantés par le charlatanisme et accueillis par l'ignorance : ou ce sont des substances inertes, et alors elles sont sans vertu aucune, ou bien ce sont des substances actives, et alors elles peuvent devenir nuisibles, si elles ne sont pas appliquées avec discernement.

Mais il est bien plus commode d'acheter un pot d'onguent ou une bouteille de sirop, que de réformer ses habitudes, régler son régime, observer ponctuellement les conseils souvent minutieux d'un médecin prudent., Laissons donc la foule aller de préférence au mensonge qui lui plaît et fuir la vérité qui la blesse : nous nous estimerons encore heureux si le petit nombre de préceptes généraux indiqués dans le cours de cet article peut être utile à quelques personnes sensées.

DÉCHIRURE. Les lésions produites par des corps inégaux et raboteux, qui déchirent les parties au lieu de les couper nettement, sont ordinairement plus difficiles à guérir que les autres. (Voy. les mots Contusion et Plaie.) A la suite d'un premier accouchement, on voit quelquefois des déchirures du périnée (partie qui sépare l'anus des parties génitales), qui nécessitent le séjour au lit pendant un temps plus ou moins prolongé. Nous avons indiqué, au mot Accouchement, ce qu'il y avait à faire pour les prévenir.

DÉCOCTION BLANCHE. On appelle ainsi une préparation pharmaceutique dont la réputation est ancienne, et dont nous allons donner la formule :

Corne de cerf calcinée et porphyrisée . . . 8 part, ou gramm.
Mie de pain . 24 —
Sucre. . . . 32 —
Pilez le tout dans un mortier de marbre et faites bouillir pendant dix minutes dans eau . . 1,000 —
Passez la décoction bouillante avec expression à travers une étamine peu serrée.
Ajoutez ensuite eau de fleurs d'oranger . . 16 —
Ou eau de cannelle . . . . . 8 —

Cette décoction se boit par verre.

On doit avoir la précaution d'agiter fortement la décoction au moment d'en faire usage, parce que par le repos elle laisse déposer la corne de cerf qui est insoluble, et qu'on suspend dans le liquide par l'agitation.

Ce médicament s'administre contre la diarrhée, la dyssenterie ; il est à la fois adoucissant et légèrement nutritif. On recommande également la décoction blanche dans les cas d'épuisement, et pour préluder à une alimentation plus substantielle.

DÉFAILLANCE. (Voy. Syncope.)

DÉGOUT. Ce n'est le plus souvent qu'un symptôme qui a sa source dans quelque disposition particulière de l'estomac. Dans l'immense majorité des cas, la répugnance, que la nature suscite pour les aliments, doit être respectée, et non pas, comme on le fait le plus souvent, combattue par des excitants propres à rappeler un appétit factice. (Voy. les mots Bile, Embarras de l'estomac, Maladies de l'estomac, Grossesse, etc.)

DÉLIRE. Le délire, qui est l'antipode de la rectitude dans l'exercice des sens et de l'esprit, est plus facile à reconnaître qu'à bien définir. M. Esquirol en a donné ce résumé psychologique : « Un homme est dans le délire, dit-il, lorsque ses sensations ne sont point en rapport avec les objets extérieurs, lorsque ses idées ne sont point en rapport avec ses sensations, lorsque ses jugements et ses déterminations ne sont point en rapport avec ses idées, lorsque ses idées, ses jugements, ses déterminations, sont indépendants de sa volonté. » Si nous analysons cet état, nous verrons qu'il se compose, ensemble ou séparément, d'erreurs des sens ou d'hallucinations, et de désordres dans les facultés intellectuelles ou les sentiments. Mais où est la limite précise des fonctions sensoriales et mentales régulières ou du moins habituelles pour chaque individu, et des sensations illusoires, des erreurs de jugement, des aberrations de sentiment qui caractérisent le délire ? Cette distinction rigoureuse est un écueil fréquent pour l'esprit humain. (Voy. Folie.) Cependant, comme il est pour chaque homme une manière d'être, normale ou ordinaire, toutes les fois que, par ses discours, ses mouvements, ses actions aussi, il s'en éloigne trop, on reconnaît qu'il est dans le délire. Le langage qu'il tient, les gestes qu'il exécute, souvent sa complète distraction de tout ce qui l'entoure, non-seulement choquent de prime abord le sens commun, mais sont si difficiles à concilier avec des motifs rationnels imaginables, qu'ils dénotent dans le moral une perturbation, cachet essentiel du délire. Cet état peut être aigu ou chronique : nous ne nous occuperons que du premier; l'autre rentre dans la folie, dont il constitue l'essence. Du reste, la modification organique ou cérébrale à laquelle ils correspondent l'un et l'autre, est fort analogue, si elle n'est semblable dans les deux cas; mais les circonstances antécédentes et les signes concomitants qui font présager une différente durée, les séparent en deux espèces bien distinctes. Les causes déterminantes du délire aigu sont presque toujours physiques, promptes et appréciables. Les mouvements fébriles démesurés ou de nature pernicieuse en sont la cause la plus fréquente; que le cerveau s'affecte primitivement ou consécutivement à quelque autre organe qui réagit sur lui, c'est toujours sa souffrance que le délire manifeste. Les causes du délire qui n'est qu'un symptôme, sont d'ailleurs aussi variées que celles des maladies qu'il vient compliquer, car il n'est essentiel que dans l'encéphalite et la frénésie, populairement appelées fièvres cérébrales. Cependant, quelquefois une émotion forte peut déterminer un délire passager, non fébrile, que sa courte durée distingue de la folie. On ne confondra pas non plus avec elle le délire, avec ou sans fièvre, que provoquent parfois de violentes douleurs, notamment sur les personnes très nerveuses. C'est ainsi qu'on l'a vu déterminé par des maux de dents, des coliques, etc.; dans les derniers instants de l'accouchement, il n'est pas rare d'observer une sorte de rêvasserie délirante. Enfin, le trait le plus généralement distinctif du délire aigu et du délire chronique, c'est que le premier ne s'offre que comme un symptôme accidentel de maladies variées presque toujours fébrile et accompagnées de beaucoup

d'autres désordres, tandis que le second caractérise et constitue à lui seul la maladie dite mentale, à cause de l'état sain que présentent communément les fonctions du corps. Il est aisé de pressentir la différence qui existe dans le présage de durée de ces deux espèces de délire. On doit s'attendre à voir le délire aigu cesser avec la maladie qui l'a précédé et lui a donné naissance, tandis que celui de la folie n'a point de terme prévisible, qui se base sur les désordres physiques coexistants; la présomption de sa fin reste vague, ou ne se fonde que sur l'expérience générale qu'on a des aliénés. Enfin, l'ivresse et un grand nombre d'autres empoisonnements qui sont accompagnés de délire aigu, se distinguent encore bien mieux de la folie par l'évidence de leur cause, la promptitude et la courte durée des effets. Cependant, le délire avec tremblement des ivrognes pourrait, en se prolongeant, en imposer pour la folie qui lui succède parfois, si l'on ne connaissait sa cause spéciale.

Nous n'essaierons pas de décrire le délire aigu, qui peut être bruyant, taciturne, gai, triste, paisible, furieux : nous serions entraînés trop loin par le tableau de ses prodigieuses nuances. L'excitation cérébrale des délirants a bien des fois étonné les médecins et les gens du monde par les phénomènes d'intelligence qu'elle produisait. Faisons remarquer, en effet, que l'homme, dans le délire d'une fièvre violente, et l'homme qui compose avec passion et bonheur, ne sont pas sans quelques analogies dans leurs dispositions cérébrales. Chez l'un et l'autre, en effet, le sang se précipite avec force vers la tête, qui s'échauffe et s'anime; les sens sont plus aigus, l'attention plus forte, la conception plus vive, la mémoire plus heureuse, l'imagination plus féconde. Tous les deux ont une espèce de transport cérébral; mais le gouvernail manque au sujet délirant pour diriger l'essor insolite et parfois prodigieux de son intelligence; l'autre conserve le jugement pour régulariser ses belles inspirations. D'autres fois, le délire s'accompagne d'un grand affaissement, d'une sorte de stupeur des facultés intellectuelles, et il ne se trahit pas moins par des attitudes bizarres, et des mouvements inaccoutumés, que par des propos incohérents.

De tout temps on a basé des pronostics sur le délire, qui est d'ordinaire un signe inquiétant. Il indique un très haut degré dans les maladies aiguës, et une fatale terminaison rapprochée dans les affections chroniques. Il est moins grave chez les sujets très sensibles, mobiles et irritables; de même, quand il est provoqué par des douleurs nerveuses qui ne doivent avoir elles-mêmes ni gravité ni durée. Le délire gai ou paisible est de meilleur augure que celui qui est triste ou furieux. Ce dernier, qui cesse subitement, sans amélioration des autres symptômes, doit faire craindre une mort prochaine. Accompagné de tremblement, de mouvements convulsifs, le délire est très redoutable; le danger est plus grand si, dans cet état, le sujet paraît dormir les yeux ouverts; la mort est presque certaine, si on ne peut le rappeler de cet assoupissement. Le délire prompt, et bientôt suivi d'une hémorrhagie nasale, est souvent terminé par cette crise. Il est toujours très bon que l'attention des malades puisse être facilement fixée et détournée des idées délirantes, ou que le sommeil rappelle la rectitude des sens et de l'esprit. Le délire cesse quelquefois subitement par une espèce de déplacement de la douleur de la tête dans quelque autre partie plus ou moins éloignée. Les urines colorées, sédimenteuses, jointes à l'amendement d'autres symptômes, annoncent souvent la fin du délire.

Reconnaître, comme nous l'avons fait, que le délire n'est qu'un symptôme, c'est annoncer implicitement que son traitement ne peut être séparé de celui des maladies dans lesquelles on l'observe, ou, en d'autres termes, qu'il n'admet pas de méthode curative entièrement spéciale. Mais il est au moins des précautions qui conviennent dans tous les cas, et celles-là nous devons les exposer. Lorsque, dans les maladies, le mal de tête se déclare ou augmente, qu'en même temps le visage rougit, que le malade accuse des tintements, des bourdonnements dans les oreilles, qu'il se plaint du moindre bruit, de la vivacité de la lumière, de l'insomnie, d'un commencement d'exaltation et de désordre dans ses idées, il faut craindre le délire. Dès ce moment, éloigner scrupuleusement de lui tout ce qui pourrait impressionner vivement ses sens, sa sensibilité ou son intelligence; point de bruit, de lumière vive, d'odeurs fortes, point de nouvelles émouvantes, point d'affaires, repos des sens, du cœur et de l'esprit avant tout. En même temps, élevez-lui la tête légèrement couverte ou nue; entretenez la chaleur aux pieds, faites prendre un lavement si le ventre n'est pas libre. Le délire ayant éclaté nonobstant ces précautions, il faut les continuer avec encore plus de soin; mais, en outre, ne plus perdre de vue un seul instant le malade, qui pourrait se porter à des actes extravagants à l'égard de lui-même ou des autres. Si l'on est obligé de le contenir, que ce soit avec le plus de ménagement et de douceur possible. On pourra, dès le début, essayer, par des discours calmes, bienveillants et concis, de rectifier ses idées fausses; mais il ne faut pas insister sans succès; la controverse, la discussion ne feraient qu'ajouter au délire. Alors on surveille, on écoute, on agit à propos, parlant très peu ou sans mot dire. Les ménagements de la sensibilité et du moral auront besoin d'être continués dans les premiers temps de la cessation du délire. Il ne faut pas oublier que le cerveau se relève d'une épreuve redoutable qui pouvait amener la mort, ou se continuer sous le nom de *folie*. (*Voy.* ce dernier mot).

DÉLIVRANCE. C'est cette partie de l'accouchement où la femme se débarrasse du *placenta*, vulgairement appelé *le délivre*. La délivrance est naturelle ou artificielle, selon que cette masse est expulsée par les seuls efforts de la nature, ou extraite par la main de l'accoucheur.

Le mécanisme de la délivrance naturelle comprend deux temps: 1° le décollement du placenta; 2° sa sortie. Le décollement est l'effet des contractions utérines, car la matrice ne peut se resserrer ou revenir sur elle-même sans diminuer de capacité. Le placenta, conservant la même étendue, cesse de correspondre, comme pendant la grossesse, aux différents points de son insertion; de là, sa séparation partielle ou totale,

Tantôt elle s'opère par le centre, et le sang fluide ou en caillots s'accumule derrière la face spongieuse de l'organe comme dans une sorte de cul-de-lampe; tantôt c'est par un de ses bords, et il se roule en forme de cylindre ou de cornet doublé. Le sang n'étant point retenu, s'écoule à l'extérieur à mesure qu'il est versé dans la matrice, et cesse ordinairement de fluer après la sortie du délivre.

Une fois décollé, le placenta pèse sur le col, s'engage dans l'orifice qu'il fatigue; l'utérus, irrité par sa présence, se resserre de plus en plus et le force à passer dans le vagin. Là il fait naître un sentiment de gêne, de ténesme, qui sollicite encore des contractions, et met en jeu les efforts musculaires qui achèvent son expulsion au dehors.

La longueur du temps qui s'écoule entre l'accouchement et la délivrance varie beaucoup. Quelquefois elle a lieu presque aussitôt la sortie de l'enfant, d'autres fois après un quart d'heure ou plusieurs heures. En général, plus la femme est vigoureuse, plus aussi les contractions sont fortes; moins il y avait de l'eau dans l'amnios, plus leur issue aura précédé la naissance de l'enfant, plus l'instant de la délivrance sera rapproché. Il en sera au contraire d'autant plus éloigné que la femme sera faible, que la quantité d'eau amniotique sera plus considérable, et que l'enfant, pour venir au monde, aura éprouvé moins d'obstacle de la part du bassin et des parties molles.

Presque toujours la délivrance peut être abandonnée aux seuls efforts de la nature; cependant, il est incontestable qu'elle s'opère avec plus de facilité lorsqu'elle est aidée à propos. Et d'abord, on la favorise en laissant dégorger le sang renfermé dans les cellules du placenta, pour le rendre dur et volumineux. On se gardera donc, après l'expulsion de l'enfant, de lier la portion du cordon ombilical qui tient à la mère. Si cette ligature est pratiquée, on l'ôtera sur-le-champ, parce qu'elle est complètement inutile. On reconnaît ensuite que le placenta est détaché et que l'utérus tend à le rejeter, à la formation d'une tumeur dure, plus ou moins globuleuse, que l'on sent à travers les parois du bas-

ventre, et qui peut être comparée au volume de la tête d'un fœtus à terme. Ce signe existant, et après l'avoir provoqué, s'il tardait à se montrer, par quelques frictions avec la paume de la main, on saisit de la main droite le cordon ombilical préalablement enveloppé d'un linge, et toujours le plus près possible de la vulve; puis on glisse deux ou trois doigts de la main gauche dans le vagin en passant sous la symphyse des pubis jusqu'à l'orifice du col. Par ce mécanisme, on établit une poulie de renvoi qu'une anse du cordon embrasse, on tire, et la portion du cordon qui tient au placenta descend dans une direction convenable. Cette masse est-elle dans le vagin, la poulie de renvoi devient inutile : on sort donc la main gauche, on tire avec la droite en relevant vers le pubis.

Arrivé à la vulve, le placenta doit être roulé quatre à cinq fois sur lui-même, en le tirant avec précaution et lenteur. Sans ce mouvement de rotation, les membranes pourraient se séparer et rester dans les organes de la femme, tandis que la torsion rend l'extraction plus facile et plus sûre. Il est bien entendu que, s'il y avait de la résistance, on n'irait pas tirer sur le cordon au point de le rompre : il vaudrait mieux attendre, recommencer un quart d'heure après, et savoir que la force ne doit jamais être employée dans des opérations semblables. Après la délivrance, on examinera si le placenta est entier. Si les lobes offraient quelque déchirure, ce serait l'indice qu'une portion est restée dans la matrice; il faudrait appeler l'accoucheur pour l'extraire. Si quelques fragments des membranes seulement ont été retenus, on doit peu s'en inquiéter, parce qu'ils sont toujours entraînés avec le sang des lochies.

Cette méthode a beaucoup moins d'inconvénients que celle d'Hippocrate, tout ingénieuse qu'elle était. Le père de la médecine se gardait bien de couper le cordon ombilical avant la délivrance. Mais, lorsque l'expulsion était retardée, il faisait asseoir la femme sur un siége élevé, en plaçant l'enfant sur la laine nouvellement cardée, ou sur une outre pleine d'eau, à laquelle il pratiquait une petite ouverture. Le but de cet appareil était de graduer ou de modérer la chute de l'enfant, afin qu'il entraînât le placenta sans violence. Le cordon était-il rompu ? on y suspendait un corps du même poids que l'enfant. D'autres moyens proposés pour favoriser la délivrance, ne méritent d'être mentionnés que pour engager à s'en garantir. Telles sont les poudres qui font éternuer ou vomir, les recommandations de souffler dans une bouteille, ou dans les mains, ou sur un grain de sel. La descente ou le renversement de la matrice ont été la conséquence des secousses plus ou moins fortes imprimées à l'économie de cette manière.

Nous voici arrivés à la délivrance artificielle, c'est-à-dire, à celle où des complications ne permettent plus d'espérer une heureuse terminaison par les seuls efforts de la nature, et où l'homme de l'art est obligé d'intervenir; cependant, avec un peu d'attention, ce qui va suivre pourra être compris par les personnes étrangères à la médecine, et leur être utile en cas d'éloignement de tout secours.

Parmi les circonstances qui permettent ou obligent de retarder la délivrance, nous citerons d'abord l'inertie de la matrice. Caractérisée par l'absence de contractions de cet organe, l'inertie s'observe plus particulièrement chez les femmes languissantes, épuisées par une hémorrhagie ou la fatigue d'un long travail. Elle peut se prolonger pendant des heures et des jours entiers. Si, pendant ce temps, on faisait des tentatives de tractions, on produirait infailliblement le renversement de l'utérus, le placenta venant à résister, et, dans le cas contraire, une perte de sang abondante; il faut donc réveiller la contractilité de la matrice par des frictions sur le bas-ventre, en pressant avec la main et comprimant de haut en bas, d'un côté à l'autre, d'avant en arrière, comme dans le *massage*. On doit aussi rappeler les forces par quelques cuillerées de bon vin, quelques aliments légers et toniques; et la forme globuleuse du viscère, signe de sa contraction, et par conséquent du décollement du placenta, ne tarde pas à se montrer.

Nous dirons peu de chose de la contraction spasmodique du col de la matrice comme obstacle à la délivrance. Elle existe surtout dans les moments qui suivent la sortie de l'enfant, chez les femmes fortes ou nerveuses qui accouchent pour la première fois. Savoir attendre est le seul remède. Le spasme cède naturellement. Rarement on est obligé d'avoir recours à la saignée ou aux bains tièdes.

Il est fort rare que le placenta soit assez fortement collé à la matrice pour résister à ses contractions et aux tractions méthodiques sur le cordon. Lorsque cette adhérence extraordinaire a lieu, elle est toujours un résultat morbide. Les causes en sont peu connues. A la suite d'un coup porté sur le ventre pendant la grossesse, on voit quelquefois une douleur sourde et une chaleur assez vive persister pendant quelques semaines dans le point correspondant de la matrice, et des adhérences du placenta exister à l'époque de l'accouchement. Plus souvent encore, elles se rencontrent sans être annoncées par aucun symptôme, et sont partielles ou totales, légères ou intimes. On les soupçonne lorsque, malgré les contractions répétées et la forme globuleuse de l'utérus, on sent, en portant le doigt vers le col, que le placenta ne vient pas s'y présenter, et que tout effort sur le cordon est infructueux.

Le traitement de cette complication exige la main de l'accoucheur pour tenter la délivrance, qu'il faut hâter nécessairement dans les cas d'hémorrhagie, de convulsions ou de syncopes, qu'on doit toujours essayer avec toute la prudence convenable, lors même que ces accidents graves n'existent point. En effet, le placenta n'est plus qu'un corps étranger qui irrite la matrice, et devient une cause permanente de pertes de sang et de douleur. En se putréfiant, la sanie qui en résulte peut être absorbée dans la circulation et causer la mort. Cependant, il vaut mieux abandonner la femme au hasard incertain de ces maladies, que de la livrer au péril plus certain des violences exercées sur la matrice. On se bornera à combattre la disposition inflammatoire de cet organe par la diète, les boissons émollientes, les cataplasmes sur le bas-ventre, les injections douces avec de l'eau de guimauve ou d'orge. S'il n'y a pas de fièvre, on peut nourrir à l'aide de quelques bouillons et des potages de fécules. Souvent on regardera les parties génitales pour reconnaître la situation du placenta, et le saisir dès qu'il se présente dans le vagin. Dans ces cas, on l'a vu sortir ainsi, naturellement au bout de quelques jours, ou seulement après plusieurs semaines, et même trois ou quatre mois. Il était alors dans un état de putréfaction, ou desséché. D'autres fois, la résorption totale du placenta a été observée; les auteurs en citent des exemples; M. Velpeau en a été témoin, en 1833, dans trois cas d'avortement. Cette résorption, quoique fort rare, est donc possible. Si elle justifie l'abandon de toute tentative violente qui pourrait être immédiatement funeste, elle ne saurait jamais dispenser d'avoir recours à tous les moyens d'extractions conciliables avec le salut de la mère.

Sans parler de l'enkystement ou enchâtonnement du placenta, conséquence du resserrement inégal de l'utérus après la sortie de l'enfant, et qui réclame l'homme de l'art, nous dirons quelques mots de la rupture du cordon ombilical comme obstacle à la délivrance. Elle survient par suite de tractions trop fortes et peu méthodiques, par le poids du fœtus dans un accouchement imprévu, la femme étant debout. Si le cordon est trop court, ou s'il forme des circulaires autour du cou, de la poitrine, et de quelques parties du corps, il pourra se rompre dans un point de son étendue, et quelquefois à son insertion à l'ombilic ou au placenta. La meilleure conduite à tenir, puisque rien ne peut aider les efforts naturels de la mère, c'est d'attendre patiemment quand il n'y a point d'hémorrhagie ni de convulsions, et, s'il en existe, d'appeler l'accoucheur.

Après l'avortement, la délivrance n'est pas toujours sans difficultés. Lorsque la femme avorte dans les trois premiers mois de la grossesse, souvent l'œuf est expulsé en entier; à une époque plus éloignée, le placenta peut être retenu : alors comment l'extraire? La fragilité du cordon empêche les tractions ordinaires; la vulve et le vagin sont si peu dilatés, qu'il est impossible de les franchir sans leur faire violence et sans causer beaucoup de douleur; d'ailleurs, l'orifice de la matrice est à peine entr'ouvert. Il faut donc attendre. Survient-il une hémorrhagie? ou elle est peu abondante, ou bien elle est assez considérable pour mettre la femme en danger. Dans le premier cas, on se contente d'exciter vivement les contractions utérines; dans le second, on tamponne le col de ce viscère et le vagin, soit avec un morceau d'amadou, soit avec de la filasse ou de la charpie trempée dans de l'oxicrat qu'on soutient convenablement. Le sang, arrêté par cette espèce de digue, se coagule; bientôt le caillot irrite la matrice, qui, se contractant avec force, expulse tout ce qu'elle contenait. Mais le tampon, que l'on conseille dans les premiers mois de la grossesse, époque où la cavité de la matrice est peu étendue, aurait de graves inconvénients après le quatrième mois, lorsque sa capacité est devenue assez spacieuse pour contenir une grande quantité de sang.

Dans les cas d'accouchement de plusieurs enfants, la délivrance ne doit se faire qu'après la sortie du dernier, car les placentas de chacun d'eux, adhérant presque toujours par quelques-uns de leurs points, l'extraction de l'un ne pourrait se faire sans décoller ou déchirer les autres; de là résulterait une hémorrhagie d'autant plus grave, que la matrice est plus développée. Cependant, si leur disposition est telle, que l'un d'eux se détache et se présente à la vulve, il faut l'extraire, après s'être assuré qu'il ne fait pas corps avec les autres; dans le cas contraire, on ne se pressera pas, se rappelant que, par l'excès de son développement, l'utérus a perdu de son énergie contractile, et qu'il y a peut-être inertie; ce n'est donc que lorsque ses contractions seront évidentes, qu'on saisira les cordons en un faisceau, au moyen d'une légère torsion, et qu'on amènera au dehors tous les placentas ensemble.

Dans tout le cours de cet article, on a dû voir combien était important le précepte de ne pas se hâter dans l'emploi des moyens de coopérer à la délivrance. Nous avons essayé de montrer comment ils aidaient seulement la nature. Il nous resterait à parler des accidents qui peuvent accompagner la délivrance, ou l'exiger sans délai; nous en traiterons aux mots Hémorrhagie, Convulsions, Syncopes.

DÉMENCE. Espèce de folie caractérisée par la faiblesse, le désordre, la succession rapide et l'incohérence des sensations, des idées et des sentiments. Elle se distingue des monomanies mélancoliques, en ce que, dans celles-ci, le délire s'exerce obstinément sur un seul ou sur un petit nombre d'objets; de la manie générale ou délirante, avec laquelle elle aurait d'ailleurs plus de rapports, parce que dans la manie il y a énergie, exaltation, fureur, en même temps que désordre et variété dans les manifestations morales et physiques. L'idiotisme aurait encore plus de ressemblance; mais l'idiot n'a jamais pensé, n'a jamais senti comme le commun des hommes; celui qui est tombé en démence, au contraire, a été sensible et intelligent; c'est par accident qu'il a cessé de l'être.

Ainsi, la débilité jointe à l'incohérence des facultés sensitives et mentales, caractérise la démence, et la distingue des autres espèces d'aliénations. L'homme qui est dans ce triste état se fait remarquer par sa loquacité et le non-sens complet dans ses discours. Incapable de fixer ses sens, de rappeler ses souvenirs, même les plus récents, tant sa mémoire est infidèle, confuse et courte, d'établir des comparaisons, de porter des jugements, il n'a conscience ni de ce qu'il fait ni de ce qu'il dit; il est sans aversion comme sans désir, sans haine comme sans affection, et ses idées, qui ne se composent plus que de sensations et de réminiscences confuses, n'ont aucune espèce de liaison : car l'attention, qui peut seule donner de l'ordre et de la suite aux discours, est complétement en défaut. Il n'est même pas probable que les aliénés en démence entendent ou comprennent ce qu'ils disent; parler n'est pour eux que la continuation automatique d'une habitude autrefois intelligente, tandis que penser et s'écouter dire serait un travail au-dessus de leurs efforts. Pour faire sentir le vide, le disparate, la distraction de leurs propos, il nous semble qu'on ne peut mieux les

comparer qu'à des personnes qui réciteraient posément, avec les allures de la conversation, et à quelqu'un qui les comprendrait, des phrases incohérentes qu'on leur aurait fait apprendre dans une langue étrangère, sans leur en traduire la signification. Dans cet état de nullité, les insensés se laissent facilement conduire; l'irritabilité que parfois ils montrent, n'est qu'instantanée, car ils n'ont de force, de persévérance morale d'aucune espèce; leur physionomie peint le vide de leurs pensées et de leurs sentiments, elle est immobile et inexpressive. Cependant ces malades, obéissant à des impulsions physiques, ne sont pas sans agir, sans se mouvoir, et surtout sans parler. La plupart ont des habitudes ou des actes qu'ils répètent, et qui se rapportent le plus ordinairement à leurs coutumes antérieures. Leurs mises, leurs attitudes sont communément singulières, bizarres, ridicules; plusieurs sont d'une grande saleté... O triste condition de l'intelligence humaine! on dirait, pour nous servir du langage de Platon, que l'âme sensitive et rationnelle s'est envolée de son indigne prison, ne lui laissant que le principe végétatif pour retarder sa destruction inévitable.

C'est la démence générale dont nous venons d'exposer les traits principaux; on en observe de partielles, permanentes ou progressives, qui représentent l'anéantissement, par lambeaux, des facultés intellectuelles. La mémoire est la première et le plus profondément altérée, mais elle est en quelque sorte disséquée par l'état morbide. Celui-ci a perdu le souvenir des verbes, celui-là des substantifs, un troisième des adjectifs; d'autres, des lieux, des temps, des noms propres, des nombres. Ces démences sont partielles, et ne méritent même ce nom que lorsqu'il s'y joint la faiblesse et le trouble des autres facultés de l'esprit.

On observe la démence, à l'état aigu, simple, rémittente et intermittente; le plus souvent elle est chronique, plus ou moins compliquée et continue. De toutes les espèces d'aliénations, c'est celle dont la guérison est la plus difficile; bien plus, elle marque ordinairement le dernier degré des autres genres de folie, et en dénote l'incurabilité. On ne guérit guère que la démence aiguë produite par des causes promptes et communément débilitantes, comme après des fièvres graves, d'excessives pertes de sang, de longues abstinences, des excès d'onanisme ou de coït, des veilles prolongées, des chagrins violents, des contentions d'esprit démesurées. Du reste, il est digne d'observation que les causes de la démence sont plutôt physiques que morales, le contraire de ce qu'on remarque dans les autres aliénations. Il faut peu espérer la guérison de la démence lentement amenée par les progrès de l'âge; et elle est plus commune après quarante ans, par de longs abus d'alcooliques et des organes sexuels, par des congestions cérébrales et des apoplexies répétées, par des chutes et des coups sur la tête. On doit avoir moins d'espoir encore quand elle a succédé à la manie, à la mélancolie, et qu'elle a ainsi duré quelque temps, ou quand elle est survenue dans l'épilepsie. Accompagnée de paralysie, elle est réputée incurable et bientôt mortelle. Les fièvres adynamiques, malignes, cérébrales, l'apoplexie et les paralysies, la phthisie pulmonaire, sont les maladies qui terminent le plus ordinairement les jours des aliénés en démence. Ils sont plus rarement emportés par des inflammations aiguës et franches, et la plupart étaient atteints de scorbut avant de succomber. Au total, malgré l'embonpoint et les autres apparences de santé qui accompagnent souvent la démence, elle est de toutes les aliénations mentales celle qui offre la plus grande mortalité. Mais il est vrai qu'il faut tenir compte peut-être du plus grand nombre de vieillards qu'elle atteint; car la démence est fréquemment une maladie sénile. Les cadavres de ces sortes d'aliénés, et notamment leurs cerveaux, présentent des altérations nombreuses et variées, mais qui ne sont nullement spéciales et caractéristiques.

Le traitement de la démence aiguë, également connue sous le nom de stupidité, d'imbécillité accidentelles, repose principalement sur l'appréciation de ses causes et la constitution de l'insensé. Nous avons dit que ces causes étaient presque toujours débilitantes, oppressives; conséquemment, éloigner tout excès, relever, avec ménagement, les forces par le régime et l'exercice, n'occuper l'attention, ne fixer l'esprit qu'avec discernement et modération, sont autant de préceptes pratiques qui découlent de source. On surveille en même temps les actes déraisonnables qui compromettraient la sécurité de l'insensé ou des personnes et d'autres objets qui l'entourent. Il n'appartient qu'au médecin de saisir l'indication des moyens actifs, des toniques et des stimulants médicamenteux, parmi lesquels le quinquina et le café pourraient figurer en première ligne; des saignées générales et locales, s'il y avait habitude du corps apoplectique, symptômes de congestion sanguine au cerveau; des purgatifs, des vésicatoires, des cautères, des sétons, des moxas à la nuque, etc. Mais, avant tout, il conviendrait de se hâter de conduire ces malades dans un établissement d'aliénés.

Pas de plus déplorable condition que celle des malheureux en démence chronique, non pas à cause des souffrances qu'ils endurent, mais par l'anéantissement, l'abjection dans lesquels ils sont tombés. Qu'il faut avoir de constance dans les affections, de persévérance dans les sentiments du devoir, d'abnégation et de philanthropie, pour soigner ces infortunés avec l'assiduité et la sollicitude qu'ils méritent! Il est nécessaire de les surveiller dans leurs actions, et de régler en tout point leur hygiène. Ils sont redevenus enfants, mais stupides, disgraciés pour toujours; il n'y a que les témoignages de la conscience qui puissent dédommager des peines et des sacrifices qu'ils coûteront désormais : car cette autre enfance est sans avenir ! *L.*

DÉMONOMANIE. Appréhension désordonnée, frayeur délirante d'être possédé du démon ou de quelque génie infernal. Cette variété de la mélancolie religieuse rentre dans les monomanies dont elle constitue une simple espèce, et qui sera traitée ailleurs. Mais elle a paru assez importante pour mériter un article à part. Cependant, il faut avouer que son rôle est plus grand dans l'histoire que dans les accidents contemporains de l'aliénation, et la cause de cette différence marquée est parfaitement appréciable. Nous pensons qu'il serait déplacé d'exposer dans ce dictionnaire un long historique de la démonomanie. Ce genre de folie, conséquence directe de l'exaltation désordonnée des croyances religieuses qui ont existé chez tous les peuples et de tous les temps, a suivi les phases des religions elles-mêmes. Or, toutes ont eu ceci de commun, qu'elles admettaient un principe du mal et un principe du bien, des tourments ou des béatitudes dans une autre vie, selon qu'on avait observé ou enfreint certains préceptes. Plus les croyances religieuses ont été vivaces et en même temps superstitieuses, fantastiques, partagées par des esprits faibles, crédules et ignorants, plus la mélancolie ascétique, et la démonomanie, qui en représente la plus cruelle variété, se sont montrées fréquentes. On a pu signaler les mêmes résultats aux époques de schismes, de réformes, de guerres de religion, qui exaltaient prodigieusement les sentiments mystiques. Les supplices qu'on a eu la cruauté d'infliger à une foule de démonomanes, qu'on avait l'aveuglement barbare de considérer, non point comme des fous dignes de pitié, mais comme de véritables possédés des démons, parce qu'ils disaient l'être; ces supplices, accompagnés de cérémonies pompeuses et solennelles, frappaient extraordinairement des têtes faibles et superstitieuses, et augmentaient le nombre des monomanies. On en a observé des espèces d'épidémies en Italie, en Allemagne et en France, dans la dernière moitié du seizième siècle... Assez de son histoire chronologique.

A considérer sa rareté relative de nos jours, on pourrait avancer que la monomanie est passée de mode, et les précédents nous dispenseraient en quelque sorte de dire pourquoi. D'une part, le sentiment religieux n'est pas l'objet d'une préoccupation aussi générale et aussi ardente ; et, de l'autre, il est plus éclairé chez les vrais croyants. Cependant, on observe encore quelques démonomanes parmi des sujets à constitution nerveuse, à imagination excitable, sans portée dans l'esprit, sans jugement, naturellement tristes, craintifs, pusilla-

nimes, chez lesquels on a commis la faute d'exalter outre mesure et de pervertir le plus sublime des sentiments, celui qui attache l'homme au bien par amour de la divinité; on le retient du mal par crainte de lui déplaire et de s'attirer des châtiments.

La description de la démonomanie nous occupera peu, puisqu'elle est caractérisée par sa dénomination même : se croyant sans cesse poursuivis, possédés du démon ou de quelques-uns de ses émissaires, les malheureux plongés dans ce délire n'ont plus un instant de repos. Ils sont poursuivis par ce fantôme, le jour, la nuit, dans les rêves; et les tourments de l'enfer, qu'ils redoutent, sont déjà dans leurs cœurs attristés par l'impitoyable imagination. Les hallucinations sont très fréquentes dans cette espèce de folie qui est très grave, surtout quand elle se complique d'hystérie. Ces malades dépérissent rapidement. Parfois leur délire est atroce, soit à l'égard d'eux-mêmes en se mutilant, en se détruisant, soit à l'égard des personnes qui les entourent, dont ils peuvent devenir les tyrans et les meurtriers. Les accès sont ordinairement soudains, et acquièrent parfois une grande violence. Le démonomane, qui semblait être devenu calme, est repris tout à coup de ses hallucinations ou de ses fausses idées, et son délire atteint l'apogée en quelques instants. Cette maladie s'observe plutôt dans l'âge mûr, plus particulièrement chez les femmes, et notamment à l'époque critique de leur existence.

Nous renvoyons le traitement de la démonomanie déclarée au chapitre de la mélancolie et de la monomanie. Conduire le malade dans un établissement d'aliénés serait, dans tous les cas, la mesure la plus utile et la plus urgente. Mais c'est à prévenir le mal, en discernant les premiers symptômes, que les soins doivent s'appliquer. Respectant toujours le sentiment religieux éclairé, on s'efforcera de faire habilement diversion, d'apporter d'adroites entraves au zèle inconsidéré, à la ferveur déréglée, à la superstition et au fanatisme. Fût-ce le remords salutaire de quelque grande faute, dès l'instant qu'un sujet, jusque-là paisible, se montre obsédé de terreurs religieuses, passe les jours et une partie des nuits en prières, ne cause avec ses intimes que des troubles et des alarmes de sa conscience, il faut craindre la démonomanie, calmer ses frayeurs, relever son courage, et le distraire de ses sinistres préoccupations, ne pas le laisser seul livré à des lectures ou des méditations mystiques, multiplier, à son insu, les distractions innocentes. L'autorité d'un ministre de la religion, employée, en pareil cas, avec discernement et bienveillance, pourrait obtenir d'excellents résultats, arrêter court une démonomanie imminente et prochaine. (*Voy.* FOLIE et MÉLANCOLIE.)

DENTISTE. La réputation du dentiste est passée en proverbe. Cette profession s'est pourtant sensiblement relevée depuis que plusieurs *docteurs* en médecine ou en chirurgie n'ont pas dédaigné de l'embrasser. C'est à eux évidemment qu'il faut recourir de préférence quand on habite une grande ville. Les spécialités, qui ne sont que des fragments du grand tout qui constitue l'art de guérir, ne peuvent, en effet, être judicieusement exercées que par ceux qui ont fait des études générales. Tous les médecins et tous les chirurgiens sont aptes, au besoin, à faire l'extraction des dents, mais la plupart répugnent aux détails industriels qui se rattachent à la pose des dents artificielles, au nettoyage des dents, etc. ; il est donc nécessaire qu'il y ait des hommes spéciaux qui s'y livrent, qu'il y ait, en un mot, des *dentistes*. Le charlatanisme, dont plusieurs s'entourent, est en partie rendu nécessaire par les exigences et la crédulité de la foule; il est d'ailleurs presque toujours innocent, et ce n'est point à la santé qu'il s'attaque: nous n'avons donc point à nous en occuper ici. Tout ce que nous pouvons dire d'une manière générale, c'est que, pour tous les cas qui peuvent réclamer l'intervention du dentiste, les personnes prudentes devront toujours prendre d'abord l'avis du médecin ou du chirurgien ; elles éviteront ainsi, dans beaucoup de cas, des longueurs, des dépenses inutiles, des méprises quelquefois dangereuses... car, nous le répétons, il n'y a pas de branche de notre art qui puisse dispenser des connaissances générales de la médecine et de la chirurgie. (*Voy.* le mot DENT.)

DENTIFRICE. Préparation pharmaceutique sous forme de poudre ou d'opiat, destinée à nettoyer et conserver les dents.

Personne n'ignore qu'il se dépose sur les dents, et près des gencives, une concrétion plus ou moins abondante, connue sous la dénomination de *tartre*. Ce dépôt durcit en s'accumulant, irrite et repousse les gencives, déchausse les dents, amène une détérioration de la bouche, et détermine la putridité de l'haleine. La propreté est le remède aussi bien que le préservatif de cet état grave.

Pour l'entretien des dents, on se sert de poudres ou d'opiats avec lesquels on frotte les dents au moyen d'une brosse plus ou moins dure, ou d'une petite éponge fine.

Ces poudres et ces opiats sont variés à l'infini, et doivent, pour être propres aux usages auxquels on les destine, satisfaire aux conditions qui suivent.

Ils ne doivent pas être trop acides, afin de ne point attaquer l'émail des dents. Ils ne doivent pas non plus contenir des poudres végétales, dont il reste toujours une petite quantité entre les gencives, et qui, par le gonflement qu'elles éprouvent au moyen de l'humidité de la bouche, tendent à déchausser les dents.

Ainsi donc l'alun calciné, l'acide citrique, l'acide tartarique, et à plus forte raison les acides plus forts, ne doivent point entrer dans les dentifrices, parce qu'ils agiraient d'une manière destructive sur l'émail des dents. Le quinquina, quoiqu'il ait été fort vanté, et les autres poudres végétales, sont sujets à inconvénients, par les raisons que nous avons dites. La pierre-ponce porphyrisée use et détruit la substance dentaire. Enfin le tabac, le marc de café, le papier brûlé, colorent plutôt qu'ils ne blanchissent les dents.

Les recettes de poudres dentifrices sont innombrables, et renferment toutes du carbonate et du phosphate de chaux, du corail, des terres absorbantes, des sels acides, tels que la crème de tartre, etc.; ces poudres sont en outre colorées avec la cochenille, et aromatisées, soit avec l'essence de menthe, soit avec celle de girofle.

Les opiats se préparent avec les poudres ci-dessus, qu'on incorpore avec du miel.

Le charbon porphyrisé est sans contredit un excellent dentifrice; il jouit, de plus, de la propriété importante de détruire la mauvaise haleine; seulement, il laisse autour des gencives une trace noire que fait ressortir encore la blancheur des dents.

DENTITION. Cet article sera naturellement divisé en deux parties, savoir: le tableau des phénomènes naturels de l'évolution successive des dents, et celui des accidents auxquels cette évolution peut donner lieu ou qui peuvent fortuitement s'y joindre.

1° *Évolution des dents.*— Le premier travail apparent de la dentition ne se manifeste ordinairement que du quatrième au septième mois qui suit la naissance. Les gencives se gonflent et rougissent, l'enfant salive, porte les doigts dans sa bouche, mâchonne avec avidité les corps qu'on y introduit, a des mouvements d'impatience, grogne et crie facilement. Souvent les joues offrent des rougeurs passagères, qui s'effacent et reviennent à plusieurs reprises; des taches analogues se montrent parfois aux fesses; mais il ne faut pas s'en laisser imposer ici par les rougeurs enflammées et diffuses que détermine facilement dans ces parties, ainsi qu'à la région interne et supérieure des cuisses, le séjour des urines et des matières, chez les enfants qui ne sont pas changés et lavés avec assez de soin. Les nourrices mettent volontiers sur le compte des *feux de dents* l'effet naturel de leur négligence et de leur malpropreté.

Les gencives qui correspondent aux dents *incisives* médianes inférieures, sont celles qui offrent, les premières, de la saillie et du gonflement; leur centre se soulève, s'amincit, blanchit, et bientôt se perce, pour laisser passer le sommet de la dent. Les deux incisives supérieures paraissent ensuite, puis les latérales; après quoi, se montrent ordinairement les premières *molaires*, rarement avant l'époque de douze à quinze mois; puis

les *canines*, intermédiaires aux deux espèces de dents que nous venons de nommer; enfin, les secondes molaires, qui complètent, vers l'âge de dix-huit mois à deux ans, la première période de la dentition. Les mâchoires sont alors garnies de vingt dents, savoir : huit incisives (quatre à chaque mâchoire), quatre canines et huit petites molaires. Entre quatre et six ans, quatre autres dents viennent compléter le nombre de vingt-quatre, qui est celui qu'offrent les mâchoires de l'enfant arrivé à l'époque du renouvellement des dents, dite de la *seconde dentition.* Ces quatre dents sont les premières *grosses molaires*, qui ne tombent point comme les précédentes, et ne méritent point, comme elles, le nom de *dents de lait* qu'on a donné aux dents qui doivent être renouvelées, parce qu'elles se développent durant l'allaitement de l'enfant.

De six à sept ans, ce renouvellement s'opère dans l'ordre qu'a suivi l'apparition des dents de lait; il arrive assez souvent, surtout pour les *incisives*, que la dent de remplacement perce la gencive derrière la dent de lait, et avant que celle-ci soit tombée, quelquefois il est convenable d'opérer l'extraction de cette dent, afin que l'autre se place convenablement; cette extraction est d'ailleurs fort peu douloureuse, car, par l'effet de cet admirable mécanisme qu'on retrouve à chaque pas dans les opérations de la nature, et qui atteste si hautement la prévoyance d'une intelligence supérieure, la dent qui doit tomber s'est usée successivement à la racine, et, presque réduite à la couronne, elle n'est plus retenue que par la gencive, qui lui adhère peu.

Les vingt nouvelles dents ayant encore une fois complété le nombre vingt-quatre, en s'ajoutant aux quatre molaires permanentes, restent encore quatre dents à paraître, pour former le nombre total de vingt-huit dents, qui existent chez tous les hommes. Suivant que le renouvellement des dents s'est opéré plus ou moins vite, généralement il ne demande pas moins de deux ans, les secondes grosses molaires se montrent aussi à un âge plus ou moins avancé. Le plus souvent, c'est vers dix ans qu'on les voit apparaître.

Chez quelques personnes, la dentition est, à cette époque, complétement terminée; mais, pour le plus grand nombre, il reste encore quatre dents à produire: ce sont les dernières grosses molaires, appelées *dents de sagesse*, parce qu'elles ne surviennent qu'à l'âge où la raison a acquis tout son developpement, c'est-à-dire, de dix-huit à vingt ou vingt-cinq ans. Il y a alors trente-deux dents, ce qui constitue le nombre normal.

On voit qu'en somme, la dentition présente trois périodes principales, savoir : la première dentition, qui commence vers quatre, six ou huit mois, et s'étend jusqu'à l'âge de deux ou trois ans, c'est l'époque de la pousse des *dents de lait;* la seconde dentition, qui commence vers six ans, et s'étend jusqu'à huit ou dix, c'est l'époque du renouvellement des dents, ou de la pousse des *dents de sept ans :* enfin, la troisième et dernière dentition, qui comprend seulement la pousse des quatre dernières grosses dents, ou dents de sagesse.

Tout le monde sait, d'ailleurs, que ces diverses périodes présentent beaucoup de variétés individuelles; qu'ainsi, il est quelques enfants qui naissent avec une ou deux *incisives*, témoin l'exemple du grand roi; tandis que, par contre, l'apparition des premières dents est retardée, chez certains sujets, jusqu'à l'âge d'un an et plus. Les autres périodes ne présentent pas moins de variétés, mais il n'est pas de notre objet de les retracer ici.

Des variations analogues se trouvent dans la période de la chute naturelle des dents. Prématurée chez les uns, très tardive chez les autres, elle manque même complétement chez quelques sujets privilégiés. Parvenus à un âge très avancé (quatre-vingts ans et plus), ces individus offrent seulement une usure progressive des dents, qui se raccourcissent, aux dépens de leur couronne, de manière à ce qu'il arrive une époque où elles sont tout à fait au niveau du bord alvéolaire.

Mais, chez le plus grand nombre des hommes, et surtout chez ceux qui ont les dents les plus belles, les plus larges et les plus développées, vers l'âge de cinquante à soixante ans, les dents s'allongent, se déchaussent, sortent des al-véoles, s'ébranlent et tombent successivement, dans le même ordre où elles ont paru jadis.

C'est en vain que le charlatanisme des vendeurs de cosmétiques prétend, par des dentifrices, des poudres, des élixirs, des opiats, des gargarismes, retarder la chute des dents, en agissant sur les gencives. La source de cette chute, triste indice d'une vieillesse plus ou moins précoce, est plus profonde. Dans l'enfance, la mâchoire, d'abord petite et resserrée, se développait, s'élargissait, se creusait d'alvéoles destinées à loger les dents; dans la vieillesse, au contraire, les os maxillaires se resserrent et s'atrophient; le bord alvéolaire se rétrécit et s'oblitère. C'est le resserrement des cavités osseuses qui chasse peu à peu la dent au dehors, et en détermine l'allongement, l'ébranlement, enfin la chute irrémédiable : heureux encore ceux chez lesquels cette chute s'opère sans douleur, sans carie, sans ramollissement et gonflement des gencives! etc.

2° *Accidents de la dentition.* La mortalité très grande qui s'observe dans le premier âge de la vie, la difficulté de reconnaître la nature de certaines affections de l'enfance, trop souvent abandonnées par des parents peu éclairés aux soins ignorants et aux pratiques pernicieuses des nourrices, les apothicaires, voire même des commères du plus bas étage... ont fait adopter avec empressement, par les gens du monde et par le vulgaire des médecins, l'opinion que la *dentition* était la source principale de tous les maux qui affligent les enfants, et la cause de la mort d'un grand nombre d'entre eux. A l'aide de ce préjugé commode, on met sur le compte de la nature une foule d'accidents et de résultats funestes, bien souvent dus à la sottise ou à l'imprudence de ceux qu'elle a commis à la garde de l'enfance.

Chez les sujets bien portants et entourés de soins éclairés, il est bien rare que la *dentition* soit la cause d'accidents morbides; s'il en survient, ou ils sont étrangers à la fonction naturelle qui s'opère à cet âge, ou, provenant d'une autre source, ils ont été seulement favorisés par la susceptibilité générale plus grande et la congestion locale qui accompagnent le travail de la dentition.

Toutefois, il y a, en effet, quelques accidents réellement liés à ce travail, et ces accidents sont locaux ou généraux ; les premiers peuvent même devenir la cause directe des seconds. Nous allons les indiquer rapidement, en insistant, ici plus que partout ailleurs, sur la nécessité urgente d'avoir constamment recours au médecin dans des cas qui n'exigent rien moins que la science, l'expérience et la sagacité les plus consommées.

L'exagération des indices naturels qui décèlent le premier travail de la dentition, peut devenir véritablement morbide. Ainsi, le gonflement des gencives peut devenir une tuméfaction inflammatoire, avec ou sans engorgement des glandes de la mâchoire et du cou, qu'il faut combattre par les émollients, les bains tièdes, les bains de pieds, quelquefois même l'application d'une sangsue sous la mâchoire.

L'incision des gencives est un moyen extrême, qui n'a pas toujours les résultats avantageux qu'on s'en promet, et qui, d'ailleurs, est entièrement hors des attributions des gens du monde.

L'usage des anneaux d'ivoire, bien préférable aux hochets pointus dont la forme pouvait avoir plus d'un inconvénient, d'une racine de guimauve ou de réglisse un peu ramollie dans l'eau, est très propre à favoriser le ramollissement des gencives et la salivation qui l'accompagne, et à prévenir ainsi l'inflammation de la bouche.

Les *feux de dents*, que nous avons signalés comme fréquents pendant la première dentition, peuvent être portés au point de constituer de véritables inflammations morbides de la peau, du genre de 'érythème, de l'érysipèle, de l'inflammation pustulo-croûteuse qu'on a désignée sous le nom de *teigne muqueuse*. (*Voy*. ce dernier mot.)

Les bains, les lotions émollientes avec l'eau de mauve ou de guimauve ; à l'intérieur, le lait de la nourrice rendu plus léger par des tisanes rafraîchissantes, telles que l'eau d'orge, l'infusion légère de chicorée sauvage, l'abstinence d'autres aliments, si l'enfant n'a pas atteint l'âge d'un an... tels sont les seuls remèdes à apporter à ces maladies de la peau.

Des ophthalmies, des rhumes de cerveau, des inflammations extérieures ou intérieures de l'oreille, des toux, des rhumes plus ou moins forts, des mouvements fébriles irréguliers, des *convulsions* même... (*voy*. ces mots), s'observent quelquefois comme accidents liés à la première et même à la deuxième dentition. Dans ce dernier cas, ils sont toujours plus graves, et réclament impérieusement l'assistance du médecin.

Le dévoiement n'est, dans beaucoup de cas, qu'un phénomène favorable et très propre à prévenir les congestions vers la tête, qui ont tant de tendance à s'opérer durant le travail de la dentition. Si pourtant il devenait excessif, et s'accompagnait d'un état de maladie bien prononcée, il faudrait lui opposer un traitement convenable. Il est toujours prudent, en pareil cas, de diminuer les aliments, de prescrire une boisson douce, telle que l'eau de riz ou l'eau d'orge, l'application des cataplasmes émollients sur le ventre, l'usage de vêtements suffisamment chauds.

On ne saurait trop recommander, à l'époque de la dentition, de préserver avec soin l'enfant de l'impression du froid, du froid humide surtout, sans le priver toutefois, tant qu'il n'est pas malade, de la promenade à l'air libre et au soleil, si favorable à l'entretien de la santé.

Pour résumer en peu de mots les conseils applicables à la généralité des cas, et à la portée des personnes étrangères à l'art, nous dirons que les bains tièdes, un régime sobre et doux, l'abstinence des aliments sitôt qu'il y a maladie prononcée, une boisson douce, le soin de vêtir chaudement les parties inférieures du corps, l'éloignement de toutes les causes nuisibles, telles que les veilles, les écarts de régime, la sortie par un temps humide et froid, etc., etc., constituent l'ensemble des moyens préservatifs les plus assurés. Toutes les recettes de bonnes femmes, tous les remèdes des charlatans sont plus nuisibles qu'utiles, et c'est toujours au médecin qu'il faut avoir recours si l'enfant est malade, tandis que, s'il est bien portant, la nature se suffit pleinement à elle-même.

Parmi les accidents que nous avons

signalés, les *convulsions* sont, sans contredit, les plus redoutables; et, chose remarquable, elles le sont d'autant plus que l'enfant est plus avancé en âge : plus, par conséquent, dans la deuxième dentition que dans la première. Nous avons donné ailleurs les règles de conduite applicables à ce cas particulier; nous nous bornerons à ajouter ici que les convulsions ne sont pas toujours aussi dangereuses qu'on le pense, qu'il est des enfants, par exemple, chez lesquels elles se montrent à plusieurs reprises, lors de la pousse des dents de lait... mais que, dans tous les cas, il est toujours urgent de recourir au médecin, car lui seul peut les apprécier et les combattre convenablement. Les moyens les plus propres à les prévenir ne diffèrent pas d'ailleurs de ceux que nous avons indiqués comme applicables à la plupart des accidents qui peuvent survenir à l'occasion du travail de la dentition.

Nous ne pensons pas devoir signaler ici les maladies, quelquefois assez graves, qui surviennent chez quelques adultes, à l'occasion de la pousse des dents de sagesse.

Nous appelons seulement l'attention des gens du monde sur cette cause possible de douleurs, d'inflammations et d'ulcérations de la bouche, de névralgies, de mouvements fébriles, d'affections nerveuses diverses qu'on est porté quelquefois à attribuer à une cause tout autre que la véritable. (*Voy.* les mots APHTHES et BOUCHE.)

Quant aux irrégularités que peut présenter la dentition, aux anomalies qu'offre la pousse des dents, aux directions vicieuses qu'elles peuvent prendre, etc., nous engageons toujours les gens du monde à réunir, en pareil cas, aux avis du dentiste, les conseils plus sûrs et plus généralement éclairés du médecin ou du chirurgien qui ne s'est point circonscrit dans l'exploitation d'une seule branche de l'art de guérir.

On trouvera aux mots suivants le complément de cet article, dans lequel nous avons dû nous borner à indiquer les écueils principaux à éviter, et les règles les plus générales à suivre. (*Voy.* AGE, APHTHES, BOUCHE, CONVULSIONS, DENTS, DENTISTE, ENFANT.)

DENTS. Tout le monde connaît ces petits corps extrêmement durs et compactes, qui garnissent l'une et l'autre mâchoire; l'on sait qu'implantés par une de leurs extrémités dans de petites cavités osseuses nommées *alvéoles*, ils ont leur autre extrémité libre et exposée au contact de l'air; leur nombre est variable aux diverses époques de la vie; ces derniers caractères les éloignent des os proprement dits, auxquels on serait tenté de les rapporter, d'après certaines ressemblances physiques et chimiques. Des recherches précieuses d'anatomie comparée ont même appris qu'il fallait chercher leur analogue dans le tissu des ongles et des cornes. On distingue dans chaque dent une partie située hors de l'alvéole, qu'on nomme la *couronne*; au-dessous, une portion plus rétrécie, couverte par la gencive, porte le nom de *collet*, et sépare la couronne de la *racine*, extrémité de la dent entièrement cachée dans l'épaisseur de la mâchoire. Le tissu de la dent, ou l'*ivoire*, est principalement composé, comme pour les os, de phosphate calcaire; la couronne est en outre revêtue, à l'extérieur, d'une sorte de vernis comme vitreux, très dur, et d'un blanc de lait, c'est l'*émail*; au centre de chaque dent se trouve une petite cavité remplie par le *noyau ou la pulpe de la dent*, substance molle, gélatineuse, et composée en partie de filets nerveux très déliés et de très petits vaisseaux; c'est cette substance qui est le siége des douleurs si vives que font éprouver parfois les maux de dents.

A l'âge adulte, seize dents garnissent chacune des mâchoires, en tout trente-deux; leur forme et leur usage variables leur ont valu des noms différents. Ainsi, en allant d'avant en arrière et de chaque côté d'une mâchoire, on compte deux dents *incisives*, ou *cunéiformes*, une *canine*, ou *lanière*, qu'on appelle encore *œillère*, ou dent de l'œil, à la mâchoire supérieure; enfin *deux petites* et *trois grosses molaires*. La dernière de toutes, qui n'apparaît en général que de dix-huit à vingt-cinq ans, porte aussi le nom de dent de sagesse. Les incisives et les canines n'ont qu'une racine; il en est souvent de même pour les petites molaires; quelquefois, néanmoins, cette racine est bifurquée, surtout à la mâchoire supérieure; quant aux trois grosses molaires, elles ont toujours une racine à deux, trois, quatre ou cinq divisions; nous renvoyons au mot Dentition les détails relatifs au développement des dents.

Maladies des dents. Nous examinerons successivement la carie, l'agacement, l'usure, les douleurs et fluxions des dents, les fractures qu'elles peuvent éprouver, et les autres lésions mécaniques. La *carie* est la plus fréquente de toutes ces altérations; il est néanmoins rare de l'observer après cinquante ans; les femmes, les jeunes sujets à cheveux blonds, à peau blanche et fine, y paraissent plus exposés. Quant à la cause immédiate de son développement, elle est souvent inconnue. La carie est assez fréquente dans les pays froids et humides; la pression réciproque qu'exercent entre elles les dents trop serrées, l'usage de boissons très chaudes ou très froides, le voisinage d'une dent cariée, paraissent aussi l'occasionner. La carie peut attaquer les premières dents, comme celles qui appartiennent à la seconde dentition. Elle débute le plus souvent de la manière suivante: on aperçoit, à l'extérieur de la dent, une petite tache jaune ou brune; cette coloration appartient à l'émail; au-dessous, l'ivoire ou le tissu de la dent est ramolli, et se détruit peu à peu, de manière à laisser une petite cavité; la couche légère d'émail colorée en brun qui la recouvre, se rompt alors, et laisse apercevoir le tissu de la dent excavée et occupée par une matière molle, noirâtre et très fétide; la carie faisant des progrès, la petite cavité s'agrandit, et, avec le temps, détruit la couronne tout entière. Tant que le mal est superficiel, les douleurs sont nulles ou légères; lorsqu'il a fait plus de progrès, la dent commence à se montrer sensible au choc des corps durs, à l'impression des substances froides ou chaudes; plus tard, lorsque la carie a pénétré jusqu'au centre de la couronne, que le noyau ou la pulpe dentaire est mis à nu et exposé au contact de l'air, commencent alors ces douleurs souvent atroces, que beaucoup de personnes ne connaissent que trop pour les avoir éprouvées; elles sont en général intermittentes; elles peuvent durer plusieurs heu-

res, et cessent ensuite assez promptement. Parmi les promesses de l'homœopathie, se trouvait celle de guérir les maux de dents. Une jeune malade, qui souffrait d'une manière horrible d'une dent cariée, avale *un globule* donné par un homœopathe, et voit son mal disparaître comme par enchantement un quart d'heure après; elle ne manque pas d'attribuer cet effet à l'action du médicament, et devient désormais une adepte de la nouvelle doctrine; elle avait oublié que l'accès qui durait depuis une heure, devait avoir une fin, et que toute la vertu du globule résidait dans son administration quelques minutes avant le terme naturel de la douleur. On a remarqué que les dents de la mâchoire supérieure étaient plus souvent affectées de carie que celles de la mâchoire inférieure; ce sont surtout les molaires qui y sont exposées, et le plus fréquemment à leur couronne. Il existe aussi une variété de carie superficielle et à marche lente; on lui a donné le nom de carie *sèche* ou *stationnaire;* elle diffère de la carie ordinaire, ou carie humide, en ce qu'elle n'est pas accompagnée de douleur, et que l'entrée de la cavité est plus large que le fond; l'inverse a lieu dans le cas de carie humide.

Pour prévenir la carie dentaire, il faut, en général, éloigner les causes qui prédisposent à cette affection, et observer pour cela les règles les plus ordinaires de l'hygiène: ainsi, user de vêtements chauds surtout aux pieds, maintenir la propreté de la bouche par des lotions d'eau tiède après chaque repas, éviter l'usage des poudres dentifrices acides, des boissons très chaudes ou très froides, etc.; lorsque la carie s'est montrée, si elle est superficielle et qu'elle ne soit pas accompagnée de douleurs, on limera la partie malade; ce traitement réussit surtout lorsqu'on a affaire à une carie sèche. Si, le mal ayant fait plus de progrès, il existait une petite cavité, et que néanmoins les douleurs fussent peu intenses, on pourrait se contenter de cautériser légèrement la dent, et de la plomber ensuite. La cautérisation se pratique, soit au moyen d'un petit stylet rougi à blanc, soit avec une goutte d'un acide minéral plus ou moins concentré. Pour plomber une dent, on se sert de feuilles minces de plomb pareilles à celles qui servent à envelopper les tablettes de chocolat; on les tasse dans la petite cavité de la dent par une légère pression. On s'est servi aussi du métal fusible de M. Darcet; cette opération ne réussit pas toujours à guérir le mal; très souvent, la carie fait des progrès, et le plomb se détache, il faut avoir recours alors à l'extraction de la dent. C'est aussi le parti à prendre de suite, toutes les fois que la carie est profonde, et que les douleurs qu'elle occasionne sont vives et fréquentes : le plombage de la dent serait alors inutile. On devra d'autant moins hésiter à se faire arracher la dent malade, qu'outre l'odeur infecte qu'elle exhale, et les douleurs si intenses dont elle est le siége, elle peut communiquer la carie aux dents voisines; l'expérience, au reste, ne confirme que trop souvent cet adage, que toute dent cariée est une dent perdue.

L'extraction des dents se fait au moyen de plusieurs instruments, nommés pélican, langue de carpe, davier, etc., dont la connaissance rentre dans l'art du dentiste; le plus usité est celui qui porte le nom de clef de Garengeot; il se compose essentiellement d'une tige d'acier, munie à une extrémité d'un manche transversal en bois, qui sert à tenir l'instrument, et à l'autre, d'un crochet courbé, perpendiculaire à la tige d'acier; ce crochet est mobile; à cette même extrémité, se trouve aussi un renflement quadrilatère aplati sur deux de ses faces, qu'on nomme *panneton*. Lorsqu'on se sert de cet instrument, le crochet s'applique sur le côté interne de la dent malade, le plus près possible du collet; le panneton s'appuie en dehors sur la gencive; le chirurgien arrache alors la dent par un mouvement gradué de bascule de dedans en dehors. On avait proposé, en Angleterre, de scier ou de couper les dents au niveau du collet; ce procédé, après quelques essais, a été abandonné. On a préconisé plusieurs moyens pour calmer les souffrances que fait endurer une dent cariée; le charlatanisme s'est même emparé de cette branche de médecine curative, et l'exploite avec grand avantage; comme calmant momentané, on peut essayer l'emploi des narcotiques : il faut,

pour cela, introduire dans la cavité formée par la carie, un petit tampon de coton imbibé de laudanum de Sydenham; on peut substituer à celui-ci certaines substances légèrement irritantes, des huiles essentielles, telles que l'essence de girofle ou de cannelle, diverses teintures alcooliques; la base du fameux paraguay-roux est la teinture faite avec le *spilanthus-oleracea*, ou cresson de Para.

L'agacement des dents est caractérisé, comme on le sait, par une sensation particulière et désagréable, dont les dents sont le siége, surtout lorsqu'on veut mâcher; il est produit le plus souvent par l'usage de substances acides, telles que les limonades minérales, l'oseille, le jus de citron, les groseilles, etc. On observe alors que l'émail des dents a perdu son poli; d'après cela, il est probable que les filets nerveux qui se distribuent au centre de chaque dent, sont le siége du mal; l'agacement se dissipe peu à peu de lui-même; pour le modérer, on recommande de frictionner les dents avec un linge chaud, de mâcher des feuilles de pourpier ou du fromage de gruyère, dont le principe alcalin neutralise l'acide déposé sur l'émail. L'*usure*, fréquente chez les vieillards, n'est autre chose que la destruction lente de l'émail de la dent par un frottement répété; la surface triturante des dents en est surtout le siége, les petites éminences qu'on y observe diminuent peu à peu, et l'on voit paraître à leur centre un point jaune, qui s'étend et envahit toute la dent; celle-ci présente alors une surface plate et jaunâtre, formée par le tissu osseux, dépouillé d'émail. L'usure peut survenir accidentellement par l'action de la lime, par l'usage des pipes en terre, par des poudres dentifrices acides, par l'habitude de grincer des dents, de ne mâcher que d'un côté, surtout chez les sujets scrofuleux, dont les dents présentent des raies, et ont un éclat semblable à celui de la porcelaine.

L'usure accomplie est incurable; on ne peut qu'en prévenir le développement en écartant les causes.

Douleurs et fluxions dentaires. La carie n'occasionne pas seule les vives douleurs dont les dents sont le siége. Chez les personnes sujettes à des affections rhumatismales, ou bien par suite de l'impression d'un air froid et par d'autres causes, on voit une ou plusieurs dents devenir rapidement très douloureuses, et fort sensibles au chaud et au froid. Les gencives participent très souvent à la maladie; elles deviennent rouges, chaudes et légèrement enflées; l'inflammation peut même se propager à la joue, et occasionner une *fluxion;* celle-ci, qui reconnaît aussi pour cause une dent cariée, la présence d'une racine malade ou *chicot,* l'arrachement d'une dent, s'accompagne d'un gonflement considérable de la joue et souvent même des parties voisines, avec une douleur et quelquefois des élancements plus ou moins vifs; on peut voir même la fièvre survenir. Cette tumeur se dissipe ordinairement peu à peu, et au bout de quelques jours : assez rarement il se forme un abcès. La fluxion dentaire peut avoir aussi une marche plus lente; elle est alors bien moins douloureuse, et il n'existe qu'une sorte d'empâtement, sans changement de couleur à la peau. On combattra les douleurs nerveuses des dents sans carie, par des bains de pieds à la moutarde, des cataplasmes émollients bien chauds, appliqués sur la joue du côté malade, des gargarismes tièdes, préparés au moyen d'une décoction de têtes de pavots avec addition de miel; si la douleur persistait, il faudrait scarifier les gencives avec une lancette, ou appliquer des sangsues à la base de la mâchoire ou aux gencives mêmes.

Le même traitement antiphlogistique sera employé avec plus d'énergie encore s'il survenait une fluxion; lorsque celle-ci est occasionnée par la présence d'une dent cariée ou d'un chicot, il est urgent d'enlever cette cause du mal; il faut attendre pourtant que la fluxion soit dissipée.

Fractures et autres lésions mécaniques des dents. A la suite de coups, de chute, etc., les dents peuvent être brisées, ébranlées, déplacées. Lorsqu'un fragment de dent est détaché, la perte est irréparable ; les dents ne se régénèrent pas; on fait alors disparaître, avec la lime, les aspérités qui pourraient blesser la langue. Si la pulpe dentaire avait été mise à nu, il faudrait la dé-

truire par la cautérisation, sinon elle deviendrait infailliblement le siège d'une vive douleur ; la dent alors cesse de participer à la vie commune, et devient comme un corps étranger. On cite des cas rares où, la fracture étant très oblique, et s'étendant de la couronne à la gencive, les deux fragments ont pu se réunir et se consolider; on facilite alors la réunion par le repos et l'emploi d'une plaque métallique qui recouvre la dent fracturée et les dents voisines; si les dents étaient seulement ébranlées et déplacées, on devrait les mettre en place en les redressant, et les maintenant au moyen de fils de soie qui s'attachent aux dents voisines ; il faudrait faire garder au malade le repos complet des mâchoires, lui placer un bâillon, et ne lui permettre, jusqu'à parfaite consolidation, que l'usage d'aliments liquides. Lorsqu'une dent a été entièrement arrachée, on peut encore essayer de la replanter, en la maintenant par des moyens usités; quelquefois ce moyen réussit, la gencive se resserre et embrasse la dent, qui n'est pourtant alors qu'un corps inerte qui ne participe pas à la vie. Pour les soins hygiéniques à donner aux dents, nous renvoyons le lecteur au mot Bouche (*Hygiène de la*) et Gencives (*Maladies des*) ; nous avons traité, à l'article Dentition, des défauts dans l'arrangement de la position des dents. Il nous resterait, pour rendre cet article complet, à parler de la *prothèse dentaire,* c'est-à-dire, l'art de remplacer les dents perdues accidentellement ou par les progrès de l'âge ; mais ces détails nous entraîneraient trop loin, et nous feraient sortir des limites de cet ouvrage; ils constituent la branche la plus difficile de l'art du dentiste ; nous dirons seulement qu'on a renoncé à la *transplantation* des dents. Cette opération consistait autrefois, après avoir extrait une dent malade, à y substituer immédiatement une dent arrachée à un individu sain; elle réussissait rarement. Aujourd'hui l'on se sert, pour réparer les pertes de la bouche, de dents artificielles fabriquées avec diverses substances, ou mieux encore de dents humaines provenant pour la plupart des cadavres des hôpitaux de Paris. Après les avoir préparées et blanchies, on les place à pivots ou à crochets ; les dents à pivots ne sont employées que pour les rucisives et les innines ; il faut que la racine de la dent qu'on veut remplacer subsiste encore ; on taraude cette racine à son centre, de manière à permettre l'introduction d'une petite tige en or ou en platine, qui est surmontée par la dent artificielle, dont on n'a conservé que la couronne. Lorsqu'on se sert de dents à crochets, celles-ci, réduites aussi à leur couronne, sont fixées sur de petites plaques d'or ou de platine, et attachées ensuite, au moyen de crochets et de fils métalliques, aux dents voisines. Dans ces derniers temps, on est parvenu à composer des râteliers entiers, qui remédient ainsi à la difficulté de parler, et à la déformation de la face, qui est la suite de la perte des dents.

DÉPURATIFS. Lors du règne de la médecine humorale, qui a laissé dans le monde de si profondes traces, on s'imaginait pouvoir, à l'aide de certaines substances, et, en particulier, de certains végétaux amers et antiscorbutiques, débarrasser le sang et les autres liquides de notre économie, des matières impures qu'on supposait exister mélangées à eux ; d'où le nom de *dépuratifs*, donné à quelques médicaments. C'est ainsi que tous les *sucs d'herbes*, que quelques personnes ont l'usage de prendre au printemps, et qui se composent le plus ordinairement en pilant dans un mortier de bois ou de marbre, du trèfle d'eau, du cerfeuil, du cresson de fontaine, de la laitue, de la chicorée, du pissenlit, etc., dont on passe le jus à travers un linge, sont principalement recommandés comme *dépuratifs* aux individus sujets aux maladies de la peau, aux *dartres*, en particulier (voir ce dernier mot). L'infusion de chicorée sauvage, de scabieuse, de pensée sauvage, prise aux repas, au lieu d'eau, avec ou sans vin, est usitée dans des circonstances analogues.

Probablement on s'est beaucoup exagéré la vertu de ces plantes, mais il n'en est pas moins vrai qu'elles sont en effet de quelque utilité aux individus sujets aux démangeaisons, aux éruptions, à la couperose, à la mentagre, et que, d'ailleurs, elles ne sont point assez actives pour pouvoir jamais devenir nuisibles.

Chez les personnes dont l'estomac s'accommode mal des substances froides et herbacées, elles lâchent le ventre, et peuvent déterminer des effets purgatifs qui s'opposent à ce qu'on en continue l'usage.

Les *robs*, les *sirops*, les *mixtures*, qu'un grand nombre de charlatans offrent au public comme *dépuratifs*, ne sont pas ordinairement aussi innocents. Les extraits concentrés qu'ils contiennent, les sudorifiques et les purgatifs qu'on y ajoute dans la plupart des cas, les rendent irritants et nuisibles aux personnes nerveuses et délicates, ainsi qu'aux individus sanguins et pléthoriques. Le mieux est, sur ce point, comme sur tant d'autres, de s'adresser à l'homme compétent, si l'on est malade, et de s'abstenir de tout remède, si l'on se porte bien.

DESCENTE. (*Effort, Hernie.*) Les personnes étrangères à l'art désignent sous le nom de *descente*, et le chirurgien, sous celui de *hernie*, une tumeur contre nature, formée par la sortie de quelques-unes des parties contenues dans la cavité du ventre.

Les individus affectés de descente eurent à souffrir longtemps du préjugé ; on regardait autrefois leur maladie comme honteuse, ils passaient pour être incapables de satisfaire aux premiers devoirs de la société ; le mariage leur était souvent interdit : ces malheureux, humiliés par les idées qu'on attachait à leur infirmité, se tenaient à l'écart, cherchant avec le plus grand soin à dérober aux autres la connaissance de leur état ; il n'était pas rare de voir, à des époques assez rapprochées de nous, des hommes forts et vigoureux, victimes de leur ignorance et de celle des autres, terminer dans l'inaction une vie misérable.

Une circonstance particulière a pu contribuer à dissiper l'erreur dans laquelle on était relativement aux descentes ; un certain prieur de Cabrières jouissait, en 1680, d'une grande réputation ; il était ignorant, n'exigeait aucune rétribution, et faisait mystère de tout. Demandé à la cour, il dévoila un secret pour guérir les descentes.

Louis XIV, dans l'intérêt des malades, se mit à distribuer lui-même le prétendu remède infaillible; ce fut alors que l'on découvrit combien les descentes étaient communes, par le grand nombre de ceux qu'on voyait demander à être guéris. Qui sait même si des courtisans ne se supposaient pas la maladie, pour pouvoir en proclamer la guérison !

Les fâcheuses préoccupations qui autrefois tourmentaient les individus atteints de descentes, ont fait place à une bien coupable incurie. Il semble que la nature bénigne de ces tumeurs augmente les risques des malades, en éloignant d'eux l'idée des dangers, et en leur faisant négliger les plus simples moyens de sûreté. On devrait cependant être bien convaincu que, sans de sages précautions, les descentes sont la source d'inconvénients graves, et que des exercices violents ou des efforts inconsidérés peuvent changer leur innocuité en un état qui devient souvent alarmant.

« J'ai vu mourir (disait, en 1749, un « célèbre chirurgien), une infinité de « personnes affectées de hernies, les « unes par l'ignorance de leur état ou « par négligence, les autres, par l'effet « d'une fausse honte, d'autres, pour « n'avoir pas été à portée des secours « que leurs infirmités demandaient, par « leur éloignement des villes. »

Le but des détails dans lesquels nous allons entrer est d'indiquer aux malades les précautions qu'ils doivent prendre, les moyens capables de prévenir les accidents, même de les combattre, en attendant l'arrivée d'un chirurgien quelquefois malheureusement fort éloigné ; enfin, de les mettre en garde contre des charlatans qui, n'ayant pas les moindres notions d'anatomie, se livrent à un empyrisme quelquefois très dangereux.

S'il est une maladie qui, par sa fréquence, soit digne de fixer l'attention, c'est assurément celle dont il est question. A en croire le rapport fait par un ancien bandagiste de Paris, il paraîtrait que la proportion des individus atteints de descentes, sur la population entière, serait, en Allemagne, d'un trentième, d'un quinzième en Italie, et d'un vingtième en France et en Angleterre.

Cette fréquence des descentes s'explique, quand on sait que l'intestin et la toilette ou épiploon sont mobiles, lisses, polis, humectés, par un liquide onctueux, susceptibles de prendre toutes les formes, de se porter dans toutes les directions. Ces parties, ainsi disposées, sont sans cesse poussées contre les parois du ventre, qui ne résistent pas toujours, surtout dans les points où il existe des ouvertures pour le passage des vaisseaux sanguins.

Les descentes diffèrent, en raison des parties qui les forment ; dans les unes, se trouve l'intestin ; dans les autres, la toilette ou épiploon ; quelques-unes sont dues à la présence de ces deux parties. Celles dans lesquelles l'estomac, le foie, la matrice, peuvent être contenus, rentrent dans les cas exceptionnels dont nous ne devons pas nous occuper.

Les descentes varient suivant le lieu qu'elles occupent ; les unes viennent au nombril : on les nomme descentes du nombril ou ombilicales ; d'autres se forment aux aines : on les nomme descentes des aines ou inguinales; d'autres se montrent au pli de la cuisse : on les désigne ordinairement sous le nom de crurales; d'autres ont leur siége dans tout autre point du ventre ; nous insisterons peu sur les particularités relatives à ces dernières descentes, notre intention étant de sacrifier le curieux à l'utile.

Nous avons parlé plus haut de la fréquence des descentes ; pour s'en rendre compte, il suffit de jeter un coup d'œil sur les causes qui peuvent amener cette maladie. Les unes affaiblissent les parois du ventre, les autres augmentent la pression des organes contre les différents points du contour de cette cavité.

Parmi les premières, nous signalerons l'amaigrissement brusque, les grossesses répétées, des coups sur le ventre; aux secondes appartiennent toutes les circonstances qui peuvent nécessiter des efforts de la respiration, l'escrime, l'équitation, le jeu des instruments à vent, les luttes corps à corps, auxquelles se livrent les jeunes gens, les sauts d'un lieu élevé, les cris ou les chants prolongés, le transport de fardeaux trop pesants. Nous ne pouvons oublier de considérer comme causes efficaces des descentes, l'usage inconsidéré des corsets, dont l'abus est si répandu aujourd'hui, quoique cependant il soit facile de reconnaître qu'en resserrant la partie supérieure du ventre, ils forcent les intestins de se porter vers les régions inférieures du ventre, où se trouvent les ouvertures par lesquelles les organes tendent à s'échapper.

Indépendamment des efforts qui dépendent de la volonté, plusieurs circonstances peuvent agir efficacement pour provoquer le développement des descentes : les contractions que nécessitent des constipations opiniâtres, les difficultés d'uriner, l'expulsion des crachats épais et tenaces, enfin, un accouchement laborieux, une douleur vive et prolongée, des convulsions prolongées, certains accidents, une chute, un coup, un écart violent, une pression trop forte, l'accroissement de volume de certains organes contenus dans le ventre.

L'action des causes que nous venons d'indiquer peut être lente ou graduée, presque insensible ; c'est d'abord un sentiment de faiblesse, de gêne, qui se manifeste dans un point du ventre. Bientôt on remarque un gonflement qui augmente par tous les efforts des muscles respiratoires. Quelquefois l'apparition est brusque, instantanée, par exemple, dans une chute ; le malade éprouve alors de la douleur vers un endroit déterminé du ventre ; on ne saurait trop recommander d'examiner tout le contour de cette cavité, pour s'assurer s'il n'existe point une descente.

Les caractères auxquels on peut reconnaître la présence d'une descente sont nombreux et généralement assez bien tranchés. On doit soupçonner l'existence de cette maladie, quand on aperçoit une tumeur plus ou moins volumineuse de l'ombilic, à l'aine, au pli de la cuisse ; cette tumeur est molle, circonscrite, enveloppée par des téguments sains, d'une couleur naturelle ; elle n'est pas sensible à la simple application de la main ; si on la presse légèrement pendant que le malade tousse, on sent distinctement qu'elle a de la tendance à accroître. La position droite, ou la marche, produit le même effet, tandis que la position horizontale diminue son volume et sa tension. La forme de la tumeur varie suivant l'ouverture par laquelle s'est faite la descente : celle de l'aine a une direction oblique et est oblongue,

celle du pli de la cuisse a son plus grand diamètre transversalement, celle de l'ombilic est globuleuse. Une descente formée par la toilette seulement offre une résistance pâteuse au toucher, comme si l'on maniait, si nous pouvons le dire, du *gras-double ;* celles qui renferment l'intestin se connaissent au toucher par leur flexibilité et leur ressort, par un bruit que l'on y cause en les maniant ; ce bruit est nommé gargouillement ; il dépend du déplacement des vents et des matières fluides contenues dans l'intestin.

Tous les signes indiqués se confondent, quand l'instestin et la toilette existent simultanément dans une descente.

Les signes qui caractérisent les descentes éprouvent une foule de modifications qui dépendent des différentes variétés de cette maladie ; elles sont tellement nombreuses, que nous croyons devoir nous interdire même leur simple indication. Ce qui précède nous paraît suffisant pour éveiller l'attention des malades sur leur position, et les engager à se confier à un chirurgien éclairé, qui seul peut bien distinguer la véritable nature de la maladie, car l'erreur serait possible dans certains cas ; ainsi, par exemple, la différence existant entre une descente et certaines collections de liquide qui se forment autour du testicule, repose sur la manière dont la tumeur s'est développée, et sur son aspect particulier.

Au moment où une descente s'est montrée, le malade a éprouvé la sensation d'un corps glissant et s'échappant à travers les parois du ventre ; rien de semblable n'a eu lieu au moment de l'apparition d'une tumeur formée par un liquide ; d'ailleurs, celle-ci s'est développée de bas en haut, la première de haut en bas ; enfin, si la tumeur ne rentre pas, si l'on sent difficilement le testicule, que le flot du liquide soit appréciable, que l'on puisse découvrir la transparence, il n'y a point hernie, mais bien collection d'eau dans les bourses.

L'aspect bleuâtre de la tumeur, son irrégularité, la sensation communiquée aux doigts par des cordons veineux, volumineux et tortueux, empêcheront de confondre des varices avec une descente. Il est certains abcès de l'aine qui ont été pris pour des hernies, et réciproquement. On conçoit comment l'erreur pourrait devenir funeste. Heureusement une telle erreur, de la part d'un médecin, doit être fort rare, car tout semble concourir à la prévenir : la peau qui recouvre un abcès est rouge, il est le siége de douleurs pulsatives; mou dans son centre, il offre de la dureté dans la circonférence. Les changements de position n'ont point d'influence sur son volume, et les descentes se trouvent dans des conditions entièrement opposées. Une erreur assez fréquente est celle dans laquelle, chez l'enfant, on prend pour une descente une petite tumeur formée par le testicule resté appliqué contre le ventre; mais l'absence même de cet organe, dans le lieu qu'il devrait occuper, doit dissiper les doutes; d'ailleurs, on peut presser une descente avec assez de force sans développer de la douleur : elle devient vive, au contraire, par la moindre pression du testicule.

La gravité que peuvent avoir les descentes dépend des soins apportés, des attentions prises par les malades. Une descente abandonnée à elle-même expose à des conséquences fâcheuses. Avec le temps, la tumeur ne manque jamais de prendre un grand volume, et les incommodités qu'elle occasionne augmentent avec lui. Les malades éprouvent fréquemment des nausées, des vomissements, des indigestions, des coliques, des constipations opiniâtres; le cours des matières fécales à travers le canal alimentaire déplacé devient difficile et se ralentit ; toutes les fonctions qui exigent un certain emploi de forces sont pénibles ; la tumeur gêne en marchant; aussi n'est-il pas rare de voir des individus, affectés de descentes, prendre l'habitude de rester presque toujours couchés.

Outre ces inconvénients généraux, qui accompagnent toutes les espèces de descentes, il en est de spéciaux, qui dépendent du lieu qu'elles occupent; celle de l'aine, par exemple, chez l'homme, semble se développer aux dépens de la peau de la verge ; celle-ci disparaît, l'urètre comprimé livre difficilement passage aux urines, qui, s'écoulant en bavant par une espèce de nombril, irritent la peau, l'enflamment, et deviennent cause d'érysipèles quelquefois fort graves.

Si, par ce tableau, qui est loin d'être forcé, nous avons voulu prémunir ceux qui sont affectés de descentes contre une indifférence blâmable, nous devons maintenant, par l'exposition des secours que l'art peut offrir, mettre les individus pusillanimes en garde contre des craintes exagérées.

Une distinction importante et appréciable pour tout homme qui raisonne, alors même qu'il serait étranger aux moindres notions chirurgicales, est celle-ci : ou la hernie peut rentrer, ou elle ne rentre pas.

Dans les premiers cas, les indications à remplir sont précises : réduire les parties si elles sont sorties, les maintenir réduites. Sans doute, il serait mieux que la réduction d'une descente fût toujours confiée à un homme de l'art; mais comme on n'est pas toujours dans la possibilité de provoquer instantanément sa présence, nous croyons devoir indiquer aux malades les précautions à prendre pour obtenir méthodiquement la rentrée des parties sorties. Dès qu'un individu affecté de descente s'aperçoit qu'elle a reparu, il doit à l'instant même se coucher, éviter de parler, retenir son haleine; il doit encore, à l'aide de coussins maintenir sa poitrine inclinée sur le ventre, son siége soulevé, ses cuisses demi-fléchies ; dans cette position, tous les muscles sont relâchés, et le corps est livré à l'abandon le plus complet. Une fois le malade convenablement placé, et que sans aucun effort, il peut porter ses mains sur la descente, il les applique sur la tumeur, l'embrasse le plus exactement possible; puis, il tire un peu sur elle comme pour l'éloigner du ventre, action par laquelle il tend à faire disparaître les plis qui formeraient obstacle au glissement des parties. Cela fait, il presse légèrement la tumeur, la porte lentement dans différents sens, la presse régulièrement, la pétrit, pour ainsi dire légèrement, et, par ces différentes manœuvres, parvient à faire rentrer dans le ventre les vents et les matières fécales contenus dans la descente. Cela fait, tout en maintenant les parties, les pousser doucement sous les doigts qui sont appliqués sur le col de la tumeur. Les uns tendent à engager par fractions des parties sorties, tandis que d'autres retiennent celles déjà rentrées. La pression doit être exercée dans la direction suivant laquelle les parties se sont échappées ; ainsi, les parties contenues dans une descente inguinale, seront refoulées obliquement en haut et en dehors. Celles d'une descente du pli de la cuisse seront d'abord tirées en bas, puis reportées en haut et en arrière ; celles de l'ombilic devront être portées directement en arrière ; après ces indications générales, il nous reste à faire quelques remarques particulières. Il faut d'abord que les malades sachent que, si les doigts ne sont pas assez proches les uns des autres pour investir et comprimer également la tumeur, celle-ci semble obéir, ce qui fait croire que la descente rentre ; mais il y a erreur ; ce qui en impose en pareil cas, c'est que les parties se logent dans les intervalles des doigts à mesure qu'elles sont pressées ; en sorte que, pour réussir, il faut que les doigts compriment la tumeur dans tous ses points, excepté à l'endroit de l'anneau. Il est bon de faire remarquer que tous les mouvements doivent s'exécuter avec une extrême douceur, et, si quelqu'un s'imagine qu'en poussant les parties avec force, on les oblige à rentrer plus promptement, qu'il se détrompe ; il arrive, au contraire, par un effort brusque, que les parties se replient contre les bords de l'ouverture qui leur a livré passage, et que, ne pouvant aller plus loin, elles se trouvent exposées à la compression de la meurtrissure, et aux autres inconvénients que nous avons déjà dit qu'il fallait éviter.

Lorsque les tentatives de réduction sont faites régulièrement, le malade a le sentiment de la rentrée successive des parties ; et, au moment où elle a définitivement lieu, s'il éprouve des douleurs de coliques, il doit, sans s'en inquiéter, continuer la pression qu'il exerce, et laisser aux organes le temps de reprendre leur position naturelle. Sa main restera appliquée exactement sur le point occupé par la descente, jusqu'à ce que le bandage puisse être placé. Les précautions à prendre dans l'application de ce moyen, dans sa construction, ayant déjà été indiquées, nous croyons devoir renvoyer au mot BANDAGE. Cependant, nous ne pouvons nous empêcher de rappeler ici qu'on ne saurait trop se hâter de recourir à son emploi, dès qu'il existe une descente, surveiller avec la plus minutieuse attention son mode d'application, et ne jamais, sous aucun prétexte, se décider à discontinuer son usage, soit le jour, soit la nuit. A ce sujet, je rappellerai le fait suivant : Un homme affecté de descente avait contracté, depuis trente ans, la mauvaise habitude de se coucher sans son bandage, lorsqu'une nuit, il est réveillé par des cris au feu ; dans le premier moment de trouble, il oublie de replacer son bandage, sa descente sort, s'étrangle, et ce n'est qu'à une opération importante qu'il doit sa conservation. Les personnes qui portent un bandage, ne doivent point ignorer qu'il est nécessaire d'en changer assez souvent, et de soumettre à des lotions répétées les parties sur lesquelles il est appliqué, pour prévenir des excoriations qui, en forçant à en suspendre l'usage, pourraient avoir des conséquences fâcheuses.

Comme il est reconnu maintenant que les bandages ne peuvent amener la guérison radicale des hernies que dans quelques cas exceptionnels, la durée de leur application doit être indéfinie, illimitée, et l'on doit accorder peu de confiance aux moyens qui ont été proposés jusqu'à ce jour pour prévenir le retour des descentes dont l'existence a été bien constatée. Ces moyens peuvent être divisés en deux classes : les uns sont inutiles, les autres dangereux. Parmi les premiers, se trouvent toutes les applications extérieures, de quelque nature qu'elles soient ; parmi les seconds, on compte les différentes espèces de cautérisations, de ligatures, d'incisions, de sutures ; espérons que, par l'étude approfondie que l'on a faite, dans ces derniers temps, de la nature de nos tissus et de l'influence exercée par les différents agents mis en contact avec les membranes, on trouvera un auxiliaire puissant, qui, ajouté à la compression, permettra d'en espérer un résultat définitif, et offrira des chances de guérison radicale.

Tout ce que nous avions à dire d'utile sur les descentes qui peuvent rentrer est épuisé, il nous reste maintenant à fixer l'attention sur celles que l'on ne peut réduire. L'impossibilité de faire rentrer les parties contenues dans une descente peut tenir à deux causes : ou les parties ont contracté des adhérences qui les rendent immobiles, ou elles sont serrées, étranglées par le contour des ouvertures à travers lesquelles elles se sont échappées.

Les descentes adhérentes sont celles dans lesquelles les liens membraneux joignent ces parties sorties du ventre avec les feuillets membraneux qui leur servent d'enveloppes. Pour expliquer la formation des adhérences, il nous suffira de dire, en faveur des personnes intéressées à se garantir de cet accident, qu'il ne provient que d'une mauvaise application des bandages, ou de la négligence qui fait que souvent on n'en porte point du tout. Les parties laissées hors du ventre essuient toutes les impressions fâcheuses des agents extérieurs, elles s'irritent, s'enflamment ; des exsudations ont lieu ; elles servent de liens entre les points qui ne devraient être que contigus, et bientôt toutes les tentatives faites pour obtenir la réduction deviennent infructueuses. Il n'est pas rare alors que la tumeur devienne douloureuse, que les malades éprouvent des coliques, des constipations et des vomissements.

Pour prévenir la complication fâcheuse des adhérences, les malades doivent maintenir leurs descentes constamment réduites, à l'aide d'un bandage bien appliqué. Rien ne favorise plus le développement des adhérences que l'action d'une compression peu méthodique : on doit donc éviter, par-dessus tout, celle que l'on obtient à l'aide de compresses ou de bandes, auxquelles on a recours particulièrement pour les enfants. Cette faute est commise ordinairement par les nourrices. Le zèle indiscret de ces femmes les porte à traiter elles-mêmes les descentes des enfants qui leur sont confiés : qu'elles sachent donc bien qu'il n'est réservé qu'à des chirurgiens éclairés de faire qu'une descente chez un enfant soit exactement maintenue, et que c'est une erreur trop généralement répandue que les bandages d'acier ne conviennent pas dans les premières années de la vie. Lorsqu'ils sont bien faits, bien appliqués, non-seulement ils opposent un obstacle insurmontable à la sortie des parties, mais encore on peut en attendre la guérison radicale.

Quand, par suite de la formation des adhérences, une descente reste habituellement au dehors, ce n'est point une raison pour négliger l'emploi du bandage ; seulement, celui dont on fera usage sera muni d'une plaque concave de grandeur proportionnée au volume de la tumeur. Un bandage ainsi disposé prévient sûrement l'augmentation de la descente, et peut encore à la longue opérer sa réduction, si l'on a soin, de temps en temps, de mettre des compresses dans la cavité de la pelote, pour remplir le vide que cause la diminution successive de la tumeur.

Que les différentes parties qui forment une descente ne soient que contiguës ou adhérentes, elles peuvent devenir le siége d'un étranglement, état dans lequel les parties sorties sont serrées par le contour de l'ouverture qui leur a livré passage, comme elles le seraient par un cordon qui les embrasserait étroitement. Les suites d'une pareille constriction sont l'impossibilité de faire rentrer la descente, l'interruption du passage des matières fécales, enfin un obstacle tel à la circulation, que les parties peuvent tomber en gangrène.

Dès qu'une descente éprouve les effets de la constriction, elle devient d'abord le siége de douleurs vagues, qui bientôt sont permanentes, augmentent par la moindre pression extérieure, par la toux, l'éternuement et tous les mouvements du corps. On ne les ressent d'abord qu'au col de la descente, mais peu à peu elles se répandent dans tous les points de son étendue, et ne tardent pas à se propager dans le ventre. Le malade est tourmenté par des envies d'aller à la selle ; les premiers lavements amènent quelques résultats en vidant les gros intestins, mais bientôt leur effet est nul ; des envies de vomir se font sentir, puis ce sont des vomissements de matières bilieuses qui deviennent de plus en plus fréquents, et, après un certain temps, des matières fécales finissent par être rejetées. Le pouls devient petit, serré ; un froid glacial s'empare des extrémités ; une sueur froide se répand sur tout le corps ;

le ventre se tuméfie; la tumeur, d'abord rouge, tendue, douloureuse, s'affaisse, prend une teinte violacée, répand une odeur infecte; elle est alors gangrénée, et le malade court les plus grands dangers.

Est-il au pouvoir d'un malade de se soustraire à des conséquences aussi funestes? Oui, sans doute : dès qu'on éprouve de la gêne, de la douleur dans une descente sortie brusquement, soit qu'on ait négligé de mettre son bandage, ou que celui-ci ait été dérangé ou rompu, on doit à l'instant même se mettre sur un lit, dans la position indiquée pour favoriser la rentrée des parties, et réclamer les secours d'un chirurgien : si malheureusement on en était privé, il est permis de faire quelques tentatives bien modérées pour obtenir la réduction; mais, dès qu'on s'aperçoit qu'elles sont infructueuses, il faut bien se garder de les continuer. Les plus grands inconvénients résulteraient de manœuvres trop longtemps prolongées. Que faire donc en attendant l'arrivée du chirurgien? couvrir la tumeur de cataplasmes émollients, faire préparer un bain, et s'y maintenir le plus longtemps possible ; ce n'est qu'après une heure, au moins, de séjour dans l'eau, qu'on pourra tenter de nouveau de faire rentrer les parties. Si ces nouveaux essais sont encore infructueux, que la tumeur soit rouge, tendue, enflammée, il ne faut pas balancer, au sortir du bain, à placer sur sa circonférence de vingt à trente sangsues. Les malades doivent bien se garder de prendre l'initiative sous le rapport de l'administration de certains médicaments, par exemple, des purgatifs, de certains lavements irritants, tels que ceux de vinaigre ou de décoction de tabac. Ces différents moyens, qui pourraient être utiles quand les accidents dépendent d'un amas de matières accumulées dans la descente, seraient très dangereux s'ils tenaient à une constriction exercée par le contour de l'ouverture à travers laquelle les parties sont sorties.

Dès qu'un chirurgien est arrivé près du malade, ce dernier doit oublier, pour ainsi dire, ses douleurs, ranimer son courage, afin de rendre un compte exact de tout ce qui est arrivé, des moyens auxquels il a cru devoir recourir. Les moindres détails sont utiles à l'homme de l'art pour l'éclairer dans le parti qu'il doit prendre. Aussitôt qu'il a prononcé le mot opération, le rôle du malade devient passif, il doit se soumettre avec résignation : de la promptitude de sa décision dépend la conservation de la vie.

Une foule de motifs doivent engager à recourir le plus promptement à l'opération : faite dans les premiers moments, elle est moins pénible à supporter; l'incision des parties qui ne sont point encore devenues le siège d'une inflammation vive est moins douloureuse qu'elle le serait plus tard. L'action du débridement est plus prompte, les parties n'étant point encore comprimées outre mesure; enfin, la réduction de celles-ci est beaucoup plus facile, si elles sont saines et libres, que si elles se trouvent adhérentes, enflammées ou même gangrénées.

Quand un malade a supporté, avec patience et résignation, l'opération dans l'exécution de laquelle un chirurgien doit apporter une sage lenteur, il peut encore beaucoup pour sa guérison. Quelque sévère que soit le régime, il ne doit pas s'en écarter. Que ceux qui l'entourent ou le visitent, par une sollicitude mal entendue, ne lui laissent jamais outre-passer les ordres de l'opérateur. Qu'ils évitent, par des attentions minutieuses, les moindres mouvements; enfin, qu'ils apportent la plus grande exactitude dans les pansements et l'administration des médicaments.

DESCENTE DE MATRICE. (*Voy.* MATRICE *(maladie de la)*.

DÉSINFECTION. Action de purifier, soit par le renouvellement de l'air, soit surtout par la décomposition, par la destruction des miasmes putrides qui corrompent l'air dans des espaces circonscrits, infectent les liquides, ou imprègnent les objets d'habillement, de coucher, ou autres, qui ont séjourné dans des foyers d'infection.

Il faut retrancher des désinfectants, une foule de moyens mis en usage par l'ignorance, et continués par la routine, moyens dont nous ne parlerons ici que pour les déposséder de l'efficacité qu'on leur attribue faussement. Ces moyens, outre qu'ils ajoutent à la viciation de l'air, nuisent encore par la sécurité dangereuse qu'ils inspirent à ceux qui en font usage. Ainsi, le sucre, les baies de genièvre, le papier, les clous fumants, le vinaigre, etc., qu'on brûle dans l'intention d'assainir; l'eau de Cologne, les spiritueux, etc., ajoutent une odeur à une autre, masquent pour un moment la putridité, et, loin de purifier, vicient, au contraire, l'air méphitisé qu'ils appauvrissent encore. Tous ces moyens sont nuisibles, ou du moins, ne sont nullement *désinfectants*.

Il n'est pas moins important de signaler ici l'inefficacité des méthodes de désinfection contre les maladies épidémiques et celles contagieuses. Sans juger ici la question importante de la contagion, qui sera discutée ailleurs, nous dirons que les moyens désinfectants sont sans action sur la peste, la fièvre jaune, le choléra, etc.; et que, bien que ces maladies, qui déciment l'humanité, se développent et sévissent sous une influence particulière atmosphérique, nos moyens précis d'analyse ne nous ont pourtant rien appris sur la modification physique ou chimique de l'air sous l'influence de laquelle règnent ces terribles fléaux. Aussi la cause, la nature, et, il faut bien le dire, le traitement de ces maladies, sont jusqu'à présent restés impénétrables. Et quand même les moyens eudiométriques nous révéleraient une altération atmosphérique, la chimie, qui peut décomposer l'air dans un espace circonscrit, resterait toujours impuissante contre la masse atmosphérique ambiante.

Il nous reste à examiner maintenant les cas où l'art peut intervenir avec succès.

Nous ne ferons que rappeler ici que, pour la désinfection des liquides, des viandes qui éprouvent un commencement de putréfaction, on emploie avec un merveilleux avantage le charbon. (*Voy.* ce mot.)

Dans tous les cas où les procédés eudiométriques rendent compte des altérations de l'air, la chimie, pourvu que l'espace vicié soit circonscrit, peut venir en aide, soit pour prévenir le méphitisme, soit pour le détruire, s'il existe.

La respirabilité de l'air peut être altérée par la respiration, par la combustion, par la fermentation, etc.; si l'air n'est vicié que par des proportions peu considérables de gaz non respirable, il suffira de changer l'air, en ménageant un courant qui se renouvelle. (*Voy.* ASPHYXIE par la vapeur du charbon, par l'air altéré, par la respiration, la fermentation, etc.)

Le renouvellement de l'air s'opère au moyen d'ouvertures (de deux ou plusieurs fenêtres, par exemple), situées aux extrémités de l'espace vicié. Lorsque, par la disposition des lieux, la ventilation est plus difficile, comme pour les fosses profondes et étroites d'entrée, les excavations, etc., qui n'ont qu'une ouverture supérieure, on modifie le procédé de la manière suivante : on introduit dans l'ouverture unique un tuyau dont une extrémité descend au fond de l'excavation, et dont l'autre extrémité communique avec l'air libre; on dispose un feu vif que l'on suspend dans la fosse à un pied ou deux au-dessous de l'orifice. De cette manière, le feu dilate l'air situé au-dessus, et attire aussi l'air infecté de la fosse, lequel, à mesure qu'il monte et s'échappe en traversant le foyer, est remplacé par de l'air extérieur qui arrive dans l'excavation au moyen du tuyau communiquant avec l'atmosphère.

Dans la marine on se sert, sur les bâtiments, de plusieurs espèces de ventilateurs, pour purifier, par le renouvellement, l'air de la cale.

On pourra encore, lorsque l'insalubrité de l'air sera due spécialement à la présence de l'acide carbonique, joindre aux moyens de ventilation exposés plus haut, l'emploi du lait de chaux, qui absorbe avec avidité ce gaz délétère.

Lorsque les gaz ou émanations miasmatiques ont une grande intensité vénéneuse, comme l'air méphitique des fosses d'aisances, que les vidangeurs désignent sous la dénomination de *plomb*, la ventilation seule ne suffit plus : c'est à la cause qu'il faut remonter, et en la détruisant prévenir ses terribles effets. On sait que les qualités mortelles de l'atmosphère méphitique des fosses d'aisances (*Voy.* ASPHYXIE par l'air méphitique des fosses d'aisances), sont dues à la présence

du gaz hydrogène sulfuré (acide sulfhydrique), tantôt libre et mêlé à de
l'air, à du gaz azoté, à de l'acide carbonique, et tantôt combiné avec de l'ammoniaque. C'est à la prédominance de
l'ammoniaque sur les autres gaz que les
vidangeurs donnent le nom de *mitte*.
Des aspersions, des projections dans la
fosse des chlorures de chaux ou de
soude liquides, et ensuite la ventilation
au moyen d'un foyer embrasé, qui dilate
et renouvelle l'air de la fosse mis en
contact avec l'air extérieur, au moyen
d'un tuyau, comme il a été expliqué
plus haut, détruiront l'odeur infecte et
les dangers si redoutables du méphitisme.

D'habiles chimistes s'occupent en ce
moment même de recherches qui ont
pour but, soit la désinfection au moment de la vidange, soit la désinfection
permanente des fosses. Ce problème, si
important pour la salubrité, est en partie résolu par l'emploi de la tourbe.
Espérons que les travaux entrepris dans
ce but philanthropique obtiendront un
plein succès; nous nous empresserons de
proclamer avec reconnaissance ce nouvel et important bienfait de la chimie
moderne.

L'air peut être vicié par les émanations de matières végétales ou animales
en décomposition, comme il arrive dans
les boyauderies, dans les salles de dissections, etc.; la réunion sur un point d'un
grand nombre de malades qui présentent des suppurations abondantes, des
plaies gangréneuses, des pourritures
d'hôpital, etc., donne naissance à des
inconvénients de ce genre. Outre les
avantages qu'on retirera, dans ces cas,
d'une propreté qui ne pourra jamais
être exagérée, et de la ventilation, on
arrivera à la destruction des miasmes,
et par conséquent à l'assainissement des
lieux ou salles infectées, au moyen de
fumigations avec le chlore. Si ces fumigations doivent être faites dans des
salles actuellement occupées par des
malades, on procédera avec les précautions que nous allons indiquer : soir et
matin, un homme de service, tenant
d'une main une capsule ou terrine avec
un mélange de sel commun (chlorure
de sodium) et d'oxyde de manganèse, et,
de l'autre main, un flacon d'acide sulfu-

rique étendu d'eau, en versera de temps
en temps de petites quantités dans la
terrine, qu'il promènera dans toutes les
parties de la salle. Quand les vapeurs du
chlore deviendront assez fortes pour
provoquer un peu de toux, il s'abstiendra de verser de l'acide ; il en répandra,
au contraire, sur le mélange contenu
dans la terrine, pour exciter le dégagement du chlore.

Si l'on veut désinfecter des salles évacuées par les malades, des salles de dissection, des caves sépulcrales, etc., on
procédera à un dégagement plus intense
de chlore, que l'on proportionnera à la
capacité du lieu infecté, dont toutes les
ouvertures resteront fermées, afin de
retenir le chlore, et d'augmenter ainsi
l'intensité de son action. Après douze
heures, toutes les portes ou fenêtres seront ouvertes, afin que l'air, en circu-
lant, entraîne le chlore en excès. (*Voy.*,
au mot CHLORE, l'histoire et les usages
de ce corps simple.)

Le chlorure désinfectant de Labarraque (chlorure de soude), dissous dans
trois ou quatre parties d'eau, procure
un dégagement modéré de chlore, qui
répond aux besoins des salles de malades, dans les hôpitaux, des latrines, et
autres lieux infectés par des décompositions de débris végétaux ou animaux.

Ce chlorure, étendu dans une plus
grande quantité d'eau, sert au lavage
des effets mobiliers ou d'habillement des
hôpitaux, des prisons ou autres lieux,
pendant ou après les temps heureusement rares de peste ou d'épidémie
meurtrière.

Disons, en les récapitulant, comment
agissent les différents agents de désinfection. La *ventilation* verse dans l'immen-
sité atmosphérique l'air des espaces
circonscrits infectés qu'elle renouvelle.
Le *charbon* détruit la putridité des eaux,
l'odeur infecte des matières animales ou
végétales en décomposition, en absorbant les gaz délétères qui résultent de
ces décompositions. La *tourbe*, substance
éminemment carbonée, agit de la
même manière. Le *lait de chaux* absorbe
l'acide carbonique, quelle qu'en soit la
source. Le *chlore* décompose l'hydrogène
sulfuré et tous les miasmes putrides, en
s'emparant d'un de leurs principes constituants, l'hydrogène, avec lequel il se

combine évidemment, pour former de l'acide chlorhydrique.

Quant aux états atmosphériques particuliers, sous l'influence desquels règnent les maladies épidémiques ou contagieuses, l'art est impuissant contre eux. On ne doit sans doute négliger aucun des moyens efficaces de salubrité ; mais c'est à l'art à les diriger, et à mettre en garde contre les prétendus préservatifs, que l'ignorance et la cupidité imposent à la peur dans ces temps de calamité.

DÉVOIEMENT. Ce mot est synonyme de celui de diarrhée, et c'est dans ce sens que nous le prendrons, quoique des médecins aient voulu établir entre ces deux expressions des différences tranchées. Pour nous, il y aura dévoiement ou diarrhée toutes les fois que les excrétions intestinales sont plus fréquentes que de coutume, et que la matière de ces excrétions est plus liquide et plus abondante, qu'il y ait ou non de la fièvre ou des coliques.

On voit que, sous la dénomination de dévoiement, nous comprenons des affections de nature diverse, qui n'ont de commun que la fréquence et la liquidité des déjections intestinales : or, les maladies qui s'accompagnent de dévoiement sont très nombreuses. L'inflammation plus ou moins étendue des intestins, les indigestions, les maladies de foie, beaucoup d'hydropisies, etc., s'accompagnent de ce phénomène. Aussi la diarrhée n'est rien moins que rare, et elle se montre sous des formes trop différentes, pour pouvoir les comprendre dans la même description. Nous ne parlerons ici que des plus communes, laissant de côté celles qui ne peuvent être que du ressort des gens de l'art.

La première forme, qui est une de celles que l'on rencontre le plus habituellement, est celle qui se développe chez les personnes qui mangent trop, ou qui ne peuvent mâcher convenablement leurs aliments. Les vieillards adonnés à la bonne chère, les individus qui ont perdu leurs dents ou qui n'en ont que de mauvaises, les personnes distraites, qui se livrent à des pensées profondes ou à la lecture, pendant qu'elles prennent leurs repas, sont fréquemment attaqués de cette diarrhée. Il est d'autres personnes douées de susceptibilités spéciales de l'estomac, chez qui la diarrhée est presque constamment produite par certains aliments, tels que la viande de porc, le gibier, certains légumes, les fruits acides et aqueux. Le lait, le café au lait, produisent souvent cet effet. Mais, de tous les aliments qui peuvent la produire, il n'en est pas de plus à craindre que les concombres, les melons, les pastèques, et autres fruits du même genre. C'est leur usage immodéré qui rend si fréquente la diarrhée parmi les troupes dans les pays chauds, où souvent la maladie revêt un aspect plus grave, et l'on voit paraître ces terribles dyssenteries des camps, qui ne sont pas moins funestes que le typhus. La diarrhée dont nous parlons se développe encore sous l'influence des boissons froides ou glacées, prises pendant que le corps est en sueur, du froid aux pieds, surtout quand il est joint à l'humidité. L'abus des substances purgatives laisse souvent une diarrhée continue. Les personnes habituellement constipées sont souvent prises de dévoiement copieux et assez opiniâtre. Enfin, on a observé que les émanations putrides pouvaient développer de la diarrhée presque instantanément. Les personnes appelées à assister à des exhumations de cadavres, ou à des transports de matières infectes, y sont très exposées.

Habituellement, cette affection s'annonce par un sentiment de lassitude dans les membres et dans les reins, un malaise général, de la chaleur de la peau et des frissons dans le dos. Il y a de la douleur de tête et inaptitude aux travaux de l'esprit.

Bientôt apparaît de la tension du ventre, des gargouillements, des coliques, auxquelles succèdent des besoins irrésistibles d'aller à la selle. Chaque selle est suivie d'un état de mieux-être : mais, au bout d'un temps assez court, les coliques reviennent ainsi que le malaise, et de nouvelles évacuations ont lieu. Au bout de quelques jours, les accidents cessent d'eux-mêmes. Aussi cette maladie n'a-t-elle de gravité que lorsqu'on l'exaspère par des écarts de régime, ou en restant sous l'influence des causes qui l'ont produite.

Le traitement de cette forme de diarrhée est des plus simples. Diminuer la quantité de ses aliments, choisir ceux qui ne produisent pas sur le canal intestinal d'irritation spéciale ; employer des lavements d'eau simple, d'eau de guimauve ou de graine de lin ; des boissons mucilagineuses et émollientes, et spécialement l'eau de riz édulcorée avec le sirop de coings ; tels sont les moyens qui en triomphent à peu près constamment.

Une autre forme de la diarrhée est celle qui s'observe chez les personnes nerveuses. Ce ne sont pas les écarts de régime ou des aliments de mauvaise qualité qui la déterminent : on la voit paraître malgré la plus grande sobriété, malgré les soins les mieux entendus de la santé. Elle semble souvent déterminée par des impressions morales vives, surtout celles qui disposent l'âme à la tristesse. Les chagrins profonds, une vive frayeur, des inquiétudes longtemps prolongées, en sont les causes habituelles. L'état fortement électrique de l'air semble y disposer ; souvent, enfin, on ne peut l'attribuer à aucune cause probable. Il y a des évacuations qui rarement sont fort nombreuses : elles ne dépassent guère trois ou quatre par jour. Il y a de la sécheresse, de la chaleur de la peau, surtout des pieds et des mains, du malaise, un sentiment de brisement des membres, de la douleur des reins. Chaque selle est précédée de coliques et d'affaiblissement général qui se passent bientôt.

Contrairement à la première forme de diarrhée, celle-ci s'exaspère en général par un régime un peu sévère, tandis qu'elle cède à une diète un peu substantielle, dans laquelle on fait entrer les viandes rôties, les œufs, les gelées de viandes, les bouillons, les vins toniques et généreux, tels que le vin de Bordeaux, pris en petite quantité. On y joint habituellement l'usage de tisanes un peu toniques et excitantes, telles que les infusions de menthe, de mélisse, la décoction de quinquina, etc. Dans quelques cas où un régime bien ordonné avait échoué, on l'a vue disparaître à la suite d'un repas copieux, largement arrosé de vin de Champagne. Enfin, on

retire souvent beaucoup d'avantage du changement d'air, des frictions sèches sur la peau. On doit conseiller aux malades de porter des gilets et des caleçons de flanelle sur la peau. Tous ces moyens seront employés avec suite et pendant longtemps : car il n'est que trop commun de voir cette affection résister avec beaucoup d'opiniâtreté aux moyens employés.

Une forme de diarrhée des plus importantes à étudier est celle qui se développe chez les convalescents. C'est certainement un des accidents les plus habituels des convalescences. Le malade n'a ni douleurs ni coliques, mais il a chaque jour trois ou quatre selles. Les matières qu'elles fournissent ne sont pas liquides comme de l'eau, elles ont une consistance de purée ; elles surviennent une heure ou deux après les repas, et ont lieu d'une manière régulière chaque fois qu'il mange. Il y a un appétit vorace, que rien ne peut satisfaire. Malgré une alimentation nutritive et substantielle, les forces ne reviennent pas, la maigreur persiste. Il est évident que les aliments ne sont pas digérés, qu'ils traversent rapidement les voies digestives sans subir l'élaboration convenable, et que les sucs nutritifs qu'ils contiennent ne sont pas absorbés pendant leur passage à travers l'intestin. Ce défaut de digestion tient à un état de faiblesse de l'estomac qui est resté inactif pendant un temps plus ou moins long. On doit donc chercher à lui rendre du ton, et l'on y parvient facilement en faisant prendre quelques préparations amères, telles que des sels de quinine, l'extrait ou le vin de quinquina, etc. On se trouve bien aussi de l'administration, après chaque repas, d'un petit verre de vin pur et généreux, de vieux vin de Bordeaux, de vin d'Espagne ou de Madère. Sous l'influence de ces toniques, les digestions reprennent leur cours habituel, et la diarrhée disparaît.

Mais il faut se garder de confondre cette diarrhée avec celle qui résulte, chez les convalescents, d'une nourriture mal choisie, trop abondante, ou prise trop activement. Dans ce cas, il y a douleur à la région de l'estomac, difficulté de la digestion, un peu de fièvre, de mal de tête; la figure est un peu colorée; chaque repas ramène les mêmes accidents; et, si l'on ne se hâte d'y porter remède, on voit des symptômes menaçants apparaître et compromettre l'existence des malades. Dans ce cas, c'est l'abstinence, ou du moins la diminution de la quantité des aliments, et leur choix mieux entendu qui arrête le mal. Tous les excitants, les toniques, le vin, etc., augmenteraient l'intensité des accidents. Les enfants à la mamelle sont très sujets à la diarrhée; les selles sont liquides comme de l'eau, et diversement colorées, le plus souvent brunes ou vertes, d'une odeur très fétide; elles s'accompagnent de coliques très fortes, avec tension et dureté du ventre; il y a dégagement d'une grande quantité de gaz, surtout pendant les selles. Il y a assez souvent des vomissements et de la fièvre; les enfants maigrissent rapidement. Cet état paraît dû à la mauvaise qualité du lait de la nourrice; on l'observe surtout lorsque l'on donne un nourrisson très jeune à une nourrice dont le lait est déjà ancien; les enfants que l'on gorge d'une trop grande quantité de lait, ou auxquels on donne d'autres aliments, y sont très sujets; on doit se hâter d'y remédier; car, facile à guérir dans ses commencements, elle est des plus opiniâtres lorsqu'elle est devenue habituelle. On la combat efficacement, en diminuant beaucoup la quantité de lait donnée chaque fois, et on éloigne les repas de l'enfant; on lui fait boire de l'eau de gruau, ou de l'eau de riz très légère; on donne de petits layements, rendus calmants par l'addition d'une tête de payot, et enfin des bains d'eau de son souvent répétés. Ces soins, continués pendant quelques jours, seront presque toujours suffisants pour faire disparaître la diarrhée.

Enfin, la forme la plus commune de la diarrhée est celle qui tient à un état inflammatoire des intestins. C'est là la cause la plus habituelle des diarrhées des adultes; elle n'est pas rare aux autres époques de la vie, et tous les tempéraments y paraissent également soumis. Les agents extérieurs, sous l'influence desquels on la voit se développer,

sont : les aliments fortement épicés, les viandes salées, le gibier trop avancé, l'abus des acides et spécialement du vinaigre; les liqueurs fortes, surtout les eaux-de-vie de grain et de pommes de terre; l'ingestion dans l'estomac de substances vénéneuses, âcres et corrosives. L'abus des purgatifs en est une des causes les plus habituelles. A l'époque où la drogue-Leroy jouissait de toute sa vogue, combien n'a-t-on pas vu de victimes succomber à des diarrhées symptomatiques d'inflammations intestinales! Quelquefois les glaces ou les boissons glacées déterminent instantanément cette forme du dévoiement; cet effet est surtout marqué chez les personnes qui avalent des fragments de glace, sans les laisser fondre dans la bouche. On l'a vu produite par la répercussion d'une dartre, ou la suppression d'une évacuation habituelle, telles que les règles ou les hémorrhoïdes; enfin, la cessation brusque de la transpiration des pieds agit puissamment pour la déterminer.

Le malade offre les signes suivants: tension, gonflement, ballonnement du ventre, dont la peau est sèche; douleur sourde et profonde à la pression; coliques plus ou moins fortes, surtout après l'ingestion des boissons, augmentant beaucoup lorsque le malade veut manger; abattement des forces, brisement des membres, gargouillement continuel dans les intestins; langue blanche ou jaune au milieu et à sa base, rouge sur les bords, soif vive, appétit nul, pouls vif et fréquent, fièvre augmentant chaque soir. Les selles sont nombreuses, colorées en brun, fétides; elles ne soulagent point le malade, qui reste toujours faible et souffrant. Tant que la maladie est à ce point, le séjour au lit est forcé; il y a impossibilité de vaquer à ses occupations; mais si l'affection devient chronique, ce qui a lieu au bout de deux ou trois semaines, les symptômes subissent les modifications suivantes : il y a un peu de douleur du ventre, elle ne se développe que quelques heures après le repas; le moindre écart de régime peut l'augmenter. Il y a beaucoup de vents et gargouillements; il existe de la soif. Le pouls, assez naturel pendant le jour, devient vif et serré après le repas; la soif augmente. Un amaigrissement lent et graduel, la perte progressive des forces, s'y joignent; il y a chaque jour plusieurs selles liquides et brunâtres.

A cet état, la maladie peut persister pendant un temps fort long, surtout si aucun soin ne préside au choix et à la quantité des aliments. Lorsqu'il y a grand affaiblissement des forces, maigreur considérable, décoloration de la peau, difficulté très grande des digestions, l'affection est fort grave; si les selles sont très fréquentes et très abondantes, si la maladie est ancienne, il y aura bien peu de chances de succès.

Cette forme de la diarrhée doit se traiter presque uniquement par les émissions sanguines. Les sangsues à l'anus sont celles dont l'efficacité est la mieux démontrée. Une ou plusieurs applications de ces animaux, au nombre d'une vingtaine chaque fois, voilà le moyen vraiment héroïque, surtout lorsque la maladie est récente, accompagnée de beaucoup de douleur et de fièvre. On y joindra l'usage des boissons délayantes, telles que l'eau de gomme, de guimauve, les solutions de sirop de capillaire, d'oranges, ou l'eau sucrée, les lavements d'eau tiède, ou mieux d'eau de guimauve ou de graine de lin, avec addition d'une ou deux têtes de pavots, des cataplasmes de farine de graine de lin appliqués sur le ventre. Les boissons acidules, telles que la limonade, le sirop de cerises, ou de groseilles, réussissent généralement mal dans cette affection. On conçoit que la diète est de rigueur; elle doit être fort sévère dans les premiers temps, quand la fièvre est intense. Lorsque celle-ci a disparu, on accordera des aliments légers; le régime lacté est alors parfaitement indiqué; il demande à être continué pendant un temps assez long.

Le même mode de traitement doit être appliqué dans la forme chronique de la diarrhée inflammatoire; cependant, on insistera moins sur l'emploi des émissions sanguines et sur l'abstinence complète des aliments; mais l'usage des autres moyens sera continué pendant bien plus longtemps que pour la forme aiguë. On ne doit pas se décourager facilement du peu de succès du traitement, car ce n'est qu'à la longue qu'il peut agir avantageusement. Cependant, il faut se tenir en garde contre l'exagération qui porte certaines personnes à prolonger indéfiniment le traitement débilitant; on risquerait de tomber dans un autre mal, on verrait apparaître des affections nerveuses de l'estomac et des intestins qui sont très rebelles, et s'exaspèrent sous l'influence d'un régime affaiblissant; il faut alors avoir recours au traitement que nous avons indiqué pour la diarrhée nerveuse. Nous en avons assez dit pour faire voir combien de variétés et de difficultés peuvent se rencontrer dans le traitement de la diarrhée, combien il importe, par conséquent, que ce traitement ne soit confié qu'à un médecin.

DIACHYLON. Diachylum, emplâtre diachylon gommé. Cet emplâtre se fait avec l'emplâtre simple ou diapalme, auquel on ajoute de la cire jaune, de la poix blanche, de la térébentine, de la gomme-résine ammoniaque, du bdellium, du galbanum et du sagapenum; ce médicament externe est rangé dans la classe des *stéarates* de la nouvelle nomenclature pharmaceutique.

L'emplâtre diachylon doit ses propriétés résolutives aux gommes-résines qui entrent dans sa composition; on l'applique sur les engorgements lymphatiques ou glanduleux, les tumeurs froides, ou inflammatoires, devenues chroniques et indolentes. Son action, bien que médiate, n'est pas sans énergie; l'excitation qu'elle développe sur la peau se communique de proche en proche, et va provoquer la résolution des parties sous-jacentes engorgées.

Cet emplâtre est aussi maturatif dans les cas d'abcès très circonscrits, comme dans l'affection appelée *clous* ou *furoncles*.

L'emplâtre diachylon s'emploie étendu sur de la peau, du taffetas, ou bien encore sur de la toile à laquelle on donne le nom de *sparadrap-diachylon*. (Voy. le mot SPARADRAP.)

DIACODE. (De διά avec, et de κώδεια, tête de pavot.) On appelle sirop diacode, ou de pavot blanc, un sirop que l'on prépare avec les capsules séchées et privées de graines de pavot blanc (*papaver somniferum*).

Les capsules, ou têtes de pavot, doivent être choisies bien mûres et bien desséchées, autrement les propriétés du sirop varieraient comme cela a depuis longtemps été remarqué; pour remédier à cet inconvénient, Baumé avait proposé de remplacer les têtes de pavot, dans la composition du sirop diacode, par une certaine quantité d'extrait d'opium; par ce moyen le sirop acquérait une vertu plus efficace et plus égale. Le Codex, par des raisons fondées, n'a point adopté cette substitution proposée par Baumé.

Le sirop diacode, ou de pavots blancs, est sédatif, calmant dans tous les états plus douloureux qu'inflammatoires; il calme l'irritation, la toux et la sécrétion qui accompagnent l'état catarrhal des muqueuses, et particulièrement de la muqueuse pulmonaire; il apaise aussi les toux nerveuses ou sèches, les spasmes de l'estomac et les douleurs gastro-intestinales, sans état fébrile.

C'est au médecin seulement à juger de l'opportunité de ce médicament. Il serait très dangereux, par exemple, de l'administrer aux enfants à la mamelle, dans l'intention de les calmer ou de les faire dormir. Dans certains cas, en effet, l'usage du pavot diminue, éteint même la tonicité de la muqueuse intestinale, et, dans d'autres, il excite la sensibilité nerveuse, et détermine le développement de ces états cérébraux si communs et si promptement mortels à cet âge.

DIARRHÉE. (*Voir* DÉVOIEMENT.)

DIÈTE. Ce mot a deux acceptions fort différentes : pour les gens du monde, il signifie la privation absolue des aliments; pour le médecin, au contraire, il désigne une manière d'user avec ordre de tout ce qui est nécessaire à la vie, dans l'état de santé ou de maladie, et alors il est synonyme de régime. C'est dans son sens scientifique que nous traiterons ici de la diète, limitant toutefois l'acception très étendue qu'on lui a donnée, et nous renfermant dans l'une de ses divisions, celle qui a pour objet la nourriture des malades.

Au mot ABSTINENCE, de ce dictionnaire, il a déjà été traité de la privation des aliments; nous n'y reviendrons que d'une manière fort abrégée.

La diète est un des points du traitement des maladies qui a fixé l'attention des médecins depuis les temps les plus reculés, et presque tous l'ont regardée comme de la plus haute importance. Les préceptes les plus sages avaient été donnés et proclamés par les hommes les plus illustres. *Plures occidit gula quàm gladius*, écrivait Salomon. Hippocrate, dans son traité des maladies, avait dit : *Si homo parum edit et parum bibit, nullum morbum hoc inducit;* précepte bien différent de celui qu'on lui attribue, de faire de temps à autre une orgie pour se maintenir en bonne santé. De tous les temps, les hommes sages ont senti l'importance du régime et de la sobriété, et ont déploré les funestes résultats de l'intempérance. Cependant, quelques personnages, doués de toute l'ignorance et de toute l'impudeur des charlatans, contribuèrent beaucoup à propager l'erreur, et à perpétuer des abus qui se sont continués jusqu'à nos jours. Jean de Milan donna, vers la fin du dix-septième siècle, au nom de l'École de Salerne, une foule de préceptes peu sûrs, que les gens du monde attribuent journellement à Hippocrate, et auxquels beaucoup d'eux ont une entière confiance. Ce sont ces erreurs que nous chercherons à combattre à l'article RÉGIME, où nous traiterons de la conduite à tenir dans l'état de santé.

Les maladies qui peuvent affecter l'espèce humaine se divisent habituellement en deux classes: les maladies aiguës ou avec fièvre, et les maladies chroniques ou lentes. Cette division toute artificielle, et qui est loin d'être fondée, quand il s'agit de la pratique médicale et de l'emploi des substances médicamenteuses, est très favorable au développement des idées qui se rattachent au régime à observer dans ces affections: c'est celle que nous adopterons.

De la diète dans les maladies aiguës. L'immortel vieillard de Cos, dont le génie était immense, dont les conceptions étaient si justes et les préceptes si salutaires, avait bien senti toute l'importance du régime dans les maladies; il était bien convaincu, et toute son école le fut après lui, que toute la médecine est là, et qu'il n'y avait rien à faire au lit du malade, si l'on ne mettait préalablement tous ses organes dans un état de repos. Ses conseils, à cet égard, sont aussi sages que bien exprimés. « Plus vous nourrirez un corps malade, plus vous aggraverez son état, disait-il. » Celse exprimait la même pensée : « *Neque ulla res magis adjuvat laborantem quàm tempestiva abstinentia.* »

La nature elle-même indique l'abstinence dans les maladies aiguës, qui s'accompagnent toujours de perte de l'appétit. Lorsque les malades demandent des aliments, c'est presque toujours par suite des idées erronées dont ils sont imbus, ou par la force de l'habitude. Aussi le plus souvent ne mangent-ils qu'avec répugnance et dégoût, malgré le désir ardent qu'ils ont témoigné de les obtenir.

En privant l'économie des susbtances qu'on y introduit chaque jour, on modifie puissamment le mouvement nutritif des organes ; on voit la plupart des fonctions éprouver de notables changements, la circulation se ralentit, la susceptibilité nerveuse diminue, les facultés intellectuelles s'exécutent avec netteté et précision, le moral est avantageusement disposé par l'abstinence, le sang surtout devient moins excitant, l'absorption s'exécute avec activité. Toutes ces circonstances sont les plus favorables à la guérison des maladies, et surtout des maladies aiguës. Aussi l'abstinence plus ou moins complète des substances nutritives est un des plus puissants moyens que la médecine puisse employer contre ces affections. Dans un grand nombre, elle peut seule, et sans le secours d'aucun médicament, amener la résolution de la maladie. Mais, il faut le dire hautement, il est bien rare que le médecin puisse se borner à ce simple moyen ; le public n'aime point les choses simples, il veut des formules, et ne croit pas avoir été traité, s'il n'y a pas eu emploi de médicaments. Souvent même, la longueur et la complication de la prescription entrent pour beaucoup dans la confiance qu'inspire le médecin ; celui-ci, s'il est doué d'une âme honnête et indépendante, s'il ne veut pas descendre à tromper son client, passera pour un igno-

rant. Ce goût pour les formules composées, soutenu par l'esprit des malades, toujours portés à juger de la richesse d'une science par le grand nombre des moyens proposés dans sa pratique, n'a eu qu'une trop longue durée, et fera sentir encore longtemps sa funeste influence. C'est lui qui a fait la fortune populaire du système de Brown, dont tous les esprits sont encore imbus. La faiblesse des malades n'est-elle pas ce qui attire tout d'abord l'attention des assistants ? Et ne semble-t-il pas que cette faiblesse soit toute la maladie ? comme si mille exemples frappants ne prouvaient pas chaque jour qu'elle n'est que factice en quelque sorte, et que tel individu affecté d'une pneumonie (*inflammation du poumon*), par exemple, pourra très bien se tenir debout après vingt jours de diète sévère et plusieurs évacuations sanguines, tandis qu'il ne pouvait rester droit pendant quelques minutes sans se trouver mal, alors que la maladie n'était qu'à son troisième ou quatrième jour. La diète donne donc des forces, me dira-t-on ? Oui, la diète, en favorisant la disparition de la maladie, en ramenant les fonctions à leur état d'intégrité, relève les forces jusque-là abattues. L'excellence et la nécessité du régime sont un des points qu'on doit chercher le plus à inculquer dans l'esprit des gens du monde. Ce serait pour euxle moyen d'éviter bien des maladies meurtrières, ou du moins d'en diminuer la gravité ; et quoique, dans bien des cas, il soit impuissant à lui seul pour amener la guérison, il doit accompagner l'emploi des autres moyens, qui, sans lui, resteraient inefficaces.

Le régime doit être fort sévère au début des maladies fébriles, et pendant leur développement : *cùm morbus in vigore fuerit, tunc vel tenuissimo victu uti necesse est*, a dit Hippocrate. Plût à Dieu que ce précepte si simple eût pris la place de ce déluge de pratiques dangereuses et compliquées qui sont encore si répandues ! Le vin chaud, les rôties au vin, le punch, les aliments les plus lourds et les plus indigestes, voilà les premiers moyens auxquels ont recours une foule de gens, dans les premiers jours d'une maladie qui devient fort grave, et qui trop souvent compromet la vie ; un régime de quelques jours eût le plus souvent suffi pour la faire disparaître. Nous ne pouvons donc trop insister sur les avantages de l'abstinence d'aliments dans le cours des maladies fébriles. On a dit que tous les âges ne supportaient pas également bien la privation de nourriture. C'est un fait déjà signalé par Hippocrate, qui dit que les vieillards supportent mieux la diète que les adultes, et ceux-ci que les enfants. On en a conclu qu'ils ne pouvaient être soumis à l'abstinence ; c'est une erreur : dans l'état de maladie, ils peuvent la supporter comme les adultes.

A ce précepte nous en joindrons un autre, c'est l'emploi des boissons émollientes ; on a vu, à l'article ABSTINENCE, que lorsque le canal intestinal reste pendant un temps assez long sans recevoir aucune substance étrangère, il devient le siége d'une inflammation très vive. Cet effet est annulé par l'administration de boissons plus ou moins abondantes. Celles-ci ont encore un autre résultat. Elles sont prises par l'absorption, portées dans le torrent circulatoire, mêlées au sang qui se trouve étendu et rendu moins irritant : en même temps, elles calment deux symptômes très gênants des maladies fébriles, la chaleur et la soif. Mais il est une précaution à prendre dans l'administration des boissons. Le malade, dévoré par la soif, se gorgerait de liquide si on ne s'y opposait, et les boissons seraient alors beaucoup plus nuisibles qu'utiles. Il faut le faire boire souvent, mais peu à la fois, et lui faire agiter le liquide dans la bouche pendant quelques instants avant de l'avaler : par ce moyen, la soif est bien plus sûrement calmée. Maintenant se présente une question d'une grande importance aux yeux des gens du monde, mais qui n'en a guère que pour eux. Quelle boisson devra-t-on donner ? Les médecins attachaient autrefois une grande importance au choix de boissons d'une nature spéciale dans chaque sorte de maladie. De là cette immense quantité de tisanes douées de vertus spéciales, dont chacune a son emploi particulier. Chaque commère, chaque *guérisseur* a une tisane merveilleuse pour la guérison de telle ou telle maladie. Ne voyons-nous pas

certains médecins fort connus affecter d'attacher à telle ou telle boisson une importance exagérée, afin d'inspirer à des malades des craintes sur le traitement jusque-là employé, et se substituer *honnêtement* au confrère qui voulait s'éclairer de leur avis ? Ne craignons pas de le dire : le choix des boissons est peu important, pourvu qu'elles soient de même espèce, et leur choix, à peu près indifférent, doit être soumis le plus souvent aux désirs particuliers et au goût des malades. Ce n'est que lorsqu'une indication spéciale existe, que l'on doit imposer telle boisson plutôt que telle autre. Par exemple, dans les affections accompagnées de toux, les tisanes acides augmenteraient ce symptôme souvent très fatigant. Mais il est bien rare que le médecin ne puisse prescrire un nombre assez varié de ces boissons, pour les changer à mesure que le malade s'en dégoûte. Nous devons ici combattre une erreur fort répandue. On croit assez généralement que l'eau pure est nuisible dans les maladies. Rien de moins exact : on est parti de ce que, dans beaucoup d'affections accompagnées de fièvre et de sueur, on recommande de ne pas donner d'eau froide, pour dire que l'eau donnait la fièvre : ce n'est pas le liquide qui est nuisible, c'est sa température ; et si on élève sa chaleur au point convenable, il devient tout à fait innocent. Mais comme l'eau tiède a un goût désagréable et dispose aux nausées, il vaut mieux la sucrer, ou lui donner un goût quelconque. Dans les tisanes, la partie réellement active est l'eau qu'elles contiennent ; le reste n'est qu'accessoire. Il est certaines affections de l'estomac où l'eau pure peut être seule supportée.

A quelle époque pourra-t-on commencer à permettre des aliments aux malades ? Quelques sectes médicales avaient établi certains jours fixés où l'on devait leur donner à manger. Mais ces idées préconçues étaient évidemment ridicules. Comment établir une règle applicable à des maladies si différentes pour leur intensité et leur durée ? Rien ne peut être affirmé à cet égard : c'est au tact du médecin à saisir l'instant favorable. On peut dire cependant d'une manière générale que, quand la fièvre a cessé, quand la faim reparaît, il est temps de donner des aliments. La gradation à suivre dans leur administration est souvent difficile à suivre chez les individus peu fortunés ; c'est une des difficultés qu'éprouve le médecin dans les grands établissements publics où le régime est fixé d'avance, et où trop souvent le bien est sacrifié au *bon marché!* De là les fréquentes rechutes, les accidents graves que l'on a si souvent occasion d'observer. L'estomac, après une abstinence de plusieurs jours, a en quelque sorte désappris ses fonctions ; il faut refaire son éducation, et c'est en lui confiant des aliments d'abord très légers, puis progressivement plus nutritifs, que l'on y parvient. Tout passage trop brusque des uns aux autres ne peut être que dangereux.

On devra commencer par des bouillons, auxquels plus tard on incorporera des fécules ; puis on arrivera aux panades, au régime lacté, qui servira d'intermédiaire pour arriver au poisson et aux légumes farineux dépouillés de leur écorce ; les viandes blanches succéderont aux poissons, et peu à peu on passera aux viandes noires et nutritives. Tous ces aliments devront être préparés de la manière la plus simple, et sans y faire entrer d'épices d'aucune espèce, ou les accompagner de ces sauces et de ces jus qui irritent si vivement les voies digestives. On permettra, avec du poisson et de la viande, une petite quantité de vin coupé avec égale quantité d'eau. On préférera toujours les vins vieux et généreux, et spécialement le vin de Bordeaux. Dans beaucoup de cas, on se trouvera bien de l'usage des eaux gazeuses avec du vin. L'eau de Seltz est la plus facile à trouver. Sans irriter l'estomac, elle facilite la digestion, qui reste souvent un peu languissante pendant un temps assez long. Il est un principe fort répandu, c'est qu'il faut que les convalescents mangent peu, mais souvent : ce principe, juste à certains égards, n'est pas vrai, appliqué comme il l'est en général. La digestion, pour s'effectuer, demande un temps qui varie suivant l'activité des organes chargés de l'opérer, mais qui n'est jamais moindre de quelques heures. Or, si les repas sont assez rapprochés pour que l'on n'attende pas la fin de la digestion du premier afin de

procéder au second, il ne peut résulter d'une telle conduite que du désordre dans la fonction : les aliments nouveaux se mêlent à ceux qui ont déjà subi élaboration plus ou moins complète ; l'estomac sans cesse en action se fatigue, et alors on voit paraître ces diarrhées des convalescents, qui quelquefois sont si tenaces, qu'elles font le désespoir du médecin. Trois à quatre légers repas, à quatre heures de distance, sont très suffisants pour soutenir les forces : plus rapprochés, ils se nuiraient mutuellement.

De la diète dans les maladies chroniques. Les règles que nous avons posées pour les maladies aiguës sont encore applicables aux affections chroniques. Mais elles doivent nécessairement subir quelques modifications ; nous savons que l'abstinence ne peut être supportée pendant un temps fort long sans inconvénient, surtout si les malades ne sont pas condamnés au repos complet. Or, les affections chroniques réclament rarement le séjour au lit : presque toujours les malades peuvent marcher, souvent ils vaquent à leurs affaires. On conçoit que l'abstinence serait pour eux peu de saison. On doit préférer un régime qui, soutenant les forces du malade, n'augmente cependant pas les accidents fébriles qui s'observent le soir. En général la diète lactée fournit au médecin une précieuse ressource : trop souvent il en est privé par le dégoût insurmontable des malades, ou par le mauvais effet des préparations de lait, qui ne peuvent être supportées par certaines personnes. C'est alors dans le régime féculent, dans les viandes blanches, dans les légumes, qu'il faudra chercher des moyens d'alimentation. On conçoit facilement que les tisanes sont beaucoup moins indiquées ici que pour les maladies fébriles. Prises en grande abondance, elles ont l'inconvénient d'affaiblir les forces de l'estomac. Dans certaines affections, cet effet est si marqué, qu'on est obligé promptement de renoncer à faire boire les malades. Il vaut mieux s'en tenir à faire prendre seulement quelques verres de liquide dans l'intervalle des repas, à moins qu'une maladie de l'estomac n'engage à tenir une conduite opposée. L'emploi bien ordonné des exercices du corps et des distractions de l'esprit, est un auxiliaire puissant de la diète et du traitement dans les maladies chroniques : c'est surtout sous ce rapport que sont utiles les voyages aux établissements d'eaux minérales: l'air pur, l'exercice, les plaisirs variés que l'on y trouve, font plus pour la guérison de ces affections que les propriétés merveilleuses dont peuvent être douées les eaux qui attirent tant de malades. C'est là la grande différence qui existe entre les eaux minérales prises à la source même et celles que fournit l'officine du pharmacien : souvent c'est moins leur différence de composition, que la différence des circonstances dans lesquelles on les prend, qui fait varier les résultats qu'elles produisent.

DIGESTION. Cette fonction, particulière aux animaux, se compose, chez l'homme, de plusieurs actes successifs, savoir : la *mastication* et *l'insalivation* des aliments solides, qui s'opèrent dans la bouche; la *déglutition* ou le passage, soit des aliments liquides, soit des aliments solides, convertis en une sorte de pâte réunie par l'action de la langue et des parois de la cavité buccale en un bol qu'on nomme le *bol alimentaire*; le passage, dis-je, des aliments de la bouche dans le pharynx, en traversant l'isthme du gosier.

On sait qu'il existe, au fond de la bouche, une sorte de voile mobile, dit *voile du palais*, qui se termine au milieu par un appendice central que l'on nomme la luette, et qui forme de chaque côté une espèce d'arcade qui va se joindre aux *piliers* du voile du palais, lesquels recèlent dans leur écartement une glande nommée *amygdale*, à cause de sa forme analogue à celle d'une amande. Le voile du palais se relève, et devient horizontal, au moment où le bol alimentaire, réuni sur la base de la langue, est poussé dans le gosier ; de cette manière, il oppose une barrière au retour des aliments par le nez. Les ouvertures postérieures des *fosses nasales* sont, en effet, situées au-dessus du voile du palais. Cette barrière toutefois n'est point infranchissable, et l'on sait assez que, dans les mouvements convulsifs du rire, il arrive assez facilement que les liquides ou même les solides ressortent par le nez, ce qu'on appelle vulgairement faire du *vin de Nazareth*.

Nous n'avons fait que nommer la *mastication* et *l'insalivation*, parce qu'il suffit, en effet, de les nommer pour les faire comprendre.

Divisés par les *incisives* (*Voy.* le mot DENT), déchirés par les *canines*, broyés par les *molaires*, les aliments sont encore ramollis, humectés et convertis en pâte, au moyen du liquide onctueux, mousseux et salin, que sécrètent notamment deux glandes volumineuses appelées *parotides*. Ces glandes sont placées en arrière de la mâchoire inférieure dont elles embrassent les branches postérieures, mais elles ont un canal excréteur qui vient s'ouvrir à travers la joue, dans la cavité de la bouche, au niveau de la deuxième molaire d'en haut.

La mastication et l'insalivation, outre qu'elles donnent aux aliments solides une forme qui les rend propres à être avalés facilement, constituent encore une préparation importante à la digestion stomacale ou digestion proprement dite. Aussi, les personnes privées de dents, celles qui mangent gloutonnement et sans se donner la peine de mâcher, sont-elles plus sujettes que les autres aux troubles de cette fonction, et même aux *indigestions*. (*Voy.* ce dernier mot.)

Une fois l'isthme du gosier franchi, le bol alimentaire entre dans un canal musculo-membraneux que l'on nomme le *pharynx*, et qui descend le long et en avant de l'épine du dos jusqu'à l'estomac, en prenant le nom *d'œsophage*. Il est ainsi en partie situé au cou, et en partie à la partie postérieure de la poitrine. Aussi, quand il se rompt (comme cela s'est vu quelquefois dans les violents efforts du vomissement), ou quand il est perforé par quelques corps étrangers, tels qu'un os, une arête, etc., les matières qu'il contient passent dans les parties molles du col ou dans la cavité de la poitrine, suivant la hauteur à laquelle s'opère l'ouverture, suivant que c'est le *pharynx*, proprement dit, ou l'*œsophage* qui est perforé.

Dans son trajet à travers la première portion de ce conduit, le bol alimentaire passe derrière le *larynx* (l'organe de la voix, qui fait au devant du cou cette saillie connue sous le nom de *pomme d'Adam*), et là, il a à franchir un écueil plus redoutable que celui que la présence du voile du palais lui a fait éviter plus haut. En effet, la partie supérieure du *larynx* offre une ouverture destinée à l'entrée de l'air qui pénètre les poumons dans l'acte de la *respiration* (*voy.* ce dernier mot), et quoique cette ouverture soit protégée par une lame mobile qui la recouvre, et qu'on nomme l'*épiglotte*, il peut arriver, surtout quand on parle, qu'on rit, ou que l'on aspire en avalant, qu'une portion de substance solide ou liquide pénètre dans les voies aériennes, d'où, menaces de suffocation, quintes de toux et efforts de vomissement, destinés à expulser cette substance qui s'est écartée de la droite voie. (*Voy.* le mot CORPS ÉTRANGERS.)

Les personnes peu attentives, auxquelles il arrive d'avaler un morceau trop chaud, ont plus d'une fois été averties par une sensation douloureuse qui se prolonge tout le long de l'*œsophage*, du trajet que parcourent les aliments avant d'arriver à l'estomac.

Celui-ci, placé à la partie supérieure et gauche du ventre, derrière et au-dessous des dernières côtes de ce côté (*voy.* le mot ANATOMIE), reçoit, par son orifice supérieur, appelé *cardia*, le bol alimentaire que lui transmet l'œsophage, canal qui vient s'aboucher avec cet orifice.

C'est dans la cavité de l'estomac que se passent les phénomènes les plus importants de la digestion. C'est là que s'opère la sécrétion du fameux *suc gastrique*, auquel les uns ont accordé les qualités les plus merveilleuses, tandis que les autres l'ont tout bonnement confondu avec la salive.

Quoi qu'il en soit, dissous par le suc gastrique, subissant de douces pressions de la part des parois membraneuses et contractiles de l'estomac, soumis à l'influence de la chaleur et de l'humidité, les aliments éprouvent des changements physiques et chimiques qui se rapportent à la *trituration*, la *dissolution* et la *fermentation*, mais qui sont modifiés de telle manière, par l'action vitale, que la masse hétérogène arrivée dans ce viscère, se trouve à la fin convertie en une pulpe grisâtre et homogène, qu'on appelle le *chyme*, et qui ne ressemble nullement aux résultats qu'on chercherait à obtenir d'une *digestion artificielle*, opérée dans un vase inerte, sous des influences analogues.

Le *chyme* passe par petites portions, à travers une ouverture qu'on appelle le *pylore*, dans le premier intestin, qui, à cause de son étendue, qui égale à peu près douze travers de doigt, a reçu le nom de *duodenum*. Là, il subit une seconde digestion qui achève de convertir la masse alimentaire en substance nutritive, et la sépare en deux parties, l'une *excrémentitielle*, qui sera rejetée au dehors, après avoir parcouru toute l'étendue du canal intestinal; l'autre récrémentitielle, qui est absorbée par les vaisseaux chylifères, pour entrer dans le torrent circulatoire, se mêler au sang, et porter à toutes les parties l'aliment nécessaire à l'entretien de la vie, ce qui constitue le complément de la digestion, ou la *nutrition*. (*Voy.* ce mot et CIRCULATION.)

Cette matière, séparée de la masse chymeuse, est ce qu'on nomme le *chyle;* elle est fluide, blanchâtre et laiteuse. Le résidu, au contraire, fortement coloré par la *bile*, qui est apportée dans la cavité du *duodenum* par un conduit particulier, devient de plus en plus foncé et consistant.

Deux liquides importants, fournis l'un par le *foie*, et l'autre par le *pancréas*, sont versés par un canal commun dans la cavité du *duodenum*, et concourent à la transformation et à la séparation que nous venons d'indiquer.

Nous avons indiqué, au mot ANATOMIE, le siége du foie; quant au *pancréas*, c'est un corps glanduleux qui adhère au *duodenum*, et est entouré par l'espèce d'arcade que forme cet intestin.

Pendant que s'opère le travail important de la digestion *stomacale*, le corps a de la tendance à se refroidir, à cause de la concentration qui s'opère à l'intérieur vers le viscère chargé de la partie principale de cet acte, et ce n'est qu'au bout de quelque temps que la stimulation générale qui résulte de la présence et de l'absorption des matières nutritives, répartit dans toutes les régions du corps la chaleur et le bien-être.

Tout ce qui tendrait à appeler sur

d'autres parties que l'estomac les forces de la vie, nuirait plus ou moins à la digestion: ainsi, la chaleur du *bain*, qui appellerait le sang à la peau, en même temps que la pression de l'eau gênerait la respiration, et favoriserait la fluxion du sang vers la tête; un *bain de pied*, qui détournerait le sang vers les parties inférieures du corps; un *lavement*, qui distendrait le ventre, et déterminerait un afflux vers le gros intestin; le *travail* de tête, qui provoquerait au contraire une fluxion vers les parties supérieures du corps, et, en particulier, vers le cerveau; une *marche forcée*, l'équitation, la natation, sitôt après le repas, toute émotion morale vive qui troublerait le système nerveux... dérangeraient la digestion, nuiraient aux fonctions de l'estomac et pourraient avoir beaucoup d'inconvénients divers.

Tout ce que nous avons dit jusqu'ici se rapporte surtout à la digestion des *solides*; celle des *liquides* s'opère à beaucoup moins de frais, surtout lorsqu'ils contiennent peu de matières solides en suspension. Ils n'ont que très peu de modifications à subir pour entrer dans le torrent de la circulation, et les boissons aqueuses, en particulier, sont si rapidement absorbées, qu'elles n'arrivent point jusqu'à l'intestin, et sont très promptement rendues par les *urines*, après avoir été ingérées dans l'estomac. Quelques anatomistes avaient même été jusqu'à supposer, pour expliquer ce phénomène, des voies de communication directes, entre l'estomac et la vessie, qui n'existent nullement. Il suffit bien, pour en rendre compte, de la rapidité ordinaire avec laquelle s'accomplit l'acte de la *circulation*. (*Voy.* ce mot.)

A mesure que le résidu alimentaire parcourt l'étendue du canal intestinal, il achève de se dépouiller de ce qu'il pouvait contenir de nutritif, et, arrivé au *gros intestin*, il a revêtu entièrement la forme de *matière fécale*. Cette matière séjourne plus ou moins longtemps dans la cavité du dernier intestin, où elle se moule et se durcit par l'absorption des parties fluides; puis, enfin, elle est rejetée au dehors dans l'acte de la *défécation*.

Ce dernier temps de la digestion nécessite des efforts d'expulsion, dont les principaux agents sont les muscles du ventre, et le *diaphragme*, ou cloison musculaire qui sépare l'une de l'autre les cavités de la poitrine et du ventre. Ces efforts sont d'autant plus pénibles, qu'on a plus attendu pour satisfaire au besoin de rendre les matières, besoin que la nature n'a pas entièrement soustrait à l'empire de notre volonté, et que nos habitudes sociales font trop souvent négliger ou méconnaître. (*Voy.* le mot EFFORT.)

La durée de la digestion stomacale, quoique singulièrement variable suivant les sujets, la nature et la quantité des aliments pris, les diverses conditions de santé ou de maladie, etc., etc., n'est, en général, guère moindre de quatre à cinq heures, après un repas ordinaire; il faut donc, pendant tout ce temps, quand on le peut, ou, du moins, pendant la première moitié de ce temps, s'abstenir ou se préserver de toutes les circonstances que nous avons signalées ci-dessus, comme pouvant avoir une influence fâcheuse sur le travail de la digestion.

Nous terminerons cette rapide esquisse de l'une des fonctions les plus importantes de l'économie, par la citation textuelle du dernier paragraphe de l'article DIGESTION, du *Nouveau dictionnaire de médecine* de Béchet jeune (2ᵉ édition), article rédigé par MM. les docteurs RULLIER et RAIGE DELORME. Ce paragraphe nous paraît de nature à intéresser essentiellement les gens du monde.

« § V. VARIÉTÉS DE LA DIGESTION; INFLUENCE DES AUTRES FONCTIONS. — Dans la première enfance, la digestion n'admet que des boissons alimentaires, et notamment le lait de la nourrice, pris par voie de succion. Cette fonction, pour ainsi dire continuelle, est très active, et n'a que de faibles intervalles d'intermittence. L'enfant tette ou digère sans cesse; il s'endort après avoir pris la mamelle; mais, dès qu'il se réveille, c'est pour recommencer presque aussitôt. Les excréments séjournent peu dans les intestins; ils sont mous, jaunâtres, et médiocrement fétides pendant l'usage exclusif du lait. Après la pousse des dents, la nature réclame des aliments plus consistants. La mastication et l'insalivation deviennent utiles, et la digestion se rapproche insensiblement des caractères que nous lui avons assignés. On sait que, pendant la jeunesse, et durant toute la période de l'accroissement, la digestion jouit de la plus grande activité; l'appétit est vif, impérieux; ses retours sont fréquents; tous les aliments paraissent bons : la seule chose qui importe, c'est que les repas soient copieux et fréquents. Le jeune homme ne sent pas son estomac et digère sans s'en apercevoir; mais, dans l'âge suivant, et après le terme de l'accroissement du corps, la vigueur de l'appétit décroît, la quantité d'aliments nécessaires diminue sensiblement, les intervalles des repas augmentent, et la promptitude ainsi que l'extrême facilité des digestions cessent d'être remarquables. L'homme, dans la virilité confirmée, ne mange plus ordinairement que deux fois par jour; ses digestions sont longues, et les selles qu'il rend n'ont guère lieu qu'une fois en vingt-quatre heures. Dans la vieillesse, enfin, peu d'aliments deviennent nécessaires : l'imperfection de la mastication exige qu'ils soient choisis parmi les plus mous et les plus digestibles. Cependant, malgré cette précaution, le défaut d'insalivation et la diminution graduelle apportée dans les forces de l'estomac et des intestins rendent les digestions le plus souvent très lentes et pénibles. Beaucoup de vieillards ne mangent qu'une fois par jour, ne consomment plus, dans ce repas unique, qu'une certaine portion des aliments qui jusqu'alors leur avaient été nécessaires, et ne vont à la selle qu'après plusieurs jours d'intervalle. On sait que ceux qui contractent l'habitude de la bonne chère et des plaisirs de la table, auxquels les dispose spécialement la perfection du sens du goût qu'ils ont en partage, courent à leur ruine par tous les inconvénients qui dérivent des indigestions fréquentes et fâcheuses qu'ils ne manquent pas de se donner. La tempérance, sans doute nécessaire à toutes les époques de la vie, devient chez le vieillard une vertu de son âge; et l'on peut généralement dire qu'il ne saurait trop peu manger pour conserver longtemps les priviléges d'une vieillesse saine et valide. Tous les exemples de *longévité* sont pris parmi ceux qui ont eu la sagesse de mettre beaucoup de sobriété dans l'usage habituel des aliments et des boissons.

« Les bilieux mangent beaucoup, digèrent fort vite, ont le ventre très serré. Les personnes lymphatiques n'ont presque jamais faim, mangent par raison, boivent à peine, et digèrent très lentement; leur ventre est très libre, et souvent même relâché. Dans le tempérament nerveux, les caprices de l'appétit, l'état impérieux et soudain de ses retours, ses anomalies, la promptitude et la lenteur alternatives des digestions, la facilité extrême de cette fonction ou son état de trouble, le resserrement habituel du ventre, qui contrastent avec une disposition marquée à la diarrhée accidentelle, sont, comme on sait, autant de caractères connus de la fonction qui nous occupe. Chez les mélancoliques, la digestion est le plus souvent un travail, une sorte de fièvre locale de l'estomac; la constipation est prodigieuse, et les flatuosités du haut et bas les plus incommodes, en fatiguant presque continuellement, attestent suffisamment l'imperfection du travail digestif, même à l'égard des meilleurs aliments. On sait que les athlètes, chez les anciens, comme les hommes doués, de nos jours, du tempérament athlétique, mangent et boivent beaucoup; la grande capacité de leurs organes digestifs exige seule une masse considérable d'aliments, indépendamment de la nécessité où ils sont qu'une digestion fort étendue corresponde chez eux aux besoins de la nutrition. La digestion, activé et facile, chez les peuples septentrionaux, qui consomment beaucoup d'aliments très nourrissants et une grande quantité de liqueurs fermentées, est faible, au contraire, et languit chez les méridionaux, qui vivent de très peu d'aliments choisis parmi les moins substantiels, et qui consomment beaucoup de boissons aqueuses, acides et rafraîchissantes. Les saisons froides et chaudes de l'année exercent sur le travail digestif une influence analogue à celle des climats. L'état de la nutrition coïncide, au reste, entièrement avec ces deux modifications de la digestion. On observe, en effet, que beaucoup de personnes et d'animaux maigrissent pendant l'été, engraissent pendant l'hiver, et, que la force du corps et l'embonpoint des peuples du Nord sont généralement opposés à la faiblesse et à la délicatesse d'organisation de ceux du Midi.

« Nous avons vu l'influence qu'avait la digestion sur les diverses fonctions. Celles-ci, réciproquement, n'en exercent pas moins sur les phénomènes digestifs ; et l'intégrité des organes qui les produisent, sans laquelle ils ne pourraient avoir lieu, suppose l'exercice régulier de tous les actes nutritifs, et notamment de la circulation et des sécrétions. On sait, à ce sujet, que la respiration d'un air vicié, la syncope, une hémorrhagie, une simple saignée même, suspendent ou arrêtent tout à fait la digestion, et qu'il en est encore ainsi de la plupart des causes qui, en augmentant l'action des capillaires cutanés, comme l'application de la chaleur, l'usage des bains et celui des frictions, diminuent probablement l'activité des sécrétions gastro-intestinales.

« On voit, du côté des phénomènes intellectuels et moraux, que d'aimables distractions, les charmes d'une conversation animée après le repas, des occupations qui plaisent sans captiver trop fortement l'attention, le contentement de l'âme, ou les désirs satisfaits, se montrent des plus favorables à la digestion, et que seuls ils peuvent, même dans une foule de cas, remédier à ses troubles en apparence les plus graves et les plus prolongés. On sait, au contraire, que les fortes contentions de l'esprit, les passions violentes, les affections tristes de l'âme, et la douleur, quel qu'en soit le siége, éloignent l'appétit, déterminent dans l'épigastre un sentiment de constriction, et ont sur l'action de l'estomac la plus fâcheuse influence. La locomotion, moyen direct de la digestion, dans la préhension, la mastication, la déglutition des aliments, et dans l'expulsion de leur résidu, aide tellement d'ailleurs à cette fonction, que tous les exercices du corps, pris dans la mesure des forces, sont un des meilleurs moyens de provoquer les retours de la faim et de hâter les digestions. La danse, la chasse et l'équitation prouvent de reste la vérité de cette assertion. La voix, les cris et le geste ne se trouvent guère associés au travail digestif que comme moyens de nous procurer des aliments : leur usage le plus évident appartient à la première enfance. Le sommeil, enfin, tout en permettant la digestion, et dont les animaux semblent nous donner l'exemple, diminue généralement, toutefois, l'activité de cette fonction : on sait qu'il est souvent suivi d'un grand état de malaise, et qu'alors même qu'il semble ne pas nuire, s'il se prolonge, il éloigne d'autant le retour de la faim. Ce n'est que longtemps après le réveil, quoique l'estomac soit vide, que la plupart des hommes sont disposés à manger. Il semble que cet organe, comme engourdi par cet état, ait besoin lui-même d'une sorte d'éveil.

« L'influence de la digestion sur la génération est secondaire. C'est en excitant le cerveau, que les produits de cette fonction agissent sur les organes reproducteurs. Il pourrait se faire, cependant, que certains aliments méritassent la réputation de *spermatopée*, qu'on leur avait autrefois accordée. Chez la femme, les mauvaises digestions amènent souvent la leucorrhée. Dans l'état de nourrice, on connaît toute l'influence du travail digestif sur la quantité et les qualités du lait. Une bonne alimentation dispose, du reste, au rapprochement dans les deux sexes, tandis que la faim et la disette détruisent en quelque sorte les désirs vénériens. La surcharge gastrique et l'abus des liqueurs alcooliques amènent d'ailleurs indirectement le même résultat ; mais, à leur tour, les fonctions de l'espèce réagissent sur les phénomènes digestifs. C'est ainsi que le coït, modérément répété, pratiqué assez longtemps après les repas, pour que la digestion soit achevée, excite manifestement l'appétit, et augmente le besoin général de réparation ; tandis que son abus, ainsi que celui des plaisirs illicites, énerve l'estomac et détruit toute digestion. L'apparition, la cessation, l'écoulement des menstrues, ainsi que l'état de grossesse, ont enfin, sur l'ensemble des phénomènes digestifs, une influence si évidente et si connue, que nous nous contenterons de l'indiquer. » — Le complément de cet article se trouvera aux mots ALIMENT, DIÈTE, FAIM, etc.

DIURÉTIQUE. On donne ce nom aux médicaments qui ont la propriété d'augmenter la sécrétion des urines. Le chiendent, la graine de lin, l'asperge, les queues de cerises, l'arrête-bœuf, le pissenlit, parmi les substances végétales ; le nitre et certaines eaux, parmi les substances minérales; en particulier, les eaux gazeuses, salines et alcalines, telles que les eaux de Seltz, de Bussang, de Vichy, et beaucoup d'autres, jouissent de la propriété diurétique. L'eau pure elle même, bue froide surtout, est essentiellement diurétique, et elle entre pour beaucoup dans l'action des tisanes, des dissolutions et des eaux minérales que nous venons de nommer. Les vins blancs, les vins du Rhin, le vin de Champagne, ont aussi des propriétés diurétiques très prononcées. Il est encore quelques autres diurétiques purement médicamenteux, tels que la scille, le colchique, la digitale, qui ne sont administrés que dans des circonstances particulières, et qui pourraient devenir fort dangereux entre les mains étrangères à l'art.

Les diurétiques aqueux et rafraîchissants conviennent habituellement aux personnes pléthoriques, sanguines, sujettes au rhumatisme, à la goutte, à la gravelle. Ils pourraient, au contraire, devenir nuisibles chez les personnes délicates, nerveuses, chez celles qui ont, comme on l'a dit, l'estomac *froid*, et qui ont besoin de substances toniques et fortifiantes.

DOMESTIQUE. De toutes les professions qu'a créées le luxe, il n'en est guère qui compromettent moins la santé que celle de domestique. Cependant, dans les grandes villes, à Paris spécialement, ils sont exposés à quelques causes de maladie que nous devons signaler. Et la première, sans contredit, est l'étroitesse et la mauvaise exposition des chambres où ils couchent. Rien de moins rare que de les voir occuper des cabinets obscurs, juste assez grands pour contenir un lit, privés de croisées qui donnent entrée à l'air, communiquant avec une pièce voisine, souvent même la cuisine par une petite porte placée près des pieds du lit; de sorte qu'il y a impossibilité qu'un courant d'air soit établi, et que l'atmosphère de ce lieu rétréci puisse se renouveler. C'est là certes le plus grand danger qui menace les habitants de pa-

reils réduits. Ils devraient faire un appel à l'humanité des maîtres qui les condamnent à un pareil supplice, et ne pas risquer de compromettre à jamais leur santé. Que d'affections de poitrine graves et même incurables n'ont pas eu d'autres causes! Une chambre sous les combles, mais ayant une croisée, sera toujours bien préférable, quand même on aurait à y ressentir le froid de l'hiver et les chaleurs excessives du mois d'août : mieux vaut supporter tout autre mal que cette asphyxie lente, d'autant plus à craindre, que le réduit destiné au sommeil communique plus directement avec la cuisine, lieu où se brûle chaque jour une quantité plus ou moins grande de charbon, et dans lequel existe une atmosphère saturée d'acide carbonique.

On entend chaque jour les domestiques attribuer une foule de maux à ce qu'ils sont obligés de frotter les appartements. Ceci est une erreur; cet exercice n'a rien de contraire à la santé. Il lui est au contraire favorable, son excès seul est nuisible. Poussé au-delà des forces de l'individu qui s'y livre, surtout chez des individus disposés aux hernies, il peut n'être pas sans inconvénients. Dans les autres circonstances, on n'a rien à en redouter. On parle sans cesse, dans le monde, de descentes de matrice, de maladies des organes génitaux, qui seraient, chez les femmes, les suites de cet exercice: sans doute, il ne met pas à l'abri de ces accidents, mais on les verrait paraître sans lui. Il est bien souvent un excellent moyen de régulariser la menstruation chez les jeunes filles, et nous pensons que, dans la plupart des cas, il peut être utile, pourvu qu'il soit pris avec mesure.

Il est une classe de domestiques qui sont plus exposés que les autres à des influences nuisibles à la santé. Je veux parler des cochers et des valets qui suivent les voitures. Exposés à toutes les vicissitudes atmosphériques, à la pluie, au froid, à la chaleur, dans une position qu'ils ne peuvent changer, il en résulte pour eux une grande disposition aux affections de la poitrine et du cerveau. L'usage de manteaux de tissus gommés ou cirés, des vêtements chauds, changés quand ils sont humides, le soin de porter de la laine sur la peau, surtout des bas de laine, des parasols lorsqu'ils sont exposés à un soleil très ardent, tels sont les moyens propres à prévenir ces fâcheuses circonstances. On a prétendu que la position des valets derrière les voitures, les exposait aux anévrismes des membres inférieurs. C'est une de ces assertions que rien ne prouve. Mais il n'en est pas de même des varices; ils y sont exposés comme tous les individus qui restent longtemps debout. Le soin de porter des bas lacés de coutil ou de peau de chien, pourrait combattre cette disposition.

Enfin, en terminant, nous devons signaler les inconvénients qui résultent de leur profession, pour les femmes de chambre des grandes maisons. Il est fort ordinaire qu'elles restent continuellement à travailler dans l'intérieur des appartements, sans jamais prendre d'exercice; de là résultent des congestions vers la tête, des affections du tube intestinal, des fleurs blanches, et cette foule de maux attachés à une vie trop sédentaire. Une heure ou deux, passées au dehors chaque jour, suffiraient pour faire disparaître ces accidents: le moyen est trop facile à employer pour qu'il soit nécessaire d'y insister.

DOREURS. L'art du doreur emploie deux procédés fort différents: l'un, plus ancien et moins usité aujourd'hui, consiste à appliquer, sur pièces à dorer, des feuilles très minces du métal; l'autre, beaucoup plus employé, consiste dans l'application d'un mélange (amalgame) de mercure et d'or, dont on expulse ensuite le mercure en le volatilisant à une température élevée. On voit de suite toute la différence d'insalubrité des deux procédés; le premier, qui s'emploie surtout pour le bois, n'offre pas de dangers; le second, au contraire, est une des occupations les plus funestes à la santé des ouvriers, qui se trouvent plongés dans une atmosphère saturée de vapeurs mercurielles; aussi M. Ravrio, fabricant distingué de bronzes dorés, mort en 1814, mit à la disposition de l'Académie des sciences un legs de 3,000 francs, pour être donné à celui qui trouverait le moyen de garantir les ouvriers doreurs de l'insalubrité des émanations de mercure. C'est pour répondre à ce vœu, que M. Darcet publia son mémoire sur l'art de dorer, ouvrage qui remporta le prix. Nous ne pouvons mieux faire que d'emprunter à ce travail remarquable ce que nous avons à dire sur les maladies des ouvriers doreurs, et sur les moyens à employer pour rendre cette profession moins insalubre.

La maladie principale à laquelle sont exposés ces ouvriers est le *tremblement des doreurs* ou *tremblement mercuriel*. Il consiste dans une agitation, une vacillation des membres et spécialement des bras, qui les empêche de travailler. Ce tremblement survient le plus souvent d'une manière graduelle; d'abord les bras sont moins sûrs, ils vacillent, ils deviennent peu à peu tremblants; les autres parties se prennent, et plus spécialement les jambes et les muscles de la figure. Alors les malades ne peuvent exécuter aucun mouvement régulier, ils sont dans l'impossibilité de marcher, de mâcher leurs aliments, ou d'exécuter quelque travail des mains. Ils ne peuvent porter aucun liquide, ni même aucun aliment solide à la bouche. On en a vu qui se frappaient et se meurtrissaient le visage en voulant manger, de sorte qu'ils étaient obligés de saisir les aliments avec la bouche comme les animaux quadrupèdes; aussi, est-on obligé de les faire manger comme de jeunes enfants.

Les ouvriers doreurs sont encore exposés à d'autres dangers, dans l'opération nommée *dérochage*, ou *décapage*, qui consiste à enlever la couche d'oxyde qui revêt le métal à dorer, en le lavant avec un acide plus ou moins concentré; il y a production de vapeurs acides et caustiques. Cet effet est surtout marqué lorsque l'on emploie de l'eau-forte, que les ouvriers préfèrent à cause de son action plus prompte. Ces vapeurs agissent de la manière la plus nuisible sur les voies respiratoires; elles causent de la sécheresse, de la toux, de l'irritation de poitrine; souvent elles donnent lieu au crachement de sang; leur effet est d'autant plus à redouter, que les ouvriers n'y font aucune attention, n'en voyant pas de suite les inconvénients.

Ces deux sources d'accidents peuvent être facilement évitées par une ventilation un peu active, qui enlève rapidement les vapeurs mercurielles ou acides, à mesure qu'elles se forment. C'est pour y parvenir que M. Darcet a imaginé les fourneaux d'appel, qui ont pour effet d'établir un courant d'air rapide dans la cheminée, et, par conséquent, de renouveler incessamment l'air de l'atelier, en entraînant celui qui est vicié par les vapeurs nuisibles. Cette découverte est une des plus utiles applications des sciences physiques à l'industrie. Aussi, la plupart des fabricants l'ont adoptée dans leurs ateliers, et depuis ce temps les maladies de leurs ouvriers, et spécialement le tremblement mercuriel, a beaucoup diminué. Dans les cas rares où on le voit apparaître, il suffira de la cessation momentanée du travail, de l'usage de bains répétés, et de quelques boissons antispasmodiques pour le guérir. Cependant, lorsque le mal est ancien, ou qu'il y a eu plusieurs récidives, il résiste quelquefois avec opiniâtreté, surtout pendant l'hiver. Dans ces cas, les malades font prudemment de changer d'état; mais, nous le répétons, l'établissement des fourneaux d'appel, les soins de propreté, surtout pour les mains et le visage, le soin de changer de vêtements après le travail, et d'éviter les excès de boissons et les dérèglements de conduite, toutes ces précautions réunies préviendront sûrement cette hideuse maladie.

DOUCHE. Colonne d'eau ou de vapeur qui vient frapper une partie quelconque du corps. On peut distinguer les douches en *ascendantes, descendantes, latérales,* suivant que le jet est dirigé de bas en haut, de haut en bas, ou à peu près horizontalement; ces divisions sont, au reste, peu importantes. La manière de les administrer varie suivant le but curatif qu'on se propose. Dans les établissements d'aliénés, tels que ceux des hôpitaux de Paris, où, quoi qu'on en dise, les douches sont un moyen énergique de traitement, le malade est maintenu dans une baignoire remplie d'eau tiède, au moyen d'un couvercle qui présente une échancrure destinée à embrasser le cou, sans toutefois le comprimer; à un signal donné, on lève une soupape; une certaine quantité d'eau froide s'échappe alors d'un réservoir, et tombe brusquement sur la tête du patient. Dans un autre appareil, on laisse couler le liquide sous forme de pluie; le réservoir est à une hauteur de douze pieds. On se sert aussi, dans ces mêmes établissements, d'un tuyau en cuivre flexible, qui, prenant naissance à la partie inférieure du réservoir, est garni à son autre extrémité, d'un robinet qui s'ouvre et se ferme à volonté. On tient le tuyau à la main, et on dirige à son gré un jet d'eau froide sur la tête ou une autre partie du corps du malade. C'est de la même manière qu'on administre les douches dans la plupart des établissements d'eaux minérales; on emploie l'eau à l'état tiède et chargée de principes médicamenteux; on peut adapter à l'extrémité du tuyau, et par un ajustage approprié, un bout terminé en pomme d'arrosoir; le liquide est alors projeté sous forme de pluie. Un appareil à peu près semblable sert à donner les douches de vapeurs; l'eau, vaporisée dans un réservoir particulier, s'échappe par le tuyau, et vient frapper la partie malade que l'on soumet à son action. La liste des affections contre lesquelles on a conseillé les douches, à tort ou à raison, est très longue à énumérer: on les emploie dans le traitement de la folie, de certaines affections de la peau, de douleurs nerveuses, rhumatismales, etc., etc. Comme ce moyen curatif peut avoir des inconvénients, le malade ne doit y avoir recours que d'après l'avis d'un médecin éclairé.

DOULEURS. Les affections nerveuses (dites *névralgies*) et le rhumatisme donnent fréquemment lieu à des sensations pénibles qui parcourent certaines régions de la tête, de la poitrine, du dos ou des membres, et que l'on désigne particulièrement sous le nom de *douleurs.* On trouvera, aux mots NERFS (*maladies des*) et RHUMATISME, tout ce qu'il est important de savoir à ce sujet. Nous devons ici seulement prémunir les personnes sujettes aux *douleurs* contre les nombreux pièges que leur tendent les vendeurs de remèdes secrets, de bagues, de ceintures contre les douleurs, les prôneurs de l'électricité, du magnétisme, bien souvent appliqués à des affections sur lesquelles ils n'ont aucune prise, ou qu'ils peuvent même aggraver dans quelques cas. Un régime de vie sobre et tempérant, le soin de se préserver de l'action des vicissitudes atmosphériques et surtout du froid humide, les vêtements de laine et de flanelle, qu'il n'est permis de quitter temporairement que dans la saison des grandes chaleurs, les bains tièdes pris avec les précautions convenables pour éviter le refroidissement : tels sont les seuls préservatifs que puisse avouer la médecine. Le changement de climat, l'habitation d'un pays chaud et à température égale pendant l'hiver, les voyages aux eaux minérales des contrées du Midi, réussissent souvent quand tout autre remède a échoué, mais ne sont malheureusement pas à la portée de tous les individus sujets aux douleurs.

DRAGÉES. Ce sont le plus souvent des amandes douces, des pistaches, des amandes de cacao, de noisettes, des pépins, des graines d'anis, de coriandre, des fruits d'épine-vinette, etc., recouverts de sucre très dur et très blanc, et aromatisés à la rose, à la vanille, à la fleur d'oranger, etc., œuvres variées des confiseurs, éditées pour tous les baptêmes.

L'abus de ces dragées, si fréquent chez les enfants, produit sur eux des dérangements qui se traduisent par une grande soif, des pesanteurs, des douleurs d'estomac, des coliques d'entrailles, et même des vomissements et de la diarrhée.

Un mal plus pernicieux menace les enfants en bas âge, auxquels on donne ou fait sucer des dragées : la succion qu'ils exercent avec force, et les mouvements désordonnés auxquels ils se livrent peuvent entraîner la dragée dans les voies respiratrices et déterminer la suffocation et la mort, ainsi que l'ont démontré trop d'exemples funestes.

Il se débite dans les rues, sur les marchés et surtout dans les foires de campagne, des dragées inférieures, colorées de mille manières et souvent au moyen de substances nuisibles et même vénéneuses. Bien que la police surveille ce dangereux commerce, il est bon d'avertir le public et de le mettre en garde contre les séductions de ces confiseurs nomades, de ces empoisonneurs ambulants.

On a imaginé, pour tromper la répugnance quelquefois invincible des malades et surtout des enfants, d'administrer certains médicaments sous forme de dragées. Aussi fait-on des *dragées vermifuges*, des *dragées purgatives*, même des *dragées antisyphilitiques*. Ces dragées banales ne peuvent indistinctement convenir à tous les âges, à toutes les complexions ; ce n'est donc que sur l'ordonnance expresse d'un homme de l'art que l'on peut faire usage de ces dragées médicamenteuses.

On débite aussi des dragées aphrodisiaques, dans la composition desquelles il entre des cantharides. Il nous suffira de dire que l'usage de ces dragées est immoral autant qu'il est destructif de l'économie.

DROGUE-LEROY. D'après le rapport officiel fait à l'Académie royale de médecine, sur la demande de l'autorité, dont l'attention avait été éveillée par les nombreuses plaintes auxquelles les accidents graves causés par la *drogue-Leroy* avaient donné lieu, en l'an 1823, cet arcane comprend deux formules différentes : l'une, dite *purgatif de quatre degrés*, se compose de purgatifs âcres, analogues à ceux qui entrent dans une préparation fort connue en médecine, sous le nom d'*eau-de-vie allemande*, sauf l'élévation pernicieuse des doses qui se rencontrent dans la drogue-Leroy ; l'autre, dite *vomi-purgatif*, n'est autre chose qu'une forte décoction de séné et une dissolution d'émétique dans l'eau et le vin blanc.

Déjà ces formules paraissaient dangereuses à la Commission académique chargée du rapport, mais elle acquit bientôt la certitude qu'elles étaient encore adoucies et déguisées, et que la *résine de jalap* dans le *purgatif*, et l'*émétique*, dans le *vomi-purgatif* du commerce, étaient en proportion bien plus forte que dans les échantillons soumis à l'Académie par l'autorité.

Le rapport de la Commission signale ensuite les dangers de pareilles recettes, et s'appuyant sur l'expérience commune, sur l'observation ordinaire, et surtout sur les exemples récents d'irritations violentes des organes digestifs, d'accidents d'empoisonnements produits par la *drogue-Leroy*, accidents qui ont causé la mort d'un assez grand nombre de personnes, elle dénonce ce prétendu remède à l'autorité comme devant être interdit dans l'intérêt de la salubrité publique. Malgré la publicité donnée à ce rapport, malgré les nombreuses observations à l'appui, recueillies depuis, et adressées à l'autorité par beaucoup de médecins de la capitale et des provinces, la *drogue-Leroy* n'a pas cessé, depuis 1823, de faire des dupes ou des victimes, tant en France qu'à l'étranger, encore qu'elle n'ait évidemment d'autre supériorité sur les vomitifs et les purgatifs ordinaires, que celle qu'on pourrait reconnaître, à la rigueur, au *poison* sur le *remède*.

DURILLON. *Voy.* Cor.

DYSSENTERIE. Maladie caractérisée par des envies continuelles d'aller à la selle, avec douleurs à la région de l'anus, et excrétion difficile d'une petite quantité de mucosités sanguinolentes ou semblables à du blanc d'œuf.

La dyssenterie, dans certaines circonstances données, devient l'un des fléaux les plus terribles qui déciment l'espèce humaine. Heureusement que le concours de ces circonstances se rencontre rarement de nos jours et dans nos climats. Pendant le moyen âge, nous la voyons décrite sous le nom de peste. Et, en effet, elle faisait des ravages plus affreux que la peste ou le typhus. C'est incontestablement aux progrès de la civilisation que nous devons d'être à l'abri de ces effroyables maladies qui autrefois ravageaient continuellement l'Europe, et qui partout ont diminué de fréquence et d'intensité, à mesure que la barbarie s'efface et que la condition matérielle de l'homme s'améliore.

Les causes sous l'influence desquelles on voit se développer la dyssenterie sont nombreuses et puissantes. En première ligne, on peut placer les températures élevées : aussi, dans les pays chauds, cette maladie est, avec la fièvre jaune et les maladies du foie, une de celles qui amènent le plus de mortalité. C'est surtout chez les races noires de l'Afrique qu'on la voit exercer de terribles ravages : aussi la regardent-ils comme éminemment contagieuse, et la redoutent-ils à l'égal de la petite vérole : ces deux maladies étant pour les naturels les plus redoutables fléaux. Les chaleurs, succédant au froid humide, sont très favorables au développement de la dyssenterie. L'exposition du corps au froid humide, le sommeil en plein air pendant la nuit et sur la terre, des habits mouillés ou trop légers, l'usage d'aliments indigestes, tels que des concombres, des melons, des fruits acerbes et n'ayant pas atteint l'époque de leur maturité, des viandes malsaines, des boissons acides ou fermentées, voilà des circonstances dans lesquelles la maladie se déclare. Un des médecins anglais qui ont exercé pendant de longues années aux Indes-Orientales, M. Annesley rapporte qu'à une certaine époque, la dyssenterie devint excessivement commune parmi les troupes anglaises employées dans ce pays. Après bien des recherches, il apprit que leur déjeuner se composait de porc du pays : on supprima l'usage de cette viande indigeste, et la maladie disparut aussitôt. Qui n'a entendu parler des ravages que fit la dyssenterie dans l'armée prussienne qui envahit la Champagne en 1792? La maladie fut causée par l'usage excessif du raisin vert, que les soldats trouvaient si abondamment. En 1830, lorsque l'armée destinée à la conquête d'Alger traversa la Provence, on vit se développer des dyssenteries fort graves, par suite de l'abus des fruits acides, et surtout des oranges et des citrons. Le docteur Barry rapporte qu'à Tork, en Irlande, ceux des habitants qui font usage des eaux de la rivière Lee, laquelle reçoit le contenu des égouts, et qui, de plus, est saumâtre à cause de la marée, sont très sujets à une dyssenterie fort grave qui fait périr un malade sur trois. L'impureté de l'eau était autrefois une cause très active de dyssenterie à bord des vaisseaux. Tout ce qui peut irriter fortement les intestins, les boissons très fortes, les vins mal fermentés, et spécialement les purgatifs violents, sont autant de causes de dyssenterie. Que de fois ne l'a-t-on pas vue déterminée par le fameux vomi-purgatif Leroy, alors qu'il jouissait de toute sa vogue populaire!

Un autre ordre de causes non moins puissantes, c'est l'action des émanations putrides qui se dégagent des matières animales en putréfaction. Il serait facile d'accumuler ici des preuves de leur influence : les faits suivants nous paraissent suffisants. L'un des auteurs de l'article *Dyssenterie* du *Dictionnaire des sciences médicales*, rapporte qu'ayant été obligé de rester pendant assez longtemps sur un champ de bataille où gisaient plusieurs centaines d'hommes et de chevaux en putréfaction, il fut pris le lendemain d'une dyssenterie fort dangereuse : trois ou quatre personnes qui l'accompagnaient en furent également atteintes : et son cheval périt bientôt après de la même affection. Pringle, auteur qui nous a laissé un fort bon traité sur les maladies des armées, rapporte qu'un individu fut attaqué de dyssenterie mortelle pour avoir flairé un flacon contenant du sang en putréfaction. Il n'est pas de médecin qui n'ait eu occasion de faire des exhumations juridiques, qui ne puisse citer des exemples d'accidents dyssentériques produits par les miasmes dégagés du cadavre en putréfaction. Il est trop commun de voir les personnes qui se livrent à l'ouverture des corps, et qui restent longtemps exposées aux exhalaisons fétides, il est trop commun, dis-je, de les voir affectées de dyssenterie, M. Desgenettes, pendant son séjour au Caire, fut attaqué de cette maladie, avec beaucoup d'autres personnes, pour avoir respiré les émanations qui se dégageaient de la peau putréfiée d'un cerf de très grande taille.

Pringle a donné un exemple bien frappant de l'influence du froid humide dans la production de la dyssenterie. A la bataille de Dettingue, l'armée française fut exposée à une pluie abondante, et les soldats conservèrent toute la nuit leurs habits mouillés. La dyssenterie se développa avec intensité. Un corps de réserve, qui n'avait pas été exposé à la pluie, n'en fut point atteint.

On voyait autrefois la maladie apparaître sous forme épidémique, et c'est alors qu'elle exerçait ses plus affreux ravages. Fernel (*De abditis rerum causis*, *liber* 2, cap. 13), s'exprime en ces termes : *Anno Christi* 1538, *dyssenteriæ graves universam Europam tantâ ferocitate populabantur, vix ut civitas ulla immunis evaserit.* En l'année 1538, des dyssenteries d'un mauvais caractère ravageaient l'Europe avec tant d'intensité, qu'à peine une ville put échapper à ce désastre. En général, les épidémies dyssentériques sont beaucoup plus bornées,

et ne sévissent que sur des lieux circonscrits. Leur nombre est immense, et chaque année, à l'automne, un grand nombre de nos villages voient, sous l'influence des mêmes causes, apparaître des dyssenteries épidémiques plus ou moins meurtrières. On a spécialement signalé, dans ces derniers temps, les épidémies qui ont régné dans le département d'Indre-et-Loire, dans celui du Puy-de-Dôme et dans celui de Maine-et-Loire. Nul doute que, sur beaucoup d'autres points, la maladie n'apparaisse souvent avec son caractère épidémique : il est fâcheux que ces apparitions ne soient pas constatées, pour arriver à faire, en quelque sorte, l'histoire géographique de la dyssenterie. La rapidité avec laquelle la maladie se répand dans quelques circonstances, a fait admettre par beaucoup de médecins, comme un fait démontré, qu'elle pouvait être contagieuse. Les personnes qui n'ont eu occasion d'observer la dyssenterie que dans les villes où elle est habituellement bénigne, ont rejeté cette opinion. Cependant, il est difficile de rejeter les faits apportés en preuve par les partisans de la contagion, et on en est réduit à reconnaître que, dans des circonstances défavorables, telles que l'encombrement, la disette, la misère, les saisons chaudes et humides, le découragement, etc., comme cela se rencontre aux armées, la dyssenterie peut, ainsi que plusieurs autres maladies, revêtir un caractère contagieux qui ne lui appartient pas en propre.

La dyssenterie légère, celle que l'on observe habituellement, présente les symptômes suivants : elle commence par de légères douleurs de ventre, qui changent de place, et finissent par se concentrer vers l'anus, où elles sont continues. Le malade y éprouve un sentiment de chaleur et de poids qui l'engage à faire de continuels efforts pour aller à la selle; mais il ne rend aucune matière, ou bien il expulse avec beaucoup de douleur et de peine quelques mucosités blanchâtres, quelquefois teintes de sang. Mais la quantité en est toujours très peu considérable, eu égard surtout aux efforts prolongés qui ont accompagné leur sortie. Souvent il s'y joint de continuels besoins d'uriner, qui tiennent à ce que l'irritation de l'anus se propage à la vessie. En même temps, existe un sentiment très prononcé de faiblesse générale. Le pouls est faible et petit, la peau froide et sèche, la figure pâle et abattue. Au bout de quelques jours, les besoins d'aller à la selle diminuent, la douleur du fondement disparaît, les forces reparaissent, et il ne reste qu'une simple diarrhée. La durée moyenne de la maladie est de cinq à huit jours.

Mais la dyssenterie grave, celle qui s'observe dans les camps, les hôpitaux, sur les vaisseaux, dans les villes assiégées, s'accompagne d'accidents bien autrement effrayants. Elle commence par une fièvre assez forte, que suit bientôt une vive sensibilité du ventre; les douleurs deviennent aiguës, déchirantes; les besoins d'aller à la selle sont impérieux, ils se renouvellent à chaque instant; on a vu des malades se présenter deux cents fois à la garde-robe dans les vingt-quatre heures. Les matières rendues sont liquides comme de l'eau, rougeâtres, semblables à de la lavure de chairs, ou bien brunâtres et même noires; elles sont toujours d'une fétidité excessive. La figure est profondément altérée, la soif est dévorante, et les boissons provoquent à l'instant le besoin d'aller à la selle. La peau devient sèche, râpeuse, elle se couvre d'un enduit grisâtre particulier, qui lui donne un aspect sale. Il est rare que la maladie dure plus de quelques jours. Le plus souvent on voit apparaître des hoquets, les douleurs cessent brusquement, le pouls cesse d'être sensible, et la mort met un terme à cet état affreux. Lorsque la maladie doit avoir une terminaison heureuse, on voit la figure reprendre un meilleur aspect, le pouls se relever, les douleurs diminuer, et l'affection prendre les caractères de la forme légère que nous avons indiquée plus haut. On conçoit qu'entre ces deux espèces principales, il en existe une foule d'autres qu'on peut facilement se figurer.

La dyssenterie légère est toujours une maladie peu à craindre, et dont la terminaison doit être heureuse. Il n'en est plus de même lorsqu'elle prend la forme intense. Elle constitue alors une des affections les plus redoutables; elle l'est d'autant plus, que les malades ne peu-vent, en général, être soustraits à l'influence des causes qui ont déterminé le développement de la maladie, et qui agissent avec une puissance d'autant plus redoutable, qu'elles rencontrent des individus déjà affaiblis, exténués. Le caractère de l'épidémie régnante influe aussi beaucoup sur le danger de l'affection. Dans quelques épidémies accompagnées de symptômes graves, tous les malades guérissent après quelques jours de danger; d'autres fois, la mort en est la suite presque constante.

Dans un grand nombre de cas, il suffit, pour guérir la dyssenterie légère, d'éloigner les circonstances qui y ont donné lieu. Ainsi le repos, la diète, l'usage de quelques boissons adoucissantes, telles que l'eau d'orge ou de riz, l'eau de gomme, amèneront promptement la guérison. L'usage de demi-lavements adoucissants, faits avec l'eau de graine de lin, l'eau de guimauve, etc., adoucissent beaucoup les douleurs, et agissent d'autant mieux, qu'ils s'appliquent immédiatement à l'organe malade. Lorsque le mal ne cède pas à l'emploi de ces moyens simples, la médecine nous offre un médicament doué d'une efficacité presque spécifique contre cette affection; je veux parler de l'opium. Administré par doses d'un quart de grain d'heure en heure, il calme comme par enchantement les douleurs de ventre et les envies d'aller à la selle. Il nous paraît préférable de l'employer par la bouche plutôt que de le mêler aux lavements : son action est plus sûre et plus prompte.

Quoique l'opium soit incontestablement le moyen qui réussit le plus généralement dans la dyssenterie, il faut bien se garder de croire qu'il convient dans tous les cas. Il arrive quelquefois qu'il échoue : car il n'est pas de médicament qui guérisse toujours dans une même maladie; la nature a ses bizarreries, et les ignorants ou les fourbes parlent seuls de spécifiques infaillibles. Le quinquina, le mercure, ces substances qu'on pourrait presque appeler spécifiques, car ce sont celles qui sont le plus souvent applicables dans les fièvres d'accès et dans la maladie vénérienne, le quinquina et le mercure n'échouent-ils jamais, ne deviennent-ils pas nuisibles lorsqu'une main peu exercée en dirige l'administration?

Les évacuations sanguines, et spécialement les sangsues à l'anus, sont indiquées dans quelques cas où les symptômes indiquent un état inflammatoire des intestins : mais, à moins d'indications spéciales, on doit s'abstenir de recourir à leur emploi, qui peut avoir les plus grands inconvénients, en affaiblissant d'avance un malade qui aurait besoin de toutes ses forces, pour résister avec avantage aux effets essentiellement débilitants d'une maladie quelquefois de long cours.

On devra aussi soigneusement s'abstenir des moyens excitants, tels que le punch chaud, le vin généreux, les préparations de muscade, de cannelle, de gingembre, etc. Le nombre des cas où ils peuvent convenir est extrêmement petit, et leur emploi exige beaucoup de prudence. On ne perdra pas de vue que la convalescence demande les plus grands soins ; que l'on devra insister pendant longtemps sur le régime ; car la moindre imprudence, le plus léger écart, provoqueraient une rechute beaucoup plus grave que la maladie : on aura un soin particulier de défendre le convalescent de l'impression du froid humide : les vêtements de flanelle portés sur la peau sont toujours d'un grand secours pour remplir cette indication. Dans les cas les plus graves, dans les convalescences très longues, le changement de climat est une ressource sur laquelle on peut fonder de grandes espérances.

E

EAU. Nous abrégerons beaucoup les considérations générales sur l'eau ; il ne sera même ici question de ses usages que comme boisson en santé, et dans les maladies. Son importance pour tous les êtres doués de la vie, lui assigne une place immédiatement après l'air ; aussi, voyez comme, dans ses larges dispositions, la nature, qui a proportionné les choses à l'usage qu'on en devait faire, a prodigué l'eau à la surface du globe ; on l'y trouve dans les trois règnes et sous les trois formes, solide, liquide, ou gazeuse, que présentent les corps.

L'eau se distingue de tous les autres liquides en ce qu'elle est naturellement sans odeur, sans saveur, sans couleur, et parfaitement transparente ; tout ce qui altère ces propriétés est étranger à l'eau elle-même. Sa composition essentielle est de deux volumes d'hydrogène et un volume d'oxygène liquéfiés par leur combinaison. Toutefois, on ne la trouve pas à cet état de pureté dans la nature, il faut une distillation des plus minutieuses pour l'obtenir avec les deux seuls éléments constitutifs ; autrement, elle est mêlée avec de l'air, des substances minérales, végétales, ou animales, qui y sont en suspension ou en dissolution.

Sans parler ici de celles qui sont réputées minérales, les eaux sont de plusieurs espèces qui diffèrent notablement en qualités. Il en est de courantes, celles de ruisseau, de rivière, de fleuve ; d'immobiles, comme celles des mares, des citernes, d'étangs, de lacs, de marais, de mer. Les propriétés dissolvantes de l'eau la chargent de substances étrangères ; elle en emprunte aux couches qu'elle traverse, ou qui la supportent ; elle dissout aussi de l'air et d'autres fluides gazeux ; la plupart de ces combinaisons s'opèrent au sein ou à la surface de la terre, et l'observateur qui les constate est plus apte à les corriger qu'à les prévenir ; mais il n'en est pas de même quand il s'agit de surveiller le cours d'une rivière pour en détourner les impuretés, la composition d'un acqueduc, ou d'un réservoir, etc., alors les mesures préventives sont d'une application facile et efficace. Les eaux de pluie, de neige, de glace, sont naturellement les plus pures, mais non les meilleures pourtant, non plus que celles qui sont distillées. Les eaux courantes sont plus salubres que les eaux stagnantes..... Nous ne pousserons pas plus avant dans le domaine de l'hygiène publique. Doit être réputée bonne, toute eau qui joint aux qualités physiques que nous lui avons assignées, la propriété de dissoudre le savon, et de bien cuire les légumes. Lorsque les sels calcaires ou autres prédominent, comme dans l'eau de puits, en général, le savon reste en grumeaux, et les légumes secs ne se ramollissent pas. Divers moyens sont mis en usage pour corriger les altérations de l'eau : le filtrage pour la clarifier, le charbon pour la désinfecter des matières végétales et animales, l'agitation, la cascade pour l'aérer, l'évaporation et la condensation pour en séparer les substances minérales.

Après cet aperçu sur les propriétés physiques, la composition et la bonification de l'eau, disons un mot de ses usages. C'est le liquide le plus précieux, le désaltérant le plus parfait, le digestif par excellence; mais on peut abuser de tout, et tout excès est nuisible. Quoique l'instinct doive communément en déterminer la mesure, il est des cas cependant où l'expérience commande de ne pas satisfaire trop promptement et trop complétement la soif, notamment quand celle-ci est trop intense. Cette précaution, pour l'homme, s'étend même aux animaux, qu'on ne laisse pas boire à discrétion quand ils sont haletants d'altération, de chaleur et de fatigue; on en a vu des indigestions mortelles. D'autres fois, la quantité d'eau soudainement absorbée, n'ayant pu se faire jour par la sueur ou les urines, il en est résulté des hydropisies. L'habitude, sans besoin, de boire trop d'eau, entraîne l'affaiblissement des organes digestifs, une diminution générale des forces et une sorte de pléthore aqueuse. L'instinct bien interprété ne conduirait pas à de pareils abus; mais que de gens lui ont substitué l'habitude !

Les températures auxquelles on boit l'eau, méritent plus d'attention que la dose; l'eau froide ne convient point aux estomacs faibles et irritables, ni aux personnes qui sont en sueur. On en a vu résulter des angines, des rhumes, des fluxions de poitrine, des crachements de sang, et la mort presque instantanée. La perfide fraîcheur des eaux de l'Oxus, au rapport de Quinte-Curce, enleva plus de Macédoniens au grand Alexandre qu'aucune bataille ne lui en eût fait périr. Cependant, nous conservons un bon souvenir des qualités attrayantes et inoffensives de la source qui abreuve tout le village d'Éden, sur le Liban. Cette eau courante, qui nous a délicieusement désaltéré, pendant un mois, des chaleurs de la canicule, était à quatre degrés au-dessus de zéro, et ne passait point pour être malfaisante... L'eau chaude ne peut convenir pour l'usage habituel, non plus que l'eau tiède; le mieux est, dans toutes les saisons, qu'elle soit tempérée, inclinant vers la fraîcheur.

Dans les maladies aiguës, l'eau seule, ou associée aux gommes, aux mucilages, aux acides, rend les services les plus signalés. Le célèbre Percy a dit qu'il aurait abandonné la chirurgie des armées, si on lui eût interdit l'usage de l'eau, et certainement chaque praticien en dirait autant de la médecine; seule, elle est déjà d'un secours familier et puissant, et, de plus, elle sert de véhicule à la plupart des prescriptions médicamenteuses..... Pour d'autres considérations, *voy.* EAUX MINÉRALES, BAINS, etc.

EAU D'ARQUEBUSADE, alcool vulnéraire, vulgairement *eau vulnéraire.*

Elle se prépare avec les plantes aromatiques suivantes :

Sommités sèches de sauge	
— d'absinthe	
— de fenouil	
— d'hyssope	
— de marjolaine	de chaque
— d'origan	quatre
— de camomille	onces.
— de menthe	(122 gr.).
— de mélisse	
— de thym	
— de calament	
— de lavande	

Pour 24 litres d'alcool à 22°; on distille ensuite au bain-marie.

Cette eau vulnéraire blanche, ou eau d'arquebusade, colorée au moyen de fleurs de coquelicots, est appelée eau vulnéraire rouge.

L'eau d'arquebusade est vulnéraire; on l'applique sur les contusions, les luxations, les foulures; on la donne aussi à l'intérieur, dans les syncopes, les évanouissements, les faiblesses.

L'eau vulnéraire passe dans le monde pour jouir de propriétés admirables. Il n'y a pas, dit-on, de coup, de chute dont on ne prévienne les suites en buvant immédiatement et chaque matin, pendant neuf jours, une certaine quantité d'eau vulnéraire spiritueuse, soit pure, soit mêlée avec de l'eau; rien ne justifie la sécurité que cette pratique inspire. Il faut toujours faire apprécier, par un homme de l'art, la gravité des cas, et c'est à lui seul à prescrire la saignée ou tout autre moyen plus efficace que l'eau vulnéraire spiritueuse.

EAU BLANCHE, *eau végéto-minérale, eau de Goulard, eau de saturne.* L'eau blanche se prépare en ajoutant à 2 livres d'eau distillée une demi-once de sous-acétate de plomb liquide (ou extrait de saturne) et 2 onces d'eau-de-vie à 22 degrés au-dessus de zéro. Si, ce qui arrive souvent, on substitue l'eau de rivière, et surtout l'eau de puits à l'eau distillée, on obtient une eau d'autant plus blanche et lactescente, que l'eau employée contient plus de sels calcaires en dissolution. Ainsi donc, l'aspect laiteux du mélange sera en raison directe de la crudité de l'eau.

L'eau blanche, à cause des raisons que nous avons dites, est limpide ou plus ou moins laiteuse; elle a une saveur légèrement astringente, douceâtre, comme sucrée.

L'eau blanche, appliquée extérieurement, est sédative et résolutive : on s'en sert pour calmer l'inflammation des parties contuses et aider à la résolution des épanchements de sang dans le tissu cellulaire (ou ecchymoses). On l'emploie aussi dans les cas de distension ou de rupture des liens ligamenteux qui assujettissent et protégent les articulations, dans les tiraillements, les ruptures tendineuses, aponévrotiques et musculaires des membres et de la région vertébrale; dans le coup de fouet, les foulures, les entorses, et les distensions fibreuses ou musculaires de la portion lombaire de l'épine, qu'on désigne sous le nom d'*effort.* L'eau blanche, dans tous ces cas,

s'applique à froid sur ces parties, au moyen de compresses, de bandages, ou de bandes imbibés plus ou moins souvent.

On se sert encore de l'eau blanche pour mouiller les bandes et compresses qui assujettissent les pansements des fractures.

L'eau blanche a sur les membranes muqueuses une action toute spéciale : elle augmente la tonicité muqueuse, et par son contact développe la vie dans les parties engorgées ou relâchées. L'eau blanche convient donc dans les cas d'ophthalmie chronique, et contre les *écoulements non encore inflammatoires ou devenus indolents* de l'urètre et du vagin. Le médecin seul peut apprécier les nuances qui réclament ou contre-indiquent l'emploi de l'eau blanche dans l'état catarrhal.

On a aussi vanté l'usage de l'eau blanche contre toutes les affections nouvelles ou anciennes de la peau. Outre le mensonge qui résulte d'une telle assertion, il convient de signaler ici les dangers de cette pratique aveugle, qui tend à répercuter des affections qui doivent être jugées avant que d'être guéries.

EAU DES CARMES, eau de mélisse composée. Prenez :

Cannelle concassée	
Girofles entiers	
Noix muscades	de chaque 3 onces (91 gr.).
Semences d'anis	
Semences de coriandre	
Écorces sèches de citron	

Faites macérer à part, pendant trois jours, chacune de ces substances dans 2 *livres* d'alcool à 22 degrés au-dessus de zéro.

Distillez séparément et au bain-marie chacune de ces macérations; on arrêtera la distillation lorsque le produit cessera de distiller en filet, ne s'écoulera plus que goutte à goutte.

On distillera, comme précédemment, après une macération préalable, et toujours chaque dose à part.

Angélique (toutes les parties de la plante).		de chaque trois onces. (91 gr.).
Romarin		
Marjolaine	feuilles et	
Hyssope	fleurs sans	
Thym	tiges	
Sauge		

Avec alcool à 22 degrés, 2 livres.

Toutes ces herbes sont choisies fraîches et au moment de leur plus flagrante odeur.

Distillez de la même manière, avec alcool à 22 degrés, des feuilles de mélisse dans la proportion de 3 onces de mélisse fraîche pour 2 livres d'alcool. On choisit la mélisse, et on la distille au mois de mai ou au mois de septembre, à la seconde coupe. On doit faire beaucoup plus de cet alcoolat particulier de mélisse que des autres.

Tous ces alcools distillés sont conservés séparément dans des flacons étiquetés, pour être ensuite mêlés de la manière suivante :

On dispose trois vases (trois barils) de la capacité convenable.

Dans le premier on verse les alcoolats d'aromates secs :

De cannelle	3 parties	5 centièmes.
De girofle	3	0
De muscade	3	0
D'anis	2	0
De coriandre	3	5
De citron	0	25

Le second comprendra les alcoolats d'herbes odorantes :

D'angélique	10 parties	0 centièmes.
De romarin	6	0
De marjolaine	7	0
D'hyssope	8	0
De thym	7	0
De sauge	15	5

Le troisième vase ou baril ne contiendra que l'alcoolat simple de mélisse.

Ensuite prenez :

Du baril des aromates	5 p.	0 c.
Du baril des herbes odorantes	5	0
De celui de mélisse	5	5

Mélangez ces proportions, ajoutez-y la dixième partie d'eau (et la quatre-vingtième partie de sucre blanc en poudre, ce qui est au moins inutile) ; enfin, distillez ce mélange au bain-marie, pour obtenir les quatre cinquièmes du tout ; on obtient de cette manière une eau de mélisse parfaite.

Cette recette, dont les Carmes avaient le secret, et qu'ils exécutaient avec un soin vraiment religieux, a rendu célèbre en Europe l'eau de mélisse. Nos lecteurs nous sauront gré de leur avoir conservé, dans sa plus sévère exactitude, une formule qui mérite d'être recueillie.

L'eau de mélisse est suave et balsamique ; on la regardait comme éminemment céphalique, stomachique, tonique, vulnéraire, antispasmodique, digestive ; on l'administrait contre les vents, etc.

L'eau de mélisse sert aussi aux mêmes usages que l'eau de Cologne ; elle est cosmétique, et si elle ne mérite pas la réputation colossale qu'on lui avait faite au temps des Carmes, elle doit rester comme un médicament utile et comme un spiritueux des plus agréables.

EAU DE FLEURS D'ORANGER. Cette eau distillée se prépare avec fleurs d'oranger nouvellement cueillies, 10 *livres* ; eau ordinaire, 40 *livres*, que l'on distille ensuite avec les précautions que nous allons indiquer.

On soumet à l'ébullition, dans la cucurbite d'un alambic parfaitement propre et sans odeur, les 40 livres d'eau ; aussitôt que le liquide entre en ébullition, on plonge les fleurs d'oranger dans l'eau bouillante, on recouvre la cucurbite de son chapiteau, on lute et on distille.

L'eau de fleurs d'oranger est recueillie et refroidie à mesure. On en retire 40 livres, après quoi on cesse la distillation. Si l'on poussait plus loin l'opération, l'eau de fleurs d'oranger serait de qualité inférieure, et l'eau de la cucurbite diminuant toujours, les débris de fleurs s'attacheraient aux parois de la cucurbite, et procureraient à l'eau distillée une odeur empyreumatique fort désagréable qui détériorerait le produit.

L'eau de fleurs d'oranger bien refroidie se conserve à la cave dans des bouteilles recouvertes seulement d'un bouchon de papier.

L'eau de fleurs d'oranger, comme chacun sait, sert à une foule d'usages culinaires et domestiques. Cette eau est antispasmodique, calmante ; elle entre pour une petite quantité dans la plupart des potions calmantes, etc.

EAU-FORTE. *Voy.* ACIDE NITRIQUE.

EAU DE LUCE. C'est un composé

d'huile volatile de succin rectifiée et d'ammoniaque, qui a joui jadis d'une haute célébrité. On s'en sert avec succès tant à l'extérieur qu'à l'intérieur, dans les cas de piqûres d'insectes et de morsures d'animaux venimeux, tels que la vipère. On en ajoute quelques gouttes dans un verre d'eau sucrée, pour servir de potion, et on applique sur la partie une petite compresse mouillée d'eau mêlée d'eau de Luce. Bien entendu d'ailleurs, que ce remède légèrement excitant et sudorifique (à faible dose), ne saurait dispenser de la cautérisation de la plaie, pour peu qu'il y ait péril sérieux. (*Voy.* ABEILLE, PLAIE, VIPÈRE, etc.)

EAU DE MER. L'eau de mer a un goût salé, âcre, bitumineux, qui l'empêche d'être potable, à moins que, par une préparation convenable, elle n'ait été dépouillée des sels et de la matière onctueuse qu'elle contient en assez grande quantité. On a estimé, d'après l'analyse chimique, qu'une livre d'eau de mer contenait environ un gros et demi de sel commun (chlorure de sodium); plus, des sels de magnésie et de chaux, qui élèvent la somme totale du sel contenu dans l'eau de mer, à deux gros et demi par livre, soit environ demi-once et plus par pinte. Toutefois, comme les diverses analyses qui ont été faites, diffèrent assez notablement entre elles, sans nous occuper de reproduire ici avec précision la composition chimique de l'eau de mer naturelle, nous nous bornerons à consigner la formule recommandée par Bouillon-Lagrange et Vogel, pour préparer l'eau de mer *artificielle*, en avertissant que les proportions des sels sont évaluées dans cette formule à un taux plus bas que dans les analyses chimiques de l'eau naturelle.

Voici donc, d'après les auteurs que nous venons de citer, la préparation à employer pour obtenir une eau de mer factice :

Eau pure . . . . 4 livres (2 kil.).
Chlorure de sodium ou
(sel de cuisine). . . . 6 gros (24 gr.).
Sulfate de magnésie (ou
sel d'epsum) . . . . . 1 ½ gros (6 gr.).
Chlorure de magné-
sium. . . . . 1 gros (4 gr.).

Sulfate de chaux (sel à plâtre),	de chaque, trois grains (0 gr. 15).
Carbonate de magnésie	
— de chaux (craie)	

On met toutes ces substances dans l'eau, et on y fait passer un courant d'acide carbonique, pour dissoudre les carbonates terreux. Communément, quand on veut employer des bains salins, ayant dans leur action quelque analogie avec celle de l'eau de mer, on se borne à ajouter à l'eau du bain un quart à demi-livre de sel gris ordinaire pour chaque seau d'eau, en sorte qu'il entre environ sept à huit livres de sel dans une baignoire ordinaire. L'eau de mer est généralement considérée comme tonique et stimulante, et conseillée dans beaucoup de cas de rachitis, de scrofules, d'écoulements et de catarrhes chroniques, de maladies de la peau, d'affections nerveuses, qui s'accompagnent d'une débilité plus ou moins prononcée. A l'intérieur, elle est vomitive et purgative.

On conçoit qu'il y a une grande différence à établir entre les bains d'eau de mer artificielle, pris à la manière des bains domestiques ordinaires, et ceux administrés dans les villes maritimes. Dans ce dernier cas, il y a beaucoup de considérations particulières à observer. Ainsi, d'abord, pour que la personne à laquelle on les conseille ne s'en trouve point mal, il faut, d'une part, qu'elle ne soit pas trop irritable, et, d'autre part, qu'elle ait assez de résistance pour ne pas éprouver trop d'affaiblissement de l'impression du froid produit par l'usage du bain de mer pris à la température commune. Les effets du bain sont ensuite eux-mêmes très différents, suivant qu'on l'administre *à la lame*, par immersion, affusion ou aspersion. Mais, comme toutes ces choses ne peuvent être convenablement réglées que par le médecin, nous n'avons pas ici à nous en occuper; qu'il nous suffise de prévenir les gens du monde contre les inconvénients, les dangers même, auxquels il pourraient s'exposer, s'ils croyaient pouvoir user des bains de mer comme d'un remède banal, et indistinctement applicable à tous les cas et à tous les sujets.

Les bains de Dieppe ont joui, sous la restauration, d'une faveur méritée ; il est fâcheux que, depuis quelques années, la mode les ait fait un peu délaisser. Depuis, la vogue s'est partagée entre un grand nombre de localités. Boulogne, Le Tréport, Trouville surtout dans les dernières années, sur les côtes de la Manche, Royan et le bassin d'Arcachon sur l'Océan. (*Voy.* les mots BAIN, EAU ; EAUX MINÉRALES.)

La *distillation* est encore, de tous les procédés connus, le plus efficace pour rendre l'eau de mer potable ; quelques jours d'exposition à l'air suffisent pour donner à cette eau distillée toutes les qualités et toute la salubrité désirables.

EAUX MINÉRALES. § 1. *Historique.* L'histoire des eaux minérales remonte à la plus haute antiquité. De tous les temps, leur utilité fut généralement reconnue. Leur découverte fut due au hasard ; la tradition seule connaître d'abord leur efficacité, et c'est par une longue suite de succès qu'elles ont mérité la confiance des médecins.

Les Grecs, dont les connaissances en médecine laissèrent beaucoup en arrière celles des peuples qui les avaient précédés, honoraient les sources d'eaux chaudes comme un présent de la divinité, et les dédièrent à Hercule, pour faire comprendre, sans doute, combien elles sont salutaires à la santé. Ils s'en servaient de toutes les manières, en bains, en boisson, et comme remède topique. Hippocrate, le père de la médecine, en parle dans son immortel traité *de l'air, des lieux et des eaux* (liv. III, chap. II), et les interdit comme boisson ordinaire. Aristote enseignait, quatre cents ans avant l'ère chrétienne, qu'il se mêle avec les eaux des sources minérales des vapeurs de différente nature, qui font leur principale vertu ; Strabon décrit une source à laquelle il attribue la propriété de broyer la pierre dans la vessie ; Théopompe en indique une qui guérit les blessures (Pline, liv. III, chap. II) ; Archigène (*Aëtius,* liv. II, chap. XXX), et enfin Galien (*De facult. simpli.*, lib. X), en font un éloge pompeux.

Les eaux minérales étaient un remède familier aux Romains. Horace lui-même ne vante-t-il pas celles de Saint-Casciano (Epist. XV, liv. I)? Vitruve parle d'eaux nitreuses qu'il dit purgatives (liv. VIII); Sénèque le philosophe et Pline, dans son *Histoire naturelle*, en font également mention. Partout où les Romains portèrent leurs armes victorieuses, ils les recherchèrent en s'arrêtant de préférence aux sources chaudes. Aix-en-Provence, Bourbon-l'Archambault, Néris, le Mont-d'Or, et certaines sources des Pyrénées, offrent encore des vestiges de monuments qui portent l'empreinte de la grandeur que ce peuple donnait à tous ses ouvrages. Chaque fontaine fut d'abord placée sous la protection d'une divinité spéciale ; et les inscriptions que l'on retrouve encore sur les murs de quelques-unes, attestent que les cures étaient bien moins attribuées à l'efficacité des eaux, qu'aux bienfaits de la déesse.

Mais la chute de l'empire romain fit tout à fait rentrer les eaux minérales dans l'oubli. Les Gaulois, loin de conserver les monuments qui les protégeaient, affectèrent de les laisser dépérir. Les premiers chrétiens d'ailleurs, comme le dit Bordeu, *Traité des maladies chroniques*, fixant ces objets du côté de la mondanité, et jugeant qu'ils appartenaient aux rêveries du paganisme, les trouvaient déplacées. Longtemps après, lorsque la raison et la civilisation avaient déjà fait de grands progrès, ce n'était pas sans quelque scandale que les bons bourgeois de Paris voyaient leur roi, le dévôt Louis XI, se baigner dans la Seine. Les lieux des eaux devinrent le rendez-vous des joueurs, des farceurs, des baladins et des garnements de province. Les différents systèmes qui tour à tour obscurcirent la science, contribuèrent aussi à détourner l'esprit des médecins de ce remède naturel. Ce n'est guère que vers la fin du quinzième siècle que ces derniers s'en occupèrent. Les Italiens, Jean-Michel Savonarola, entre autres, furent les premiers à faire revivre l'antique célébrité des eaux minérales.

Depuis quelque temps, enfin, les médecins, par leurs recherches laborieuses et la vogue du public, semblent s'être reportés sur ce point. Fagon, médecin de Louis XIV, examina soigneusement les eaux de Bonnes et de Barèges, pour reconnaître si elles ne seraient pas utiles à la fistule à l'anus dont ce prince était atteint ; Chirac s'occupa de celles de Balaruc, à propos d'une blessure du régent ; à la même époque, les sources de Spa, Aix-la-Chapelle, Cauterets, Bagnères, Bourbon-l'Archambault, attiraient un grand nombre de malades. Sur la fin du siècle dernier, plusieurs médecins et physiciens célébrèrent les eaux de leur pays : Conrad Gesner, celles de Suisse ; Hoffmann, celles d'Allemagne, tandis que Bayle, en France, esquissait un traité complet sur cette matière. Mais gloire à l'immortel Bordeu, qui, dans son *Traité des maladies chroniques*, a, le premier, envisagé l'action thérapeutique des eaux minérales sous son véritable point de vue !

Quant à leur analyse chimique, c'est encore à Bayle que l'on est redevable du premier pas dans cette nouvelle carrière. Bientôt l'Académie des Sciences de Paris, persuadée que les connaissances acquises demeureraient infructueuses tant que l'on ne connaîtrait pas les principes constituants de ces produits naturels, chargea deux de ses membres de s'occuper de cet objet. Duclès et Bourdelin publièrent leur travail en 1770 et 1771 ; mais la chimie était alors trop peu avancée pour arriver à de grands résultats. Nous regrettons que l'espace ne nous permette pas de suivre les progrès de cette science dans son application à l'objet qui nous occupe ; disons seulement que, sans avoir atteint la perfection, qui n'est pas d'ici-bas, on est enfin arrivé à une connaissance assez intime de la composition des eaux minérales.

On voit, d'après cette faible esquisse, qu'honorées chez les Grecs, négligées par les Gaulois, méprisées par les premiers chrétiens, les eaux minérales ont fini par triompher de l'ignorance, des préjugés et de la superstition, à mesure que l'intelligence humaine et la médecine ont fait des progrès. Jamais, peut-être, elles ne furent plus généralement fréquentées que de nos jours. Sans parler de celles de France, l'Angleterre s'enorgueillit des bains de Bath et de Bristol ; qui ne sait que l'Allemagne renferme à elle seule plus de sources miné-rales en renom que tout le reste de l'Europe ? La Suisse possède les eaux de Loësche ; l'Italie a de tout temps vanté celles de Capoue ; on en trouve également ment en Espagne, en Portugal, en Russie, etc. ; les nations les moins instruites, les Mogols, les Persans, les Égyptiens, les Abyssiniens, ont également leurs sources minérales où ils vont puiser la santé.

§ 2. *Définitions, division, composition et propriétés physiques.* On désigne sous le nom d'*eaux minérales* celles qui se trouvent chargées ou imprégnées d'une assez grande quantité de principes minéraux, pour déterminer sur le corps humain des effets sensibles et différents de ceux de l'eau ordinaire. Comme toutes celles des autres sources, elles doivent leur origine aux pluies et aux neiges fondues, qui, en s'infiltrant peu à peu dans les pores de la terre, parviennent à une assez grande profondeur pour y acquérir, sous l'influence de raisons que nous examinerons plus tard, les propriétés spéciales qui les caractérisent. Leur nombre et la variété de leurs sources sont infinis. Il n'est peut-être pas deux fontaines de cette nature qui soient absolument identiques. Elles furent divisées par les anciens en froides et en chaudes ou thermales, selon que leur température était de niveau avec celle de l'air ambiant, ou bien plus élevée ; mais cette classification a été depuis longtemps abandonnée. La plus moderne et celle que nous préférons est la suivante :

1° Eaux minérales sulfureuses.
2°   —   gazeuses.
3°   —   salines.
4°   —   ferrugineuses.

Dans ces derniers temps, les découvertes de plusieurs chimistes en ont fait admettre une cinquième classe, c'est celle des eaux minérales iodurées.

Cette classification ne saurait être regardée comme rigoureuse et absolue ; telle eau minérale, en effet, peut se montrer à la fois saline et acidule, sulfureuse et ferrugineuse, etc. ; mais elle n'en a pas moins l'avantage d'être basée sur l'existence d'un principe dominant. Il serait d'ailleurs difficile, dans l'état actuel de nos connaissances, d'en inventer une meilleure.

Les substances que l'analyse chimique a jusqu'ici fait découvrir dans les eaux minérales sont les suivantes :

Gaz non acides. { oxygène. azote.

Acides. . . . . { carbonique. sulfureux. sulfurique. sulfhydrique. nitrique. borique. silicique.

Alcali libre. . . . la soude.

Sels. . . . . . {
Borate de soude.
Carbonate de soude.
— de potasse.
— de chaux.
— de magnésie.
— d'alumine.
— de protoxyde de fer.
— de protoxyde de manganèse.
— d'ammoniaque.
— de strontiane.
Sulfate de soude.
— de chaux..
— de magnésie.
— d'alumine.

Suite des sels. . {
Sulfate de fer.
— de cuivre.
— de manganèse.
Nitrate de potasse.
— de chaux.
— de magnésie.
Chlorure de sodium,
— de potassium.
— de baryum.
— de calcium.
— de magnésium.
— d'aluminium.
— de manganèse.
Chlorhydrate d'ammonia- que.
Sulfure de sodium.
— de calcium.

On y rencontre encore quelquefois du phosphate d'alumine, de l'iodure de potassium, et, selon M. Berzélius, du phosphate de chaux et du carbonate de strontiane, enfin des matières végétales et animales. M. Vogel a même annoncé l'existence de l'acétate de potasse dans une eau minérale de Bavière.

Quelque nombreuse que puisse être cette liste, nous sommes loin de penser qu'elle soit complète et exacte, car toutes les eaux minérales n'ont pas été analysées. Il ne faut pas croire non plus que toutes les substances qu'on y remarque fassent partie de la même eau; la chose serait impossible, puisque plusieurs d'entre elles se détruisent réciproquement. C'est au nombre de deux, de quatre, et rarement de dix ou de douze, qu'elles se trouvent réunies dans une même source.

Quant à la manière dont le liquide s'en trouve chargé, c'est dans les entrailles de la terre que se produit le phénomène. Il est plusieurs substances que l'eau doit entraîner par la simple lixiviation des terrains qu'elle traverse, et la décomposition successive de certains corps par l'addition d'un nouveau; mais il en est d'autres que nos moyens chimiques n'ont encore jamais pu dissoudre. C'est au haut degré de température auquel tous les corps se trouvent soumis vers le centre de la terre et à l'extrême division de leurs molécules qui en résulte, qu'il faut l'attribuer sans doute. Plusieurs physiciens, M. Vitting entre autres, admettent, pour se rendre compte de ce fait, qu'il existe, à une certaine profondeur de notre globe, une force absorbante résultant de la pression immense qui doit s'exercer en ce point. Toutes ces explications, disons-le, ne sont que de pures hypothèses.

Un phénomène non moins curieux est la thermalisation des eaux minérales. La science ne possède encore sur ce point que des suppositions. Passons successivement en revue les principales, pour nous arrêter à celle qui semble étayée des faits les plus plausibles.

En 1558, un médecin, nommé Solenoudes (*De coloris fontium medicatorium causâ earumque temperaturâ. Lug.*, 1558), fit imprimer une dissertation dans laquelle il attribuait la cause de la chaleur des eaux minérales à l'existence d'un feu central terrestre, mais sans en fournir aucune preuve. Cette assertion fut adoptée dans le XVIIe siècle par Horstius (*Diss. de naturâ thermorum, Gienœ*, 1618), et bientôt par le laborieux P. Kircher (*Mundus subterraneus*), qui, sans avoir précisément en vue le phénomène qui nous occupe, admet ce feu central. Mais comme, à cette époque, on jugeait la cause de la thermalité peu importante, les physiciens et les médecins ne s'en occupèrent plus qu'avec tiédeur. Paracelse, entre autres, qui ne voyait en cela qu'une recherche futile, lui qui, d'ailleurs, abordait les questions *d'un vol fou-*

droyant, se borne à dire que les eaux thermales sont chaudes, comme celles de la mer, des rivières et des fontaines sont salées, fraîches et froides. Dans la dernière période séculaire, Beaudry (*Traité des eaux minérales de Bourbonne-les-Bains, Dijon*, 1736), et, quelque temps après, Bordeu (ouvrage cité), attribuèrent cette chaleur propre à une sorte d'activité vitale qui anime toute la nature. Ce n'était rien dire de plus satisfaisant.

Mais l'opinion qui reconnaît, pour cause de la thermalité des eaux, la combustion de sulfures métalliques et des amas de houilles en état d'ignition, en un mot, des réactions chimiques souterraines, se présente sous l'autorité de grands noms et entourée d'un certain aspect de vérité; qu'il suffise néanmoins, pour la rejeter, de penser que la chaleur des eaux minérales est demeurée la même depuis plus de mille ans, et que ces amas de matières combustibles fussent-ils immenses, ils ne seraient cependant pas infinis, et d'une énergie toujours constante, pour suffire à une dépense de calorique aussi considérable.

L'électricité, qui remplit l'univers de son action, a été adoptée de nos jours, pour expliquer le même phénomène. M. le baron Martinet (*Traité des maladies chroniques et des moyens de les guérir par les eaux de Plombières*, Paris, 1808) est de tous les médecins celui qui insiste le plus sur cette opinion. Disons, pour en prouver le vide, qu'aucune expérience, aucune observation connue n'a surpris aux sources chaudes le moindre phénomène électrique, et que, la supposition fût-elle vraie, le liquide, à son instant de contact avec l'air atmosphérique, éprouverait, dans certaines circonstances, une déperdition de ce fluide plus considérable que de coutume, qui devrait faire varier sa température, ce qui n'a pas lieu.

Les présomptions de Solenoudes, de Horstius et du père Kircher ont enfin été reprises. Buffon (*Théorie de la terre*) est le premier qui, vers le milieu du siècle dernier, ait avancé, à l'aide de quelques faits, mais surtout par l'inspiration de son génie, que notre globe était travaillé à son centre par un état de fusion ignée. Il résulte également des observations de M. Cordier (*Essai sur la température de l'intérieur de la terre, in-4° Extrait des annales du Muséum d'histoire naturelle*, 1828), répétées par une infinité d'autres physiciens, que les différentes parties d'une verticale prolongée dans la terre solide sont d'autant plus chauffées, que la profondeur est plus considérable, et cela, suivant un accroissement de 1 degré par 30 ou 40 mètres. Il faut donc s'en tenir à cette idée, que la thermalité des eaux est due à un feu terrestre central; que toutes ne sont pas assurément chauffées par le foyer principal lui-même, mais à distance, et presque toujours par des volcans qui ne sont que de véritables soupiraux de ce foyer; que le degré de température de chacune des sources est en raison directe de la profondeur d'où elle vient, et son voisinage plus ou moins rapproché des volcans en ignition, des milieux plus ou moins conducteurs du calorique et de la longueur absolue qu'il lui faut traverser avant de sortir de la terre.

Quant à la combinaison du calorique avec le liquide minéral, elle est, quoi qu'on en ait dit (MM. Nicolas, Longchamps, Anglada nient cette combinaison différente du calorique dans les eaux thermales), d'une toute autre nature que celle qui résulte de nos moyens artificiels. Sans nous arrêter à une discussion longue et oiseuse, citons les faits suivants à l'appui: 1° la diminution qui s'opère dans un volume d'eau thermale par son refroidissement se montre beaucoup plus considérable qu'elle ne l'est sur la même quantité d'eau ordinaire, après avoir été élevée au même degré de chaleur (ce phénomène a été remarqué à Bourbonne-les-Bains par Beaudry, en 1736, et par le professeur Foderé, en 1828); 2° on ne reçoit nullement une impression de brûlure lorsqu'on boit ou que l'on touche des eaux thermales dont la température très élevée, portée dans tout autre liquide, produirait des accidents douloureux. (Ceux qui font usage de douches minérales artificielles ne les supportent pas à plus de 36 à 38 degrés, tandis que dans beaucoup d'établissements thermaux on les donne à 48 degrés.) Enfin, pourquoi les végétaux, leurs fleurs et leurs feuilles restent-ils inaltérables dans les eaux gazeuses de Vichy, sulfureuses de Cauterets, salines de Plombières, tandis que, plongées dans un liquide ordinaire porté au même degré de chaleur, elles se faneraient promptement? Ajoutons encore que l'eau thermale conserve son calorique plus longtemps que l'eau ordinaire élevée à la même température, ce qui s'explique suffisamment d'ailleurs par la densité plus considérable qu'elle doit aux sels contenus en dissolution.

C'est aussi pour cette raison que leur pesanteur spécifique est toujours plus considérable que celle de l'eau distillée; elle varie pour chacune d'elles, mais se trouve constamment en raison de la quantité des substances minérales fixes qu'elles renferment. Toutes les eaux minérales naturelles sont encore remarquables par leur transparence; elle résulte de l'état de solution complète dans lequel s'y trouvent les différents corps qui les composent. Quelle que soit leur capacité naturelle ou leur pesanteur spécifique, le liquide n'en est point troublé. Cette limpidité parfaite n'a encore pu être atteinte dans les eaux factices, au moins dans les sulfureuses.

Le toucher dénote encore, dans la plupart des eaux minérales, une onctuosité qui les avait fait supposer adoucissantes pour la peau; mais rien n'était plus erroné que cette croyance. Les ferrugineuses sont les seules qui donnent à la sensibilité tactile quelque chose d'âpre et d'astringent.

Excepté les sulfureuses et les acidules fortement chargées d'acide carbonique, les eaux minérales ne produisent aucune impression sur l'odorat. Le sens du goût est un juge plus sensible; il distingue une grande différence entre les diverses espèces d'eaux minérales, qui toutes, plus ou moins, lui laissent une certaine impression en rapport avec la quantité des substances qu'elles renferment.

§ 3. *Mode d'action sur l'économie humaine.* Quelles que soient les différentes propriétés physiques ou chimiques des eaux minérales, qu'elles soient salines, acidules, sulfureuses ou ferrugineuses, elles se rapprochent toutes sous le rapport de leurs propriétés générales, immédiates et secondaires. Les propriétés immédiates, générales, se réduisent

toutes, en dernière analyse, à une médication excitante plus ou moins profonde qui tend à réveiller l'action des solides, à accélérer la circulation des fluides, et à imprimer un mouvement général de réaction, c'est-à-dire, en d'autres termes, une sorte d'état fébrile dont les effets sont d'autant plus avantageux, qu'ils se manifestent d'une manière plus lente, moins brusquée, par cela même plus conforme aux lois de la nature. — Les propriétés secondaires sont tantôt un effet diurétique ou diaphorétique, tantôt laxatif et même purgatif, suivant la composition chimique de l'eau, l'état particulier de l'individu qui en fait usage, et la manière dont ce médicament naturel est administré, chaud ou froid, en bains, en boissons, en douche, en vapeurs, etc. Ces effets secondaires peuvent, en dernière analyse, se réduire à une espèce de révulsion.

D'après ces principes, les eaux minérales ne sauraient convenir dans les maladies aiguës, surtout dans celles qui dépendent de quelque phlegmasie intense et s'accompagnent de beaucoup de fièvre. S'il y avait une exception possible, ce serait pour les gazeuses, qui peuvent quelquefois convenir dans la première période des embarras gastriques, et les salines purgatives, dont on se sert aussi pour remplacer les autres purgatifs dans les cas où ceux-ci sont indiqués. Les eaux minérales ne conviennent pas davantage dans les maladies chroniques accompagnées de fièvre, ou bien compliquées d'un travail de dégénérescence cancéreuse ou tuberculeuse. Leurs propriétés excitantes ne sauraient alors qu'augmenter la fièvre hectique et hâter les progrès du mal, en précipitant les moribonds vers une mort plus rapide et toujours certaine. Qu'il nous soit permis de dire en passant que c'est un point sur lequel les médecins en général agissent trop légèrement, parce que, n'ayant pas eu l'occasion d'observer l'effet des eaux minérales, ils n'attachent pas assez d'importance à leur mode d'action en lui-même, et n'y voient trop souvent que l'influence hygiénique du climat et du voyage dans les cas désespérés dont ils veulent s'épargner la triste image. Les eaux minérales sont encore nuisibles dans les anévrismes du cœur, les congestions sanguines du poumon et du cerveau. Leur usage inconsidéré peut, dans ces cas, déterminer les hémoptysies et même une véritable apoplexie.

Ce n'est donc que dans le traitement des maladies chroniques simples et sans fièvre que leur usage peut convenir ; mais aussi quelles merveilleuses cures n'opèrent-elles pas alors ? Bordeu, Dumas, le professeur Pinel et tous les médecins instruits, en général, reconnaissent que la guérison de ces maladies ne s'opère le plus souvent qu'à l'aide de mouvements fébriles s'exécutant spontanément; n'est-ce pas un effet analogue, un véritable effort critique, que détermine l'usage des eaux minérales? Elles raniment la circulation languissante, impriment une nouvelle direction à l'énergie vitale, et retrempent pour ainsi dire l'économie tout entière, suivant l'expression énergique d'un auteur moderne. Les médecins qui n'accordent aux eaux minérales qu'un effet hygiénique dépendant des circonstances accessoires, telles que la distraction du voyage, le changement d'air, et surtout l'effet moral, tombent dans une grave erreur. Les nombreux étalons du haras de Tarbes, qui, chaque année, viennent à Cauterets se débarrasser de l'affection connue sous le nom vulgaire de pousse, en fournissent une preuve irrécusable, et sous le rapport de l'effet exclusif des circonstances accessoires. Les eaux minérales naturelles, transportées loin de leurs sources, ne produisent-elles pas encore des effets non équivoques, malgré toutes les déperditions propres à diminuer l'énergie de leurs vertus ? Indépendamment de ces preuves fournies par l'expérience, ne suffit-il pas de jeter un simple coup d'œil sur la série nombreuse de substances terreuses, alcalines, métalliques, salines et gazeuses que l'analyse chimique a successivement fait découvrir dans les eaux minérales, pour se convaincre que leur usage n'est pas insignifiant?

Après avoir examiné les propriétés générales des eaux, jetons un coup d'œil rapide sur chacun de leur mode d'application. Ce que nous venons de dire convient entièrement à leur administration interne; aussi n'y reviendrons-nous pas; quant aux bains, ils agissent par leur composition chimique, mais surtout en raison de leur température. Il devient superflu de signaler leur action sur les plaies, les ulcères anciens, ainsi que les affections cutanées, mais ils sont d'une grande valeur dans les affections chroniques, internes, en provoquant à la périphérie un mouvement vital révulsif, qui, dans beaucoup d'affections anciennes, devient le plus puissant instrument de guérison. Les bains d'eaux thermales sont aussi recommandés pour assouplir les parties ligamenteuses et tendineuses, et rendre plus libres les mouvements des membres contus, fracturés, ou luxés. C'est surtout contre les douleurs rhumatismales, les engourdissements, les tremblements et les paralysies des membres qu'ils sont employés. La température à laquelle on les administre, dans les divers établissements thermaux, est généralement trop peu élevée. C'est à tort que l'on a peur des bains chauds; sagement dirigés, ils pourraient amener, dans certains cas, des guérisons plus promptes et beaucoup plus complètes. Le terme moyen de la durée d'un bain minéral est de vingt minutes à une heure; néanmoins, Loëches fait exception à cette règle.

Les boues qui appartiennent aux sources minérales sont des substances molles, argileuses et imprégnées de matières minérales que les eaux entraînent avec elles. Leurs propriétés médicales dépendent de leur chaleur, de la nature du limon et de la pression que la terre molle exerce sur les parties qu'on y plonge, en raison de sa consistance plus ou moins grande. On les recommande comme toniques, dans les tumeurs indolentes, les raideurs des articulations, l'ankilose fausse, les rhumatismes, la sciatique et la faiblesse des membres, ainsi que les ulcères. On y reste aussi longtemps que dans un bain ordinaire. Disons encore que la température de la plupart des sources n'étant pas assez élevée pour échauffer ces bains d'une manière suffisante, on n'en peut faire usage que pendant les fortes chaleurs de l'été.

Les bains de vapeurs minérales sont de beaucoup préférables dans une infinité de cas aux bains d'immersion. Il est démontré par l'expérience que l'eau vaporisée pénètre d'une manière beaucoup plus complète le système dermoïde, que lorsqu'elle y est appliquée à l'état liquide. Ces bains sont en général fort utiles pour rétablir les fonctions de la peau. On s'en sert surtout contre la gale, les éruptions syphilitiques, les dartres, la goutte, les rhumatismes, et particulièrement les douleurs vagues que les femmes, à la suite de leurs couches, attribuent à un *lait répandu.* (*Voy.* ce mot.) Les bains de vapeurs sont nuisibles aux femmes enceintes, aux personnes sujettes aux crachements de sang, et à celles dont la constitution est trop délicate et la fibre trop molle. On peut y séjourner depuis une demi-heure jusqu'à deux heures, suivant le degré de la température, et suivant surtout que le bain est général ou partiel.

L'action d'une douche est en raison directe de la hauteur de la chute, du diamètre du tuyau, de sa direction (ascendante ou descendante, horizontale ou verticale), de la charge que l'on donne au réservoir, du degré de chaleur de l'eau, et de la proportion des substances qui la minéralisent. On conçoit, dès lors, que celle indiquée pour un malade pourra ne pas convenir à un autre. Ce dernier point est trop important pour qu'on le néglige, sous peine de voir arriver des accidents fâcheux, que l'on impute toujours aux eaux, tandis qu'ils ne sont dus qu'à leur administration inconsidérée. La douche augmente l'action vitale de la partie sur laquelle elle frappe, et produit momentanément un effet à peu près semblable à celui d'un vésicatoire ou d'un sinapisme ; la peau se rougit, se couvre de petits boutons qui formeraient de véritables ampoules si son action se prolongeait. Elle est un des plus puissants moyens de guérison pour une infinité de maladies chroniques déjà signalées. Prise chaude et sur toute l'habitude du corps, elle constitue un sudorifique infiniment plus puissant que le bain. Sa durée varie suivant les forces du malade, la nature et l'intensité du mal. Comme dans les divers établissements minéraux, elle est toujours fort élevée en température, il faut la prendre avec prudence, cinq minutes de durée d'abord, pour s'élever successivement à un quart d'heure et vingt minutes au plus. On ne doit encore y recourir qu'après avoir fait usage de bains quelques jours à l'avance.

§ 4. Après ces généralités un peu longues, peut-être, mais que nous avons cependant crues utiles, examinons maintenant en particulier chacune des classes en lesquelles nous avons divisé la masse des eaux minérales.

Eaux minérales sulfureuses. Elles tirent leur nom du gaz hydrogène sulfuré qu'elles contiennent. L'extrême fétidité qu'elles doivent à ce corps se rapproche beaucoup de celle des œufs pourris et gâtés. Plusieurs sources répandent une odeur analogue, sans avoir néanmoins fourni par les analyses chimiques une quantité notable de ce corps, ce qu'il faut attribuer probablement à l'imperfection de nos moyens d'investigation et à l'extrême volatilité de ce gaz, dont une quantité fort minime suffît pour communiquer son odeur à une masse considérable de liquide. La plupart de ces eaux sont onctueuses et rendent la peau douce ; leur saveur est nauséabonde ; elles la perdent aussi bien que leur odeur et leurs autres propriétés par l'exposition à l'air libre, ou bien une chaleur douce et continue qui les décompose. Elles sont presque toutes thermales, quelques-unes seulement sont froides.

Leurs principales propriétés chimiques sont de noircir l'argent, de déposer du soufre par le contact de l'air, et de former, dans la solution, des sels de mercure, d'argent, de bismuth, un précipité noir. Le principe qui les caractérise s'y trouve combiné dans l'état de sulfure alcalin ; elles renferment, en outre, des sels, mais plus particulièrement des sulfates et des muriates de potasse ou de soude. Les plus estimées sont celles qui contiennent une plus faible proportion de ces derniers corps, parce qu'elles sont plus franchement sulfureuses : Bonnes, Cauterets, Barèges, par exemple.

Les eaux minérales de cette espèce exercent, sur l'économie humaine, une action excitante, fort énergique, et ne doivent être employées, en général, que pour redonner du ton aux organes affaiblis. L'expérience a fait reconnaître de longue main que, prises en boisson, elles étaient particulièrement avantageuses dans l'inappétence, les aigreurs rebelles et opiniâtres de l'estomac, lorsque l'on a lieu de supposer, par les circonstances antécédentes et l'idiosynchrasie des malades, que ces accidents reconnaissent pour cause l'atonie des organes digestifs. C'est à juste titre qu'on en recommande l'usage dans les pâles couleurs, contre la suppression ou la diminution des règles; mais il faut bien se garder d'y avoir recours dans les cas de pléthore ou d'irritation excessive, et sur les malades disposés aux affections spasmodiques, ainsi qu'aux hémorrhagies. Elles ne sont pas moins avantageuses dans la débilité générale et contre les engorgements des organes abdominaux; mais c'est surtout pour les cures presque miraculeuses qu'elles ont opérées dans certaines affections de poitrine, qu'on les a célébrées. Avouons franchement, malgré cette haute et vieille réputation, qu'elles altèrent beaucoup de maladies auxquelles elles ne sauraient convenir, car il n'est point de panacée universelle. Les plus habiles médecins en recommandent l'usage pour résoudre les tubercules du poumon, constituant ce que l'on appelle vulgairement *la pulmonie*, et pour déterger les ulcères qui en sont la suite; mais c'est dans le cas seulement où il n'y a que peu ou point d'excitation fébrile, car s'il existe une fièvre lente et bien établie, ces eaux, nuisibles par la surexcitation qu'elles déterminent, ne font que hâter l'issue funeste de la maladie.

Personne n'ignore combien les douches sulfureuses sont renommées pour la guérison des plaies d'armes à feu, ainsi que des ulcères calleux, fistuleux et invétérés.

Prises à l'intérieur et à l'extérieur, les eaux qui nous occupent ont obtenu de grands succès dans les affections de la peau. L'expérience a démontré que, dans ces cas, les bains tempérés ont plus d'efficacité que les chauds. Mais disons, en passant, que ce n'est qu'avec la plus grande circonspection qu'il convient d'entreprendre la guérison de cette maladie, et qu'avant tout, il faut s'attacher à combattre le vice interne, dont elles ne sont qu'une manifestation, un symptôme. On a plusieurs fois, avec de grands avantages, employé les

eaux sulfureuses dans le traitement des écrouelles, autrement, humeurs froides. La pratique du célèbre Théophile Bordeu lui avait démontré que l'emploi simultané des frictions mercurielles ajoutait beaucoup à leur efficacité. En général, les eaux hydro-sulfureuses ne sont point contre-indiquées dans le traitement des maladies syphilitiques, comme quelques médecins l'ont dit, pourvu que l'affection soit passée à l'état chronique. En bains, en boisson et même en douches, elles aident puissamment l'emploi du mercure, et s'opposent même aux résultats funestes de ce médicament, dont, il faut bien en convenir, on a quelquefois gorgé les malades outre mesure.

Les eaux sulfureuses jouissent, comme toutes celles qui sont thermales, de la propriété de guérir les paralysies locales, certaines raideurs des articulations, la sciatique, les douleurs rhumatismales anciennes. On en retire de bons effets dans les maladies qui proviennent de la suppression ou de la répercussion des sueurs; mais c'est plus particulièrement à la vapeur reçue dans des étuves qu'il faut avoir recours alors. Cette vapeur hépathique a encore été conseillée aux phthisiques ou poitrinaires. Le célèbre Galien envoyait en Sicile les malades de ce genre, pour y respirer, auprès des volcans, la vapeur du soufre qui s'en dégage.

Les bains sulfureux n'ont qu'un effet purement local; mais ils jouissent d'une vertu résolutive qui les rend propres à faire disparaître les engorgements œdémateux, et à donner aux parties le ressort qu'elles ont perdu.

Enfin, les eaux minérales hydrosulfureuses sont nuisibles dans toutes les maladies inflammatoires, ainsi que dans le cancer consommé, les dégénérescences trop avancées et surtout la goutte, dont les accès sont constamment exaspérés par un bain de cette nature.

Quant au mode d'administration des eaux sulfureuses, il faut, d'après leur action éminemment excitante, suffisamment établie par ce qui précède, en user d'abord à faible dose, et comme pour essayer l'énergie de leur influence sur chaque disposition personnelle. Deux ou trois verres en boisson suffisent pour les premiers jours, et leur plus grande dose ne doit jamais dépasser une pinte ou une pinte et demie. Chaudes, elles sont moins désagréables à boire que refroidies, et, en raison du gaz qu'elles conservent alors, plus légères à l'estomac. Il faut quelquefois les rompre avec du lait, ou bien une décoction émolliente, pour les faire supporter à certains malades d'une constitution délicate. La durée des bains est ordinairement portée par degrés jusqu'à une heure. Les douches ne durent jamais plus de quinze à vingt minutes.

Les eaux hydro-sulfureuses se conservent assez bien dans les bouteilles, et peuvent être transportées, pourvu que l'on apporte, dans le tirage et le bouchonnage, les précautions et la célérité nécessaires. Disons pourtant qu'elles éprouvent toujours une perte sensible, et que l'odeur plus forte qu'elles exhalent, indique une sorte de décomposition. Il n'y a, dès lors, presque pas de comparaison à établir entre l'effet des eaux prises à leurs sources, et de celles qui sont transportées, surtout lorsque ces dernières ont vieilli dans les magasins.

Eaux minérales gazeuses. (Synonymes: acidules, spiritueuses, carboniques.) C'est à la prédominance du gaz acide carbonique que ces eaux renferment, qu'est dû leur caractère prédominant. En France, c'est surtout dans la province d'Auvergne qu'on les rencontre. Leur saveur est vive et piquante, et se perd à mesure que le gaz s'évapore. Des bulles viennent sans cesse éclater à leur surface, et donnent au liquide une apparence d'ébullition. Exposées à l'air libre ou à une douce chaleur, elles perdent le principe actif qui les caractérise. Leur température naturelle est chaude ou froide.

Les eaux acidules rougissent la teinture de tournesol, et forment un précipité blanc avec l'eau de chaux. Elles contiennent, comme nous l'avons déjà dit, du gaz acide carbonique en différentes proportions, et en outre plusieurs sels, dont les principaux sont : du muriate et du carbonate de soude, des carbonates de chaux et de magnésie, du sulfate et du carbonate de fer.

Prises à l'intérieur, ces eaux froides sont employées avec succès dans toutes les maladies qui réclament une boisson acidule quelconque. On peut encore y recourir avec confiance dans les affections bilieuses, les fièvres malignes et putrides ; mais, alors, il faut les couper avec une tisane appropriée à l'état du malade. Quelquefois pourtant, lorsqu'il n'existe pas d'inflammation trop vive, on peut en user sans mélange. On en retire de grands avantages dans les maladies chroniques en général, mais surtout les pâles couleurs, les affections nerveuses, les fleurs blanches, la suppression des évacuations périodiques, les engorgements des viscères, l'état de langueur générale et la mélancolie. Elles jouissent bien évidemment d'une action énergique et toute spéciale sur l'estomac et les intestins, dont leur principe volatil réveille le ton lorsqu'il a été affaibli, et donne ainsi de l'énergie et du ressort aux fonctions de ces organes. Enfin, les sujets d'un tempérament sec et bilieux se trouvent bien de leur usage habituel.

Ces eaux chaudes, sous forme de bains ou de douches, jouissent à peu près des mêmes propriétés que toutes les eaux thermales en général. A l'intérieur, on les prend à la dose de une à deux pintes. C'est à la source qu'il faut les boire, pour éviter la déperdition du gaz acide carbonique. Il est cependant des cas où il devient nécessaire de ne les prendre qu'après un certain temps d'évaporation, pour leur faire perdre une partie de leur activité trop énergique, pour des sujets d'une susceptibilité extrême, sur lesquels elles détermineraient des maux de tête, de l'oppression et un mouvement de fièvre intense.

L'effet spécial et particulier des eaux de cette nature est de porter à la tête plus que toute autre, et de déterminer cette espèce d'ivresse suivie d'envie de dormir, que l'on éprouve souvent dans le milieu de la journée pendant l'usage des eaux minérales. Elles augmentent encore les incommodités des personnes tourmentées d'affections venteuses. Les sujets disposés aux affections cérébrales, et surtout à l'apoplexie, doivent n'en faire usage qu'avec une grande circonspection.

Les précautions les plus minutieuses deviennent indispensables pour la conservation des eaux gazeuses, que l'on exporte. C'est de grand matin, et avant le lever du soleil, qu'il faut les mettre en bouteilles, avec le plus grand soin, pour éviter la déperdition du gaz, et ne les voiturer que de nuit pendant les grandes chaleurs. Malgré tout cela, elles perdent toujours plus ou moins de leurs qualités, en proportion de la distance des lieux d'où on les tire et du temps qu'elles sont conservées. En général, l'eau acidule en bouteille, qui ne fait pas entendre un sifflement prononcé, lorsqu'on la débouche, ne mérite plus aucune confiance. Une bouteille ouverte ne peut, pour ainsi dire, point être conservée pour plus tard.

Eaux minérales salines. On donne ce nom à celles qui sont assez chargées de sels neutres pour agir d'une manière marquée et souvent purgative sur l'économie animale. Elles ont une saveur très variable : tantôt amère, tantôt fraîche, tantôt piquante. Il est excessivement rare qu'elles affectent l'odorat, ce qu'il faut attribuer alors à une petite quantité d'hydrogène sulfuré qu'elles contiennent.

Les substances qu'on a découvertes dans ces eaux, sont plus particulièrement : du sulfate de magnésie, des muriates et des carbonates de magnésie, de soude, de chaux, et plusieurs principes gazeux. Elles contiennent quelquefois, en outre, des matières terreuses et bitumineuses.

On sait, par expérience, que l'usage des eaux salines à l'intérieur guérit les vomissements et quelques autres affections de l'estomac, dépendant d'une sécrétion trop abondante de mucosités. Mais elles deviendraient nuisibles, si ces symptômes étaient occasionnés, soit par un engorgement du pylore, soit par une trop grande sensibilité, ou bien une irritation de la membrane muqueuse de l'organe. On les a recommandées dans l'hémiplégie, quelques cas d'épilepsie, mais surtout contre la jaunisse, les calculs biliaires, les fièvres quartes, opiniâtres. Elles sont avantageuses dans les coliques néphrétiques, la suppression des règles, et les pertes utérines qui dépendent d'un état de relâchement.

Les eaux salines ne conviennent pas, en général, aux sujets qui ont la poitrine délicate, aux asthmatiques, et à ceux que leur constitution expose aux crachements de sang.

On prend ces eaux en bains, douches et étuves; elles s'administrent tout différemment, suivant les indications que l'on a en vue. Comme purgatives, c'est le matin à jeun qu'elles doivent être prises, à grandes doses, quatre, cinq ou six verres, suivant les individus, et dans un assez court espace de temps, une heure, par exemple. C'est chaudes en général qu'on les boit ; il devient quelquefois nécessaire d'aider les évacuations par l'addition d'un léger purgatif, surtout le premier et le dernier jour de leur usage. On en continue l'usage pendant trois et même huit jours dans les maladies où il devient important de bien nettoyer les premières voies. Les eaux salines, prescrites comme altérantes, doivent être administrées à plus faible dose, et continuées plus longtemps. Elles conviennent moins aux vieillards qu'aux sujets qui sont dans la force de l'âge. Comme les propriétés de ces eaux résident dans des principes fixes, elles peuvent être transportées et conservées un long temps sans s'altérer sensiblement.

Eaux minérales ferrugineuses. (Synonymes : martiales, ferrées, chalibées.) Ce sont les plus nombreuses de toutes les eaux minérales, au point qu'il n'est presque pas de pays qui n'en possède une ou plusieurs sources. Elles sont toutes limpides, inodores, et impriment au goût une sensation de stypticité et d'astriction. Exposées au contact de l'air, elles se couvrent d'une pellicule irisée. Elles déposent, dans les vases qui les contiennent et les canaux qu'elles parcourent, un sédiment jaune-rougeâtre d'oxyde de fer. Leur température est froide le plus souvent, quelquefois chaude.

Par l'infusion des noix de galle, les eaux de cette espèce donnent un précipité purpurin, qui passe bientôt au bleu-noir. Les éléments qui les constituent, sont des sels à bases alcalines ou terreuses, mais surtout du fer qui s'y trouve ordinairement à l'état de carbonate. Elles offrent presque toujours une certaine quantité d'acide carbonique libre.

L'action des eaux ferrugineuses est essentiellement tonique ; elles rendent plus actives toutes les fonctions en général, mais principalement la digestion, la circulation et l'absorption, et, par conséquent, sont fort salutaires chez les personnes lymphatiques et celles qui habitent les pays froids et humides. Leurs effets sont incontestables dans la débilité qui provient d'hémorrhagies, dans certains écoulements, comme les fleurs blanches, ou l'épuisement occasionné par des pertes de semence trop fréquemment répétées. Elles conviennent dans les catarrhes chroniques de la vessie, les chaudepisses anciennes, et les diarrhées dont les symptômes inflammatoires ont disparu complètement. On vante encore beaucoup la vertu apéritive et fondante des eaux ferrugineuses, et l'on part de là pour les recommander dans les engorgements des viscères du bas-ventre. Il est vrai qu'elles réussissent quelquefois d'une manière spécifique dans ces affections ; mais c'est dans le cas seulement où les engorgements sont indolents, sans fièvre, et existent sur des sujets d'un tempérament peu irritable, et lorsque le viscère affecté n'est point atteint d'une dégénérescence quelconque. Les fièvres intermittentes d'automne, qui dépendent ou sont accompagnées d'une phlegmasie chronique des viscères parenchimateux, tels que le foie, la rate, cèdent fréquemment à leur administration. — Mais, c'est surtout dans les affections de la matrice, pour accélérer les règles, lorsqu'elles sont trop lentes, et les rappeler, quand elles manquent, que ces eaux jouissent d'une sorte de spécialité. Distinguons les cas néanmoins : elles deviendraient pernicieuses si les règles n'avaient pas lieu, à cause d'une pléthore générale ou locale. — Elles ont encore une action diurétique prononcée, et, sous ce rapport, fort utile aux personnes atteintes de la gravelle, ce qui leur a fait donner le titre fastueux et impropre de *lithontriptiques*.

Beaucoup d'eaux minérales, mais surtout les ferrugineuses, ont été préconisées contre la stérilité ; et plusieurs auteurs dignes de foi citent des exemples frappants de leur vertu. Mais ce n'est pas alors par une propriété spécifique qu'elles agissent, c'est seulement en fortifiant une santé faible, en rappelant les règles supprimées, ou bien en arrêtant des fleurs blanches trop abondantes, et en diminuant le défaut d'excitabilité de la matrice.

Si les eaux ferrugineuses sont utiles par leur tonicité dans les affections asthéniques, on concevra sans peine qu'elles doivent être nuisibles dans celles qui dépendent d'une exaltation vitale, et qu'il faut les interdire aux sujets pléthoriques, ainsi qu'à ceux d'une constitution nerveuse et irritable. Ce n'est encore qu'avec les plus grands ménagements qu'on peut les prescrire aux personnes délicates de la poitrine ; elles peuvent déterminer les avortements chez les femmes enceintes.

On use des eaux ferrugineuses en boisson et en bains, douches et étuves, lorsqu'elles sont chaudes. A l'intérieur, on commence par deux ou trois verres, en augmentant graduellement la dose, jusqu'à huit et même douze par jour. En général, ce n'est qu'à leur source qu'on peut les boire, et à leur température naturelle, pour les avoir dans toute leur intégrité. La chaleur artificielle les décompose ; transportées au loin et gardées longtemps dans les magasins, elles déposent tout leur fer, et ne sauraient plus agir ensuite que par les substances salines qu'elles renferment. Il devient quelquefois nécessaire de les couper avec des tisanes émollientes, pour que l'estomac les supporte.

Eaux minérales iodurées. On ne possède encore, à notre connaissance, que fort peu de données sur elles. C'est à M. Angélini qu'est due la découverte de l'hydriodate qui les caractérise. Leurs propriétés thérapeutiques dépendent pourtant du corps, et sont analogues à celles de l'iode. (*Voy.* la *Bibliothèque thérapeut. de* M. BAYLE.)

§ 5. *Circonstances accessoires et précautions hygiéniques.* Il résulte bien évidemment de tout ce que l'on vient de dire, que les eaux minérales, par cela même qu'elles sont un moyen efficace, peuvent quelquefois aussi, selon les circonstances, devenir funestes. On ne doit donc jamais se hasarder à en faire usage, qu'après avoir pris l'avis d'un médecin expérimenté sur cette branche spéciale de la thérapeutique, en lui faisant connaître son mal, son tempérament, ses habitudes et le degré de ses forces. Pourquoi voit-on tant de gens du monde qui, sans maladie, étaient allés aux eaux uniquement pour passer le temps, en revenir réellement souffrants, si même ils ne succombent pas sur les lieux à une mort brusque et inattendue? Quelquefois il devient avantageux d'unir différents médicaments à l'usage des eaux; c'est encore un médecin éclairé qui seul doit prononcer sur ce point, suivant la disposition personnelle, l'état du mal, ou bien la marche plus ou moins rapide qu'il fait. Disons encore que les eaux minérales n'opèrent de bons effets, qu'autant qu'elles sont précédées ou accompagnées et suivies de certaines précautions; c'est ce que nous allons essayer de faire comprendre.

Le premier point est de déterminer la saison à laquelle il convient de prendre les eaux; comme la plupart jouissent des mêmes propriétés à toutes les époques de l'année, quelques auteurs ont pensé qu'on pouvait indifféremment en faire usage dans toutes les saisons. Cependant, sans nous arrêter à la difficulté et à l'incommodité des voyages en hiver, c'est avec raison que la crainte des rhumatismes, des affections catarrhales, éloigne les malades du séjour des eaux, presque constamment situées dans les montagnes, en des endroits mal abrités, humides, froids, et exposés aux changements brusques de température. Il faut aussi convenir, d'un autre côté, que, durant l'hiver, l'économie humaine jouit d'une énergie vitale bien moins grande pour suffire aux réactions nécessaires à l'effet excentrique des eaux. Le commencement du printemps et la fin de l'automne sont encore peu convenables; il ne faut donc y avoir recours durant ces saisons que dans certaines circonstances où tout retard est impossible. L'époque la plus favorable est, au contraire, la fin du printemps, l'été et le commencement de l'automne; il est toutefois prudent d'en interrompre l'usage durant les chaleurs excessives de la canicule.

Il peut devenir parfois nécessaire, avant de commencer à prendre les eaux, de se préparer par quelque remède, mais la routine a trop multiplié de telles précautions. Lorsqu'il existe pourtant des symptômes manifestes d'embarras gastrique ou intestinal, il faut préalablement les faire disparaître, à l'aide d'un vomitif ou d'un purgatif, selon l'occurrence. Il en sera de même d'un état de pléthore excessif, dont on se débarrasse par une perte de sang. Dans tous les cas, il est bon de se reposer pendant quelques jours des fatigues du voyage, avant de s'exposer à l'excitation médicatrice des eaux; mais c'est surtout du régime, compris dans toute l'extension de ce mot, que dépend le bon effet du traitement. Il n'est peut-être pas d'erreur plus meurtrière que la croyance où sont la plupart des personnes du monde, qu'une fois arrivées, elles peuvent tout se permettre sur ce point. Posons en forme aphoristique les conseils que nous estimons les plus utiles, l'espace ne nous permettant pas de les développer :

1° Rechercher un air pur, et ne s'exposer ni à la chaleur du soleil, ni au serein, qui, en général, est pernicieux auprès des sources.

2° Régler ses repas de manière à ne prendre qu'un aliment léger le matin, après la boisson des eaux; et, si l'on soupe, ne manger que fort peu le soir; les eaux passent mieux quand l'estomac se trouve dans un état de vacuité; s'abstenir des viandes noires salées, indigestes, et en général des ragoûts ou tout autre mets excitant.

3° Sydenham disait que la mode de changer d'habits suivant les saisons avait tué plus de monde que la poudre à canon. C'est aux environs des sources minérales surtout, et pendant l'usage de leurs eaux, qu'il faut se montrer prudent sur ce point. Il convient de ne porter alors que des vêtements d'hiver ou d'automne.

4° L'exercice est favorable à la guérison des maladies chroniques, aussi les promenades doivent-elles être un objet important, sans toutefois aller jusqu'à la fatigue. Il est encore avantageux de se coucher et de se lever de bonne heure.

5° Les passions ont une haute influence sur la santé, et les malades doivent se persuader aux eaux, plus que partout ailleurs, que ce n'est pas en s'occupant sans cesse de sa maladie, et en pensant à son mode de traitement, que l'on hâte sa guérison; ils doivent conserver autant que possible le calme de l'âme, et pour cela, rejeter les affaires, les études, oublier les chagrins, en se transportant dans un monde nouveau, pour y mener une vie toute du moment.

Divers accidents peuvent survenir pendant l'usage des eaux; tâchons d'en apprécier la véritable valeur. La fièvre, par exemple, ne doit pas toujours inquiéter le médecin ni le malade; elle n'est le plus souvent qu'un moyen critique de guérison, employé par la nature; mais il faut, pendant sa durée, garder le repos, manger peu et suspendre la boisson minérale. Il convient de se comporter de la même manière lorsque, les eaux passant difficilement, il en résulte du malaise général, de la chaleur à la peau, la diminution de l'appétit et la langueur des forces. Il est encore trop fréquent de voir des personnes qui, par l'ardeur de la boisson minérale, s'irritent l'estomac; alors surviennent des douleurs à l'épigastre, une anxiété générale; la bouche est mauvaise, la langue rouge, la peau sèche, le pouls petit et fréquent; à la première apparition de tels symptômes, les malades devront se mettre à la diète, prendre des tisanes rafraîchissantes, telles que la limonade, l'orgeat, l'orangeade; l'intensité des symptômes et leur persistance nécessitent quelquefois l'application de sangsues à l'anus ou à l'épigastre.

L'augmentation des douleurs existantes est loin de constituer un signe dangereux. La plupart des eaux déterminent cet effet, qui n'est qu'une manifestation de l'excitation générale, et qui cède facilement au repos et aux boissons délayantes. Souvent aussi cette exaspération constitue un mouvement critique; les autres accidents légers sont: 1° un sentiment de froid dans les régions de l'estomac; on y remédie, en couvrant cette partie du corps de linges chauds, et en buvant une tasse de thé, de café, de vin chaud ou bien de tout autre liquide excitant; 2° une pesanteur incommode, accompagnée de tiraillement et de gonflement à l'épigastre; on la combat par quelques cuillerées d'eau de fleurs d'oranger, de menthe, et quelques gouttes d'éther; 3° la constipation: elle cesse spontanément au bout de quel-

ques jours d'une vie active, ou bien on la combat par un ou deux gros d'un sel neutre, que l'on mêle à la boisson; 4° les vomissements ou la diarrhée; si des symptômes concomitants, tels que la rougeur de la langue, la chaleur et l'aridité de la peau, dénotent un état inflammatoire, il faut suspendre l'eau minérale, boire des adoucissants, et garder un régime sévère; dans le cas où ces accidents seraient purement nerveux, les calmants suffisent.

Il est des bains d'eau minérale qui déterminent, au bout de quelques jours, une éruption miliaire à la peau, Loësche, par exemple; cet exanthème ne réclame aucun soin, et presque toujours est suivi d'un soulagement ou même de la guérison.

Les eaux acidules et ferrugineuses produisent quelquefois un léger mal de tête, de l'assoupissement et une sorte d'ivresse; tout cela n'est que de courte durée et se dissipe par l'exercice. On peut néanmoins le prévenir en laissant dégager, avant de boire ces eaux, une partie du gaz qu'elles contiennent. Enfin, si pendant le traitement il survenait une maladie aiguë, il est bien entendu qu'il faudrait surseoir à leur usage, pour traiter cette affection d'après les moyens appropriés.

De la durée du séjour aux eaux. On entend généralement, par une saison, l'usage des eaux pendant dix-huit ou vingt jours; au bout de ce temps, les malades, guéris ou non, s'en vont, pensant qu'il est inutile de prolonger leur séjour davantage, le moyen ayant produit tout son effet. Mais rien n'est moins juste et moins fondé que cette règle générale, et, si quelquefois ce court espace suffit, bien plus souvent il n'en est pas ainsi. L'âge, le sexe, le tempérament, la maladie, l'état actuel du sujet, l'action des eaux plus ou moins prompte sur certains sujets que sur d'autres, sont autant d'éléments de jugement sur lesquels il faut se baser pour déterminer la durée du séjour. En général, les malades ne doivent se retirer qu'après avoir obtenu l'effet désiré, ou bien s'être convaincus, par une longue attente, de l'inutilité d'user davantage du même moyen. Il est positif que certaines personnes n'ont recouvré la santé qu'en prenant les eaux deux, trois, quatre et même six mois de suite.

Précautions à prendre après l'usage des eaux minérales. On pensait autrefois que les eaux laissaient dans les premières voies un sédiment dangereux, et l'on aurait cru commettre une faute essentielle, si l'on ne s'était pas purgé; mais, si l'appétit est bon, si les digestions se font sans peine, il faut s'abstenir de purgations, qui sont inutiles et souvent même funestes. Il est prudent de ne partir qu'un ou deux jours après avoir cessé l'usage des eaux, et de ne s'en retourner qu'à petite journée. Il faut encore continuer le régime pendant un mois au moins; l'expérience ayant prouvé bon nombre de fois que l'action des eaux se prolonge même après en avoir abandonné l'emploi.

§ 6. *Eaux minérales factices.* L'impossibilité, pour un grand nombre de malades, d'aller chercher au loin le soulagement qu'ils se promettent de l'usage de certaines eaux minérales, ou la difficulté de transporter ces eaux sans altération loin de leurs sources, ont fait désirer de tout temps qu'il fût possible à l'art de les imiter. Les premiers essais en ce genre furent tentés par Hoffmann, et continués par Venel, Monnet, Priestley, Bergmann, Govendish et beaucoup d'autres. On en trouve un exposé fidèle dans l'ouvrage de Duchanoy (*Essais sur l'art d'imiter les eaux minérales,* 1780); mais l'analyse chimique des eaux minérales était trop peu avancée à cette époque, pour que leur imitation pût rien offrir de satisfaisant. Depuis lors, cet art a reçu des perfectionnements successifs et non interrompus; mais personne ne lui a fait faire de plus grands progrès que Paul de Genève. Depuis lui, l'analyse des eaux a fait de grands progrès, et l'on peut dire que leur imitation est aussi satisfaisante que possible sous le rapport de leurs substances composantes et de leurs proportions; mais reste toujours le mode de combinaison, qui demeure hors de notre portée pour quelques-unes d'entre elles, puisqu'on a reconnu, dans plusieurs, la présence de corps insolubles par tous nos moyens chimiques.

Sans entrer dans les longues et fastidieuses discussions qui se sont élevées contradictoirement sur les produits naturels de cette espèce et leur imitation, disons pourtant que c'est bien à tort que les fabricants d'eaux minérales factices ont avancé que ces dernières étaient égales, la plupart du temps, et même supérieures en vertu aux eaux naturelles. Jamais celles-ci, prises à la source et avec tout le concours des circonstances accessoires, ne peuvent être remplacées pour leur efficacité. Il est vrai de dire pourtant que les eaux artificielles sont préférables le plus souvent aux naturelles, transportées loin des sources, qui, par la perte de leur température et l'évaporation des substances gazeuses, laissent précipiter une portion plus ou moins considérable des matières qu'elles tenaient en dissolution et en suspension.

La plupart des eaux minérales artificielles sont chargées d'une quantité d'acide carbonique beaucoup plus considérable que les naturelles, et les moyens que l'on emploie pour parvenir à ce résultat, constituent la partie la plus importante de leur fabrication. Nous ne décrirons pas ici les procédés opératoires, nous bornant à dire que c'est en dissolvant, dans le liquide ainsi saturé de gaz acide carbonique, les substances indiquées par l'analyse des différentes eaux naturelles, que l'on compose les artificielles.

EAUX OPHTHALMIQUES. *Voy.* COLLYRE.

EAU DE RABEL. Acide sulfurique alcoolisé. Ce médicament, qui résulte du mélange *d'une partie* d'acide sulfurique et de *trois parties* d'esprit de vin rectifié, n'est d'abord qu'un simple mélange qui s'éthérifie à la longue.

L'eau de Rabel est le plus souvent colorée en rouge au moyen des fleurs de coquelicot. Cette eau est extrêmement acide; aussi ne l'emploie-t-on qu'à très petites doses et avec des précautions que le médecin ne manque jamais de recommander. C'est un puissant styptique, un tonique astringent des plus énergiques. On l'administre depuis la dose de quelques gouttes jusqu'à celle d'un demi-gros dans l'eau de riz, dans des potions mucilagineuses astringentes ou toniques, dans les cas d'hémorrhagies passives, intestinales ou pulmonaires, et pour modérer ou arrêter les diarrhées séreuses.

L'eau de Rabel, à raison de son énergique action, ne s'emploie qu'à petite dose; à dose plus forte, elle brûle et empoisonne; ce médicament ne doit être mis qu'entre des mains intelligentes. On doit conserver le flacon qui contient l'eau de Rabel dans une soucoupe en porcelaine, car le contact de la moindre quantité de ce liquide brûle le linge, tache les meubles et dépolit le marbre.

EAU-DE-VIE et EAU-DE-VIE CAMPHRÉE. *Voy.* les mots ALCOOL et CAMPHRE.

ÉBLOUISSEMENT. Quelques personnes éprouvent spontanément, dans le sens de la vue, un trouble analogue à celui qui est causé par l'action subite d'une lumière vive, et qui fait qu'on ne distingue plus ou qu'on n'aperçoit plus les objets que confusément. Ce phénomène se retrouve dans des circonstances fort différentes les unes des autres, et qui attestent que c'est tantôt un simple accident nerveux, ou même un signe d'affaiblissement et d'anémie du cerveau, tandis que, dans d'autres cas, c'est au contraire le symptôme d'une congestion sanguine plus ou moins forte vers la tête. Ainsi, la commotion produite par un coup sur la tête, ou par une chute qui a ébranlé tout le corps, les nausées qui précèdent et accompagnent l'indigestion, la syncope à son début, une perte de sang considérable, des évacuations alvines excessives, par l'action d'un purgatif ou de toute autre cause, l'inanition, la station dans un état de faiblesse; et, d'autre part, la rétention du sang à la tête par l'obstacle qu'apporte à la circulation une cravate, un corset, une ceinture trop serrée, la réplétion sanguine du cerveau qui accompagne l'ivresse, une menace de coup de sang ou d'apoplexie..... voilà des causes bien différentes, et dont quelques-unes sont d'une nature entièrement opposée.

Toutefois, il y a toujours, réunis à l'*éblouissement*, d'autres signes propres à en faire reconnaître le caractère nerveux, sanguin, pléthorique ou *anémique* (par faiblesse ou privation de sang).

D'ailleurs, quand ce n'est qu'un accident passager et sans autre trouble de la santé générale, on ne doit y attacher aucune importance : il en est tout autrement dans les cas où il n'est que le symptôme et le prélude d'accidents plus sérieux.

Ainsi, après une saignée, une application de sangsues, une opération, un accouchement, il devra fixer l'attention, et faire rechercher s'il n'est point l'indice d'une *hémorrhagie* qui peut menacer le malade de syncope. Chez un sujet sanguin et pléthorique, déjà atteint ou menacé d'*apoplexie* (*voy.* ce dernier mot), c'est un avertissement qu'il ne faut pas négliger, et qui annonce généralement la nécessité de recourir à une saignée ou à une application de sangsues, suivant le besoin.

Mais, je le répète, dans ces sortes de cas, l'éblouissement est ordinairement joint à d'autres signes qui concourent à éclairer le médecin et à diriger sa conduite. Lui seul d'ailleurs peut être juge compétent de l'innocuité ou de la gravité du symptôme.

ÉCHARDE. De petits éclats de bois introduits sous la peau, auxquels on a donné le nom d'*échardes*, lorsqu'ils ne sont pas retirés sur-le-champ, avec la pointe d'une aiguille ou avec de petites pinces épilatoires, donnent ordinairement lieu à un travail d'inflammation et de suppuration, destiné par la nature à en provoquer l'expulsion. Or, si ce travail s'opère à une certaine profondeur, dans une partie dont le tissu est serré et irritable, aux doigts, à la main, à la plante du pied, par exemple, il en peut résulter des accidents plus ou moins sérieux, du genre de ceux que l'on trouvera écrits au mot PANARIS. Il faut donc se hâter d'enlever l'écharde le plus tôt possible, et ne pas craindre de faire même une petite incision à la peau, si elle est nécessaire pour découvrir ce corps étranger. Si l'on ne réussit pas à opérer cette extraction, il faut baigner longtemps la partie dans l'eau tiède, et recourir à tous les moyens propres à combattre l'inflammation (bains locaux, cataplasmes de farine de graines de lin, sangsues), si elle se développe plus tard. Mais, si l'on a la patience et l'adresse nécessaires, on réussira toujours à enlever l'écharde assez à temps pour que cette inflammation soit prévenue, ou qu'elle devienne sans importance, si néanmoins elle se manifeste après l'accident.

ÉCHAUFFEMENT. Les gens du monde emploient le plus souvent ce terme comme synonyme de *constipation*. (*Voy.* ce dernier mot.) Ils l'appliquent encore aux rougeurs et aux excoriations de la peau causées, chez l'enfant nouveau-né, par le séjour des matières excrémentitielles; chez les personnes qui gardent longtemps le lit, par la pression qu'éprouve la peau du siége; chez les gens qui montent à cheval pour la première fois, par les secousses et les frottements auxquels la même partie est exposée dans l'équitation; enfin, chez les personnes grasses, par le frottement qu'éprouvent dans la marche, surtout par un temps chaud, les fesses, les cuisses, les aisselles, etc. Ces rougeurs nécessitent l'emploi des bains, des lotions émollientes à l'eau de guimauve ou de sureau, l'usage des poudres absorbantes, telles que le lycopode ou l'amidon sur la peau, les onctions avec l'huile ou le cérat... et, autant que possible, l'éloignement de la cause qui a déterminé l'inflammation. Pour les personnes obligées, par un état de maladie, de garder longtemps le lit, on se trouve bien de recouvrir le siége d'un large emplâtre de diachylum étendu sur de la peau, en même temps qu'à l'aide de coussin de balle d'avoine et d'oreillers, on change, autant que possible, les points du corps qui reposent sur le lit. On a aussi donné le nom d'échauffement à un état morbide général marqué par de la soif, du malaise, de la chaleur à l'estomac et à la tête, de l'insomnie et autres accidents qui rentrent de plein droit dans les attributs de la médecine, et que l'on ne doit pas négliger, car ils peuvent être l'annonce d'une maladie plus ou moins sérieuse. Toutefois, quand il s'agit seulement de rougeurs et boutons au visage, chaleur à la tête, constipation, urines rouges, on peut d'abord essayer des bains de pieds, des lavements, d'un régime doux et sobre, du laitage, et d'une boisson rafraîchissante, telle que l'orangeade, la limonade, le petit-lait, le bouillon aux herbes, l'eau de groseilles, l'eau de cerises, l'infusion légère de chicorée sauvage, etc. Mais, si ces moyens innocents n'ont pas

le succès qu'on désire, il faut consulter le médecin avant de se décider à recourir à des remèdes plus actifs.

Les gens du peuple désignent souvent, sous le nom d'*échauffement*, la chaudepisse ou d'autres irritations des organes génitaux. (*Voy.* les mots CHAUDEPISSE et *Maladies* VÉNÉRIENNES).

ÉCORCHURE. On donne communément ce nom aux petites plaies superficielles, qui n'intéressent que la portion la plus extérieure de la peau, et qui consistent presque uniquement dans l'enlèvement de l'épiderme. Lorsqu'elles ne sont pas encore environnées de rougeur et d'inflammation, on les guérit très bien, en collant dessus avec de la salive un peu de papier de soie ou de taffetas d'Angleterre. Lorsqu'elles sont irritées, il faut d'abord, au moyen de bains et de lotions à l'eau de guimauve ou de sureau, calmer cette irritation, puis appliquer sur la partie écorchée un peu de linge enduit de cérat ou de la toile de mai. Le point important est de préserver la plaie du contact de l'air, du frottement, de toute action extérieure nuisible. Si l'écorchure occupe une partie déclive, le pied ou la jambe, par exemple, il devient souvent indispensable de s'abstenir de la marche et même de garder le repos au lit, ou du moins de tenir le membre élevé sur un coussin ou sur un tabouret. Il y a de ces petites plaies que résistent ainsi plusieurs mois, lorsqu'on ne se décide pas à les maintenir dans une situation qui empêche la fluxion qui cause l'état déclive où les placent la station et la marche. Cette persistance, due à une cause si évidente, mais qui, à cause de cette évidence même, est jugée de fort peu d'importance par le vulgaire, explique le grand nombre de recettes préconisées par les commères pour la guérison des maux de jambes : c'est uniquement de l'époque où est arrivé le mal, qui doit naturellement finir par guérir, que dépend le succès des baumes, des onguents, des emplâtres populaires ; le cérat simple, l'onguent rosat ou l'onguent populeum leur est toujours préférable. (*Voy.* PLAIE.)

ÉCOULEMENT. On désigne ainsi, dans le langage vulgaire, tout flux qui s'opère à la surface d'une membrane muqueuse et dont le produit s'échappe au dehors par une des ouvertures naturelles du corps. Le peuple applique particulièrement ce mot au flux blennorrhagique ou à la gonorrhée. (*Voy.* les mots CHAUDEPISSE, FLEURS BLANCHES et *Maladies* VÉNÉRIENNES.) On s'en sert encore assez souvent pour désigner le flux de l'anus et celui de l'oreille. Nous dirons ici quelques mots seulement de ce dernier, renvoyant au mot *Maladies de l'A-NUS*, ce qui regarde l'autre.

Les enfants sont très sujets aux écoulements de l'oreille pendant l'allaitement et aux approches de la dentition ; c'est en général, à cette époque, une indisposition salutaire, et qui ne réclame que l'usage assidu des moyens de propreté, l'emploi des lotions à l'eau de sureau, et quelques pansements avec du linge enduit de cérat, si la peau de l'extérieur de l'oreille est excoriée et suinte, comme cela arrive quelquefois. Les préjugés répandus dans le monde sur l'action *siccative* du cérat sont entièrement dénués de fondement.

A un âge plus avancé, les écoulements qui s'opèrent par le conduit de l'oreille méritent plus d'attention, et il faut recourir au médecin pour les combattre. Lorsqu'ils persistent jusque dans l'âge adulte, c'est une indisposition qui devient tout à fait sérieuse, et qui peut avoir les plus graves conséquences. On a vu des personnes qui avaient gardé sans accident aucun de semblables écoulements, tout à fait indolents et bénins en apparence, pendant de longues années, être reprises tout à coup de symptômes cérébraux graves, et quelquefois même y succomber. Les soins d'un médecin habile, appelé à temps, auraient pu, dans plusieurs de ces cas, prévenir le développement des accidents fâcheux. On trouvera, au mot OREILLE (*Maladies de l'*), tous les détails relatifs à l'*écoulement*, ainsi qu'aux autres affections de cette partie.

ÉCREVISSES. *Voy.* CRUSTACÉS.

ÉCROUELLES. (*Humeurs froides, scrofules.*) On désigne vulgairement ainsi des tumeurs arrondies, dures, sans changement de couleur à la peau, indo-

lentes, agglomérées et comme entassées les unes sur les autres, à la base de la mâchoire inférieure, le long du cou près de la clavicule, sous les aisselles, aux aines, aux jarrets. Cette dénomination, qui a aussi pour synonyme *humeurs froides*, a été remplacée, dans le langage médical actuel, par le mot *scrofule* ou *strumes*, du latin *struma* ou *scrofulœ*, qui, lui-même, est dérivé de l'arabe.

S'il nous était permis de rappeler les discussions théoriques qui ont agité les médecins des siècles passés, sur la nature et le siége de cette maladie, on verrait combien d'opinions diverses ont prévalu dans la science. Qu'il nous suffise de dire que les recherches les plus récentes et les plus rationnelles regardent les glandes et les vaisseaux lymphatiques, ainsi que les fluides qui les traversent, comme plus spécialement affectés dans cet état morbide et général de l'organisme.

Les causes qui le produisent sont nombreuses, les unes sont prédisposantes telle est l'hérédité. Elle se manifeste avant la naissance. OEhler a trouvé les ganglions de l'intérieur du ventre tuméfiés, durs, chez des enfants nés de mères écrouelleuses. Cullun a connu une famille dont le père était scrofuleux et la mère ne l'était pas. Tous les enfants qui ressemblaient au père étaient nés avec cette maladie, ceux qui ressemblaient à la mère en étaient exempts. Il n'est pas toujours nécessaire, pour venir au monde avec les écrouelles, que les parents en soient eux-mêmes affectés : être conçu par des parents vieux, ou, ce qui est équivalent, naître après beaucoup d'enfants, est une condition défavorable.

Le plus souvent, l'hérédité ne se traduit que par le tempérament lymphatique. Sans adopter l'opinion de M. Richerand, qui veut que ce tempérament exagéré soit le premier degré des humeurs froides, nous dirons cependant que les sujets lymphatiques y sont plus exposés que les autres. La disposition franchement scrofuleuse a des caractères différents. On la reconnaît à la blancheur mate et à la finesse exquise de la peau, aux contours arrondis et gracieux du visage. La mâchoire inférieure est large, les lèvres épaisses, douloureuses et crevassées pendant l'hiver, les ailes du nez écartées et grosses, les yeux grands et bleus avec de longs cils, le bord des paupières rouge et chassieux. Dans l'enfance, la tête a été fréquemment le siége d'éruption croûteuses communément appelées *gourmes*. Les glandes du cou sont parfois engorgées, les sueurs fétides. L'embonpoint pourrait faire croire peut-être à des forces physiques remarquables, elles sont médiocres au contraire; ces chairs sans élasticité résultent de l'accumulation sous la peau d'un tissu cellulaire abondant, qui efface les saillies des muscles. L'activité de l'imagination se lie ordinairement à cet ensemble, et l'on est étonné de l'aptitude du sujet aux travaux de l'esprit. Mais, de même qu'on observe les écrouelles chez des individus bruns, à peau sèche, à formes grêles, de même aussi la tendance scrofuleuse n'entraîne pas d'une manière absolue le développement de la maladie. Il faut que d'autres causes viennent s'y joindre. A plus forte raison, sont-elles nécessaires lorsque le système lymphatique seulement prédomine dans l'économie. C'est à cause de cette prédominance d'action que les humeurs froides sont plus fréquentes dans l'enfance, et plus chez les femmes que chez les hommes, dont le rapport de cinq est à trois. L'hérédité des scrofules, ou du moins d'une disposition qui les favorise, est donc un fait incontestable. Nous n'entendons pas par ce mot la transmission d'un principe spécifique, d'un virus, comme le virus syphilitique, par exemple, mais d'un état spécial de l'organisme, qui peut réaliser la maladie sous certaines influences données. Il est impossible, en effet, de la communiquer par inoculation ou par le contact. La doctrine de la contagion était autrefois en faveur; on sait que, d'après l'avis de l'ancienne académie de chirurgie, le parlement de Paris décida la question dans ce sens. De nos jours, des expériences nombreuses, faites par Kortum, Pinel, Dupuytren, Alibert, Richerand, Lepelletier, en frictionnant le cou d'un enfant sain avec le pus d'un scrofuleux, en l'inoculant sous l'épiderme, en l'injectant dans l'estomac et les veines des animaux, en faisant coucher des malades avec des individus sains; toutes ces expériences, disons-

nous, variées à l'infini, n'ont pu reproduire les écrouelles. Si l'on voit cependant des enfants devenir scrofuleux en vivant avec des sujets malades, sorte de contagion qui en impose à ceux qui sont étrangers à la médecine, on doit l'attribuer à l'action du milieu dans lequel les enfants sont placés, et non à la communication directe du mal par quelque contact que ce soit.

Déjà il est facile de présumer l'importance des causes hygiéniques. Dans les pays où les écrouelles sont nombreuses, en Hollande, en Pologne, en Angleterre, dans quelques provinces de la France, le Vivarais, la Sologne, dans les gorges et les vallées des Alpes et des Pyrénées, on remarque que les habitations sont situées dans les lieux bas, humides et froids, où le soleil se montre rarement. La misère et ses privations s'y rencontrent; une alimentation grossière, insuffisante, réfractaire à l'action de l'estomac, est le partage du pauvre. Ici, la disposition scrofuleuse imprime au sujet un autre aspect que celui que nous avons décrit. Ce n'est plus ce teint légèrement rosé sur une peau fine et blanche où de petites veines bleues se laissent voir: bien au contraire, la peau est couverte d'un enduit terreux et brun; la face est bouffie, étiolée, l'intelligence obtuse, la paresse extrême, et le crétinisme une complication fréquente.

Les grandes villes renferment la plupart de ces mauvaises conditions. Les classes inférieures, entassées dans des rues étroites et dans des ateliers malsains, respirent un air modifié dans ses éléments chimiques. Plus d'acide carbonique et moins d'oxygène sont introduits dans les poumons, et le sang qui contient les matériaux de la nutrition altère les organes dans leur composition intime. Cette cause, à laquelle M. Baudelocque fait jouer un si grand rôle dans l'étude de la maladie scrofuleuse, ne saurait être unique et remplacer toutes les autres. Non-seulement elle n'agit que sur les individus prédisposés, et alors elle exige l'hérédité ou un tempérament franchement lymphatique, mais aussi on verrait des scrofules dans les pays chauds comme dans les pays froids, en Corse, où, dit-on, il n'y en a pas, comme en Angleterre, où il y en a beaucoup. Or, cela n'arrive pas ainsi. Toutefois, il faut le reconnaître, cet aperçu est nouveau, et vient en aide au traitement de la maladie.

Beaucoup d'erreurs se sont accréditées sur l'influence fâcheuse de l'eau de glace ou de neige en boisson. Aucun fait bien constaté n'existe encore dans la science à cet égard. On peut en dire autant des eaux séléniteuses, auxquelles les habitants de Rheims attribuent les écrouelles dont ils sont atteints; car, ces mêmes eaux, chargées des mêmes sels, sont innocentes pour ceux qui les boivent une lieue avant leur circulation dans la ville. A Troyes, où les eaux sont remarquables par leur pureté, les humeurs froides sont très fréquentes. Les causes doivent donc être cherchées autre part. Cette incertitude ne règne pas pour le danger des préparations mercurielles. Les individus qui en font usage ou qui s'exposent, comme les doreurs, aux émanations de ce métal, engendrent des enfants plus ou moins disposés aux scrofules.

Les causes que nous avons énumérées jusqu'ici ont une action lente, quoiqu'elles soient suffisantes pour amener des effets. On voit quelquefois des symptômes être déterminés par un coup, une chute, une violence quelconque, ou bien être la suite de fièvres éruptives, de la vaccine, par exemple, et dès lors le vulgaire ne manque pas d'en faire un argument contre cette précieuse découverte; c'est bien à tort assurément. La vaccine n'est ici, par la fièvre légère qu'elle a occasionnée, que la cause accidentelle d'une maladie plus grave, qui se développe uniquement parce que le sujet y est disposé. Sur le trajet des ganglions et des vaisseaux lymphatiques du cou, on voit apparaître des globules ovulaires, mobiles sous la peau. S'ils existaient déjà, d'indolents qu'ils étaient, ils deviennent douloureux, rouges et tuméfiés à leur base. Une fluctuation s'établit, la peau s'amincit et s'ulcère, et il s'écoule une matière concrète ayant l'aspect du fromage. Cette suppuration peut persister des mois, des années, se tarir, comme décoller la peau dans une grande étendue. Les bords de l'ulcération, bleuâtres, violacés, recouverts d'un liquide sanieux, se rapprochent très lentement. Quand

la réunion a lieu, les ganglions qui ont été le siége de l'induration ont entièrement disparu par la fonte purulente, et la cicatrice est indélébile, enfoncée, inégale. Des lambeaux de peau se présentent, comme des espèces de crêtes ou de végétations, au-dessus du plan principal de l'ulcère, d'autres foisils sont roulés en dedans et adhèrent au fond même de la cicatrice. Ces grandes difformités s'observent surtout sur les côtés du cou, parce que cette région est couverte d'un grand nombre de muscles qui changent à chaque instant le rapport des parties. Les ulcérations y sont aussi plus profondes, et les pertes de substance plus considérables, à cause de la quantité des ganglions qu'on y trouve. Tant que la maladie est bornée au cou, aux aisselles, aux aines, ou aux jarrets, la santé générale paraît peu troublée dans son ensemble, le sujet conserve sa gaîté, l'appétit reste le même. Si les glandes de l'intérieur de la poitrine ou du ventre se gonflent et suppurent, si les extrémités des os se tuméfient et se ramollissent, le pronostic est grave. L'abondance de fluides blancs dans les os, aux dépens de leur principe calcaire qui s'en est séparé, les rend flexibles, et les dispose aux déviations, aux courbures rachitiques. Les articulations augmentent de volume et se remplissent de pus. La fièvre lente et la maigreur font des progrès rapides, des tubercules se sont alors déposés dans les poumons et les intestins; et la mort arrive avec tous les caractères du marasme. Cette fâcheuse terminaison est rare, surtout quand un traitement sagement combiné est employé dès le début et continué avec persévérance. Maladie générale, les scrofules ne peuvent être guéris que par la pénétration dans les organes de molécules nouvelles et de meilleure qualité. Aussi, plus la nutrition sera active, plus la guérison sera prompte; c'est pourquoi la puberté, où tous les organes prennent un grand accroissement, est une époque favorable. Souvent alors les écrouelles disparaissent spontanément, parce que les enfants vivent plus au grand air, et s'éloignent des conditions habituelles dans lesquelles ils se trouvaient jusque-là. A cet âge, on les voit, dans les campagnes, prendre leur part des travaux agricoles. On ne saurait nier ces influences salutaires; dans l'intérieur des villes, elles ne se rencontrent pas; les classes pauvres, qui sont par cela même plus atteintes de scrofules, habitent des réduits étroits et obscurs, ou gagnent un modique salaire dans des ateliers incommodes et mal aérés. Pour elles, la puberté a de mauvais résultats, car le sang ne transporte que des éléments viciés. Les écrouelles sont donc plus fréquentes dans l'enfance qu'à tout autre âge de la vie, quoiqu'on cite des observations d'individus qui les ont contractées à cinquante ans pour la première fois. Elles se montrent rarement avant un an, et souvent au moment de la première et de la seconde dentition.

Il n'est peut-être pas de maladie dont le traitement réclame plus de moyens nombreux et savamment employés. Dans l'insuffisance de ceux que l'on mettait en usage, l'esprit religieux des temps passés allait demander à Dieu et aux rois la guérison d'une affection si rebelle. Ce don était généralement attribué aux rois de France; ils l'exerçaient surtout à l'époque de leur sacre. Étienne de Conti, religieux de Corbi, décrit, dans son histoire de France, les cérémonies que Charles VI observait en touchant les écrouelles : Après que le roi avait entendu la messe, on apportait un vase plein d'eau, et sa Majesté, ayant fait ses prières devant l'autel, touchait le col de la main droite, le lavait dans cette eau, et le malade en portait appliquée sur la partie pendant neuf jours de jeûne. Édouard le confesseur avait aussi, selon les naïves chroniques, ce privilége qu'il transmit à ses successeurs. Le fils aîné de la maison d'Aumont prétendait au même droit, et le préjugé populaire l'accordait encore au septième fils d'une famille quelconque, pourvu qu'aucune fille ne fût née entre les garçons. Au dernier sacre, on présenta à Charles X des écrouelles à toucher : ce fut pour ce prince une nouvelle occasion de répandre ses libéralités sur des malheureux, et s'ils furent soulagés, ils le durent sans doute aux bienfaits qui modifièrent avantageusement les mauvaises conditions hygiéniques où la maladie avait pris naissance.

Nous ne dirons rien des prétendus spécifiques qui, depuis les temps anciens jusqu'à nos jours, ont été successivement vantés. Pline croyait à la vertu curative des os de la queue de la raie; Celse, à la chair du serpent; Galien, à la chair de la belette; Scultet, à celle du lézard. Dans une affection qui reconnaît tant de causes diverses, par leur ensemble ou la répétition de plusieurs d'entre elles, où des symptômes ne peuvent apparaître que sous l'influence d'une prédisposition antérieure, où un virus n'existe pas, comme dans la variole, la syphilis, on ne peut raisonnablement admettre de médicament spécifique, et donner ce titre à tous les antiscrofuleux solides ou liquides que les charlatans préconisent comme remèdes infaillibles. C'est de l'ensemble des moyens dont nous allons parler, qu'on doit espérer la guérison; leur réunion seulement mérite le nom d'*antiscrofuleux*, mot qui s'applique plus justement au traitement qu'à un médicament isolé.

Le malade devant respirer un air pur, sec et chaud, l'habitation sera dans un lieu élevé et exposé au midi. A la campagne, surtout, ces avantages se rencontrent; là aussi il est facile de recevoir constamment les rayons du soleil et d'agir avec plus de liberté. Que les vêtements soient chauds et légers; porter de la flanelle sur la peau, et, par des ablutions fréquentes, entretenir la propreté du corps. Dans une chambre spacieuse, il n'y aura qu'un seul lit, il sera fait en crin, en feuilles aromatiques ou de fougère. Il faut y rester seulement le temps nécessaire pour prendre du sommeil, et éviter de dormir la tête enfoncée sous les couvertures. Le jour sera employé aux exercices gymnastiques de toute espèce, à la danse, à l'escrime, à la chasse, à la course. Ce déploiement d'activité musculaire produit des effets remarquables. Les scrofuleux qui guérissent le mieux à l'hôpital Saint-Louis et à l'hôpital des Enfants, sont ceux qui ne font que coucher dans les salles, et qui parcourent les diverses parties de la maison pour aider et faire les commissions.

Le régime mérite la plus sérieuse attention. Pour faire prédominer dans le sang la fibrine [et la matière colorante, outre l'oxygène d'un air bien pur, il faut encore des viandes noires, rôties ou grillées, des boissons fermentées, du vin de Bordeaux, les infusions de houblon, les préparations de fer ou de quinquina; proscrire les aliments farineux et les pâtisseries, comme indigestes. Si la susceptibilité de l'estomac ne permet pas d'aborder directement ce traitement tonique, on commencera par quelques viandes blanches, des végétaux frais, le lait de vaches nourries dans les champs et non dans l'intérieur des villes. La plupart de ces vaches, étant tuberculeuses, produisent un lait qui contient, suivant M. Labillardière d'Alfort, sept fois plus de phosphate de chaux que le lait d'une vache en bonne santé. Peut-être ce sel calcaire se trouve-t-il en aussi grande proportion dans le lait d'une nourrice qui a les écrouelles. Quoique l'analyse chimique n'ait encore rien appris à ce sujet, et que cette altération soit seulement présumable, il est au moins certain que ce lait est formé d'éléments imparfaitement élaborés et nuisibles à l'enfant. Si plus tard les scrofules se développent chez lui, on doit en accuser, non la contagion d'un virus communiqué par la nourrice, mais un allaitement insuffisant et peu nutritif. Le choix d'une nourrice est donc bien important; si elle est douée d'une santé parfaite, elle peut à elle seule contribuer pour beaucoup à la guérison du nouveau-né.

Pour activer la circulation capillaire de la peau, et aider aux moyens précédents, les frictions sèches, faites avec une brosse ou de la laine imprégnée de vapeurs aromatiques, les bains excitants, savonneux, salés, sont très utiles. Les bains de mer conviennent mieux encore, quand des tubercules n'existent pas dans les poumons. Les douches d'eaux sulfureuses de Barèges, de Plombières, du Mont-d'Or, ont souvent donné les meilleurs résultats.

Après avoir indiqué les meilleures conditions dans lesquelles le sujet doit être placé pour le succès des médicaments si nombreux qui ont tour à tour été proposés, il nous resterait à établir la valeur de ces médicaments eux-mêmes. Ces détails seraient trop techniques pour trouver ici leur place, nous renvoyons le lecteur à l'homme de l'art, seul appréciateur compétent.

EFFORTS. Les gens du monde donnent fréquemment ce nom à deux maladies fort différentes, les hernies ou *descentes* (voy. ce dernier mot), et les douleurs musculaires rhumatismales, qui sont provoquées par un mouvement brusque ou par un effort un peu violent. Cette douleur survient le plus ordinairement aux reins, et siége dans la masse musculaire qui occupe les lombes; on a cru longtemps, qu'en pareil cas, les fibres de ces muscles pouvaient être déplacées ou déchirées, mais c'est une erreur, et les mouvements que conseillaient quelques personnes mal avisées, dans la première de ces suppositions, ne pouvaient qu'être fort nuisibles. Le repos est, au contraire, le meilleur remède, et celui que la nature elle-même indique, puisque tout mouvement, tout déplacement renouvelle la douleur. (*Voy.* le mot Rhumatisme.) Les gens du peuple déguisent encore assez volontiers sous le nom pudique d'*effort*, les engorgements glandulaires qui se forment aux aines, le plus ordinairement par l'effet d'une maladie *vénérienne*. (*Voy.* ce mot et Bubon.) Les efforts proprement dits, le mot étant pris dans son sens naturel, nécessitent des contractions énergiques des muscles du ventre, des reins, des parois de la poitrine et du diaphragme, qui suspendent la respiration, gênent la circulation, retiennent le sang dans la tête et les poumons, et compriment les viscères abdominaux; aussi peuvent-ils devenir une cause nombreuse d'accidents et de maladies, surtout chez les personnes déjà atteintes de quelque infirmité que l'effort vient brusquement aggraver. (*Voy.* les mots Anévrisme, Apoplexie, Asthme, *Maladies du* Cœur, Descentes.) La mort même peut être, en pareil cas, la suite d'un effort fait pour soulever un fardeau, aller à la garde-robe, accomplir l'acte conjugal, etc., etc. Aussi doit-on conseiller à tout le monde d'éviter le plus possible les efforts violents et répétés, et défendre même les plus légers et les plus passagers, aux individus qui sont atteints de quelqu'une des maladies que nous avons citées, et auxquelles nous renvoyons pour plus de détails.

ÉLECTRICITÉ. Dérivé du grec ηλεκτρον, ambre jaune, ce mot désigne la propriété reconnue dès la plus haute antiquité, dans cette substance, d'attirer les corps légers par le frottement. Cette propriété, étudiée dans d'autres corps, tels que le verre, la résine, qui peuvent le développer de la même manière ou par l'élévation de température, est pour les physiciens la manifestation d'un fluide qui existe dans la nature à l'état libre ou latent, et qu'on retrouve dans toutes les modifications de la matière. L'électricité est composée de deux fluides distincts, appelés vitré et résineux, positif et négatif, suivant qu'on les obtient du verre ou de la résine. Leurs lois ont été formulées de la manière suivante : 1° Les fluides de même nom se repoussent; ceux de nom contraire s'attirent. 2° Les attractions et répulsions s'exercent en raison inverse du carré de la distance. 3° Les corps sont bons ou mauvais conducteurs. 4° La tension sur les corps conducteurs est en raison inverse du diamètre. Les fluides sont à l'état naturel quand ils sont neutralisés l'un par l'autre, et les quantités de chacun d'eux sont dites égales.

Le frottement et la chaleur ne sont pas les seules sources de l'électricité. Toute cause qui dérange les molécules de leur état actuel d'équilibre, la produit aussi : le choc, la pression, la vibration, la solidification subite d'un corps par la cristallisation ou la vaporisation du dissolvant, les réactions chimiques qui s'opèrent dans les végétaux et les animaux, celles non moins énergiques des substances minérales entre elles à la surface du sol ou dans son intérieur, dégagent le fluide électrique, appréciable aux instruments et aux appareils par ses effets; il ne se manifeste, comme lumière, que lorsque les deux fluides qui le composent, le positif et le négatif, se réunissent brusquement, après avoir été amenés à un certain degré de tension.

L'air est toujours chargé d'une certaine quantité d'électricité libre, dont l'intensité croît avec la hauteur; elle présente des variations nombreuses, même suivant les différentes heures du jour,

d'autant plus apparentes, que l'atmosphère est plus tranquille et plus pure. Ces variations ont des périodes distinctes et une durée qui change suivant la saison où l'on observe. A mesure qu'on se rapproche des pôles, l'électricité atmosphérique est de moins en moins marquée; au-delà du 68ᵐᵉ degré de latitude nord, on n'en trouve plus de traces. Quand le ciel est calme et pur, la présence du fluide électrique est peu sensible; mais si, par une cause quelconque, les vapeurs aqueuses viennent à se rassembler en nuages, l'électricité disséminée se concentrera autour des véhicules, en raison de leur faculté conductrice, et attirera, à la face opposée du sol, le fluide de nom contraire à celui des nuages. On dit alors que le ciel est orageux, l'humidité de l'air réunit sans peine les fluides, tandis que la sécheresse de ses couches inférieures s'y oppose plus ou moins longtemps. Dès lors la tension électrique augmente et donne lieu aux phénomènes des éclairs et de la foudre.

L'influence exercée sur les êtres vivants par un tel état de l'atmosphère est bien remarquable. Cette accumulation momentanée de l'électricité dans l'homme détermine un malaise d'autant plus pénible, que le système nerveux est plus développé; une anxiété vive se fait sentir, des migraines reparaissent, la poitrine semble se dilater avec difficulté; quelques gouttes de pluie tombent-elles, l'orage vient-il à cesser, le calme renaît pour l'homme comme pour toute la nature. Ces observations, jointes à beaucoup d'autres, qui ne peuvent trouver ici leur place, ont fait depuis longtemps penser que les fluides électriques et nerveux étaient identiques. Dernièrement, M. le docteur Coudret a montré que, dans quelques affections fébriles, une certaine quantité de fluide électrique sensible à l'électroscope pouvait être soustraite avec avantage de l'individu. Quoique cette identité soit loin d'être à l'abri de toute controverse, il n'en est pas moins certain que l'électricité joue un grand rôle dans les fonctions de nos organes, et que sa propriété stimulante ne saurait être contestée.

Lorsqu'on approche une partie du corps près d'une machine électrique en mouvement, une étincelle a lieu, et, avec elle, une commotion produite par la contraction subite d'un ou plusieurs faisceaux de fibres musculaires sous-jacentes, au point frappé par l'étincelle. Ces contractions, absolument semblables à celles qui surviennent spontanément dans diverses affections convulsives, sont plus ou moins fortes, suivant l'énergie de la machine. L'expérience est-elle réitérée plusieurs fois, la peau devient rouge, douloureuse, enflammée. Si l'on veut avoir une action électrique plus soutenue, on se sert de la pile galvanique; cet appareil consiste dans une botte de bois allongée et garnie de plaques carrées de cuivre et de zinc, disposées alternativement par couples parallèles, de telle sorte qu'il reste entre eux un vide plus ou moins grand; on remplit la cuve d'eau acidulée avec un dixième d'acide nitrique. Les conducteurs se composent d'une plaque carrée en cuivre, et se placent dans un intervalle des couples. De leur partie supérieure part un fil métallique de longueur variable, qui, à son extrémité, passe dans un tube de verre pour les isoler. L'un d'eux est terminé par une plaque circulaire enveloppée de drap, l'autre par un bouton. En plaçant chacun des conducteurs sur l'une des tempes, et en mettant ainsi la tête dans l'arc galvanique, on éprouve une secousse douloureuse dans tout le crâne et les muscles de la face, des éclairs brillent aux yeux. Si l'on met l'un des conducteurs dans la bouche, et l'autre dans l'anus, des contractions intestinales surviennent, s'exercent de haut en bas, une ou deux selles se produisent, et jamais de vomissement.

Il était donc rationnel de croire que l'électricité pourrait être d'un grand secours dans le traitement des maladies où une excitation énergique a besoin de réveiller des fonctions assoupies. Cette idée, pleine de justesse et de vérité, a, dans certains cas bien définis, été confirmée par l'expérience. Mais le charlatanisme s'en étant emparé, les avantages de l'électricité ont été contestés, et le doute seulement a accueilli ses guérisons miraculeuses. Si ce fluide n'agit que comme stimulant, on conçoit aisément qu'il ne peut rétablir dans un

membre paralysé, par exemple, les mouvements qu'un caillot apoplectique retient enchaînés dans le cerveau. Il ne peut non plus suppléer à l'absence, de l'organe ou à sa dégénérescence, et faire que la fonction soit rétablie. Oubliant ces considérations importantes de diagnostic, les électriseurs ne tentent pas moins leurs essais sur des sujets incurables, et compromettent ainsi un moyen qui a son utilité réelle dans des circonstances données.

L'électricité s'administre de plusieurs manières : en bain, en friction, en étincelle et en courant. On doit toujours graduer les effets, suivant la force de l'individu et la délicatesse des parties. Pour cela, on se sert d'une machine dont le plateau a 24 à 30 pouces de diamètre, ou bien d'une pile à auges de 24 couples, chaque plaque ayant 2 pouces carrés de dimension. Avant de commencer, on constate la force des secousses ; en général, un très petit nombre de couples est suffisant, et l'on mouille avec de l'eau pure ou acidulée, les parties sur lesquelles doivent s'appliquer les conducteurs. Les immenses appareils qu'on rencontre dans les cabinets des électriseurs sont donc inutiles et purement objets de luxe, puisque leur emploi sur l'homme produirait la rupture et la désorganisation des tissus. Dans le *bain électrique*, le malade est isolé, communiquant avec la machine, il fait partie des conducteurs, le fluide tend à s'échapper des vêtements, et détermine le redressement des cheveux. La peau augmente ainsi d'activité, la transpiration est plus abondante, le bain électrique est supporté sans danger, sans effet appréciable autre que le malaise qu'on éprouve à l'approche d'un orage. Les *frictions* s'obtiennent en promenant à une petite distance du corps, couvert d'une flanelle, un conducteur terminé par une boule, ou une brosse. Toutes les villosités du tissu se hérissent et transmettent le fluide ; ici l'excitation est plus grande et plus circonscrite que dans le bain. La peau est le siège d'un fourmillement avec chaleur et légère rubéfaction.

En combinant le bain électrique avec l'*étincelle*, on a la réunion de l'excitation locale et de la stimulation générale. Mais si l'étincelle provient d'une bouteille de

Leyde ou d'une pile galvanique, la commotion est plus forte, plus profonde, et demande de l'opérateur une grande prudence. Dans le *courant*, on dirige vers le malade isolé un conducteur métallique terminé en pointe. L'action est peu énergique. On n'emploie le courant que pour les organes délicats, les yeux, les oreilles.

Malgré la variété des modes d'administrer le fluide électrique, son efficacité dans le traitement des maladies est bien bornée. Cependant, les électriseurs ne manquent pas de se vanter de la guérison de l'épilepsie, de la danse de Saint-Guy, des rhumatismes chroniques, de l'amaurose, de la surdité. Leurs observations ont toujours quelque chose d'incomplet, qui empêche d'y ajouter foi. Si quelques paralysies locales sont heureusement modifiées, ce n'est pas à dire pour cela que l'électricité triomphe de toutes les paralysies. Dans celles qui tiennent à une altération organique, comme l'apoplexie cérébrale, il serait très dangereux de l'employer avant qu'on ait la certitude que l'épanchement sanguin n'existe plus, il en résulterait certainement une nouvelle hémorrhagie. C'est au médecin habile à préciser le moment convenable. De tels accidents sont moins à redouter dans les névralgies de la tête. Un médecin anglais en a guéri cinq sur huit, en établissant un courant galvanique entre la nuque et le genou, à l'aide de deux petits vésicatoires qui dénudent la peau de son épiderme. Deux fils métalliques réunissent ces petites plaies, recouvertes au genou d'une lame de zinc et au cou d'une lame d'argent. Les douleurs sciatiques disparaissent quelquefois sous l'influence d'un courant électrique, introduit dans l'épaisseur des muscles ou du nerf lui-même au moyen de longues aiguilles très fines qui communiquent avec les deux fils d'une pile, c'est l'*électropuncture*. Ces mêmes aiguilles plantées aux attaches du diaphragme, ce muscle si important dans l'acte de la respiration, ont rappelé ses mouvements dans l'asphyxie par submersion, et des noyés sont revenus à la vie. Dans les accouchements difficiles, il peut être important de constater si l'enfant est mort ou vivant, afin de sauver la mère. Le galvanisme, appliqué par l'orifice de la matrice ou à travers les parois du bas-ventre, déterminera des mouvements chez le fœtus, pour peu qu'il lui reste de vie.

Des expériences sur les animaux ont fait voir que le fluide électrique peut continuer jusqu'à un certain point l'action des nerfs. Philipson, ayant coupé sur des lapins les nerfs de la huitième paire, qui se rendent à l'estomac, a sur-le-champ arrêté la digestion. Elle a continué comme dans l'état naturel lorsque, aussitôt après la section, un courant électrique a été transmis à travers les bouts inférieurs de ces mêmes nerfs. Ce résultat curieux a donné lieu à l'emploi de l'électricité dans les digestions laborieuses et lentes, causées par la paresse de l'estomac après une gastrique chronique; l'événement a justifié les prévisions. On a réussi quelquefois par suite d'autres expériences : on a proposé l'électricité pour cautériser les plaies empoisonnées, décomposer les calculs urinaires; le temps n'a pas encore sanctionné ces idées ingénieuses. Avant de finir, il importe de recommander à ceux qui cherchent dans le fluide électrique la guérison de leurs maux, de ne pas abuser d'un pareil moyen. S'il provoque les organes à fonctionner dans le sens qui leur est propre, si le foie, les reins sécrètent ainsi à volonté, il est dangereux de multiplier les tentatives par trop, et surtout d'agir par violentes secousses. Le peu de vitalité qui restait encore dans l'organe s'épuise, si toutefois il ne subit pas d'altération plus grave. Ces conseils s'adressent surtout aux vieillards avides des priviléges de la jeunesse et de la santé.

ÉLIXIR. Ce mot, fort ancien dans la langue médicale, est le synonyme de quintescence. On le fait dériver à la fois d'un mot arabe, du verbe grec ἀλέξω, *je porte secours*, ou, avec plus de raison, de ἕλκω, *j'extrais*, ou enfin du latin *eligere*, choisir.

Les élixirs sont des teintures alcooliques composées, dont les propriétés, ordinairement assez actives, varient comme la composition de ce médicament. Ainsi, il y a des élixirs tempérants, stomachiques, antiseptiques, purgatifs, antigoutteux, antivénériens, antiscrofuleux, odontalgiques, etc., etc.

Un mot, que recommandait son antique célébrité, ne pouvait manquer d'être exploité par le charlatanisme; aussi, combien d'élixirs oubliés ont fait la fortune de leurs obscurs auteurs! Nous ne ferons qu'indiquer, dans la liste innombrable des élixirs, ceux qui, bien que déchus de leur ancienne réputation, ont néanmoins continué d'être en usage.

ÉLIXIR DE LONGUE VIE, ou teinture d'aloès composée. Prenez :

Aloès succotrin, 1 once et 1 gros.

Racine de gentiane
Safran. }
Rhubarbe. } 1 gros de chacun.
Agaric blanc.

Thériaque. 2 gros.

Faites macérer l'aloès, la gentiane, la rhubarbe, le safran et l'agaric, pendant quinze jours, dans :

Alcool à 22 degrés. . . . . . 2 livres.

Ajoutez :

Sucre blanc. . . . . 1 once.
Cannelle. . . . . 1 gros.

Faites digérer dans 2 livres d'alcool à 22°, qu'on aura fait passer sur le marc des matières précédentes; délayez enfin la thériaque; réunissez les deux parties d'alcool, passez et conservez. Cet élixir, autrefois fort vanté, est stomachique, légèrement purgatif à la dose de une à trois cuillerées à café; il est excitant et provoque le flux menstruel et les hémorrhoïdes. Il serait d'un usage dangereux dans un état inflammatoire de l'estomac ou des intestins.

ÉLIXIR DE GARUS, ou de safran composé. Prenez :

Aloès succotrin. . . . . 10 onces.
Myrrhe. . . . . 2 —
Safran. . . . . 1 —
Cannelle. }
Girofle. } de chacune . . . . . 4 gros.
Muscade. }
Alcool à 22°. . . . . 16 livres.
Eau de fleurs d'oranger. . . . . . . 1 —

Faites digérer en vase clos pendant deux jours, et distillez au bain-marie pour obtenir :

Liqueur distillée. . . . . 8 livres.

Ajoutez alors :

Sirop de capillaire . . . . 10 livres.

Mêlez et filtrez.

Quelques personnes ne soumettent à la distillation que la moitié du safran, et font macérer l'autre moitié avec le produit de la distillation. Par ces moyens, on obtiendra une liqueur d'un beau jaune doré.

Élixir de Garus selon d'autres proportions. Prenez :

Aloès. . . . . 2 gros.
Myrrhe. . . . . 4 —
Safran. . . . . 2 —
Cannelle fine. }
Girofle. } de chacun. . . . 24 grains.
Muscades. }
Eau-de-vie à 22°. . . . . 2 livres.

Faites macérer en vase clos pendant quinze jours, filtrez, ajoutez partie égale de sirop de capillaire, aromatisez avec l'eau de fleurs d'oranger, et filtrez de nouveau.

Si l'on préfère cette liqueur incolore, on distille, comme il a été dit plus haut. Quelques personnes ajoutent une très petite proportion d'ambre gris ou des amandes amères.

L'élixir de Garus est stomachique, cordial, digestif et tonique. Il convient aux personnes dont la digestion est lente ou laborieuse; il fortifie et aide à la convalescence, à la suite des maladies qui épuisent par leur durée.

Enfin, l'élixir de Garus jouit d'une grande réputation comme liqueur de table, et nous ajoutons qu'il la mérite à tous égards.

ÉLIXIR AMÉRICAIN, ou antilaiteux, élixir de Courcelles. Prenez :

Racine d'asarum. . . . . }
   de palmiste (cocos } de chacun. . . 1 once.
    aculeatus). }
Calebasses. . . . . 1 once.
Opium choisi. . . . . 2 et 1/2
Écorce de bois de fer. . . . . 6 onces.
Herbe aux charpentiers. . . . . . . 2 —
Feuille de laurier avocatier. . . . . 2 livres.
Fleurs de mille-pertuis. . . . . . . 1 —
   de sureau. . . . . 8 onces.
Feuilles d'oranger. . . . . 4 —
Fleurs d'oranger. . . . . 2 —
Racine d'aunée. . . . . 4 livres.
   de canne à sucre. }
   d'aristoloche ronde. } de chacune. 3 livres.
   de canne des jardins. } 2 —
Baies de genièvre. . . . . 3 onces.

Fleurs de tilleul. . . } de chacune . . 2 onces.
Sommités de romarin. }
Feuilles de menthe. . . . . 4 —
Alcool à 32°. . . } de chacun. . . . 16 livres.
Eau-de-vie à 21°. }

On fait macérer toutes ces substances pendant trois jours, puis on distille au bain-marie; on retire 16 *livres* d'alcool rectifié, que l'on affaiblit avec de l'eau distillée, pour ramener le tout à 20°, et l'on obtient 12 litres d'élixir.

On reprend le résidu ou marc de la distillation desséché, on le fait brûler et réduire en cendres; on ajoute fleurs de coquelicot, 4 onces et 2 onces de racine de garance; on fait infuser les cendres, le coquelicot et la garance dans le produit de la distillation, qui se colore en rouge, et on filtre.

Cet élixir, autrefois tant vanté contre toutes les maladies des femmes qu'on attribue au *lait répandu*, a singulièrement perdu de sa réputation. Nous donnons ici sa composition barbare, non que nous pensions qu'elle mérite d'être conservée, mais pour prouver que, même en médecine, le fatras indigeste peut usurper de la réputation.

C'est principalement dans les colonies, et surtout à la Martinique, où on le prépare, qu'on fait usage de l'élixir américain.

EMBARRAS DE L'ESTOMAC. Après un repas copieux, largement arrosé de vins spiritueux, l'estomac reste souvent pendant plusieurs jours dans un état de malaise et de plénitude très caractérisé. La bouche est mauvaise et pâteuse; la langue est recouverte d'un enduit jaunâtre; il y a perte d'appétit, ce n'est qu'avec un certain dégoût que les substances alimentaires, surtout les substances grasses et de nature animale, peuvent être ingérées. Les digestions sont lentes et pénibles. Il y a de la soif, mais elle est peu vive. Les matières rendues par les selles sont blanchâtres ou d'un gris ardoisé, le ventre n'est pas sensible à la pression. Ces légers accidents persistent pendant quelques jours, et si l'on a soin d'observer, dès l'origine, une diète un peu sévère, si l'on se met à l'usage de boissons légèrement acides, si l'on évite de faire fonctionner l'estomac fatigué, il suffira de trois ou quatre

jours pour dissiper cet orage. Ici l'on voit un embarras de l'estomac, développé par une cause facile à apprécier. Évidemment, là surcharge qu'il a éprouvée, par suite de l'ingestion d'une trop grande quantité d'aliments, a eu pour résultat l'état de faiblesse ou d'atonie que nous avons décrit, tout comme un travail forcé, ou une marche excessive, provoque une courbature. Et le repos de l'organe est aussi indispensable pour le rétablissement prompt et complet de ses fonctions, que le séjour au lit est nécessaire pour rendre aux muscles leur force primitive.

Ce que nous venons de voir produit par un repas trop copieux, résulte également d'écarts de régime plus ou moins répétés, de l'usage d'aliments lourds ou indigestes, et plus spécialement des aliments gras et huileux, du lait, chez les personnes qui digèrent mal, etc. Il n'y a pas encore indigestion, mais embarras de l'estomac; et, si l'on s'obstinait à suivre le même genre de vie, on verrait apparaître tous les symptômes qui indiquent l'irritation et l'inflammation des voies digestives. L'état de plénitude de l'estomac est une sorte d'avertissement de s'arrêter. Il indique le malaise de l'organe, qui ne tarderait pas à être suivi de l'état maladif, ce qui ne s'observe que trop souvent chez les personnes adonnées aux plaisirs de la table, pour lesquelles la digestion est devenue l'occupation presque unique de leur vie, digestion qui ne s'opère qu'à l'aide de moyens artificiels, devenus successivement inutiles.

Mais ce ne sont pas là les causes les plus nombreuses d'embarras de l'estomac. C'est sous l'influence de la chaleur humide, des passions tristes, des chagrins profonds, des travaux excessifs, qu'on le voit plus souvent se développer. Les anciens admettaient même certains états particuliers de l'air, qui disposaient toutes les organisations à cette affection des voies digestives : de manière que toutes les maladies la revêtaient à un plus ou moins haut degré. Ils l'attribuaient à une accumulation de bile dans l'estomac, et pensaient que les qualités de ce liquide pourraient bien être altérées. Ces idées, entièrement repoussées par un certain nombre de médecins, admises encore par beaucoup de praticiens dont l'opinion est d'un grand poids, ont eu au moins ce grand avantage, qu'elles ont mis sur la voie du traitement le plus convenable. Du moment qu'il était admis que de la bile accumulée dans l'estomac causait des accidents, il fallait, comme suite nécessaire, chercher à en procurer l'expulsion, et les vomitifs en donnaient un moyen facile. Ce genre de médicaments réussit parfaitement dans presque tous les cas, et, aujourd'hui, que des idées théoriques ont fait essayer un bon nombre d'autres moyens, on en revient encore aux émétiques comme ce qui procure, le plus sûrement et le plus rapidement, la disparition du mal. Ce n'est pas à dire qu'on puisse, sans précaution et à l'aventure, s'ingérer des substances vomitives. Quel est le médicament, celui dont les propriétés et l'efficacité sont le mieux démontrées, qui puisse aussi être confié avec succès à des mains inhabiles? Peut-on affirmer ainsi que dans tous les cas, sans exception, l'embarras de l'estomac cédera à l'action d'un émétique? Pas plus qu'on ne peut donner le quinquina comme guérissant toutes les fièvres intermittentes, ou le mercure toutes les maladies vénériennes. Et, cependant, est il des médicaments dont l'action se rapproche plus de celle des spécifiques? Pour l'état bilieux de l'estomac, pas plus que pour les autres maladies, il n'y a identité parfaite entre tous les cas : parce que la nature n'est pas une, qu'elle se compose d'une série d'unités, qui toutes ont quelque chose de spécial qui les différencie de toutes les autres. Ces idées ont déjà été exposées dans plusieurs endroits de ce dictionnaire ; mais nous y revenons à dessein ; car, on ne saurait trop insister sur des vérités peu connues, et combattre trop souvent les idées fausses répandues dans le public sur les vertus spécifiques et infaillibles de telle ou telle préparation.

L'émétique en lavage, à la dose d'un ou deux grains, dans un pot de bouillon aux herbes ou dans un demi-verre d'eau, est le vomitif le plus employé. Souvent on y joint avec succès une once de sulfate de soude. Généralement on retire peu d'avantage de l'emploi des purgatifs seuls; unis aux vomi-

tifs, ils sont presque toujours utiles.

Chez les individus sanguins, pléthoriques, menacés d'apoplexie, chez les personnes très nerveuses, chez lesquelles le mouvement fébrile est très intense, la langue rouge sur les bords et à la pointe, la soif très vive et la région de l'estomac douloureuse à la pression, il faut bien se garder de recourir aux émétiques ou aux purgatifs, qui augmenteraient le mal, bien loin de soulager. C'est le cas de recourir aux applications de sangsues au creux de l'estomac, aux boissons acidules ou émollientes, aux bains tièdes, etc. ; car alors, il ne faut pas s'y tromper, ce n'est plus à un simple embarras de l'estomac que l'on a affaire, mais bien à une inflammation de cet organe, ou même à une irritation du foie, qui seraient exaspérées par toute médication excitante, comme le sont les vomitifs et les purgatifs. Au reste, nous renvoyons aux articles où nous traiterons des *Maladies de l'*Estomac *et des Maladies du* Foie. Ce que nous pourrions en dire ici ne serait qu'une répétition fort abrégée des idées que nous aurons à développer plus tard.

EMBAUMEMENT DES CORPS. L'histoire rapporte que la plupart des peuples de l'antiquité, guidés par des sentiments de reconnaissance, de tendresse, de piété, de religion, quelques-uns même par des vues hygiéniques, regardèrent l'embaumement des corps comme un principe religieux, un culte rendu aux morts, un simulacre d'immortalité, ou, si l'on veut, comme une sorte de protestation contre le néant. Chez les Hébreux, les Égyptiens, les Grecs, les Latins, cette pratique était généralement suivie.

Si nous ouvrons, en effet, la Genèse, nous voyons, chapitre L, que Joseph, voyant son père mort, se jeta sur son corps et le baisa en pleurant. Il commanda ensuite aux médecins qui étaient à son service, d'embaumer le corps de son père, ce qui dura quarante jours, comme c'était la coutume.

Lorsque Joseph fut mort, il fut également embaumé et mis dans un cercueil, en Égypte.

Saint Jean rapporte (Évangiles, chap. xix) qu'après la mort de Jésus, Joseph d'Arimathie, ayant obtenu de Pilate la permission d'enlever son corps, Nicomède vint avec environ cent livres d'une composition de myrrhe et d'aloès, et qu'ayant pris le corps de Jésus, ils l'enveloppèrent dans des linceuls avec des aromates : *acceperunt ergo corpus Jesu et ligaverunt illud linteis cum aromatibus, sicut mos est Judæis sepelire.*

Chez quelques peuples, les honneurs de l'embaumement ne furent, en général, que le partage des rois, des guerriers, ou des hommes placés au plus haut degré de l'échelle sociale. Ainsi, Alexandre fit embaumer le corps de Darius, qu'il envoya à sa mère Sisigambis ; ce conquérant le fut à son tour par des Égyptiens et des Chaldéens, qui, après avoir enlevé les entrailles, embaumèrent le corps, et le placèrent sur un trône d'or, avec un diadème sur la tête et les autres ornements de la royauté.

Homère dit qu'on versa plusieurs fois de l'ambroisie et du nectar dans les narines de Patrocle, afin qu'il se conservât tout entier.

Perse assure qu'on lava et embauma le corps de Tarquin. Celui de Cléopâtre fut trouvé, 126 olympiades après sa mort, entier, et sans la moindre altération, par l'empereur Héraclius. Sous le pontificat de Sixte IV, on découvrit le cadavre de Tulliola, fille de Cicéron, dans le plus bel état de conservation ; il était seulement empreint des liquides et des baumes dont on l'avait enduit. L'on se rappelle aussi qu'en 1826, M. Julia de Fontenelle explora, à l'amphithéâtre de la Sorbonne, en présence de tout ce qu'il y avait de plus distingué dans la capitale, la dépouille mortelle d'un prêtre nommé *Pharé*, attaché au culte de Netphé, la Rhéa égyptienne, sur laquelle plus de trois mille ans avaient passé.

Un grand nombre d'historiens, parmi lesquels nous nous bornerons à citer *Hérodote, Diodore de Sicile, Pline, saint Augustin*, etc., ont regardé l'Égypte comme la terre classique des embaumements ; les premiers nous ont transmis les procédés qu'ils mettaient en usage. Nous allons en offrir un aperçu.

Les embaumeurs étaient des prêtres du dernier ordre, que les Grecs nommaient *pastophores* ; ils pratiquaient trois sortes d'embaumement, suivant le rang et la fortune des personnages. Les parents portaient le cadavre chez les embaumeurs, et le choix du cercueil indiquait le mode d'embaumement désiré.

1er *Mode*. Après avoir fracturé l'ethmoïde et une portion du sphénoïde, on tirait le cerveau par le nez à l'aide de crochets, et l'on remplissait, par la même voie, le crâne d'aromates et de gommes résines. Le chef des embaumeurs, qu'Hérodote nomme le *scribe*, marquait, sur le côté gauche du ventre, le lieu où l'incision devait commencer, et celui où elle devait se terminer. Le *paraschite*, après avoir fait l'incision avec un silex tranchant nommé *pierre d'Éthiopie*, prenait la fuite et était poursuivi par les assistants, qui lui lançaient des pierres, en le maudissant ; car les Égyptiens regardaient comme un crime toute violence faite à un cadavre. On sortait les viscères par cette incision, à l'exception du cœur et des reins, qui restaient dans le corps ; on lavait ensuite la cavité abdominale avec du vin de palmier, et l'on y versait des aromates délayés dans l'eau ; on la remplissait ensuite avec de la myrrhe, de la casse et autres drogues odoriférantes, hors l'encens, qui ne pouvait être employé à cet usage. Après avoir recousu les téguments, on lavait et on plongeait le corps dans une solution de natron pendant soixante-dix jours. On le lavait alors avec de l'huile de cèdre, on l'enduisait de *baume de Judée* (asphalte ou momie minérale), et on l'enveloppait de bandes de lin, que l'on recouvrait d'une pâte qui prenait la dureté du carton. Après avoir doré la figure, le corps était recouvert d'hiéroglyphes peints avec soin et d'une grande beauté. En cet état, le corps était enfermé dans deux ou trois cercueils, et déposé dans les catacombes.

2e *Mode*. Dans celui-ci, on se bornait à injecter de la résine liquide de cèdre dans le ventre, sans l'ouvrir, et l'on tenait le corps immergé dans le natron pendant soixante-dix jours. On donnait alors issue à la résine, qui entraînait avec elle les viscères dissous, et il ne restait que les muscles desséchés, les os et la peau. On recouvrait le corps de bandes et de pâte, et l'on peignait la figure en rouge.

3e *Mode*. C'était celui des pauvres. On

se bornait à nettoyer le cadavre et à le faire macérer pendant soixante-dix jours dans une solution de natron ; après cela, on l'enduisait de baume et on le recouvrait de bandes.

On donnait aux momies, en général, des attitudes qui en indiquaient l'âge et le sexe :

1° Les hommes et les nouveau-nés avaient les bras étendus le long du corps.

2° Les femmes d'un certain âge avaient les deux bras croisés sur la poitrine, où bien un seul bras ainsi placé et l'autre étendu le long du corps.

3° Les jeunes filles avaient les deux bras étendus le long du corps ; mais l'avant-bras était replié, et les deux mains réunies au-dessous du pubis ; c'était le symbole de la chasteté.

Les momies des Grecs, morts en Égypte, sont reconnaissables par la différence du style des peintures qui les ornent, et surtout par des inscriptions en grec sur papyrus. Leurs bras, leurs jambes, et jusqu'aux doigts des mains et des pieds, sont entièrement enveloppés et séparément.

Procédés suivis dans des temps plus modernes. Vers 1660, un Hollandais, nommé L. de Bils, publia qu'il avait trouvé un excellent moyen pour la conservation des corps ; n'ayant pas trouvé d'acquéreur pour son secret, il le légua à ses héritiers. Après sa mort, arrivée en 1669, ce secret passa de Corradi, médecin de Leyde, au docteur Pallas, qui s'empressa de le publier. Ce procédé consiste à ouvrir l'abdomen du cadavre au moyen d'une incision cruciale, à faire une incision semblable au diaphragme et à l'occiput, en enlevant une pièce de l'os, sans retirer la moindre chose de l'intérieur. Cela fait, on injecte les intestins avec de l'alcool, et l'on suspend le corps, enveloppé dans une toile claire, dans un bain composé de :

Eau-de-vie très forte.	. . . .	1600 liv.
Écorce de chêne en poudre.	. . . .	60
Alun pulvérisé	} de chacun. . . .	50
Poivre —		
Sel gemme.	. . . .	100
Bon vinaigre.	. . . .	800

Le cadavre reste en cet état pendant trente jours ; le trentième jour, on sou-

tire de la liqueur, et l'on continue journellement. On sort alors le corps de ce bain, on lave les cavités avec de l'alcool, et on le replonge pendant trente autres jours dans un bain semblable au précédent. Au bout de ce temps, on l'en sort, on l'expose à l'air, on le lave à l'alcool avec une éponge, et on l'habille, etc. Ce procédé est trop long et trop dispendieux pour être employé.

Procédé de Gabriel Claude. Ce procédé, qui date de la même époque du précédent, s'opère au moyen d'une liqueur qu'il nommait *balsamique*, et qui consistait en une solution dans l'eau des cendres gravelées et d'hydrochlorate d'ammoniaque. Il injectait cette liqueur dans les cavités, et y tenait le cadavre immergé pendant environ deux mois, en changeant la liqueur tous les quinze jours, et y ajoutant de l'alcali volatil pour la rendre plus active. Au bout de ce temps, il plongeait le cadavre pendant quelques heures dans un bain d'alun, et le faisait sécher à l'étuve ou à l'air. Ce procédé, quoique bien préférable au premier, est trop long.

Procédé dit de M. Chaussier. Il consiste à plonger le cadavre dans une solution alcoolique de bichlorure de mercure, en y ajoutant de ce sel de temps en temps, pour remplacer celui qui est absorbé. Cette immersion dure environ deux mois. On doit opérer de la manière suivante : il faut pratiquer une petite ouverture abdominale pour en retirer les intestins, qu'on incise et qu'on lave avec la solution mercurielle ; on injecte de la même liqueur dans la poitrine, au moyen de deux ouvertures faites sous chaque aisselle, dans la trachée-artère, et dans le cerveau, au moyen d'une perforation du crâne ; après avoir introduit du sublimé en poudre dans les cavités, on place le cadavre dans un bain alcoolique saturé de ce deutochlorure, où il reste pendant deux mois. Si l'on veut conserver les traits de la figure, on tamponne les cavités et les parties susceptibles d'affaissement avec de l'étoupe ; on vide les globes des yeux, on y met également des étoupes, afin d'y pouvoir placer ensuite des yeux en émail. Les parties trop charnues, la plante des pieds, etc., sont incisées pour favoriser l'absorption de ce sel. Cette méthode de conservation des corps, attribuée à Chaussier, est due à son traducteur des leçons de chimie de Shaw, qui l'a publiée dans son Essai, pour servir à l'histoire de la putréfaction.

Procédé de M. Boudet. Par cette méthode, on prépare une poudre composée de *tan*, de *quinquina*, de *cannelle* et autres substances astringentes et aromatiques, de sel marin décrépité, de benjoin, etc. Le tan forme la moitié du poids de cette poudre, et le sel un quart; on l'arrose avec de l'huile essentielle. D'autre part, on fait une solution alcoolique de camphre bien chargée, une autre de vinaigre très camphré, un vernis composé avec le baume du Pérou et de copahu, le styrax liquide, les huiles de muscade, de lavande et de thym; enfin, de grands flacons remplis d'alcool saturé de bichlorure de mercure. Quand toutes les préparations sont faites, on extrait les viscères, on enlève le cerveau, on incise dans sa longueur le tube intestinal, on lave le tout à grande eau, et on lave ensuite avec le vinaigre camphré, et puis avec la solution alcoolique de camphre; cela fait, on saupoudre le tout avec la poudre composée ci-dessus. On pratique alors des incisions sur toutes les parties charnues qu'on lave à l'eau, au vinaigre et à l'alcool camphré; on y applique ensuite, au moyen d'un pinceau, la solution saturée de sublimé. Après cela, on applique une couche de vernis dans toutes les incisions internes, on les remplit avec de la poudre; on vernit aussi toute la face interne des cavités, et l'on applique une couche de poudre qui adhère au vernis. On replace alors les viscères dans les cavités, on remplit les vides avec de la poudre, et l'on coud les téguments. C'est alors qu'on vernit les incisions du dehors, ainsi que toute la surface de la peau, et on y applique une couche de poudre; on couvre le cadavre de bandelettes, et on le place dans un cercueil en plomb, dont on remplit les vides avec la poudre ci-dessus,

Procédé de M. Julia de Fontenelle. Ce procédé diffère peu du précédent. M. Julia de Fontenelle, après avoir extrait les viscères et le cerveau, et pratiqué les incisions diverses, tient le cadavre plongé pendant une heure dans un bain composé d'une solution de chlorhydrate d'ammoniaque, de sulfate de fer et d'acide pyroligneux. Il emploie également les solutions alcooliques de bichlorure de mercure très concentrées, tant dans toute la surface interne du corps que dans les incisions: il renouvelle jusqu'à trois fois ces applications. La poudre qu'il emploie est un composé de *noix de galle en poudre*, d'*alun*, de *gentiane*, de *moutarde*, de *persulfate de fer*, de *charbon*, de *camphre*, d'*encens* et de *benjoin*. Son vernis se compose de térébenthine, de baume du Pérou, de poix de Bourgogne, de cire et d'huile essentielle de térébenthine. Nous regrettons de ne pouvoir entrer dans de plus grands détails.

Procédé de MM. Braconnot et Taufflieb, etc. Cet honorable chimiste a proposé de remplacer le deutochlorure de mercure par le persulfate de fer. Cette méthode avait été déjà indiquée dans l'Essai sur l'histoire de la putréfaction, que nous avons déjà cité.

Le procédé de M. Taufflieb consiste à substituer à la solution de deutochlorure de mercure, celle d'une partie de deutohydrochlorate d'étain dans vingt parties d'eau acidulée par l'acide hydrochlorique.

M. Pelletan a proposé d'enlever les viscères, de recoudre ensuite les téguments avec soin, et de plonger le corps pendant quelques semaines dans un bain de sous-carbonate de soude, après en avoir rempli toutes les cavités; après l'avoir lavé, de l'immerger ensuite, pendant quelques jours, dans un bain alumineux, et de le faire sécher à l'air. Les cavités doivent être remplies avec de la filasse, des matières résineuses et aromatiques, etc.

Schotz et Herrin recommandent le vinaigre de bois. Ce dernier dit que huit livres de vinaigre de bois ayant été injectées par l'artère poplitée du cadavre d'un homme fortement musclé, de manière à ce que le liquide pénétrât dans toutes les artères, deux jours après on enleva la peau, on vida les cavités splanchniques, et on disséqua les muscles; le cadavre mis à l'ombre se sécha.

Le docteur Tranchina, de Naples, a employé avec succès l'injection par l'artère carotide gauche, au moyen d'une seringue, d'une solution de deux livres d'arsenic coloré en rouge par un peu de minium ou de cinabre, dans vingt livres d'alcool.

Nous croyons devoir nous abstenir de reproduire ici divers autres procédés plus ou moins satisfaisants; nous nous bornerons à dire que ceux qui sont mis en usage par MM. Boudet et Julia de Fontenelle sont les plus expéditifs, et ne le cèdent en rien à aucun des autres pour la bonté.

EMBONPOINT. On entend par ce mot l'état de santé florissante du corps, lorsqu'il est gras et succulent, si l'on peut s'exprimer ainsi; en d'autres termes, c'est la nutrition poussée à son comble de perfection. Au-delà de certaines bornes, il dégénère en *corpulence*, *obésité*, *polysarcie*, tous mots qui désignent, à un degré plus ou moins prononcé, le développement considérable du volume du corps par un amas extraordinaire de graisse dans le tissu cellulaire. Passons successivement en revue les diverses circonstances qui peuvent exercer quelque influence sur la production de cet état.

Toutes les constitutions ne sont pas également disposées à l'embonpoint : les personnes de haute stature, minces et fluettes, celles qui sont brunes, nerveuses, sèches, velues, ou chez lesquelles prédomine le système nerveux, y sont moins sujettes. Les constitutions humides, au contraire, les tempéraments sanguins, artériels, surtout, qui ont un teint fleuri, le tissu cellulaire naturellement distendu et spongieux, les individus blonds ou châtains, de courte taille, ont presque toujours beaucoup d'embonpoint. D'après ces considérations, il est évident que les hommes en général y seront moins exposés que les femmes.

Quant aux âges, l'enfance molle et humide, mangeant et dormant beaucoup, végétant, pour ainsi dire, sans embarras du présent, et encore moins sans le souci de l'avenir, est naturellement grasse; mais cette surabondance se dissipe dans l'adolescence, soit pour subvenir aux besoins de l'économie épuisée par l'accroissement, soit à cause de la vivacité avec laquelle s'exerce alors la sensibilité. La jeunesse, par l'ardeur de ses passions et l'excès voluptés auxquelles elles s'abandonne, l'âge viril, agité de soucis et dévoré d'ambition, sont les temps les moins propres au développement de l'embonpoint, qu'on ne voit guère survenir qu'à une époque plus avancée de la vie, lorsque cette sorte d'effervescence fait place au besoin de jouir en paix de la fortune amassée et du peu de jours qui restent encore à dépenser, dans un doux repos du corps et de l'esprit. Mais il arrive un temps, enfin, où le relâchement qui accompagne la vieillesse et le défaut de nutrition des organes, non-seulement ne permet plus d'engraisser, mais fait disparaître insensiblement l'embonpoint acquis.

Parmi les aliments, le laitage, les farines, la bouillie, et surtout un régime exclusivement animal, sont des causes d'embonpoint; il ne faut pas objecter, sur ce dernier point, que les animaux carnassiers sont moins replets que les autres; l'exercice auquel ils se livrent constamment pour attraper leur proie, les longs jeûnes qu'ils sont quelquefois contraints de supporter, rendent assez compte de cette exception à la règle générale. On sait encore combien la polenta et le macaroni en Italie, le riz en Égypte, en Chine, etc., entretiennent le corps dans un état d'obésité. Parmi les boissons, la bière, les mucilagineux, le *quass* aigre des Russes, l'hydromel non fermenté des Lithuaniens, etc., favorisent le développement de ces grasses chairs, de ces épaisses corpulences qu'on remarque chez plusieurs peuples septentrionaux. Les émanations animales qui s'exhalent des viandes peuvent encore seules, et à la longue, exercer une grande influence, comme on le remarque chez les charcutiers, les bouchers, presque toujours chargés d'embonpoint, lors même qu'ils n'ont pas occasion de se nourrir abondamment. Le célèbre Mascogni attribuait son embonpoint au séjour prolongé qu'il faisait dans les amphithéâtres de dissection.

On observe généralement qu'un air tempéré, et plutôt froid que chaud, est le plus favorable à l'embonpoint; que celui des vallées ou des plaines arrosées y est plus propre que l'air vif et sec des hautes montagnes. Les individus qui font beaucoup de pertes sont encore rarement gras : telles sont surtout les trop fréquentes émissions de sperme, soit chez les jeunes gens qui abusent d'eux seuls, soit par les voluptés des sexes entre eux portées à l'excès; mais nous observons qu'il résulte quelquefois de ceci un autre état d'embonpoint dépendant de l'affaiblissement corporel; ainsi, lorsque la faculté d'engendrer diminue par l'âge ou par l'abus qu'on en fait, et que la sécrétion du sperme est presque nulle, le corps s'enrichit, et gagne ce que celle-ci lui faisait perdre; c'est la même cause qui fait engraisser les femmes à l'âge du retour.

Un état de réclusion et la vie monastique étaient très favorables à l'obésité; aussi l'embonpoint de ces pieux oisifs est-il passé en proverbe; rien de plus vrai que la peinture de l'un d'eux tracée par l'auteur du *Lutrin:*

Son menton sur son sein descend à triple étage,
Et son corps ramassé dans sa courte longueur,
Fait gémir les coussins sous sa molle épaisseur.

On conçoit encore que les affections morales contribuent puissamment à l'état d'embonpoint ou de maigreur du corps. Un homme irascible, envieux, chagrin, soucieux, etc., n'a jamais cette fleur joviale, insouciante, bénévole, qui ne songe à rien de pénible. On place communément, d'après cela, la bonhomie avec l'embonpoint; *grasses gens, bonnes gens,* dit le proverbe, tandis qu'on associe, par la pensée, l'esprit, la méchanceté et la maigreur. Quoique généralement justes, ces observations souffrent néanmoins de nombreuses exceptions: ainsi la *Brinvilliers,* cette empoisonneuse infâme, était extraordinairement grasse, tandis que plusieurs hommes de génie ont eu beaucoup d'embonpoint. Enfin, les grands travaux amaigrissent autant que l'oisiveté engraisse. Mais finissons par dire qu'indépendamment de toutes ces diverses circonstances, certaines personnes apportent en naissant une plus ou moins grande disposition à l'obésité, laquelle n'attend, pour se développer, qu'un concours de circonstances favorables.

Quels sont les usages de l'embonpoint

dans l'économie vivante? La graisse, outre celui de servir, au besoin, d'aliment par son retour et son absorption modérée et graduelle dans le torrent de la circulation, a plusieurs utilités. Elle lubréfie, adoucit, mobilise, et fait aisément glisser les parties les unes sur les autres; elle diminue la fragilité des os, la sécheresse, la rigidité des fibres et des tissus; elle enveloppe mollement les extrémités nerveuses sous la peau et ailleurs, pour empêcher les impressions trop vives et trop douloureuses. Rien aussi ne défend mieux de l'impression d'un froid excessif que l'embonpoint; mais, en retour, les inconvénients d'une surabondance graisseuse sont infinis; elle peut suffoquer par son excès, causer des morts subites[1]; elle conduit manifestement à l'anasarque, à l'hydropisie[2]; on en a vu résulter des apoplexies, le coma, la somnolence, la lenteur, la paralysie, l'asthme, la dyspnée, l'impuissance du coït; et, chez les femmes, la stérilité, l'insensibilité physique et morale. La résolution de la graisse n'est pas non plus sans danger, quoique dans l'ordre physiologique, si elle s'opère avec trop de violence et de rapidité. Dans ce cas, cette substance fondue, résorbée avec force, porte dans le sang et les humeurs une surabondance de matières huileuses qui se manifeste jusque dans les déjections, les urines, qui deviennent noirâtres et oléagineuses. Tels sont les phénomènes qu'il faut entendre par la dénomination de *gras fondu,* en fait de maladie. Huxham avait fait l'observation que les corps puissants résistent moins que les frêles et secs aux grandes maladies, surtout lorsque la saison ou la contrée est chaude. Enfin, les enfants qui naissent très gras, ou qui acquièrent de bonne heure un état d'embonpoint excessif, deviennent plus sujets aux convulsions que les enfants maigres; et les écrouelles épargnent presque toujours ces derniers, tandis qu'elles sont le triste apanage des enfants trop gras et gorgés de sucs lymphatiques.

C'est donc dans un juste milieu, selon la constitution, que se trouvent, par rapport à l'embonpoint, les circonstan-

[1] Fr. Thierry. Paris, in-4°, 1749.
[2] Hippocrate, Aphori, 44, sect. 2.

ces favorables à la santé. Nous renvoyons au mot AMAIGRISSEMENT, pour les moyens de combattre la maigreur; quant aux moyens de s'opposer à l'obésité, voyons quels sont ceux qui peuvent raisonnablement être employés.

Quoi qu'en aient dit les charlatans, qui prétendent avoir sous la main un remède pour tous les maux, rien n'est plus difficile que de combattre la disposition naturelle à l'obésité. Quelques remèdes ont bien produit quelquefois, à la vérité, un amaigrissement prompt et rapide (il faut ranger, parmi ce nombre, l'usage du vinaigre pur en mangeant, de violents émétiques ou purgatifs), mais ce n'est jamais sans de graves dangers; et nous pourrions citer l'observation d'une personne jadis bien portante, qui, pour s'être confiée à des personnes imprudentes, se voit maintenant en proie à une gastrite chronique et tourmentée par des névralgies intestinales atroces, qui rendent la digestion des mets les plus délicats presque impossible. Ce n'est donc que dans le régime qu'il faut chercher un remède à l'excès de l'embonpoint. Ainsi l'abstinence, le jeûne même, le travail de corps et d'esprit, la marche et l'exposition à la chaleur de l'été, sont au premier rang; il ne faudra pas oublier l'usage des boissons légèrement acides, telles que la limonade, les boissons délayantes, et quelques légers laxatifs de temps en temps, mais jamais au point d'irriter vivement la membrane interne des intestins. L'usage des aliments secs et épicés, salés ou fumés, des aromates, du café, du tabac, employés comme stimulants pour agacer la fibre nerveuse et tendre l'excitabilité musculaire, peuvent encore avoir un effet puissant; mais leur usage poussé à l'excès ne serait pas sans dangers. Nous en dirons autant des sudorifiques, tels que le gaïac, la squine et autres médicaments semblables, qui sont toujours âcres et irritants.

ÉMÉTIQUE. De ἐμέω, je vomis. Pris adjectivement, le mot émétique se donne en général à tout médicament doué de la propriété de provoquer les vomissements; pris substantivement, il sert à désigner exclusivement un sel d'antimoine et de potasse également connu sous les dénominations suivantes : émétique, tartre d'antimoine et de potasse, tartrate antimonié de potasse, tarte stibié.

L'émétique se prépare ainsi qu'il suit:

Prenez : Verre d'antimoine porphyrisé, cinq onces.
Crème de tartre (bitartrate de potasse), sept onces et demie.

Faites bouillir dans un vase de terre vernissé : eau distillée, trois livres; à laquelle eau vous ajouterez, par portions, le mélange de crème de tartre et de verre d'antimoine porphyrisé. Il se fait une effervescence vive, la liqueur se colore en jaune verdâtre, et une combinaison chimique a lieu; après une demi-heure d'ébullition, on filtre la liqueur, on évapore, et, par le refroidissement, on obtient des cristaux d'émétique. Comme ces cristaux sont colorés et ternes, on les redissout dans l'eau distillée, on clarifie la solution, on la filtre, on fait évaporer et cristalliser de nouveau. Ces cristaux sont très blancs, leurs formes cristallines sont le tétraèdre ou l'octaèdre; enfin l'émétique ou tartre d'antimoine et de potasse donne à l'analyse, sur 100 parties, tartrate d'antimoine, 56, tartrate de potasse, 36, et eau de cristallisation, 8 parties.

L'émétique est un puissant vomitif à la dose de un à deux grains.

Bien qu'il soit lui-même un violent poison (voy. EMPOISONNEMENT par l'émétique), on l'administre dans beaucoup de cas d'empoisonnement, afin d'obtenir, par les vomissements, l'évacuation des substances vénéneuses contenues dans l'estomac.

L'émétique s'administre aussi dans les cas d'affections saburrales, d'embarras gastriques essentiels, ou compliquant d'autres maladies.

L'émétique agit aussi comme révulsif, comme dérivatif et comme diaphorétique, dans les coups et chutes sur la tête, dans la congestion sanguine et l'apoplexie, dans l'érysipèle de la face, dans certaines affections comateuses.

L'émétique, administré au début de certaines fièvres contagieuses, telles que le typhus, peut en arrêter la marche.

Au début de l'angine, l'émétique peut

opérer le dégorgement du système capillaire de la tête et du cou, en transportant momentanément la fluxion sur l'estomac, et opérer ainsi l'avortement de l'inflammation gutturale. Au début du croup, l'émétique peut opérer le même miracle, et dans un état confirmé de ces maladies, l'émétique peut encore être un moyen de salut, en déterminant, par les efforts de vomissements, l'expulsion de la fausse membrane, dont l'épaississement menace d'asphyxier les malades.

On donne encore l'émétique, à des doses variées, contre la coqueluche, le catharre pulmonaire chronique.

Enfin on donne l'émétique à haute dose, c'est-à-dire, de cinq à vingt grains dans cinq ou six onces d'eau, puis administré par cuillerée d'heure en heure, suivant la méthode de Rasori, dans les pneumonies ou fluxions de poïtrine, dans le rhumatisme articulaire aigu. Cette médication, qui peut obtenir beaucoup de succès, convient particulièrement dans les cas où les malades frêles ou débiles ne pourraient supporter les émissions sanguines, dont la fréquence est si salutaire dans la fluxion de poïtrine.

Enfin l'émétique s'emploie à l'extérieur; on s'en sert pour saupoudrer des emplâtres, qui deviennent ainsi irritants et déterminent sur la peau l'éruption de petites pustules qui sont dérivatives d'un état inflammatoire plus profond.

La pommade du docteur Autenrieth, composée de deux parties et demie d'émétique, et de huit d'axonge, a pour base, comme on voit, l'émétique. Cette pommade, avec laquelle on fait des frictions plusieurs fois par jour sur l'épigastre, est très-active et a été surtout vantée dans la coqueluche.

Il faut éviter de donner l'émétique avec des substances capables de l'altérer, de le décomposer.

Les médicaments qui contiennent du tannin ou de l'acide gallique, comme le quinquina ou autres écorces d'arbre, la noix de galle, les roses rouges, les balaustes, etc., sont dans ce cas.

L'émétique, tour à tour célèbre et décrié, doit être considéré comme un précieux et énergique moyen thérapeutique. On peut tirer de son emploi de puissants services; mais il réclame, pour être manié avec succès, un tact médical très exercé. Son emploi intempestif, au contraire, peut devenir pernicieux et meurtrier: nous ne saurions trop le redire aux gens du monde, qui pensent qu'on peut impunément prendre au hasard un émétique.

Le contre-poison de l'émétique est le quinquina, ou, à défaut de quinquina, l'eau de savon. (Voy. EMPOISONNEMENT par l'émétique.)

ÉMOLLIENT. Les émollients, dont le nom seul indique assez bien la manière d'agir, s'emploient à l'extérieur sous forme de cataplasme (voy. ce mot), de lotions, de fumigations (voy. ce mot), de bains partiels ou généraux, pour combattre l'inflammation de la peau et des tissus sous-jacents. Les embrocations huileuses, les onctions avec le cérat ou la pommade de concombre peuvent suffire si l'inflammation est très superficielle, comme dans le cas de rougeur ou d'excoriations produites par la brulûre, le frottement, l'équitation, la piqûre de certains insectes, etc. A une inflammation un peu plus vive et un peu plus profonde, certains érysipèles, par exemple (voy. ce mot), on oppose des lotions et des applications de compresses avec l'eau de guimauve ou de sureau. Dans le clou, le phlegmon, les abcès (voy. ces mots), on a recours aux cataplasmes faits avec la farine de graine de lin, la mie de pain et le lait, la fécule de pommes de terre, la pulpe de pommes cuites, etc. Les bains tièdes à l'eau simple, à l'eau d'herbes émollientes (la mauve, la guimauve, la pariétaire), à l'eau de son, conviennent dans les cas analogues, et sont émollients par excellence. A l'intérieur, on prescrit fréquemment les boissons relâchantes et émollientes, telles que l'eau de veau, l'eau de graine de lin, l'eau de gomme, l'infusion de mauve, pour adoucir la poitrine ou les entrailles irritées, dans le cas de rhume ou de colique, ou bien encore dans les maladies des voies urinaires (voy. ce mot), pour apaiser l'inflammation et rendre l'urine moins âcre et moins stimulante. Il semblerait, de prime abord, qu'une classe de remèdes en apparence aussi innocents que les émollients, ne saurait jamais dévenir nuisible. Cependant, à l'extérieur, l'abus des applications relâchantes et adoucissantes peut prolonger le mal et retarder la résolution; et, à l'intérieur, les boissons de cette nature débilitent l'estomac, dérangent les digestions, et peuvent amener à la longue divers accidents, quand elles ne sont pas administrées avec mesure et dans des circonstances convenables. Lors de la grande vogue du système de M. Broussais, combien de femmes pâles et délicates, sujettes aux fleurs blanches, combien d'individus nerveux et lymphatiques ont compromis leur santé, quelquefois même leur vie, en abusant du régime *émollient!* Là, comme pour tout ce qui est médicament, il faut consulter un médecin sage, et se garder des illusions de la mode et des préjugés du monde.

EMPLATRES. De ἐμπλάσσω, *j'enduis, j'applique par-dessus.* On désigne, sous cette dénomination, des médicaments externes plus ou moins solides, et se ramollissant par l'action de la chaleur.

Privée du flambeau de la chimie, la pharmacie ancienne, tenant plus compte de la consistance et des usages des médicaments que de leur nature intime, a nécessairement consacré des appellations vicieuses. Voyons ce que ce fait incontestable a de vrai pour les emplâtres.

M. le professeur Deyeux, éclairé par les remarquables travaux de Schéele, établit le premier une distinction importante entre ses emplâtres. Il attribua exclusivement à la combinaison des corps gras avec des oxydes métalliques, la dénomination d'*emplâtre.*

Par cette distinction, l'emplâtre de bétoine, l'emplâtre vésicatoire, furent rangés parmi les onguents solides, tandis que l'onguent de la mère fut compté au nombre des emplâtres.

A mesure que la chimie fit des progrès, cette classification devint plus rigoureuse. Schéele avait signalé le principe doux des huiles. Plus tard, M. Chevreuil indiqua la théorie de sa formation, ses propriétés chimiques, et lui donna le nom de glycérine. M. Chevreuil fit plus, il démontra que les huiles et les corps gras sont composés de deux principes, l'*oléine* et la *stéarine*, que, par l'action de l'oxyde de plomb, de l'eau et de la chaleur, ces principes sont modifiés de telle manière, qu'il se forme de l'eau, de l'acide carbonique, de la glycérine, qu'il y a transformation de l'oléine et de la stéarine en acides oléique et stéarique, combinaison de ces acides avec l'oxyde métallique, et enfin formation d'oléate et de stéarate d'oxyde de plomb.

Ainsi donc, les véritables emplâtres sont ceux qui résultent de la combinaison des corps gras avec les oxydes de plomb, et particulièrement le protoxyde. Ce ne sont pas, comme on l'avait dit, des savons métalliques, mais bien des *oléates* et des *stéarates d'oxyde de plomb,* c'est-à-dire, des composés analogues aux sels.

Dans la nouvelle classification pharmaceutique, les véritables emplâtres appartiennent à la classe des *stéarates.* Et, pour distinguer entre les emplâtres ceux qui sont noircis ou brûlés, comme l'emplâtre dit onguent de la mère, on a appelé ces derniers *pyro-stéaratés* ou emplâtres brûlés.

Nous ne parlerons, dans cet article, que des emplâtres les plus usités, et, quoique nous adoptions entièrement la classification moderne, dans ce livre plus usuel que rigoureusement scientifique, nous indiquerons des emplâtres, ou médicaments ainsi dénommés anciennement, bien qu'ils ne soient pas toujours de véritables stéarates.

1° *Des pyro-stéaratés ou emplâtres brûlés.*

Dans cette classe de véritables emplâtres, nous n'aurons à parler que d'un seul, de l'emplâtre dit onguent de la mère.

EMPLATRE dit ONGUENT DE LA MÈRE. Onguent brun, onguent de la mère Thècle. L'emplâtre ou onguent de la mère se fait ainsi qu'il suit :

Prenez: Axonge de porc.	
Beurre.	
Suif.	
Oxyde de plomb	de chacun, 1 livre.
demi - vitreux	
ou litharge porphyrisée.	
Cire jaune	12 onces.
Huile à brûler	2 livres.
Poix noire	5 onces.

Toutes les substances grasses, hors

cire et la poix qu'on ajoute à la fin pour donner de la consistance à l'emplâtre, sont placées dans une bassine très grande et très profonde ; on fait chauffer jusqu'à ce que le mélange commence à fumer ; alors on y ajoute, au moyen d'un tamis de crin, la litharge qu'on incorpore peu à peu au moyen d'une spatule de bois, dont on se sert pour remuer continuellement le mélange ; on laisse sur le feu, jusqu'à ce que l'emplâtre ait acquis une couleur brune noirâtre, puis on le verse dans des capsules pour qu'il se refroidisse.

On emploie l'emplâtre, ou onguent de la mère, comme maturatif : on l'applique à cet effet sur les abcès, les clous ou furoncles, les panaris, etc., dont il hâte la suppuration.

2° Des vrais stéarates ou emplâtres.

EMPLÂTRE DIAPALME SIMPLE.

Prenez : Protoxyde de plomb ou litharge rouge. . . . . .
Huile d'olive . . . . de chacun, 3 livres.
Axonge de porc purifié.
Eau, quantité suffisante.

Faites liquéfier l'axonge, ajoutez l'huile, puis la litharge, agitez avec une spatule de bois, et ajoutez une pinte d'eau ou à peu près ; on fait bouillir sur un feu doux, on remue continuellement pour faciliter la combinaison. On a le soin aussi d'ajouter de temps en temps de l'eau bouillante en petite quantité, pour remplacer celle qui s'évapore, sans quoi, l'eau qui sert de bain-marie venant à manquer, l'emplâtre brûlerait.

On reconnaît que l'emplâtre est cuit, lorsqu'en en jetant une petite quantité, au moyen de la spatule, dans l'eau froide, on s'est assuré, en le malaxant, qu'il avait acquis la consistance convenable ; on verse alors l'emplâtre liquide dans de l'eau.

L'eau qui a servi de bain-marie dans cette opération acquiert une saveur très sucrée, due au principe doux des huiles de Schéele, ou glycérine de M. Chevreuil. L'oléine et la stéarine des corps gras se comportent avec l'oxyde de plomb comme il a été dit aux généralités sur les emplâtres.

L'emplâtre diapalme a, dit-on, été ainsi appelé, parce que les anciens prescrivaient de remuer cet emplâtre avec une spatule de bois de palmier.

L'emplâtre diapalme, ou emplâtre simple, est d'un blanc très-légèrement jaunâtre. Il se ramollit par la chaleur. Il sert à préparer les emplâtres composés. On l'étend aussi sur de la toile, et il forme alors le *sparadrap diapalme*, auquel on attribue des vertus siccative, détersive, résolutive et cicatrisante. On l'applique aussi sur les coupures, sur les engorgements sous-cutanés, dont il provoque la résolution.

EMPLÂTRE DIACHYLON GOMMÉ.

Prenez : Emplâtre diapalme simple. . . . . . . 3 livres 3 onces.
Cire jaune . . . .
Poix blanche. . . de chacun 3 onces.
Térébenthine. . .

Faites liquéfier le tout sur un feu doux, puis incorporez les gommes-résines suivantes, dissoutes dans l'alcool à vingt degrés, et épaissies de consistance d'extrait par l'évaporation.

Gommes-résines : Ammoniaque . . . .
Bdellium . . . . de chacun 1 once.
Galbanum . . . .
Sagapenum . . . .

Mêlez parfaitement, en agitant avec une spatule de bois, laissez un peu refroidir, et malaxez pour former des magdaléons.

Cet emplâtre est un excellent résolutif : on l'étend sur de la peau, du taffetas ou du linge, et on l'applique sur les engorgements indolents, les tumeurs, les tuméfactions glanduleuses ou lymphatiques, qui reçoivent du contact de cet emplâtre une excitation qui augmente la vitalité, et provoque la résolution des parties engorgées.

L'emplâtre diachylon gommé, étendu sur des bandes de toiles, forme le *sparadrap diachylon*, lequel, coupé par bandelettes, est agglutinatif, et sert pour réunir, comme on le dit en chirurgie, *par première intention*, les plaies, les coupures, déchirures ou solutions de continuité, suites d'opérations, de coups, ou de chutes. Ce sparadrap apaise aussi, par son contact, les douleurs causées par les cors aux pieds, oignons ou durillons. Enfin, on applique ce sparadrap en morceaux arrondis sur la poitrine des enfants enrhumés. Cette application détermine une légère excitation dérivative sur la peau, et parvient souvent à calmer la toux qui les fatigue.

EMPLÂTRE DE VIGO MERCURIEL, ou de mercure composé.

Prenez : Emplâtre diapalme
    simple . . . . . . 2 liv. 1/2 (1 k. 250 g.).
    Cire jaune. . . . . }de chacune 2 onces (61 g.).
    Résine, poix de pin.}

Faites liquéfier ensemble, et lorsque les substances sont à demi refroidies, incorporez-y les poudres suivantes :

Gommes-résines : Ammoniaque . . . }
    Bdellium . . . . . } de chacun 5 gros (20 g.).
    Oliban. . . . . . }
    Myrrhe . . . . . }
    Safran en poudre. . . . . 3 gros (12 g.).

Mêlez exactement; d'autre part, triturez dans un mortier de fer jusqu'à parfaite extinction.

Mercure coulant. . . . . . . 12 onces (365 g.).
Dans térébenthine pure. . . 2 onces (61 g.).
    Styrax. . . . . . . 6 onces (182 g.).

Le mercure, éteint dans les substances, sera incorporé avec l'emplâtre à moitié refroidi, et intimement mêlé; enfin, au moment où il va se refroidir, aromatisez avec :

Huile essentielle de Lavande. . 2 gros (8 g.).
Malaxez et formez des magdaléons.

Cet emplâtre, étendu sur de la peau, s'applique sur les engorgements lymphatiques vénériens, les bubons, dans le but de prévenir la suppuration des glandes enflammées et engorgées. Ce moyen, très employé, ne prévient pas toujours ce résultat, et l'on voit abcéder les tumeurs vénériennes de l'aine, qui réclament alors un pansement méthodique et un traitement interne.

3° *Des onguents solides, ou onguents emplastiques.*

Ces onguents, solides à cause de leur consistance et de leurs usages, ont été rangés pendant longtemps parmi les emplâtres; mais, depuis la réforme du langage pharmaceutique, ils n'appartiennent plus aux emplâtres, parce qu'il n'entre point d'oxyde de plomb dans leur composition. Pour les distinguer des véritables emplâtres ou *stéarates*, on a

proposé de désigner ces compositions emplastiques sous le nom de *stéarolés.*

EMPLÂTRE, ou mieux, ONGUENT SOLIDE DE CIGUE.

Prenez : Poix résine. 1 liv. 14 onces 1/2 (941 g.).
    Cire jaune. 1 liv. 4 onces 1/2 (637 g.).
    Poix blanche. . . 14 onces (426 g.).
    Feuilles de grande
       ciguë. . . . . . . 4 liv. (2 kil.)
    Gomme ammonia-
       que. . . . . 1 liv. (1 kil.).

Faites liquéfier ces substances avec la ciguë contusée; faites évaporer presque entièrement l'humidité; passez avec forte expression les fèces séparées, faites liquéfier la matière, et incorporez la gomme ammoniaque pulvérisée, dissoute dans du vinaigre scillitique et du suc de ciguë épaissi.

L'emplâtre de ciguë, étendu sur de la peau, s'applique avec beaucoup de succès sur les tumeurs scrofuleuses, les engorgements lymphatiques, etc.

EMPLÂTRE VÉSICATOIRE.

Prenez : Poix blanche. 7 onces 1/2 (228 g.).
    Térébenthine. 2 onces 1/2 (76 g.).
    Cire jaune. . 5 onces 1/4 (167 g.).
Ajoutez à la fin :
    Cantharides en poudre. 4 onces (122 gr.).

On fait liquéfier la poix, la cire et la térébenthine, et on incorpore avec soin les cantharides, lorsque le mélange est refroidi.

Bien que cet emplâtre contienne une grande proportion de cantharides, comme celles-ci sont enveloppées de corps gras, leur action sur l'épiderme serait presque nulle; aussi est-il recommandé, lorsque l'emplâtre vésicatoire est étendu sur la peau blanche, de la saupoudrer avec de la poudre de cantharides. On voit que le rôle de l'emplâtre est très secondaire; aussi une autre pâte quelconque, du levain, par exemple, saupoudré de poudre de cantharides, remplit-il le même but.

On frictionne ordinairement avec un linge vinaigré la place où doit être appliqué l'emplâtre vésicatoire. L'action du vésicatoire en devient plus certaine; au bout de douze heures, on retire l'emplâtre, on enlève l'épiderme soulevé par la sérosité, et on panse d'abord avec du beurre sur de la poirée, ensuite avec un mélange de beurre et de pommade, et enfin avec la pommade seule.

Lorsque le vésicatoire occupe une certaine surface, et que l'on craint l'action des cantharides sur les organes génito-urinaires, afin de borner localement l'action du vésicatoire, on prescrit souvent d'ajouter du camphre à la poudre de cantharides.

EMPOISONNEMENT. Un médecin célèbre, mais trop étranger aux progrès de la chimie moderne, a nié qu'il y eût des contre-poisons. Il y avait heureusement exagération dans cette opinion de Portal. Les observations les plus précises ont démontré en effet, et confirment chaque jour, que les assertions des médecins modernes, fondées sur les réactions chimiques et expérimentées sur les animaux, méritaient toute confiance.

Ces progrès, à la vérité, ont réduit le nombre des *antidotes* (*voy.* ce mot) ; mais ce mot, appliqué à l'albumine, au quinquina, au sulfate de soude, à la magnésie, au jus de citron, dans des cas déterminés d'empoisonnement, est devenu rigoureux dans toute l'étendue de l'acception.

Cela posé, considérons l'empoisonnement d'une manière générale, nous étudierons ensuite chaque cas en particulier.

S'il y a peu de temps que le poison a été avalé, il se trouve dans le conduit alimentaire, et alors deux indications importantes se présentent : ou il faut l'expulser des voies digestives, ou combiner le poison avec une substance qui neutralise ses propriétés vénéneuses. Après avoir satisfait, avec toute la rapidité possible, à l'une ou l'autre de ces indications, il faut ensuite combattre les symptômes généraux qui résultent de la perturbation causée par le poison sur l'économie.

Si, au contraire, le poison a été avalé depuis longtemps, si les vomissements fréquents et des selles ont eu lieu, il est à peu près certain que les parties vénéneuses en excès ont été expulsées, et alors il serait également dangereux d'administrer un vomitif, ou de chercher à décomposer le poison par un antidote ; il faut se borner à l'emploi des moyens généraux : la saignée, les sangsues, les antiphlogistiques, les calmants, les émollients, pourront apaiser le mal, si le désordre est modéré ; mais ils seront sans résultat utile, si le poison est énergique, et s'il a été avalé en quantité considérable et depuis longtemps.

L'expulsion de la substance vénéneuse par les vomissements est un puissant moyen de salut ; indiquons les moyens d'en faire un prompt et intelligent usage. On peut déterminer les vomissements au moyen de *l'émétique,* dans les cas où le poison n'est ni âcre ni corrosif ; dans ces cas, au contraire, on gorge l'estomac d'eau tiède ou de boissons mucilagineuses ou adoucissantes, également tièdes, qui ont l'avantage d'étendre et de délayer le poison, de diminuer l'intensité de son action, et d'exciter en même temps les vomissements. Si les vomissements ne suivaient pas rapidement l'ingestion abondante de ces liquides tièdes dans l'estomac, on déterminerait très utilement les vomissements, en portant les doigts dans le fond de la bouche. Ces moyens simples, toujours à notre disposition, seront immédiatement employés, dans les cas même où l'émétique, n'étant pas contre-indiqué, il faudrait perdre un temps précieux pour s'en procurer.

L'emploi du contre-poison sera indiqué aux cas particuliers que réclame chacun d'eux.

Poisons irritants qui déterminent l'inflammation des parties qu'ils touchent. Tous les acides forts, les alcalis concentrés, le sublimé corrosif, l'arsenic, le vert-de-gris, l'émétique, la pierre infernale, l'extrait de barèges pour bains, le phosphore, les cantharides, l'extrait de saturne et les sels de plomb, etc., etc., enflamment les parties avec lesquelles ils sont en contact, mais à des degrés différents. Aussi, parmi ces poisons, les uns agissent avec la rapidité et l'intensité du fer rouge ; exemples : les acides forts, les alcalis concentrés ; d'autres, tels que l'arsenic, le sublimé corrosif, l'émétique, l'aconit, la noix vomique, etc., etc., quoique beaucoup moins caustiques, ont une action meurtrière, non moins intense, non moins rapide, parce qu'ils sont promptement absorbés, et qu'ils suspendent ou détruisent l'action d'organes essentiels à la vie, tels que les poumons, le cœur, le cerveau ou la moelle épinière.

EMPOISONNEMENT PAR LES ACIDES. Les moyens curatifs étant les mêmes pour tous les empoisonnements par les acides, nous énumérerons d'abord les acides *par rang d'intensité d'action sur l'économie*, et nous indiquerons ensuite les moyens de combattre ces divers empoisonnements.

Acide nitrique (eau-forte).
    sulfurique (huile de vitriol).
    nitrochlorhydrique (eau régale).
    chlorhydrique (muriatique).
    acétique (vinaigre radical).
Bleu en liqueur.
Eau de Javelle.

Symptômes de l'empoisonnement par les acides. Celui qui a avalé une certaine quantité d'acide concentré, éprouve une chaleur dévorante dans la bouche, dans la gorge, dans l'œsophage et dans l'estomac; les envies de vomir, les vomissements, suivent bientôt. Ces vomissements varient de couleur : ils sont jaunâtres, noirâtres, quelquefois ils sont mêlés de sang. Ils sont acides, âcres, brûlants, ils bouillonnent sur le carreau. Il se manifeste des hoquets, et bientôt des selles copieuses plus ou moins mêlées de sang et débris muqueux; le malade ressent en même temps des douleurs atroces dans l'estomac et dans le bas-ventre, ces douleurs se répandent partout le corps, oppriment la poitrine; la soif devient de plus en plus ardente; l'anxiété augmente; les boissons, loin d'apaiser les troubles qui se manifestent, augmentent les douleurs en déterminant des vomissements; le pouls est fréquent et dur, la peau et les membres inférieurs se refroidissent, le corps se couvre de sueur froide; des envies d'uriner se manifestent douloureusement et sans résultat; l'agitation augmente, il survient des mouvements convulsifs suivis de prostration; le visage pâlit et se plombe; le malade conserve, le plus souvent, l'intégrité de ses facultés intellectuelles. Une toux fatigante vient ajouter à l'anxiété du malade; sa voix s'altère, le pouls devient petit, les membres se contractent, et selon que l'acide avalé est plus ou moins concentré, ou a été pris en plus ou moins grande quantité, la mort peut arriver au bout de quelques heures, ou après douze, quinze ou dix-huit heures, ou après plusieurs jours, et même être le résultat des accidents consécutifs de l'empoisonnement.

Traitement des empoisonnements par les acides. Le contre-poison, l'antidote par excellence des poisons acides, c'est la *magnésie*. Mais il faut l'administrer avec célérité, car tout le succès dépend de la promptitude des secours.

A cet effet, on délaiera dans un litre d'eau deux cuillerées à bouche de magnésie, et on administrera ce liquide par verre de minute en minute. On continuera ainsi tant que les vomissements seront acides.

Comme ce moyen s'applique à tous les cas d'empoisonnement par les acides, un flacon de magnésie doit faire partie des provisions de toute maison bien pourvue : il est indispensable dans les fabriques, les ateliers de teinture, les magasins de couleurs, etc., et dans les simples ménages où l'on se sert de bleu en liqueur, d'eau de javelle, et où ces liqueurs usuelles, mais vénéneuses, peuvent être l'objet de méprises de la part des domestiques, ou tomber entre les mains d'enfants en bas âge, qui portent tout à leur bouche.

Toutefois, comme la recommandation de cette intelligente précaution ne sera pas partout écoutée, et, aussi, comme la magnésie calcinée ne se trouve que chez les pharmaciens, qui sont quelquefois très loin du lieu de l'empoisonnement, et comme surtout il n'y a pas une seconde à perdre, si l'on veut que les soins soient efficaces, nous conseillons, nous recommandons, dès qu'on s'apercevra de l'accident, de faire avaler plusieurs verres d'eau, et à défaut de magnésie, d'administrer par verre, et à des intervalles très rapprochés, de l'eau, dans chaque litre de laquelle on aura fait dissoudre gros comme une noix de *savon ordinaire*.

En même temps que ces boissons-antidotes seront prodiguées par en haut, elles seront aussi administrées en lavement.

Tous ces soins, qui, pour être efficaces, doivent être aussi prompts que la pensée, ne dispenseront point de la présence du médecin, qui pourra mieux que personne les diriger avec intelligence et succès, et qui seul peut apprécier et guérir les désordres inflammatoires qui accompagnent, et suivent dans tous les cas, l'empoisonnement par les acides.

Le traitement consécutif, c'est-à-dire celui qui suit l'emploi du contre-poison, variera selon l'intensité des symptômes et leur prédominance. Au début, une saignée générale conviendra pour borner les progrès de l'inflammation. Des bains, des fomentations émollientes, des lavements adoucissants, des tisanes mucilagineuses, seront administrés. Le médecin jugera s'il convient de revenir à la saignée, ou de recourir aux applications de sangsues, ou enfin d'employer, pour des indications particulières, d'autres moyens que nous ne pourrions énumérer ici, et qui seront indiqués au traitement de la gastrite.

EMPOISONNEMENT PAR LES ALCALIS. *Poisons alcalins énumérés par rang d'intensité vénéneuse sur l'économie animale :*

Alcali volatil (ammoniaque liquide).
Pierre à cautère (potasse caustique).
Soude caustique.
Chaux (chaux vive).
Sel de tartre (sous-carbonate de potasse).
Sous-carbonate de soude (lessive des savonniers).
Lait de chaux.

Les poisons alcalins agissent sur l'économie animale avec une énergie non moins destructive que celle des acides, et réclament des soins aussi prompts, aussi intelligents.

Les alcalis ont une saveur âcre, caustique et urineuse; au lieu de rougir la teinture de tournesol, ils ramènent, au contraire, au bleu cette teinture rougie par un acide; ils jouissent enfin de toutes les propriétés indiquées au mot ALCALI. (*Voy.* ce mot.)

Les alcalis pris à l'intérieur ont sur la bouche, l'estomac et les intestins, une action aussi destructive que les acides les plus concentrés. Ils brûlent et détruisent comme le fer rouge les parties en contact avec eux, et occasionnent des symptômes d'un état inflammatoire, et des accidents consécutifs semblables.

Ils réclament les secours les plus empressés, et, si l'empoisonnement est récent, l'emploi des moyens chimiques qui décomposent les alcalis, et forment avec eux des composés nouveaux sans action sur l'économie.

Ce problème se trouve heureusement résolu par l'emploi du *vinaigre* ou du *jus de citron*, qui sont les *antidotes* des poisons alcalins.

On les administre de la manière suivante : dans chaque verre d'eau on ajoutera une cuillerée de vinaigre ou le jus d'un citron, et on continuera cette boisson acide à intervalles très rapprochés, jusqu'à ce que les vomissements ne soient plus alcalins.

Les traitement des accidents consécutifs est le même que celui indiqué pour l'empoisonnement par les acides.

Si l'alcali est concentré, et s'il a été pris depuis longtemps et en notable quantité, il ne doit rester aucun espoir de salut pour le malade, et les moyens palliatifs et adoucissants peuvent seuls être administrés, et seront assurément sans succès.

Dans des cas plus heureux, le succès dépendra toujours de la promptitude des secours.

On s'abstiendra, comme pour l'empoisonnement par les acides, de donner de l'émétique, qui ajouterait à la gravité des accidents, et on se contentera d'exciter les vomissements, au moyen des boissons acides prises en abondance, et au moyen de l'introduction des doigts dans la bouche.

La présence du médecin sera indispensable pour la direction du traitement : pour reconnaître que les déjections ne sont plus alcalines, et remplacer alors, mais seulement alors, les boissons acides par d'autres mucilagineuses, adoucissantes, et pour satisfaire enfin aux indications nombreuses que réclameraient les désordres qui accompagnent et suivent les empoisonnements par les alcalis.

Poisons irritants qui ne sont ni acides ni alcalins.

Le sublimé corrosif (bichlorure de mercure),
Et les autres préparations mercurielles;
L'arsenic (arsenic blanc),
Et les composés arsenicaux;
Le vert-de-gris

Et les autres sels de cuivre;

L'émétique (tartrate d'antimoine et de potasse);

Le beurre d'antimoine;

Les sels d'étain;

Les sels d'or;

Les sels de bismuth;

Le nitrate d'argent (pierre infernale).

Avant de parler de chacun de ces poisons en particulier, nous devons dire en général comment ils agissent sur l'économie

Tous ces poisons ont une saveur âcre et comme métallique. Cette saveur est moins intense, moins brûlante que celle des acides et des alcalis concentrés. Ceux qui ont avalé de ces poisons éprouvent une constriction, un resserrement particulier à la gorge. Les douleurs arrivent bientôt; elles se manifestent dans le gosier, l'estomac et les intestins : ces douleurs augmentent peu à peu, et deviennent bientôt insupportables; les envies de vomir et les vomissements se succèdent avec plus ou moins de rapidité. Les matières rendues sont de couleurs variées, quelquefois mêlées de sang; il y a parfois constipation, ou diarrhée; parfois les selles sont sanguinolentes. A tous ces symptômes se joignent des rapports fréquents et d'une fétidité insupportable; les accidents acquièrent bientôt plus d'intensité, le hoquet survient et se joint à la difficulté de respirer; le pouls, d'abord accéléré, devient petit et serré, parfois il est inégal et intermittent; une soif inextinguible tourmente les malades, les boissons sont rejetées avec de douloureux efforts. Les malades éprouvent des besoins fréquents d'uriner, d'aller à la selle, et le ténesme douloureux de ces parties y met obstacle; enfin l'anxiété augmente, des crampes surviennent, les extrémités se glacent, quelquefois les malades conservent jusqu'au dernier moment l'intégrité des facultés intellectuelles; d'autres fois, le délire des convulsions ou une prostration générale accompagne la décomposition profonde des traits de la face, que suit une mort inévitable et prochaine.

EMPOISONNEMENT PAR LE SUBLIMÉ CORROSIF OU PAR UN AUTRE SEL MERCURIEL. — Les symptômes de cet empoisonne-

ment sont décrits dans les généralités qui précèdent, nous n'aurons à nous occuper que du traitement.

Le *contre-poison* du sublimé corrosif et des sels mercuriels est *l'albumine*, ou *le blanc d'œufs*.

Dès qu'on aura constaté que l'empoisonnement a pour cause une préparation mercurielle, prise à l'intérieur, ou appliquée à l'extérieur, on délaiera cinq ou six blancs d'œufs par chaque litre d'eau froide, et on administrera ce liquide albumineux, par verre, à des distances très rapprochées. On accumulera ainsi cette boisson dans l'estomac, afin de provoquer des vomissements, qu'on pourra favoriser en portant le doigt au fond de la bouche. A mesure que l'estomac se débarrassera, par les vomissements, et du poison et du liquide antidote, on administrera de nouvelle eau albumineux, et on provoquera de nouveaux vomissements; en même temps, on prescrira des lavements avec l'eau et le blanc d'œufs.

Lorsqu'on jugera que le poison aura été neutralisé par l'antidote ou expulsé par les vomissements, on administrera des boissons adoucissantes ou émollientes; enfin, on s'occupera du traitement des accidents consécutifs.

Le médecin jugera de l'opportunité de la saignée, ou d'une application de sangsues, et remplira enfin les indications que l'état du malade pourra réclamer.

On a proposé comme contre-poison du sublimé corrosif, le gluten pulvérisé et délayé dans l'eau; mais ce moyen n'est jamais à la portée de ceux qui appliquent les secours, tandis que le blanc d'œufs se rencontre partout, et ne manque jamais de guérir les empoisonnés auxquels on l'administre avec promptitude.

EMPOISONNEMENT PAR L'ARSENIC BLANC OU OXYDE D'ARSENIC, ACIDE ARSÉNIEUX, ET PAR LES PRÉPARATIONS ARSENICALES. Toutes les préparations arsenicales sont vénéneuses : la pâte même de Rousselot, celle du frère Côme, dont on se sert en chirurgie pour détruire des chairs baveuses ou cancéreuses, sont vénéneuses; à raison de la quantité d'arsenic qui entre dans leur composition, et qui absorbé par la surface ulcérée, peut déterminer l'empoisonnement, comme on en rapporte plusieurs exemples.

Poisons arsenicaux, par ordre d'intensité vénéneuse :

Arsenic blanc (ou acide arsénieux).
Arséniate de soude.
Arséniate de potasse.
Sulfure d'arsenic jaune (orpiment).
Sulfure d'arsenic rouge (réalgar).
Oxyde noir d'arsenic (poudre aux mouches).
Pâte arsenicale de Rousselot.
Pâte arsenicale du frère Côme.
La pâte dont se servent les empailleurs d'oiseaux.

Les symptômes de l'empoisonnement par l'arsenic et les divers composés arsenicaux se trouvent décrits plus haut (Symptômes de l'empoisonnement par les *poisons irritants, qui ne sont ni acides ni alcalins*). Nous y renvoyons le lecteur.

L'antidote de l'arsenic est le *tritoxyde de fer hydraté.*

En 1834, M. Bunsen publia un travail qui avait pour but de démontrer qu'il avait découvert un précieux antidote contre les empoisonnements par l'arsenic. Cet antidote, c'était le *tritoxyde de fer hydraté.* Cette nouvelle fut accueillie avec tout l'intérêt qu'elle méritait, et les médecins et les chimistes s'empressèrent de répéter à l'envi les expériences du médecin de Gottingue, qui se confirment ainsi de la manière la plus authentique.

Rien ne serait donc plus efficace que ce *contre-poison ;* mais il faut l'administrer promptement et presque toujours, toujours même il faut le préparer exprès, car une des conditions de son efficacité, c'est qu'il soit humide et récent; on doit l'administrer en effet en grande quantité, ce qui est toujours sans inconvénient, et en pâte liquide et récemment préparée.

Le tritoxyde de fer est donc un moyen précieux, mais il a le malheur d'exiger une préparation qui perd un temps assez considérable, de n'être point usuel enfin, ce qui est pour les cas d'empoisonnement qui sont toujours fortuits, et qui réclament des secours instantanés, un inconvénient très grave. Soit donc qu'on manque des moyens de se procurer du tritoxyde de fer hydraté, ou pendant qu'on fera préparer ce contre-poison,

on s'empressera d'administrer de l'eau tiède ou même froide en quantité, de manière à provoquer des vomissements considérables; on remplacera cette eau par de la décoction de racine de guimauve ou de graine de lin, dont on fera boire une grande quantité, de manière à s'assurer que par les vomissements, qui pourront même être provoqués par l'introduction du doigt dans le fond de la bouche, la totalité du composé arsenical a été rejetée.

Le recours à l'antidote ne serait pas inutile même après une heure d'empoisonnement; mais nous ne répéterons jamais assez que les seuls secours instantanés sont efficaces. Après l'expulsion du poison, il reste à calmer les accidents provoqués par sa présence. Les soins consécutifs sont ceux de la gastrite plus ou moins aiguë; nous y renvoyons le lecteur.

L'action délétère de l'arsenic a lieu spécialement sur le cœur, dont les fonctions toutes vitales sont détruites, et dont le tissu même porte souvent des traces de lésions étendues et profondes.

EMPOISONNEMENT PAR LE VERT-DE-GRIS ET LES PRÉPARATIONS CUIVREUSES. Vert-de-gris (sous-carbonate de cuivre), sous-acétate de cuivre (verdet), acétate de cuivre cristallisé (cristaux de Vénus), nitrate de cuivre.

Toutes les préparations de cuivre introduites dans l'estomac, même à petite dose, sont extrêmement vénéneuses. Le sous-carbonate de cuivre, qu'on observe sur les pièces de monnaie, sur les vases de cuivre, etc., n'est pas soluble dans l'eau; de là vient que celle-ci peut être conservée dans des fontaines en cuivre, ou autres vases avec des robinets de cuivre. Le sous-acétate de cuivre, ou vert-de-gris du commerce, est au contraire soluble dans l'eau; on ne saurait donc trop prendre de précautions contre la formation de ce poison dans les ustensiles de cuisine : le vin, le vinaigre, l'oseille, les corps gras, déterminent facilement sa formation, et c'est à la négligence qui favorise cette formation, qu'on doit tant de déplorables accidents.

L'antidote des poisons cuivreux, d'après les expériences de M. Orfila, paraît être le blanc d'œufs ou albumine étendu d'eau.

Le traitement de l'empoisonnement par le vert-de-gris ou par toute autre préparation de cuivre étant le même que celui employé contre l'empoisonnement par le sublimé corrosif, nous y renvoyons le lecteur, pour éviter de fastidieuses répétitions.

EMPOISONNEMENT PAR L'ÉMÉTIQUE ET AUTRES PRÉPARATIONS D'ANTIMOINE. *Poisons antimoniaux par rang d'intensité vénéneuse :*

Beurre d'antimoine (chlorure d'antimoine). Émétique (tartrate antimonié de potasse, tartrate de potasse et d'antimoine, tartre-stibié). Kermès minéral (sous-sulfhydrate d'antimoine). Soufre doré d'antimoine (sous-sulfhydrate sulfuré d'antimoine). Oxyde d'antimoine. Vin antimonié.

L'empoisonnement par le beurre d'antimoine est si violent, si subit, qu'il ne laisse ni le temps ni l'espoir de secours efficaces ; en effet, ce caustique jouit de propriétés si énergiques qu'il brûle et perfore instantanément. Si donc ce poison a été pris pur et en notable quantité, le mal est aussitôt fait que dit. Si, au contraire, ce poison a été mêlé avec des aliments ou des liquides, il a perdu, en se décomposant (ce qui arrive toujours dans ces cas), son énergie redoutable ; il rentre dans la classe des autres poisons antimoniaux, et peut être combattu avec succès par les moyens que nous allons indiquer pour le traitement de l'émétique.

Les accidents auxquels les préparations d'antimoine donnent lieu ont été décrits d'une manière générale : les symptômes spéciaux de cet empoisonnement, sont d'abord des vomissements abondants et opiniâtres, et ensuite des selles copieuses. Le malade éprouve en même temps une grande gêne de la respiration, une sorte de compression à la gorge, des crampes et un abattement plus ou moins considérable.

Bien que, suivant la méthode de *Rasori*, on administre l'émétique à la dose de quatre, six, dix grains et même plus, à des individus affectés de fluxion de poitrine, ou de rhumatisme articulaire, une dose bien inférieure de ce sel suffit pour empoisonner une personne en santé. La condition n'est plus la même en effet dans ces deux cas : dans les maladies spécifiées plus haut, l'émétique agit comme spécifique, il s'adresse à un état particulier qui entraîne la tolérance ; tandis que, dans l'état sain, l'émétique agit avec toute son énergie vénéneuse ; et cette énergie est telle, qu'un individu peut être tué par deux grains d'émétique, si les vomissements ne les expulsaient pas en grande partie : ce qui arrive presque toujours, et ce qui diminue la gravité, d'ailleurs considérable, de cette espèce d'empoisonnement.

Les contre-poisons de l'émétique et des préparations antimoniales, sont la décoction de *noix de galle*, ou de *quinquina*, ou de *tan*.

Si donc un individu avait avalé une certaine quantité d'émétique, et que l'expulsion de ce poison ne se fît point au moyen de vomissements, on administrerait les décoctions indiquées. Il serait plus utile encore et plus prompt de délayer une once de quinquina en poudre dans un litre d'eau, d'agiter et de faire boire ce mélange, par verre, à des distances très voisines.

Il est inutile de dire ici, qu'il ne faut pas administrer d'émétique, celui avalé est le plus souvent son antidote par les vomissements qu'il détermine. On aidera cette disposition au moyen d'eau tiède, qui étendra le poison et fournira la matière des vomissements.

Les vomissements seront donc, dans le plus grand nombre des cas, chose aisée et salutaire ; mais, après un certain temps, loin d'exciter les vomissements, il faut s'appliquer à arrêter cette disposition quelquefois opiniâtre, et qui persiste après l'expulsion complète de l'émétique. A cet effet, on administre, dans un verre d'eau sucrée, qu'on fait avaler en plusieurs fois, un grain d'extrait d'opium ; on administre aussi des boissons froides ou gazeuses, des cataplasmes émollients ou irritants, sur l'épigastre, quelquefois même des sangsues, et enfin tous les secours que réclame le traitement de la gastrite ; c'est au médecin, qu'on ne peut manquer de faire appeler, à juger ce que l'état du malade réclame de son intervention.

EMPOISONNEMENT PAR LES SELS D'ÉTAIN, DE BISMUTH, D'OR ET DE ZINC.

Ces empoisonnements sont très rares, et nous fourniront peu de choses à dire.

Il faut éviter de confondre les sels d'étain avec le sel de cuisine, comme cela peut arriver.

Le lait étendu d'eau, pris en abondance, paraît être le meilleur moyen à employer contre l'empoisonnement par les sels d'étain.

Pour l'empoisonnement par les sels d'or, de zinc et de bismuth, le traitement est le même que celui employé contre l'arsenic.

EMPOISONNEMENT PAR LES SELS D'ARGENT.

Ces préparations sont peu nombreuses, ce sont :

Le nitrate d'argent cristallisé ;

La pierre infernale (nitrate d'argent fondu) ;

L'argent fulminant (ammoniure d'argent).

Le nitrate d'argent est très vénéneux ; il est caustique ; c'est même le caustique le plus usuel en chirurgie, puisqu'il constitue la pierre infernale.

Dans cet empoisonnement, heureusement très rare, on doit s'empresser de faire boire en grande quantité de l'eau légèrement salée. Le sel de cuisine (chlorure de sodium) est donc l'antidote des sels d'argent.

EMPOISONNEMENT PAR LE SEL DE NITRE.

Le sel de nitre (nitrate de potasse, salpêtre), pris à haute dose, peut déterminer la mort si, par les vomissements, il n'est rejeté de l'estomac.

A la vérité, le nitre peut être administré à assez haute dose dans certains états maladifs ; mais ces cas spéciaux, qui entraînent la tolérance, ne sauraient prouver l'innocuité du nitre, pas plus que l'emploi de l'émétique par la méthode de Rasori n'infirme la qualité vireuse de ce dernier.

Les symptômes particuliers de l'empoisonnement par le nitre, sont une sorte d'ivresse et une action spéciale sur le système nerveux, qui peut entraîner des convulsions et la paralysie.

Le traitement de l'empoisonnement par le nitre est le même que celui pour l'arsenic.

EMPOISONNEMENT PAR LE SEL AMMONIAC.

Chlorhydrate d'ammoniaque.) L'empoi-

sonnement par ce sel détermine des vomissements, des mouvements convulsifs, une raideur générale, des douleurs d'entrailles, la décomposition de la face et la mort.

Dans les empoisonnements par ce sel, on s'empressera de déterminer les vomissements au moyen d'eau tiède sucrée, et de l'introduction des doigts dans le fond de la bouche ; on administrera ensuite des boissons émollientes ou légèrement opiacées, et on traitera enfin les symptômes consécutifs.

EMPOISONNEMENT PAR LE FOIE DE SOUFRE, SULFURE DE POTASSE, OU L'EAU DE BARÈGES POUR BAINS.

Les symptômes de l'empoisonnement par l'eau de Barèges ou le foie de soufre, sont semblables à ceux de l'empoisonnement par le nitre ; seulement ils sont à la fois plus violents, plus instantanés. On se souvient encore qu'en 1837 la comtesse de ***, ayant avalé par mégarde une certaine quantité d'eau de Barèges pour bain, cette dame expira au bout de quelques minutes.

Les vomissements prompts et abondants sont le seul remède contre cet empoisonnement. On s'empressera donc d'administrer de l'eau en quantité, d'exciter les vomissements par l'introduction des doigts dans la bouche, et de remplacer l'eau simple par une boisson mucilagineuse, telle que l'eau de lin.

L'application de sangsues, et les autres moyens que le médecin jugera convenables, devront suivre les vomissements et combattre les accidents consécutifs de cet empoisonnement.

EMPOISONNEMENT PAR LA BARYTE.

Sels vénéneux de baryte.

Baryte (protoxyde de baryum, spath pesant).

Tous les sels de baryte solubles sont vénéneux à un haut degré, soit qu'on les applique sur des plaies où ils soient absorbés, ou qu'on les introduise dans l'estomac.

Les symptômes de cet empoisonnement ressemblent à ceux de l'empoisonnement par le nitre et le sel ammoniac, seulement ils ont plus d'intensité.

Il y a pour les cas, heureusement rares, d'empoisonnement par les sels de baryte, un *contre-poison* des plus efficaces, c'est la solution aqueuse du *sulfate de soude* ou de *sulfate de magnésie*, à la dose de 1/2 once de l'un ou l'autre de ces deux sels par pinte d'eau. A défaut de ce contre-poison, on pourra administrer avec le plus grand succès *l'eau de puits*, laquelle, à Paris surtout et dans ses environs, tient en dissolution du plâtre ou sulfate de chaux. Par ces moyens on neutralise le poison, qui est décomposé. La baryte, en raison de son avidité pour l'acide sulfurique, décompose les sulfates solubles, pour former un sulfate de baryte insoluble, et, par conséquent, sans action vénéneuse; par la quantité de liquide salin avalé, on détermine aussi des vomissements, qu'on peut aider encore par l'introduction des doigts dans la bouche.

Des boissons émollientes sont ensuite administrées, et les accidents qui suivent, traités comme il a déjà été dit pour les autres empoisonnements.

EMPOISONNEMENT PAR LE PHOSPHORE.

Préparations phosphoriques :

L'acide phosphorique.
Le phosphore dissous dans l'huile.
Le phosphore dissous dans l'éther.
Le phosphore.

L'empoisonnement par l'acide phosphorique est le même que celui par les acides les plus concentrés; les symptômes et le traitement sont aussi les mêmes.

La dissolution du phosphore dans l'huile et dans l'éther a une intensité vénéneuse plus grande que celle du phosphore solide, et donne lieu aux mêmes accidents que les acides forts. Cet empoisonnement réclame le même traitement.

Le phosphore en morceaux introduits dans l'estomac y détermine des accidents qui dépendront de l'état de ce viscère. Si l'estomac contient beaucoup d'aliments et surtout de liquides, l'activité du poison sera médiocre; elle sera très intense, au contraire, si l'estomac est vide; dans tous les cas, on s'empressera de faire boire de l'eau en quantité, et de solliciter ainsi, et au moyen des doigts dans la bouche, l'expulsion du phosphore, qu'on reconnaîtra à son aspect blanchâtre, comme corné; à la fumée blanche et à l'odeur d'ail que répandront les débris du phosphore rendus par les vomissements; du reste, le traitement de cet empoisonnement et de ses complications, est celui de l'empoisonnement par les acides.

EMPOISONNEMENT PAR LES CANTHARIDES ET LES PRÉPARATIONS CANTHARIDÉES.

Les préparations cantharidées sont :
Les cantharides.
La teinture des cantharides.
Les bonbons cantharidés.

Les cantharides ou les préparations qui en contiennent, introduites dans l'estomac ou absorbées par la peau, donnent lieu à des accidents graves et quelquefois mortels.

Prises à l'intérieur, les cantharides déterminent les symptômes suivants : elles ont une odeur désagréable, un goût nauséeux, une saveur âcre brûlante; cette chaleur se fait ressentir à la gorge, dans l'estomac et le ventre; elle détermine des rapports infects, des spasmes de l'estomac, des vomissements fréquents et souvent sanguinolents; les selles sont accompagnées de coliques atroces et mêlées de sang. En même temps, on voit apparaître des désordres qui sont le résultat de l'action spéciale des cantharides sur les organes génitaux et urinaires. Un priapisme des plus douloureux et des plus opiniâtres se manifeste; le malade éprouve des ardeurs de vessie, accompagnées d'envies d'uriner, avec projection seulement de quelques gouttes d'une urine brûlante, âcre et quelquefois sanguinolente. Le pouls est fréquent et dur, les yeux enflammés et saillants, le regard à la fois érotique et terrible; la soif est intense, et pourtant le malade éprouve une sorte de strangurie, un serrement spasmodique des mâchoires, qui s'oppose à l'appréhension des liquides et à leur déglutition. Les coliques d'estomac et de bas-ventre continuent ou s'augmentent, les excrétions sont douloureuses ou impossibles; il y a ténesme, raideur générale, délire furieux; et, pour terminaison de ces affreux désordres, la mort.

On conçoit que les accidents que nous venons de décrire ont plus ou moins d'intensité, selon la quantité du poison avalé; mais il faut bien qu'on sache que la vésication d'une large surface par un emplâtre saupoudré de beaucoup de cantharides, et l'emploi de la teinture de cantharides dans des desseins érotiques, ou l'usage de bonbons cantharidés, peuvent occasionner tous les accidents décrits, et amener la catastrophe qui les termine.

Il n'y a pas de contre-poison des cantharides. Hâtons-nous de dire que l'huile, qu'on a longtemps prônée comme antidote, a la propriété de dissoudre le principe actif et vénéneux des cantharides, qui acquiert ainsi une activité plus meurtrière.

On administrera de l'eau, ou de l'eau et du lait en quantité, des décoctions émollientes ou mucilagineuses; on injectera, dans le rectum et dans la vessie, des liquides mucilagineux, tels que l'eau de guimauve ou de graine de lin. On frictionnera le ventre et les membres avec de l'huile camphrée. On mettra le malade au bain, et on l'y laissera une ou deux heures, après que, par les vomissements, il aura rejeté les parties vénéneuses que l'estomac pouvait contenir.

Si l'empoisonnement a eu lieu par l'absorption cutanée, on ne cherchera pas à exciter les vomissements; on donnera des boissons émollientes, mais en moindre quantité et sans provocation aux vomissements; on pratiquera les frictions camphrées; on administrera les lavements et les bains.

Enfin, si l'inflammation prédominait sur un point de l'estomac ou du ventre, on appliquerait des sangsues, des cataplasmes, des fomentations émollientes, etc.

EMPOISONNEMENT PAR LES SELS DE PLOMB.

Les préparations de plomb sont :

L'acétate de plomb (sel de saturne).

L'extrait de saturne (acétate de plomb liquide).

Carbonate de plomb (blanc de plomb ou céruse).

Litharge } Massicot } (protoxyde de plomb).

Émanations de plomb ou saturnines.

Minium (bioxyde de plomb).

Symptômes de l'empoisonnement par l'extrait de saturne ou acétate de plomb. La saveur de ce sel est sucrée, astringente et métallique; il occasionne une sorte de constriction à la gorge, des douleurs à l'épigastre, des nausées et des vomissements quelquefois mêlés de sang. Le pouls s'accélère, la soif augmente, les douleurs deviennent plus vives. Il se manifeste des crampes, le pouls s'amoindrit, la peau se couvre de sueurs froides; les extrémités se refroidissent; des convulsions peuvent se manifester, et la mort être la terminaison de cet empoisonnement, si la dose du poison a été considérable, et si les secours ont manqué ou sont venus trop tard.

L'usage des sels de plomb à petite dose, dans des vins frelatés, par exemple, ne détermine point ces accidents; mais ils produisent une maladie chronique d'autant plus dangereuse qu'on en ignore la cause, et qui peut dégénérer en paralysie.

Le plomb métallique n'est point vénéneux, mais son contact avec des aliments acides peut déterminer la formation de sels capables d'empoisonner.

Il est dangereux de boire de l'eau conservée pendant longtemps dans des vases de plomb exposés à l'air, cette eau pouvant à la longue se charger d'une certaine quantité de carbonate de plomb, tenu en dissolution à la faveur d'acide carbonique, pris dans l'atmosphère ambiant.

Les *contre-poisons* de l'acétate de plomb ou extrait de saturne, et de toutes les préparations saturnines, sont le sulfate de soude, celui de magnésie, et l'eau des puits, qui contient, comme on sait, une notable quantité de sulfate de chaux.

Le traitement étant le même que celui pour l'empoisonnement par la *baryte*, nous y renvoyons le lecteur.

Les peintres, les plombiers, les potiers de terre et ceux qui, dans les arts manufacturiers, manient le plomb ou ses préparations, ou bien respirent les émanations des substances saturnines, sont exposés à contracter une maladie très douloureuse et parfois très dangereuse, appelée *colique des peintres, colique saturnine;* du reste, on guérit assez bien cette maladie, dont on ignore l'essence. (*Voy.,* pour plus de détails, au mot COLIQUE DES PEINTRES.)

POISONS VÉGÉTAUX. — *Poisons irritants.* —Les différentes euphorbes, le garou, la gomme-gutte, la sabine, tous ces poisons ont une saveur âcre, piquante; ils occasionnent sur la bouche, la langue, la gorge, l'estomac et le bas-ventre une chaleur brûlante, avec rareté de la salive. La gorge se resserre et rend douloureux les vomissements qui ont lieu en même temps que des évacuations par en bas. Le pouls est accéléré, la respiration péniblement fréquente; il survient une grande faiblesse, qui donne aux mouvements des malades une incertitude qui ressemble à l'ivresse. La pupille se dilate, le pouls se ralentit, l'abattement augmente, les membres se raidissent ou se convulsent, et le malade peut mourir dans une sorte d'état tétanique avec stupeur, ou en poussant des cris aigus ou plaintifs.

Il faut bien se garder, dans les cas d'empoisonnement par l'un des végétaux inscrits au commencement de ce chapitre, d'administrer l'émétique, qui ajouterait encore aux accidents auxquels on désire remédier.

On s'empressera seulement de déterminer les vomissements à l'aide d'eau légèrement tiède ou de boissons émollientes; on se comportera, du reste, comme il a été déjà plusieurs fois indiqué, en se rappelant qu'il n'y a pas d'*antidotes* pour ces poisons, et qu'ils réclament seulement des évacuations par des boissons délayantes ou émollientes, et un traitement antiphlogistique intelligent.

Poisons narcotiques. Ces poisons par ordre d'intensité vénéneuse sont : l'acide prussique, la morphine, l'opium, la jusquiame.

L'acide prussique concentré, celui obtenu par le procédé de M. Gay-Lussac, fût-il pris à la dose minime d'une goutte, n'empoisonne pas, il tue instantanément, il foudroie.

Celui obtenu par le procédé de Schéele, quoique moins énergique, empoisonne sans remède, même à petite dose; on conçoit donc qu'il ne peut être question ici que du traitement de l'empoisonnement par l'acide prussique très étendu, ou par celui qu'on rencontre dans le laurier-cerise.

Les symptômes de l'empoisonnement par les narcotiques, soit qu'ils aient été introduits dans l'estomac ou absorbés par une plaie ou une blessure, sont les suivants : Stupeur, engourdissement, pesanteur de tête, légère envie de dormir, qui va en augmentant; les malades éprouvent une sorte d'ivresse avec sensation quelquefois agréable, et le plus souvent pénible. Le regard est incertain, hébété, la prunelle se resserre ou se dilate; le délire survient, il est gai ou furieux. Des douleurs partielles se font sentir; des convulsions, qui varient d'intensité, surviennent, et sont suivies parfois de la paralysie des extrémités inférieures. Les vomissements se manifestent plus tôt dans les cas où le poison a été absorbé par une plaie ou administré en lavement. Tous ces symptômes, enfin, peuvent, par leur continuité et leur intensité, amener la mort, si l'art ne vient au secours de l'empoisonné.

Si l'un de ces poisons a été avalé, c'est ici le lieu de donner, sans hésitation, de l'eau tiède émétisée (quatre ou cinq grains d'émétique pour une pinte); on aidera l'action vomitive de l'émétique, en stimulant, par l'introduction des doigts dans le fond de la bouche, la contraction de l'estomac. L'expérience prouve qu'il est inutile, et même nuisible, de donner en abondance des boissons vomitives ou autres.

Le remède, et non l'antidote des poisons narcotiques, c'est donc l'émétique.

Lorsqu'on s'est assuré que la totalité, ou la presque totalité du poison a été expulsée, le danger, bien que moins imminent, n'en subsiste pas moins. Il reste un narcotisme, qui seul pourrait être mortel, s'il n'était énergiquement combattu. C'est alors, mais seulement alors, qu'il convient d'administrer des boissons acidulées avec le vinaigre ou le jus de citron. L'emploi prématuré des acides ajouterait infailliblement à la gravité de l'empoisonnement : on exerce en même temps des frictions sèches au moyen d'une flanelle, et si le corps conserve beaucoup de chaleur, avec une éponge imbibée d'eau vinaigrée. On fait prendre aussi au malade, et alternativement avec les boissons acides, une infusion de café très forte. Enfin, lorsque ces moyens ne triomphent pas de l'abattement du malade, lorsque sa face est vultueuse, on a recours à la saignée.

Dans l'empoisonnement par l'acide prussique faible ou par les feuilles de laurier-cerise, en même temps qu'on administre l'infusion de café, on y ajoute, toutes les demi-heures, une cuillerée à café d'huile de térébenthine, jusqu'à concurrence de trois à quatre cuillerées.

POISONS NARCOTIQUES ACRES. — *Empoisonnement par les champignons.* (*Voy.* au mot CHAMPIGNON.)

Empoisonnement par la noix vomique, la strychnine, la fausse angusture, la brucine, la fève de Saint-Ignace, la coque du Levant et le camphre. — Symptômes de ces empoisonnements. Ces poisons, appliqués sur des plaies ou introduits dans l'estomac, sont rapidement absorbés, et manifestent une action spéciale sur le cerveau et la partie supérieure de la moelle épinière. Ils déterminent une raideur générale et convulsive; la tête se renverse en arrière; la poitrine, dont les muscles se paralysent, se soulève à peine; la respiration s'embarrasse de plus en plus, et les malades meurent dans un véritable état d'asphyxie et de raideur tétanique. Quelques minutes suffisent pour produire ce funeste résultat, si le poison a été absorbé en quantité notable.

Aucune de ces substances vénéneuses ne détermine l'inflammation des parties éloignées ou même des parties avec lesquelles elles ont été en contact. Les accidents peuvent aussi se produire avec une intensité différente et même avec une sorte de rémission.

Bien que le *camphre* soit un puissant sédatif, et qu'en médecine il soit d'un fréquent usage, tant à l'intérieur qu'à l'extérieur, il résulte d'observations, que, lorsqu'il est dissous dans un véhicule huileux ou alcoolique, et administré à forte dose, il peut déterminer des accidents graves et la mort même. Toutefois, la propriété toxique du camphre est loin d'avoir l'énergie meurtrière de la noix vomique, de l'angusture et surtout de la brucine et de la strychnine.

Il n'y a pas de spécifique ou de *contre-poison* connu pour ces substances délétères. Le traitement consiste à administrer instantanément l'émétique, et à favoriser les vomissements en portant le doigt dans la bouche; et, si le resserrement spasmodique des mâchoires s'opposait à cette pratique, à titiller le fond de la gorge au moyen de la barbe d'une plume. L'asphyxie étant la principale cause

de la mort, il faut veiller à l'entretien de la respiration, et y pourvoir s'il le faut, en insufflant de l'air dans les poumons, de la manière qui a été dite au mot ASPHYXIE. (*Voy.* ce mot.) On administrera en même temps, et de dix en dix minutes par cuillerée à bouche, une potion faite avec : Eau, deux onces (61 g.); sirop de sucre, demi-once (15 g.); éther, un gros (4 g.); huile de térébenthine, un gros (4 g.).

Empoisonnement par le tabac, la belladone, le stramonium, la rue, la grande et la petite ciguë, l'aconit et l'ellébore. Les symptômes de l'empoisonnement par les substances énumérées ci-dessus, sont les suivants : Quelquefois il y a vomissements, et parfois il ne se manifeste aucune envie de vomir; les malades éprouvent un certain malaise, une sorte d'agitation qui les force à changer de place; les douleurs sont intermittentes, irrégulièrement intenses; tantôt le malade pousse des cris, tantôt il est en proie à un délire plus ou moins gai; on observe sur les muscles de la face des mouvements convulsifs; les yeux semblent plus ouverts, ils ont parfois une sorte d'immobilité, et la pupille est dans tous les cas très dilatée; le pouls est fort et fréquent, ou bien il est petit, lent et irrégulier; l'estomac et le ventre sont le siége de douleurs plus ou moins aiguës; les selles sont plus ou moins fréquentes, plus ou moins copieuses; quelquefois, au lieu de l'agitation dont nous avons parlé, les malades éprouvent une sorte d'ivresse, des vertiges, ou de l'engourdissement, de l'insensibilité, ou un tremblement général, ou un abattement considérable.

Pour tous ces cas d'empoisonnement, on s'empressera d'administrer l'émétique; si le poison a été avalé depuis longtemps, on administrera des purgatifs. Après que les évacuations par haut et par bas auront eu lieu, si le malade paraissait assoupi et comme apoplectique, on aurait recours à la saignée, et on administrerait l'eau vinaigrée, après s'être bien assuré que le poison a été rejeté; le traitement, enfin, est celui déjà indiqué pour l'empoisonnement par l'*opium*.

Le traitement est purement rationnel, et, jusqu'ici du moins, on ne *connaît pas d'antidote* pour les cas d'empoisonnement dont nous venons de parler.

Empoisonnement par le seigle ergoté. Le seigle éprouve quelquefois une maladie qui change sa forme, sa composition, et le rend vénéneux. On le reconnaît aux caractères suivants : il se recouvre d'une enveloppe violette, se courbe et s'allonge en forme d'éperon ou d'ergot. Les grains ergotés se rompent facilement, ils se réduisent en une poudre d'une odeur désagréable, d'une saveur âcre, semblable à celle du blé corrompu. Le pain qui contient du seigle ergoté offre des taches ou des points de couleur violette.

Les symptômes de l'empoisonnement par le seigle ergoté, variant selon la quantité de poison avalé, nous emprunterons à MM. Srinc et François, les descriptions qu'ils en ont données.

Lorsqu'un individu a mangé du pain contenant *une petite quantité* de seigle ergoté, on remarque les effets suivants :

La maladie commence par une sensation incommode aux pieds, une sorte de fourmillement ; bientôt se déclarent une vive chaleur d'estomac, des envies de vomir ; les mains et la tête ne tardent pas à être affectées ; les doigts sont tellement contractés, que l'homme le plus robuste peut à peine en opérer le redressement, et que les jointures sont comme luxées ; les malades poussent des cris aigus, et sont dévorés par un feu qui leur brûle les pieds et les mains. A la suite de ces douleurs, la tête devient lourde, le malade paraît ivre ; les yeux se couvrent d'un nuage épais, au point que quelques individus deviennent aveugles, ou voient les objets doubles ; les facultés intellectuelles se dérangent ; la manie, la mélancolie, ou l'assoupissement se déclarent : l'ivresse augmente ; le corps est renversé en arrière, et forme un arc dont la convexité est en avant ; la bouche contient une écume presque sanguinolente, jaune ou verdâtre ; la langue est souvent déchirée par les violentes contractions des mâchoires, elle se tuméfie au point d'intercepter la voix et de gêner la respiration ; la salivation est abondante. Ces symptômes s'accompagnent d'une faim canine ; rarement les malades témoignent de l'aversion pour les aliments ; quelquefois enfin, mais rarement, on remarque des taches sur plusieurs parties du corps, et particulièrement vers les parties inférieures.

Lorsque le seigle ergoté a été pris en *grande quantité,* la maladie débute par une douleur très vive, avec chaleur intolérable aux orteils. La douleur monte, s'empare du pied, et gagne la jambe ; le pied devient bientôt froid, pâle, puis livide. Le froid s'empare de la jambe, qui est très douloureuse, et le pied est devenu insensible ; les douleurs sont plus vives la nuit que le jour ; il y a de la soif, mais l'appétit se soutient, et le malade fait régulièrement ses fonctions. Il ne peut se mouvoir, ni se soutenir sur ses pieds. Bientôt il paraît des taches violettes, des ampoules ; la gangrène se montre avec toute son horreur et monte jusqu'aux genoux. La jambe se détache de son articulation, et laisse voir une plaie vermeille, qui se ferme avec facilité, à moins que le malade mal nourri, habitant un lieu froid et humide, couché dans un lit infecté de matière gangrénée, ne pompe de nouveau des miasmes putrides.

Traitement. Si la maladie est légère, qu'il y ait peu de fièvre, de l'embarras dans la tête et quelques mouvements convulsifs, on administrera de l'eau vinaigrée, ou de l'eau avec du jus de citron.

Si les douleurs, l'engourdissement, le fourmillement et le froid qui succède, annoncent l'approche de la gangrène sèche, on placera le malade dans un appartement sec et chaud, dans un lit bien propre, dont on renouvellera souvent les couvertures ; ce n'est que sur une indication bien positive qu'on se déterminera à faire vomir le malade, et, dans ce cas, ce serait au moyen d'une dose minime d'ipécacuanha.

Dans le cas où le malade se plaindrait de froid aux jambes et d'engourdissement, on lui ferait prendre des bains de jambes aromatiques, ou des fomentations aromatiques et chaudes seraient appliquées sur ces extrémités ; en même temps, on administre au malade, et par verre, une forte décoction de quinquina. On a recommandé aussi l'application de larges vésicatoires au-dessus des membres engourdis ; mais cette pratique peut favoriser l'extension de la gangrène, en déterminant une plaie qu'elle peut envahir. On panse les parties gangrénées avec le quinquina en poudre et du vin animé par de l'eau-de-vie camphrée ; enfin, si la gangrène est tellement prononcée, qu'il devienne indispensable d'amputer le membre, cette opération se pratiquera au-dessus de la gangrène, ou sur des parties saines.

Pour cet empoisonnement, comme pour beaucoup d'autres, il n'y a point de contre-poisons, l'intervention du médecin se borne à faire la médecine du symptôme.

L'action délétère de certains gaz sur l'économie, tels que l'acide carbonique, le gaz acide sulfhydrique, etc., etc., constitue aussi de véritables empoisonnements, qu'on désigne sous le nom d'asphyxies. (Nous renvoyons à ce mot pour les empoisonnements produits par ces gaz.)

Enfin, il ne nous reste plus, pour terminer l'histoire des empoisonnements, qu'à exposer quelques considérations générales qui ont plus particulièrement rapport à la médecine légale. Ce sujet grave doit être traité avec une rigoureuse précision, et mérite, à tous égards, une attention toute particulière.

Lorsque des coliques atroces de l'estomac et du ventre, des vomissements, des selles, une prostration considérable, etc., etc., viennent surprendre une personne au milieu de la santé, ces symptômes graves font naître, dans la pensée des assistants, la possibilité d'un empoisonnement. Il faut s'emparer alors de tout ce qui peut éclaircir les doutes, soit pour rendre les soins plus efficaces, soit enfin pour réserver les droits de la justice.

S'il importe, en effet, au médecin de connaître la cause de l'empoisonnement, il n'importe pas moins à la société d'en rechercher et punir l'auteur. Si donc, on avait quelque raison pour admettre la possibilité d'un crime, sans rien négliger de ce qui importe au salut du malade, on aurait la précaution de recueillir tout ce qui pourrait éclairer la justice. Les restes de poison, les vases ou paquets qui le contenaient, tous les ustensiles à l'usage du malade, les vomissements et les déjections, seraient mis de côté pour être ensuite examinés. Trop souvent on s'empresse,

dans ces pénibles occasions, de jeter aux latrines les produits des vomissements et des selles ; ils contiennent ordinairement la plus grande partie du poison, et par conséquent le corps du délit, que, par imprévoyance ou par calcul, on dérobe ainsi aux recherches scientifiques et légales.

Il est des cas, malheureusement trop fréquents, où il importe de décider s'il y a eu ou non empoisonnement. La justice demande souvent au médecin quel usage elle doit faire de son glaive, et les assertions des gens de l'art peuvent faire un innocent ou un coupable. Dans ces circonstances solennelles, le médecin protège la société, soit en défendant l'innocence contre d'injustes préventions, soit en dénonçant le crime dont son investigation a surpris la preuve. On voit que la responsabilité du médecin est immense, et qu'il faut que son savoir garantisse à la fois les accusés, la justice, la société et lui-même.

Voici, en peu de mots, les désordres qu'on peut constater sur les individus morts par l'effet du poison :

La bouche, l'arrière-bouche, l'œsophage, l'estomac et le canal intestinal, peuvent en partie ou en totalité être le siége d'une inflammation plus ou moins intense, plus ou moins étendue. Cette inflammation peut se borner à la muqueuse gastrique, ou s'étendre aux intestins et même à toutes les tuniques du canal digestif. Cette inflammation peut apparaître, tantôt sous forme de plaques plus ou moins étendues, plus ou moins rouges, tantôt sous forme d'ulcérations plus ou moins larges et profondes, et tantôt même déterminer des perforations. Les acides concentrés déterminent particulièrement cette dernière lésion. Les acides nitriques et nitreux tachent de plus en jaune-oranger toutes les parties de l'économie qu'ils ont touchées. Parfois, les tissus de l'appareil digestif, et la membrane muqueuse en particulier, sont ramollis, réduits en bouillie, et se détachent en lambeaux gélatineux-sanguinolents ; les poisons alcalins déterminent particulièrement ces phénomènes. D'autres fois, la membrane muqueuse gastro-intestinale peut présenter une sorte d'épaississement ou des colorations blanchâtres, jaunâtres, grisâtres, avec toutes les nuances de couleur et d'intensité.

Enfin, la bouche, le pharynx, l'œsophage, l'estomac et les intestins, peuvent ne présenter rien de remarquable, principalement dans les cas d'empoisonnement par les toxiques végétaux, tels que la morphine, la strychnine, etc., etc.

Les poumons, le cœur, le cerveau et la moelle épinière reçoivent aussi des modifications en raison de l'action spéciale de certains poisons sur la respiration, la circulation, la sensibilité et le mouvement.

Le visage présente des colorations diverses, qui dépendent presque toujours de l'influence circulatoire. Tantôt la face est pâle et décolorée, comme dans l'empoisonnement par les acides forts, et tantôt le visage est vultueux et rouge, les vaisseaux capillaires injectés et les veines distendues par accumulation du sang vers la périphérie, comme cela a lieu par l'action des poisons qui agissent particulièrement sur les centres nerveux et circulatoires, dont ils arrêtent le jeu, comme dans l'empoisonnement par le sublimé corrosif, l'opium, l'arsenic, la strychnine, etc.

Quels qu'aient été les symptômes qui ont précédé la mort, quelles que soient les lésions constatées à l'ouverture du cadavre, on ne doit, on ne peut affirmer qu'un individu est mort empoisonné, qu'autant que *la présence du poison peut être constatée.* De même aussi on peut affirmer, sous la garantie de la démonstration du poison, qu'il y a eu empoisonnement, bien que d'ailleurs les désordres organiques aient peu d'intensité, ou que même ils n'existent pas. C'est ainsi que Chaussier cite un cas d'empoisonnement par l'arsenic sans symptômes ou lésions correspondants.

Quelquefois, il est impossible de démontrer la présence du poison, soit qu'il ait été en totalité absorbé et décomposé, soit qu'il ait été rejeté par haut et par bas, et que les matières des vomissements et des selles aient été perdues, soit enfin parce que, comme cela a lieu pour la plupart des *poisons végétaux, ils ne laissent point de trace de leur présence,* que la chimie puisse recueillir et constater avec évidence.

A ces raisons d'incertitude et de dé-

fiance, il faut ajouter que certaines maladies, par leur invasion, leurs symptômes, la rapidité de leur marche, leur terminaison funeste et les altérations qu'elles imprègnent sur nos organes, peuvent *simuler l'empoisonnement :* telles sont certaines lésions de la moelle épinière, le choléra-morbus, la gastrite suraiguë, les perforations spontanées de l'estomac ou intestins, l'iléus ou colique dite de *miserere,* la hernie étranglée, les vomissements de matières noirâtres, etc. Le médecin ne saurait être assez attentif, assez circonspect dans un examen où sa réputation, son honneur, sont intéressés autant que la justice et l'humanité.

On ne saurait donc assez répéter ni inscrire en assez gros caractères, *QU'ON NE DOIT AFFIRMER QU'IL Y A EU EMPOISONNEMENT, QU'AUTANT QUE L'ON A TROUVÉ ET DÉMONTRÉ LA PRÉSENCE DU POISON.*

Comment on procédera pour reconnaître par quelle substance vénéneuse l'empoisonnement a eu lieu. Il existe plusieurs moyens pour reconnaître la substance vénéneuse qui a déterminé l'empoisonnement. Les signes essentiels, les seuls essentiels, sont ceux qui sont fournis par la chimie. Au contraire, les signes d'empoisonnement tirés des symptômes, et ceux qui résultent de l'examen cadavérique, ne sont point essentiels, et ne peuvent fournir que des présomptions plus ou moins fortes, mais ne peuvent être réputés preuves légales.

L'analyse chimique donne les moyens de reconnaître tous les poisons minéraux et un certain nombre seulement de poisons végétaux. Avant de procéder à l'examen de ces moyens, indiquons les précautions qui doivent précéder et compagner ces importantes recherches.

Les recherches afin de constater s'il y a eu empoisonnement, ne doivent être faites qu'en présence du commissaire délégué pour cet effet; et, s'il est nécessaire de consacrer plusieurs séances, à la fin de chacune d'elles le magistrat doit enfermer et sceller les pièces d'examen. Les recherches ne seront continuées qu'après la constatation de l'intégrité des scellés.

Le médecin requis par les tribunaux doit noter et écrire à mesure ce qu'il observe : pendant le cours de ces travaux, il doit s'abstenir de communiquer au magistrat, quel qu'il soit, le jugement prématuré qu'il aurait porté sur l'affaire pour laquelle il est appelé, ce jugement pouvant, par le fait même de ses recherches, être singulièrement modifié.

On doit recueillir avec soin les paquets, poudres ou liquides suspects qui peuvent être le reste du poison employé, afin de les examiner comparativement avec les substances contenues dans l'estomac, ou rejetées par les vomissements ou les selles.

Pour procéder, après la mort, à l'examen des matières contenues dans l'estomac ou le canal digestif, on pratique, sur la partie supérieure de l'œsophage, deux fortes ligatures étroitement serrées, et séparées l'une de l'autre d'environ deux ou trois travers de doigt ; on place de semblables ligatures sur le rectum et sur le canal cholédoque ; on coupe, dans les espaces situées entre chacune des trois doubles ligatures, et on sépare, en les enlevant avec précaution, l'estomac et la masse intestinale, qu'on place sur un drap blanc plié en plusieurs doubles. On ouvre ensuite l'œsophage et l'estomac, et on recueille, dans une capsule de verre ou dans un vase de porcelaine, la liqueur et les substances qu'on rencontre ; on procède de la même manière pour les matières contenues dans le trajet intestinal ; on lave enfin, avec de l'eau distillée, et l'estomac et la muqueuse intestinale, et on recueille séparément le liquide qui provient de ces lotions.

Si, comme cela arrive quelquefois, les parois de l'estomac ou des intestins ont été perforées, il faut alors réunir le liquide épanché dans la cavité abdominale, faire des ligatures au-dessus et au-dessous de chaque perforation, et examiner séparément, et comme il a été dit, chaque portion intestinale située entre deux ligatures.

Enfin, pour l'examen chimique des liquides recueillis, on ne doit expérimenter que sur une très petite quantité de matière, afin de se ménager les moyens de varier les expériences, et aussi pour conserver, s'il y a lieu, pour d'autres experts, les moyens d'un examen contradictoire.

Moyens de reconnaître chimiquement le poison. Lorsqu'on s'occupe de la recherche d'un poison mêlé, soit à du vin, soit à du café, soit à des aliments ou dans des vomissements, des selles, ou dans les liquides contenus dans l'estomac ou les intestins, après la mort, et qu'aucun renseignement n'aide à diriger vos recherches, il faut bien savoir que le poison peut exister à l'état solide sans avoir éprouvé de décomposition, parce qu'étant peu soluble, il est resté en grande partie à l'état de mélange. L'arsenic blanc (oxyde d'arsenic) est dans ce cas ; et alors, en examinant avec soin, on le rencontre, le plus souvent, sous forme de parcelles blanches, qu'on doit étudier. Ces petits points blancs, jetés en très petite quantité sur des charbons ardents, manifestent en brûlant une fumée blanche, qui se répand dans l'espace avec une odeur d'ail très intense. A la vérité, le phosphore en poudre présente le même aspect et la même odeur ; mais on le distinguera de l'arsenic, parce qu'il répand une odeur d'ail sans être chauffé, et que, séparé du liquide, il fume et brûle à l'air libre, ce que ne fait jamais l'arsenic ; le phosphore, sur les charbons ardents, ne se volatilise pas, il brûle avec une flamme brillante, et se transforme en acide phosphorique. D'ailleurs, on ne devra assurer que le poison est de l'arsenic, qu'autant que, par les procédés dont nous parlerons plus bas, on aura obtenu le métal.

Si le poison se trouvait en très petite quantité et en totalité dissous, on passerait à travers un filtre de papier gris la liqueur, qu'on essaierait en petite quantité par les réactifs. Pour plus de précision, on dispose la liqueur dans une cornue de verre, chauffée au moyen d'un bain de sable, et à laquelle on adapte une allonge et un récipient. L'appareil ainsi disposé et luté, on chauffe par degré, et, par la distillation, on obtient les substances volatiles, telles que l'ammoniaque, l'acide nitrique, l'acide chlorhydrique, en même temps que, par la concentration de la liqueur dans la cornue, on la rend plus sensible aux réactifs. Souvent alors, par le refroidissement, il se dépose du poison sous forme de dépôt ou de cristaux. Si, malgré ces manipulations, la liqueur reste transparente et les réactifs impuissants, la liqueur suspecte doit être évaporée, soit dans une capsule de porcelaine ou de platine, jusqu'à consistance de sirop, ou même jusqu'à siccité. Alors, si le poison est végétal, il sera décomposé par le feu, et répandra, en brûlant, soit une odeur de caramel, soit une odeur de vinaigre, et certains poisons végétaux pourront même fournir le métal ou l'oxyde métallique qui était entré dans leur composition. Les poisons minéraux soumis à cette épreuve, ou bien n'éprouveront aucune altération, ou bien se volatiliseront en répandant une odeur particulière, mais sans jamais se charbonner, comme le font, dans cette circonstance, les poisons végétaux.

Souvent la coloration du liquide empoisonné, comme dans le vin, le café, etc., est un obstacle à l'examen chimique; on décolore alors ces liquides au moyen du chlore liquide concentré, on filtre, et on agit ensuite sur la dissolution vénéneuse incolore comme nous l'avons indiqué plus haut (pourvu, toutefois, que le poison ne soit ni de l'*émétique*, ni du *nitrate d'argent*, qui seraient eux-mêmes décomposés par le *chlore*).

Par suite de l'action réciproque de certains poisons sur les aliments, ou sur les organes mêmes de l'empoisonné, ceux-là peuvent être décomposés et transformés en produits insolubles, et ne donnent plus de traces de leur présence, par l'essai des réactifs. Dans ces cas, on évapore jusqu'à siccité les liquides, ou bien on dessèche les matières solides, et on calcine séparément, dans un petit tube de verre effilé à la lampe, une partie du produit desséché, avec une petite quantité de charbon et de sous-carbonate de potasse sec. Si le poison minéral qu'on recherche est à base de mercure ou d'arsenic (métaux volatils), on obtiendra, sur la paroi interne et supérieure du tube, dont la partie inférieure sera chauffée convenablement, on obtiendra, dis-je, de petits globules de mercure ou de petites lames brillantes d'arsenic métallique. Si, par cette calcination avec le charbon en vase clos, on n'obtient pas de produit métallique, on peut affirmer que le poison ne contient ni arsenic ni mercure, et l'on est fondé, au contraire, à penser que le

poison a pour base le cuivre, l'étain, l'antimoine, l'argent, l'or ou le plomb. Pour s'en assurer, on introduit dans un très petit creuset en terre recouvert de son couvercle, que l'on chauffe jusqu'au rouge, et qu'on maintient quinze à vingt minutes à cette température élevée, un mélange de la matière solide suspecte, de charbon et de sous-carbonate de potasse secs. Après que le tout est refroidi, on trouve dans le fond du creuset un globule ou petit culot d'un des métaux fixes que nous avons énumérés.

On traite ce métal par l'acide nitrique pur. L'*or* ne subit, dans cette épreuve, aucune altération; l'*étain* et l'*antimoine* sont transformés en oxydes blancs, tandis que le *cuivre*, l'*argent* et le *plomb*, sont dissous, et forment des nitrates que nous reconnaîtrons bientôt.

Pour distinguer l'oxyde d'étain de l'oxyde d'antimoine, on traite l'un et l'autre par l'acide chlorhydrique à l'aide de la chaleur; et, tandis que le chlorure d'étain précipite en jaune par les sulfhydrates, et n'est point troublé par l'eau distillée, le chlorure d'antimoine, au contraire, précipite en blanc par l'addition d'eau distillée, et en rouge oranger par les sulfhydrates.

Le nitrate de cuivre se reconnaît à sa couleur bleu tirant sur le vert; le nitrate de bismuth précipite en blanc par l'addition de l'eau distillée; le nitrate de plomb précipite en blanc par l'acide sulfurique, et en noir par les sulfhydrates; enfin, le nitrate d'argent donne un précipité couleur olive par la potasse.

EMS. Charmante petite ville dans le duché de Nassau, où les étrangers trouvent des plaisirs variés. Les eaux minérales gazeuses et ferrugineuses qu'elle renferme, sont assez analogues à celles de Vichy et de Spa. Comme dans ces dernières, l'analyse chimique y a signalé: du gaz acide carbonique, des carbonates de fer, de soude, de chaux, d'alumine et de magnésie, du chlorure de sodium et du sulfate de soude, le tout dans une proportion qui n'a pas été déterminée à ma connaissance, mais qui n'est pas fort considérable. — La pesanteur spécifique de ces eaux est plus considérable que celle de l'eau ordinaire; elles sont limpides, pétillantes, couvertes de bulles de gaz acide carbonique, et souvent aussi d'une pellicule irisée. La saveur en est aigrelette et astringente.

Les eaux d'Ems doivent être prescrites dans l'épuisement, quelle qu'en puisse être la cause, dans les engorgements intérieurs, les flux chroniques, et contre la pierre et la gravelle; mais elles se- raient dangereuses dans la phthisie, l'é- pilepsie, etc., de même que dans tout état de fièvre, d'inflammation et de plé- thore. C'est surtout pour solliciter l'ac- tion trop languissante de l'estomac et réveiller l'appétit, que l'on a coutume d'en faire usage.

La saison s'ouvre à Ems le 15 mai, et finit à la même époque du mois d'octo- bre. La durée du séjour nécessaire pour obtenir un effet complet, varie depuis 40 jusqu'à 60 jours. Il n'y a pas très long- temps que les eaux d'Ems sont en vo- gue à Paris. C'est un médecin allemand, fort répandu dans le beau monde, qui a commencé pour ainsi dire leur répu- tation parmi nous.

ÉMULSION. On donne ce nom à une boisson adoucissante et rafraîchissante, d'une couleur blanc de lait, qui se com- pose essentiellement de la suspension dans l'eau, au moyen d'un mucilage, d'une substance huileuse. L'émulsion la plus usitée est celle qui se prépare avec les amandes, et que l'on connaît, à cause de cela, sous le nom de *lait d'a- mandes.* Voici la formule usuelle :

Prenez : Amandes douces *blanchies* (c'est-à-dire plongées dans l'eau bouillante, pour les dépouiller de leur enveloppe, et jetées ensuite dans l'eau froide), Nᵒ xij à xxiv.

Amandes amè- res. . . . . Nᵒ ij à iv.

Sucre blanc. . 2 à 4 onces (60 à 120 g.).

Eau de fleurs d'oranger. . 1/2 once (15 g.).

Eau commune, 1 livre 1/2 (750 g.) (ou une bouteille ordinaire).

On pile les amandes dans un mortier de marbre avec le sucre, jusqu'à ce qu'on ne sente plus de grumeau sous les doigts; puis on ajoute l'eau peu à peu; on passe avec expression à travers un blanchet, et l'on ajoute l'eau de fleurs d'oranger.

Tous les estomacs ne s'accommodent pas également bien de cette boisson,

qu'il faut faire plus ou moins légère, suivant qu'on veut la donner en *potion,* c'est-à-dire, par petites quantités à la fois, ou en boisson ordinaire. Elle est fort utile aux personnes échauffées, su- jettes aux éruptions, à l'insomnie, dans les irritations de la poitrine et des voies urinaires. Mais il faut qu'elle ne pèse pas sur l'estomac, et qu'elle soit bien di- gérée; elle doit toujours être prise à une assez grande distance des repas, sans quoi elle troublerait la digestion.

ENCHIFRÈNEMENT. Un rhume de cerveau, la présence d'un polype dans le nez, peuvent, en desséchant ou bou- chant l'intérieur des narines, détermi- ner cette sensation incommode d'em- barras et de gêne dans le nez, avec dif- ficulté de se moucher, qui constitue l'enchifrènement. Lorsqu'il ne s'agit que d'un certain degré de rhume de cerveau, ou d'une irritation avec tuméfaction de la membrane interne des narines, ac- compagnée parfois de la présence de croûtes plus ou moins épaisses dans ces cavités, les lotions, les aspirations, les fumigations avec la laitue ou le sureau, les onctions de l'intérieur des narines avec du suif, de l'huile, du cérat, de l'onguent rosat, réussissent à dissiper l'enchifrènement. (*Voy.* les mots RHUME DE CERVEAU et *Maladies des* FOSSES NASA- LES.)

ENFANTS. (Physiologie, hygiène et éducation). De *in,* mis pour *non,* et de *fari,* parler, c'est-à-dire, qui ne parle point encore; mais cette expression, consacrée par l'usage, ne saurait être prise dans le sens étymologique, puisque tous les sujets parlent bien avant d'être sortis de l'enfance. On doit donc enten- dre, par ce mot, l'homme depuis sa nais- sance jusqu'à l'âge de la puberté, qua- torze ans environ. Les auteurs ont divisé cette période de la vie en deux portions, dont la première comprend les sept premières années, c'est *l'enfance propre- ment dite;* l'autre s'étend depuis l'âge de sept ans jusqu'à la puberté; on la désigne communément sous le nom de *seconde enfance.*

§ I. *Physiologie.* Quoique l'histoire gé- nérale de l'accroissement de l'homme ait été traitée d'une manière spéciale aux mots CROISSANCE et DENTITION, nous croyons néanmoins qu'il ne sera peut-être pas superflu de rappeler ici quelques aperçus de ce genre. — Le fœtus né à terme est ordinairement de la taille de 17 à 21 pouces, et pèse depuis 5 jusqu'à 12 livres; mais on observe beaucoup de variations à cet égard, et, d'après un relevé pris à l'hospice de la Maternité de Paris, sur un nombre total de 1541 enfants, 131 ont présenté un poids moindre que le minimum que nous avons fixé, tandis qu'aucun n'a atteint celui de 10 livres. L'auteur de l'article *Enfance*, du *Dictionnaire des Sciences médicales*, dans lequel nous avons puisé ces résultats, fait observer, avec beaucoup de raison, que ces sujets proviennent de parents pauvres ou débauchés, tandis que les enfants des classes de la société plus aisées ou plus morales, doivent bien certainement offrir, en général, une constitution plus robuste.

Les fœtus les plus forts à leur naissance ne sont pas toujours les plus vivants, et par la suite les plus ———. Il semblerait, au contraire, que les constitutions les moins solides en apparence, se plient plus aisément que les autres, aux diverses circonstances de la vie. Ne voit-on pas, en effet, chaque jour, des sujets chétifs et grêles fournir une longue et laborieuse carrière, comme le prouve l'exemple du philosophe de Ferney, qui, d'une constitution chétive, n'en a pas moins vécu jusqu'à quatre-vingt-deux ans?

A l'époque de la naissance du fœtus, toutes les fibres de son économie sont extrêmement molles. Les tissus cellulaire et muqueux sont gonflés d'humeurs.

Le système glanduleux, mais particulièrement le foie, le thymus, le pancréas, le mésentère et la thyroïde ont un volume considérable provenant des fluides lymphatiques qui les gonflent; les os sont cartilagineux seulement, et si mous, qu'on les couperait comme de la cire. Les proportions des différentes parties du corps se montrent bien différentes de ce qu'elles deviendront ensuite; la tête, par exemple, très volumineuse, forme à elle seule le tiers à peu près de la masse totale, tandis que dans l'adulte elle n'en sera guère que la neuvième partie. Le ventre est aussi bien renflé, à cause du volume du foie et de la grande activité du système digestif; les extrémités supérieures et inférieures sont fort petites relativement au tronc, qui paraît petit dans tout son ensemble. D'après cela, les systèmes nerveux, cellulaire et lymphatique, ainsi que l'appareil digestif prédominent donc chez le nouveau-né.

La diversité native des tempéraments et des races, quoique peu marquée encore, est cependant évidente. Ainsi, le négrillon naît blanc, mais ses organes génitaux, les aréoles de ses mamelons, ainsi qu'un léger cercle autour des yeux, sont déjà noirâtres, et quelques semaines suffisent pour donner à toute l'étendue de sa peau cette coloration à un point plus ou moins marqué. Dans la race mongole et tartare, dont les cheveux sont constamment noirs et l'iris brun, même sous les régions polaires (les Lapons, les Samoyèdes, les Tschutchis, etc.), l'enfant apporte en naissant cette livrée de sa race ———, ———— que la plupart de ceux de nos climats naissent avec de petits cheveux blonds, l'iris des yeux gris ou bleuâtre, et la peau d'un blanc plus ou moins rouge. Les formes nationales se caractérisent de même dès la naissance.

Tous les enfants, à cette époque, ont présque la même figure, les filles comme les garçons en général; quelquefois néanmoins, on remarque des traits de la famille à laquelle ils appartiennent et du tempérament qu'ils apportent en naissant. Les jumeaux ont, pour l'ordinaire, une complexion fort semblable; mais il est loin d'en être toujours ainsi des différents enfants nés d'un même père et d'une même mère: la diversité de l'âge, de l'ardeur amoureuse, du régime de vie, de la saison, et d'une foule d'autres circonstances accessoires, sous l'influence desquelles la conception a eu lieu, impriment une différence notable à ses fruits. Aussi, les propensions peuvent-elles se montrer toutes différentes, et, quelque pareille que soit l'éducation, elle ne les efface jamais. Les philosophes peuvent avoir raison de rejeter les idées innées, mais qu'ils admettent ces dispositions natives qui rendent un enfant, ou plus vif, ou plus pensif, ou plus intelligent que son frère.

A l'époque de la naissance de l'enfant, le système nerveux étant plus exercé que les autres parties, préside à toutes les actions organiques qui préparent le développement de l'économie en général. C'est sous son influence que la circulation sanguine subit un changement si remarquable (*voy.* le mot CIRCULATION), que les poumons, sans fonctions dans le fœtus, entrent en exercice, et que l'enfant, qui naguère ne recevait d'autre calorique que celui de sa mère, jouit par lui-même de la faculté de le produire. Le foie, au contraire, perd insensiblement de sa prédominance, dès l'instant qu'il ne concourt plus qu'aux besoins de la disgestion, tandis que les intestins, mis en rapport avec les aliments, acquièrent bientôt un nouveau degré de perfection. Tels sont, en résumé, les changements que subit l'enfant jusqu'à l'âge de sept mois. A cette époque, commence le travail de la première dentition, qui se prolonge jusqu'à deux mois, un quelquefois même vingt-huit _____ _____ _____ _____ exalte la susceptibilité nerveuse alors déjà si développée. De deux ans environ jusqu'à sept, époque de la seconde dentition, la charpente osseuse du corps continue à se solidifier, les membres reçoivent des formes plus prononcées, les sens se perfectionnent successivement, et l'enfant commence à se servir avec avantage des yeux, de l'oreille, des mains et de la voix.

La seconde enfance, quoique beaucoup plus calme que la précédente, est encore marquée néanmoins par de nouvelles élaborations : d'autres dents remplacent les premières, les glandes des aines du cou et de la mâchoire se développent, les os continuent à croître, en même temps qu'ils deviennent plus compactes. Cet âge est en outre remarquable par un plus grand développement des facultés intellectuelles, et surtout par la force de la mémoire.

Plus l'enfant est jeune, plus il consomme de nourriture proportionnellement à sa taille, et plus aussi son accroissement est rapide ; mais cet accroissement ne s'opère pas d'une manière égale dans toutes les parties, de sorte que les proportions de formes ne sont bientôt plus les mêmes. Ainsi, tandis que la poitrine s'étend, le diaphragme et les muscles abdominaux resserrent les viscères du bas-ventre, et le bassin s'élargit pour fournir une base de sustentation plus solide. Les jambes encore, qui, dans le nouveau-né, ne formaient guère plus du tiers de sa longueur totale (les 4/9), à un an ou deux approchent de sa moitié, qu'ils atteignent complétement à l'âge de quinze à vingt ans, etc. Quoique plusieurs enfants ne paraissent pas grandir en grosseur, et profiter en proportion des aliments qu'ils absorbent, ils ne laissent pas néanmoins de s'accroître réellement. Le tissu lâche et spongieux de leur organisation se remplit, et devient plus compacte et plus solide. Ce genre d'accroissement est même de beaucoup plus précieux pour la santé que celui de la taille ou du volume, car les organes acquièrent ainsi une activité plus grande et plus soutenue, tandis que l'allongement ou la dilatation seuls les rendent plus débiles. L'expérience de chaque jour ne prouve-t-elle pas que l'énergie vitale est d'autant plus active chez les animaux, qu'ils sont plus petits dans leur espèce ? On conçoit en effet que le cœur, chassant le sang avec force et activité dans un petit corps, l'échauffe et le vivifie davantage, tandis que, dans le cas contraire, indépendamment de cette sorte d'épuisement qu'a dû produire une élongation trop rapide, le liquide chargé de porter la vie dans tous les points, n'y arrivant que par de longs circuits, revient languissamment au cœur ; tandis que le cerveau, trop éloigné du point de départ, proportionnellement à l'impulsion donnée, ne reçoit qu'un stimulus imparfait d'un sang trop peu abondant.

Quoiqu'il ne nous soit pas donné tout pouvoir sur l'accroissement des enfants qui, pour l'ordinaire, héritent de la taille de leurs parents, il est bien constaté, néanmoins, qu'une nourriture et une température constamment chaudes et humides, allongent de beaucoup la taille, de même que des circonstances semblables font rapidement végéter les plantes. C'est ce que l'on est à même d'observer dans nos pays, où la croissance est bien évidemment ralentie durant la saison de l'hiver. La sécheresse et le froid dans la température, au contraire, des aliments plus solides que liquides, ou plus astringents et toniques qu'émollients et délayants, impriment de la fermeté aux fibres, et les empêchent de s'étendre en longueur. Aussi demeure-t-il bien démontré que les pays où l'on fait habituellement usage de vin, comme en France, les hommes sont de plus courte taille que dans ceux où l'on boit de la bière : la Hollande, l'Angleterre, l'Allemagne, par exemple ; mais l'esprit est bien plus vif chez les premiers et les tempéraments plus bruns, tandis que la flaccidité des chairs, leur mollesse et l'apathie morale se décèlent dans les grands corps blonds des autres. — Les filles sont, en général, plus tôt formées que les garçons, soit que leur organisation ait besoin de moins de solidité et de nutrition, soit que la sensibilité plus vive de leur système nerveux imprime une rapidité plus grande à toutes leurs fonctions. Disons enfin, pour terminer ce paragraphe, qu'il est d'observation que la croissance est plus sensible dans la matinée qu'aux autres époques du jour ; ce que les physiologistes expliquent en attribuant cette différence à la compression que le poids des diverses parties leur fait exercer les unes sur les autres durant la station verticale, tandis que la position horizontale dans le lit, donne une plus grande facilité à leur extension.

§ II. *Hygiène et éducation*. Les préceptes d'hygiène doivent évidemment varier selon les âges. La nourriture de l'adulte ne saurait convenir à l'enfant, et les précautions qu'exige la faiblesse de ce dernier, par rapport aux variations de l'air, deviennent inutiles lorsque l'économie possède toute l'énergie et tout le développement qui lui sont naturels. Ces préceptes sont à la vérité si simples, qu'ils deviennent, pour ainsi dire, vulgaires ; néanmoins, il nous semble que leur application est un objet si important, et, malgré cela, si généralement négligé, qu'il est nécessaire de s'y arrêter.

Le premier soin à donner à l'enfant, immédiatement après sa naissance (sans parler de la section du cordon ombilical, ou de toute autre opération du ressort de l'accoucheur, dont il ne doit pas être ici question), consiste à le débarrasser de l'enduit muqueux dont la nature recouvre la superficie de son corps, pour le rendre moins sensible à l'impression brusque et irritante du contact de l'air. Toutes les nations, si l'on en excepte les femmes des Hottentots, qui, au rapport des voyageurs, lèchent leurs nouveau-nés comme les animaux, ont coutume de les laver à cet effet, et de les essuyer doucement. Mais quelle est l'espèce et la température du liquide qu'il convient d'employer ? Plusieurs peuples de l'antiquité plongeaient leurs enfants, immédiatement au sortir du sein de la mère, dans l'eau des fleuves, même à la température glacée : tels étaient les anciens Helvétiens et Germains, les Irlandais, et, suivant le rapport de Virgile, les premiers habitants du Latium (Æneid., lib. IX, v, 604). Les Sibériens, les Islandais et même les Morlaques, suivent encore cette pratique. Il n'est besoin d'aucune discussion, ce me semble, pour établir qu'elle peut occasionner les plus funestes accidents, en hiver surtout, par la suppression brusque de la transpiration cutanée, suppression que l'on a trop souvent vue déterminer à elle seule une foule de maladies graves, l'endurcissement du tissu cellulaire, entre autres comme l'ont prouvé Andry et beaucoup d'autres médecins habiles. Mais, c'est le plus ordinairement de l'eau tiède aromatisée ou animée d'un peu de vin, que l'on emploie pour cet usage. J. J. Rousseau blâme encore cette addition, parce que, dit-il, la nature ne produit rien de fermenté ; cette opinion, qui n'est que systématique, ne mérite aucune considération, tandis que l'expérience de chaque jour prouve que rien n'est plus avantageux pour raffermir légèrement la peau, et la rendre moins sensible aux influences externes. Disons pourtant qu'il faut bien se garder de l'excès contraire, en suivant l'exemple des contrées où règne l'habitude de plonger les enfants dans du vin pur échauffé, et pour les rendre plus robustes. Cette liqueur spiritueuse resserre, crispe la peau outre mesure, et devient nuisible, en provoquant des effets analogues à ceux d'un froid intense. Personne n'ignore qu'en Italie, à Bologne surtout, c'est en les lavant avec de l'esprit de vin, que l'on empêche les jeunes chiens d'atteindre leur grandeur naturelle.

La nourriture que la nature destine à l'enfant qui vient de naître, est le lait de sa mère ; personne, je pense, ne contestera cette vérité. Mais l'état de notre *société civilisée* enfante de si grands maux, qu'il devient parfois impossible à celle-ci de remplir ce devoir, ainsi que nous l'avons déjà dit ailleurs. (*Voy.* le mot ALLAITEMENT.) Ces circonstances ne sont néanmoins que des exceptions, et le lait de la mère est tellement la nourriture par excellence qui convient au nouveau-né, que l'on a vu des femmes dont la sécrétion lactée, quoique d'une qualité médiocre, donnait à leurs propres nourrissons une santé florissante, tandis que d'autres enfants, prenant leur place, ne tardaient pas à dépérir. C'est peu d'heures après l'accouchement que le nouveau-né doit être présenté au sein, et il faut regarder comme une erreur populaire, qui peut occasionner les plus graves inconvénients, l'usage d'attendre, pour cela, le développement de la fièvre de lait. Les cris, les vagissements, la succion continue qu'exerce l'enfant, ne sont-ils pas des preuves évidentes qu'il en ressent le besoin ? Le premier lait, d'ailleurs, par sa consistance séreuse et ténue, est plus que tout autre liquide approprié à la faiblesse des organes digestifs du fœtus, qui ne sauraient supporter une alimentation plus réparatrice ou d'une élaboration plus difficile. En second lieu, le colostrum, par les propriétés qu'il possède, aide avantageusement l'expulsion du méconium, tandis que tous les laxatifs employés à cet effet, tels que la manne, le sirop de chicorée ou de fleurs de pêcher, l'eau et le miel, etc., ne sont pas toujours sans inconvénients. C'est en grande partie, parce que l'allaitement étranger prive de ces avantages, qu'il devient chanceux.

Dans les premières semaines qui suivent la naissance, l'enfant doit téter peu et souvent ; mais, à mesure que le lait devient plus riche, il en éprouve plus rarement le besoin. On ne saurait néanmoins fixer d'une manière absolue les heures auxquelles il faudra donner le sein. C'est dans la constitution des enfants, ainsi que dans celle des mères, si différente et si variable, qu'on doit chercher une règle de conduite. Quant à la nécessité d'ajouter de bonne heure quelques substances nutritives au lait de la mère, pour fournir aux enfants une alimentation plus abondante et plus en rapport avec leurs besoins, elle n'existe que d'une manière relative , et dans le cas seulement où la nourrice, n'étant pas d'une constitution assez robuste, ne peut fournir un lait ni assez copieux ni assez réparateur. Ainsi donc, tant que l'enfant fortifie et prend de l'embonpoint, il faut bien se garder de rien changer à ses habitudes, et ce n'est qu'à l'approche du sevrage qu'on devra l'accoutumer à une nourriture nouvelle. Mais à quelle époque convient-il de cesser l'allaitement ? Déterminer un âge fixe serait une absurdité funeste ; le développement du nourrisson, la rareté, le peu d'abondance du lait de la mère, peuvent seuls en décider. Les anciens, scrupuleux observateurs de la nature, pensaient, avec raison, que cette époque était arrivée lorsque l'enfant était en possession de ses vingt dents ; mais, chez quelques sujets élevés dans les grandes villes, surtout et pour cette raison débiles et rachitiques, l'ossification est si tardive, qu'il devient impossible, chez nous, de suivre cette règle. Les premiers aliments qu'il convient alors d'accorder à l'enfant, sont quelques fécules mêlées avec du lait ou du bouillon. (*Voy.* le mot BOUILLIE.)

Il est des circonstances, avons-nous dit, où il devient indispensable de recourir à un allaitement étranger ; dans ce cas, le lait de la nourrice doit être nouveau autant que possible, et se rapprocher par l'âge de celui de la mère ; autrement sa consistance, disproportionnée à la faiblesse des viscères de l'enfant, produirait de continuelles indigestions, et le nourrisson, au lieu de croître et de fortifier, demeurerait faible et languissant, s'il ne succombait enfin à une inflammation intestinale. Pour le soustraire à ces graves dangers, on a imaginé de soumettre la nourrice à la diète, et de lui donner des boissons délayantes ; mais ce moyen n'est qu'un pis-aller, et fort peu de femmes mercenaires consentent d'ailleurs à ce régime sévère. Si, pour des raisons quelconques, on veut en venir à un allaitement artificiel au moyen d'un animal, c'est la chèvre, qui, par la grosseur et la forme de ses trayons, que la bouche de l'enfant peut aisément saisir, l'abondance et les qualités du lait, et l'attachement qu'elle est susceptible de concevoir, mérite la préférence. L'animal ne sera ni trop jeune ni trop âgé, son lait ne sera pas trop odorant; on affirme que les chèvres blanches et sans cornes produisent un lait parfaitement convenable sous ce rapport. A la vérité, la nature du lait d'ânesse se rapproche davantage de celui de la femme, ce qui l'a fait préconiser par quelques auteurs; mais cet animal est loin de présenter les avantages que nous venons d'attribuer au premier. Quelques auteurs ont dit encore que les enfants se ressentaient du caractère de leur nourrice, et qu'ils étaient vifs, colères et pétulants, suivant les circonstances; des observations attentives avaient prouvé au professeur Désormeaux que cette opinion n'était qu'un préjugé, ou du moins que cette influence, si elle existe réellement, est bien moins prononcée qu'on ne le suppose généralement.

L'enfant, parvenu à l'époque du sevrage, s'accoutume facilement à des aliments nouveaux, s'il est sain et bien développé; la nature des substances alimentaires est alors à peu près indifférente; elles doivent toutefois avoir une consistance demi-liquide dans les commencements, et n'être données qu'en petite quantité à chaque repas. Plus tard, des légumes, des fruits bien mûrs, de la chair bouillie ou rôtie, mais peu abondante, devront composer son régime. L'eau pure ou teinte d'un peu de vin, constitue la meilleure boisson habituelle. Il peut se faire cependant que, dans certaines circonstances, le vin pur soit préférable, chez les enfants des cités populeuses, par exemple, élevés dans des quartiers bas et humides, et menacés de scrofules et de rachitis. Quant à l'heure des repas, elle doit être réglée en général; il faut aussi suivre un peu l'avis du médecin, qui conseille d'attendre que la faim se fasse sentir.

L'air exerce sur l'économie, en général, une haute influence, mais c'est plus particulièrement sur celle des enfants en bas âge que ses effets sont le plus pro-

noncés. Le fœtus qui vient de naître est recouvert d'un épiderme tellement mince, que l'impression nouvelle qu'il reçoit de l'atmosphère doit être excessivement sensible; aussi observe-t-on que l'enfant dont la peau est la plus fine et doit être la plus blanche par la suite, revêt une couleur extrêmement rouge par son action. Si l'irritation qu'éprouve alors l'organe cutané de l'enfant est modérée, elle devient utile, et concourt puissamment à l'établissement de la respiration, et à l'évacuation des urines et du méconium; mais si l'air est trop vif, son action prolongée sur la peau peut non-seulement occasionner de la douleur, mais donner lieu à divers accidents, tels que l'enchifrènement, la toux, la rétention des urines et de légères inflammations des yeux et des paupières. Pour éviter cette influence fâcheuse, il faudra tenir le nouveau-né dans une température douce, et se rapprochant autant que possible de celle qu'il vient de quitter dans le sein de sa mère. Ce ne sera que plus tard, et lorsque l'économie fortifiée offre assez de ressource de réaction, qu'on pourra faire passer progressivement l'enfant du chaud au froid et de l'humide au sec, en prenant toutefois les précautions les plus minutieuses d'abord. Mais ce n'est pas seulement comme agent extérieur que l'air agit sur nous, son influence est bien autrement importante comme agent de la respiration; introduit ainsi dans l'économie, il y porte la santé ou la maladie, et même la mort, suivant ses différentes qualités. On ne saurait, dès lors, apporter une importance trop grande à celui que doit respirer l'enfant. Le plus mauvais est l'atmosphère des villes populeuses, des rues basses, humides et étroites; celle du bord des marées, des étangs, des eaux croupissantes et des vallées profondes. C'est au contraire à la campagne, et sur les coteaux exposés au sud ou à l'est, qu'on respire l'air le plus salutaire. Son influence est si prononcée, que l'on voit parfois des enfants, si débiles qu'on les croirait voués à une mort certaine, retrouver à son aide la santé, et, pour ainsi dire, une nouvelle existence durant la saison rigoureuse de l'hiver. L'appartement dans lequel on tient les enfants doit être chauffé au moyen d'une cheminée, et non d'un poêle; il est encore mieux de leur faire faire de l'exercice, que de leur permettre de se tenir auprès du feu.

Les ordures dont les enfants sont presque continuellement entourés, la délicatesse de leur peau et leur vive sensibilité, rendent indispensable pour eux une propreté même scrupuleuse. Les bains tiennent le premier rang parmi les moyens de l'entretenir. La température doit en être, à cet âge, plutôt froide que chaude; mais c'est insensiblement et sans rien brusquer, qu'il faut arriver à ce point. Si quelques circonstances venaient à s'opposer à leur fréquent usage, il faudrait y suppléer au moins par des lotions dont la température serait réglée sur la force de l'enfant et la saison régnante. Nous ne saurions trop blâmer l'habitude qu'ont certaines nourrices de décrasser le visage des enfants avec leur salive; il en peut résulter des conséquences nuisibles, lorsque cette humeur est âcre et viciée par une raison quelconque. On voit même quelquefois l'haleine d'une personne malsaine, ainsi que ses baisers, produire une sorte d'exanthème sur leur peau délicate.

La manière dont on habille aujourd'hui les enfants est, grâce à l'influence salutaire de Rousseau, beaucoup plus conforme aux règles d'une saine hygiène. Quelques personnes néanmoins font encore usage du *maillot*, mais les inconvénients graves qui résultent de la compression exercée par cette pièce d'habillement, et l'immobilité presque absolue à laquelle il condamne tous les membres, ressortent assez d'eux-mêmes, pour qu'il devienne superflu de nous y arrêter. Bornons-nous à dire, que les vêtements du premier âge, en général, doivent être doux et amples, assez chauds pour préserver des intempéries de l'air, assez larges pour ne gêner en rien la circulation, et même permettre les mouvements les plus étendus. La tête ne doit être couverte qu'autant qu'elle est dépourvue de cheveux; et alors, même faut-il éviter que les objets dont on l'entoure, n'y développent une trop grande chaleur, qui pourrait favoriser la production de congestions vers l'encéphale, et donner lieu à des éruptions sur le cuir chevelu. Il suffit, pour préserver

cette partie de l'action trop intense de la chaleur solaire, de la recouvrir d'un simple chapeau de paille à larges bords. Les pieds, au contraire, doivent toujours être tenus chaudement.

L'usage de fixer les différentes pièces de l'habillement avec des épingles, peut avoir les résultats les plus fâcheux. J'ai vu des enfants être atteints de convulsions, parce que la pointe de ce petit instrument était enfoncée dans leur peau.

Le coucher mérite également de fixer notre attention. Dans aucun cas, il ne doit être ni trop chaud ni trop mou. La laine, le crin, la balle d'avoine, sont les matières qui méritent la préférence pour sa composition. Il faut encore avoir soin que le berceau ne reçoive la lumière ni par la tête, ni par les côtés; sans cette précaution, les yeux trop faibles de l'enfant, la recherchant continuellement, pourraient prendre une direction vicieuse, comme on l'observe surtout dans les basses classes de la société.

Dans les premiers mois de son existence, l'enfant est tout à la vie intérieure: téter et dormir remplissent son existence. Cependant, un sommeil trop continu le rendrait à la longue inerte, massif, insensible, autant que des veilles trop assidues l'empêcheraient de prendre de la force et de l'accroissement. Il est donc utile d'établir, dès l'enfance, à mesure que le sujet grandit, les habitudes salutaires de veiller de jour et de dormir de nuit, de se lever matin et de se coucher de bonne heure; mais plus l'enfant est jeune, plus il faut se montrer indulgent sur la durée de son repos. Quand il commencera à acquérir des forces plus tard, neuf ou bien dix heures de sommeil suffiront. L'usage de bercer est généralement répandu dans le monde, malgré les conseils des médecins. L'agitation du berceau légère et momentanée a peu d'inconvénients, il est vrai, mais ce n'est pas de cette façon qu'on en use; il la faut parfois violente et prolongée pour faire taire l'enfant. Tâchons de faire comprendre quels mauvais effets peut occasionner ce genre de mouvement. Outre qu'il excite le vomissement et trouble la digestion, comme le tangage et le roulis des vaisseaux, il ralentit la circulation, et dispose à la stase du sang dans le cerveau. C'est donc par une légère congestion vers cet organe qu'il dispose au sommeil. Un tel repos est factice et morbide ; loin de réparer les forces, il tend au carus, à l'apoplexie, surtout dans la situation horizontale, chez l'enfant dont la tête est proportionnellement si volumineuse, et vers laquelle se porte naturellement l'énergie vitale. Chez l'adulte même, il produit de l'engourdissement et du délire.

Au bout de quelques mois, les enfants commencent à se traîner à quatre pattes ; ensuite ils apprennent d'eux-mêmes à se tenir sur jambes, après s'être laissés tomber bien des fois dans des essais infructueux ; les chutes ne sont jamais dangereuses, en raison du peu d'élévation de l'enfant, et surtout de la mollesse et de la flexibilité de ses membres. Quelques personnes néanmoins sont dans l'habitude, pour les éviter, de le soutenir par une lisière, ou de l'enfermer debout dans une espèce de chariot roulant. Tous ces moyens sont mauvais, par la direction vicieuse qu'ils peuvent imprimer à la taille ; d'un autre côté, l'enfant, accoutumé à leur secours, devient gauche et timide aussitôt qu'on le lui enlève. Plus tard, enfin, devenu presque jeune homme, ce même enfant est hasardeux ; il aime à courir, sauter, grimper, voltiger ; c'est un instinct naturel dont il faut bien se garder de comprimer l'essor, en ayant soin toutefois d'écarter de son inexpérience tout ce qui pourrait lui être nuisible. Rien n'est plus indispensable que l'exercice des organes de la locomotion, pour développer la vigueur, distribuer également à toute l'économie la nourriture, la chaleur, le sang, la vie en un mot. Les anciens, qui s'entendaient beaucoup mieux que nous en éducation physique, avaient plusieurs sortes de gymnastique : outre la natation, l'équitation, le maniement des armes et la danse guerrière, c'était encore le saut, le pugilat, le palet, la gestation des fardeaux, la lutte, le ceste, etc., de sorte que celui qui s'exerçait en tout était parfaitement développé, ainsi que le petit nombre de leurs statues qui a traversé les siècles, nous en fournit des exemples. Ce n'est pas à dire, pour cela, que nous approuvions le soin exclusif des forces

corporelles, et que nous ne voulions former que des athlètes, des forts de la halle, des danseurs, ou des coureurs ; une éducation physique bien entendue ajoute au contraire au ressort de l'énergie morale, par l'inaltérable santé qu'elle procure. Tous les soins doivent donc tendre à entretenir chez l'enfance une sorte d'équilibre entre ces deux vies, si l'on peut s'exprimer ainsi. Occupons-nous maintenant du développement du système nerveux, et des fonctions intellectuelles qui en dépendent, en d'autres termes, de l'éducation morale. On concevra que les bornes resserrées d'un article de la nature de celui-ci, ne permettent que quelques généralités, sur une matière aussi vaste.

Exercer l'intelligence d'une manière tellement proportionnée à ses forces, qu'elle puisse atteindre son plus grand degré de perfection, tel doit être le but de toute éducation. Mais, des inconvénients sans nombre sont attachés au développement trop précoce des facultés mentales ; ce développement, en effet, ne saurait avoir lieu qu'au détriment des autres fonctions, et il est bien rare que l'enfant qui offre une prédominance considérable et prématurée du cerveau, fournisse une longue carrière. C'est dire assez de quelle haute importance il est de consacrer les premières années au développement physique. Du reste, la nature nous trace elle-même la marche qu'il faut suivre, par l'ordre dans lequel elle fait apparaître des différentes facultés. Le cerveau, peu développé dans le premier âge, l'est cependant assez, pour être frappé de divers phénomènes de la nature, qui entrent dans la voie des sens. Les sens, d'après cela, étant les premiers instruments que reçoit l'homme pour s'instruire, le premier point est donc de fournir à l'enfant des occasions nombreuses d'exercer son penchant à l'observation, afin qu'il recueille une masse de faits dont plus tard il saura faire usage. Dans presque toutes les méthodes d'enseignement, au contraire, on cherche à le faire raisonner. Quelle absurdité ! n'est-il pas évident qu'avant de raisonner, il faut posséder les matériaux du raisonnement, c'est-à-dire, des bases de comparaison, des faits, en un mot ? Pour arriver à ce but, la nature a singulièrement développé la mémoire des enfants. Mais il faut bien se garder d'abuser de cette faculté, pour rompre la tête de ces pauvres malheureux, de mots qu'ils ne comprennent point. C'est par des choses revêtues d'intérêt à leurs yeux, qu'il faut l'exercer, dans la crainte trop fondée de les rebuter.

A mesure que le cerveau se fortifie, le raisonnement se développe en proportion. L'enfant qui a accumulé des faits, les compare; il trouve des rapports, des différences; il les juge; ce n'est qu'alors qu'il convient d'exercer l'intelligence dans cette direction; c'est à l'instituteur à déterminer les objets de comparaison; nous devons le prévenir que le jugement doit s'exercer d'abord sur des faits, et que ce n'est que plus tard qu'on pourra le diriger sur des abstractions, des spéculations mathématiques, etc.

Terminons cet article, et ce que nous avons à dire sur l'éducation des enfants, par quelques mots au sujet des punitions. Elles sont évidemment nécessaires, puisque l'homme naît avec des impulsions blâmables; mais c'est de l'art de les proportionner au développement intellectuel que dépend tout leur fruit. Jusqu'à l'âge de trois à quatre ans, et même au-delà, le jeune sujet, incapable de raison, n'est guidé que par l'instinct naturel. Les châtiments qui affecteront les sens peuvent donc seuls, en conséquence, devenir profitables. Nous sommes loin de penser, toutefois, qu'il faille les faire consister en coups violents et en impressions douloureuses sur la peau. Indépendamment des accidents physiques, auxquels ces brutalités peuvent donner lieu, les coups avilissent le caractère, rendent l'enfant craintif et sourdement haineux. Les privations physiques et la séparation ou la perte d'objets agréables doivent leur être préférées. — Quant à la seconde enfance, il est un moyen qui, en raison du développement plus avancé des facultés morales à cet âge, est plus capable de produire de l'impression sur elle : c'est la voie de l'amour-propre et de l'émulation.

Enfants (*Maladies des*). Toutes les considérations pathologiques relatives aux vices de conformation, aux soins à donner au nouveau-né, ainsi qu'aux maladies héréditaires, doivent être traitées ailleurs; nous n'avons à nous occuper ici que des maladies auxquelles sont exposés les enfants en général. L'entrée dans la vie est de tous les âges celui dans lequel l'organisation présente le plus de changements rapides, ce qui imprime infailliblement à ses maladies, suivant les différentes époques, un aspect tout particulier. C'est pour ce motif, qu'à l'exemple d'Hippocrate et des autres auteurs qui ont écrit sur cette matière, nous partagerons la première enfance en trois périodes distinctes.

La première s'étend depuis la naissance jusqu'à sept mois environ. L'accroissement est, pendant sa durée, le but exclusif de la nature; il est extrêmement rare qu'elle soit troublée par des maladies graves, si l'enfant est bien constitué et suce un bon lait. On voit quelquefois pourtant que ses premiers pas dans l'existence sont arrêtés par l'asphyxie apparente, l'ictère, l'hydrocéphale et l'hydrorachis, appelées vulgairement hydropisie du cerveau et du canal vertébral, et par l'endurcissement du tissu cellulaire; ou bien encore par les affections qui attaquent les premières voies, telles que la diarrhée, la constipation, les tranchées, la tympanite, le muguet, le vomissement et l'engorgement muqueux des intestins. La thérapeutique se résume alors, dans le plus grand nombre des cas, en l'administration de légers laxatifs, de toniques très étendus, de fomentations, de bains et de frictions. — L'application des règles de l'hygiène est, disons-le, beaucoup plus utile que celle des médicaments.

La deuxième époque se prolonge jusqu'à deux ans; elle est très orageuse, et le développement de la dentition, qui en signale presque toute la durée, occasionne des phénomènes plus importants et plus dangereux que les précédents. Ce sont, outre des coliques et de la diarrhée, un assoupissement apoplectique, souvent encore la fièvre muqueuse, les vers intestinaux, les aphthes, le carreau, la courbure des os longs, les croûtes laiteuses, les ophthalmies, etc..... On conçoit que nous ne pouvons nous arrêter ici sur la thérapeutique de chacune de ces affections, qui seront traitées d'une manière complète en leur place.

Enfin, la troisième époque de la première enfance s'étend depuis l'âge de deux ans, ou environ, jusqu'à sept. C'est le temps du développement vicieux de certains organes, tels que les os longs, les glandes en général, mais surtout les mésentériques ; d'où naissent le rachitis, le carreau et la fièvre hectique qui les accompagne. C'est également l'époque d'une sorte de dépuration générale signalée par les gourmes, la teigne spontanée, les écoulements à la tête et derrière les oreilles, la génération d'une foule d'insectes sur le cuir chevelu, celle des vers dans le canal intestinal ; c'est encore l'âge où se manifestent le plus ordinairement là variole, la rougeole, le croup et la coqueluche.

Viennent maintenant les maladies de la seconde enfance. Elle offre surtout à redouter les suites du développement vicieux des glandes et des os ; c'est donc principalement l'époque des affections scrofuleuses ; c'est aussi celle de la déviation de l'épine du dos et de la poitrine. Aussi faut-il alors visiter le corps des enfants fréquemment et avec le plus grand soin, pour s'assurer s'il n'existe point de disposition rachitique, et prévenir dès leur début les vices de conformation.

Après avoir passé successivement en revue les différentes maladies auxquelles l'enfance est le plus sujette, nous pensons qu'il devient avantageux de nous livrer à quelques considérations générales sur la thérapeutique la plus convenable à cet âge.

Tous les moyens physiques connus d'obtenir des émissions sanguines peuvent être employés chez les enfants, excepté la saignée par la lancette, qui ne saurait être mise en pratique lorsqu'ils sont très jeunes ; mais il ne faut jamais perdre de vue, d'un autre côté, que les jeunes enfants, quoique plus excitables que les vieillards, tombent fréquemment comme eux dans la faiblesse, et que la saignée trop abondante peut les jeter dans un état de prostration, d'où il deviendra difficile de les tirer. — Les émollients fournissent à la médecine les premiers secours et même les plus utiles dans la plupart de leurs maladies inflammatoires. Les bains simples et médicamenteux sont recommandables chez eux,

à cause de la fréquence des maladies de la peau dont ils sont atteints. — Les ressources toniques et excitantes sont fort précieuses sans doute dans leurs maladies adynamiques, mais on en a beaucoup abusé, surtout dans les scrofules ; nous observerons, à cette occasion, qu'elles s'accompagnent presque toujours de phlegmasies plus ou moins intenses et plus ou moins étendues, qu'il ne faudra jamais perdre de vue.

Les irritants cutanés, tels que les épispastiques, deviennent fort souvent avantageux chez les enfants ; l'action des caustiques et du feu n'est pas même à repousser de leur thérapeutique, malgré la vive sensibilité et la réaction facile que nous avons signalées dans leur constitution ; mais il faut éviter de dénuder une trop grande partie du derme, à cause de la facilité bien grande avec laquelle la peau se gangrène chez les sujets qui nous occupent. — Ce n'est, au contraire, qu'avec la plus grande précaution et la plus sévère retenue qu'il faut se permettre de diriger des irritants sur la membrane muqueuse des voies digestives. Les enfants, à la vérité, vomissent assez facilement, et cela d'autant mieux qu'ils sont plus jeunes ; mais il ne faut jamais perdre de vue, toutefois, que la plupart des maladies de cet âge sont dues à des phlegmasies particulières de l'intestin grêle et du gros intestin, qu'on aggrave le plus ordinairement par des purgatifs inconsidérés. On doit craindre d'ailleurs de répercuter, par ce moyen, les éruptions auxquelles les enfants sont fort sujets.

Les narcotiques, mais surtout les plus énergiques, ne devraient être mis en usage qu'avec la plus grande réserve ; car, à cet âge, le système nerveux est, comme nous l'avons assez répété, plus impressionnable qu'à tout autre. — Parmi les moyens hygiéniques qui sont de la plus haute importance pour la thérapeutique des enfants, il faut surtout placer au premier rang l'influence d'un air pur et des aliments. Il est beaucoup d'erreurs à détruire sur ce dernier point, l'opinion entre autres qui veut que l'on donne à manger aux enfants dans toutes leurs affections. Cet âge, sans doute, ne peut supporter une diète aussi longue et aussi exclusive que celle qui devient nécessaire à l'adulte, et il suffit souvent de diminuer la quantité de ses aliments habituels, ou de les remplacer par des substances moins réparatrices. Mais, quand les organes de la digestion ou de la respiration sont compromis par des inflammations intenses, comme dans la pneumonie, les catarrhes pulmonaires, le croup, ou dans la gastro-entérite, le choléra-morbus, la péritonite aiguë, la diète est aussi absolument indispensable chez les enfants, qu'à toute autre époque de la vie.

ENFLURE. On désigne sous ce nom l'augmentation de volume d'une ou plusieurs parties. Le seul énoncé de la définition suffit pour faire comprendre que l'enflure n'est pas une maladie spéciale, mais bien le symptôme d'une foule d'affections diverses, qui n'ont aucune connexion entre elles. Aussi, n'entrerons-nous pas ici dans des considérations générales étendues.

Dans le langage ordinaire, on réserve assez habituellement le nom d'enflure aux tuméfactions non inflammatoires, et alors elle est presque toujours le symptôme d'un épanchement de liquide séreux, ou, en d'autres termes, d'une hydropisie.

Dans un nombre de cas assez limité, elle peut tenir à la distension des parties, par de l'air qui provient de la rupture de quelque portion des voies respiratoires, ce que l'on nomme en médecine *emphysème*. Toutes les fois qu'une rupture semblable a lieu, les mouvements respiratoires font passer dans les parties voisines une certaine quantité d'air. Peu à peu, les différentes régions du corps acquièrent un volume qui peut devenir énorme. Alors cet accident, qui, borné à une étendue médiocre, n'a que peu d'importance, peut acquérir une gravité redoutable. Les malades sont pris de gêne de la respiration, d'un sentiment de suffocation imminente, qui tient à la compression exercée sur les vaisseaux par l'air porté à une haute tension. Du reste, le volume qu'acquiert cette tuméfaction est fort différent, suivant les régions. Là où le tissu cellulaire est lâche et extensible, les progrès sont rapides et considérables. Au cou, par exemple, aux aupières, à la poitrine, aux aines, aux

bourses. On a vu la peau de presque tout le corps s'écarter de plusieurs pouces des parties sous-jacentes. La poitrine touche au visage, le cou a disparu, etc., ce qui donne au malade l'aspect le plus étrange. Si l'on vient à toucher les parties ainsi gonflées, on les trouve élastiques, tendues, et elles font éprouver un sentiment de crépitation non évidente. Il arrive dans ce cas ce qui résulte de l'opération que les bouchers font éprouver à la viande, dont ils insufflent le tissu cellulaire, afin de lui donner un aspect plus agréable.

Souvent, des individus qui ont intérêt à tromper, emploient l'insufflation pour déterminer des tumeurs plus ou moins difformes, qui puissent les exempter de quelques charges onéreuses. Rien de plus commun que ce subterfuge chez les jeunes gens qui veulent se soustraire à la conscription ou obtenir leur libération. C'est en général dans les parties les plus extensibles que se pratique l'insufflation, par exemple, dans le tissu cellulaire des bourses. Rien de plus maladroit que ces fraudes. Le plus léger examen suffit pour les faire reconnaître : elles ne peuvent par conséquent que tourner à la honte de ceux qui y ont recours.

Les prisonniers emploient souvent un moyen semblable pour obtenir d'être transportés dans les infirmeries, où leur position est améliorée, et où ils espèrent trouver plus facilement l'occasion de s'évader. Privés le plus souvent de tout instrument propre à l'insufflation, ils y suppléent par la manœuvre suivante : avec les dents, ils se font au dedans des joues une petite plaie qui intéresse toute l'épaisseur de la membrane muqueuse : puis, faisant de violents efforts d'expiration, la bouche et les narines exactement fermées, ils font pénétrer de l'air dans le tissu cellulaire des joues, qui, après plusieurs répétitions de cette pratique, acquièrent un volume énorme.

Mais c'est assez nous arrêter sur ce genre d'enflure, qui ne réclame aucun soin lorsqu'elle est bornée, l'absorption suffisant pour faire disparaître le gaz. Lors, au contraire, que la partie est fort distendue, et qu'il y a gêne de la circulation et de la respiration, il faut se hâter de pratiquer des incisions sur différents points de la peau : des pressions convenablement dirigées amèneront rapidement l'évacuation du fluide gazeux. Lorsque la maladie est grave, ce n'est point par la présence de l'air dans les tissus, c'est par la lésion du poumon qui lui permet de s'échapper dans les parties voisines.

L'enflure due à la présence d'un liquide séreux dans le tissu cellulaire ou dans une des grandes cavités, est un symptôme d'*hydropisie*. C'est donc à ce mot que nous en traiterons. Nous ferons remarquer ici que l'enflure des pieds s'observe dans une foule de cas, et plus spécialement dans les maladies longues chez les personnes affaiblies. Elle indique toujours une gêne plus ou moins grande de la circulation veineuse. Aussi est-elle un signe presque constant des maladies du cœur, et plus spécialement de celles qui affectent le côté droit du cœur.

Les jeunes filles affectées de chlorose (plus communément désignée sous le nom de *pâles couleurs*), voient souvent leurs pieds et le bas de leurs jambes s'enfler vers le soir : on ne peut mettre en doute que ce ne soit là une suite de l'affection nerveuse du cœur qui accompagne si souvent la chlorose. Dans ce cas, comme dans presque tous ceux où l'enflure des pieds n'est pas continue, on la voit disparaître par le repos de la nuit. Elle ne s'observe point si les malades conservent la position horizontale.

Ce signe mérite de fixer l'attention du médecin, et doit diriger son observation sur l'état du cœur. Lorsque celui-ci est sain, qu'aucun obstacle organique à la circulation n'existe, l'infiltration des pieds indique l'emploi d'un régime nutritif plus solide et d'une médication tonique. Il est bien rare qu'un traitement local, que des frictions sur la partie enflée ne soient d'aucun avantage. C'est la cause qu'il faut combattre, pour en faire disparaître les effets.

ENGELURES. On donne ce nom à certains *érythèmes* ou rougeurs inflammatoires des extrémités, causées par l'action du froid. On sait que ces rougeurs sont accompagnées d'une chaleur, d'une démangeaison, d'un fourmillement fort incommodes ; qu'elles se montrent surtout au talon, aux orteils, aux doigts des mains, au nez même ou aux oreilles, et qu'elles attaquent, de préférence, les enfants, les femmes, les personnes délicates et qui ont la peau fine et irritable. On a proposé contre les engelures une foule de remèdes plus ou moins efficaces. Le plus simple et le meilleur consiste à plonger fréquemment dans l'eau très chaude la partie enflammée, à la frotter ensuite légèrement avec de l'eau-de-vie, et à la recouvrir d'un linge, pour la soustraire à l'impression de l'air et au frottement des vêtements. Quand les engelures s'excorient et s'ulcèrent, suivant que cette ulcération est inflammatoire ou atonique, c'est au cérat simple, à l'onguent populéum, ou aux pommades plus ou moins stimulantes, et aux lotions aromatiques et spiritueuses qu'il faut recourir. Le repos, ou, du moins, la promenade en voiture seulement, deviennent nécessaires, en pareil cas, lorsque ce sont les pieds qui sont le siége du mal. Quelquefois il est utile d'ordonner un régime et des remèdes propres à agir sur l'ensemble de l'économie, mais ce soin rentre dans les attributions du médecin, et nous nous bornons à l'indiquer ici. Chez la plupart des sujets, les engelures sont une maladie de l'enfance et de la jeunesse, qui disparaît d'elle-même peu après l'époque de la puberté. Un médecin italien a proposé un procédé assez ingénieux pour traiter les engelures. Ce procédé consiste à humecter l'engelure (non ulcérée) avec un linge légèrement imbibé d'eau, de sorte que la peau reste molle et humide, sans être précisément mouillée, et à passer dessus, en appuyant modérément, à plusieurs reprises, un cylindre ordinaire de pierre infernale. En quelques minutes, l'épiderme prend une teinte blanche légère, qui brunit plus tard. Maintenue dans de justes limites, cette cautérisation superficielle ne cause aucune douleur, et délivre le malade de toute incommodité au bout de quelques jours. Il est cependant nécessaire, dans quelques cas, de recommencer une ou deux fois l'application de la pierre.

ENGHIEN est à quatre lieues de Paris dans la délicieuse vallée de Montmorency, à laquelle il ne manque qu'une rivière. Les eaux sulfureuses qu'on y rencontre jaillissent à la fois de plusieurs sources ; leur composition est néanmoins parfaitement homogène ; la température en est froide, c'est-à-dire, à treize degrés du thermomètre centigrade. On les fait chauffer, pour l'usage des bains, dans des appareils ingénieux qui les préservent de toute déperdition ; elles sont claires, plus pesantes que l'eau ordinaire, d'une odeur et d'une saveur semblables à celles de toutes les autres eaux minérales de la même espèce.

D'après l'analyse de M. Longchamps, la plus récente et la plus estimée, ces eaux renfermeraient des sulfures de calcium et de potassium (d'autres personnes y ont trouvé des sulfures de magnésie, disent-elles), des sulfates, carbonates et muriates de potasse et de chaux, de même que de l'hydrogène sulfuré libre, quelques traces d'acide carbonique et d'azote, sans vestige notable de barégine. L'eau d'Enghien serait, d'après cela, fort différente des autres eaux sulfureuses, lesquelles, au lieu de sulfure de potassium, renferment du sulfure de sodium ou du chlorure de sodium. Cette dernière substance en paraît complétement exclue.

Ces eaux s'administrent dans quelques maladies de la peau, mais plus particulièrement contre les dartres nommées couperose, et dont la figure de beaucoup de femmes de quarante ans est masquée pour ainsi dire. Elles ont aussi été employées efficacement pour déterger de vieux ulcères ou des varices ; c'est même à l'application de cette propriété sur le roi Louis XVIII, dont les jambes s'étaient largement ouvertes par suite d'habitudes sédentaires, qu'elles ont été dans ces derniers temps redevables de leur réputation. Elles ont encore été conseillées contre l'asthme ; mais un grand malheur pour ces eaux, c'est d'être froides, et un plus grand et plus réel d'être situées à quelques lieues seulement de Paris, où chaque soir se donne l'opéra. Dès lors, aucun avantage accessoire à espérer de leur usage : point de changement dans le régime, les habitudes, les relations sociales ; aucun relâche à l'agitation morale que produisent les plaisirs bruyants et les affaires.

ENGORGEMENT. Lorsqu'une partie est dure et tuméfiée, sans rougeur ni inflammation bien marquées, on dit, en général, qu'elle est engorgée. Cependant, ce mot s'applique de préférence aux tuméfactions du système glandulaire ; ainsi, l'on dit communément : tel enfant a un engorgement des glandes du cou, telle femme a un engorgement du sein, etc. Nous renverrons donc aux mots GLANDES (*Maladies des*), CANCER et TUMEUR, ce que nous pourrions avoir à dire sur le mot *engorgement*. Quant aux engorgements des viscères, connus encore sous le nom d'*obstructions*, c'est à ce dernier mot et surtout aux articles qui traitent des maladies de chacun de ces viscères eux-mêmes, qu'il en sera question.

ENROUEMENT. Il y a une grande différence à établir entre les diverses espèces d'enrouement, et notamment entre celui qui est aigu et accidentel et celui qui est devenu chronique et habituel. Dans le premier cas, surtout chez les sujets qui ont dépassé les premières années de l'enfance, ce n'est ordinairement qu'un symptôme léger qui se dissipe en peu de jours, et qui se rattache aux *rhumes* (*voy.* ce dernier mot) ; dans le second cas, au contraire, l'enrouement peut dépendre d'une maladie grave du *larynx* ou organe de la voix (*voy.* le mot VOIX) ; toutefois, l'enrouement, même passé à l'état chronique, peut être encore un phénomène de peu d'importance, et qui cède au temps ou à quelques remèdes peu actifs. On sait que Racine se délivra, par l'usage de l'*érysimum* (ou herbe aux chantres), d'un enrouement dont il était affligé déjà depuis un temps assez long. Lorsque l'enrouement est dû à la fatigue de l'organe de la voix, à l'impression du froid sur le corps échauffé, à l'aspiration d'un brouillard frais, à un excès de liqueurs spiritueuses, etc., le repos, le silence, des bains de pieds chauds et prolongés, l'application d'un cataplasme bien chaud sur le cou, ou seulement d'une cravate de mousseline, de soie ou de laine ; l'usage d'une boisson adoucissante, telle que l'eau d'orge ou de gruau coupée avec du lait, le dissipent en un, deux ou trois jours. Si on le néglige, et surtout si l'on continue à faire des efforts pour parler, il devient chronique, et alors encore, s'il n'est pas trop ancien, les mêmes moyens peuvent suffire pour le combattre ; mais s'il se prolonge, il peut persister d'une manière durable, sans que la santé générale en soit altérée, et l'on voit quelquefois alors échouer les remèdes les plus actifs, tels que les sangsues, les ventouses, les vomitifs, les purgatifs, les vésicatoires au devant du cou, les fumigations excitantes et autres ressources, dont il n'appartient qu'au médecin de régler l'emploi.

Même dans les cas où la santé paraît n'en pas souffrir, c'est toujours un symptôme qui mérite quelque attention qu'un enrouement habituel, surtout s'il s'accompagne de toux, de chaleur au gosier et d'autres symptômes d'affection du larynx. J'ai vu périr misérablement, dans un accès de suffocation, un homme de la constitution la plus robuste, qui avait ainsi négligé un enrouement devenu chronique par le fait d'imprudences réitérées, et notamment d'efforts sans cesse renouvelés pour parler et même pour crier. Chez les jeunes enfants, l'enrouement qui s'accompagne de toux et de fièvre, doit particulièrement appeler l'attention, car ce peut être un premier indice de croup. (Voy. ce mot.) L'infusion d'érysimum ou de sauge, coupée avec un peu de lait et sucrée avec un peu de miel, est une boisson fort utile dans l'enrouement chronique, mais bien peu efficace, si l'on n'y joint pas le repos de l'organe souffrant, c'est-à-dire, le silence. Il faut éviter soigneusement aussi les influences du froid et de l'humidité, les courants d'air, la marche même, pour peu qu'il y ait encore d'acuité dans le mal. (Voy. les mots Rhume, Toux, Poitrinaire.)

ENTORSE. On donne ce nom à une distension douloureuse des parties molles qui environnent une articulation, d'où résulte une enflure plus ou moins considérable du lieu blessé. L'articulation le plus souvent affectée est celle du pied, surtout la partie externe de cette articulation ; un faux pas, une chute, un saut, telle est la cause la plus ordinaire de la maladie : le poids du corps venant à porter à faux, comme on le dit, sur les parties fibreuses et ligamenteuses qui assujettissent le pied à la malléole externe (ou cheville du pied), ces parties sont tiraillées, douloureusement distendues ou même déchirées, et bientôt la douleur, appelant un afflux plus ou moins considérable de liquides, en même temps que le sang échappé des petits vaisseaux rompus, s'infiltre sous la peau qu'elle colore, une tuméfaction plus ou moins forte ne tarde pas à s'emparer du pied et du bas de la jambe, surtout si le blessé fait des efforts pour marcher après l'accident. Un homme de l'art distinguera toujours assez facilement une simple entorse, d'une fracture ou d'une luxation (voy. ces mots), mais il n'en sera pas de même des personnes étrangères à l'art, et surtout de ces ignares rebouteurs dont les brutales pratiques ne font ordinairement qu'accroître le mal qui existe déjà. Dans tous les cas, la première chose à faire est de placer convenablement la partie blessée, et de prescrire le repos le plus absolu. Si donc l'accident a eu lieu dans la rue, dans un escalier, il faut transporter le malade à bras, ou dans une voiture, la jambe et le pied soulevés, et se hâter de le mettre au lit. On peut ensuite essayer, si l'on est appelé sur-le-champ à le secourir, de faire avorter l'inflammation, en appliquant, sur la partie tuméfiée, des linges imbibés d'eau froide et de vinaigre, que l'on mouillera souvent à l'aide d'une éponge, après avoir pris soin de placer sous le membre un drap plié en plusieurs doubles et un morceau de toile cirée pendant vers le plancher, pour diriger hors du lit l'eau qui s'écoule. On peut encore se servir de vessies remplies de glace pilée ou de neige fondue ; mais ce topique est plus pénible à supporter. Le membre doit être demi-fléchi et posé commodément sur un oreiller, ou mieux sur un coussin de balle d'avoine ; un cerceau placé sous la couverture empêchera le poids de celle-ci de presser sur la partie souffrante, et facilitera les aspersions d'eau froide.

Si ces applications froides deviennent inopportunes, soit qu'elles répugnent au malade, soit qu'il ait la poitrine délicate, soit qu'on soit appelé plusieurs heures seulement après l'accident, le mieux est alors de poser quelques sangsues autour du gonflement, d'appliquer ensuite des cataplasmes de farine de graine de lin sur l'articulation ; on les remplacera au bout de trois ou quatre jours, par des compresses imbibées d'eau additionnée d'eau-de-vie, d'extrait de saturne, ou d'eau-de-vie camphrée. Si les morsures de sangsues s'étaient enflammées, on les préserverait au moyen d'un petit linge enduit de cérat. Quand l'entorse n'est pas des plus violentes, le malade peut, quelquefois au bout d'une semaine de ce traitement, commencer à marcher un peu dans sa chambre, le pied étant tenu soigneusement enveloppé de compresses et de bandes, pour éviter qu'il ne se tuméfie; et, dès la fin de la seconde semaine, il peut souvent être regardé comme à peu près guéri, sauf certaines précautions à prendre pour ménager la faiblesse de l'articulation. La règle est d'éviter tout mouvement qui pourrait rappeler le moins du monde la douleur. Mais, dans un assez grand nombre de cas, le repos doit être gardé beaucoup plus longtemps, et si le malade a quitté le lit, il doit au moins tenir son pied soulevé sur un tabouret, et éviter de rester debout. Ce n'est qu'au bout de trois semaines ou un mois, et quelquefois davantage, qu'une entorse un peu forte peut être déclarée guérie. Combien de douleurs, d'incommodités, quelquefois même d'accidents sérieux, se préparent ceux qui se livrent à la marche trop tôt, et qui négligent les soins et les conseils du médecin, pour s'abandonner aux pernicieuses pratiques des charlatans et des commères !

ENVIES. Dans le langage ordinaire, ce mot a plusieurs significations : il désigne les dépravations de l'appétit chez les femmes enceintes ; tantôt il exprime certaines marques que les enfants apportent en naissant, et qu'on attribue vulgairement à quelques désirs ardents de la femme pendant la grossesse, et auxquelles on s'imagine trouver quelque ressemblance avec les objets désirés. Nous envisagerons le mot *envies* sous ce double point de vue.

Pendant que se développe dans l'utérus le produit de la conception, les divers appareils de l'économie sont influencés d'une manière plus ou moins sensible. Soit par l'effet du refoulement en haut, soit sympathiquement, les organes digestifs sont quelquefois le siège d'un état nerveux particulier, qui se traduit par un violent désir de manger des substances peu alimentaires, ou qui répugnent même ordinairement. Ainsi, on voit des femmes préférer aux mets les plus appétissants du charbon, du plâtre, des fruits verts, et si l'on obéit à leur vœu, si l'on ne sait résister à ce dicton populaire, *envie de femmes grosses*, des accidents graves peuvent survenir. M. Dugès, de Montpellier, a été témoin d'une erreur de ce genre, qui faillit amener la mort. Une femme enceinte avait une envie prononcée pour le vinaigre ; on ne sut lui résister ; elle en fit un tel abus, qu'elle allait succomber, si des secours appropriés ne lui eussent été donnés avec persévérance. Puisque le raisonnement est insuffisant pour empêcher de telles aberrations, il faut éloigner les objets qui peuvent les satisfaire, et se persuader, malgré quelques exemples d'innocuité, que des substances de mauvaise nature ne sont jamais introduites impunément dans le tube digestif. La grossesse n'est pas un privilège pour abandonner les règles de l'hygiène. L'appétit est-il très grand, donnez à la femme des aliments à saveur fade et douce dans de fréquents repas. Un dégoût profond, sans cause morbide appréciable, existe-t-il, au contraire, une alimentation un peu stimulante, des boissons sapides seront très convenables. Nous ne parlerons pas de ces autres envies, irrégularités de l'instinct ou perversion de certaines facultés de l'intelligence, qui semblent déterminer à des bizarreries nombreuses ou à des actes coupables quelques femmes enceintes; c'est au médecin d'apprécier ces actes par le degré de liberté qui les a fait commettre, et d'éclairer le juge chargé de prononcer sur leur moralité.

La seconde acception dans laquelle est mis le mot *envies*, ferait supposer que les objets désirés par la femme grosse peuvent se reproduire dans quelques accidents du fœtus ; ainsi serait établie l'influence de l'imagination : cette croyance remonte à la plus haute antiquité. La Bible nous apprend que Jacob, voulant augmenter son troupeau aux dépens de celui de Laban, crut établir des variétés de races en présentant, aux chèvres et aux brebis de ce dernier, des couleurs toutes diverses, dans les étables, aux abreuvoirs, aux pâturages. Héliodore raconte que deux Éthiopiens, le roi Hydaspe et la reine Pursinna, engendrèrent une fille toute blanche, parce que la reine, au moment de la conception, avait les yeux fixés sur le portrait de la belle Andromède.

Une princesse ayant été accusée d'adultère, pour avoir mis au monde un enfant noir, Hippocrate la fit absoudre, en disant qu'elle avait eu au pied de son lit le portrait d'un nègre semblable. Damascène avait eu une fille velue comme un ours, parce que sa mère l'avait engendrée ayant sous les yeux la figure d'un saint Jean vêtu d'une peau avec son poil.

Sans multiplier ces faits, dont la réfutation est facile en tant qu'ils démontrent la reproduction de l'objet qui a vivement frappé les regards ou la pensée, et sans admettre l'explication proposée par Haller, la nécessité d'une communication nerveuse de la mère à l'enfant, nous dirons qu'une émotion forte de frayeur ou de plaisir, la concentration énergique du désir sur un objet quelconque, peuvent faire perdre connaissance à la femme, suspendre pour un instant la circulation, ou tout au moins la modifier. Le sang que reçoit le fœtus n'est plus alors si abondant en quantité et si riche en qualité; cette idée, qui n'est pas une théorie, mais l'observation pure et simple, est implicitement exprimée dans les préceptes des auteurs sur le choix d'une nourrice. Si tous indiquent, comme cause de réforme, les passions et les agitations de l'âme, dont l'effet est d'altérer les qualités du lait, à plus forte raison le fœtus est-il dans une dépendance bien plus intime de sa mère, et est-il aussi plus impressionnable par sa plus grande faiblesse et la délicatesse de ses organes. Sa conformation primitive peut donc être dérangée par suite du trouble apporté dans sa circulation et sa nutrition. Le désordre de l'imagination maternelle qui produit cette modification, n'est pas capable cependant d'imprimer à l'enfant la forme d'un objet déterminé, car la variété et le changement de formes devraient être aussi multipliés que les objets qui frappent les sens. En venant au monde, l'enfant mentirait à sa race en présentant un mélange des bigarrures des désirs de la mère, l'imagination dominerait toute la nature animée; dès lors, plus de genres, plus d'espèces, le chaos.

Or, il n'en est point ainsi, un ordre constant préside à la reproduction des êtres. Si quelques accidents de nutrition chez le fœtus résultent du trouble apporté dans le système nerveux de la mère, on peut les éviter, en entretenant autour d'elle le calme de la pensée; des tableaux agréables, une conversation douce, des impressions aimables, remplissent ce but. Une loi de Lycurgue ordonnait d'avoir constamment sous les yeux, pendant la grossesse, les images de Castor et de Pollux; de tels soins, qu'on peut varier à l'infini, préviennent toute secousse morale, et laissent l'enfant se développer dans l'état le plus normal.

Cependant, sans cause connue, il arrive quelquefois que le fœtus apporte en naissant des taches de la peau qu'on désigne aussi sous le nom d'*envies, signes*; et, dans le langage médical, *nœvi materni,* le plus souvent ces taches ne ressemblent à rien; on ne pourrait y reconnaître l'image d'aucun désir particulier. Lenticulaires ou très étendues, elles consistent dans un changement de la matière colorante de la peau, ou pigment; l'abondance de ce pigment produit les signes noirs; son absence, les plaques rouges et larges, appelées *lie de vin*. On nomme encore *envies* de petites tumeurs, dont l'aspect granulé les a fait comparer à des fraises, des framboises, des groseilles ou des mûres. Tantôt saillantes, tantôt à peine élevées au-dessus du niveau des parties voisines, ces tumeurs sont rougeâtres ou brunes à leur surface, parfois hérissées de poils nombreux et rudes; leur base occupe toute l'épaisseur de la peau dont la texture normale a disparu, ou pénètre plus profondément dans les tissus. Peu consistantes, elles s'affaissent sous le doigt, et reprennent aussitôt leur premier volume quand on ne comprime plus; souvent elles ont un mouvement d'expansion et

I

de retrait alternatifs, isochrones aux pulsations des artères, et en rapport avec la quantité de sang rouge qu'elles reçoivent. Elles sont formées par un entrelacement de vaisseaux capillaires artériels et veineux, et siègent surtout aux lèvres, aux ailes du nez, aux paupières, aux joues, à l'œil, au pavillon de l'oreille, à la langue, au cou, à la poitrine, aux parties génitales. Ce singulier tissu, véritable réseau vasculaire développé à l'excès, a reçu le nom de *tissu érectile.* Ordinairement, il reste stationnaire, donnant lieu, par sa coloration et sa saillie au-dessus de la peau, à des difformités plus ou moins hideuses, mais qui ne compromettent point la santé. Il serait imprudent de les irriter par des applications stimulantes ou des violences extérieures; une hémorrhagie abondante et très difficile à arrêter en serait la conséquence inévitable. Le caillot qui parvient à se former n'est pas même un obstacle permanent au retour de l'hémorrhagie; le sang fourni de nouveau par le cordon vasculaire qui entoure la tumeur, est bientôt projeté de nouveau et expose la vie du sujet. Ce triste résultat peut encore être produit spontanément, sans cause appréciable. Le tissu érectile devient le siége d'un fourmillement incommode, et comparable à la marche d'un insecte; bientôt une rougeur assez vive s'accompagne d'un gonflement marqué. La pellicule qui recouvre la tumeur se déchire, et donne alors lieu à un écoulement sanguin abondant.

Ces hémorrhagies redoutables, dont la répétition fait succomber le sujet, ont depuis longtemps fixé l'attention des médecins; la crainte de les faire naître rend timide dans l'emploi des moyens capables de réprimer le tissu érectile; aussi est-il plus prudent de s'abstenir de toute tentative, quand la tumeur a des racines profondes et larges, et surtout quand de sa présence ne résulte d'autre inconvénient que l'ennui qu'elle cause. Si l'opération est devenue indispensable, et qu'elle soit jugée facile par l'homme de l'art, plusieurs procédés se présentent : la ligature est suivie de succès quand la tumeur est pédiculée, implantée seulement à la surface de la peau, facile à soulever, de manière à permettre au fil d'étreindre les parties saines situées au-dessous; sans ces conditions la ligature échoue, comme cela est arrivé chez un jeune enfant de huit mois dont M. Boyer racontait l'histoire. Une tumeur érectile siégeant sur la poitrine fut étranglée par des fils; mais tout le tissu n'ayant pas été enlevé, des hémorrhagies nombreuses amenèrent bientôt la mort. On a encore proposé la ligature isolée de l'artère principale qui fournit du sang à l'excroissance; la cautérisation, l'extirpation, et même l'amputation de la partie sur laquelle elle repose; c'est au médecin d'apprécier ces divers modes de traitement. Cependant, nous le répétons, à moins qu'il ne soit possible de pénétrer jusqu'au tissu sain, placé au-dessous de cette production spongieuse et insulaire, il ne faut pas opérer; les conséquences d'une tentative incomplète sont trop graves. Nous ne dirons rien de la compression qu'on a conseillée dans ces cas, elle est souvent insuffisante, quand on ne peut prendre un point d'appui sur la surface plate d'un os voisin, et elle n'est pas sans inconvénient par l'irritation qu'elle détermine. Cette irritation est à craindre aussi dans certains nævus, altérations congéniales de la peau, nommées, en médecine, *noli me tangere,* et qui peuvent devenir cancéreuses; l'expression latine indique assez qu'on doit les respecter.

ÉPIDÉMIES, ÉPIDÉMIQUES (*Maladies*). Les maladies aiguës, n'importe leur espèce, peuvent, pour la plupart, se produire sous trois formes distinctes, qu'il importe de définir pour l'intelligence de notre sujet. Une maladie est dite sporadique, lorsqu'on n'en observe que des accidents isolés, et qui ne résultent d'ailleurs que de circonstances individuelles, comme un rhume après une averse qu'on a subie, une ophthalmie, parce qu'on a reçu dans les yeux une matière irritante, etc. Les maladies endémiques ont une origine commune, et peuvent attaquer plusieurs individus à la fois, comme les épidémies; mais elles diffèrent de ces dernières en ce que leur cause est locale, périodique, permanente : telles sont les fièvres intermittentes dans les pays marécageux; on qualifie donc d'épidémiques les maladies dont la cause, étrangère aux localités, accidentelle, transitoire, atteint simultanément beaucoup de monde.

Quoique d'accord sur la définition, les médecins et les gens du monde ne sont pas impressionnés de la même manière par le mot *épidémie*; il a communément pour ceux-ci quelque chose d'alarmant ou de terrible. Cependant, toutes les épidémies sont loin de jeter l'épouvante au sein des populations; il se passe peu d'années sans que chaque localité présente des épidémies de quelque espèce, c'est-à-dire, des prédominances sensibles de tel genre de maladies dépendantes d'une cause générale, commune, passagère, par conséquent épidémique; et cependant aucune alarme publique ne trouble le repos du village ou de la cité. Bien plus, pour plusieurs médecins grands observateurs, chaque saison bien dessinée a ses épidémies régulières; catarrhales en hiver, inflammatoires au printemps, bilieuses en été, fiévreuses en automne.

Reprenons le mot *épidémie* dans la sombre acception que lui donnent les gens du monde, et qu'il a méritée trop souvent. Quel sujet plus digne des méditations du médecin et du philanthrope, que l'origine de ces épouvantables fléaux qui portent la désolation et la mort au milieu des populations qui vivaient saines et paisibles! il faut avoir recueilli, dans l'histoire de la médecine et dans celle des nations, ces accents lugubres d'épouvante et de douleur, qui ont quelquefois retenti d'une extrémité du globe à l'autre, pour connaître tout ce que l'humanité a souffert des épidémies. La peste d'Orient figure en tête de ces horribles calamités; et, s'il fallait en croire des rapports exagérés, elle aurait décimé la moitié du genre humain dans la seule irruption du XIVᵉ siècle. Huit cents ans auparavant, à sa première apparition dans le monde, elle avait aussi couvert de funérailles le globe entier, ou du moins tous les pays connus, au rapport de Procope. Antérieurement, des épidémies de nature indéterminée, et confusément appelées *peste*, avaient maintes fois affligé les nations; il en est question dans la Bible, dans l'histoire

grecque, l'histoire romaine; de tout temps, enfin, les épidémies ont désolé l'espèce humaine. Au quinzième, au seizième et au dix-septième siècle, elles ont été fréquentes et désastreuses en Europe; il en a même paru d'entièrement nouvelles, notamment la coqueluche, le croup, la suette, le raphanie, épidémiques et très graves. Une circonstance très remarquable, c'est que les épidémies se sont considérablement éloignées en France, avec les progrès de la civilisation et du bien-être matériel, depuis plus d'un siècle.

On a dressé plusieurs tableaux de la mortalité relative des épidémies, mais ces données sont fort inconstantes; les maladies épidémiques de même nom, de même espèce, se sont montrées variables dans le degré de gravité, de telle sorte qu'on ne peut pas dire d'une manière absolue que telle épidémie (de peste, de suette, de choléra, etc.) a toujours été plus meurtrière ou plus bénigne que telle autre de différente nature; il paraîtrait aussi, d'après des relevés récents, qui embrassent un laps de cinquante-neuf années (de 1771 à 1830), que le caractère épidémique n'ajoute pas à la mortalité d'une maladie, c'est-à-dire, que dans un égal nombre donné de maladies homonymes, sporadiques ou épidémiques (dyssenterie, pleurésie, etc.), le chiffre des morts et des guérisons reste à peu près le même. Quoique présentée avec les formes sévères et présomptueuses de la statistique, cette remarque nous paraît avoir besoin de confirmation; il est du moins évident pour nous que le choléra-morbus, tel que nous l'avons observé sporadiquement et épidémiquement, n'a pas, à beaucoup près, dans les deux cas, une gravité égale.

La durée des épidémies est fort capricieuse, fort incertaine; il est rare qu'elles cessent avant trois ou quatre semaines, et qu'elles se prolongent au-delà de trois mois; elles ont leurs périodes d'invasion, de progrès, d'état, de déclin, comme les maladies elles-mêmes. Au début, les accidents, moins nombreux, sont souvent plus graves, c'est-à-dire, que le nombre des morts, relativement à celui des malades, va ensuite en diminuant, quoique, par le fait, il meure beaucoup plus de monde à cause de la fréquence des attaques. Cependant, c'est quelquefois à l'apogée de l'épidémie que les atteintes sont le plus redoutables. Rarement deux maladies épidémiques graves règnent simultanément; on observe plutôt ces coexistences dans les affections plus bénignes, ou qui ont quelque analogie, comme les angines et les catarrhes pulmonaires, les scarlatines et les rougeoles, etc. La remarque a été faite que, durant les épidémies, les maladies sporadiques étaient sensiblement plus rares que de coutume, et nous le concevons fort bien; avant de tomber malade, nous sommes prédisposés à le devenir, et l'activité de la cause épidémique entraîne la prédisposition de son côté. Cet homme, qui vient d'éprouver un refroidissement profond, serait, en d'autres temps, pris d'une fluxion de poitrine; si le choléra règne, c'est lui qui éclatera. On a remarqué aussi qu'après les épidémies désastreuses, la mortalité et le nombre des malades étaient notablement diminués. Après le choléra, cette différence a été très sensible, et trois considérations principales servent à l'expliquer : 1° diminution de population; 2° mort des sujets valétudinaires ou le plus faiblement constitués; 3° tempérance imposée par la frayeur, continuée par habitude, et quelques assainissements de localités.

Plus que toutes autres affections, les maladies épidémiques sont générales, comme leur cause, qui attaque toute l'organisation; cependant, de nos jours, cédant à la tendance anatomique, on a voulu, à toute force, les localiser. Suivant des tableaux qui ont été dressés dans ce but, le siége des maladies épidémiques, dans l'ordre de leur fréquence, est : 1° les organes digestifs : et ici se trouvaient comprises les fièvres typhoïdes, putrides ou malignes, la peste, le choléra, la fièvre jaune, le typhus proprement dit, la dyssenterie, etc.; 2° l'appareil respiratoire : et ici figuraient les catarrhes pulmonaires, les grippes, les angines laryngées, le croup, la coqueluche, les pleurésies et les pneumonies, etc.; 3° la peau ou système cutané : et ici viendraient se classer

les varioles, les rougeoles, les scarlatines, les érysipèles, etc., etc. On a vu les épidémies homonymes, ou de même espèce, régner dans toutes les saisons. Il est vrai néanmoins qu'elles ont des préférences. Les affections catarrhales se montrent plus souvent en hiver, les fièvres éruptives au printemps et en été, les maladies épidémiques des organes digestifs, en été et en automne.

Rien de plus problématique, en médecine, que les causes variées des diverses épidémies en général. Frappé de ces effrayants phénomènes, l'esprit humain s'est pourtant beaucoup exercé pour en découvrir l'origine : de la colère céleste et de la puissance infernale des mauvais génies, il s'est arrêté à l'influence maligne des astres, puis aux tremblements de terre, aux éruptions volcaniques et à tous les phénomènes géologiques, terribles ou merveilleux; les progrès de la raison humaine ont enfin tourné l'attention vers les causes plus facilement appréciables, plus simples et plus naturelles. Alors les intempéries atmosphériques, les effluves, les miasmes, la contagion, l'altération des récoltes, la disette, etc., ont été soumis tour à tour au plus sérieux examen; soit par l'altération de telles propriétés physiques, soit comme véhicule de principes subtils dangereux, l'atmosphère d'une part, et la contagion de l'autre, ont fini par être regardées comme les causes les plus ordinaires et les plus puissantes des épidémies. Mais c'est moins l'expérience que le raisonnement qui leur assigne ces deux sources, car les coïncidences des états atmosphériques et épidémiques, qui pourraient seules, par leur constance et leur répétition, conduire à la découverte du principe, fourmillent au contraire de contradictions; le ciel n'a jamais été plus beau, plus hygiénique, qu'aux époques même où le choléra-morbus vint s'abattre avec fureur sur Paris (1832 et 1849). Lorsque, en 1580, cette ville perdit 40,000 âmes de la peste, la sérénité du ciel était si éclatante et si soutenue, que presque toutes les présomptions furent tournées du côté de l'influence sidérale... Cependant, ce serait pousser le doute méthodique et la méthode expéri-

mentale jusqu'à l'exagération et à l'erreur, que de prétendre que la météorologie médicale n'a jeté aucune lumière sur les causes prédisposantes, efficientes ou auxiliaires des épidémies; disons seulement qu'elle n'a pas encore tenu tout ce qu'on en avait espéré, et que le *divinum quid* des anciens persiste toujours et nous échappe. Sans être non plus bien évidente, la prédisposition dès peuples aux épidémies est cependant moins obscure. Nous avons déjà rappelé que, depuis plus d'un siècle, en France, la rareté relative des épidémies paraissait être la conséquence d'une civilisation plus avancée, d'une aisance plus générale; et même observation a été faite pour d'autres nations. Généralisant cet aperçu, nous trouverons que les populations bien nourries, bien logées, bien vêtues, avec cela tempérantes, saines de corps et d'esprit, sont les moins prédisposées ou résistent le mieux aux influences épidémiques; chaque individu en particulier, n'a rien de mieux à faire dans les temps d'épidémies. Quant à la cause qui les produit, alors même qu'elle serait connue, la destruction resterait souvent au-dessus de la puissance humaine. Cependant, il est probable que, si les gouvernements s'entendaient pour imprimer une vigoureuse impulsion à l'hygiène publique; si les marais étaient desséchés, les inhumations surveillées, les villes et les villages nettoyés, les habitations aérées, les populations point trop agglomérées, etc., il est probable, disons-nous, que les épidémies deviendraient de plus en plus rares. Un fait bien digne de remarque, et qui nous semble venir à l'appui de cette opinion, c'est que la plupart des grandes épidémies ont eu leur marche progressive de l'est à l'ouest, et du sud au nord. Or, nous savons que l'Asie et l'Afrique, situées au sud-est de l'Europe, et gouvernées par l'ignorance et le fanatisme, ne se doutent pas qu'il existe une hygiène publique, dont les préceptes appliqués aux lieux et aux usages, peuvent éloigner les maux et prolonger la vie.....
(*Voy.* le mot CONTAGION.)

ÉPILEPSIE. Que les épileptiques s'arrêtent à ce mot! ils seraient affligés du tableau de leur état, et le pronostic pourrait faire naître des inquiétudes que l'exposé des ressources de la médecine ne dissiperait point. Animé du plus vif intérêt pour leur situation malheureuse, il nous serait pénible à nous-même de les attrister; mais c'est pour leurs parents, pour leurs amis, pour le public, que nous écrivons, et nous leur devons la vérité tout entière.

L'épilepsie, vulgairement appelée mal caduc, mal de terre, haut mal, et désignée sous beaucoup d'autres noms encore dans le langage populaire et scientifique, paraît avoir été connue de tout temps, et probablement dans tous les pays. Son invasion foudroyante, la foule, la gravité des phénomènes terribles qui se succèdent en quelques instants, le prompt retour à l'état habituel, étaient bien propres à frapper les esprits de surprise et d'épouvante; aussi bien peu de maladies ont fixé à ce point l'attention du peuple et des médecins. Voyez, en effet, cet épileptique qui cause sensément avec vous, et qui vous paraît aussi bien portant que vous-même; l'accès le prend, il pousse un cri, il tombe, il perd l'usage de ses sens, et son corps s'agite d'horribles mouvements convulsifs. L'homme intelligent ou moral n'est plus auprès de vous, ce n'est plus qu'un automate aux formes humaines, dont l'effrayant désordre vous pénètre de terreur et d'affliction. La tête, les bras, les jambes, le tronc, s'étendent et se fléchissent tour à tour avec une raideur et une violence extrêmes; le visage convulsé revêt une expression hideuse, à cause du tiraillement des traits en tous sens; le globe de l'œil, en particulier, est immobile ou roulant dans l'orbite, et sa pupille dilatée; le grincement des dents et la constriction des mâchoires mettent la langue en danger d'être mordue, déchirée. Au milieu de cette agitation tumultueuse du système musculaire, la sensibilité et l'intelligence sont suspendues; la circulation et la respiration sont troublées. Les symptômes d'une congestion cérébrale se manifestent d'ordinaire : le cou, le visage se gonflent, se colorent de rouge ou de violet. La respiration est difficile, entrecoupée, bruyante et accompagnée de bruits divers. Quelquefois le spasme des intestins produit la sortie des excréments; on observe encore l'émission de l'urine, du sperme, et, beaucoup plus communément, d'une salive écumeuse qui inonde la bouche de l'épileptique, et qui a été donnée comme l'un des caractères distinctifs de la maladie. Il serait aisé d'étendre ce tableau symptomatique, mais nous le bornons à ces traits.

L'accès, tel que nous venons de le dépeindre, dure moyennement de cinq à vingt minutes; toutefois, on en observe et de plus courts et de beaucoup plus longs. Parfois le même se compose d'une suite de paroxysmes, à intervalles très courts, et se continue ainsi pendant plusieurs heures. Mais ce n'est pas la marche la plus ordinaire : communément, après quelques minutes de cet orage subit, l'agitation musculaire cesse, l'assoupissement se dissipe, les sens se rouvrent aux impressions, l'intelligence se réveille, et, au bout de peu d'instants, il ne reste de cet état affreux qu'un sentiment de lassitude, de brisement, de stupeur, de surprise, de tristesse et de fausse honte. Nul souvenir d'ailleurs de ce qui vient de se passer. Les épileptiques seraient bien plus à plaindre s'ils se voyaient eux-mêmes dans l'accès; et qu'ils se gardent bien d'y jamais observer leurs semblables, leur cœur en serait trop navré de douleur!

L'épilepsie est essentiellement intermittente. L'intervalle des accès, comme leur violence, est très variable ; il peut n'être que de quelques jours, ou bien de plusieurs semaines, de quelques mois, de plus d'une année. Certains de ces malades n'en ont que la nuit. Le plus souvent l'attaque est subite; parfois elle a des signes précurseurs ; pendant les jours ou les heures qui la précèdent, l'épileptique sent sa tête embarrassée, ses membres engourdis, son sommeil troublé, son caractère changé. Une foule d'autres sensations étranges l'avertissent de se tenir sur ses gardes après qu'il a acquis l'expérience de leur signification. Les extrêmes des températures, les pluies prolongées, les vents impétueux, et celui du sud plus particulièrement, les équinoxes, les solstices, l'intempérance de toute espèce et d'autres circonstances que nous relaterons, en parlant des causes déterminantes ou occasionnelles, rapprochent les accès d'épilepsie. L'influence lunaire, à laquelle on faisait une si large part, comme on peut en juger par la dénomination de lunatiques donnée à nos malades, a été de beaucoup restreinte et même complétement rejetée par des observateurs judicieux et dignes de foi. Sous le nom d'éclampsie, et souvent confondue avec des convulsions qui tiennent à des causes accidentelles et transitoires, l'épilepsie est plus commune dans l'enfance, d'où cette autre dénomination de *maladies des enfants*, que les Allemands lui ont plus particulièrement donnée. La jeunesse et l'âge mûr y sont ensuite plus exposés; son invasion est infiniment rare dans la vieillesse.

L'épilepsie est essentiellement caractérisée par une attaque brusque avec perte de connaissance, par des mouvements convulsifs très prononcés, un accès de courte durée et des intermittences plus ou moins longues. Elle diffère de l'hystérie, qui a d'ailleurs avec elle une grande ressemblance, en ce que l'invasion de celle-ci est moins soudaine, précédée de spasmes dans le bas-ventre, de constriction à la gorge; en ce que les convulsions sont plus modérées et surtout moins horribles au visage, et que la bouche n'est pas ordinairement écumeuse; en ce qu'enfin les hystériques conservent assez souvent l'usage, au moins partiel, durant l'accès, des sens et de l'intelligence. Leur cause accidentelle et passagère, l'absence de périodicité, parfois la conservation des facultés sensitives et mentales, distinguent les convulsions de l'épilepsie. Il est fort ordinaire que, dans l'apoplexie, les mouvements convulsifs manquent, ses attaques sont d'ailleurs et plus longues et plus graves, ses récidives promptement funestes. Les convulsions manquent également dans la catalepsie, et, de plus, le corps conserve la position qu'il avait au moment de l'accès, les membres celle qu'on leur donne. La pâleur du visage, l'absence du pouls, et souvent des mouvements convulsifs, ne permettent pas de confondre la syncope avec l'épilepsie. (*Voy.* HYSTÉRIE,

CONVULSIONS, APOPLEXIE, CATALEPSIE, SYNCOPE et VERTIGE.)

Soit défaut d'observation, confusion de maladies, bonne fortune de hasard, succès ou malheur de pratique, le pronostic de l'épilepsie a beaucoup varié, selon les diverses opinions de médecins très célèbres. C'est généralement une maladie aussi rebelle au traitement que son origine est obscure. L'épilepsie du jeune âge a moins de chances de durée, il n'est pas rare de la voir cesser spontanément vers la septième ou la quatorzième année. L'espoir de la guérison diminue beaucoup quand elle s'est perpétuée de l'enfance à la jeunesse et à l'âge adulte. Il n'est point facile de guérir celle qui a commencé entre vingt-cinq et quarante-cinq ans. Du reste, plus l'épilepsie est récente, plus les accès sont éloignés et modérés, plus il est permis d'en espérer la guérison. Celle qui est héréditaire est presque toujours incurable. On a souvent confondu l'éloignement des accès avec la cure radicale, et l'on a eu le chagrin de voir reparaître la maladie après plusieurs mois ou quelques années. Toutefois, ce premier résultat est toujours un bien, et il est très licite alors de se livrer à l'espérance. Le retour spontané, ou le rétablissement obtenu de quelque évacuation ou éruption dont la suppression avait coïncidé avec l'invasion et les progrès de l'épilepsie, mérite quelque confiance; sa terminaison a été ainsi marquée quelquefois par une véritable crise naturelle ou inusitée. Dans aucun cas, il ne faut perdre de vue cet encourageant aphorisme, confirmé par le témoignage des plus grands observateurs et l'expérience des siècles, savoir : on voit l'épilepsie guérir naturellement par la succession des âges, des temps, des changements de lieu et de régime. Celle qui a commencé pendant la grossesse, se dissipe souvent d'elle-même après l'accouchement. Après ces généralités sur les probabilités de guérison, passons aux dangers des attaques. Quand elles ne paraissent qu'à de longs intervalles, et conservant d'ailleurs de la modération, leur influence sur la santé est à peine sensible; dans ces longues intermittences, les épileptiques semblent entiè-

rement sains de corps et d'esprit, et ils poussent loin leur carrière; cet état n'est même pas incompatible avec le déploiement de plus hautes facultés. L'histoire est remplie de la renommée de grands capitaines, de politiques profonds, de savants, d'hommes de lettres et d'artistes illustres qui ont été épileptiques toute leur vie. Mais une telle immunité n'est pas le partage du plus grand nombre : les accès plus rapprochés, plus violents, sont, pour le cerveau et tout le système nerveux, une épreuve trop terrible, pour ne pas en altérer les importantes fonctions. Les maux de tête deviennent fréquents, l'esprit paresseux, la mémoire infidèle, l'exercice pénible, le sommeil agité; les digestions, et, par suite, la nutrition, se font mal. Le sentiment de leur triste position se joignant à l'altération du système nerveux, le caractère des épileptiques change : ils sont tristes, sombres, suceptibles, irritables. Les progrès de cet état mental maladif les conduit souvent à la mélancolie, à la manie, dont les fureurs sont les plus terribles, enfin à la démence. Les accès eux-mêmes peuvent être mortels, soit en déterminant une apoplexie, soit en occasionnant l'asphyxie par la raideur tétanique des muscles qui servent à la respiration. Les paralysies, suite de ces congestions cérébrales violentes, ne sont pas rares. Enfin, les épileptiques peuvent trouver la mort dans leur chute ou dans le choc des mouvements convulsifs. Leur vie n'est pas à beaucoup près d'une durée moyenne.

Le siège de l'épilepsie est évidemment dans le cerveau, la moelle épinière et l'ensemble du système nerveux. Cependant, on a admis de tout temps qu'il en existait de sympathiques, c'est-à-dire, dont le point de départ était ailleurs que dans le cerveau, tout comme il est des maux de tête qui résultent d'une indisposition de l'estomac. Dans ces épilepsies sympathiques, dont le pronostic est peut-être moins grave, les malades sentent s'élever, d'une partie déterminée de leur corps, comme une espèce de vapeur qui précède et annonce l'accès, et qu'on a qualifiée d'*aura epileptica*. Quoi qu'il en soit, l'ouverture des corps des épileptiques n'a répandu que les lumières les plus incertaines sur les lésions organiques présumables d'où proviendrait leur maladie.

Il n'a pas encore été assigné à l'épilepsie de cause spécifique, ni même spéciale, si l'on en excepte peut-être la colère et la frayeur, l'onanisme et tous les abus vénériens, dont le dénoûment, suivant une ancienne et juste observation, a réellement quelque chose d'épileptique. Quant aux autres causes, ou elles rentrent dans la pathologie spéciale du système nerveux (passions, chagrin, contention d'esprit, etc.), ou dans l'étiologie générale (écarts d'hygiène, éruptions rentrées, évacuations supprimées, vers intestinaux, pléthore sanguine, humorale, etc.). Il est évident qu'aucune de ces influences n'a de rapports directs, de relations constantes avec l'épilepsie. Ce ne sont que des corrélations accidentelles et fortuites. La prédisposition n'est guère mieux déterminée; on n'est pas fixé sur ces points, si l'épilepsie est plus ou moins fréquente dans le midi que dans le nord, dans les montagnes que dans les plaines, dans les îles que sur les continents; pour ce qui tient aux individus, on est imparfaitement fixé aussi: car si une sensibilité, une mobilité nerveuses, exaltées, passent pour y prédisposer davantage, d'un autre côté, on voit des sujets mous, éminemment lymphatiques, ou bien robustes et sanguins, être atteints de l'épilepsie. Il paraîtrait que les enfants qui ont eu à la tête ces éruptions croûteuses suppurantes, qu'on appelle gourme, y sont moins exposés. Les épileptiques transmettent à leurs enfants une prédisposition inquiétante. L'épilepsie a été longtemps attribuée à des causes surnaturelles; il n'est peut-être pas de maladie qui ait prêté davantage à la superstition.

Le traitement de l'épilepsie se divise naturellement en deux sections principales, savoir : les soins à donner pendant l'accès; les précautions et les moyens dont il convient d'user dans les intervalles. Quelque sécurité qu'aient inspirée les antécédents, nous pensons qu'une attaque d'épilepsie est toujours un accident assez grave pour réclamer l'assistance d'un médecin; car le passé ne donne que des probabilités pour le présent, et l'issue demeure incertaine. En attendant, on couche l'épileptique, qui est renversé, le plus mollement possible, et dans un lieu suffisamment éclairé; on desserre ses vêtements, et plus soigneusement ceux de la poitrine et du cou; on éloigne la foule importune, on contient avec assurance et ménagement les mouvements convulsifs, dont la violence pourrait occasionner des contusions, des fractures; et, dans ce même but, on écarte avec soin tous les corps dont la forme ou la résistance pourrait blesser. Il nous souvient d'avoir vu une jeune et belle épileptique chez laquelle les convulsions du tronc et du cou étaient si atroces, qu'elle se fût inévitablement fendu la tête si elle s'était heurtée contre le bois de son lit, ou tout autre corps dur. La bouche appelle une attention spéciale : si la langue se trouvait pressée entre les deux mâchoires, il faudrait se hâter de la dégager, pour en empêcher le déchirement et peut-être l'amputation; après cela, l'accès suivra son cours. S'il se prolonge, si la congestion cérébrale ou l'asphyxie se montre menaçante, le médecin seul peut être juge exécuteur ou ordonnateur d'une saignée, d'une potion antispasmodique, etc. Cependant, si l'assoupissement qui succède d'ordinaire aux mouvements convulsifs paraissait trop profond et de trop longue durée, il serait bon d'exciter les extrémités inférieures au moyen de frictions ou de cataplasmes sinapisés, de faire prendre un lavement purgatif, de promener des topiques froids sur le visage, de faire flairer du vinaigre simple ou aromatique, et même un peu d'éther. Le vomissement venant à se déclarer, on pourrait le favoriser seulement avec de l'eau tiède. La plupart de ces petits moyens (bains de pieds, lavements laxatifs, lotions et fomentations fraîches au visage, etc.) conviennent également à la cessation de l'accès, pour dissiper plus promptement la congestion qui s'était formée du côté de la tête.

Plus que les autres hommes, les épileptiques sont intéressés à mener une vie régulière; chaque nouvel accès aggrave leur situation, et tout abus peut renouveler l'attaque. Malgré quelques avis contraires, l'expérience et le raisonnement s'accordent pour leur commander au moins la réserve dans le séduisant commerce de Vénus, de Bacchus et de Momus. L'intempérance des sens leur est essentiellement nuisible; ils ne supporteraient pas non plus sans danger les excès de travaux d'esprit, encore moins les passions, les violentes émotions de l'âme; ils ont besoin d'être modérés en toutes choses, même dans le sommeil, qui leur serait souvent nuisible dans la journée et immédiatement sur les repas. Ainsi, sobriété dans le régime, tempérance dans les boissons, réserve dans les rapports sexuels, modération dans les fonctions de l'âme: telles sont les quatre règles principales de l'hygiène des épileptiques; leur moral exige de grands ménagements de la part des personnes qui vivent avec eux; il faut être indulgent pour les variations d'humeur et de caractère qui tiennent à la disposition morbide de leur cerveau, et rendent souvent leur commerce désagréable et difficile; il convient d'égayer leur esprit, de relever leur courage, et surtout de leur éviter toute sorte d'humiliation ; ils ne sont que trop enclins à la susceptibilité, à la tristesse et à la misanthropie; les promenades et tous les jeux qui exercent le corps sont salutaires aux épileptiques; il faut seulement qu'ils aient la précaution de ne jamais marcher sur le bord d'une rivière, d'un précipice quelconque; lorsque des sensations, dont ils ont appris à connaître la valeur, les avertissent que l'attaque est prochaine, il est convenable qu'ils restent en lieu sûr, soit pour y recevoir les soins qu'exigera leur triste position, soit pour s'épargner l'espèce de confusion qu'ils conservent par le souvenir d'avoir offert un effrayant spectacle sur la voie publique. Enfin, observateurs intéressés de toutes les circonstances qui leur nuisent ou leur sont favorables, ils mettront leur propre expérience à profit pour éloigner les unes et rapprocher les autres.

L'éclampsie, ou épilepsie des enfants, a été l'objet de traités spéciaux, et l'antiquité médicale nous a transmis, à cet égard, des observations précieuses. Nous avons hérité, du génie de la médecine grecque, de la méthode ingénieuse de traiter les enfants épileptiques à la mamelle en modifiant, selon les indications, le régime diététique et médicamenteux de la nourrice, pour changer la qualité de son lait, si propre à influer sur la constitution tendre du jeune nourrisson auquel il sert d'aliment unique. C'est surtout pour les enfants nés d'épileptiques qu'il faut apporter un grand soin dans le choix de la nourrice et dans la surveillance de son hygiène physique et morale. L'intelligence se développant avec le corps par le progrès des années, on éloignera avec une extrême sollicitude, de l'enfant épileptique ou disposé à le devenir, les impressions morales que nous avons signalées comme pouvant déterminer ou reproduire les attaques; de là, la nécessité de bien connaître les personnes qui les surveillent, ou qu'ils fréquentent. L'onanisme est commun et redoutable chez nos jeunes malades; il faut tâcher de s'assurer du fait, afin d'y remédier le plus possible (voy. ONANISME); l'exercice soutenu, sans précipitation, sans violence, la modération des occupations intellectuelles, le calme de la sensibilité, une vie douce, paisible, agréablement uniforme, des aliments suffisants, mais choisis et mesurés, proportionnés d'ailleurs à la constitution individuelle, conviennent à tous les enfants épileptiques; les indications plus spéciales varient selon plusieurs circonstances, qui ne peuvent être bien appréciées que par l'homme de l'art; du reste, nous devons rappeler que l'achèvement de la première dentition et la révolution de la puberté amènent souvent la solution naturelle de l'éclampsie ou épilepsie puérile.

L'épilepsie, développée pendant la grossesse, ne réclame pas d'autres soins que la maladie en général. Elle a moins de chances de durée, car l'accouchement lui sert souvent de crise salutaire; mais les mouvements convulsifs qui accompagnent l'accès peuvent occasionner de plus graves accidents, notamment de fausses couches très laborieuses.

En abordant le traitement de l'épilepsie, nous avons cru devoir exposer avec quelque détail les précautions et les moyens hygiéniques qu'elle réclame; mais devons-nous aussi faire connaître les moyens thérapeutiques actifs qu'on lui a opposés, et dont plusieurs ont été l'objet d'observations particulières publiées par M. Gibert dans la *Revue médicale* (an 1835)? Nous nommerons seulement les principaux, en recommandant bien de n'en jamais faire usage que sur l'avis d'hommes capables d'en saisir les indications; quelle responsabilité effrayante pour des parents, des amis, que de s'exposer à aggraver, par leur impéritie, l'état déjà si malheureux de personnes qui leur sont chères! A moins de révoquer en doute le discernement ou la bonne foi de médecins recommandables, qui méritent, selon nous, toute confiance sous ce double rapport, il faut bien admettre que, quelque rebelle qu'elle soit communément, l'épilepsie n'est cependant pas sans remède, qu'elle a été guérie maintes fois par la valériane, la feuille d'oranger, le camphre, le musc et autres stimulants antispasmodiques; par les préparations de fer et de quinquina, par les purgatifs, et notamment les aloétiques, par les amers et aromatiques toniques et vermifuges, par les dangereuses préparations de cuivre, d'or et d'argent, par les saignées générales et locales, par le rappel d'éruptions ou d'évacuations habituelles supprimées, par l'application de vésicatoires, de sétons, de cautères, de moxas; et que n'a-t-il pas été tenté contre un mal aussi formidable! Et devant quelle épreuve pourrait reculer un épileptique, s'il en avait conçu l'espoir de sa guérison! *O ingentem necessitatem quempiam sustinere, malum malo piaculo depellere!* (trad. lat.) s'écrie l'admirable nosographe Arétée, qui a fait de l'épilepsie un tableau palpitant et un drame terrible.

ÉPINARDS. (*Spinacia oleracea.*) Plante de la famille des Chénopodées. Plus un aliment est nourrissant, plus il est long à digérer; aussi les viandes rôties restent-elles très longtemps dans l'estomac, et cependant il n'est pas de substance alimentaire qui rétablisse les forces d'une manière plus complète. Sous ce point de vue, les épinards doivent être placés à l'autre extrémité de l'échelle; leurs qualités nutritives sont presque nulles, et ils traversent toute la lon-

gueur des intestins sans subir une transformation complète : c'est pourquoi on les appelle vulgairement le *balai de l'estomac*. A cause de ces qualités, les épinards sont un mets utile dans quelques convalescences longues et difficiles, où le malade semble avoir perdu la faculté de digérer; ils sont le premier aliment avec lequel on essaiera ses facultés digestives renaissantes; mais il ne faut pas compter sur eux pour contribuer le moins du monde au retour de l'embonpoint ou au rétablissement des forces; et les Espagnols ont quelque raison lorsqu'ils rejettent les épinards de leur cuisine, en les appelant de l'herbe assaisonnée. Malgré leur fadeur, ils contiennent un peu d'acide oxalique, ce qui n'empêche pas qu'ils n'aient besoin de beaucoup de beurre, de bouillon et de sucre ou de sel, pour être mangeables.

EPSOM. Village d'Angleterre, situé à sept lieues de Londres, dans le comté de Surrey. Le sel cathartique amer (sulfate de magnésie), qui entre dans l'eau minérale d'Epsom, à la quantité de 30 grammes par litre, fait toute la vertu de cette eau, fort usitée comme purgative, et qui peut très bien être remplacée par l'eau de Sedlitz, dont on se sert en effet beaucoup plus habituellement en France. Toutes deux d'ailleurs sont presque toujours aussi efficaces à l'état artificiel qu'à l'état naturel, et beaucoup moins coûteuses.

ÉQUITATION. Ce mot, qui, au premier abord, semble bien peu médical, offre cependant de nombreuses ressources dans le traitement des maladies.

Nous comprenons dans ce mot l'exercice pris avec le cheval, l'âne ou le mulet. Dans l'acte de l'équitation, l'homme est placé sur une base mobile qui se meut et change sans cesse de position. Chaque mouvement de l'animal fait éprouver une secousse, un ébranlement au cavalier, pénètre ses organes, agite les tissus qui les composent et détermine dans leurs fibres un resserrement intérieur, qui les rend plus robustes et plus forts.

Aussi l'équitation a-t-elle sur les divers appareils de l'économie une influence marquée. Les fonctions digestives deviennent plus actives; le cœur, poussant le sang avec plus d'énergie, donne des pulsations artérielles plus fortes sans augmenter de fréquence : ce qui est l'opposé de la danse et de la course, où la vitesse de l'artère provoque une excitation générale, une chaleur presque fébrile, suivant Haller. Les phénomènes chimiques de la respiration sont rendus plus réguliers, et cet état normal s'étend aux fonctions du système nerveux et aux absorptions de diverse nature.

Cet exercice, simple en apparence, a cependant ses préceptes en rapport avec le tempérament du sujet et la maladie à guérir. On distinguera donc les différentes allures de l'animal et la race à laquelle il appartient.

C'est par l'oubli de ces considérations importantes qu'on a vu souvent le cheval devenir plus fatigant qu'utile, et altérer notablement la santé.

Ainsi les chevaux anglais, hanovriens et irlandais, ont le pas très allongé et fort agréable, allure la plus douce et la plus convenable dans les affections chroniques du foie, de l'estomac et de la rate; les chevaux arabes, andalous, limousins et navarois, l'ont au contraire trop relevé, et sont préférés pour le trot. Une autre allure très employée, quoique peu gracieuse, est le *traquenard*; elle se rapproche beaucoup de l'*amble*, allure des haquenées que montaient les grandes dames des derniers siècles; elle est la plus douce de toutes celles du cheval, car, indépendamment de la vitesse qu'on obtient, aucune secousse n'est produite. Le traquenard n'est point naturel à l'animal, on l'y force même difficilement. Des chevaux ainsi dressés se vendent fort cher; on n'en rencontre guère que dans la basse Normandie. Les personnes attaquées de catarrhe pulmonaire et d'autres affections de poitrine, retireront de grands avantages de cette allure. Un médecin, forcé par sa clientèle à faire de longues routes, ne supportait que difficilement le train de son cheval, en éprouvait de fréquentes douleurs de poitrine; on lui conseilla d'en monter un allant le traquenard; il le fit, et

éprouva, dès les premiers jours, une amélioration sensible : maintenant il parcourt quotidiennement sept à huit lieues sans aucune indisposition.

L'équitation est un puissant moyen dans les maladies nerveuses, la mélancolie, les vapeurs, l'hystérie, l'hypocondrie ; elle détourne la sensibilité des organes où elle était habituellement concentrée, et favorise le développement du système musculaire. Aux aliénés monomanes, dominés par une pensée fixe et absolue, on devra conseiller une distraction qui les fasse sortir du cercle de leurs préoccupations. Les chevaux espagnols, fringants, vifs, emportés, rempliront ce but beaucoup mieux qu'un cheval allemand, par exemple, dont la marche lourde et pesante ne peut exercer sur le moral aucune influence salutaire. La réaction qui résulte de l'équitation est encore très favorable aux femmes au teint décoloré, dont la menstruation, d'abord irrégulière, a fini par se supprimer. Quelques temps de petit galop, tous les soirs, pendant une heure, aux époques des règles, disposent le sang à se porter vers la matrice, et vient notablement aider le traitement général; si cette allure était un peu pénible, il vaudrait mieux commencer par aller au pas.

Les effets de cet exercice sont très marqués dans ces états de débilité générale, entretenue par la prédominance du système lymphatique ou quelque flux chronique, tel qu'une expectoration abondante, une diarrhée séreuse, qui résistent aux médicaments ordinaires. La disposition scrofuleuse est surtout profondément modifiée; on peut en dire autant de la phthisie dans son début. L'équitation, dirigée par le médecin habile, est ici d'un grand secours; cependant, il serait dangereux de céder au goût du malade, et de lui permettre de monter à cheval, si quelque symptôme grave, le crachement de sang, par exemple, survenait ou était annoncé par les signes qui lui sont propres; il faut alors suspendre cet exercice. On doit le proscrire également dans les maladies inflammatoires à l'état aigu. Il est facile de concevoir que le mouvement du cheval, quelque doux qu'il fût, ne pourrait qu'aggraver l'état du sujet en retentissant chaque fois dans la partie malade.

On s'abstiendra encore de l'équitation dans les cas de hernies, d'anévrismes, de chutes du rectum, ou de la matrice, dans le rachitisme, les affections des organes génitaux, et en général dans celles où des douleurs plus ou moins vives se manifestent : elle est au contraire utilement employée comme tonique, lorsqu'à l'imitation de Sydenham, on la recommande dans les convalescences des fièvres graves et de ces longues maladies qui ont amené l'épuisement et l'inertie de tout l'organisme.

ERGOT. *Voy.* Seigle ergoté.

ÉRUPTION. Du mot latin *erumpere*, apparaître violemment et subitement au dehors. Ce terme a été vaguement appliqué à toutes les *maladies de la peau* (*voy.* ce dernier mot) qui se montrent avec une certaine rapidité. On s'en sert particulièrement pour désigner la *rougeole*, la *variole*, la *scarlatine* (*voy.* ces mots), et les autres éruptions fébriles, connues des médecins sous le nom générique de *fièvres éruptives.* (*Voy.* le mot Fièvre.) Toutefois, on est encore assez dans l'habitude (et cette habitude est entretenue par les médecins qui n'ont pas fait une étude spéciale et approfondie des maladies de la peau) de donner indifféremment le nom d'*éruption* aux taches, aux rougeurs, aux boutons qui surviennent accidentellement au visage ou à d'autres parties du corps, sous l'influence de causes fort diverses. Bien des gens désignent *la gale*, par exemple, sous cette dénomination moins caractéristique.

Beaucoup de préjugés existent relativement aux *éruptions* considérées d'une manière générale. Bien souvent c'est à tort qu'on les prend pour des indices d'une altération du sang et des humeurs qui nécessite l'emploi des dépuratifs, des altérants, des antiscorbutiques.

Plus souvent encore, surtout chez les enfants, on croit y voir un mouvement extérieur salutaire et critique, que la moindre impression de l'air pourrait répercuter, et on entoure ceux qui en sont atteints de précautions ridicules et quelquefois nuisibles.

Ces erreurs et ces préjugés, nourris par la crédulité populaire, et soigneusement entretenus par les charlatans, qui y trouvent matière à lucre, seront relevés et combattus aux articles que nous avons indiqués ci-dessus, ainsi qu'aux mots Boutons, Dartres, Érysipèle, etc., etc.

ÉRYSIPÈLE. L'érysipèle est une inflammation de la peau, sans tuméfaction bien grande, non contagieuse, et dont la teinte rouge disparaît momentanément sous la pression des doigts. Ses causes sont externes ou internes. Dans les premières, on range les violences extérieures, l'impression d'un air froid et humide, l'exposition au feu et au soleil trop longtemps continuée, la malpropreté, le contact des plantes vireuses, les opérations chirurgicales ; les secondes comprennent toutes les émotions vives de l'âme, l'irritation de l'estomac et des intestins, entretenue par des aliments grossiers, des viandes putréfiées, les épices, les excès de table. Cette irritation n'a pas seulement pour effet d'appeler le sang en plus grande abondance dans les organes digestifs, elle détermine quelquefois une surabondance de bile dont la présence se traduit extérieurement par des signes évidents, et donne à l'érysipèle une physionomie aussi distincte que le traitement qui lui convient.

L'érysipèle est dit légitime, vrai, simple, quand l'inflammation ne dépasse pas l'épaisseur de la peau ; si elle se propage aux couches sous-jacentes, c'est l'érysipèle phlegmoneux. Par suite de l'une des causes que nous avons énumérées, ou de plusieurs d'entre elles, on éprouve pendant deux ou trois jours des lassitudes dans les membres, l'appétit se perd, le sommeil est plus ou moins pénible, la tête est lourde et embarrassée ; puis on voit apparaître une rougeur assez vive sur le point de la peau qui aura été le siège d'une irritation locale : cette rougeur s'étend, s'accompagne de douleur et d'un sentiment de brûlure et de chaleur âcre. Vers le quatrième jour, surviennent souvent des vésicules miliaires ou d'autres plus grosses, qui ont vulgairement reçu le nom de *cloches;* elles se rompent quelques heures après, et laissent couler un liquide dont la dessication produit ces croûtes dures et brillantes qui prennent bientôt une teinte noirâtre. Le huitième jour est ordinairement le terme de la maladie; la douleur et le gonflement ont diminué, l'épiderme s'enlève, se détache en écailles, le pouls revient à l'état normal, toutes les fonctions reprennent leur marche régulière.

Cette terminaison, qui coïncide quelquefois avec des urines sédimenteuses, ne s'observe plus quand, par suite d'une imprudence commise par le sujet, ou même sans cause connue, l'érysipèle disparaît dans le lieu qu'il occupe, et va se développer, avec tous ses caractères, dans une autre partie du corps. Ce brusque changement de place est l'allure accoutumée de l'érysipèle ambulant; tantôt au bras, tantôt à la jambe, il parcourt ainsi toute la surface de la peau, et finit par affaiblir la santé d'une manière notable. D'autres fois, ce n'est plus à l'extérieur que l'élément inflammatoire se porte, les organes les plus importants à la vie sont atteints: l'inflammation des membranes du cerveau est la conséquence la plus redoutable de cette disparition de l'érysipèle simple; la mort peut en être le résultat.

L'érysipèle phlegmoneux, avec les mêmes chances défavorables, a de plus une gravité qui lui est propre, en raison de l'épaisseur des couches charnues qu'il envahit en même temps que la peau. Supposons qu'il vienne à la tête, il sera précédé de frissons, de douleurs dans la région du cœur, et d'autres symptômes qui ressemblent beaucoup à ceux qui annoncent l'approche d'une fièvre intermittente. La chaleur est souvent accompagnée d'un peu de délire et d'un assoupissement marqué. Le gonflement commence à se montrer vers la seconde nuit, sur le front, les joues, le nez, les paupières; cette tuméfaction est élastique et lisse, mais non distinctement circonscrite; la peau prend une couleur d'un rouge brillant, avec la tendance à devenir livide dans quelques points. Cette teinte disparaît momentanément par la

pression des doigts, et se reproduit aussitôt. Le malade éprouve une chaleur brûlante et un picotement très incommode, la surface de la tumeur est luisante, mais ne donne aucune sensation de battement; quelquefois les paupières sont gonflées au point que la vision est impossible: au sixième jour, la maladie peut prendre une tournure favorable, et laisser seulement après elle un empâtement dans les parties qu'elle occupait. Dans un deuxième degré d'intensité de l'érysipèle phlegmoneux, cette terminaison n'a plus lieu. Soit que le traitement n'ait pas été poussé avec toute la rigueur nécessaire, soit qu'il ait été impuissant contre le mal, de petits foyers purulents se font jour au dehors dans certains points, entraînant avec eux des lambeaux de tissu cellulaire, ils jettent le sujet dans un épuisement qui peut avoir les suites les plus funestes. Mais la terminaison la plus redoutable est la gangrène; elle s'observe chez l'individu pâle et décoloré, comme chez le pléthorique et le sanguin. Les points livides que nous avons signalés deviennent noirs et comme charbonnés, la sensibilité n'y existe plus, c'est une partie morte, une escarre qui doit se détacher pour faire place à un travail de cicatrice; mais ce travail a rarement le temps de s'opérer, à peine si quelques fragments de peau se séparent et tombent, que le délire, l'insomnie, l'affaissement général, la soif ardente, la langue sèche et brune, indiquent qu'une résorption se fait à l'intérieur, et que les molécules gangréneuses circulent pour ainsi dire avec le sang dans tous les organes: la mort ne se fait pas attendre.

Le pronostic de l'érysipèle phlegmoneux est donc fort grave; la vie est d'autant plus menacée, que la maladie siège plus près des centres nerveux, la tête, la face, par exemple. L'érysipèle simple offre moins de dangers, on peut même dire qu'il n'en a pas, si ce n'est par des complications de phlegmasies internes. Les sujets très nerveux ne peuvent, en général, éprouver de dérangement notable dans la santé, un mouvement fébrile, sans que le cerveau s'irrite par sympathie, et amène le délire et les autres accidents connus sous le nom vulgaire de *transport*. Ce n'est pas la seule crainte que doive inspirer l'érysipèle simple. Il n'est pas de chirurgien qui n'ait eu occasion d'observer combien était fréquente cette affection après les opérations. Il semble même que certaines saisons, certaines époques de l'année soient favorables à leur production; elle envahit précisément la peau environnant la plaie; les bords, qui commençaient à se rapprocher, s'écartent, les bourgeons charnus se déchirent, l'opération est compromise. Ce serait encore un mal facile à réparer, si l'érysipèle bornait là son action, mais il semble se plaire sur un corps affaibli par la souffrance et la diète, et se répète successivement autour de la moindre excoriation, la piqûre de sangsue la plus légère, et même dans les régions où la peau présente la surface la plus nette et la plus saine. Nul doute que le pronostic ne soit ici très grave; ces retours si nombreux de la maladie épuisent et font souffrir.

Le caractère *ambulant* ou *erratique* de l'érysipèle est curieux à remarquer. Dans ses observations de chirurgie, Lamotte en cite un cas bien singulier. Un enfant, âgé de neuf ou dix mois, fut attaqué d'un érysipèle du cuir chevelu, du front, des oreilles, qui s'étendit de là au cou et ensuite aux épaules, tandis que la tête et la face en furent délivrés; à mesure que la maladie descendait vers les extrémités inférieures, les parties supérieures se trouvaient guéries; en sorte qu'à la fin, il n'y eut aucune partie de la surface de son corps qui eût échappé à l'inflammation, pas même les doigts et les orteils, qui furent les dernières parties affectées.

Une autre variété, mais plus rare, c'est l'érysipèle universel, très sujet aux récidives; on le voit paraître surtout à l'époque des règles chez les femmes. Samuel Cooper rapporte le cas d'un érysipèle périodique et universel qui eut lieu chez une dame plusieurs fois dans l'espace de deux ans. M. Renauldin en a observé un autre exemple à Paris; cependant, il faudrait se garder de prendre pour l'érysipèle universel une rougeur plus ou moins vive de la peau appelée *érythème* par les médecins; elle peut en

imposer par sa teinte animée, mais sa marche et d'autres caractères dissipent bientôt le doute.

L'érysipèle attaque fréquemment les deux sexes; on croit cependant que les femmes y sont plus sujettes que les hommes, à cause de la plus grande délicatesse de la peau. Il serait tout aussi rationnel de l'attribuer à la constitution plus faible et plus irritable de la femme, et aux habitudes sédentaires. Cette finesse de la peau est une cause réelle de la maladie chez le nouveau-né. Combien dans les hôpitaux, et dans les lieux où le jeune enfant manque de ces soins minutieux de propreté, ne voit-on pas des érysipèles survenir autour du cordon ombilical, se propager largement sur le ventre, et faire périr dans les convulsions ou les inflammations de l'intérieur du ventre! Dira-t-on qu'il y a quelque chose de contagieux parce qu'un grand nombre de nouveau-nés en seront atteints? La contagion n'existe pas dans l'affection elle-même, elle réside dans les causes qui y disposent, dans l'encombrement, la pression contusive du cordon, l'absence du renouvellement de l'air et des langes. Changez ces conditions mauvaises, et la tendance à l'érysipèle disparaîtra.

La plupart des moyens capables de prévenir l'inflammation érysipélateuse ne sont pas différents de ce conseil; en se rappelant les causes qui la produisent, on voit qu'il suffit de les éviter; cependant, une fois déclaré, l'érysipèle pourrait devenir une maladie grave, si un mauvais traitement était mis en usage. Les symptômes précurseurs n'exigent que la diète et des boissons rafraîchissantes, l'eau de groseilles, l'orge édulcorée avec le sirop de gomme. La bouche est-elle amère, la langue sale, une teinte légèrement jaunâtre s'observe-t-elle aux extrémités des lèvres, et autour des paupières, y a-t-il un mal de tête frontal et des nausées, avec perte complète de l'appétit, il faut donner un vomitif; l'érysipèle qui se montre est alors dit bilieux; son aspect participe de la teinte jaunâtre de la peau; lié à un embarras de l'estomac, il ne peut être modifié et promptement guéri que par le vomissement. Ce ne serait qu'éloigné de tout secours médical qu'on devrait prendre sur soi de juger de cette indication curative ; aussi avons-nous essayé de la définir avec soin : son influence est toute-puissante. Si ces caractères de l'état bilieux ne se rencontrent point, on a affaire sans doute à une maladie franchement inflammatoire, que la diète et les boissons délayantes dont nous avons parlé peuvent modérer, mais non abréger ; cela est si vrai, que des observations nombreuses de M. Louis, sur ce sujet, il résulte que la saignée du bras et les sangsues appliquées autour du mal, n'ont pas diminué sensiblement la durée de la maladie. Si l'érysipèle ne peut pas être subitement guéri par les émissions sanguines, il n'en est pas moins vrai que son intensité est heureusement modifiée. D'autres moyens concourent encore à ce but : le repos, la situation horizontale de la partie affectée, des lotions avec l'eau fraîche, l'eau de guimauve ou de sureau, pour rendre moins rare et moins piquante la douleur. On a aussi proposé les onctions avec l'onguent mercuriel : quelques faits témoignent en faveur de cette méthode.

Quel que soit le mode de traitement adopté, que l'érysipèle soit lotioné avec des liquides émollients, ou qu'on ne fasse aucune application, ce qui est préféré par beaucoup de médecins, la guérison n'en a pas moins lieu, si ce n'est quand des complications fâcheuses se développent. L'érysipèle phlegmoneux est loin d'avoir les mêmes chances : l'abandonner à la nature ou aux absurdes conseils des commères, c'est s'exposer à la suppuration, à la gangrène de la partie. Or, nous avons montré quels sont les dangers de ces terminaisons ; le médecin doit donc être appelé en toute hâte quand la tuméfaction du membre où siège le mal est profondément douloureuse, brûlante et d'une teinte de feu ; en attendant, on donne, avec beaucoup d'avantages, des bains locaux, et on recouvre la partie de larges cataplasmes faits avec la mie de pain et le lait ou l'eau de guimauve ; la farine de graine de lin, le plus souvent falsifiée, serait moins convenable, et ajouterait à l'irritation au lieu de la calmer.

L'érysipèle est quelquefois une maladie salutaire. Cette proposition, qui a droit d'étonner, se trouve cependant vérifiée par l'observation rigoureuse. On a vu des pleurésies, des pneumonies, des attaques de goutte et de rhumatisme, être diminuées et guéries même par l'apparition spontanée d'un érysipèle dans le voisinage de la partie affectée. Les lois de la révulsion expliquent très bien ce résultat, et n'agit-on pas de la même manière, n'imite-t-on pas la nature, quand on applique un vésicatoire pour détourner une fluxion interne ? Le vésicatoire est comme un érysipèle artificiel.

ESPRIT DE VIN. *Voy.* ALCOOL.

ESQUINANCIE. On donne ce nom à toute difficulté d'avaler ou de respirer, dont la cause réside à la gorge. Cette dénomination est plus connue des gens du monde : les médecins y ont substitué celle d'*angine*, du mot grec ἄγχω, je suffoque. Nous emploierons indistinctement ces deux expressions pour désigner une seule et même affection.

On voit que, sous le nom d'*esquinancie*, on a rangé beaucoup de maladies qui n'ont ensemble rien de commun qu'une difficulté plus ou moins grande de respirer ou d'avaler : aussi, a-t-on cherché à donner à ce mot un sens mieux défini, et, à l'exemple de la plupart des auteurs modernes, nous désignerons sous le nom d'*angine* ou d'*esquinancie*, toute inflammation de la gorge ayant son siége dans la membrane muqueuse ou dans le tissu cellulaire voisin.

Il s'en faut que toujours l'inflammation occupe tous les points de cette membrane. Le plus souvent, au contraire, elle n'est que partielle, et alors on la désigne par une épithète ; ainsi on dit que l'angine est gutturale quand elle siége à l'isthme du gosier ; pharyngée, lorsqu'elle occupe le pharynx ; tonsillaire, si ce sont les amygdales qu'elle affecte.

Quelle que soit la région occupée par l'angine, c'est sous l'influence de causes identiques qu'on la voit apparaître. Elle affecte tous les âges et tous les tempéraments, mais elle est cependant plus commune pendant la jeunesse, et chez les individus d'un tempérament fort et sanguin. Sa cause la plus habituelle est l'impression du froid : aussi le printemps est-il l'époque de l'année où on l'observe le plus fréquemment. L'humidité des pieds, l'exposition d'une partie couverte de sueur à un courant d'air rapide, en sont des causes puissantes. Les femmes, à l'époque de leurs règles, y sont très exposées. Quelques individus ont pour cette maladie une prédisposition particulière : et en général on y est d'autant plus sujet, qu'on en a déjà été pris un plus grand nombre de fois.

On a vu les angines régner d'une manière épidémique : c'est surtout vers la fin du printemps, lorsque commencent les premières chaleurs, qu'on leur voit revêtir ce caractère. On trouve, dans les bulletins de la Société de la Faculté de Médecine de Paris, la relation d'une épidémie d'angines, observée en 1818 dans le département du Lot, par le docteur Maynenc. On observe que la plupart des villages situés à l'abri du vent, et surtout du vent du midi, échappèrent à la maladie, tandis qu'au contraire, les villages exposés aux courants d'air en furent gravement atteints.

Les angines accompagnent souvent les fièvres éruptives : la scarlatine et la variole en sont constamment accompagnées. Dans ces cas, l'angine n'est pas une maladie à part, elle fait partie de l'éruption. Quelques auteurs pensent même que l'angine scarlatineuse peut exister alors même qu'il n'y a pas d'éruption de la peau. Au moins est-il certain que l'on n'observe pas de scarlatine sans angine.

Les symptômes de la maladie sont un peu différents, suivant le siége qu'elle occupe. Lorsqu'elle envahit l'isthme du gosier et les amygdales, elle s'accompagne de gêne pour avaler, de la sensation d'un corp gros et assez mou, occupant le fond de la gorge, et déterminant de continuels efforts de déglutition : la voix est altérée dans son timbre, elle est nasonnée, et plus basse que d'habitude. Il y a souvent une difficulté très grande pour avaler même les liquides, dont une partie revient par le nez : il n'est pas rare, lorsque la luette et le voile du palais sont gonflés, de voir de continuelles

envies de vomir provoquées par le contact du sommet de la luette avec la base de la langue. Dans le monde, on entend parler continuellement de luette déplacée, tombée, etc.

Ce sont là des erreurs : la luette ou le voile du palais ne se déplace pas ; mais, comme tous les autres organes, elle est susceptible d'augmenter de volume par l'inflammation ; et alors on conçoit que le sommet de la luette, appuyant sur la base de la langue, détermine de continuelles envies de vomir, comme cela a lieu quand on introduit le doigt ou une plume au fond de la bouche. Toute pratique tendant à redresser ou à replacer la luette est donc non-seulement inutile, mais dangereuse, puisqu'elle agit sur un organe enflammé dont elle ne peut qu'augmenter l'irritation. Aux symptômes que nous venons d'indiquer plus haut, se joignent habituellement de la fièvre plus ou moins vive, avec frissons, de la soif, un brisement des membres, une douleur de tête assez intense, et enfin une perte complète d'appétit. Si l'on examine la gorge, en faisant ouvrir largement la bouche, et en abaissant avec le manche d'une cuillère la base de la langue, qui presque toujours s'élève et cache complétement la gorge, on observe que le voile du palais, la luette, les parties latérales du gosier et les amygdales, sont rouges, sèches, luisantes : elles paraissent sensiblement gonflées.

Plus tard, elles se recouvrent de mucosités filantes, qui souvent se détachent et leur donnent un aspect tout particulier, qu'il faut bien se garder de confondre avec une forme beaucoup plus grave que nous indiquerons plus tard. Lorsque les amygdales sont plus spécialement le siége de l'inflammation, elles acquièrent en général un volume beaucoup supérieur à celui qui leur est naturel : dans quelques cas, elles font une saillie dans la gorge au point de se toucher, et par conséquent d'apporter une gêne assez grande dans la respiration : alors il est impossible de faire avaler la moindre quantité de liquide ; après des efforts longs et douloureux, les malades rendent les boissons par le nez. Souvent alors il n'est pas possible de faire ouvrir la bouche, et de s'assurer, par la vue, de l'état des parties.

Lorsque les choses en sont à ce point il arrive quelquefois qu'un abcès se forme au-dessous de la membrane muqueuse, mais ce n'est pas une chose ordinaire. Les gens du monde croient que presque toutes les esquinancies se terminent par des abcès, et l'on entend de toutes parts citer des exemples de malades étouffés par des abcès de la gorge. La vérité est que ces faits d'abcès à la suite d'angines sont rares, et que le plus souvent la terminaison en est heureuse. Ce sont de ces craintes que les personnes étrangères à la médecine doivent laisser de côté, pour s'occuper un peu plus d'une foule d'affections beaucoup plus graves pour eux, et qu'ils négligent trop souvent comme peu importantes. Ce n'est pas à dire qu'on doive ne donner aucun soin à une angine; tant s'en faut. Presque tous les exemples graves que l'on cite, s'observent sur des personnes qui n'ont pas soigné la maladie dès son début, ou qui y ont appliqué un traitement peu judicieux. Trop souvent on veut remplacer les soins du médecin par des recettes empiriques prétendues infaillibles, et qui, appliquées sans discernement, ne manquent presque jamais d'être dangereuses. Un fait bien digne de remarque est la singulière disposition qu'ont quelques personnes à la terminaison par abcès de toutes les angines dont elles sont affectées. Nous avons connu des personnes qui presque tous les mois étaient prises d'esquinancie, laquelle au bout de cinq ou six jours se terminait par un petit abcès; d'autres, au contraire, qui avaient eu des inflammations de la gorge plus de cent fois peut-être, n'avaient pas présenté une seule fois de suppuration de cette partie. Ce sont de ces particularités qu'une disposition spéciale de l'économie peut seule expliquer.

Les personnes qui sont fréquemment affectées d'angine tonsillaire (inflammation des amygdales), conservent en général ces organes volumineux, et la moindre cause suffit pour ramener l'état inflammatoire; aussi cet état devient-il une incommodité et même une

infirmité telles, que l'on doit chercher à s'en débarrasser, d'autant plus que, les amygdales étant déjà très volumineuses, il suffit du moindre gonflement pour qu'elles remplissent la gorge, et donnent lieu à des phénomènes de suffocation, que l'on ne saurait combattre trop activement. Le plus sage est de se faire enlever les amygdales. Cette petite opération guérit radicalement le mal. Il est des personnes qui ne se décident pas facilement à un parti aussi violent. La médecine offre plusieurs autres moyens moins sûrs dans leurs résultats, mais qui cependant, entre des mains habiles, obtiennent d'heureux effets.

Lorsqu'un abcès se forme, on le reconnaît au changement de caractère de la douleur, qui devient sourde, au lieu d'aiguë qu'elle était auparavant. Si l'on peut faire ouvrir la bouche, on découvre un endroit plus saillant, et, en y portant le doigt, on y perçoit de la mollesse. Habituellement le pus se fait jour pendant un effort de toux ou de vomissement; il a une odeur très fétide, qui avertit les malades de sa présence, qui sans cela pourrait n'être pas reconnue.

Dans les cas ordinaires, l'esquinancie dure de huit à quinze jours. Elle ne se prolonge guère que quand il se forme du pus; dans les neuf dixièmes des cas, elle se termine rapidement : aussi peut-on la considérer comme une maladie légère, qui souvent peut guérir sans soins particuliers. Mais cette considération ne doit pas engager à négliger les angines à leur début, et à attendre que des symptômes indiquent un état plus grave qu'on ne s'y serait attendu. Quoique légère, cette maladie demande à être surveillée par un homme de l'art, qui seul peut apprécier la gravité réelle du mal, dont les signes extérieurs ne sont pas toujours la mesure exacte.

Lorsque l'angine siége dans le pharynx, et surtout à la partie inférieure, il n'existe guère d'autre symptôme que de la douleur en avalant, et un sentiment de chaleur et d'âpreté à la partie inférieure de la gorge. L'examen direct n'apprend que peu de chose, si l'inflammation siége un peu bas. Il n'y a pas d'altération de la voix, et la difficulté d'avaler est beaucoup moindre que dans l'angine gutturale : il y a de la gêne plutôt que de la douleur.

Quel que soit le siége de l'angine, son traitement devra être le même ; rarement doit-on s'abstenir des émissions sanguines. Lorsque la maladie est légère, quelques sangsues, douze ou quinze, appliquées au-dessous de la mâchoire, hâteront beaucoup la guérison. Pour peu que la fièvre soit intense, la rougeur de la gorge vive, lorsqu'il y a de la douleur vive et mal de tête, il ne faut pas hésiter à recourir à la saignée du bras. Si le sujet est vigoureux et l'inflammation intense, on devra y revenir plusieurs fois ; en même temps, on fera des applications de sangsues au cou, plus ou moins répétées, suivant le besoin. Les révulsifs vers les pieds, tels que cataplasmes, sinapismes, bains de pieds sinapisés, ne seront pas négligés. On donnera aux malades des boissons adoucissantes, et on les leur fera tenir dans la bouche pendant quelque temps. Nous pensons que les gargarismes, que l'on est dans l'habitude de recommander dans les angines dès le début, sont plus nuisibles qu'utiles, par l'irritation qu'ils causent. Il est inutile de dire que la diète la plus rigoureuse devra être observée.

Après avoir dit ce qu'il faut faire, indiquons plusieurs choses qu'on doit éviter. Beaucoup de personnes emploient dans tous les cas les gargarismes astringents, tels que l'eau d'orge avec l'alun, le sulfate de zinc, l'acétate de plomb. La solution du sirop de mûres est d'un usage banal ; c'est cependant une pratique qui peut être fort nuisible, car, si elle ne réussit pas à empêcher le développement de l'angine, elle l'augmente beaucoup. Une autre pratique bien autrement dangereuse a été fort préconisée, dans ces derniers temps, par un empirique qui prétend guérir ainsi tous les maux de gorge : il ne s'agit de rien moins que de toucher la partie enflammée avec du nitrate d'argent (pierre infernale). Il suffit d'indiquer ce procédé, pour montrer tout ce qu'il offre de périlleux.

Quelquefois l'angine revêt un caractère tout particulier, et qui lui donne une gravité qu'elle est loin de présenter dans les cas ordinaires : je veux parler de la formation de fausses membranes, qui finissent par recouvrir une étendue plus ou moins grande des fosses nasales, de la bouche, du pharynx, et qui s'étendent même aux voies aériennes. C'est ce que l'on désigne sous les noms d'angine pseudo-membraneuse, angine maligne, angine gangréneuse. Lorsque la production membraneuse existe dans les voies aériennes, elle prend le nom de *croup* ; c'est à ce mot que nous renvoyons ce que nous avons à dire des angines membraneuses, dont le croup est l'espèce la plus commune et la plus dangereuse. Nous ne nous arrêterons ici qu'un instant pour réfuter l'erreur qui a fait admettre le nom d'angine gangréneuse comme s'appliquant à une véritable gangrène des parties molles. Deux caractères ont servi à faire admettre cet état gangréneux : l'odeur fétide qu'exhalent les parties malades, et leur coloration noire ou grise brunâtre. Ces caractères existent réellement, mais on en a mal expliqué la cause. Les fausses membranes très adhérentes qui se forment sur la muqueuse, finissent, au bout de quelques jours, par subir une décomposition putride sous l'influence de la chaleur et de l'humidité au milieu desquelles elles séjournent. De là l'odeur fétide. La coloration est produite par du sang exhalé par les parties situées au-dessous, lequel sang s'altère sous l'influence des mêmes conditions que la fausse membrane elle-même, et lui communique l'aspect gangréneux qui les caractérise. L'angine gangréneuse est donc véritablement une angine *membraneuse* qui entraîne assez souvent le *croup* à sa suite, et qui règne endémiquement et épidémiquement dans certaines provinces de l'ouest de la France. La cautérisation du gosier avec l'alun calciné, l'acide chlorhydrique, et d'autres caustiques plus ou moins actifs, a été vantée par les médecins qui exercent dans ces provinces, et, en particulier, par M. Bretonneau, de Tours, comme le remède le plus propre à arrêter les progrès de ce mal redoutable.

ESSENCES. *Voy.* ODEUR.

ESTOMAC (MALADIES DE L'). L'importance des fonctions que remplit l'estomac est tellement grande, qu'elles ne peuvent être altérées ou supprimées pendant quelque temps, sans apporter un trouble grave dans l'économie tout entière. Les plus anciens médecins connaissaient le rang élevé qu'occupe l'estomac dans la hiérarchie des organes; et si leurs idées sur ses maladies étaient erronées, au moins témoignent-elles de l'importance qu'ils lui attribuaient. L'estomac est le roi de l'économie, avait-on dit. Vanhelmont en avait fait le siége de son principal archée. N'avait-on pas regardé l'estomac comme la source de tous nos maux ? Toutes ces opinions étaient tombées dans l'oubli qu'elles méritaient, lorsqu'il y a quarante ans, on vit s'élever une doctrine nouvelle, qui voulut rendre à l'estomac toute son antique splendeur. A peine y avait-il quelques maladies peu importantes qui n'eussent pas leur siége dans cet organe : c'était là que tout aboutissait : pas de fièvre sans lésion de l'estomac, avait-on dit. L'engouement pour tout ce qui semble neuf fit la fortune de la nouvelle médecine; et, pendant quelques années, presque tout céda au torrent. Mais peu à peu les dissidents parurent; timides d'abord, bientôt plus audacieux, leur nombre augmenta tant et si bien, qu'aujourd'hui la doctrine soi-disant physiologique est rentrée dans l'obscurité : non pas qu'elle n'ait laissé de trace dans la science; il serait injuste de le contester; mais du moins sans avoir accompli les grandes destinées qu'elle se promettait.

Aujourd'hui, le rôle que remplit l'estomac est mieux apprécié : on a reconnu que le plus souvent il ressentait l'influence des autres organes, et spécialement du cerveau et du système nerveux. On a vu que sa sensibilité était loin d'être aussi exquise qu'on le proclamait ; que le bouillon de poulet n'était pas une boisson aussi dangereuse qu'on l'avait dit, et que même les altérations les plus profondes ne se traduisaient souvent au dehors par aucun trouble des fonctions de l'organe. Mais, en même temps, on a reconnu que dans beaucoup de cas l'estomac était affecté par sympathie; que souvent l'état languissant de ses forces digestives tient à une irritation, etc. Voyons quel ordre de fonctions il a à remplir. Il est chargé de recevoir les aliments après qu'ils ont été mâchés, c'est-à-dire, broyés et imprégnés de salive : ils s'y accumulent, puis l'organe leur fait subir une élaboration particulière en vertu de laquelle ils puissent céder leurs parties nutritives à l'action des vaisseaux absorbants de l'intestin ; toutes leurs parties impropres à la nutrition ne tardent pas à être expulsées au dehors sous forme de matières fécales. Ce simple aperçu du mode dont s'opère l'acte digestif suffit pour faire apprécier les résultats de sa suspension. L'estomac cessant d'agir sur les aliments, ils sortent par le vomissement ou bien pénètrent dans l'intestin; mais, n'ayant pas subi le travail nécessaire, ils le traversent comme un corps étranger, sans rien céder aux vaisseaux absorbants. De sorte que sans digestion il ne peut y avoir de nutrition. La suspension seule des fonctions stomacales agit donc sur le corps tout entier. C'est là le véritable point de vue dont il faut partir, l'objet qu'il faut avoir en vue. Ces considérations nous semblent suffisantes pour faire connaître l'importance des maladies de l'estomac. Hâtons-nous d'arriver à leur description succincte, la seule que comporte un ouvrage de la nature de celui-ci. D'ailleurs, à l'article GASTRITE, on devra entrer dans de nouveaux détails sur le rôle que joue l'estomac dans l'économie, tant dans l'état de santé que dans celui de maladie.

Nous traiterons ici des plaies, des corps étrangers, des ulcères, du cancer de l'estomac. Nous renverrons au mot GASTRITE ce qui est relatif à son inflammation et à ses maladies nerveuses, et à VOMISSEMENT DE SANG pour ses hémorrhagies.

Des plaies de l'estomac. Les lésions de l'estomac par un corps vulnérant ne sont pas très communes. La disposition des parties rend très bien compte de ce fait. Lorsque cet organe est vide, il est caché derrière la partie inférieure de la poitrine, et le gros intestin recouvre sa face antérieure. Mais, lorsqu'il est distendu par les aliments, il appuie directement sur la partie antérieure du ventre, et même, chez les gros mangeurs, chez lesquels il offre un très grand volume, on le voit occuper la plus grande portion de la cavité ventrale. On conçoit que, si un corps vulnérant, une épée, une balle, viennent à agir sur la partie antérieure du ventre, il y aura peu de chances pour que l'estomac échappe à une blessure plus ou moins grave.

On reconnaît la lésion de l'estomac aux signes suivants : il se développe une douleur plus ou moins vive à la région qu'occupe ce viscère ; il survient des vomissements de matières alimentaires teintes de sang, et plus tard de sang pur ; si la plaie est large et directe, elle donne issue à des aliments colorés par le sang. En même temps, il y a des frissons, des sueurs, un sentiment de faiblesse ; le pouls est petit, concentré, intermittent.

Les plaies de l'estomac sont toujours fort graves. Rarement la guérison s'opère, et, dans la grande majorité des cas, la mort arrive rapidement par suite de l'épanchement des matières dans la cavité du ventre. C'est la presque certitude de les voir ainsi s'épancher qui fait toute la gravité de ces lésions. C'est donc à prévenir cet épanchement qu'on devra s'appliquer, et le premier moyen d'y parvenir est de faciliter la sortie des matières. Aussi, devra-t-on bien se garder de fermer la plaie et d'arrêter l'écoulement. On devra chercher à débarrasser l'estomac des matières qui y sont contenues, et à maintenir l'organe dans l'état de vacuité complet. On ne devra nullement permettre les boissons, et moins encore les aliments. Le repos le plus complet devra être observé ; dans aucun cas on n'aura recours aux vomitifs, dont l'effet le plus certain serait de faire passer dans le ventre une bonne partie des matières que contient l'estomac. A ces moyens, on joindra avec avantage les saignées générales et locales. On donnera de nombreux lavements, et tout au plus permettra-t-on au blessé de tenir dans sa bouche quelques morceaux d'orange, ou de glace, avec le soin de ne pas avaler le liquide qu'ils fournissent ; ces moyens suffisent pour calmer la soif. Nous pensons qu'on fera bien de s'abstenir des bains, qui exigent qu'on imprime beaucoup de mouvements, et dont par conséquent les inconvénients surpassent beaucoup les avantages. Après le troisième jour, on pourra commencer à permettre les boissons par cuillerées à la fois : et lorsque l'estomac aura pu contracter de solides adhérences aux parties voisines, on passera aux aliments plus solides et plus réparateurs. Jusque-là, on s'en tiendra aux substances qui peuvent s'administrer en lavements.

Les corps étrangers que l'on rencontre dans l'estomac peuvent y avoir pénétré à travers une plaie, ou avoir été avalés. Ces corps peuvent être animés ou inanimés.

Parmi les corps animés, les sangsues méritent spécialement de fixer l'attention. Ce n'est guère en les appliquant dans les narines ou dans la gorge, qu'on les voit ainsi pénétrer jusqu'à l'estomac ; car on s'apercevrait immédiatement de l'accident, et on y porterait remède en faisant avaler de l'eau salée et en provoquant le vomissement. Mais, dans les pays chauds, les eaux stagnantes renferment souvent de fort petites sangsues, presque filiformes, que l'on avale très facilement sans s'en apercevoir. Pendant les campagnes d'Italie, d'Égypte et d'Espagne, on a eu de nombreux exemples de l'introduction dans l'estomac de ces animaux dangereux. Au moment où la sangsue s'attache, elle produit une douleur vive et subite. Quelquefois cette douleur est inaperçue. Au bout de quelques heures surviennent des tranchées et des coliques, et les individus rejettent du sang par les selles et par les vomissements. Dans quelques cas, la sangsue reste fixée, et ne peut être rendue par le vomissement, ce qui laisse du doute sur la nature du mal. On a vu des hommes succomber à une longue hémorrhagie dont la persistance épuisait leurs forces.

C'est à reconnaître la cause de l'écoulement du sang qu'il faut s'appliquer ; celle-ci une fois bien constatée, on fera cesser les accidents en détachant l'animal au moyen de l'eau salée ou vinaigrée, et en l'expulsant par le vomissement. Des boissons acides ou astringentes très froides serviront à arrêter l'hémorrhagie.

D'autres animaux peuvent encore pénétrer vivants dans l'estomac. On a publié, dans un journal de médecine, l'observation d'un jeune enfant de trois ans qui s'endormit la bouche ouverte dans un lieu où il y avait beaucoup de chauves-souris. Un de ces animaux pénètre dans la bouche. Réveillé en sursaut, l'enfant ferme subitement la bouche, et, par un mouvement de déglutition involontaire, la chauve-souris est poussée dans l'estomac. Aussitôt surviennent de vives douleurs et des vomissements de sang; mais, au bout de deux heures, les accidents se calmèrent; et quarante-huit heures après, l'enfant rendit par les selles une grosse chauve-souris enveloppée de mucosités sanguinolentes, au grand étonnement du médecin, qui n'avait pas cru au récit des parents. Du reste, ces faits sont au moins fort rares, et l'on doit se défier beaucoup de toutes les histoires de serpents, de souris et autres animaux trouvés dans l'estomac de l'homme. D'ailleurs, il est maintenant bien prouvé qu'aucun animal venu du dehors ne peut vivre pendant longtemps dans les voies digestives; la vie ne tarde pas à s'éteindre, et alors le corps étranger est soumis à l'action de l'estomac, il est digéré plus ou moins lentement, et il passe dans les intestins, d'où il ne tarde pas à être expulsé par l'ouverture de l'anus.

Les corps inanimés introduits dans l'estomac peuvent ne donner lieu à aucun accident, lorsqu'ils sont d'un petit volume. On sait que beaucoup de personnes ont l'habitude d'avaler des noyaux de cerises, de prunes, etc., sans qu'il en résulte pour elles d'inconvénients notables. Cette pratique peut cependant, dans quelques cas, causer des accidents graves et même la mort, ainsi qu'on en a des exemples bien vérifiés. Des cuillers, des fourchettes, des couteaux, des lames de sabre, etc., etc., ont été rencontrés dans la cavité stomacale : c'était surtout chez des jongleurs, ou des aliénés, chez qui l'inattention ou le désir de se tuer avait déterminé cette introduction. Rarement des corps aussi volu-

mineux ont pu être expulsés au dehors; presque constamment leur présence a déterminé des accidents formidables, qui se sont terminés d'une manière fatale. Quelquefois ils ont perforé la paroi du ventre, et se sont fait jour par une ouverture fistuleuse. C'est le cas qui arrive lorsqu'ils sont pointus et d'un petit volume. Les exemples d'épingles ou d'aiguilles ainsi avalées, et qui se sont fait jour par tous les points du corps, ne sont pas fort rares. On a quelques observations de corps étrangers volumineux qui ont pu séjourner dans le corps pendant de nombreuses années, sans que les individus qui les portaient en souffrissent d'une manière notable.

On cite le fait d'un malade qui rendit par les selles un sabot de cochon, plus de vingt ans après l'avoir avalé. Un des faits de ce genre les plus curieux est celui qui a été publié par MM. Babbington et Carie, médecins fort connus de Londres. Un matelot avala successivement dix-sept couteaux ; quelques années après il succomba, et l'on retrouva dans les voies digestives les dix-sept lames, ainsi que leurs ressorts, en partie dissous; les manches avaient complétement disparu, les intestins étaient noirs et ulcérés en plusieurs endroits.

C'est un des cas les plus délicats de la chirurgie que de déterminer ce qu'il y a à faire lorsqu'un corps dur et volumineux a été introduit dans l'estomac et qu'il produit des accidents : nous n'avons donc pas à nous y arrêter. Lorsqu'ils sont d'un petit volume, au contraire, et qu'on a lieu d'espérer qu'ils pourront franchir toute la longueur du canal intestinal, on devra recourir aux boissons délayantes, aux potions huileuses, aux lavements répétés, tous moyens qui facilitent le passage du corps étranger. S'il est dur et aigu, comme le seraient des épingles, des arêtes de poisson, du verre cassé, etc., on se trouvera bien de remplir l'estomac d'aliments épais et propres à fournir des résidus abondants, qui puissent envelopper ces corps, et s'opposer à ce qu'ils blessent les organes qu'ils auront à traverser. Les choux, les carottes, les pommes de terre, sont les aliments qui conviennent le mieux pour cela, ainsi que le prouvent plusieurs exemples rapportés par différents auteurs.

Pendant longtemps on a regardé le verre pilé comme un poison : mais il est évident que ce corps n'a aucune propriété particulière, et qu'il n'agit que par ses angles et ses bords tranchants; aussi ne pourrait-il produire d'effets qu'autant qu'il serait en fragments volumineux. Portal raconte qu'un jeune homme, dans une débauche, fit et exécuta le pari d'avaler une partie de son verre après l'avoir cassé entre ses dents. On fit vomir l'individu et aucun accident ne se développa. C'est peut-être le seul exemple de prétendu empoisonnement par du verre que possède la science, et cependant on ne vit survenir rien de ce que l'on pouvait craindre.

Nous avons dit que les corps étrangers introduits dans l'estomac pouvaient perforer cet organe, et se faire jour à travers la paroi du ventre.

On a vu l'ouverture ainsi établie persister pendant un temps plus ou moins long sous forme de fistule, mais c'est le plus ordinairement par des plaies que sont causées ces fistules; dans quelques cas, elles s'établissent tout à fait spontanément, et sans qu'aucune cause externe puisse en expliquer la formation. M. le docteur Binéau, de Saumur, a publié l'observation fort curieuse d'une femme de quatre-vingts ans, qui s'aperçut un matin que sa chemise se mouillait : en se relevant, il se fit tout à coup un jet de liquide clair par une petite ouverture au creux de l'estomac, elle se ferma au bout de trois jours, et l'accident ne reparut qu'après trois ans. La malade mourut, et le médecin reconnut que l'estomac, parfaitement sain du reste, offrait à sa partie antérieure une ouverture d'un pouce et demi de diamètre.

Ce sont là de ces cas rares où la médecine est impuissante, et qui n'offrent d'intérêt que comme exemple des moyens qu'emploie si souvent la nature pour remédier à certaines altérations des organes.

Cancer de l'estomac. L'estomac est sans contredit un des organes où s'observe le plus souvent le cancer, et ce n'est peut-être pas sans quelque raison qu'on a fait ressortir le rapport qui pouvait exister entre cette maladie et les fréquentes causes d'irritation auxquelles l'estomac est sujet. Pour quelques médecins, le cancer de l'estomac n'est qu'une des formes de l'irritation chronique. Et, en effet, presque toutes les causes sous l'influence desquelles paraissent les inflammations lentes de l'estomac, sont celles qui donnent lieu au cancer de cet organe. Ainsi, les excès de régime habituel, l'abus des liqueurs fortes, la pression continue du creux de l'estomac, comme cela s'observe dans quelques professions, celle de cordonnier, par exemple, les coups, les chutes sur cette région, telles sont les causes les plus habituelles du cancer de l'estomac.

Quelques prédispositions en favorisent le développement. Ainsi, pour l'âge, cette maladie est beaucoup plus commune dans l'âge adulte et dans la vieillesse, qu'aux autres époques de la vie ; elle est excessivement rare dans la jeunesse. Les chagrins profonds, les passions tristes, la haine, la jalousie, y prédisposent singulièrement.

C'est probablement pour cela que la maladie est si fréquente chez les individus qui offrent les caractères d'un tempérament bilieux, et qui sont plus que les autres atteints de ces mauvaises passions. Les penchants violents, la colère, l'amour exalté, ne paraissent pas avoir la même influence sur l'estomac; leur action se fait sentir surtout vers le cerveau.

On a remarqué que le cancer de l'estomac était plus fréquent chez l'homme que chez la femme; et, en effet, celle-ci présente beaucoup moins souvent ces passions tristes dont l'influence n'est pas douteuse pour nous. Rien de moins exact que ce que l'on a avancé sur la suppression d'une hémorrhagie, ou la rétropulsion du vice goutteux, dartreux, galeux, hémorrhoïdal, etc., comme cause du cancer de l'estomac. Ce sont de ces explications antiques par lesquelles on cherchait à se donner le change sur ce que l'on ignorait, car jamais on n'a pu avoir la moindre preuve de l'existence de ces prétendus vices.

Les symptômes du cancer de l'estomac sont bien souvent obscurs, et ils le sont d'autant plus, que la maladie est moins avancée; de sorte que l'on ne reconnaît sa présence que lorsque l'art ne peut plus rien pour en arrêter ou même en retarder les progrès. Dans les cas les plus complets, ils se bornent à trois : la douleur à la région de l'estomac, les vomissements et la présence d'une tumeur dans la même partie. Ces signes peuvent manquer tous les trois dans le cancer le plus avancé. La douleur a rarement le caractère propre aux douleurs du cancer en général, c'est-à-dire, de revenir par élancements rapides et passagers; ce n'est le plus souvent qu'une douleur sourde, comme il en existe dans une foule d'autres cas; et parfois elle ne se développe que par la pression. Les vomissements sont encore moins constants que la douleur. Tant que le cancer est à l'état de squirrhe, ces vomissements n'offrent aucun caractère spécifique; mais plus tard, lorsqu'il existe une ulcération, le liquide vomi peut fournir de précieux renseignements : il est ordinairement brun ou noirâtre, semblable à du marc de café, ou bien à des grumeaux noirâtres, nageant dans un liquide légèrement brun.

Ce seul caractère ne peut suffire pour affirmer l'existence du cancer, mais il peut donner de fortes présomptions. Enfin, le caractère le plus sûr et malheureusement le plus rare, c'est la présence d'une tumeur à la région de l'estomac. Réuni aux deux autres, il donne presque la certitude : seul, il a peu de valeur, puisque la tumeur peut dépendre du foie ou d'un autre organe.

On voit combien de difficultés se présentent dans quelques cas pour établir la nature de la maladie.

Aux accidents que nous venons d'indiquer, s'en joignent d'autres d'une valeur nulle, pour faire reconnaître le cancer, car ils sont communs aux autres maladies chroniques de l'estomac. Tels sont : le trouble des digestions, les rapports âcres et fétides, les vomissements de matières alimentaires, l'amaigrissement, des accès de fièvre irréguliers, etc. Vers la fin de la maladie, on observe tous les accidents que nous avons décrits sous le nom de cachexie cancéreuse. (Voy. CANCER en général.)

On a voulu établir des distinctions dans les symptômes, suivant les régions qu'occupe le cancer. Son siége le plus fréquent est à l'ouverture de sortie de l'estomac, désignée sous le nom de pylore. En traitant des maladies de cet organe, nous parlerons de ces différences, et nous ferons connaître ce qu'il y a de réel dans la variété de symptômes qu'on y rattache. (Voy. PYLORE (Maladie du).

Le traitement du cancer de l'estomac, comme celui des autres organes, est essentiellement adoucissant et calmant. C'est une faute fort ordinaire que de voir traiter le squirrhe de l'estomac de la manière la plus efficace pour lui faire faire des progrès rapides, c'est-à-dire, d'employer les excitants, les purgatifs, les vomitifs, les amers, etc. Ce n'est, comme le disait spirituellement un médecin fort connu, qu'ajouter aux poisons de l'intempérance les poisons de la pharmacie.

Il n'est pas de meilleur remède que le régime, qu'il ne faut pas confondre avec l'abstinence : celle-ci, qui, comme nous l'avons dit, s'accompagne d'exaltation des propriétés vitales de l'organe, aurait beaucoup d'inconvénients. On mettra les malades à l'usage des boissons gommeuses, légères, prises froides; les repas devront être peu copieux, mais fréquents; les aliments seront légers, peu irritants; on bannira les épices, l'usage du sel, du vin pur, du café, des liqueurs.

Lorsque les malades peuvent supporter le lait, c'est l'aliment le plus convenable qu'on puisse leur permettre. Le lait est une précieuse ressource dans le cancer de l'estomac : il a prolongé les jours et amélioré l'état d'une foule de malades, qui, sans lui, eussent rapidement succombé aux progrès du mal avec toute autre alimentation.

Les bains tièdes très prolongés, les frictions sèches ou aromatiques sur tout le corps, sont de puissants auxiliaires du régime.

Ces moyens ne sont pas suffisants lorsqu'il existe des douleurs et des vomissements. Ces accidents réclament l'emploi des calmants et des préparations d'opium.

Dans ces derniers temps, on a beaucoup vanté l'extrait de ciguë; les succès obtenus imposent l'obligation de tenter cette chance de salut.

Ulcères de l'estomac. Il n'est pas fort rare de rencontrer des ulcérations simples de l'estomac qui se développent presque sans symptômes, et qui, tendant à perforer les parois de l'organe, permettent aux liquides qu'il contient de s'épancher dans la cavité du ventre. Les symptômes qui sont la suite de ces perforations spontanées, la rapidité de la mort, l'instantanéité des accidents, tout est de nature à faire croire à un empoisonnement.

Pendant longtemps ce fut une doctrine reçue que d'admettre ces ulcérations comme produites par un agent vénéneux. Ce sont les belles recherches de Chaussier qui ont établi d'une manière positive que les perforations de l'estomac sont spontanées, c'est-à-dire, indépendantes de l'action d'agents extérieurs. Aussi, depuis le travail de ce savant médecin, a-t-on eu de nombreuses occasions de vérifier l'exactitude de sa doctrine, et de détruire les présomptions d'empoisonnement que cette maladie avait pu faire naître.

Il est très essentiel de ne pas s'en laisser imposer et de bien reconnaître la nature du mal ; car, dans les deux cas, la conduite à tenir est bien différente.

Dans un empoisonnement, la première chose à faire est d'expulser le poison par le vomissement.

Dans le cas de perforation, tout effort doit être positivement prohibé, car il n'agirait qu'en augmentant l'étendue de la déchirure, et en faisant passer en plus grande quantité, dans le ventre, les liquides qu'il contient. Dans l'empoisonnement, on cherche à étendre le poison, ou à le neutraliser par des substances qui le décomposent; dans la perforation, au contraire, il faut bien se garder de donner à boire, puisque les liquides ne manqueraient pas de s'échapper par l'ouverture accidentelle et d'augmenter le mal.

Lorsque ces ulcérations sont moins avancées, elles peuvent amener l'ouver-ture d'un vaisseau considérable, et une hémorrhagie promptement mortelle. Plus souvent elles se cicatrisent, et l'on rencontre, après un temps plus ou moins long, une plaque blanche, radiée, brillante, qui indique le siége et l'étendue de la partie ulcérée. Lorsque quelques signes font soupçonner une solution de continuité de la membrane interne de l'estomac, on devra donc chercher à favoriser le travail réparateur de l'organisme, et rien, dans ce cas, ne paraît plus convenable que la diète, l'emploi des boissons adoucissantes administrées en petite quantité, et à des distances très rapprochées. Mais, il faut le dire, le plus souvent tous les soins sont inutiles ; l'ulcération continue sa marche, elle envahit successivement toute l'épaisseur des parois de l'organe, et alors tous les soins sont vains ; le médecin ne peut plus que rendre moins cruels les derniers moments du malade.

ÉTERNUEMENT. Un préjugé dont on ne connaît pas bien l'origine, fait regarder l'éternuement comme une cause d'accidents, que l'on cherche à prévenir en adressant à Dieu une invocation devenue d'un usage familier, même dans ce siècle d'indifférentisme et de *philosophie*. L'effort convulsif qui l'accompagne a ordinairement pour but de chasser les mucosités retenues dans les fosses nasales. L'irritation de la pituitaire (membrane interne du nez) dans le *rhume de cerveau*, au début de la *rougeole*, la stimulation artificielle de cette membrane par le tabac, les barbes d'une plume ou tout autre corps étranger, en sont les causes les plus communes. On cherche à le provoquer dans quelques cas de syncope, d'asphyxie, d'apoplexie, de perte de connaissance. (*Voy.* ces mots, et CHATOUILLEMENT.) C'est surtout chez le nouveau-né qui vient au monde dans un état d'asphyxie, qu'il est utile de stimuler ainsi l'intérieur du nez, pour amener d'une manière sympathique le développement des mouvements respiratoires. On conçoit à la rigueur que, chez un sujet menacé d'apoplexie ou atteint d'anévrisme, l'effort de l'éternuement puisse amener une rupture hémorrhagique funeste ; il peut encore être nuisible chez les personnes atteintes de hernies et qui négligent de les contenir. (*Voy.* RHUME et RHUME DE CERVEAU.)

ÉTHER. Les éthers sont des fluides subtils, flagrants, inflammables, qui résultent de l'action chimique de l'alcool sur un acide. Le plus usité est l'*éther sulfurique*, produit de la distillation de l'alcool avec l'acide sulfurique. La *liqueur minérale anodine d'Hoffmann*, qui jouit encore aujourd'hui d'une réputation méritée, est un composé d'éther sulfurique et d'alcool à parties égales; on l'emploie en *potion*, à la dose de dix à vingt gouttes, dans les affections nerveuses et notamment dans les accès d'hystérie, la syncope, les douleurs nerveuses. L'éther est encore usité à l'extérieur en frictions sur la poitrine et sur le creux de l'estomac, contre les spasmes, les étouffements, les maux d'estomac. C'est un remède actif, surtout à l'intérieur, et dont il faut user sobrement. Prodigué à tort et à travers, comme cela ne se voit que trop souvent, par les commères, les garde-malades, et les pharmaciens eux-mêmes, il devient souvent nuisible, en irritant l'estomac, exaspérant les douleurs nerveuses ou inflammatoires, les *coliques*, par exemple, ou les maux d'estomac, qu'il était appelé à calmer. Les personnes sujettes aux accidents nerveux feront bien de n'y recourir que lorsqu'elles auront reçu les conseils d'un médecin qui aura pu juger leur état avec connaissance de cause.

ÉTISIE. L'amaigrissement extrême qui s'observe chez les enfants dans le rachitisme et le carreau, et chez les grandes personnes, dans la phthisie pulmonaire (*voy.* POITRINAIRES), et dans quelques autres maladies chroniques, a reçu le nom d'étisie. Cet amaigrissement n'étant que le symptôme d'une maladie, c'est à celle-ci que doit être rapporté tout ce qu'on pourrait avoir à en dire. (*Voy.*, outre les mots cités, AFFAIBLISSEMENT et AMAIGRISSEMENT.)

ÉTOUFFEMENT. Beaucoup d'affections diverses peuvent produire ce symptôme, qui mérite une considération toute particulière, suivant qu'il est plus ou moins *habituel*, ou seulement accidentel et passager. Dans le premier cas, il tient presque toujours à une maladie de quelqu'un des viscères contenus dans la poitrine (*voy.* notamment les mots ASTHME, ANÉVRISME, *Maladies du Cœur*, PULMONIE); dans le second, il peut très bien ne constituer qu'un accident nerveux sans gravité, et plus incommode qu'alarmant. Toutefois, à quelque âge que ce soit, et quels que soient l'état de santé habituelle du sujet, sa constitution, son tempérament, son sexe, etc., l'étouffement est un accident qu'il ne faut jamais négliger. Si, chez certaines jeunes personnes nerveuses, il se dissipe de lui-même avec les causes fortuites qui lui ont donné naissance, combien de fois n'a-t-il pas marqué le début d'une maladie de poitrine qu'on ne saurait trop se hâter de combattre! Chez des sujets robustes, en apparence pleins de santé, c'est souvent l'indice d'un mal caché, d'un *anévrisme*, par exemple, qui plus tard deviendra funeste si on ne se hâte d'y porter remède. Le médecin seul pouvant discerner les cas où l'étouffement est un accident nerveux et sans conséquence, de ceux où il mérite une sérieuse attention, on ne devra jamais négliger, en pareil cas, de recourir au plus vite à ses lumières et à son zèle. Pendant la durée même de l'accès d'étouffement, quelle que soit sa cause, on devra toujours, en attendant le médecin, enlever rapidement tous les vêtements et tous les liens qui peuvent porter obstacle à la circulation et à la respiration, placer le malade sur un fauteuil ou sur un lit, dans une immobilité et un silence absolus, le tronc maintenu élevé par des coussins et des oreillers; permettre à l'air un libre accès dans la pièce où on a déposé le malade, lui plonger les pieds et les mains dans l'eau chaude, lui faire boire (s'il le désire) quelques gorgées d'eau sucrée froide, avec addition d'eau de fleurs d'oranger, et même lui appliquer aux pieds des cataplasmes de farine de moutarde, laissés en place durant une heure ou deux. Quelques gouttes d'éther sur du sucre, l'inspiration de l'alcali volatil affaibli, peuvent aussi soulager, mais doivent être laissés de suite, s'ils n'améliorent pas l'état du malade. Les moyens simples que nous venons d'indiquer réussiront souvent seuls à dissiper l'étouffement, et, dans tous les cas, ne pourront nuire. Chez les femmes nerveuses et sujettes à l'hystérie, on se trouve bien, comme dans la syncope, de projeter de temps à autre, au visage, quelques gouttes d'eau froide.

ÉTOURDISSEMENT. Tout le monde connaît l'étourdissement ou le *vertige* (car ces mots sont synonymes) qui suit le jeu de l'escarpolette ou de la balançoire, la valse, la pirouette, etc. Lorsque ce symptôme survient spontanément, il peut être l'indice de diverses maladies ou ne constituer qu'un accident nerveux plus ou moins analogue à la sensation que nous venons de signaler. Il se montre à peu près dans les mêmes circonstances que l'*éblouissement*, auquel nous renvoyons pour plus de détails. Pour peu qu'il soit durable et qu'il s'accompagne de quelque autre symptôme, tel que mal de tête, embarras avec les idées, incertitude dans la marche, engourdissement dans les membres, nausées, etc., il annonce presque toujours un afflux trop considérable du sang vers la tête. D'autre part, il peut se présenter comme indice d'une hémorrhagie, soit intérieure soit extérieure, au début d'une indigestion, etc. C'est un symptôme qui mérite toujours quelque attention, mais plutôt comme signe de maladie que comme constituant par lui-même un mal auquel il faille remédier. (*Voy. les mots* APOPLEXIE, HÉMORRHAGIE, SYNCOPE, etc.)

EUNUQUE. *Voy.* CASTRATION.

EUPHORBE (*Euphorbia*). Genre de plante de la famille des Euphorbiacées, qui se compose de plus de 400 espèces. Toutes doivent leurs propriétés à un suc laiteux contenu dans la tige et dans les feuilles, et à l'huile que renferment les graines. Le suc laiteux est âcre; appliqué sur la peau, il en détermine la rubéfaction, et à l'intérieur il produit une vive inflammation. Il faut donc bien se garder d'imiter les habitants de certaines contrées, qui prennent des décoctions de diverses espèces d'euphorbe, soit par

en haut, soit en lavement, pour se purger; cette purgation est toujours accompagnée d'une vive inflammation des intestins, et peut, dans plusieurs cas, entraîner avec elle de graves inconvénients. Ce qui est vrai du suc, l'est aussi de la graine, qui contient une huile purgative; dans certaines provinces, les paysans mangent 12 à 15 graines de l'euphorbe épurge (*euphorbia lathyris*), pour déterminer des évacuations abondantes; ces graines contiennent en effet jusqu'à 52 p. cent d'une huile dont l'activité est telle, qu'avec une once (30 g.), dont le prix est de cinq sous, on peut purger 96 malades; c'est précisément à cause de la violence de son action, que cette huile a été rejetée de la matière médicale, et qu'on lui a substitué celle de ricin. L'*euphorbia antiquorum* fournit un suc connu sous le nom très inexact de *gomme euphorbe*, qui est aussi très purgatif, mais que l'on n'emploie maintenant qu'à l'extérieur, et sur les emplâtres de poix de Bourgogne, pour les rendre plus actifs. Les mauvais plaisants, qui sèment quelquefois de la poudre d'euphorbe dans une salle de bal pour provoquer un éternuement général, ignorent probablement qu'ils peuvent ainsi causer des accidents très graves, tels que le gonflement des pieds, l'inflammation de la vessie, etc.

ÉVANOUISSEMENT. *Voy.* SYNCOPE et DÉFAILLANCE.

ÉVENTRATION. Ce mot a plusieurs significations : à la suite de fortes et larges contusions sur le ventre, les parois de cette cavité sont affaiblies, leur élasticité perdue. Que par un effort quelconque, les intestins soient poussés contre cette partie sans résistance, les muscles céderont et formeront une tumeur extérieure plus ou moins saillante, remplie par plusieurs anses d'intestins qui auront fait hernie. C'est là l'*éventration*, ainsi nommée à cause du nombre d'organes qui peuvent s'engager dans la tumeur musculaire, et du volume souvent énorme de cette tumeur elle-même. Les contusions répétées ne sont pas les seules causes qui la produisent. L'action des muscles du ventre est singulièrement diminuée par l'excès de leur distension dans l'hydropisie, la grossesse. Les cicatrices des plaies d'une grande étendue produisent le même résultat. Avec plusieurs anses d'intestins, les éventrations contiennent quelquefois l'estomac, et même la matrice.

Les symptômes qu'elles font naître sont ceux des hernies; des tiraillements des diverses parties du tube digestif, la perte de l'appétit, des vomissements, un trouble général dans toute la santé, en sont les conséquences inévitables. Ce déplacement d'organes, peu sujet à l'étranglement à cause de l'étendue de la surface musculaire affaiblie, peut néanmoins amener la mort du sujet. Aussi, l'indication curative qui se présente est-elle de réduire la tumeur.

Pour y parvenir, on couche le malade sur le dos, ayant soin de faire fléchir les jambes et les cuisses. La masse volumineuse est repoussée doucement dans le ventre avec la paume de la main, et on évite toute pression forte et douloureuse. La réduction opérée, on empêche les organes de sortir de nouveau, en soutenant par une large ceinture la partie du ventre qui a cédé devant eux. Cette ceinture doit être maintenue constamment, si l'on veut être à l'abri d'une récidive.

L'éventration n'a pas toujours lieu de cette manière; la paroi du ventre peut être ouverte par des armes tranchantes, des sabres, des coutelas, des cornes de taureaux. Les organes s'échappent à l'extérieur. La blessure a-t-elle pénétré dans le canal intestinal, des hémorrhagies abondantes ont-elles lieu : des conseils habiles sont nécessaires au malade, le chirurgien doit combattre ces accidents par tous les procédés recommandés en pareil cas. Quand l'intestin, par un heureux hasard, n'est pas ouvert, qu'il traîne dans la poussière ou dans la boue où le blessé vient de tomber, le premier devoir de l'assistant intelligent, éloigné de tout secours, est de laver l'intestin avec l'eau tiède et de le nettoyer des matières étrangères qui y adhèrent. Si après cela il paraît entier, exempt de plaie et de fissure, il faut le faire rentrer dans le ventre, en replaçant les premières les parties qui par leur situation

doivent être sorties les dernières. Pour cette opération, on se sert des doigts indicateurs de chaque main, en agissant successivement avec l'un et avec l'autre. On aurait tort de s'effrayer, et de croire que l'intestin est gangréné, parce qu'il est froid et brunâtre. Cet aspect n'a rien qui ressemble à la désorganisation du tissu. Aussitôt en contact avec la chaleur animale et à sa place naturelle, l'intestin reprend sa teinte ordinaire. Les lèvres de la plaie du ventre sont maintenues rapprochées par des compresses et un bandage de corps, et le chirurgien a le temps d'arriver.

EXCRÉMENTS. *Voy.* Selles.

EXCROISSANCE. Encore que ce mot puisse s'appliquer à toutes les tumeurs et à toutes les saillies qui proéminent à la surface du corps, on a surtout donné ce nom aux végétations *vénériennes* (*voy.* ce dernier mot) et à diverses productions cornées de la peau, que nous n'avons pas cru devoir décrire ici, parce qu'elles constituent plutôt un phénomène curieux qu'une maladie proprement dite.

EXHUMATIONS. Dans l'article consacré aux *inhumations*, nous donnerons un exposé succinct des pratiques suivies par les divers peuples anciens et modernes relativement aux cadavres; nous n'avons à traiter en ce moment que de celui des *exhumations*. Ce mot est composé de deux autres, *ex*, qui signifie *de*, et *humus, terre*, qui sert à désigner l'enlèvement, ou, si l'on veut, l'extraction d'un cadavre de sa sépulture. Cette violation des tombeaux, à moins qu'elle ne soit faite *juridiquement*, est un délit grave que la loi punit; ainsi l'art. 360 du Code pénal s'exprime en ces termes:

« Sera puni d'un emprisonnement de trois mois à un an, et de seize francs à deux cents francs d'amende, quiconque se sera rendu coupable de violation de tombeaux ou de sépultures; sans préjudice des peines contre les crimes ou les délits qui seraient joints à celui-ci. »

Le législateur a voulu désigner, par ces mots: *crimes* ou *délits*, les violations des tombeaux donnant lieu à des vols, ou faites pour dérober à la justice la connaissance d'un crime, tel qu'un assassinat, un empoisonnement, etc.

EXHUMATIONS JURIDIQUES. Nous devons à M. Orfila un excellent traité des exhumations juridiques, auquel nous emprunterons les principaux documents de cet article. Nous avons déjà vu ce qu'on devait entendre par le mot *exhumation*; elle est connue sous le nom de *juridique*, quand elle est ordonnée par un magistrat, dans le but de découvrir la cause de la mort d'un individu inhumé depuis plus ou moins de temps. Il est donc bien évident que, dans aucun autre cas, un cadavre ne peut être extrait de sa sépulture, et que le législateur n'a autorisé l'exhumation qu'afin de découvrir, par l'inspection d'un cadavre, si on retrouve en lui les causes qui ont pu détruire la vie, telles que les lésions organiques, l'existence de poison, etc. Ces exhumations ne sont pas sans danger pour ceux qui les font. Ramazzini (*Maladies des artisans*), Vicq-d'Azir (*Essais sur les lieux et les dangers des sépultures*), Pennicher (*Traité sur les embaumements*), Paulin (*Observ. de médecine*), Haguenot (*Mémoire lu à la société royale des sciences de Montpellier*), Navier (*Réflexions sur les dangers des exhumations*), Maret (*Journal encyclopédique*), l'abbé Rozier (*Observ. physiques*), Haller, Thouret, Malouin, Orfila, en ont rapporté une foule d'exemples funestes. Il est donc de grandes précautions à prendre pour éviter les dangers inséparables d'une telle opération quand le cadavre est en pleine putréfaction. Nous ne croyons pouvoir mieux faire que de reproduire ici les préceptes tracés par M. Orfila. Nous faisons observer auparavant qu'une exhumation juridique ne doit être faite que d'après l'ordre d'un magistrat, et en présence du juge d'instruction ou de son délégué.

1° On doit choisir le matin de préférence, surtout dans les saisons chaudes, parce qu'on a plus de temps pour l'examen du cadavre, que les corps inhumés depuis plusieurs mois peuvent se gonfler et éprouver d'autres changements plus promptement au milieu du jour, quand la température est élevée, que dans la matinée; l'impression désagréable des odeurs putrides est aussi plus marquée pendant la chaleur.

2° On doit employer deux ou trois fossoyeurs, pour faire plus promptement l'exhumation, et arroser de temps en temps les parties de la fosse déjà creusée avec une solution faible de deux ou trois onces de chlorure de chaux. Ce moyen préservatif n'est pas rigoureusement nécessaire. M. Orfila regarde au moins comme inutiles deux précautions indiquées par les auteurs, qui consistent à couvrir la bouche et les narines des ouvriers d'un mouchoir trempé dans le vinaigre, et à jeter plusieurs livres de solution de chlorure de chaux sur le cercueil. Cet arrosement doit être rejeté comme nuisible dans beaucoup de cas. En effet, quand la bière a été ouverte, la liqueur pénètre dans son intérieur et agit sur le corps, dont elle peut altérer les tissus. On doit se borner, en pareil cas, quand l'odeur putride est très désagréable, à jeter au fond de la fosse, et sur la partie de la bière qui se trouve entière, environ cent grammes de solution de chlorure de chaux ou de soude (les proportions sont de trente grammes de chlorure de chaux dans deux litres d'eau). Dans aucun cas, ni la bière ni le corps ne doivent point être plongés dans une solution de ces chlorures; on ne doit pas même en répandre sur la surface des cadavres; il vaut mieux en verser sur la table où gît le cadavre, et à côté de lui, trente à quarante grammes, qui agiront avec la même énergie pour neutraliser momentanément l'odeur infecte. L'application immédiate de chlorure de chaux sur le cadavre produit encore les inconvénients suivants :

1° L'acide carbonique qui s'en dégage le décompose, et il se forme du sous-carbonate de chaux, qui, recouvrant les tissus d'une couche blanche, s'oppose à leur étude.

2° Il altère également ces mêmes tissus, change leur consistance, et leur couleur rouge livide en un blanc très livide et verdâtre. Les chlorures de potasse et de soude attaquent aussi les organes, mais moins fortement que celui de chaux; et ils n'y déposent point de sous-carbonate calcaire.

Nous devons faire observer que les

investigations doivent être faites dès que le cadavre est retiré du cercueil; car, en été surtout, et lorsque la putréfaction n'est pas encore très avancée, il arrive que les corps, exposés à l'air pendant plusieurs heures, se tuméfient, se colorent, et éprouvent des altérations qui peuvent induire le médecin en erreur.

EXHUMATION GÉNÉRALE DE CIMETIÈRES, CAVEAUX, etc. Les époques qui doivent être préférées pour de semblables opérations sont les saisons froides, surtout la fin de l'hiver et le commencement du printemps. Plus le nombre de fossoyeurs est grand, plus les travaux seront promptement terminés; il est même prudent de les faire relever successivement par d'autres au moins deux fois par jour. Pendant toute la nuit leurs vêtements resteront exposés à l'air. Ceux d'entre eux qui descendront dans les caves sépulcrales, ou qui enlèveront les pierres qui les recouvrent, placeront sur la bouche et les narines une toile double trempée dans du vinaigre; il n'est pas tout à fait inutile qu'ils aient bu modérément, sans cependant qu'ils soient dans un commencement d'ivresse, car la diminution des forces, qui accompagne ordinairement cet état, est très favorable à l'action des miasmes. Les fossoyeurs doivent éviter aussi de se tenir courbés vers le sol; pour cela, il est bon qu'ils se servent de bêches et de longues pinces de fer.

Voici maintenant le *modus faciendi*. On sonde le terrain pour connaître les points où le degré de putréfaction a atteint son dernier terme ; c'est par ceux-là qu'on doit commencer, parce que c'est là que les dangers sont moindres. On doit avoir soin de ne pas trop multiplier les fouilles en même temps, et, afin de ne pas trop augmenter la quantité des émanations putrides, on ne doit en entreprendre une seconde qu'après avoir recouvert la précédente avec de la terre. Admettons maintenant qu'on opère sur une surface de vingt-cinq mètres carrés : on commence par enlever un demi-pied de terre de cette surface, qu'on laisse au contact de l'air pendant quelques heures, après l'avoir arrosée avec le chlorure de chaux ; l'on en enlève ensuite un autre demi-pied,

l'on arrose également, et l'on continue jusqu'à ce qu'on soit arrivé aux cercueils ; on arrose le sol, on enlève les cercueils qui sont entiers, et on les place sur des tombereaux ; ceux qui sont disjoints ou brisés sont arrosés avec du chlorure, et recouverts d'une toile imprégnée d'une eau chlorurée ou bien acidulée par l'acide acétique ou l'acide chlorhydrique. Quant aux cadavres non entièrement pourris, on les place dans des grandes caisses goudronnées et bien fermées, après les avoir arrosés avec du chlorure de chaux. Les débris de cercueils seront brûlés sur les lieux. Dans les caves sépulcrales, dès qu'on aura pratiqué une ouverture supérieure, on y établira un courant d'air, on arrosera le sol avec un chlorure, et l'on établira à cette ouverture la machine à air que M. Orfila a décrite dans son ouvrage précité. A défaut, on placera à l'ouverture des caves sépulcrales une vaste grille contenant du bois allumé. Au reste, quel que soit le moyen qu'on mette en usage pour purifier l'air de ces foyers d'infection, les fossoyeurs ne doivent y descendre que lorsqu'une bougie allumée peut brûler sur le fond.

De ces exhumations en grand, la plus considérable et la plus curieuse est celle du cimetière des Innocents, qui était situé à Paris, au lieu même où ont été construits le marché et la fontaine de ce nom. Depuis Philippe-le-Bel, on y enterrait près de trois mille cadavres par an ; au fur et à mesure qu'on exhumait les ossements, on les déposait dans les soubassements, autour d'une vaste enceinte, derrière des grilles de fer, où l'on voyait entassés les restes de plusieurs millions d'hommes. La destruction de ce charnier fut entreprise en 1786, avec le conseil des meilleurs chimistes de Paris, d'après l'arrêt du conseil d'État du 9 novembre 1785.

La première translation des ossements se fit en décembre 1785, et en janvier, février, mars et avril 1776.

La deuxième, en décembre 1786 et mars 1787.

La troisième, depuis le mois d'août 1787, jusqu'à celui de janvier 1788.

En 1808, on fit encore des découvertes sépulcrales, les ossements furent portés aux catacombes, et les cercueils au cimetière de Montmartre.

En 1809, les nouveaux ossements trouvés allèrent enrichir les catacombes.

En 1814, en construisant les halles qui entourent le marché des Innocents, on trouva de nouvelles fosses et de nouveaux ossements, qui furent partagés entre les cimetières de Montmartre et du Père-Lachaise. Ce qui revint aux catacombes y fut porté du 19 janvier au 15 mars; il formait une masse de soixante-dix mètres cubes. M. Thouret fut chargé de la direction première de ces exhumations. M. Julia de Fontenelle rapporte, dans son ouvrage sur les dangers des inhumations précipitées, que ce médecin trouva beaucoup de squelettes dans des positions qui semblaient annoncer que ces individus s'étaient mus après leur inhumation; ce qui dé-

montrerait qu'ils avaient été enterrés vivants.

Nous terminerons cet article, en conseillant aux personnes qui vivent dans le voisinage des lieux où se font les exhumations, et surtout à celles qui sont placées sous le vent de ces localités, de tenir fermées les portes et les fenêtres qui donnent de ce côté, et d'arroser le sol avec du chlorure, ou bien d'en distribuer dans de grandes assiettes plates. Il n'est pas inutile d'en répandre aussi dans les cours, les jardins et même les rues.

EXTINCTION DE VOIX. *Voy.* Enrouement et *Maladies de l'organe de la* Voix.

EXTRAVASÉ (Sang). *Voy.* les mots Contusion et Taches.

F

FAIBLESSE. Nous avons indiqué, au mot Affaiblissement, les circonstances principales qui peuvent accidentellement déterminer l'état de faiblesse; nous avons signalé surtout l'importante distinction à établir entre la faiblesse absolue et la faiblesse relative. Dans cette dernière, l'affaiblissement, la diminution ou la privation des forces, n'est qu'un symptôme qui se dissipera en même temps que la maladie principale à laquelle il est lié. Il ne sera question ici que de la faiblesse naturelle, et des moyens généraux les plus convenables pour y remédier.

Un des praticiens de Paris les plus distingués a soutenu jadis sa dissertation inaugurale *sur les avantages d'une constitution faible*. Cette proposition paradoxale peut en effet être défendue jusqu'à un certain point, quand on envisage, d'une part, les imprudences et les excès familiers aux individus doués d'une constitution forte, et les maladies violentes auxquelles ils sont exposés; et, d'autre part, les précautions avanta-

geuses dont s'entourent les personnes naturellement sensibles et délicates, ainsi que le degré d'acuité moins grand que présentent en général les affections auxquelles elles sont sujettes.

L'enfant nouveau-né, naturellement faible et délicat, demande à être préservé avec soin de toutes les influences qui pourraient agir sur lui d'une manière défavorable. Il y a folie à prétendre, en pareil cas, que le défaut de précaution, l'exposition au froid, les immersions froides, les vêtements légers et qui laissent le cou et les membres à découvert, fortifient l'enfant faible; bien au contraire, malgré les sophismes de Jean-Jacques, le philosophe paradoxal par excellence, il n'y a que l'enfant fort qui puisse résister à un pareil régime. On cite avec complaisance les individus qui, dans nos pays froids et humides, ou tout au moins très sujets aux vicissitudes atmosphériques, s'élèvent et se fortifient en l'absence de toute précaution, mais on néglige le grand nombre de ceux qui meurent en bas âgé, ou qui contractent le germe de maladies graves au milieu de ces imprudences gravement érigées en système par de vains rhéteurs.

Règle générale, un individu faible doit être, le plus possible, maintenu dans des circonstances qui ne nécessitent pas, de sa part, de grands efforts de réaction : ainsi une température douce, un exercice modéré, des vêtements suffisamment chauds, un régime restaurant, mais de facile digestion..... lui sont nécessaires. C'est, à toutes les époques de la vie, dans ce genre de moyens que doivent être choisis les fortifiants, plutôt que dans les agents médicamenteux, ceux-ci d'ailleurs ne pouvant être administrés utilement que par le médecin.

Le régime dit *analeptique* ou restaurant, comprend les aliments féculents (le pain de froment, le riz, le salep, etc.), les viandes de boucherie, les œufs, le bon vin pris en petite quantité et rarement pur (voir l'article ALIMENT). On conseille avec avantage, aux jeunes enfants faibles et déjà sevrés, le coucher sur la fougère, les frictions avec une flanelle imprégnée d'eau-de-vie, les bains aromatiques, avec le thym, la lavande, le romarin, l'origan, la marjolaine, etc.

Rien ne saurait remplacer surtout les avantages d'un air pur et de l'insolation. L'obscurité et l'humidité affaiblissent rapidement les constitutions les plus fortes. Le séjour à la campagne, les promenades à l'air libre, l'exposition au grand air, fortifient, avec le temps et les précautions convenables, les constitutions les plus faibles.

Il est très utile aux personnes délicates de porter, du moins pendant la mauvaise saison, des camisoles ou des gilets de laine ou de flanelle, et des chaussures qui préservent efficacement de l'action du froid et de l'humidité.

Les bains de mer, la natation, qu'on a conseillés d'une manière banale comme fortifiants, ne conviennent qu'aux sujets susceptibles de réagir encore avec une certaine énergie contre la première impression de l'eau froide.

Il est bon d'ailleurs de ne pas oublier que les signes de la faiblesse ne sont pas

tellement absolus, qu'on ne puisse s'y méprendre, et, d'autre part, que les remèdes dits fortifiants n'ont véritablement cet heureux résultat, que lorsqu'ils sont appliqués convenablement et en l'absence bien constatée de toute contre-indication. Or, il n'y a guère que le médecin qui puisse résoudre avec certitude de pareils problèmes ; on agira donc toujours prudemment, en recourant à ses conseils avant de se déterminer à adopter un régime de vie particulier, et surtout avant d'accepter pour soi, ou de prescrire aux autres les prétendus *analeptiques*, *restaurants*, *fortifiants*, *toniques*, de toute espèce, soit alimentaires, soit médicamenteux, que les annonces des charlatans offrent de toute part à la crédulité des vieillards, des femmes, des convalescents, des sujets épuisés par l'âge, la maladie ou la mauvaise conduite. (*Voy* le mot FORCE.)

FAIM. Sentiment indéfinissable et parfaitement compris de tout le monde. La faim est la voix intérieure qui sollicite l'homme à réparer ses forces affaiblies par l'exercice de la vie. Ce besoin se fait d'abord sentir à la région de l'estomac par des tiraillements pénibles, une anxiété douloureuse, des bâillements, et une lassitude générale. L'heure habituelle du repas écoulée, la tranquillité renaît, la faim semble s'être calmée ; on la ressent bientôt plus vive et plus dévorante. Le ventre s'aplatit, les battements du cœur sont moins rapides, le pouls est petit et lent, la poitrine se dilate avec peine, la chaleur de la peau a baissé, en même temps que toutes les sécrétions sont diminuées et comme suspendues. L'activité de l'absorption augmente d'une manière remarquable, afin de suppléer à l'absence du chyle qui ne va plus augmenter la masse du sang ; les surfaces pulmonaire et cutanée prennent avidement tout ce qui se dépose sur elles.

La composition intime des tissus se dépouille elle-même d'une partie de sa substance, et l'amaigrissement est rapide. De cette activité d'absorption, observée pendant la vacuité de l'estomac, découle un précepte d'une importance pratique : c'est de ne pas s'exposer aux miasmes pendant qu'on est à jeun, car on est moins apte à résister aux influences morbifiques.

La faim est un sentiment exclusif; devant lui se taisent tous les autres. Les malheureux, abandonnés aux flots de la mer sur le radeau de la *Méduse*, avaient perdu toute conscience des devoirs qui lient les hommes entre eux. La faim rend impossibles les paisibles fonctions de l'intelligence. Avec l'anéantissement des forces musculaires, les sens deviennent plus ou moins obtus, la vision est troublée, l'ouïe douteuse. Si, succombant à la faiblesse générale, l'homme affamé cherche dans le sommeil l'oubli de ses tourments, des songes viennent rendre la réalité plus triste et plus délirante : il croit assister à des repas somptueux. Bientôt des défaillances surviennent et conduisent à la mort. Le cadavre, réduit à l'état de squelette, se dessèche et se putréfie de bonne heure.

Les âges de la vie supportent différemment le besoin de prendre de la nourriture. Vive et fréquemment répétée dans l'enfance et la jeunesse, où les organes s'accroissent et paraissent d'une vitalité très grande, la faim se reproduit à de plus longs intervalles chez le vieillard; l'habitude, d'ailleurs, la modifie beaucoup. Cependant des causes matérielles, organiques, la rendent quelquefois incessante. Dans les maladies du pylore, orifice de l'estomac qui communique avec les intestins, on voit des sujets manger énormément sans être jamais rassasiés; l'obstacle qui s'oppose au libre passage dans l'intestin détermine des vomissements nombreux, et l'amaigrissement continue, parce que l'aliment n'est pas converti en chyle, cette opération n'ayant pas lieu dans l'estomac. On lit dans Morton l'observation d'un enfant qui mourut dans le marasme de la faim et toutes ses angoisses, à cause d'une rupture du canal thoracique, canal qui porte le chyle dans la masse du sang.

Quel est le siège de la faim? l'estomac. C'est là le point de départ de l'anxiété qu'elle fait naître, et des symptômes généraux qui tardent plus ou moins à se montrer. Les expériences sur les animaux vivants ont fait voir que, par l'absence absolue des aliments, l'estomac revenait sur lui-même, et se contractait d'une manière remarquable. La faim serait-elle l'expression de cette contraction, du frottement des houppes nerveuses de l'organe les unes contre les autres, de l'accumulation de la salive et des sucs gastriques, ou de leur alcalescence? Le problème n'est pas résolu.

Quoi qu'il en soit, l'observation démontre que toute excitation de l'estomac en état de santé est un stimulant de la faim. Les boissons glacées, gazeuses, l'exercice en grand air, les promenades le matin, sont dans ce cas ; nous n'oublierons pas de mentionner la convalescence des longues maladies. Aussi difficiles à prescrire qu'à imposer, les conseils pour une alimentation graduelle ne peuvent être donnés que par un médecin. Lui seul modérera l'envie de manger, si ardente après ces fièvres typhoïdes d'un grave caractère, et évitera par sa prudence les indigestions mortelles auxquelles est voué certainement le malade qui cède à la violence de son appétit.

Il est des individus chez lesquels le désir de prendre des aliments ne se fait jamais sentir, ou qui préfèrent ceux qui sont altérés ou peu nutritifs. Dans le premier cas, pour comprendre cet état de langueur de l'estomac, il faut étudier le régime habituel. Souvent on trouvera l'explication du manque d'appétit dans des aliments indigestes, un sommeil trop prolongé, un défaut d'exercice, ou des affections tristes de l'âme. Dans le second cas, la dépravation du goût résulte d'une grossesse commençante, des pâles couleurs (chlorose) entretenues par l'absence de l'écoulement menstruel, ou de toute autre affection. Une fois la cause connue, le traitement est facile à tracer.

FARINE. On donne ce nom au produit que laissent les graines de céréales lorsqu'elles sont moulues ou broyées. La farine se compose de fécule et de gluten : cette dernière substance, qui est d'une nature visqueuse, donne à la farine la propriété de former avec l'eau une pâte élastique et tenace, qui, en se dilatant par suite de la fermentation qui a lieu pendant la cuisson, forme un pain poreux, léger et de facile digestion. Avec les fécules telles que celles de maïs, de pomme de terre, de sagou, on ne peut faire de pain ou pâte levée, à cause de l'absence du gluten, mais seulement des pâtes fermes ou des bouillies. Nous renvoyons à l'article PAIN pour tout ce qui a trait à cet aliment, le plus important de tous, et nous nous contenterons ici de quelques considérations sur les aliments dits farineux ou féculents, car leurs propriétés nutritives sont à peu de chose près les mêmes. On prépare, avec la farine et la fécule, des bouillies et des potages qui sont nourrissants et d'une digestion facile, qui conviennent aux jeunes enfants et aux estomacs délicats. On les prépare au maigre, au gras, ou avec du lait; en général, les deux premiers modes sont les seuls qui conviennent aux convalescents, surtout à Paris, où le lait est rarement pur et de bonne qualité. Quant aux diverses fécules que l'on a successivement prônées, celle de maïs, de châtaigne, de pomme de terre, de salep, de sagou, d'arrowroot, de tapioca, elles sont identiques pour leurs qualités nutritives, et, s'il fallait choisir, ce sont les plus communes, celles de pomme de terre et de châtaigne que je préférerais. On les a accusées de produire la constipation, ce qui tient uniquement à ce qu'étant nutritives au plus haut degré, elles ne laissent point de résidu. Les fécules contenues dans les graines des légumineuses sont moins saines, car elles sont combinées avec un principe qui favorise la formation de gaz dans le canal intestinal, et leur enveloppe ne se digère pas. Aussi les haricots, les lentilles, les pois, les fèves, en général les légumes farineux *secs*, doivent-ils être proscrits chez toutes les personnes qui ne sont pas douées de ces estomacs qui digèrent indifféremment tout ce qui est susceptible de l'être. On prépare, avec les fécules et les farines, des mets connus sous le nom de vermicelle, semoule, macaroni, noulles, dans lesquels la farine est réunie en masses de formes variées; les premières préparations sont très bonnes, dans les dernières les masses sont grasses et se digèrent moins facilement.

FAUSSE COUCHE. *Voy.* ce dernier mot.

FAUX GERME. *Voy.* Accouchement, Génération, Môle.

FÉCULE. *Voy.* Farine.

FEMME. De *fœmina*, qui vient de *fœtore, fœtus*, parce que sa destination naturelle est d'engendrer. Les sexes ne diffèrent pas seulement entre eux par les organes de la génération; toutes les parties de l'individu sont marquées d'un certain cachet. La femme surtout est femme dans tous ses membres, dans toutes ses actions, dans son caractère, ses mœurs, ses passions, et jusque dans les maladies autres que celles de son sexe. Quoiqu'une éducation plus mâle et des exercices plus forts puissent jusqu'à un certain point diminuer cette différence, la femme ne pourra cependant jamais être assimilée à l'homme, malgré l'assertion du divin Platon, au livre V de sa république. Jamais les filles andromanes de Sparte, luttant sur le mont Taygète, ou dansant la pyrrhique guerrière sur les rives de l'Eurotas, n'ont égalé la vigueur du Spartiate; jamais femme ne s'est élevée, par la culture de son intelligence, à ces hautes conceptions du génie, dans les sciences et la littérature, qui sont dévolues à l'homme; et l'on peut observer à cet égard que celles qui se sont distinguées le plus dans cette carrière se rapprochaient généralement, par leur constitution, de la nature masculine : ce qui leur a mérité l'épithète de *mascula* qu'Horace donne à Sapho. Qu'on ne croie pas cependant que nous veuillons renouveler cette idée d'une science barbare, savoir : que la femme n'appartient pas au genre humain (*mulieres, homines non esse. Dissert. anonyme d'Acidalius*), et dont nous ne parlerions pas si elle n'avait été discutée dans un concile à Mâcon, comme nous l'apprend l'historien Grégoire de Tours. Nous ne partageons pas davantage l'opinion d'anciens philosophes et médecins, tels qu'Hippocrate et Aristote, déclarant la femme un homme imparfait. Seulement elle est appelée à remplir des fonctions distinctes, et dans son organisme tout est complet pour ce but. Comme toutes les différences morales aussi bien que physiques des sexes ont pour point de départ l'organisation première, passons successivement en revue les divers systèmes de l'économie, en les comparant dans l'homme et la femme.

La taille est chez elle moins élevée : c'est ce qu'ont fort bien saisi les sculpteurs de l'antiquité, fidèles observateurs de la nature, en donnant sept têtes et demie à la Vénus et huit et quelques modules à l'Apollon ; observons, sur ce point, avec *Vicq-d'Azir*, que, si la bergère grecque a une proportion différente (sept têtes trois quarts et six modules), c'est que l'artiste a voulu exprimer ainsi l'accroissement plus considérable que donne l'exercice de la chasse, de la danse, en un mot, la vie entière. Les rapports entre les dimensions des différentes parties diffèrent également dans les deux sexes. Chez l'homme, la moitié de la longueur totale du corps répond à la bifurcation du tronc, le pubis ; dans la femme, c'est au-dessus de ce point, entre lui et l'ombilic ; les membres inférieurs étant plus courts, le cou plus long, ainsi que la région des lombes, dont l'étendue plus considérable, appropriée à l'exercice d'une fonction importante, comme nous le verrons, donne aux femmes en général, surtout aux Américaines et aux négresses, cette taille svelte et élégante qui les distingue. Quant aux formes extérieures, leurs différences ne sont pas moins remarquables : plus délicates chez les femmes, elles n'offrent pas de reliefs brusques et fortement prononcés. Les cuisses surtout ne peuvent se confondre ; beaucoup plus volumineuses, plus arrondies, plus écartées chez les femmes, elles se rapprochent à leur partie inférieure ; les genoux sont un peu tournés en dedans et font saillie. Mais ce sont surtout les reliefs que présentent supérieurement les membres inférieurs, et qui les unissent par des formes si heureusement arrondies avec le tronc, qui ont un caractère féminin facile à saisir. Enfin, les épaules se portent davantage en arrière, et sont moins écartées du tronc ; le buste est aussi moins large et plus arrondi, et se distingue par le volume et la forme élégante du sein ; la poitrine est plus profonde, le ventre a plus de

saillie et de profondeur ; la face est plus courte et mieux coupée.

Si l'on considère le squelette, les os sont plus grêles, moins forts et plus blancs chez la femme ; leurs reliefs, leurs saillies sont moins fortement exprimés, les muscles tourmentant moins leur surface. Sa position est caractéristique : la tête, les épaules, le bassin sont plus en arrière que dans l'homme ; les fémurs des os des cuisses plus écartés supérieurement, les genoux légèrement fléchis et plus rapprochés, ce qui, joint à la petitesse du pied, donne à la base de sustentation moins d'étendue, tandis qu'une certaine obliquité se remarque dans le tronc, et que les courtes alternatives de la colonne vertébrale sont moins marquées. De plus, dans l'homme, la forme de la charpente osseuse est telle, que la partie supérieure de la poitrine et du bassin a à peu près la même largeur, si même les épaules ne l'emportent ; dans la femme, au contraire, le tronc affecte la forme d'une pyramide, dont le bassin, qui est sensiblement plus large, forme la base, tandis que la poitrine, qui se rétrécit supérieurement, en est le sommet, ainsi que l'a fort bien exprimé *Camper*. Sans poursuivre ce parallèle dans une foule de détails qui deviendraient fastidieux, disons que, chez la femme, le bassin se porte moins en avant ; qu'il est plus évasé, moins profond ; que sa circonférence se rapproche davantage de la ligne circulaire ; si on le considère dans ses détails, on observe que la partie postérieure fait plus de saillie, que l'arcade des pubis est plus large ; enfin, que les côtés formés par les os des hanches ont plus d'étendue ; cette conformation répond évidemment à deux fonctions qui sont propres au sexe : la *gestation* et l'*accouchement*.

Tout cet ensemble de conformation influe d'une manière très sensible sur la marche des femmes, presque toujours vacillante et mal assurée. C'est encore à cause de ces mêmes dispositions, qu'exécutant avec tant d'adresse les mouvements doux et légers, elles ne se livrent pas avec avantage aux grandes évolutions, courent difficilement et sans grâce, fuient mal, et ne peuvent se consacrer aux professions pénibles et aux rudes travaux, dont le sexe le plus fort doit être exclusivement chargé, sans s'éloigner de leur nature, et avoir par conséquent à lutter sans cesse contre leur propre organisation.

Chez la femme, les muscles sont encore plus grêles, plus déliés, plus mous et plus délicats; leurs faisceaux sont plus arrondis, ce qui donne aux reliefs qu'ils forment moins de saillie et plus de grâce. C'est surtout à la face que cette remarque devient frappante. La physionomie des femmes n'a point, en général, une expression permanente, comme celle de l'autre sexe, et laisse plus difficilement paraître, à travers des parties délicates et mobiles, le caractère moral et la nature des affections. Un disciple de Lavater ne saurait y lire les penchants, l'emploi et la direction la plus ordinaire des facultés, les habitudes du cœur et de l'esprit. Les muscles de cette région, en effet, sont plus mobiles chez les femmes et moins longtemps livrés à la même contraction, en d'autres termes, inconstants comme les sentiments qu'exprime leur jeu rapide, ils ne peuvent modifier profondément la physionomie. Disons pourtant, sous ce dernier rapport, que l'abondance et l'épanouissement du tissu cellulaire, diminuant avec l'âge, et les sentiments devenant moins éphémères, la physionomie de la femme se dessine dans la suite. C'est alors que *l'expression*, reflet d'un nouvel état moral et d'un esprit cultivé, va quelquefois jusqu'à faire oublier la fuite de la jeunesse, de la beauté et de ses charmes.

Si nous passons aux fonctions de la vie de nutrition, nous voyons que la structure et surtout l'action des organes de la digestion diffèrent d'une manière assez remarquable. La mastication est moins énergique chez la femme, qui manque plus souvent que l'homme des deux dernières molaires, appelées dents de sagesse. L'estomac est chez elle beaucoup moins volumineux, le foie est très gros, et tout le canal digestif jouit d'une irritabilité et d'une sensibilité telles, que la dose de purgatif, qui, toute chose égale d'ailleurs, convient à l'homme adulte, serait beaucoup trop fort pour l'autre sexe. La digestion, chez les femmes, se fait avec une grande activité.

Cependant, leur consommation d'aliments est beaucoup moins considérable, et le besoin de la faim ne paraît pas les tourmenter d'une manière aussi impérieuse: aussi les prodiges de digestion, ces êtres qui jouissent de la triste faculté de dévorer rapidement une grande quantité de nourriture, ont presque toujours été de notre sexe, et c'est par opposition, chez les femmes surtout, que l'on a trouvé des exemples d'abstinence prolongée. Elles usent aussi moins abondamment de boisson et surtout de boissons vineuses. Si notre ivresse s'accompagne quelquefois d'une franche gaîté, celle de la femme est hideuse et repousse. L'extrême mobilité nerveuse de sa constitution rend d'ailleurs cet état plus dangereux, en le compliquant quelquefois d'accès de nerfs violents. Quant au choix et à la préférence de certains aliments, leurs appétits sont beaucoup plus variés; la perversion de la puissance nerveuse leur donne, dans plusieurs circonstances, des goûts et des caprices bizarres, que le médecin respecte, et satisfait, autant qu'il est possible de le faire, sans nuire à la santé. Certaines qualités d'aliments, que dédaignent les hommes, sont encore recherchées par les femmes, et l'on peut donner comme résultat d'observation, qu'en général elles préfèrent les mets agréables et légers, aux substantiels, qui nourrissent beaucoup sans flatter le palais de leur parfum et de leur saveur. C'est surtout aux femmes de nos villes, réduites, par le luxe et la mollesse, à ne plus exister que par la sensibilité, que s'appliquent ces remarques. En effet, elles transpirent à peine, leurs urines sont claires et limpides, toutes les excrétions sont presque nulles, le dégagement de chaleur est sans énergie; en un mot, la vie de nutrition, presque suspendue, se trouve réduite à son minimum d'action. Quel besoin peut éprouver alors l'économie d'aliments substantiels ?

Les traits caractéristiques que peut fournir l'absorption se réduisent à des nuances dans le *volume*, *l'étendue* et *l'activité* de l'appareil d'organes affectés à cette fonction. De tels phénomènes tiennent de trop près à l'essence de la vie en général pour qu'ils puissent différermatériellement. Les femmes, comme les enfants, dont elles conservent long-temps quelques attributs, ont des vaisseaux lymphatiques beaucoup plus développés et qui jouissent d'une activité plus intense; cette différence est un des traits les plus remarquables de leur tempérament naturel; les glandes lymphatiques répondent aux vaisseaux, et prédominent également dans leur constitution. Des circonstances de grossesses et d'allaitement augmentent encore cette disposition. Cette particularité d'organisation explique pourquoi les femmes sont plus sujettes aux maladies des organes lymphatiques, surtout dans les affections lentes, comme dans le cancer, les scrofules, la phthisie tuberculeuse. C'est une suite de cette constitution dans laquelle le système absorbant est toujours plus prêt à s'exalter en totalité ou en partie.

Quant à la circulation sanguine, dans l'organisation mâle, les veines sont plus développées, plus grosses, plus remplies, et les maladies qui dépendent de leur circulation laborieuse dans l'abdomen et le cerveau sont beaucoup plus fréquentes. Dans les femmes, au contraire, les artères jouissent d'une plus grande énergie : le poumon, qui en est le centre, a plus de sensibilité, d'irritabilité, et s'affecte aisément sous l'influence de causes physiques et morales. D'un autre côté, le pouls est moins enflé, plus prompt, plus serré. A l'époque où l'organisation tout entière pourrait prendre part au travail de la menstruation, il a une plénitude bien marquée, et il est, comme l'a bien observé Bordeu (Traité du pouls), inégal, dur, fréquent, assez dilaté, quoique tremblotant et marqué de rebondissements légers. Les physiologistes, qui ont profondément observé les constitutions des sexes pour les comparer, ont encore remarqué que les femmes paraissent avoir une plus grande quantité de sang, qu'elles sont sujettes à des hémorrhagies plus fréquentes et plus considérables, et que leur sang se porte moins abondamment aux surfaces et aux extrémités, où d'ailleurs les vaisseaux blancs sont plus développés. A toutes ces différences, quelques médecins ont cru devoir ajouter que, chez les femmes,

les poumons étaient moins étendus et plus divisés, et que le cœur avait moins de volume.

Puisque nous avons parlé des poumons, disons quelques mots de la voix, qui diffère essentiellement dans les deux sexes. Les hommes l'ont ordinairement forte, grave, moins flûtée et moins flexible. Pour eux, l'apprentissage de parler semble présenter beaucoup de difficultés; les femmes, au contraire, articulent et prononcent beaucoup plus vite; leur voix en même temps est plus aiguë, et l'observation a démontré que, dans les temples que le peuple remplit de ses cantiques, les femmes chantent réellement à octave des hommes; elles ont en outre une qualité, un timbre, une physionomie de voix qu'il serait difficile de méconnaître, même comparée avec celle d'un castrat, et dont la puissance magique, la douce séduction, inspirent les sentiments les plus tendres. Ne demandez pas à l'anatomiste la cause de toutes ces différences. Il vous répondrait, pour en expliquer quelques circonstances seulement, que la glotte (ouverture qui donne passage à l'air, surtout du poumon, dans la gorge), chez les femmes, ne s'agrandit pas, à l'époque de la puberté, dans la même proportion que dans l'homme, et que le larynx est moins volumineux. Votre imagination sera-t-elle satisfaite ?.... Indiquons enfin, comme disposition extérieure et particulière des organes de la voix, chez les femmes, la forme moins prononcée et n'offrant pas un relief aussi saillant et âpre que dans l'homme, d'un cartilage nommé tyroïde, et formant ce que les gens du peuple appellent le nœud de la gorge.

Pour terminer tout ce qui a rapport à la nutrition, disons que cette fonction proprement dite, après la naissance, est plus rapide chez l'individu femelle, dont le corps, à vingt ans, est ordinairement aussi formé que celui de l'homme l'est à trente. Chez quelques femmes, néanmoins, elle languit jusqu'à ce que la nouvelle vie que la puberté apporte aux organes sexuels, vienne déterminer un ébranlement sous l'influence duquel l'accroissement s'accomplit. — Après la puberté, diverses circonstances occasionnent encore chez les femmes des différences dans la marche du travail nutritif. Ce sont, entre autres, par exemple, la grossesse et l'allaitement, sous l'influence desquels plusieurs maigrissent sensiblement et perdent leur fraîcheur, tandis que d'autres, et c'est le plus petit nombre, acquièrent, pendant leur durée, un embonpoint qui disparaît aussitôt après.

Les deux sexes jouissent de la sensibilité à chacun leur manière. Les femmes, en général, sont très vives, faciles à émouvoir, sans cesse occupées par des objets extérieurs, et très peu susceptibles de ces modifications profondes, de ces ébranlements prolongés que nous appelons *raisonnement, réflexion, méditation*. Des dispositions contraires se font remarquer dans l'homme. Analysons ces différences, et, pour cela, considérons successivement les divers modes que présente le développement de leur sensibilité respective, savoir : 1° dans les sensations; 2° dans les fonctions intellectuelles; 3° enfin dans la réaction générale de la force nerveuse sur l'organisation.

L'anatomie la plus minutieuse n'a point encore pu découvrir de différence bien sensible entre la structure des organes des sens de l'homme et celle des sens de la femme. On a seulement observé que chez celle-ci les extrémités nerveuses paraissent proportionnellement plus grosses, plus développées, et que les papilles semblent avoir moins de rigidité. Mais ces organes présentent des différences bien plus positives, si on les considère sous un point de vue physiologique. Le toucher d'abord a beaucoup plus de finesse chez les femmes; il jouit des nuances et des détails qui nous échappent. L'odorat possède une sensibilité plus exquise, plus raffinée, et les femmes jouissent et souffrent davantage par ce sens que les hommes. Le goût est véritablement plus délicat chez les premières. La gourmandise, épurée, raffinée chez elles, a une finesse méconnue à nos palais, dont les jouissances sont un plaisir beaucoup plus éloigné de la volupté. La vue, chez les femmes, est rapide, active; mais une lumière trop vive les blesse et leur déplaît, et l'on peut remarquer chaque jour qu'elles fuient les

couleurs éclatantes et préfèrent les demi-teints. L'ouïe est aussi plus délicat, plus sensible, mais moins fort; la musique bruyante ne l'émeut pas comme il convient, et quelle que soit d'ailleurs leur éducation musicale, les femmes préfèrent toujours à la plus savante harmonie une mélodie douce et tendre, une combinaison moins compliquée, une succession facile et sentimentale de sons tendres et pathétiques. On peut ajouter, pour terminer les différences que présentent les organes des sens chez les femmes, que leurs sensations sont plus vives, que dans un temps donné elles en éprouvent un plus grand nombre, qu'elles saisissent des nuances que l'homme laisse échapper, et que leur sensibilité est plus à la surface, si l'on peut s'exprimer ainsi, et plus disséminée.

Le cerveau, comme le reste des nerfs, offre, dans l'organisation des deux sexes, des circonstances et des variétés dont le scalpel le plus exercé et tous les moyens d'analyse anatomique n'ont pu découvrir la cause, puisque la seule différence signalée consiste en un peu moins de substance cérébrale, mais dont les conséquences se manifestent dans les facultés intellectuelles. Chez les femmes, le mode d'organisation, l'habitude, les usages, tout s'est réuni pour donner au développement de l'esprit moins d'énergie et de profondeur. On a remarqué qu'elles n'avaient fait aucune de ces grandes découvertes qui donnent l'immortalité, et sont le fruit d'une longue méditation. Ces différences peuvent dépendre sans doute, en partie, de l'éducation, de nos préjugés et de nos usages, ainsi que de certaines circonstances qui exercent beaucoup plus le cœur des femmes que leur esprit; cependant, il serait difficile de ne pas reconnaître aussi un effet de l'organisation. Plus sensibles à l'extérieur, en proie à des sensations locales et plus éphémères, les femmes doivent avoir nécessairement une imagination plus mobile que profonde, des idées plus faciles, plus brillantes que solides, des éclairs de pensée, et rarement cette attention soutenue, cette faculté d'observer et de combiner, enfin cette puissance de méditation qui imprime un plus grand caractère aux différentes opérations de l'esprit.

Quant à la réaction de la force nerveuse et à l'influence de la sensibilité trop exercée et employée avec excès, les conséquences en sont bien moins remarquables dans les hommes que dans les femmes, dont la constitution est plus souvent livrée à ces désordres physiques, à ces symptômes effrayants que nous désignons sous les noms d'affections spasmodiques, de maladies nerveuses, de vapeurs : la même cause nous explique comment la pitié et la bienveillance des femmes sont plus tendres, plus actives et plus secourables ; pourquoi leur imagination, plus facile à émouvoir, plus susceptible d'exaltation, s'abandonne aisément à tous les excès, se pervertit, s'égare, et se livre à toutes les illusions.

Telle est la peinture physique et morale de la femme telle que nous la voyons, telle que nous la comprenons, et de laquelle nous avons cherché à faire ressortir les conséquences physiologiques qui en découlent. On s'étonnera peut-être que nous n'ayons pas dit un seul mot de la fonction génératrice qui fait pour ainsi dire son essence ; nous avons pensé qu'une description anatomique serait ici déplacée, et quant aux modifications que cette fonction apporte à l'économie, nous renvoyons, pour éviter toute redite, au mot Génération. C'est également au mot Age que l'on devra chercher les modifications physiologiques qui surviennent par le seul effet du temps dans l'économie de la femme. Terminons ce paragraphe par le résumé succinct que nous appellerons son *tempérament :* nous le désignerons, avec les principaux auteurs, par l'épithète de *mixte.* Il se compose de l'épanouissement du tissu cellulaire et de la mollesse des organes qui le suit, de la prédominance du système lymphatique, de l'action excessive du système nerveux, ainsi que de l'influence des organes sexuels, et surtout de l'utérus.

Les maladies des femmes sont nombreuses et variées ; non-seulement elles partagent toutes celles de l'autre sexe, mais elles ont les leurs propres ; sous le premier point de vue, il est bien évident que leur constitution les rend plus sujettes à toutes celles qui résultent de la surabondance de la lymphe, de la sérosité et des diverses altérations de ces substances, telles que : les rhumes, les fluxions catarrhales, la phthisie catarrhale et scrofuleuse, les humeurs froides, les dartres, les affections des membranes muqueuses et séreuses, les hydropisies, les œdèmes, les diarrhées, etc. De même, la grande mobilité du système nerveux rend compte de la fréquence plus grande des affections spasmodiques et convulsives, soit qu'elles se joignent à des maladies essentielles, ou bien qu'elles agissent isolément ; elle explique encore pourquoi les femmes sont plus sujettes que les hommes aux terreurs paniques, aux maladies de l'esprit et à la colère, bien que celle-ci se montre moins véhémente chez elles et moins durable. La délicatesse et la mollesse du tissu de la peau, jointes à l'abondance des différents liquides répandus dans son organisme, rendent suffisamment raison des répercussions fréquentes d'où résultent les fluxions, les métastases et les engorgements qui s'observent souvent chez les femmes. Mais c'est surtout la manière d'être, l'éducation, les vêtements, la vie sédentaire et inactive de la femme dans notre état de civilisation, et plus particulièrement dans les villes, qui l'assujettissent à un certain ordre de maladies, desquelles la vie de l'homme le rend exempt : par exemple, les empâtements du foie, de la rate, du mésentère et la bouffissure ; les indigestions, les douleurs habituelles de l'estomac, la faiblesse générale ou partielle. Quoique nous devions traiter ailleurs des inconvénients des corsets (voir au mot Vêtement) et des autres liens qui entrent dans l'habillement des femmes, nous ne pouvons nous empêcher de dire, par anticipation, que de telles compressions déterminent chez elles des dispositions inflammatoires du diaphragme et des poumons, les affections du cœur et les palpitations, l'hémoptysie et la phthisie. Quant à l'influence que le tempérament de la femme peut exercer sur la nature et la marche des dérangements organiques, on peut les résumer ainsi : ses maladies sont plus souvent de la nature de celles que leur longue durée a fait nommer chroniques ; les aiguës ont une marche lente, irrégulière, et douteuse, et des phénomènes critiques en marquent plus rarement la terminaison. Disons encore que les écoulements périodiques de la menstruation, ainsi que les phénomènes de la gestation et de l'allaitement, expliquent jusqu'à un certain point pourquoi la nutrition, chez les femmes, ne se prête que très difficilement aux affections goutteuses et aux rhumatismes, qui tourmentent si cruellement les hommes. Après ces généralités, passons à l'énumération rapide des maladies qui sont exclusivement propres au sexe féminin.

Les principales sont, *un peu avant ou pendant la première éruption des règles :* la fièvre aiguë et les éruptions dites des filles pubères, la chlorose dont il a déjà été traité dans ce dictionnaire, sous la dénomination de pâles couleurs, la nymphomanie ou fureur utérine, l'hystérie, l'aménorrhée, ou absence complète des règles, la dysménorrhée, ou leur écoulement incomplet et insuffisant, enfin la ménorrhagie et la métrorrhagie, ou perte de sang abondante et extraordinaire par l'utérus. Les maladies qui accompagnent et suivent plus particulièrement l'âge du retour sont les suivantes : la métrite, ou inflammation chronique de l'utérus, le squirrhe et le cancer de ce viscère, qui lui succèdent assez ordinairement, le même état morbide affectant les trompes et les ovaires, ainsi que les mamelles; l'hydropisie utérine et des ovaires, le développement hydatide dans la cavité de la matrice, des amas de sang dans le même organe, les polypes de l'utérus et du vagin. Mais les affections qui tourmentent le plus communément les femmes à cette époque sont les fleurs blanches, les pertes sanguines, et les métastases de ce dernier écoulement sur un organe quelconque à travers lequel s'ouvre un passage contre nature.

Ici se termine l'aperçu rapide que nous avons cru devoir présenter sur les affections des femmes; nous aurions dû, pour compléter le tableau, parler des modifications générales de l'économie par suite de l'âge critique et de la disposition morbide générale qui en résulte, mais nous avons cru devoir renvoyer pour ce point aux mots Ages et Règles.

C'est encore à dessein que nous avons passé sous silence les nombreuses affections auxquelles donnent presque toujours lieu l'état de grossesse, l'accouchement, l'état puerpéral, la lactation et l'allaitement, renvoyant aux différents articles qui traitent spécialement de ces états physiologiques de la femme.

FER. *ferrum , mars.* Le fer, connu de toute antiquité, est sans aucun doute le plus précieux des métaux. La Providence qui ne crée jamais de besoins sans assurer les moyens d'y satisfaire, a répandu avec profusion ce métal sur toute la terre. On peut dire que les progrès des nations dans les sciences et dans les arts peuvent se mesurer par l'emploi qu'elles font du fer; l'histoire prouve, en effet, que la civilisation d'un peuple est toujours en rapport avec la multiplicité et la perfection des travaux qu'il exécute et avec ce métal.

Le fer se rencontre sous plusieurs états dans la nature; savoir : à l'état natif, à l'état d'oxyde, ou combiné soit avec le soufre, le chlore, l'arsenic, ou à l'état de sel, de sulfate, de phosphate, de carbonate, d'arséniate, de tungstate et d'oxalate.

Le fer natif se rencontre principalement en Sibérie et en Amérique, où il existe en masses plus ou moins volumineuses, à la surface de la terre, et le plus souvent très éloigné de toute mine de fer. Ce fer natif, dont en Amérique, par exemple, un seul morceau ne pèse pas moins de 1500 myriagrammes, et tout le fer natif qu'on rencontre à la surface du sol, contient, comme toutes les pierres tombées du ciel, une certaine quantité de nikel. Ce qui a fait penser avec beaucoup de raison que ces masses ferrugineuses pourraient bien avoir la même origine, et ce qui leur a fait donner le nom de fer-aérolithe.

Pour l'extraction du fer, on n'exploite que les oxydes et le carbonate, qui sont très abondants et qui sont plus faciles à traiter.

Le fer est d'un blanc gris très éclatant lorsqu'il est poli. Il est le plus dur, le plus élastique, le plus tenace et le plus ductile de tous les métaux. Il se lamine assez difficilement. Son poids relatif est de 7,78. Un fil de fer d'un dixième de diamètre peut supporter sans se rompre un poids de 500 livres. Le fer a une saveur et une odeur particulières; il est attirable par l'aimant, et susceptible de devenir aimant lui-même. L'aimant naturel n'est autre chose qu'une mine de fer oxydulé (oxyde).

Le fer est un des métaux les plus néfusibles, il ne fond en effet qu'à plus de 150° du pyromètre de Wegdwood.

Le fer forme, en se combinant avec l'oxygène, trois oxydes : le premier est toujours le produit de l'art; le deutoxyde est noir : il se rencontre aussi dans la nature, et se nomme éthiops martial; le tritoxyde, qu'on rencontre aussi dans la nature, est rouge et connu sous le nom de colcothar.

Le fer, combiné dans des proportions différentes avec le carbone, forme l'acier ou la plombagine.

L'acier résulte de la combinaison de 1 partie de carbone et 99 parties de fer. Cette très petite proportion de carbone change les propriétés du fer au point que l'acier n'a pas d'odeur, ni de saveur, qu'il est plus solide, plus dur que le fer, et que, après avoir été rouge et refroidi subitement dans l'eau, il se trempe, comme on le dit, se durcit et devient cassant.

Une combinaison inverse de la précédente, c'est-à-dire, quatre parties de fer et quatre-vingt-seize parties de carbone, constitue la plombagine, ou percarbure de fer, improprement appelé mine de plomb.

Le fer fournit à l'art de guérir un assez grand nombre de médicaments dont plusieurs sont tombés en désuétude. Les principaux sont : la *limaille de fer porphyrisée* ou non porphyrisée, l'*éthiops martial* ou *deutoxyde de fer*, le *safran de mars astringent* ou *tritoxyde de fer*, le *safran de mars apéritif*, qui diffère du précédent en ce qu'il contient une certaine quantité d'acide carbonique; le *carbonate de fer*, le *sulfate de fer*, le *sel de mars de rivière* ou sulfate de fer impur, le *tartrate de fer*. (*Voy.* BOULES DE NANCY.)

Enfin, il faut comprendre au nombre des médicaments ferrugineux, les eaux minérales, naturelles ou artificielles, telles que celles de Passy, de Vichy, de Spa, de Bourbon-l'Archambault, et beaucoup d'autres que nous pourrions citer, dont la plupart doivent les propriétés qu'elles possèdent à la présence d'une certaine quantité de carbonate de fer tenu en dissolution par un excès d'acide carbonique.

Toutes les préparations de fer sont toniques : elles impriment à la circulation une activité qui relève les forces à la suite d'épuisements, suite d'abus ou de maladies. Elles conviennent dans les hémorrhagies passives; elles donnent du ton à l'estomac, et tendent à rétablir les forces digestives. Elles provoquent chez les femmes débiles l'accomplissement régulier de la menstruation. Les martiaux combattent aussi avec succès les débilités et les douleurs spasmodiques de l'estomac, qui se lient trop souvent à l'écoulement chlorotique; enfin on a vanté le fer comme fébrifuge; mais manquât-il en effet de cette propriété qu'on lui conteste, le fer n'en serait pas moins un agent thérapeutique précieux et véritablement énergique pour les cas particuliers que nous avons spécifiés.

FERMENTATION. Mouvement spontané qui se développe dans les corps sous l'influence de certaines conditions, et donne naissance à des produits nouveaux.

Boerhaave distinguait trois sortes de fermentations : la fermentation *vineuse*, celle *acide* et celle *putride*. Cette distinction ancienne a régné longtemps et est encore admise de nos jours. Toutefois il faut remarquer, en passant, que la fermentation putride n'est que la décomposition, la destruction des matières végétales ou animales.

Fourcroy fit admettre une autre espèce de fermentation: celle qui développe du sucre dans l'acte de la germination des céréales, et qui, à cause de cela, se nomme fermentation *saccharine*.

Enfin, d'autres chimistes signalèrent la fermentation qui a lieu par suite de l'action du levain sur la farine, et qu'ils désignèrent sous le nom de fermentation *panaire* : mais on a constaté que, par l'action de la levure sur le sucre de la farine, il se formait à la fois de l'alcool et de l'acide acétique, et qu'en conséquence, la fermentation panaire n'était point une fermentation distincte, mais qu'elle participait, au contraire, des fermentations alcoolique et acide.

1° *De la fermentation vineuse, alcoolique ou spiritueuse.* Cette fermentation n'est pas seulement le produit du jus de raisin, elle se développe encore toutes les fois que du sucre, du froment et de l'eau se trouvent en contact à une certaine température. Mêlez en effet dix parties de sucre, quarante parties d'eau, ajoutez une petite quantité de ferment frais, élevez la température de quinze à trente degrés, et la fermentation vineuse ou alcoolique aura lieu : elle se manifestera par une multitude innombrable de petites bulles qui traverseront la liqueur de bas en haut, soulèveront sa masse et se dégageront dans l'air en bouillonnant. Ce phénomène peut durer avec une certaine intensité pendant huit à dix ou douze heures (suivant la quantité de sucre et la chaleur du lieu), puis il se ralentit, pour ne cesser entièrement qu'après plusieurs jours. Alors la liqueur, trouble jusque-là, dépose et s'éclaircit.

Mais quels changements se sont accomplis? Tout le sucre est décomposé; le ferment, au contraire, se trouve pour ainsi dire en totalité. Les produits nouveaux sont : l'alcool, qui reste dans la liqueur, et du gaz carbonique qui se dégage en soulevant la liqueur. Le ferment provoque la fermentation sans se décomposer lui-même, et la totalité de sucre est exactement représentée par l'alcool et l'acide carbonique.

Le vin, produit de la fermentation du jus de raisin, se fait de la manière suivante :

On cueille les raisins mûrs, on les met dans des cuves en bois, et la fermentation s'établit peu à peu. Lorsqu'elle est en pleine activité, le moût s'échauffe sensiblement, et dégage une telle quantité d'acide carbonique, qu'il en résulte une sorte d'ébullition qui soulève les parties solides dont la réunion à la surface de la cuve forme ce qu'on appelle le *chapeau;* la liqueur, de sucrée devient vineuse, se colore plus ou moins selon que le raisin est plus ou moins rouge. Plus tard, l'écume s'apaise, tous les signes de fermentation diminuent d'intensité: c'est alors qu'on foule la cuve, soit avec un fouloir, soit en y faisant descendre un homme nu, afin de mêler la masse et de ranimer la fermentation. Cette opération présente des dangers qu'on doit prévenir en renouvelant l'air du cellier. (*Voy.* ASPHYXIE PAR L'ACIDE CARBONIQUE.) Lorsque la liqueur ne bout plus, qu'elle est devenue claire, on regarde le vin comme fait. Cependant la fermentation continue encore plusieurs mois dans les tonneaux, mais avec peu d'intensité. Il se forme une nouvelle écume, qui se précipite lorsque la fermentation cesse, qui entraîne une certaine quantité de matière colorante, mêlée à du tartre, et qui constitue la lie.

Le vin rouge provient du moût de raisins noirs fermentés avec l'enveloppe, et le vin blanc de raisins blancs ou de raisins noirs exprimés avant la fermentation.

C'est à la proportion plus ou moins considérable d'alcool que les vins doivent les qualités généreuses qui les distinguent.

Les vins de liqueurs se font avec les raisins secs et contiennent du sucre.

Pour rendre le vin mousseux, il suffit de le mettre en bouteille, tout nouvellement fait. La fermentation s'achève dans la bouteille, et le dégagement de l'acide carbonique le rend mousseux.

Le cidre, la bière, sont aussi le produit de la fermentation, et contiennent une plus ou moins grande quantité d'alcool.

On peut encore développer la fermentation alcoolique avec tous les fruits sucrés et toutes les parties des végétaux qui contiennent du sucre libre.

S'agit-il de prévenir dans les liquides la fermentation? on a recours au mutisme.

Le mutisme consiste à imprégner les liquides fermentescibles d'une petite quantité d'acide sulfureux. A cet effet, on brûle une mèche soufrée dans le goulot d'une bouteille qu'on emplit ensuite du liquide, ou on ajoute dans chaque bouteille une très petite quantité de sulfate de chaux. C'est ainsi qu'on conserve les jus des fruits et qu'on les préserve de la fermentation.

2° *De la fermentation acide.* Cette fermentation consiste dans la transformation spontanée des liqueurs vineuses en liqueurs acides. Lorsqu'on expose du vin à l'air à une température de dix à trente degrés, la liqueur s'échauffe légèrement, se trouble, il se forme une multitude de filaments qui s'agitent en tous sens, et qui finissent par se déposer en une masse semblable à une sorte de bouillie. La liqueur alors reprend de la transparence, et, de vineuse qu'elle était, est devenue aigre, saveur due à la présence de l'acide acétique, à la transformation du vin en vinaigre.

3° *De la fermentation putride.* Qui ne sait que les végétaux et les animaux soustraits à l'influence de la vie, s'altèrent peu à peu, se dissocient, perdent leur couleur, leur forme, et donnent lieu par leur décomposition à des gaz putrides et souvent délétères? C'est à cette série de phénomènes qu'on a donné le nom de fermentation putride. Cette décomposition est surtout favorisée par l'air, l'humidité et la chaleur, qui sont les conditions de cette sorte de fermentation; on sait, au contraire, que la sécheresse est un préservatif, témoins les légumes secs qui se conservent indéfiniment; le froid arrête aussi, ou prévient la putréfaction; qui ne sait, en effet, que les viandes se conservent assez longtemps en hiver, et qu'on retire de dessous la neige des animaux morts qui se sont conservés intacts pendant plusieurs siècles? C'est qu'il y a dans ce dernier cas, et action du froid et privation du contact de l'air.

FEU. *Voy.* Cautère et Chaleur.

FEUILLES. — Les *feuilles* sont des expansions membraneuses ordinairement planes, verdâtres et horizontales, qui naissent sur la tige et sur les rameaux des plantes, ou qui se développent au collet même de la racine. Elles semblent résulter d'une sorte d'épanouissement qu'auraient subi les fibres élémentaires de la tige; c'est le caractère général qui les distingue: mais elles varient sous plusieurs rapports, interrogés et recueillis avec soin par les botanistes, surtout dans leur distribution respective à la surface des végétaux, et dans leur forme, qui, le plus souvent particulière à chaque espèce, ne se montre pas toujours identique sur un même pied, ainsi que le prouve l'exemple du *lierre* (*hedera helix*).

Leur histoire curieuse intéresse à la fois et les physiologistes et les médecins, qui leur empruntent des remèdes utiles et des aliments sains, pour l'homme et pour les animaux.

Les feuilles sont, avec les racines, les organes spéciaux de l'absorption, et conséquemment de la nutrition chez les plantes : en effet, elles puisent dans l'atmosphère les matériaux gazeux qui doivent servir à l'accroissement; aussi quelques auteurs les ont-ils appelées *racines aériennes.* On trouve à cette règle peu d'exceptions; la *cuscute,* qui manque de feuilles, et l'*hydroxylon,* dont les feuilles dépourvues de parenchyme, et réduites à leurs seules nervures, simulant un réseau de dentelle, prouvent la vérité de ce que j'avance.

Les feuilles des plantes *ligneuses* ont leur face *intérieure* criblée de pertuis étroits, dont l'usage unique est d'absorber les vapeurs et les gaz qui constituent l'atmosphère. Ces petits orifices béants pour absorber reçoivent le nom de *pores;* leur présence est toujours annoncée par un épiderme plus délicat, moins lisse, moins brillant, que recouvre un duvet léger. La face *supérieure,* aussi bien que la face inférieure des feuilles dans les plantes herbacées, est le siége d'une absorption considérable; ayant toutes deux, à très peu près la même structure, elles doivent remplir des fonctions analogues. Nous devons à *Charles Bonnet* les expériences confirmatives de ces principes, je veux dire les matériaux de ces principes; tout le monde sait que le célèbre physicien de Genève, ayant posé des feuilles d'arbre sur l'eau, de manière à ce que leur face inférieure fût mouillée, ces feuilles se conservèrent dans toute leur fraîcheur durant plusieurs mois. Les feuilles, au contraire, qu'il avait fait correspondre à l'eau par leur face supérieure, se fanèrent en quelques jours seulement; quant aux feuilles des plantes herbacées, elles furent indifféremment posées sur les deux faces principales de leur étendue.

Les fluides *émanés* des feuilles ne sont pas moins abondants que les fluides absorbés par elles; ainsi, le grand physicien Hales a démontré qu'un *soleil des jardins* transpirait, à surface égale, dix-sept fois plus qu'un homme. Ce phénomène important de physiologie végétale est appelé *exhalation*.

Mais si l'absorption et l'exhalation des *vapeurs aqueuses*, par les feuilles, nous inspirent un juste intérêt, à plus forte raison nous faut-il connaître les circonstances qui accompagnent l'exhalation et l'absorption des produits gazeux; car plusieurs questions d'hygiène s'y trouvent mêlées.

L'exhalation et l'absorption *aqueuses* ne sont guère assujetties qu'aux influences variables de la température: il n'en est pas de même de l'exhalation et de l'absorption *gazeuses* des feuilles; celles-ci obéissent aux influences de la température et de la lumière.

Les feuilles absorbent, pendant le jour, en vertu de l'action même de la *lumière naturelle*, le *gaz acide carbonique*, rejeté dans l'atmosphère surtout par la respiration des animaux; elles gardent pour elles un des éléments de ce gaz délétère, je veux dire le *carbone*, et simultanément exhalent l'autre élément qui constitue l'acide carbonique, c'est-à-dire l'*oxygène*. Au contraire, pendant la nuit elles absorbent l'*oxygène* de l'air, et lui cédant le *carbone* dont leur trame solide est formée, elles exhalent de l'acide carbonique.

Ces faits positifs et démontrés par l'expérience donnent la clef de plusieurs phénomènes intéressants.

On sait que l'*air du soir et de la nuit*, indépendamment du *froid* et de l'*humidité*, qui presque toujours l'accompagnent, est nuisible aux personnes dont la poitrine faible et délicate a besoin de s'épanouir et de se fortifier au bon *air*. On sait, au contraire, que l'*air* du jour leur convient mieux, et qu'elles le respirent avec plus de facilité. Eh bien ! l'*acide carbonique*, gaz non respirable, exhalé par les végétaux durant la nuit, et l'*oxygène*, gaz vital par excellence, rejeté pendant le jour en plus grande quantité, ne laissent aucun doute sur l'interprétation qu'il faut donner à ces effets différents.

Les végétaux privés de l'influence du *soleil* perdent leur couleur verte, ils deviennent mous, aqueux, ils élaborent une plus grande proportion de principe sucré, en un mot, ils s'*étiolent*, c'est-à-dire, qu'ils perdent beaucoup de l'élé-

ment solide dont leur trame organique est composée, et qu'ils exhalent, sous forme d'acide carbonique, le carbone qui faisait partie de leur substance, et l'oxygène de l'air qu'ils avaient absorbé. Or, l'économie domestique a mis à profit l'action remarquable et profonde de l'obscurité sur les plantes, et nos légumes les plus tendres et les plus savoureux ont toujours subi un étiolement plus ou moins complet.

Tels sont les résultats que détermine la lumière *naturelle*; mais ceux que fournit la lumière *artificielle* sont tout opposés. M. Decandolle a démontré, par un assez grand nombre d'expériences, que les plantes éclairées par une lumière artificielle, même très vive, s'étiolent et deviennent languissantes, semblables sous ce rapport à l'homme et aux animaux qui dépérissent dans l'obscurité.

Les feuilles, les *folioles* surtout, qui composent les feuilles de quelques plantes, et, par exemple, de la *sensitive* et de l'*acacia*, sont susceptibles, comme au reste les *pétales* des fleurs, de mouvements organiques prononcés. Linnæus a même appelé *sommeil* des feuilles, la position particulière, qu'après un certain nombre d'oscillations, ces organes prennent aux approches de la nuit, et qu'ils conservent jusqu'au jour. Pour que les feuilles se *réveillent*, il n'importe guère que le soleil rayonne, la lumière artificielle suffirait au besoin, ainsi que les expériences de M. Decandolle l'ont prouvé.

Or, après le récit des observations qui précèdent, ne serait-on pas tenté de croire et de conclure, avec le savant et ingénieux M. Dutrochet, que les plantes ont reçu des mains de la nature un appareil de sensibilité analogue à celui que possèdent les animaux, un véritable *système nerveux* ? Et d'ailleurs, d'autres faits plus concluants encore ne semblent-ils pas venir à l'appui de cette opinion ? L'illustre Desfontaines a *lassé* l'irritabilité d'une *sensitive*, en la soumettant aux cahots répétés d'une voiture qu'un cheval traînait avec rapidité, et les feuilles sensibles du végétal s'écartaient les unes des autres, après s'être rapprochées d'abord. Qui peut ignorer les mouvements variés et les contorsions indépendantes des folioles de l'*hédysa-*

rum gyrans ? Qui n'a pas entendu parler du *porliera,* dont les folioles se baissent et se ferment quand le ciel devient orageux? qui ne connaît pas l'*attrape-mou-che,* plante originaire de l'Amérique septentrionale, qui saisit en se repliant avec brusquerie les insectes, ou les petits corps étrangers qui l'irritent par hasard? Enfin, qui ne sait pas avec quelle régularité, quelle constance les feuilles se développent, et tombent sous un même climat, si bien que souvent elles sont, pour l'agriculteur, un guide plus sûr et plus fidèle que la *Connaissance des temps* et l'*Annuaire du bureau des longitudes ?*

Les usages *économiques* des feuilles sont assez nombreux. On emploie fréquemment, en effet, pour répondre aux besoins culinaires, les feuilles de *choux,* d'*épinard,* d'*oseille,* de *céleri,* de *cardon,* de *chicorée,* de *laitue,* de *mâche,* de *romaine* et de quelques autres végétaux, assaisonnées diversement, soit *crues,* soit après avoir été d'abord soumises à l'action du feu.

La médecine trouve aussi dans les feuilles un nombre considérable d'agents utiles : les feuilles de *guimauve,* de *poirée,* de *laitue,* sont émollientes, et peuvent être avec utilité dirigées contre les inflammations légères; les feuilles de *véronique* et de *petite centaurée* sont amères et toniques ; elles conviennent dans toutes les maladies par débilité: les feuilles d'*oranger,* de *menthe,* de *sauge,* de *cochléaria* et de *cresson,* activent la circulation et relèvent l'énergie des organes : les feuilles de *ciguë,* de *tabac* et de *digitale pourprée,* sont vireuses, agissent comme médicaments *héroïques,* et, bien qu'employées à faibles doses, exigent toujours l'intervention d'un homme de l'art ; les feuilles de *baguenaudier,* de *gratiole* et des différentes espèces de *séné,* constituent d'excellents purgatifs, auxquels on a souvent recours.

FIEL. *Voy.* **BILE.**

FIÈVRE. Ce mot tire, selon les uns, son origine du latin, *fervere,* brûler, avoir chaud, ce qui indique un des caractères de l'état fébrile : l'augmentation de la chaleur naturelle. Selon d'autres, il viendrait de *februare,* purifier ; la fièvre ayant été considérée comme un agent dépurateur, destiné à chasser de l'économie animale les principes morbifiques tendant à sa destruction. Quelle que soit celle de ces deux étymologies que l'on adopte, toujours est-il que la fièvre, considérée dans l'acception la plus générale de ce mot, constitue un état particulier dans lequel certains phénomènes à peu près constants se manifestent, tandis que d'autres, non moins importants que les premiers, sont loin de présenter la même régularité dans leur apparition, et cependant constituent les éléments les plus remarquables de l'état fébrile.

Les phénomènes à peu près constants qu'on observe en général quand il y a fièvre, sont l'augmentation de fréquence du pouls, l'augmentation de la chaleur du corps persistant pendant un temps plus ou moins long, malgré le repos, et malgré l'absence de toutes circonstances extérieures propres à exciter, et cette accélération des battements du cœur, et cette augmentation de chaleur qui, parfois, est plus appréciée par le malade que par ceux qui l'entourent. Ces deux phénomènes, considérés isolément, sont loin à eux seuls d'être suffisants pour constituer la fièvre, car, en analysant leur nature, on reconnaît bientôt qu'ils ne sont que des effets dépendants d'une cause qu'il importe de rechercher. En effet, la fréquence du pouls tient à ce que le cœur précipite ses battements de manière à ce que, dans un temps donné, ils soient d'un quart, d'un tiers, de moitié, bien souvent même une fois plus fréquents que dans l'état de santé. Or, il ne suffit pas que le pouls batte plus vite qu'à l'état normal, pour qu'un individu ait la fièvre. Une course, une émotion vive, précipitent les battements de son cœur, augmentent la chaleur, provoquent une sueur abondante, tous phénomènes observables dans l'état fébrile, et cependant, dans ces circonstances, cet individu n'a pas la fièvre, car bientôt après, sous l'influence du repos, l'équilibre se rétablit, et il revient à l'état ordinaire, sans avoir cessé pourtant d'être dans l'état de santé. Il faut donc reconnaître que la fréquence du pouls et la chaleur de la peau, deux des phénomènes les plus généraux de la fièvre, ne peuvent toutefois avoir une valeur pour indiquer son existence, qu'autant qu'ils persistent malgré les circonstances les plus favorables pour les faire cesser. Or, cette persistance doit tenir à une cause interne, c'est-à-dire, à une modification de certains organes ou de certains appareils d'organes dont la vitalité et les fonctions se trouvant plus ou moins troublées, influencent bientôt la sensibilité générale. L'encéphale et les centres nerveux, desquels toute sensibilité émane, et vers lesquels en même temps toute sensibilité converge, réagissent à leur tour sur l'organe central de la circulation, c'est-à-dire sur le cœur. Les mouvements de ce dernier se trouvent alors accélérés d'une manière plus ou moins notable, et de ce fait naissent deux conséquences : l'accélération plus ou moins marquée de la respiration, d'une part, l'augmentation de la chaleur, de l'autre; ce dernier phénomène, reconnaissant lui-même une triple cause, savoir : la rapidité plus grande de la circulation, l'activité augmentée de la respiration, et l'état particulier du système nerveux, qui, influençant d'abord la circulation, se trouve à son tour influencé par elle.

Toute fièvre, ou, si l'on veut, tout état fébrile, reconnaît donc, en dernière analyse, pour cause première, une modification, un trouble fonctionnel, soit des centres nerveux primitivement, soit d'un organe ou d'un appareil d'organe dont le rôle dans l'économie animale est assez important pour que le défaut de régularité dans l'exercice de ses fonctions soit immédiatement suivi d'une réaction vers les centres nerveux, lesquels à leur tour réagissent sur le centre circulatoire, et déterminent alors l'ensemble des principaux phénomènes auxquels on reconnaît la fièvre.

Les anciens considéraient la fièvre comme existant en quelque sorte indépendamment des organes. Ils étudiaient les phénomènes fébriles, comme s'ils eussent pu en quelque sorte exister par eux-mêmes primitivement, sans que les organes fussent en souffrance, ou plutôt ils semblaient penser que les organes n'étaient en souffrance que parce que la fièvre agissait sur eux. Ils distinguaient la fièvre de l'inflammation, et considéraient celle-ci comme susceptible d'être compliquée de fièvre, mais

aussi comme pouvant exister sans elle. C'est sur la doctrine des fièvres qu'ont roulé depuis des siècles toutes les discussions médicales. C'est à expliquer leurs causes, leur nature, qu'ont été consacrés tant de systèmes qui tour à tour ont été en faveur, et ont fini par être abandonnés. Bien que la médecine ait fait de réels progrès depuis un demi-siècle, il est encore certaines questions fort controversées de nos jours, au sujet des fièvres. Ce n'est point ici le lieu de faire l'histoire des divers systèmes, et d'exposer les diverses théories qui ont été émises par les anciens et les modernes sur cette importante question. Nous devons chercher seulement à donner une idée précise de la fièvre en général, et de certaines fièvres en particulier, et à faire connaître ce que la science renferme de plus positif à ce sujet.

§ I. *De la fièvre en général.* D'après ce que nous avons dit précédemment, on a pu voir que toute fièvre reconnaissait pour cause de son existence une modification organique. Cette modification est tantôt appréciable à nos sens, comme l'est par exemple une large brûlure, une éruption cutanée, une plaie, une fracture, etc., etc. D'autres fois elle se révèle à nous par certains signes qui, d'après les données de la physiologie, annoncent que tel ou tel organe est troublé dans ses fonctions, d'autres fois, enfin, il n'existe de trouble appréciable dans les fonctions d'aucun organe en particulier; mais tous sont plus ou moins influencés, et la réaction du cœur existe dans tous ces cas; or, dans ces trois circonstances, la réaction du cœur paraît être consécutive à la modification morbide imprimée à certaines fonctions organiques; mais le cœur à son tour peut être primitivement le siége de modifications analogues. Le sang, qui joue un si grand rôle dans les phénomènes de la vie, puisque sans lui la vie s'éteint, le sang, disons-nous, peut lui-même se trouver dans des conditions telles, que les vaisseaux dans lesquels il circule, que les tissus dans lesquels il se répand, éprouvent, par le seul fait de son contact ou de ses combinaisons, un changement plus ou moins rapide dans leur mode de vitalité; la fièvre peut donc encore être la conséquence de certaines conditions dans lesquelles se trouve le sang : soit que ce sang soit trop riche en matériaux réparateurs, soit, au contraire, qu'il se trouve mêlé à des substances nuisibles à l'économie, ou que, sans avoir éprouvé ce mélange, il soit dépourvu accidentellement de quelques-uns des principes qui doivent le constituer à l'état normal.

On voit combien sont nombreux et complexes les éléments de la fièvre, combien de causes diverses peuvent donner lieu à ce phénomène ; et, par cela même, on peut concevoir quelle confusion a dû régner dans la science, lorsque, aux différentes époques, on a prétendu expliquer par des symptômes différents les causes et la nature des fièvres, sans s'appuyer, comme on l'aurait dû faire, sur les données de l'anatomie, de la physiologie, et de l'anatomie pathologique. La fièvre n'étant point un être à part, agissant sur l'économie, indépendamment des organes, il en résulte que la marche, les symptômes, la durée, la terminaison de la fièvre, doivent varier suivant la nature de la cause qui la produit, et que, par cela même, il est impossible de faire l'histoire de la fièvre dans un seul et même article. Cependant, il est certains phénomènes qui se manifestent dans presque tous les cas où la fièvre existe, et qui, par cela même, doivent se rapporter à ce que nous avions à dire de la fièvre en général. Ces phénomènes peuvent être rapportés à trois chefs principaux ou trois périodes, savoir : la période d'invasion, d'état et déclin de la fièvre. La fièvre, en général, est presque constamment précédée d'un état de malaise, de lassitude, de dépression des forces. Très souvent, en raison du rôle important que jouent les centres nerveux dans sa production, il y a mal de tête, mal de dos, douleurs dans les membres, sensation de douleur, ou de tension, ou d'embarras à l'épigastre. L'appétit cesse, parfois des nausées, des vomissements se font sentir, le sang paraît abandonner la périphérie du corps pour se porter vers les parties intérieures ; le pouls est serré, petit, fréquent. Ce phénomène s'accomplit en grande partie sous l'influence de l'état particulier des centres nerveux, car le frisson fébrile est bien plus encore un phénomène nerveux

que le résultat de la décalorisation réelle de la surface du corps. Cela est si vrai, que l'on voit certains malades trembler, et accuser une sensation très pénible de froid, tandis que leur peau conserve un degré marqué de chaleur : certaines sécrétions se trouvent alors suspendues ou diminuées : ainsi, par exemple, la transpiration, dans cette période, est nulle ou presque nulle ; les urines sont plus abondantes, mais assez limpides. Il y a le plus souvent soif, ou du moins empâtement de la bouche, la langue est plus ou moins chargée ; mais son aspect varie beaucoup, suivant la nature de la cause qui produit la fièvre. A ces premiers phénomènes succède, après un temps variable, une réaction du système circulatoire, la peau devient chaude, la face s'anime, les yeux brillent, le pouls se développe, sa fréquence augmente ou reste la même, mais la force augmente. La surface du corps donne à la main qui l'explore la sensation d'une chaleur tantôt douce, tantôt brûlante et âpre. Souvent on observe une soif assez vive, qui se renouvelle presque aussitôt après qu'on l'a satisfaite. L'agitation, l'insomnie, s'observent aussi fréquemment dans toute fièvre, ainsi que des redoublements dans les symptômes dont il vient d'être parlé, à certaines heures du jour ou de la nuit.

Le cas fébrile, une fois existant, a une durée variable. Tant qu'il persiste, il annonce que le trouble organique qui en est le point de départ existe encore, et que l'équilibre des fonctions n'est point rétabli. S'il augmente, il prouve que la lésion qui en est la cause, augmente elle-même d'intensité, et par cela même il annonce la grande croissance de la maladie ; s'il diminue graduellement, on en doit conclure que la cause morbide cesse d'agir, et que la réaction du système nerveux et circulatoire qu'elle avait déterminée tend par cela même aussi à s'affaiblir.

Suivant donc la terminaison favorable ou défavorable qu'affecte la maladie, les phénomènes de déclin de la fièvre seront différents. En général, dans le premier cas, on observe les phénomènes suivants : l'agitation, l'insomnie, la soif, la chaleur, diminuent ; la peau, au lieu d'être sèche et brûlante, devient plus douce, plus moite au toucher; la face prend une expression plus calme, les yeux sont moins brillants; le pouls perd de sa fréquence et de sa dureté; le sommeil est calme et toujours suivi d'un état de bien-être. Les sécrétions se rétablissent, les urines, au lieu d'être rares, deviennent plus copieuses, et souvent donnent un dépôt de couleur et de consistance variables. D'autres fois, une sueur abondante semble servir de crise à la fièvre. Les fonctions digestives, jusque-là suspendues, commencent à se rétablir, et bientôt tout rentre dans l'ordre; la fièvre cesse, soit parce que la réaction qui l'avait fait naître cesse elle-même, soit, dans d'autres cas, parce que le sang et les vaisseaux qui le contiennent, ayant repris leurs conditions premières, l'irritation vasculaire et nerveuse qui avait été la conséquence de ce changement de conditions, cesse à son tour.

Dans le second cas, c'est-à-dire, si la terminaison doit être défavorable, les phénomènes fébriles suivent une autre marche. Le pouls s'accélère de plus en plus, et à mesure qu'il s'accélère, il perd de sa force et de sa plénitude; des redoublements s'observent, à la suite desquels les forces sont de plus en plus déprimées. Des sueurs abondantes ajoutent encore à la faiblesse du malade, sans constituer une crise salutaire; le sommeil, s'il survient, loin d'être réparateur, est au contraire agité, fréquemment interrompu; l'intelligence s'affaisse ou se pervertit, les sens s'émoussent ou se perdent. Des convulsions, des vomissements, l'excrétion involontaire ou la rétention des urines, des déjections alvines s'observent alors. Enfin, la chaleur diminue, la peau se couvre d'une moiteur visqueuse, le pouls devient rapide et si faible, qu'on l'appelle alors filiforme, le comparant à un fil ténu qui serait tendu sous le doigt; le malade succombe.

Les divers phénomènes qui viennent d'être décrits s'observent en plus ou moins grand nombre dans la plupart des maladies où il y a fièvre. Nous devions les passer en revue, en nous occupant de cette dernière, considérée en général. Entrons maintenant dans quelques détails relativement aux cas particuliers, et sachons d'abord ce qu'on doit entendre, ou plutôt quelle idée l'on doit se former d'un groupe nombreux de maladies auxquelles un antique usage, qui a force de loi encore de nos jours, a imposé le nom de *fièvres*, en ajoutant à ce mot une épithète destinée à en désigner la nature présumée.

Lorsqu'on étudie l'histoire des fièvres, on est d'abord frappé de la grande différence qui existe entre elles relativement à leur nature, à leur marche, à leur terminaison. On voit que les unes se manifestent d'une manière continue, tandis que d'autres, après s'être déclarées, cessent, reparaissent, cessent encore pour reparaître de nouveau; de telle sorte que leur cessation et leur retour alternatifs s'exécutent dans des périodes de temps régulières, ou à peu près régulières. De là, la division des fièvres en fièvres *continues* et fièvres *intermittentes*.

Cette division est tellement essentielle, qu'il est impossible de ne pas l'admettre. Nous la suivrons ici.

§ II. *Des fièvres dites continues.* Les médecins anciens et ceux des derniers siècles ont tour à tour établi des classifications des fièvres continues; au lieu de rechercher, comme nous l'avons déjà dit, si, dans les maladies qui sont accompagnées de fièvre, l'état fébrile n'était pas sous la dépendance d'une modification primitive des organes, ils ont étudié la fièvre en tant qu'*essentielle*, c'est-à-dire existant par elle-même, et alors, suivant les symptômes prédominants observés dans les différents cas, ils donnaient à cette fièvre une dénomination servant tant bien que mal à lui assigner le caractère. C'est ainsi qu'on appela maligne, la fièvre caractérisée par des accidents nerveux, du délire, des convulsions à la suite desquelles la mort arrive souvent d'une manière brusque. Ainsi, l'on appela *putride*, la fièvre caractérisée par l'état de sécheresse et de noirceur de la langue, des déjections abondantes et fétides, des hémorrhagies ayant lieu de la surface des membranes muqueuses et dans le tissu de la peau, des plaques gangréneuses sur divers points du corps, des abcès, etc., etc.; c'est ainsi encore qu'en suivant la teinte que prend la peau dans certaines maladies, on fit des fièvres jaunes, rouges, pourprées, habillant ainsi la fièvre, qu'on me passe l'expression, comme un individu, et lui donnant un signalement propre à la faire reconnaître d'après certains caractères extérieurs. On était si loin alors de regarder la fièvre comme un effet, que, lorsqu'une inflammation locale était reconnue, on ne pensait pas que la fièvre en pût dépendre; ainsi, l'on disait pleurésie avec fièvre, rhumatisme avec fièvre, ou fièvre pleurétique, fièvre rhumatismale, suivant la prédominance observée de la fièvre relativement à l'affection locale, ou suivant celle de l'affection locale relativement à la fièvre. Il résultait de là que l'on croyait devoir souvent instituer un double traitement, l'un contre la fièvre, l'autre contre la maladie; il est vrai qu'en agissant ainsi, l'on obéissait plutôt à l'habitude qu'on ne consultait les lumières de la saine observation, tant est puissante la force de l'habitude et des préjugés. Enfin, l'anatomie et la physiologie étant mieux comprises, et les ouvertures des corps étant venues jeter un nouveau jour sur une question aussi compliquée, on vit peu à peu s'élever des doutes sur l'essentialité de certaines fièvres. La France a la gloire d'avoir produit les premiers médecins qui proclamèrent ces doctrines, et qui s'attachèrent à démontrer les rapports constants existant entre certaines fièvres, certaines lésions organiques, rattachant ainsi l'existence des premières à l'existence des secondes; en un mot, établissant entre elles des rapports immédiats de cause à effet. La doctrine de la localisation des fièvres, soutenue d'abord par Pinel, mais surtout développée et propagée par M. Broussais, a fini par s'établir, parce qu'elle est au moins, pour un certain nombre de cas, fondée sur l'observation et la vérité. Il faut convenir pourtant que ce serait s'abuser si l'on mesurait toujours la gravité de la fièvre par l'étendue de la lésion anatomique, car souvent telle lésion est en apparence peu grave, peu étendue, et s'accompagne d'un mouvement fébrile très intense : d'autres fois, la lésion est considérable, et la fièvre est nulle ou presque nulle. Ici, pour expliquer cette contradiction apparente, il serait besoin d'entrer dans des considérations trop abstraites et de trop haute portée pour un ouvrage de la nature de celui-ci; bornons-nous à dire que ceux qui invoquent encore l'essentialité des fièvres, en se fondant sur ce que l'on voit parfois des individus ayant une fièvre continue, sans qu'aucun organe, en particulier, paraisse souffrant, ou sur ce que l'ouverture de certains cadavres n'a laissé constater aucune lésion appréciable, bien que les sujets aient succombé ayant la fièvre, que ceux-là, disonsnous, ne prouvent pas ce qu'ils veulent avancer, car il y a deux éléments dans la question dont ils ne tiennent pas assez compte : l'état du système nerveux, l'état du sang.

Il nous est impossible, dans l'état actuel de la science, de pouvoir apprécier et caractériser d'une manière rigoureuse les troubles que la sensibilité générale peut éprouver dans son exercice. Il nous est impossible aussi de caractériser toutes les modifications du sang, excepté celles qui sont tellement marquées, que la simple inspection y fait reconnaître une altération évidente; mais, entre l'état normal et l'état d'altération profonde, existent très évidemment des degrés intermédiaires, qui, pour n'être pas mathématiquement appréciables, n'en doivent pas moins être admis d'après les lois de la plus sévère induction. Or, nous ne croyons pas nous avancer trop en soutenant qu'il existe des fièvres qui, dans l'absence d'une ou plusieurs lésions locales appréciables, pour en rendre compte, peuvent être rapportées à une modification accidentelle, soit de la sensibilité générale, soit du sang et du système circulatoire, s'influençant réciproquement d'une manière primitive ou secondaire.

D'après ces considérations, on ne peut, à l'époque actuelle, suivre, pour la description des maladies appelées fièvres continues, la même marche et la même méthode adoptées par les anciens, sans renier les progrès évidents qu'a faits la science sur ce point, dans ces derniers temps; d'un autre côté, ce serait tomber dans une exclusion contraire à la saine logique et à l'observation rigoureuse des faits, si, sous prétexte d'une localisation constante, identique, on s'attachait à rapporter à une seule et même forme morbide, à un seul et même caractère anatomique, chacune des diverses maladies désignées autrefois par les noms de fièvres putrides, malignes, muqueuses, bilieuses, etc, etc.; prenons, pour le prouver, quelques exemples, qui nous serviront en même temps à donner une idée générale des maladies désignées encore dans le monde sous ces diverses dénominations.

Fièvre putride. On donnait autrefois ce nom à une maladie dans laquelle le symptôme prédominant semblait être une tendance manifeste à la corruption ou putridité des liquides, et par suite des solides. Cette disposition à la putridité était attribuée à l'influence de cette fièvre. C'était là ce qui en constituait en quelque sorte la nature et le caractère. Or, cette tendance à la putridité était admise, parce que, dans le cours de ces fièvres, on voyait les forces déprimées, des hémorrhagies, des diarrhées plus ou moins abondantes; la langue et les dents enduites d'une couche noirâtre, le sang tantôt moins coagulable et plus séreux, tantôt couvert d'une couenne plus ou moins épaisse; des escarres ou plaques gangréneuses, des abcès plus ou moins étendus sur diverses régions du corps; parce qu'enfin le malade exhalait souvent, surtout dans les derniers temps de la maladie, une odeur repoussante, augmentée encore par l'émission involontaire des urines et des déjections alvines. Tous ces symptômes ou accidents étaient regardés comme déterminés par la fièvre. L'école anatomo-physiologique a pris une autre route: elle a étudié les organes, elle a interrogé les sympathies, elle a cherché à déduire les conséquences physiologiques et pathologiques qu'une lésion donnée sur un organe ou sur un appareil d'organes pouvait entraîner, et, au lieu de s'en prendre à la fièvre de tous ces accidents, elle a posé en principe qu'une inflammation de l'estomac et de l'intestin, inflammation ayant des caractères anatomiques bien tranchés, était pour la fièvre qui nous occupe la cause première des accidents observés et le point de départ de cette fièvre qui en était l'effet: c'était chercher à simplifier le problème. Mais, si

la gastro-entérite venait à bon droit, pour un certain nombre de cas, remplacer la fièvre putride, s'ensuivrait-il rigoureusement que tous les phénomènes morbides désignés auparavant sous la dénomination de fièvre putride, fièvre putride maligne, suivant les complications, ne fussent que gastro-entérites? C'est ce que l'esprit de système a voulu soutenir, c'est ce que l'observation ultérieure des faits n'a pas confirmé. L'inflammation de l'estomac et du tube digestif ne pouvait suffire à elle seule pour produire tous les phénomènes morbides qu'on observe dans les fièvres; c'était donc après en avoir appelé à une observation plus saine, dépasser en quelque sorte les limites de cette dernière, que de rendre ainsi la muqueuse digestive solidaire de la plus grande partie des accidents morbides accompagnés de fièvre. En effet, outre l'inflammation de la membrane muqueuse gastro-intestinale ou gastro-entérite des modernes, maladie qui peut être observée dans une des formes de la fièvre putride des anciens, il existe encore une inflammation spéciale des follicules de cette même membrane, accompagnée de phénomènes qui ne s'observent pas dans l'inflammation pure et simple du tube digestif, et qui constitue une maladie dont le caractère anatomique principal est l'inflammation, puis l'ulcération de ces mêmes follicules, et dont les symptômes indiquent cependant que, dans cette maladie, non-seulement les follicules intestinaux, mais le poumon, mais le cerveau et le sang lui-même sont plus ou moins affectés. Cette maladie, connue aujourd'hui sous les noms divers de fièvre typhoïde, fièvre grave, dothinenterite, était encore une des formes de la fièvre putride des anciens; et suivant que des accidents nerveux, si fréquents dans cette affection, venaient à se déclarer, on donnait à la fièvre la double épithète de putride maligne. S'il y avait des vomissements bilieux, des déjections fréquentes, une teinte un peu jaune des yeux, en un mot, si les accidents du tube digestif dominaient les accidents nerveux, la maladie était dite putride bilieuse; enfin, s'il y avait complication d'accidents nerveux, et gastriques, qui, dans cette maladie, sont si communs, et entrent, si je puis ainsi dire, comme éléments dans sa composition, on disait que le malade avait en même temps une fièvre putride, une fièvre maligne et une fièvre bilieuse. On entassait ainsi trois fièvres sur le même malade : parce qu'au lieu d'étudier la maladie dans ses éléments, on s'en tenait aux symptômes, et qu'au lieu d'interroger, de rechercher la nature réelle de cette maladie, par la voie de l'analyse et de l'observation, on s'en tenait à des mots reçus; car les mots, pour beaucoup de gens, remplacent merveilleusement les faits et les idées.

Il est encore une maladie qui n'est bien connue dans sa nature que depuis peu d'années, et qui était encore confondue le plus souvent avec la fièvre putride, maligne ou nerveuse : je veux parler de l'altération que subit le sang, soit par le fait de la phlébite primitive, soit par la résorption du pus. Dans certains cas, des matériaux étrangers au sang sont absorbés par des vaisseaux sains, et donnent lieu à l'altération de ce fluide; dans d'autres cas, ce sont des vaisseaux enflammés dont les parois sécrètent du pus, lequel, emporté dans le torrent circulatoire, détermine de graves accidents. On a donné autrefois un nom spécial à une maladie fréquente chez les nouvelles accouchées, et très souvent fort grave. On appela cette maladie *fièvre puerpérale*. Ce mot n'a pas plus de sens que fièvre jaune, rouge, longtemps cependant on s'en est contenté; il semblait que ce fût un être malfaisant qui entrait en possession des femmes en couches, comme jadis les démons s'établissaient dans le corps d'un homme. Or, l'observation et l'anatomie pathologique sont venues apprendre qu'à cette fièvre se joignait tantôt une inflammation du péritoine ou du péritoine et de l'utérus; tantôt une inflammation des veines de la matrice, précédée ou accompagnée de la résorption des lochies et du pus sécrété par les veines. Dans ce cas, comme dans tous les autres, on voit quelle différence l'appréciation des faits apporte dans la manière d'exposer la théorie et d'expliquer la nature des maladies appelées autrefois fièvres essentielles. On voit quelle révolution a dû s'opérer dans les doc-

trines médicales d'après ces exemples; mais on voit en même temps qu'il est impossible de rattacher toutes les fièvres continues des anciens à une lésion ou à quelques lésions, toujours identiques. C'est à partir de cette dernière proposition que le plus grand nombre des observateurs de l'époque actuelle diffèrent d'opinion avec l'école physiologique. Ajoutons que les grands principes de l'école hippocratique, qui veut que l'on considère, non pas seulement les détails, mais encore l'ensemble et la fin des réactions morbides, doivent survivre à cette révolution opérée dans le monde médical.

Les principales fièvres décrites par les auteurs sont :

La fièvre inflammatoire, angisoténique de Pinel, qui, considérée dans son plus grand état de simplicité sous le point de vue physiologique, n'est autre chose qu'une irritation générale du système sanguin, déterminant une augmentation notable dans les battements du cœur, par suite de l'excitation insolite de la sensibilité de cet organe.

La fièvre muqueuse, qui répond à l'irritation vive ou à l'inflammation de la membrane muqueuse digestive (gastroentérite simple).

La fièvre bilieuse. Sous cette dénomination on a décrit tantôt l'inflammation de l'estomac, compliquée de celle du foie, tantôt l'embarras gastrique avec vomissements bilieux, tantôt l'inflammation du duodénum avec ictère, etc.

La fièvre putride, sur laquelle nous nous sommes déjà suffisamment expliqué.

La fièvre maligne. Sous cette dénomination, on a décrit tantôt l'inflammation des membranes du cerveau, tantôt celle du cerveau et des membranes ensemble, tantôt les accidents nerveux, qui deviennent prédominants dans certaines formes de la dothinentérite; tantôt enfin certaines maladies convulsives, accompagnées d'accidents graves, et le plus souvent brusquement terminées d'une manière fatale.

La fièvre cérébrale, dénomination plus moderne, sert à désigner tantôt l'inflammation du cerveau, tantôt les accidents dus à la présence d'un ou plusieurs tubercules dans ce viscère, tantôt l'inflammation de l'arachnoïde cérébrale, avec épanchement rapide de sérosité ou de pus dans sa cavité, tantôt enfin des accidents cérébraux sympathiques d'un état pathologique de l'estomac, surtout chez les enfants, ou dus à la présence de vers dans le tube digestif, ou encore au travail de la dentition. On voit que la fièvre cérébrale est loin de constituer une maladie identique; ou, pour parler un langage plus sévère, que les diverses affections qu'on désigne sous le nom de fièvre cérébrale, ne sont pas toutes de la même nature, et ne reconnaissent pas la même cause.

Nous pourrions aisément poursuivre la nomenclature d'un grand nombre de fièvres, telles que celles dites catarrhale, hectique, petechiale, pestilentielle, pituiteuse, pourprée, etc., etc., etc., mais ce serait surcharger inutilement cet article. Nous bornerons là ce que nous aurions à dire au sujet des fièvres appelées continues. Heureux si nous avons pu parvenir à donner quelques idées justes sur le caractère et la nature des principales maladies, auxquelles les anciens avaient imposé le nom si vague de fièvre! Mot si vague en effet, qu'aucun auteur n'a pu en donner une définition qui soit à l'abri de la critique, et que Pinel lui-même n'a jamais cherché à définir, sans doute parce qu'il en avait senti l'impossibilité.

§ III. *De la fièvre intermittente, et de ses diverses espèces.* Bien que la fièvre intermittente débute à peu près de la même manière que la fièvre continue, c'est-à-dire en s'accompagnant de frisson, de chaleur, de sueur, se succédant alternativement, et d'accélération du pouls pendant l'accès; cependant la marche de cette fièvre, les circonstances particulières sous l'influence desquelles elle se développe, les moyens de traitement qu'on lui oppose avec succès, diffèrent tellement de la marche, des causes et du traitement des fièvres continues, que beaucoup d'observateurs ont proclamé qu'il n'existait aucun rapport naturel entre les unes et les autres. Ils les ont regardées comme des affections n'ayant d'autre similitude que le nom, mais complètement étrangères les unes aux autres, quant à leur nature. Évitant à dessein toute question de doctrine,

nous n'entrerons point ici dans une discussion qui doit trouver sa place dans les ouvrages consacrés aux médecins. Nous admettons que la fièvre intermittente reconnaît une cause beaucoup plus spéciale que les fièvres continues, qui reconnaissent, elles, une foule de causes différentes; que la nature de cette fièvre est particulière au lieu d'être variable; c'est-à-dire que le système nerveux est pour nous toujours primitivement affecté dans ce genre de fièvre; ce qui nous semble prouvé et par sa marche et par ses symptômes, et par le traitement qui la guérit.

Comme les fièvres intermittentes sont très communes en certains pays, comme souvent elles affectent des populations pauvres, qui, habituées en quelque sorte à vivre avec elles, négligent les moyens qui pourraient les guérir, ou les soins qui pourraient les en préserver; comme il est des fièvres intermittentes dont le caractère pernicieux exige de prompts secours, faute desquels le malade est enlevé après quelques accès, il nous paraît utile de parler ici avec quelques détails de ces fièvres, et de faire connaître les moyens les plus convenables pour les traiter, afin que, dans l'absence d'un homme de l'art, un malade puisse être au moins efficacement secouru, lorsque la gravité des accidents rend tout retard funeste.

A. *De la fièvre intermittente simple.* Description d'un accès. Un accès de fièvre intermittente se compose en général de trois stades ou périodes; savoir: frisson, chaleur, sueur.

Première stade. Les symptômes qui le caractérisent sont les suivants: malaise général, souvent douleur de tête, bâillements, sentiment de compression général, frisson, tremblement, pâleur du visage, décoloration ou lividité des lèvres, des ongles; si le frisson est intense, le malade se replie sur lui-même, ses dents claquent, la peau offre au toucher cet état connu de tout le monde sous le nom de *chair de poule.* Pendant ce temps le pouls est petit, serré, fréquent, parfois inégal, les urines rares, claires et transparentes. La durée de cette période varie entre une demi-heure et trois heures, quelquefois plus encore. En général plus le stade de frisson est long et intense, plus la réaction qui doit le suivre sera longue et intense aussi.

Deuxième stade. Peu à peu le tremblement cesse ; alors sentiment de chaleur augmentant, peu à peu, et devenant bientôt insupportable ; teinte rosée de la peau, coloration du visage, yeux brillants, agitation, soif, pouls plein, fort et fréquent ; urines rougeâtres. La durée de cette période est variable, comme celle de la première.

Troisième stade. La peau, restée sèche et brûlante pendant un certain temps, commence peu à peu à devenir moite, humide : alors tantôt on observe un simple état de moiteur, tantôt une sueur abondante. Pendant le cours de cette dernière période, les symptômes de la fièvre diminuent graduellement, et après la sueur, le malade n'éprouve qu'un accablement qui se dissipe peu à peu. Le pouls est calme, régulier, l'appétit même se manifeste parfois aussitôt que la fièvre est passée ; en un mot, tout est rentré dans l'ordre.

Les accès ne se composent pas toujours des trois stades que nous venons de décrire ; quelquefois le frisson est nul ou presque nul, et alors la chaleur survient ; d'autres fois il y a frisson et chaleur, et la sueur manque ; cela n'en constitue pas moins un accès ; enfin quelquefois l'ordre des stades est renversé.

B. *Des diverses espèces de fièvres intermittentes.* Lorsqu'un accès se reproduit tous les jours à la même heure, la fièvre est dite *quotidienne.* Si elle revient tous les deux jours, elle est *tierce*, tous les trois jours, elle est *quarte.* Si la fièvre revient deux fois dans les vingt-quatre heures, elle est dite *double quotidienne.* Si elle vient tous les jours, mais à des heures différentes chaque jour, de manière à ce que l'accès du troisième jour réponde à l'accès du premier jour, et l'accès du quatrième jour à l'accès du deuxième, la fièvre est dite *double tierce.* On a singulièrement multiplié ces types, ainsi il y a encore la *double quarte*, la *tierce double*, la *quarte doublée* et *triplée* ; mais nous croyons inutile d'étaler ici cette longue nomenclature. Les types principaux et importants à connaître sont, la quotidienne, la tierce, la quarte, et la double tierce, déjà beaucoup plus rare que les autres.

Il est de l'essence de ces fièvres de se produire par accès, et de ne pas affecter le type continu. On a dit que souvent les fièvres intermittentes se changeaient en continues, mais, dans ces cas, il est permis, je crois, d'affirmer qu'une complication était survenue, qu'une affection secondaire se manifestait. Au reste, il est des cas où les accès se rapprochent tellement qu'à peine l'un est-il fini qu'un autre recommence. Les auteurs ont appelé ces fièvres *intermittentes subintrantes*, et il est essentiel d'y faire attention, car, pour le traitement, l'appréciation juste du caractère de ces fièvres a une grande valeur.

C. *Des fièvres intermittentes pernicieuses.* Les fièvres pernicieuses ont un cachet tellement spécial, qu'il importe de les séparer des intermittentes simples, et d'en faire la description à part. On les appelle ainsi parce que leurs symptômes sont si insidieux et si graves, leur marche tellement rapide et funeste, que les malades succombent souvent au quatrième, au cinquième accès, quelquefois au troisième ou au second. Ces fièvres affectent ordinairement le type tierce ou double tierce, moins souvent le type quotidien, bien plus rarement encore le type quarte. Elles surviennent parfois au milieu des conditions apparentes de la meilleure santé ; d'autres fois elles sont précédées de quelques accès de fièvre intermittente simple. Souvent elles se cachent sous l'apparence d'une affection locale ou fièvre continue, et l'on prend les accès pour de simples redoublements ; erreur fatale qui entraîne la perte du malade : aussi les fièvres intermittentes pernicieuses *subintrantes* sont-elles les plus dangereuses de toutes, tant parce qu'elles sont moins faciles à reconnaître, que parce qu'il est plus difficile d'administrer en temps opportun le seul remède héroïque qu'on puisse leur opposer.

Dans les fièvres pernicieuses, il y a toujours un ou plusieurs organes importants qui deviennent brusquement le siége d'une douleur insupportable, et du côté desquels se manifestent les accidents les plus graves ; c'est d'après ces symptômes prédominants dans les différents cas, qu'on a divisé les fièvres pernicieuses en *céphalalgique*, lorsque la douleur a son siége à la tête, dont elle n'occupe parfois qu'un seul côté ; *pleurétique* lorsqu'il se développe une douleur de côté tellement aiguë, que le malade croit à chaque instant qu'il va étouffer ; *cardialgique*, lorsque la douleur est fixée sur le cœur ; dans ce cas, lorsque l'accès commence, ou peu de temps après son invasion, le malade éprouve à la région du cœur une douleur déchirante qui se propage jusqu'au creux de l'estomac, il fait souvent alors d'inutiles efforts pour vomir ; s'il a des défaillances, des syncopes, son pouls est petit, serré, irrégulier dans sa fréquence ; les traits du visage se décomposent, et la mort survient du deuxième au quatrième accès au plus tard, à moins que de prompts et efficaces secours ne soient apportés : enfin, lorsque des douleurs vives existent dans le ventre en même temps que des évacuations abondantes, la fièvre est dite pernicieuse, *cholérique, dyssentérique*. On a admis encore des fièvres pernicieuses, tétanique, convulsive, soporeuse, paralytique, lorsqu'au lieu d'une simple douleur de tête, il existe plus particulièrement des désordres nerveux influençant la motilité ; le cerveau et la moelle épinière sont en même temps affectés dans ces diverses espèces de fièvre pernicieuse.

D. Il est des maladies qui, sans être nécessairement accompagnées de certains phénomènes appelés fébriles, tels que frisson, chaleur, sueur, fréquence du pouls, etc., sont sujettes à des retours réguliers, périodiques, et offrent sous ce rapport une grande analogie avec les fièvres intermittentes proprement dites ; on les a appelées, les unes, *fièvres intermittentes anomales*, d'autres, fièvres *larvées* ou *masquées*. Ces affections, sans être identiques aux précédentes, sont cependant de la même famille, et guérissent ordinairement par les mêmes moyens, quand elles conservent le caractère *périodique*. Ainsi des hoquets, des vomissements, des douleurs névralgiques, périodiques, non accompagnés de fièvre, apparaissent tantôt à l'état sporadique, c'est-à-dire isolément, tantôt dans certaines épidémies de fièvre intermittente, et sont, dans l'un comme dans l'autre cas, guéris par le quinquina ou ses préparations. Il nous reste à par-

ler maintenant de ce qu'on sait sur les causes des fièvres intermittentes, et du traitement qui leur convient.

E. *Des causes des fièvres intermittentes.* Il est généralement admis que la plupart des fièvres intermittentes sont produites par des exhalaisons marécageuses ; et la preuve, c'est que les pays où ces fièvres sont endémiques, sont tous entourés ou parsemés de marais, dont les eaux, soit en se retirant dans certaines saisons, soit même lorqu'elles recouvrent le sol, laissent échapper des miasmes qui, absorbés soit par la peau, soit avec l'air respiré, produisent ces fièvres. D'après les travaux et les recherches de plusieurs médecins, entre autres de M. Brachet de Lyon, il paraîtrait que les miasmes producteurs des fièvres intermittentes sont dus plutôt aux matières végétales en putréfaction, qu'aux matières animales, lesquelles seraient plus particulièrement propres à engendrer le typhus. Les émanations marécageuses agissent avec plus d'énergie le soir et la nuit que pendant le jour ; elles ont encore plus d'influence sur les individus étrangers au pays que sur les habitants eux-mêmes. Après cette cause si puissante, si générale, il en est d'autres moins faciles à apprécier, mais qui existent cependant, puisqu'on rencontre des fièvres intermittentes sporadiques chez des individus qui, habitant des villes et placés dans des conditions telles, qu'on ne peut accuser, à leur égard, l'influence d'eaux stagnantes ou de marécages, se trouvent cependant affectés de fièvres intermittentes. Le froid humide dont l'action est longtemps prolongée, et l'habitation dans des lieux bas, mal éclairés, peuvent être considérés comme prédisposant à ces maladies qui, en général, sévissent plus fréquemment au printemps et en automne, qu'en hiver et dans l'été.

Quant aux causes qui déterminent les fièvres pernicieuses proprement dites, il faut les chercher plutôt dans les dispositions individuelles, dans les conditions défavorables, morales ou physiques dans lesquelles les malades se trouvent placés, que dans la seule influence des localités proprement dites, car il est à remarquer que les fièvres pernicieuses sont encore assez fréquentes dans les lieux où la fièvre intermittente n'est point endémique : en un mot, si la simple émanation d'une eau stagnante est propre à développer et à entretenir la fièvre intermittente simple, chez l'individu le mieux portant auparavant, il faut certaines conditions individuelles, indépendantes de la localité, pour produire la fièvre pernicieuse; il faut que le système nerveux ait éprouvé une modification profonde, et, sous ce rapport, les causes morales, les chagrins, les passions violentes, doivent entrer en ligne de compte dans l'appréciation des causes de ces maladies.

F. *Du traitement des fièvres intermittentes.* Si la médecine, et les remèdes dont elle dispose rencontrent des cas où leur efficacité soit aussi réelle qu'incontestable, c'est à coup sûr dans le traitement des affections dont il s'agit.

Il y a trois points à considérer dans le traitement des fièvres intermittentes, ou plutôt trois modes de traitement à instituer : d'abord, le traitement de l'accès, le traitement propre à prévenir d'autres accès, enfin le traitement prophylactique ou préservatif.

1° *Traitement pendant l'accès.* I. Lorsque la période de froid commence, il faut placer le malade dans un lit bien chaud, on lui fait prendre une infusion chaude de fleurs de camomille, de tilleul ou d'oranger, ou de l'eau sucrée chaude, avec quelques gouttes d'eau-de-vie. On applique des linges chauds aux pieds, en un mot, on s'efforce de réchauffer le malade le plus promptement possible. Quand la chaleur arrive, on enlève les couvertures, on dégage le malade de tout ce qui tendrait à augmenter la chaleur qui l'incommode; on lui donne, s'il a soif, quelque boisson acidulée, de l'eau pure même à la température de la chambre; mais, si la sueur arrive, il ne faut pas que les boissons soient trop froides, et il convient de les faire légèrement tiédir; on doit apporter le plus grand soin à changer de linge après la période de sueur; quelquefois même, lorsque celle-ci est très abondante, il convient de renouveler le linge pendant la sueur, ce qu'on peut faire sans danger, pourvu qu'on prenne les précautions convenables.

Dans les fièvres intermittentes simples ou bénignes, on n'a guère que ces précautions à prendre pendant l'accès; mais dans les fièvres qui ont un caractère pernicieux, l'accès est souvent accompagné d'accidents graves auxquels il faut porter remède. Ainsi, s'il survient une violente congestion sanguine vers la tête, on appliquerait, faute de mieux douze à quinze sangsues derrière les oreilles, et des sinapismes aux pieds. Ces moyens ne sont propres qu'à combattre les accidents résultant de la fièvre, et nullement la fièvre elle-même; aussi l'intermittence une fois bien constatée, faut-il se hâter, dans ces cas, d'administrer le quinquina aussitôt après l'accès. Il est une vérité qu'il importe de propager, c'est que, si une fièvre intermittente simple guérit souvent toute seule, ou par le seul fait d'un changement de lieu, jamais une fièvre pernicieuse bien déclarée ne guérit sans le secours de l'art et par le seul bénéfice de la nature. Aussi, s'il est peu important d'administrer le quinquina dans les premiers accès d'une fièvre intermittente ordinaire, la vie du malade, dans une fièvre pernicieuse, dépend du moment qu'on aura perdu ou employé pour l'administration de ce puissant spécifique.

Le sulfate de quinine est de tous les moyens le meilleur et le plus sûr qu'on puisse employer. Malheureusement c'est le plus cher. Ce n'est que quand on manque de quinquina ou de sulfate de quinine qu'on peut, dans un cas grave, employer les succédanés. La dose de sulfate de quinine varie suivant l'âge et la force du sujet, depuis huit jusqu'à trente grains (de 0gr.5 à 1gr.6). La meilleure manière de l'administrer est de le donner en dissolution dans de l'eau légèrement acidulée pour aider cette dissolution, ou bien en poudre enveloppée dans du pain à chanter. S'il y avait des vomissements et qu'on ne pût le faire prendre par l'estomac, il faudrait le donner dans un 1/4 de lavement, après avoir débarrassé préalablement le gros intestin à l'aide d'un lavement ordinaire. Enfin on peut encore, si le lavement ne peut être gardé, établir un vésicatoire, soit avec de l'eau bouillante, soit avec la pommade ammoniacale (s'il est urgent d'agir), et, après avoir enlevé l'ampoule de ce vésicatoire, on saupoudrerait la plaie avec la quantité voulue de sulfate de quinine.

On doit en général donner le quinquina aussitôt que l'accès est fini. On partage la dose totale en plusieurs fractions inégales, de manière à ce que la plus forte soit donnée la première, et les autres successivement à des intervalles égaux. Les jours suivants, les mêmes doses ou des doses plus fortes, s'il est besoin, doivent être données aux mêmes heures, si l'accès revient lui-même à des heures pareilles. Lorsque la fièvre est rompue, il convient de continuer encore, pendant quelques jours, l'usage du quinquina à petites doses, et surtout d'observer, pendant et quelque temps après le traitement, un régime sévère, sans quoi la fièvre ne guérit pas, ou revient.

Beaucoup de médecins font prendre le quinquina avant l'accès. Cette méthode réussit fort bien sans doute; pour nous, nous préférons celle que nous avons indiquée; elle est d'ailleurs impérieusement nécessaire dans les fièvres pernicieuses, subintrantes dont nous avons parlé. Dans les fièvres pernicieuses, en général, il faut toujours donner une forte dose, c'est-à-dire de quinze à vingt grains (1ᵍ·) de sulfate de quinine, ou de six gros (24ᵍ·) à une once (32ᵍ·) de quinquina en poudre, etc.; il vaut mieux alors pécher par excès que par défaut.

Quant aux détails de traitement, souvent indispensables à observer pour réussir à guérir certaines fièvres intermittentes, ils sont du ressort des médecins, et seraient déplacés ici. Il ne nous reste plus qu'à faire connaître quelques-uns des succédanés du quinquina, auxquels on pourrait avoir recours dans certaines circonstances et dans certains lieux où l'on manquerait soit de quinquina en substance, soit de sulfate de quinine.

A. Le *houx*. Les feuilles de houx jouissent d'une propriété fébrifuge que l'expérience a démontrée. On les emploie : 1° en décoction, 1/2 once (16ᵍ·) à une once (32ᵍ·) de feuilles sèches dans huit onces (256ᵍ·) d'eau réduites à moitié. On passe, et l'on fait prendre la décoction en une seule fois deux heures avant l'accès. 2° En infusion dans du vin. Les feuilles sont séchées, réduites en poudre; on les fait infuser à froid à la dose de un à deux gros (4 à 8ᵍ·) dans un verre de vin blanc. On donne le tout à avaler au malade. 3° En lavement. On fait bouillir une pincée de feuilles fraîches ou sèches de houx pendant un quart d'heure dans une chopine d'eau; on passe et on donne le reste en lavement, qui doit être gardé.

B. L'*olivier*. Les feuilles et l'écorce de l'olivier ont été employées dans le même but. On peut s'en servir et les administrer de la même manière et aux même doses que celles indiquées pour les feuilles de houx.

C. L'écorce de saule contient un principe appelé *salicine*, auquel on a attribué des propriétés fébrifuges. En l'absence de tout autre moyen, on peut essayer de donner une décoction d'une once (32ᵍ·) d'écorce de saule dans deux verres d'eau réduits à moitié et pris en une seule dose.

D. Dans ces derniers temps, M. le docteur Lalesque a signalé l'utilité du chlorure d'oxyde de sodium contre les fièvres intermittentes. Plusieurs observations, publiées par lui, prouvent qu'administré pendant l'apyrexie depuis un 1/2 gros (2ᵍ·) jusqu'à un gros (4ᵍ·) dans un véhicule convenable, ce chlorure a guéri un certain nombre d'individus atteints de fièvre quotidienne ou tierce. Ces expériences ont été répétées, non pas toujours avec un égal succès dans tous les cas; mais cependant il est permis maintenant de regarder et d'indiquer ce moyen comme bon à employer : 1° parce qu'il est au meilleur marché possible, et que l'on peut se le procurer partout; 2° parce que, étendu dans suffisante quantité d'eau, il ne peut être nuisible, ni même très désagréable au goût. On doit commencer par un 1/2 gros (2ᵍ·) par jour; on pourrait au besoin aller jusqu'à un gros (4ᵍ·). Voici la formule la plus simple de la potion à donner après l'accès et pendant l'apyrexie.

Eau, quatre onces (126ᵍ·).

Chlorure liquide d'oxyde de sodium, trente-six gouttes; sirop de gomme, 2 gros à 1 once (8 à 32ᵍ·).

Tous ces moyens, nous le répétons, ne valent pas le quinquina ou le sulfate de quinine, qu'il faut toujours préférer. Le quinquina lui-même, si puissant qu'il soit, ne réussit pas cependant toujours; et l'on a vu des fièvres, qui lui avaient résisté, céder à des moyens bizarres et des remèdes populaires, dont le nombre est considérable, car chaque pays a le sien. Souvent une vive frayeur, une émotion forte, une chute grave, ont mis fin à des fièvres que rien n'avait pu guérir. Un médecin, qui a longtemps séjourné dans les Antilles, nous racontait qu'il avait vu donner avec succès à des malades atteints de fièvres intermittentes rebelles des pilules faites avec de la toile d'araignée roulée entre les doigts sous forme et en consistance pilulaire. Dans certaines provinces du midi de la France, les araignées jouent aussi un rôle important dans la curation de ces fièvres. On prend un grand nombre de ces insectes les plus gros, les plus noirs qu'on puisse trouver; on les enferme dans un sac de drap cramoisi (cette couleur est essentielle pour le succès du remède), et on applique ce sac sur le creux de l'estomac. Nous n'avons pas nié les guérisons qu'on nous assurait avoir vues s'opérer quelquefois par l'emploi de ce moyen. Il suffisait pour cela que le malade eût une peur instinctive des araignées; l'impression ressentie par le contact du sachet rempli de ces insectes, s'agitant en tous sens pour recouvrer leur liberté, a bien pu, dans certains cas, être assez forte pour ébranler profondément le système nerveux, et rompre la fièvre d'accès. Cela vient confirmer encore l'opinion si bien fondée selon nous, que les fièvres intermittentes sont de véritables *névroses*, c'est-à-dire des maladies ayant leur siége dans le système nerveux.

FILET. On dit d'un enfant qu'il a le *filet*, lorsque l'espèce de frein ou de repli muqueux qu'on remarque au-dessous de la langue a une résistance ou un prolongement démesuré qui gêne la liberté des mouvements de la langue. Une petite opération détruit cet empêchement à la succion, à la lactation, à la déglutination, à la parole même..... quoique ce soit presque toujours à tort qu'on accuse *le filet* d'être la cause du retard ou de la difficulté qu'éprouvent quelques enfants à parler.

La portion de peau qui forme le prépuce est aussi retenue intérieurement par une sorte de *frein* ou filet placé sous le gland. Il devient nécessaire, chez quelques sujets, d'opérer la section de cette bride qui nuit aux fonctions que l'organe est destiné à remplir dans l'âge viril.

FILTRATION. C'est une opération qui consiste à faire traverser des surfaces poreuses, perméables, par des liquides dont la transparence est plus ou moins troublée par la suspension de particules insolubles; liquides qui, par cette opération, deviennent clairs et limpides.

Les liquides qu'on filtre ainsi peuvent être aqueux, spiritueux, huileux, sirupeux, acides, alcalins, pourvu que ces deux derniers ne soient pas concentrés.

Les moyens de filtration doivent être appropriés à la nature du liquide qu'on veut soumettre à cette opération.

Les filtres doivent être poreux et d'une texture plus ou moins serrée, afin de retenir les particules souvent très déliées qui troublent les liquides.

Les principaux moyens de filtration sont le papier gris et le papier joseph non collés, le lainage feutré, l'étamine, le coton cardé, le charbon en poudre, le grès ou le verre pilé, les pierres poreuses, etc., etc.

On filtre à travers le papier plié et placé d'une manière convenable dans un entonnoir de fer-blanc ou mieux encore de verre, les liquides aqueux, huileux, spiritueux, et acides faibles, tels que les sucs des fruits, le vinaigre, etc. On filtre à travers un feutre laineux, les sirops, les liqueurs sirupeuses, extractives, etc. On filtre le mercure métallique à travers une peau de chamois; on filtre à travers le verre pilé ou le grès, introduits dans des entonnoirs de verre, les acides forts, les alcalis concentrés qui brûleraient et décomposeraient le papier et la laine; on filtre à travers le coton cardé, les huiles odorantes de jasmin, de lis, de roses, etc. On filtre à travers le charbon, l'eau et les autres liquides aqueux qui se trouvent en même temps décolorés et désinfectés (*voy.* CHARBON). Les pierres poreuses sont également d'excellents filtres pour l'eau.

On doit filtrer en vase clos, c'est-à-dire dans des entonnoirs fermés, les liquides expansifs et volatils, tels que l'alcool concentré, les éthers et les liquides spiritueux qui se volatilisent à l'air.

Il y a beaucoup de liquides dont la transparence est troublée par des particules si ténues, qu'elles passent avec les liquides par les pores des filtres; il faut donc clarifier le plus souvent au moyen de l'albumine ou blanc d'œuf ces liquides, avant de les filtrer. Les sirops, le petit-lait, etc., sont dans ce cas.

Lorsqu'on se sert de filtres en papier, et qu'on veut filtrer des liquides aqueux, il convient de laver le filtre en versant dessus une petite quantité d'eau.

Enfin, quelle que soit la nature du filtre et du liquide, il faut toujours prendre le soin de reporter sur le filtre, et cela quelquefois à plusieurs reprises, les premières portions qui ont filtré; elles n'ont jamais toute la transparence qu'on désire et qu'elles ne manquent pas d'acquérir, si elles sont soumises à une nouvelle filtration.

FISTULE. On donne ce nom à des plaies, ordinairement étroites, à trajet plus ou moins long, disposé en forme de canal, entretenues par une cause locale, et donnant issue à du pus ou à des liquides naturels, tels que les larmes, la salive, la bile, l'urine, etc. Le nom provient évidemment de la ressemblance qu'on a trouvée entre le trajet long et étroit d'un ulcère de cette espèce et la cavité d'un roseau.

Il est deux faits principaux qui dominent toute l'histoire des fistules, et sur lesquels nous devons tout d'abord fixer l'attention. Le premier est l'existence d'une cause locale, qui entretient la maladie et l'empêche de tendre à la guérison : le second est la disposition des parties, en vertu de laquelle la cicatrice ne peut s'effectuer qu'avec la plus grande difficulté.

Les causes capables de déterminer la formation d'une fistule, puis d'entretenir indéfiniment les trajets fistuleux, sont extrêmement nombreuses. Il nous suffira d'en indiquer quelques-unes. Au premier rang, il faut placer la perfora-

tion d'un conduit ou d'un réservoir naturel. Que l'un de ces conduits, celui qui donne passage à la salive, par exemple, vienne à être lésé, la solution de continuité livrera passage au liquide sécrété, et celui-ci, agissant comme corps étranger, s'interposera continuellement entre les lèvres de la plaie, s'opposera à leur réunion, et cela beaucoup plus efficacement que nous ne pourrions le faire par des moyens artificiels; et, quoi qu'on fasse, tant qu'on n'aura pas fourni une autre issue à la salive, la fistule persistera. Quelquefois ce n'est point par une blessure d'un canal excréteur que s'établissent les fistules : un obstacle à l'écoulement du fluide excrété en est la cause première. Pour mieux expliquer notre pensée, prenons encore le canal excréteur de la salive : qu'il vienne à être rétréci, que par une cause quelconque, son ouverture soit oblitérée, la salive ne pourra s'écouler dans la bouche. Cependant elle continuera à être formée : elle s'accumulera derrière l'obstacle; sa présence finira par déterminer une inflammation, puis une suppuration qui se fera jour au dehors ; le pus sortira avec la salive, la fistule sera établie. Ce que nous venons de voir ici pour la salive, arrive également pour tous les autres corps solides, liquides ou gazeux, qui sont expulsés de notre corps, tels que les matières alimentaires, la bile, l'urine, les larmes, et même l'air atmosphérique.

Une autre cause assez commune de fistule, est la présence, au milieu de nos tissus, de corps étrangers qui y ont pénétré du dehors, ou l'existence d'une altération de quelque partie plus ou moins profonde. Qu'une balle ou un autre corps étranger se soit logé au milieu des chairs, elle donne lieu à de la suppuration, qui persiste tant que le corps étranger n'est pas enlevé; ou bien un os est malade, il se carie, ou bien quelques-unes de ses portions tombent en mortification; il y a production de pus et fistule.

Enfin, une dernière cause de fistule est la disposition naturelle de certaines parties. Qu'un abcès se forme dans le creux de l'aisselle et y détruise le tissu cellulaire lâche qui le remplit dans l'état ordinaire : les parois du foyer resteront écartées l'une de l'autre sans pouvoir jamais se mettre en contact, la cicatrice ne pourra se former, de là fistule. La même chose arrive pour les abcès de l'anus. Lorsqu'un abcès, placé au-dessous de la peau, a dénudé celle-ci dans une grande étendue, lorsque le pus ne peut facilement sortir, mais s'accumule dans une espèce de réservoir, d'où il ne sort que par regorgement, il se forme également une fistule, le pus agissant comme corps étranger, et s'opposant à la réunion des parois du foyer. Enfin, lorsque la peau est très amincie, comme cela arrive surtout dans les abcès formés lentement, et dont on a abandonné l'ouverture aux seuls efforts de la nature, dans les abcès scrofuleux surtout, on ne peut obtenir de cicatrice, la peau n'ayant plus assez de vie pour subir le travail de cicatrisation et agissant comme corps étranger à la surface de la plaie. Il est en général facile de reconnaître la cause qui entretient la fistule, et c'est la première chose à faire, avant de s'occuper du mode de traitement. Toute tentative pour amener la guérison sans détruire la cause déterminante, serait nécessairement vaine. La sortie d'un liquide naturel du corps, et plus spécialement de celui de ces liquides qui doit être fourni d'après le siége de la fistule, ne laissent aucun doute sur la nature de la fistule. Quand on veut reconnaître la présence d'un corps étranger, une tige d'argent flexible introduite dans le canal de la fistule, et dirigée suivant son trajet, amène en général sur le corps étranger, et la percussion en fait apprécier la consistance. Dans aucun cas le médecin ne peut se dispenser de cet examen manuel, qui peut seul lui fournir les moyens d'adopter un traitement convenable.

Lorsque les fistules ont duré quelque temps, elles deviennent le siége d'un travail organique fort curieux, dont la connaissance a jeté le plus grand jour sur le traitement de ces affections. De même que tous les conduits naturels, les trajets fistuleux se revêtent, après quelque temps, d'une membrane muqueuse, presque semblable à celle de la bouche ou du nez. Or, un des phénomènes que présentent les membranes muqueuses, c'est de ne contracter qu'avec beaucoup de peine des adhérences entre elles, et cela est fort heureux, puisque, sans cette propriété, nous serions exposés chaque jour à l'oblitération de conduits dont l'intégrité est si indispensable au maintien de l'existence. De cette connaissance résulte l'indication précise de chercher à amener guérison avant que ce tissu muqueux de nouvelle formation ait pu s'organiser ; et lorsque l'on ne peut empêcher sa production, on doit chercher à le détruire, sous peine de voir le trajet fistuleux résister avec opiniâtreté au traitement le mieux dirigé.

Souvent les fistules, et plus spécialement les fistules à l'anus et celles des conduits urinaires, s'entourent de duretés et de callosités. Comme c'est un des caractères les plus faciles à apprécier, les anciens croyaient que ces indurations étaient un des obstacles les plus puissants à la guérison des fistules, et tous leurs efforts tendaient à en obtenir la résolution. De là mille moyens plus barbares ou plus inutiles les uns que les autres. Aujourd'hui, il est bien démontré qu'on ne doit tenir que peu de compte de ces engorgements, qu'on ne doit diriger aucun traitement contre eux : par cela même que le trajet fistuleux cesse d'être entretenu par le passage des matières étrangères, on les voit disparaître spontanément : aussi, de nos jours, les bons chirurgiens ne regardent point comme une complication grave des fistules, l'existence d'indurations plus ou moins étendues, et surtout ne pensent plus à en faire l'ablation, soit avec le bistouri, soit avec les caustiques ou le fer rouge.

Si l'indication principale du traitement est la même pour toutes les fistules, combattre la cause, les moyens d'y parvenir sont très variés, suivant l'espèce de fistules, son siége, son étendue, etc. Il ne peut être dans l'esprit d'un ouvrage de la nature de celui-ci, d'entrer dans le détail des modes d'opération propres à chaque cas en particulier. Il nous suffira d'avoir posé les bases du traitement, nous rappelant que nous écrivons pour les gens du monde, et non pour des médecins.

Cependant, nous croyons ne devoir pas passer sous silence la question suivante : Est-il des fistules qu'on ne doive pas guérir et pour lesquelles on ne doit pas même chercher cet avantage? Nous pensons que certaines fistules biliaires et stercorales sont dans ce cas, c'est surtout à certaines fistules à l'anus, que nous croyons ce précepte applicable. Procurer la cicatrisation des fistules à l'anus chez les poitrinaires avancés, c'est sans contredit favoriser la maladie qui les mine et accélérer la mort, car ces fistules sont une espèce d'exutoire établi par la nature, et qui agit avec une puissance bien autre que tous les cautères, ou les sétons par lesquels nous pourrions tenter de le remplacer. Dans ces cas, nous pensons qu'on doit se borner à maintenir, autour des parties, la plus grande propreté, à les débarrasser des substances irritantes qui pourraient s'y arrêter, et enfin à tenir les fistules dans l'état de simplicité, indispensable pour les empêcher de multiplier d'une manière fâcheuse et de devenir ainsi une cause de souffrances et de danger, au lieu d'être une salutaire incommodité.

Lorsque les fistules sont de nature à n'offrir que peu d'inconvénients pour la constitution, et que leur traitement offrirait du danger, on devra s'abstenir de tenter la guérison, et se borner à diminuer autant que possible la gêne qui en résulte : ce n'est pas le cas d'appliquer l'axiome : *Melius anceps remedium quàm nullum.*

FLEURS. On appelle *fleur*, en botanique, l'ensemble des organes qui, chez le plus grand nombre des végétaux, président au phénomène de la reproduction; mais le vulgaire attache un tout autre sens au mot fleur, et le réserve aux *enveloppes colorées, brillantes*, qui se réunissent accessoirement à l'appareil générateur; nous conserverons donc au mot *fleur* l'acception que lui attribuent les philologistes; car, l'*urne* parcheminée des *mousses*, les *cônes* écailleux des *sapins*, et les *parties délicates* qui servent d'ornements aux *roses* et aux *dahlias*, ont réellement la même valeur physiologique.

Si l'on néglige de compter quelques modifications exceptionnelles et quelques parties extraordinairement développées que présente la fleur de certains végétaux, et que Linnæus confondait peut-être à tort sous le nom commun de *nectaires*, on trouvera la fleur essentiellement composée des organes reproducteurs et des enveloppes qui protégent immédiatement ces organes. Le pistil est l'organe femelle des plantes, son élément principal reçoit le nom d'*ovaire*, parce qu'il renferme les jeunes embryons; c'est lui qui plus tard doit constituer le fruit, quand il a toutefois éprouvé l'influence convenable. Un organe particulier, dont la surface est généralement inégale et visqueuse, et qui tantôt est appliqué immédiatement sur l'ovaire, tantôt se montre à l'extrémité d'un filament nommé *style*, est appelé lui-même, *stigmate*, et remplit la fonction importante de recueillir les corpuscules fécondateurs provenant des organes *mâles*, je veux parler des *étamines*. Celles-ci ont pour élément essentiel de petits sacs nommés *anthères*, qui renferment une poussière jaunâtre nommée *pollen*, dont les granules microscopiques sont les agents directs de la fécondation. Le nombre, la forme, et la position relative des étamines et des pistils varient beaucoup; il en est de même de la forme, du nombre et de la position des enveloppes florales, que l'on désigne par le nom général de *périanthe*, et qui, tantôt simples et uniques, prennent celui de *périgone*, tantôt doubles et composées, prennent en dehors celui de *calice*, et en dedans celui de *corolle*.

Plusieurs faits intéressants pour la physiologie générale et pour la médecine appartiennent à l'histoire des fleurs.

Les gens du monde qui ont habité la campagne, et qui ont observé, même négligemment, les phénomènes naturels au milieu desquels ils vivaient, savent très bien que les fleurs d'un grand nombre de végétaux s'épanouissent toujours régulièrement à la même époque de l'année. Ainsi, par exemple, sous la latitude de Paris, l'*hellébore noir* fleurit en *janvier*, le *coudrier* en *février*, l'*amandier* et le *pêcher* en *mars*, le *poirier* en *avril*. Or, *Linnæus*, qui, malgré les conseils de son esprit éminemment systématique et rigoureux, était aussi poëte que bien des poëtes de nos jours, a fondé son ingénieux *Calendrier de*

Flore, sur la seule considération des époques variées auxquelles se montrent les fleurs de diverses plantes. Ce n'est pas tout, il a aussi institué l'*Horloge de Flore*. Il avait remarqué, en effet, que non-seulement les fleurs se développent à certaines époques de l'année, toujours régulières, toujours les mêmes pour chaque plante, mais qu'elles s'ouvrent et se ferment à des heures fixes du jour : la plupart sont diurnes ; quelques-unes seulement sont nocturnes, et parmi celles qui s'épanouissent quand le soleil est au-dessous de l'horizon, quelle personne n'a pas au moins entendu citer la *belle-de-nuit* ?

Les fleurs pourraient encore fournir un moyen assez exact de prévoir le *beau* et le *mauvais temps*, et constituer presque un *baromètre naturel*, s'il était facile de réunir à sa portée les végétaux impressionnables et sensibles aux modifications atmosphériques. On sait, en effet, que le *calendula pluvialis*, espèce remarquable de *souci*, ferme sa fleur quand le ciel se couvre de nuages épais, et qu'une espèce non moins curieuse de *laitron*, le *sonchus sibiricus*, s'ouvre au contraire quand le temps est brumeux et l'atmosphère grosse d'orages.

Les fleurs ne jouissent pas seulement, comme les feuilles, de la propriété importante d'absorber un des éléments de l'air atmosphérique, l'élément vital, je veux dire l'*oxygène*, pour lui céder une partie de leur substance et le transformer en gaz impropre à la respiration, en acide carbonique ; elles diffèrent beaucoup des feuilles, en ce que *jour et nuit* elles carbonisent l'oxygène de l'air, tandis que les feuilles lui font éprouver seulement cette modification pendant la nuit en l'absence du soleil. L'altération profonde que l'air reçoit des fleurs a été démontrée par les expériences de *Marigues*. Cet habile physiologiste a constaté en effet qu'au bout de six heures, l'air renfermé dans une cloche sous laquelle avait été placée une rose, était assez vicié pour éteindre deux fois de suite une bougie allumée : il a du reste prouvé que les fleurs *inodores* et les fleurs *odorantes* consommaient une égale quantité d'oxygène. Nos lecteurs conçoivent aisément, d'a-

près le récit même de ces expériences, que la seule émanation du gaz acide carbonique rejeté par les fleurs suffit pour causer de graves accidents, surtout quand elles sont rassemblées en grand nombre au milieu d'appartements échauffés, dont l'air enfermé ne se renouvelle pas durant une soirée entière et s'use néanmoins de plus en plus. Mais, s'il vient s'ajouter à cette cause déjà puissante d'altération grave, des émanations odorantes énergiques et longtemps continuées, les dangers s'augmenteront encore. Un très grand nombre d'accidents ont été, en effet, la suite des vapeurs odorantes qui s'échappent des fleurs accumulées dans un appartement où l'air ne circule pas en liberté, et les *migraines* les *syncopes*, l'*asphyxie* même, peuvent en devenir les résultats inattendus, bien qu'immédiats. Les fleurs dont les émanations nuisent à l'économie animale sont ordinairement d'une odeur suave ou nauséabonde : je citerai, par exemple, les *lys*, les *tubéreuses*, les *narcisses*, le *safran*, la *rose*, l'*œillet*, le *jasmin* et le *sureau*.

Les moyens de remédier aux accidents qu'elles déterminent, sont d'abord, et avant tout, de les éloigner, d'établir un courant d'air assez fort pour écarter l'air vicié par elles, et d'exposer le malade au frais. Des compresses imbibées d'eau froide et placées sur le front, l'aspiration, par le nez, de quelques gouttes de vinaigre, un peu de liqueur ou d'éther pris en boisson, et, dans les cas où la déglutition serait impossible, des frictions excitantes sur la région du cœur, ou bien un lavement animé de sel ou de tabac, suffiront pour achever la guérison déjà commencée.

Les services que la médecine pratique retire des fleurs sont assez nombreux. Je me contenterai de les indiquer ici d'une manière très rapide ; car on trouvera à l'article relatif à chaque plante les détails nécessaires à connaître sur l'usage que l'art de guérir en a fait.

On classe, parmi les fleurs *émollientes*, les fleurs de *bourrache*, de *bouillon blanc*, de *guimauve*, de *violette* et de *mélilot*.

Le *pavot*, le *coquelicot*, la *jusquiame*

et la *belladone* sont des plantes à fleurs essentiellement *narcotiques*.

Les fleurs de *roses rouges* et les fleurs de *grenades* doivent au *tannin* qu'elles renferment la *tonicité* qui les distingue.

Les fleurs de *marjolaine*, de *romarin*, de *mélisse*, de *camomille*, d'*absinthe* et d'*armoise*, sont à juste titre regardées comme excitantes.

Les fleurs du *pêcher* et de l'*arnica montana* excitent le vomissement et purgent avec assez de force.

Enfin, l'économie domestique et les arts emploient eux-mêmes un grand nombre de fleurs. La parfumerie fait, sous plusieurs formes de *sachets*, de *pommades* et d'*huiles essentielles*, usage de fleurs de *rose*, de *jasmin*, d'*œillet* et d'*oranger*. On fait confire dans le vinaigre les fleurs et les boutons de la capucine et du maïs. Les fleurs de giroflée et les boutons de cannelier, exhalent un arome qui donne une saveur estimée à beaucoup de préparations culinaires. Les fleurs d'acacia sont quelquefois servies comme *entremets* sur nos tables, sous forme de friture sucrée; mais je n'en finirais pas avec les inventions de nos *Apicius modernes*. Je m'arrête, pour ne pas envahir le domaine exclusivement réservé aux *Carême* et aux *Brillat-Savarin*.

FLEURS ou FLEURS BLANCHES, et en langage médical *leucorrhée*, de λευχός, blanc, et ρέω, je coule. C'est le nom que l'on donne à une affection ou plutôt à un symptôme consistant en un écoulement humoral par le vagin, qui, loin d'être toujours blanc, comme l'indique son nom, est singulièrement variable par sa couleur. Son siége est dans la membrane muqueuse qui tapisse le vagin, l'utérus, et quelquefois même, ainsi que l'ont prouvé des recherches anatomiques récentes, les trompes utérines; il dépend, tantôt d'une phlegmasie aiguë, mais le plus souvent chronique, tantôt d'un état de faiblesse profonde de toute la constitution. Quelquefois enfin l'introduction d'un virus *sui generis* dans l'économie (le virus vénérien) peut y donner lieu; mais la leucorrhée, qui reconnaît cette cause, prend le nom de *blennorrhagie*, et vulgairement de *chaudepisse;* nous ne devons pas nous en occuper ici, renvoyant son histoire au dernier de ces mots, ainsi qu'à l'article SYPHILIS.

Les fleurs blanches sont fort communes dans les grandes villes, et l'on peut même dire, sans crainte de se tromper, qu'elles constituent ou déterminent à elles seules plus de la moitié de la somme totale des maux des femmes. Si l'on en croit certains médecins fort admirateurs des anciens, et qui ne manquent pas d'attribuer à la corruption de nos mœurs modernes une foule de maladies nouvelles dans leur esprit, on serait tenté de croire que les belles dames d'autrefois étaient exemptes de cette infirmité; mais, en son deuxième livre sur les maladies des femmes, Hippocrate décrit clairement jusqu'à dix espèces de cette affection. On rencontre même dans cette partie plusieurs passages qui semblent indiquer les écoulements les plus virulents, et peut-être ne serait-il pas impossible à ceux qui veulent trouver toutes les maladies connues dans les œuvres du père de la médecine, d'y voir la description d'une infection vénérienne. Quoi qu'il en soit, il demeure positif que les fleurs blanches étaient très anciennement connues; elles paraissent même avoir été fort communes en Grèce.

Cette maladie attaque également les filles, les femmes mariées et les veuves; elle ne commence pour l'ordinaire qu'à l'âge de quatorze à quinze ans; cependant on a vu des petites filles de huit ans et même de quatre, et d'un âge moins avancé encore, en éprouver les atteintes; mais c'est le plus ordinairement chez les sujets qui touchent à l'âge critique, ou qui ont franchi cette époque, qu'on la rencontre. Les circonstances prédisposantes sont : un tempérament lymphatique, une constitution molle et lâche, ainsi qu'une disposition héréditaire ; l'habitation dans les lieux bas, humides et mal aérés, un coucher et des vêtements trop chauds, l'usage habituel des chaufferettes, l'irritation des parties génitales par d'autres moyens, tels que la masturbation, l'excès du coït, l'usage des pessaires, et certaines conditions atmosphériques prédisposent également à la leucorrhée. Il faut encore considérer comme ayant la même action l'abus des aliments aqueux, lactés, farineux, etc., le dérangement des menstrues, le défaut de lactation, la suppression de transpiration, la vie sédentaire, les écarts de régime, les affections morales tristes. Du reste, vouloir indiquer toutes les circonstances qui peuvent rigoureusement disposer aux fleurs blanches, ce serait presque exposer toutes les fautes que les femmes peuvent commettre contre les règles générales de l'hygiène et les principes d'une morale simple et conservatrice de la santé.

Toutes ces circonstances suffisamment prolongées peuvent sans doute à elles seules déterminer la leucorrhée ; mais il en est d'autres qui agissent plus rapidement et presque immédiatement, et que, pour cette raison, on appelle déterminantes. Il faut ranger de ce nombre la suppression d'exutoires habituels, de la gale, des dartres, des menstrues, des hémorrhoïdes et autres maladies constitutionnelles, d'un rhume de cerveau, d'une expectoration, d'un vomissement, une suite de fausses couches, des accouchements laborieux, des coups, des chutes sur le ventre, l'usage trop prolongé des bains, surtout très chauds ; suivant le témoignage de Roulin, des causes morales, telles qu'un profond chagrin, une vive frayeur, ont subitement donné naissance à la leucorrhée.

Les femmes qui en sont atteintes n'éprouvent, dans le commencement de la maladie, que de légères indispositions, et l'on ne remarque, pour ainsi dire, point de changement dans leur santé, surtout lorsque la cause de la maladie est bornée à l'affaiblissement du système utérin. Mais, lorsque l'affection se perpétue, s'aggrave, l'appétit diminue et même cesse tout à fait ; on éprouve des douleurs intolérables à l'estomac avant et après le repas ; les digestions se font mal et sont continuellement troublées ; la transpiration est nulle ou peu s'en faut, les malades deviennent frileuses, leurs yeux sont caves et cernés ; le visage est habituellement décoloré et comme œdématié, ou d'un jaune verdâtre ; leur haleine est fétide : plongées dans une langueur, une apathie insurmontables, elles perdent le goût de tous les plaisirs et sont insensibles à ceux de l'amour. On

a remarqué que, dans cet état, les femmes concevaient rarement, ou ne portaient point à terme. Il devient souvent fort difficile de distinguer les fleurs blanches de la *chaudepisse*, et plus d'une fois des hommes ont contracté un écoulement dont tous les caractères étaient semblables à ceux de cette maladie, à la suite d'un commerce intime avec une femme leucorrhéïque. Cependant la marche et la terminaison d'un écoulement de cette nature sont beaucoup plus promptes que dans l'autre cas. Disons, du reste, que les femmes qui, pour s'excuser en pareille circonstance, se plaignent d'être affectées de fleurs blanches, ne disent trop souvent que la moitié de la vérité.

Les fleurs blanches se terminent quelquefois par la première apparition des règles, par les lochies, une hémorrhagie utérine ou intestinale, la diarrhée, le vomissement, les sueurs, etc.; mais ces cas heureux sont rares, et, plus souvent, on les voit se changer en une autre affection ayant son siége sur un système plus ou moins éloigné, ou bien offrant une grande sympathie avec la muqueuse utéro-vaginale. Les fleurs blanches qui ne coulent qu'en petite quantité, quelques jours après ou avant les règles, par exemple, et qui ne sont accompagnées d'aucune sensation douloureuse, ne sont pas à craindre; mais, lorsque ce flux est plus abondant, sans intermission, invétéré, et qu'il cause des irritations, on doit en craindre les suites. Dans ce dernier cas, la maladie passe pour une des plus rebelles, surtout chez les femmes qui ont en même temps beaucoup de tempérament; elle est encore plus difficile à guérir après l'*âge de retour;* elle passe enfin pour incurable lorsqu'elle est héréditaire. Les fleurs blanches, outre les symptômes généraux que nous avons cités, précèdent parfois les ulcères de la matrice, qui, de plus, peuvent donner lieu à des hémorrhagies abondantes. Enfin, lorsque cet écoulement a duré trop longtemps, et qu'il est devenu comme habituel, il semble nécessaire à plusieurs femmes cachectiques en faisant fonction de cautère. Ce fait doit rendre très circonspect sur le traitement; les femmes qui sont dans ce dernier cas ne doivent jamais entreprendre de se faire guérir, sous peine de voir se développer une affection très grave d'un viscère important.

Dans tous les cas, c'est à tort que l'on veut se débarrasser de cette infirmité sans les avis d'un médecin expérimenté. Combien de cancers, de dartres, d'affections de poitrine, chez les jeunes personnes, et d'autres affections terribles, ont résulté d'une semblable imprudence! Nous citerons, entre autres, l'observation d'une dame qui, après l'emploi des astringents en injection et des répercussifs, fut prise presque immédiatement d'une fièvre cérébrale mortelle.

Dans le traitement des fleurs blanches, les règles hygiéniques, que l'on peut également regarder comme des moyens prophylactiques, méritent la plus haute importance, et il est vrai de dire que, sans leur secours, toutes les préparations pharmaceutiques seraient impuissantes le plus souvent. Si, comme cela nous semble évident, la multiplicité des femmes atteintes de cette infirmité dépend d'une détérioration manifeste dans leur constitution, quoi de plus rationnel et de plus important que de fortifier de bonne heure leur économie en général? Pour arriver à ce résultat, il convient de soustraire le plus immédiatement possible les jeunes filles aux influences affaiblissantes de la chaleur et de l'humidité réunies; de les placer dans des habitations saines, bien aérées, spacieuses et exposées au vent du nord ou du nord-est; de les fortifier par une nourriture réparatrice et abondante, une vie active et des exercices proportionnés à leur énergie, ainsi que d'entretenir une transpiration habituelle par des vêtements chauds, sans excès, et qui, par leur nature, ceux de laine par exemple, produisent une légère irritation sur toute la périphérie du corps. Il n'est pas moins nécessaire de surveiller de près celles d'entre elles qu'une vive sensibilité, le mauvais exemple ou des désirs précoces, peuvent porter à des manœuvres dangereuses. Les principes d'une morale pure faisant partie d'une éducation soignée, sont très propres à éloigner les conversations obscènes, les propos indiscrets, qui fructifient d'une manière si dangereuse chez les filles vers le temps de la puberté, où elles recherchent avec une secrète inquiétude toutes sortes d'aliments à ce besoin involontaire d'impressions agréables. Quand une santé frêle, une disposition héréditaire, etc., font craindre l'invasion prochaine de la maladie, il est instant alors de redoubler de soins, et de joindre aux moyens hygiéniques qui précèdent, l'administration de quelques toniques, comme les eaux ferrugineuses, les décoctions amères de gentiane, de quinquina, d'absinthe, les vins martiaux et amers, les frictions toniques sur toute l'habitude du corps, les bains froids, les bains de mer. Il est encore avantageux d'activer la circulation par des bains aromatiques.

Quant au traitement curatif, il varie suivant que l'affection est à l'état aigu ou chronique. Dans le premier cas, il est rare que son intensité force à recourir à l'application de sangsues, et l'on peut sans inquiétude laisser, pour ainsi dire, dans le plus grand nombre de cas, la guérison à la nature, en préservant avec soin l'organe malade de toutes les causes capables d'accroître son état d'irritation, par les moyens suivants : le repos, la diète, des boissons délayantes, quelques bains généraux et demi-bains, des injections et des fomentations émollientes. Il arrive pourtant quelquefois que le régime antiphlogistique dans toute sa rigueur soit nécessaire. Que les fleurs blanches soient chroniques ou non, s'il arrive qu'elles proviennent d'une cause particulière, telle que la suppression des règles, des hémorrhoïdes, d'une dartre, d'un exutoire, il convient alors de diriger des moyens spéciaux, dans le but de rétablir les fonctions ou les infirmités habituelles interverties dans leur marche. La constipation est toujours un symptôme fâcheux qu'il convient de combattre par des laxatifs en potions ou en lavements. Mais il faut toujours s'abstenir de purgatifs violents ainsi que des topiques astringents. Frédéric Hoffmann et Roulin citent une foule d'accidents survenus à la suite de semblables pratiques.

Quant au traitement de la leucorrhée chronique, il offre des considérations bien différentes. On conçoit qu'une suite de moyens antiphlogistiques et un régime délayant ne feraient que prolonger l'écoulement, en relâchant davantage les tissus membraneux qui sont le siége de la maladie. C'est donc aux toniques et en même temps aux dérivatifs qu'il faut avoir recours. Les médicaments de ce premier ordre sont principalement : le quinquina, les préparations ferrugineuses sous diverses formes, les toniques aromatiques et diffusibles pris dans la classe des végétaux, comme les infusions d'hyssope, de sauge, de mélisse, de romarin, de basilic ; les tisanes amères faites avec la gentiane, la germandrée, l'absinthe, la camomille, le genièvre, le chardon bénit, etc. Les extraits de ces mêmes plantes, les vins médicinaux pour favoriser la digestion, conviennent dans presque tous les cas. On doit cependant leur préférer, dans des circonstances difficiles et marquées par une atonie profonde, les substances résineuses connues sous le nom de balsamiques, telles que les baumes du Pérou, de Tolu, de copahu, la gomme ammoniaque, la térébenthine, les bourgeons de sapin du Nord. Les eaux minérales ferrugineuses, principalement celles de Vichy, ont obtenu quelquefois de grands succès, ainsi que les eaux acidulées naturelles, ou même celles composées avec l'acide sulfurique. Généralement on néglige trop les injections dans les fleurs blanches chroniques ; elles doivent se faire avec des eaux martiales, des décoctions aromatiques, mais non avec des astringents énergiques, comme le conseillent les charlatans. Les fumigations aromatiques peuvent être également d'un grand avantage. Il convient, dans certains cas particuliers de leucorrhée, où l'estomac et l'utérus sont simultanément affectés d'une atonie profonde, de diriger les moyens curatifs sur le premier de ces organes en donnant quelques préparations stomachiques, de bon vin et des aliments choisis. On a beaucoup prôné, dans ce cas, la rhubarbe, la noix muscade, la menthe, etc. Le fameux vin d'Hoffmann , que ce célèbre médecin faisait prendre à la dose de quatre onces (125 g), n'était autre qu'une infusion vineuse préparée avec les racines de zédoaire, de calomus aromaticus, d'aunée, les sommités de menthe, d'absinthe, de romarin, les herbes de centaurée, de sauge et de marrube.

La médication dérivative consiste dans l'emploi des purgatifs, des émétiques et des épispastiques à un degré d'énergie plus ou moins prononcé : par exemple, les sinapismes, les frictions irritantes, les vésicatoires, etc. C'est surtout quand il s'agit de rappeler quelques exutoires, ou de suppléer à d'autres affections cutanées supprimées et regardées comme cause de l'écoulement, qu'il convient d'y recourir.

Les diurétiques peuvent également être envisagés comme produisant parfois une dérivation utile ; mais les diaphorétiques produisent un effet plus efficace et surtout plus direct, en raison des rapports bien connus qu'il y a entre le produit de la transpiration et celui des excrétions muqueuses.

FLUX. On donne ce nom à toute évacuation surabondante, ou insolite de quelqu'un des fluides naturels du corps humain. On est frappé de suite des inconvénients qu'il y a à réunir ainsi des maladies qui n'ont qu'un seul point de ressemblance, l'évacuation d'un liquide. Quel rapport peut-il y avoir, par exemple, entre une hémorrhagie et une dyssenterie, entre une sueur et un flux d'urine ? Aussi cette classe de maladies est-elle complétement rejetée de nos jours, et a-t-elle été répartie dans les cadres plus en harmonie avec nos connaissances actuelles. Nous nous contenterons d'énumérer ici les principaux flux, et de renvoyer aux articles qui en traitent.

Flux de ventre, est une expression vulgaire, pour désigner toutes les affections des organes digestifs, accompagnées d'évacuations abondantes. Nous en avons traité au mot Dévoiement.

Flux de sang, désignait autrefois la dyssenterie, dans laquelle il y a souvent évacuation sanguine assez abondante ; cependant ce symptôme manque trop fréquemment, pour qu'on puisse adopter cette dénomination. Voy. Dyssenterie.

Flux muqueux, est synonyme de catarrhe. Nous avons adopté cette dernière expression.

Flux hémorrhoïdal. Voy. Hémorrhoïdes.

Flux de bile. L'évacuation d'une grande

quantité de bile est un symptôme commun aux inflammations légères du foie et de la partie supérieure des intestins, ou même de l'estomac : en faire une maladie spéciale, c'est s'abuser étrangement. (*Voy.* Bile et *maladie du* Foie.)

Flux de semence. Pendant longtemps cette expression a été synonyme de chaudepisse, parce qu'on croyait que l'écoulement, dans cette maladie, était fourni par du sperme. Il a suffi du moindre examen pour se convaincre qu'il n'en était rien. Les flux de semences avaient donc été rejetés, lorsqu'un professeur de l'école de Montpellier fixa de nouveau l'attention sur les pertes séminales involontaires. Il prétendit que les exemples n'en étaient pas rares. Mais, malgré la publication d'un ouvrage spécial sur ce sujet, on ne peut encore adopter cette manière de voir, puisque rien dans tout l'ouvrage ne prouve que ce fût du sperme, et qu'au contraire, tout semble démontrer qu'il s'agit de mucosités fournies par la vessie, et les glandes de l'appareil urinaire, et que, d'ailleurs, les symptômes sont ceux des affections chroniques de la vessie. Ainsi nous renvoyons à Catarrhe de vessie et à Chaudepisse, pour ce qui est relatif aux prétendus flux de semence.

Flux d'urine. L'évacuation excessivement abondante de l'urine constitue une maladie fort rare à laquelle on a donné le nom de *diabète* : presque toujours alors l'urine est non-seulement augmentée en quantité, mais elle a encore subi des changements dans sa composition : les sels qu'elle contient dans l'état naturel ne sont plus les mêmes, et souvent elle renferme une quantité très considérable de sucre, fort semblable, pour la composition, au sucre de canne, et qu'il est facile d'obtenir cristallisé. Chez un individu dont les urines ont été analysées par Vauquelin, ce sucre était dans la proportion d'un huitième. Quelquefois, au contraire, l'urine ne se compose presque que d'eau. Du reste, cette maladie est si peu commune, qu'elle a été peu observée, et que, par conséquent nos connaissances sont peu avancées sur ce sujet. Il est donc inutile de nous y arrêter plus longtemps.

FLUXION. A proprement parler, le mot fluxion indique toute espèce de congestion sanguine ou humorale, qui s'opère sur une partie irritée ou enflammée ; toutefois, dans le langage usuel, on donne presque exclusivement ce nom aux tuméfactions œdémato-inflammatoires qui se forment au visage et aux joues en particulier, par suite de l'impression d'un courant d'air frais, ou de l'action prolongée d'un froid humide. Quand cette tuméfaction, comme cela est le plus ordinaire, est provoquée ou entretenue par une maladie des *dents* (*voy.* ce dernier mot), il peut se former des abcès à l'extérieur ou à l'intérieur de la bouche, et quelquefois même des fistules dentaires. Il ne faut pas hésiter, en pareil cas, sitôt qu'à l'aide de quelques sangsues, des cataplasmes émollients, des bains de pieds, de quelques boissons laxatives, telles que le bouillon aux herbes, l'eau de Sedlitz, etc., et surtout du repos à la chambre et de la diète, on a calmé l'inflammation.... il ne faut pas hésiter, dis-je, à faire extraire la dent ou le chicot qui est la source du mal.

Fluxion de poitrine. Cette maladie est celle que les médecins désignent sous les noms de *pleurésie, pneumonie* et *pleuro-pneumonie.* Elle survient assez fréquemment à l'occasion du refroidissement brusque du corps échauffé par la marche, la course, etc.

Un frisson violent en marque souvent le début ; un point de côté, de l'oppression, de la toux, des crachats rouillés ou sanguinolents, en sont les principaux symptômes. Il faut bien se garder, en pareil cas, des pratiques populaires destinées à rappeler la transpiration supprimée ; le vin chaud sucré et les autres excitants ne font ordinairement qu'augmenter la fièvre et accroître les accidents. Qu'on se hâte d'appeler un médecin éclairé, qui, presque toujours, s'il arrive au début du mal, trouvera facilement dans les ressources de son art les moyens de le soulager et d'en abréger la durée. En attendant, il faut garder le lit, le repos et le silence, faire diète, boire une tisane douce, telle que celle de mauve ou de violette, et appliquer des cataplasmes de farine de graine de lin chauds sur la partie douloureuse de la poitrine. (*Voy.* le mot Pleurésie.)

FOIE (MALADIES DU). Organe sécréteur de la bile, et en même temps organe de sanguification, le foie est appelé à jouer dans l'économie un rôle des plus importants. Cette importance n'est que trop attestée par la gravité et la fréquence de ses maladies. Les anciens l'avaient bien reconnue, mais, comme la science ne leur fournissait pas les données nécessaires, ils étaient tombés dans l'excès, en attribuant au foie des fonctions qui ne lui appartiennent pas, telles que d'être la source de la chaleur animale, le siége des facultés naturelles, etc. Un des plus illustres médecins du commencement du dix-huitième siècle, Boerhaave, n'a pas craint d'avancer que, sur cent maladies chroniques, il y en avait à peine une seule dans laquelle le foie ne fût pas affecté. Sans adopter cette idée exagérée, encore faut-il reconnaître que très souvent le foie est atteint d'une désorganisation lente, soit primitivement, soit par suite d'affections d'autres organes, la phthisie pulmonaire, par exemple. On sait que les phthisiques ont tous cette altération du foie, désignée sous le nom de *foie gras;* les individus adonnés à la bonne chère et qui ne se donnent aucun mouvement, présentent le même état du foie. C'est sur cette propriété qu'est fondé le procédé par lequel on se procure les foies gras des oiseaux de l'espèce *anser* (oie), qui sont si estimés sur les tables opulentes; en condamnant les animaux à une immobilité complète, en les nourrissant abondamment, en les privant de lumière, on détermine la désorganisation graisseuse du foie, qui n'est que trop commune dans l'espèce humaine, sous l'influence des mêmes circonstances.

Dans nos climats tempérés, les maladies aiguës du foie sont assez rares; dans les pays chauds, au contraire, dans les Indes orientales surtout, elles sont d'une fréquence telle, que le choléra épidémique, la dyssenterie, les fièvres intermittentes, n'offrent pas une plus grande mortalité. Les individus qui échappent restent sujets aux affections chroniques, et l'on peut assurer que bien peu d'individus ayant habité les Indes orientales périssent autrement que par des maladies du foie; et, chose fort remarquable, c'est que dans d'autres contrées de la zone torride, en Afrique, dans l'Amérique du Sud, ce sont d'autres affections, la fièvre jaune, par exemple, qui produisent l'effrayante mortalité propre à ce climat.

Presque toujours les maladies du foie sont obscures, et ne donnent lieu qu'à des symptômes peu appréciables, au moins pour les malades. On peut les résumer dans les caractères suivants : changement de volume de l'organe, troubles de la sécrétion de la bile, exaltation de la sensibilité de l'organe. Ce dernier caractère, s'il était constant, serait fort utile pour le diagnostic, et lèverait tous les doutes; malheureusement, on ne le rencontre que dans un fort petit nombre de cas, et c'est principalement par le palper et la percussion qu'on peut s'assurer des changements survenus dans le volume du foie, et il est rare qu'il subisse une désorganisation profonde, sans qu'il y ait un changement notable dans son volume. Quelquefois il augmente énormément, car cette glande, qui, dans l'état ordinaire, pèse environ trois livres, acquiert quelquefois un poids de 25 et 30 livres; on conçoit qu'alors il remplit la plus grande partie du ventre, et même s'élève très haut dans la poitrine.

Les altérations du foie, quand elles sont profondes, s'accompagnent habituellement de lésions de la digestion, et tandis qu'on aurait dû, à cause de cela, confondre les maladies du foie avec celles de l'estomac, le contraire est justement arrivé, c'est-à-dire, qu'on a confondu les maladies de l'estomac avec celles du foie. Ainsi, autrefois, on comprenait sous le nom d'obstructions du foie, non-seulement les altérations les plus diverses et les plus disparates de cet organe, mais encore les affections chroniques de l'estomac et du pylore. C'est encore une erreur très répandue parmi les gens du monde que celle de l'existence des prétendues obstructions du foie, dénomination des plus vicieuses, puisqu'elle convient à tout, et par cela même n'est propre à rien, comme tout ce qui est vague et indécis. Cette locution est une preuve de l'ignorance des personnes qui l'employaient, et qui se contentaient de mots sans signification propre, sans désignation spéciale, par conséquent, incapables de mettre sur la voie du traitement.

On peut juger du peu de connaissances positives que possédaient à cet égard les médecins du siècle dernier, lorsque l'on voit qu'il y avait un médecin spécial, toujours appelé en consultation par ses confrères, pour palper la région du foie; et Portal rappelle, avec un certain orgueil, qu'il fut pendant longtemps en possession de cette spécialité. Aujourd'hui, que tout médecin est censé connaître l'anatomie, le médecin palpeur n'existe plus, et chacun se croit en état de reconnaître l'état des viscères du ventre, tout aussi bien qu'aucun de ses confrères.

De ces locutions vicieuses, il est resté cependant dans le public beaucoup d'idées erronées sur le traitement des maladies du foie. Le mot *obstruction* a naturellement porté l'esprit à chercher des médicaments désobstruants, ou des fondants, et aussitôt on a vu préconiser ces myriades d'herbes, de potions, de pilules, d'électuaires, ayant la propriété de dissoudre et de désobstruer. Pouvait-on traiter une maladie du foie sans la tisane de patience ou de saponaire, sans les médicaments savonneux, sans le fiel d'animaux, etc.? Tout cela a encore de la vogue aujourd'hui, mais on s'arrête peu aux choses véritablement utiles; le régime bien ordonné, les tisanes émollientes ou légèrement laxatives, l'exercice en plein air, à pied ou en voiture, les distractions, voilà les véritables auxiliaires de tout traitement raisonnable. On préfère les drogues énergiques qui chassent les humeurs, corrigent les glaires, désobstruent l'organe engorgé, et tuent en général le malade.

Nous n'avons pas parlé ici des maladies qui affectent les voies biliaires; c'est au mot Jaunisse qu'il en sera question. Nous avons également passé sous silence ce qui est relatif aux *hydropisies* produites par les lésions organiques du foie. Ce que nous aurions pu en dire trouvera beaucoup mieux sa place au mot Hydropisie, auquel nous renvoyons le lecteur.

FOLIE. *Aliénation, Maladie mentale.*
Il est fou, elle est folle, entend-on dire tous les jours de personnes qu'on ne confond cependant pas avec de véritables aliénés. C'est qu'en effet la déraison, l'extravagance et la folie ont quelques apparences communes et des caractères qui les distinguent. Mais ces points de contact et ces lignes de démarcation ne sont pas d'une telle évidence, qu'il soit facile de discerner avec une exactitude parfaite les actions déraisonnables des actes de folie avérée. Aussi, les hommes qui ont le plus réfléchi sur l'infinie variété des manifestations morales qui surprennent la raison ou choquent le sens commun, sont-ils convaincus de l'extrême difficulté de trouver à la folie une définition qui la comprenne dans ses prodigieuses nuances et ne caractérise qu'elle. Ah! sans doute, entre l'homme profondément sensé et le fou délirant, la distance est grande et le contraste frappant; mais l'apogée de la déraison et le premier degré de la folie se touchent et se confondent. Où commence donc l'aliénation mentale? A quels signes reconnaître un fou? Nous avons pour cela deux termes de comparaison ou mesures d'appréciation que nous pourrions appeler *orthophrénomètres* : l'un, tiré du sens commun, de la raison générale; l'autre, beaucoup plus sûr, selon nous, et sur lequel nous craignons qu'on n'ait pas suffisamment insisté, consiste à comparer l'individu à lui-même. En effet, ne prenant que le premier phrénomètre, nous serions fréquemment exposé à de faux jugements; car, sans être aliénés, les insensés et les extravagants sont si nombreux dans le monde! Le diagnostic de l'aliénation, imminente ou établie, est bien plus facile lorsque l'homme dont la déraison nous frappe ne ressemble plus à lui-même. Alors, ce qui ne serait, chez tel autre, qu'une bizarrerie, une extravagance habituelles, devient, chez celui-ci, le cachet de la folie avérée.

Quoi qu'il en soit, l'aliénation est essentiellement caractérisée par le désordre des facultés mentales, compliqué ou non de trouble dans les sensations et les mouvements, sans altération permanente et profonde des fonctions dites organiques ou végétatives; c'est-à-dire que la folie n'exclut pas les apparences de la santé du corps, et c'est en cela surtout qu'elle se distingue du délire passager qu'on observe quelquefois dans l'exaspération fébrile des maladies aiguës, ou à la fin des affections graves et chroniques. (*Voy.* DÉLIRE.) L'ivresse simule aussi la folie, mais la cause connue dissipe toute équivoque.

Dans le double but d'en simplifier l'étude et d'en perfectionner le traitement, les formes de l'aliénation mentale ont été soumises à des classifications, et l'on a ainsi reconnu quelques genres, de nombreuses espèces et des variétés infinies. Les anciens ne formaient que deux catégories principales d'aliénés : les maniaques ou fous furieux, les mélancoliques ou fous tristes. En conservant ces deux genres avec une acception modifiée, notre illustre Pinel a ajouté la démence et l'idiotisme. M. Esquirol a laissé le nom de manie au délire général, il a appelé monomanie le délire partiel des mélancoliques, et il a rangé parmi les démences l'idiotie, ou stupidité accidentelle. L'une et l'autre de ces classifications sont le plus généralement adoptées. (*Voy.* DÉMENCE, MANIE, MONOMANIE, MÉLANCOLIE.)

Les causes de la folie sont physiques ou morales, prédisposantes ou occasionnelles. Nous allons passer successivement les plus influentes en revue. L'hérédité de la folie est malheureusement trop constatée, et quand le mal a existé du côté des deux ascendants, la transmission est presque inévitable. Relativement aux âges, voici les observations de M. Esquirol : « L'aliénation est plus fréquente de vingt-cinq à trente-cinq ans, dans les deux sexes et dans toutes les conditions de la vie ; 2° de cinquante à soixante ans, la proportion est plus forte que dans les quinze années antérieures et dans celles qui suivent ; 3° chez les hommes, un quinzième des aliénés le devient depuis la naissance jusqu'à l'âge de vingt ans, tandis que chez les femmes il y en a plus d'un sixième avant l'âge de vingt ans, et chez les riches un peu plus d'un quart le devient avant cette époque; 4° la proportion de folie est plus forte chez les femmes que chez les hommes avant l'âge de vingt ans et après cinquante ans. » On n'observe guère, dans l'enfance, de folie autre que l'idiotisme congénial ou l'imbécillité acquise, et dans la vieillesse avancée, que la démence sénile. L'aliénation mentale est

plus commune chez les femmes; en France elle excède d'un quart ou d'un tiers. Le délire des sentiments ou des affections l'emporte, chez elles, sur le délire des idées, tout le contraire de l'homme. Le nombre relatif des fous est plus grand parmi les célibataires de l'un et de l'autre sexe. L'influence prédisposante des tempéraments est connue, soit par rapport à la fréquence, soit relativement à la forme de la folie. La manie est plus commune chez les sanguins, la mélancolie chez les nerveux et bilieux, l'idiotisme ou la stupidité chez les lymphatiques. Depuis quelques années, la conformation de la tête a été sérieusement prise en considération, comme pouvant révéler les prédispositions à la folie; mais on est loin d'avoir acquis, à cet égard, des notions assez étendues et assez positives pour baser une opinion. Georget rejetait de telles corrélations; M. Foville les admet avec réserve. Nous n'avons pas besoin d'ajouter que l'école phrénologique a concentré son attention sur ce point comme sur tous ceux qui tendent à révéler l'être moral par l'inspection du crâne. La prédisposition à la folie doit être cherchée encore dans les écarts hygiéniques qui surexcitent et débilitent le plus directement le système nerveux, comme les abus vénériens, les excès alcooliques. Parmi les professions qui prédisposent à la folie, il faut compter celles qui exaltent l'imagination, le sentiment, ou qui exposent à de grandes vicissitudes. De même, le passage d'une vie occupée à une existence oisive. L'éducation mal dirigée doit figurer en première ligne dans le dénombrement des causes prédisposantes de la folie. Enfin, l'influence la plus générale, c'est l'état de civilisation, si variable pour chaque peuple. S'il y a plus de fous sous la zone tempérée d'Europe que dans les régions avancées au nord et au sud, cette différence tient certainement moins au climat qu'au mouvement intellectuel. Il suffit de considérer que l'invasion de la folie est plus fréquente, en France, dans les mois de mai, de juin, de juillet et d'août, pour en inférer que les climats chauds, comme les saisons chaudes, doivent prédisposer davantage à cette maladie.

Les circonstances que nous venons d'énumérer disposent plutôt à la folie qu'elles ne la déterminent ; cependant l'un et l'autre rôle peuvent leur être assignés. Nous les distinguons des causes déterminantes ou occasionnelles, parce que l'action, plus ou moins subite, de celles-ci, fait éclater, en peu d'instants, un mal que celles-là avaient lentement préparé. Ces causes d'un autre ordre qu'il nous reste à examiner, sont encore physiques ou morales, et il est important de ne pas confondre leur différente nature, car le pronostic et le traitement ne doivent pas être les mêmes dans les deux cas. Lorsqu'une influence physique dérange le cerveau, la lésion de l'organe précède manifestement le trouble de la fonction. Quand, au contraire, le dérangement cérébral résulte d'actions morales, le désordre de la fonction semble amener celui de l'organe. La folie résultant de causes physiques est relativement peu commune ; cependant on en observe des exemples à la suite des chutes, des coups, de l'insolation sur la tête ; après des inflammations du cerveau ou des membranes qui l'enveloppent ; à la suite des maladies convulsives, comme l'épilepsie, la chorée, l'hystérie ; quelquefois après la suppression des hémorrhoïdes, des règles, des lochies, de certaines éruptions à la peau.

Mais, dans la production de la folie, rien n'égale la fréquence et la gravité des causes morales. Quel est le sage sensible et intelligent qui juge son âme d'une trempe assez forte, pour croire que les grandes épreuves de joie et de douleur qui peuvent agiter l'existence humaine seraient sans danger pour sa raison ? L'impassibilité stoïque et ce *nil mirari* qui la résume si bien, peuvent être proposés comme un but de perfectionnement moral ; mais combien peu veulent assez énergiquement, ou sont capables d'atteindre cette force et cette égalité de caractère qui dominent les événements de la vie, comme un rocher défie la tempête ! D'ailleurs, ce ne sont pas seulement les émotions soudaines, les épreuves présagées ou inattendues qui menacent notre raison, le libre emploi de nos facultés ouvre mille voies à l'aliénation mentale. L'essor volontaire et démesuré de l'intelligence et

du sentiment, nos occupations, nos affections, nos désirs, nos passions, peuvent, dans leur déréglement ou leur immodération, avoir la folie pour conséquence. Les habitudes, les mœurs, les caractères, les institutions des peuples, ce qu'on nomme leur organisation sociale, leur état de civilisation, se mirent dans la folie, et les établissements d'aliénés de chaque pays peuvent être considérés comme des tableaux en relief des idées et des sentiments qui prédominent. La démonomanie, la théomanie et tous les délires au caractère religieux, s'observent plus souvent dans les sociétés croyantes et aux époques de ferveur, de persécutions et de schismes. L'exaltation politique qui précède et accompagne les révolutions est féconde en aliénations qui conservent cette même forme. Les crises de l'industrie, du commerce, des intérêts matériels, envoient bientôt de nombreux représentants dans les maisons de fous, etc. En visitant les asiles d'aliénés en Suisse, en Angleterre, en Écosse et en Irlande, M. Falret a constaté cette coïncidence (que du reste la psychologie indique *à priori*) des genres de délire qui correspondent aux directions les plus générales du moral. C'est une triste vérité que la fréquence de la folie se lie aux progrès de la civilisation. L'activité plus grande que prennent alors les facultés intellectuelles, morales et affectives, devient la cause incontestée de la multiplication de ces déplorables accidents. Cette remarque se montre dans toute son évidence quand on compare les nations civilisées d'Europe à celles d'Afrique et d'Asie, qui sont à peine policées. Chez ces dernières, la folie est extrêmement rare, et son cachet spécial est l'idiotisme ou la démence, tandis que, chez les peuples d'Occident, la manie et la mélancolie, conséquences directes de l'activité désordonnée de l'intelligence et des sentiments, ont une prédominance marquée. La plupart des notions étiologiques que nous venons d'exposer, et beaucoup d'autres encore, ont acquis un haut degré de précision dans un travail de statistique, couronné par l'Institut, et dans lequel l'auteur, M. Falret, compulsant les archives des préfectures de Paris, a pris pour base le relevé des aliénés, des suicides et des morts subites dans le département de la Seine, pendant trente années (de 1794 à 1824). Nous regrettons que les bornes de cet article ne nous permettent pas de faire usage amplement de ces tableaux statistiques, non moins que de l'ouvrage dans lequel M. F. Voisin a traité des causes physiques et morales de l'aliénation.

Qu'elle soit lentement amenée ou qu'elle éclate rapidement, la folie est toujours plus heureusement traitée quand elle est reconnue à son début. Il est donc très important d'en démêler les premiers signes; et, malheureusement, l'habitude ou l'expérience de ce diagnostic sont aussi nécessaires que les notions théoriques et la justesse habituelle du jugement. Du reste, le mode de développement des maladies mentales entre pour beaucoup dans les facilités ou les difficultés d'en saisir l'invasion. Quand elle est brusque, suite de causes soudaines, elle frappe promptement les esprits les moins observateurs. Mais il n'en est pas de même de la folie dont le germe est lentement grossi par des excitations successives. Alors le début, sinon la cause occasionnelle, sont très difficiles à préciser. Nous n'aspirons pas à produire ici le tableau varié de ses divers modes d'invasion, car nous aurions pour cela à relater la prodigieuse variété des formes de la folie elle-même, relativement à ses causes et à ses symptômes. Nous nous bornerons à quelques caractères qu'on observe dans le plus grand nombre d'aliénations commençantes. Ces caractères consistent tour à tour en symptômes physiques et en manifestations morales. Le début de la folie est ordinairement accompagné d'insomnie, de douleur, de tension, de chaleur à la tête, de malaise, de soif, d'inappétence, de constipation; assez souvent d'un sensible mouvement de fièvre. Ces symptômes, que l'expérience et l'analyse physiologique rattachent à une excitation cérébrale inaccoutumée, sont précédés ou suivis d'autres tirés du moral et beaucoup plus caractéristiques. Mais rappelons d'abord la lutte intérieure qui précède leur manifestation. Avant d'être débordé par les idées et les sentiments qui l'obsèdent, il est rare que l'aliéné n'ait pas eu conscience de leur ténacité, de leur violence et de leur désordre. Il n'a pas perdu subitement la faculté de s'étudier lui-même et d'observer les objets qui l'entourent. Il s'aperçoit que ses rapports avec le monde extérieur sont changés, et que le sens intime ne lui rend plus les mêmes témoignages. Ce changement est assez clairement senti, pour qu'un grand nombre d'entre eux déclarent à leurs intimes qu'il se passe quelque chose d'extraordinaire dans leur tête, et qu'ils sont en danger de devenir fous. Leurs regards, leur maintien, expriment à la fois l'égarement, la défiance, la surprise, et ils cherchent à pénétrer dans les yeux et le langage des assistants quelle est l'opinion qu'on a d'eux. Pour découvrir les préoccupations maladives qu'ils cachent encore par un reste d'habitude des bienséances et d'empire sur eux-mêmes, il est bon de les observer dans la solitude, qu'ils affectionnent; et là, des gestes, des discours étranges, extraordinaires, dénotent bientôt un état sur lequel on pouvait n'avoir encore que des soupçons. Cependant une foule de singularités inaccoutumées de caractère avaient déjà fixé l'attention. Leurs affections, leurs goûts, leurs habitudes étaient changés; ils ne vaquaient plus aux affaires, aux devoirs privés ou publics, selon leur coutume; leurs discours étaient trop assidus sur un même objet, ou leurs propos étaient parfois délirants, sans sujet et sans suite, ou bien ils étaient d'une taciturnité insolite, etc.

Mais que de fois, au lieu d'accorder à ces symptômes l'attention et la sollicitude qu'ils méritaient, on a cru que c'était simplement variation d'humeur et de caractère! Pour se confirmer dans cette illusion, les parents et les amis n'ont pas manqué de rappeler ce qu'on voyait faire ou dire de singulier, de capricieux, de bizarre, d'original, à tels ou tels autres qui n'étaient pas reconnus fous. C'est là, nous l'avons déjà dit, une très vicieuse méthode. La manière d'être habituelle du sujet dont le récent désordre moral nous étonne, doit être le premier terme de comparaison. C'est ainsi que nous n'éprouvons aucune surprise en voyant un arlequin faire une cabriole sur une place publique, tandis que, si c'était un ministre, nous ne craindrions pas de nous tromper en jugeant qu'il était ivre ou fou.

Toutefois, faisons ici une remarque bien importante relativement à l'incertitude du diagnostic de la folie débutante. De même qu'un dérangement d'estomac comprend plusieurs degrés, depuis la plus légère indisposition jusqu'à la gastrite et la désorganisation, de même la modification cérébrale, à laquelle correspond le désordre moral, a des degrés variables ; elle peut être stationnaire ou rétrograder vers l'état normal, au lieu de faire des progrès, comme c'était à craindre. Et qu'arrive-t-il alors? C'est que la folie dont on avait annoncé l'imminence ou l'invasion, d'après les prodrômes ordinaires, ne se développe réellement pas, ou du moins son avant-garde bat en retraite.

Ainsi donc, jusqu'au moment où la folie est confirmée, il peut rester du doute sur son existence future, et les symptômes que nous avons exposés ci-dessus sont plutôt un présage qu'une confirmation. Poursuivons le développement de l'aliénation mentale. Les causes qui doivent l'amener, après avoir été plus ou moins longtemps stationnaires, comprimées ou dissimulées, font enfin une explosion qui met à jour toute leur violence; le délire se déclare, principalement la nuit, général ou partiel, et il roule sur les préoccupations qui lui ont donné naissance. C'est ainsi que le caractère le plus saillant de la folie, chez chaque aliéné, émane de la cause même qui l'a fait éclore. Chez celui-ci, l'ambition déçue; chez celui-là, la perte de sa fortune, un amour malheureux, la mort d'un objet tendrement aimé, des chagrins domestiques, la menace de quelque grand danger, ou l'annonce de quelque événement extraordinairement heureux, etc., sont autant de situations morales qui se peignent remarquablement dans la physionomie des malades. La folie a autant de formes qu'il y a de causes capables de la produire. Or, toutes les idées, tous les sentiments susceptibles d'exagération, peuvent égarer la raison; comment prétendre, après cela, à retracer tous les genres de délires? Cette corrélation entre l'espèce de délire et la cause qui l'a provoqué s'observe communément, tou-

tefois la règle est loin d'être exclusive. Bien des fois le délire des aliénés est complétement incohérent, ou s'exerce sur des sujets étrangers à l'influence spéciale qui a déterminé la folie. Celle-ci peut revêtir successivement, chez le même individu, des formes génériques très distinctes, passer de la mélancolie à la manie, et de cette dernière à la démence. Qui pourrait d'ailleurs exprimer, non-seulement tous les délires de la folie, mais encore ceux qu'on observe parfois sur un seul aliéné? Il faut avoir fréquenté des établissements de fous pour se faire une idée des actes insensés qui jaillissent de la cervelle humaine malade. Pourtant, et c'est une remarque qu'il convient de ne pas perdre de vue, la folie n'est pas toujours délirante. Il en est un grand nombre d'espèces dans lesquelles les malades paraissent calmes et sensés. Il est nécessaire de les avoir vus souvent, ou dans l'intimité, pour connaître les préoccupations fausses qui dénotent chez eux l'aliénation. Ces apparences de raison, jointes à une véritable folie, s'observent particulièrement chez les aliénés de la classe des monomanes. Dans le monde, on se figure si peu cette alliance des formes raisonnables avec un fonds de complète déraison, que l'image de la folie est inséparable de l'idée de délire, d'agitation, d'extravagance. Quelle serait donc la surprise des personnes qui se peignent ainsi les fous, si elles les voyaient réunis en nombre, sous les yeux d'un médecin-directeur de quelqu'un de nos établissements distingués, passer une longue soirée ensemble sans qu'un geste, une parole, dévoilent leur état d'aliénation? Et cependant, ces malheureux, qui ont montré au salon les apparences du bon sens et de la bonne compagnie, une fois rentrés dans leur solitaire demeure, seront bientôt dominés, sans diversion, par les idées maladives auxquelles ils avaient momentanément imposé silence. Chacun, selon sa marotte, redeviendra général, empereur, dieu, diable, etc. Nous aurons occasion de revenir, à l'article MONOMANIE, sur ces délires bornés, qui sont un grand écueil dans le diagnostic de la folie naissante ou confirmée.

Indépendamment des troubles de l'intelligence, qui en constituent les phénomènes essentiels, l'aliénation mentale s'accompagne parfois d'un désordre des plus notables dans les fonctions sensitives du système nerveux. Il est des aliénés qui paraissent insensibles aux températures, qui déchirent des parties de leur propre corps sans en témoigner de la douleur, tandis que d'autres accusent des souffrances atroces dans des organes dont ils ne souffrent qu'imaginairement, comme on a vu des amputés rapporter des sensations douloureuses aux membres dont une opération les avait privés. M. Foville a donné l'observation d'un malade qui passait des mois entiers dans l'insensibilité la plus complète. Soit par cette raison ou par quelque singularité psychologique, cet aliéné avait perdu la conscience de sa propre existence *moi*. « Vous demandez comment se porte le père Lambert (disait-il parlant de lui-même), mais le père Lambert n'y est plus, il a été emporté d'un boulet de canon à la bataille d'Austerlitz. Ce que vous voyez là n'est pas lui, c'est une machine qu'ils ont faite à sa ressemblance et qui est bien mal faite; faites-en donc une autre. » Jamais, en parlant de lui-même, il ne disait moi, mais cela.

Parmi les nombreuses aberrations de la sensibilité, et en même temps de l'imagination, chez les fous, il n'en est pas de plus remarquables que les erreurs des sens ou les perceptions fausses, qu'on a dénommées hallucinations. Nous avons connu des aliénés de cette espèce qui n'avaient pas un moment de repos. A chaque instant ils croyaient voir ou entendre des fantômes terribles, desquels ils redoutaient des châtiments, ou dont ils défiaient les menaces. C'était absolument le délire d'Oreste appelant et repoussant tour à tour les furies infernales qui lui apparaissaient couronnées de serpents. Les hallucinations peuvent revêtir une infinité d'apparences. C'est tantôt la touchante parole d'un époux, d'un fils, tendrement aimés et prématurément morts, qui plongent dans une douce et cruelle illusion la digne épouse, la tendre mère, dont la raison a succombé sous le poids de la douleur; la voix toujours chérie d'une amante infidèle qui vient troubler le solitaire silence du mélancolique amoureux, la menace d'un ennemi redouté, etc., etc. Les rêves font très bien concevoir les hallucinations;

car, dans cet état, nous croyons voir, entendre, toucher, flairer, goûter des choses complétement absentes. Nous considérons aussi comme ayant été hallucinées et sincères, des personnes saines d'esprit, qui assurent avoir vu et avoir eu des entretiens avec des fantômes, des revenants. Il nous souvient d'une excellente mère qui avait eu la douleur de perdre trois de ses fils qu'elle pleurait tous les jours, et qu'elle disait voir et entendre fréquemment dans la nuit, étant parfaitement éveillée. Son intelligence, son bon sens ordinaire, son éducation pieuse, ne permettaient pas de mettre sa sincérité en doute, elle était dupe d'hallucinations. Nous connaissons des hommes, doués d'une raison forte et dégagés de superstitions, qui ont eu quelquefois à lutter contre ces illusions extraordinaires des sens et de l'imagination; ils voyaient aussi, ils entendaient distinctement des phénomènes illusoires dont l'existence répugnait à leurs opinions bien formées. Ils avaient besoin de faire appel à toute la vigueur de leur jugement pour rectifier leurs perceptions fallacieuses. N'est-ce pas une situation difficile, que d'avoir à prononcer entre les sensations qui attestent vivement la présence d'un phénomène et la raison qui veut qu'il soit absent? Du reste, et sans que ce soit dans l'ordre des hallucinations, les panoramas et dioramas mettent notre jugement dans une position qui y a quelque analogie. Lorsque ces tableaux sont bien faits et la lumière habilement dirigée, nous sommes dans l'illusion la plus intime, la plus complète, sur des grandeurs et des distances que notre expérience sait bien ne pouvoir pas exister dans le local étroit qui borne la vue fascinée.

L'étonnant phénomène des hallucinations a donné lieu à des explications différentes : des médecins ont prétendu que les illusions de cette espèce se liaient à une altération des sens spéciaux ou à une modification de la sensibilité générale. Ceux-là ont cité des hallucinés de la vue, de l'ouïe, auxquels il suffisait de couvrir les yeux, de boucher les oreilles, pour dissiper les fantômes qui les poursuivaient. Quelle que soit la part des sensations d'origine extérieure chez les hallucinés, il est évident que l'exaltation, la perversion de la mémoire et de l'imagination jouent encore un plus grand rôle. Il nous semble même que l'expérience que chacun a des images fantastiques des rêves, permet de concevoir les hallucinations indépendantes de toute altération des sens. N'est-ce pas encore l'imagination frappée qui, au milieu de l'obscurité, du silence, de la solitude, exhume mille objets effrayants pour les enfants, les femmes et les hommes pusillanimes?

Après les délires du sentiment et de l'intelligence, et les illusions délirantes rapportées aux sens, il nous reste à indiquer les lésions du mouvement chez les aliénés. Sans parler de leur agitation ou de leur immobilité, nous rappellerons que les affections convulsives et les paralysies sont plus communes parmi eux que chez les autres malades.

Ainsi, trouble dans les facultés intellectuelles, morales et affectives, trouble dans les sensations et les mouvements, tous les désordres qu'on observe chez les fous nous amènent au diagnostic d'une lésion des centres nerveux. C'est pourquoi, dans les opinions scientifiques et populaires, la folie reconnaît pour cause organique un dérangement cérébral. Quelquefois cependant le cerveau est troublé par l'influence sympathique de quelque autre organe malade, qui doit appeler les premiers soins. La qualification toute spiritualiste de maladie mentale ne représente que les plus saillants symptômes, et ne peut être prise qu'au figuré. Pour preuve, c'est que devant Dieu, comme aux yeux des hommes, les aliénés ne sont pas responsables de leurs actions. On sait qu'alors l'âme est enchaînée par l'altération accidentelle de la matière. Cependant les fonctions du cerveau sont si relevées, si différentes de celles des autres organes, qu'on est encore dans une grande ignorance des corrélations établies entre ses apparences physiques et les opérations régulières ou anormales du principe sensible et intelligent. L'ouverture des corps des aliénés n'a pas été, sans doute, complétement stérile pour révéler les causes organiques de folie : on a trouvé dans le cerveau les membranes et les os qui le protégent, et même dans d'autres organes éloignés, des altérations qui n'étaient

probablement pas étrangères au désordre moral qu'on avait observé; mais que ces notions sont bornées à côté de ce qu'on ignore des corrélations physicomorales! Toutefois, il est logique, nous ajouterons même religieux, d'admettre chez les fous un dérangement matériel cérébral, qu'il soit ou non reconnaissable; à moins de vouloir exhumer les subtiles théories des vapeurs et des humeurs noires, ou de faire rétrograder la physiologie et la raison vers les croyances fantastiques, aux charmes, aux sortiléges, aux possessions démoniacales qui infestaient les siècles d'ignorance et de superstition.

La marche de l'aliénation mentale, dont nous avons exposé les caractères principaux, n'est pas, comme on pense bien, uniforme et constante, soit pour tous les aliénés, soit pour chaque genre, espèce ou variété de délire. On observe parfois des rémissions courtes, ou des intervalles lucides pendant lesquels la raison semble revenir. D'autres fois, ce sont de véritables et longues intermittences de plusieurs semaines, de quelques mois, durant lesquels les malades sont parfaitement sensés. Il est plus commun de voir la manie que la mélancolie affecter cette dernière marche intermittente, à périodes vagues ou régulières. Les saisons et surtout les températures agissent manifestement sur les fous. Ordinairement la chaleur, les premiers froids, un ciel orageux, les excitent. L'influence de la lune sur eux a été longtemps admise et puis contestée. Sans encourir le reproche de vouloir restaurer l'astrologie, il nous semble que l'obscurité moindre des nuits, pendant les grandes phases lunaires, surtout dans les vastes dortoirs des établissements publics, doit favoriser l'insomnie, et, par suite, ajouter au délire.

Le pronostic de la folie est grave sans doute, mais pas au degré qu'on lui suppose généralement. Pourquoi le cerveau serait-il une malheureuse et unique exception à la loi de rétablissement commune à tous les organes? C'est principalement dans les provinces éloignées d'établissements d'aliénés que la folie passe en quelque sorte pour incurable, et nous devons tirer de cette opinion un argument anticipé en faveur de l'isolement. L'aliénation mentale déclarée guérit difficilement sans retour chez les sujets qui en avaient la disposition héréditaire. Celle qui provient de causes physiques accidentelles est moins rebelle que celle qui résulte d'influences morales, et le trouble mental produit par ces dernières est plus durable quand elles ont agi lentement que d'une manière subite. Le pronostic de la folie est moins grave quand il n'y a de désordre que dans les facultés intellectuelles, que quand il s'y joint des erreurs des sens ou hallucinations; il est très grave quand il y a trouble notable dans les mouvements, comme des convulsions, des tremblements; à peu près désespéré, s'il y a paralysie considérable. La durée de la maladie est une autre base très importante. Des relevés fort étendus et soigneusement faits ont établi que les guérisons étaient beaucoup plus nombreuses dans les premiers mois, dans la première et la deuxième année : les chances diminuent considérablement ensuite. Le printemps et l'automne sont les saisons les plus favorables au rétablissement des aliénés. Les femmes, que nous avons dit être plus sujettes à l'aliénation, guérissent aussi plus facilement que les hommes. Malgré la bonne conservation apparente des fonctions végétatives, au milieu du désordre moral, chez un grand nombre d'aliénés, ils vivent moins longtemps que les personnes saines d'esprit, et cela par deux raisons capitales : la première, parce que leur cerveau ou la totalité des systèmes nerveux sont souffrants; la seconde, parce qu'ils commettent toutes sortes d'imprudences, qu'ils sont inhabiles à se soigner et même à fournir des notions sur les maladies incidentelles qui les atteignent. C'est presque la médecine vétérinaire qu'il faut faire avec eux. Dans des cas rares, la folie a paru se terminer par une véritable crise : l'apparition du flux hémorrhoïdal, des règles, de quelque autre évacuation, d'une éruption cutanée, a été immédiatement suivie du retour à la raison.

Les rechutes, au bout d'un temps variable, des aliénés qu'on croyait guéris, sont l'une des circonstances qui ont le plus frappé l'attention et concouru à répandre dans le monde l'opinion inexacte de l'incurabilité de la folie. Sans doute un cerveau qui a été malade est plus disposé qu'un autre à le devenir; de même que l'estomac une fois enflammé conserve désormais une disposition plus marquée à la gastrite. Mais qu'on se pénètre bien de l'idée que la condition prédisposante ne suffit pas pour engendrer le mal, et que la cause déterminante est ordinairement nécessaire. Or, elle peut très bien ne pas se reproduire dans le courant de la vie. Heureusement elles sont peu répétées dans l'existence du même individu, ces terribles épreuves morales qui font éclater l'aliénation, telles que la mort d'un objet idolâtré, la perte de sa fortune, etc., etc., et l'aliéné qui s'est relevé de l'atteinte profonde que ces causes puissantes avaient portée à sa raison, peut vivre paisible à l'avenir, à l'abri de pareils orages.

Quelque nombreuses que soient les guérisons de la folie, il serait cependant plus facile de la prévenir que de la guérir, si le discernement et la volonté s'associaient dans ce but. En tête des préservatifs, nous devons placer l'éducation : son pouvoir surpasse toutes les autres influences dont l'homme dispose. Nous ne pouvons donner ici des préceptes étendus sur l'art si important et si déplorablement négligé de former l'intelligence et le caractère, et nous nous bornerons à indiquer le but sans développer les moyens. La raison est l'antipode de la folie : être raisonnable, c'est penser juste, sentir comme il convient, désirer ce qu'on doit, vouloir ce qu'il faut; c'est joindre à l'appréciation exacte des choses un grand empire sur soi-même. Il est en nous deux facultés impérieuses qui tendent sans cesse aux illusions et à l'exagération : ce sont l'imagination et le sentiment, les deux sources les plus fécondes des passions, de l'aliénation mentale. On ne saurait surveiller de trop bonne heure le développement et l'emploi de ces deux facultés : celui qui les laisse déborder le jugement et la force de volonté, n'est plus son propre maître, et il devient le jouet des circonstances qui l'entourent. Malheur aux êtres trop sensibles que l'imagination domine en même temps! Entraînés par les sympathies, esclaves de leurs affections, froissés par les moindres épreuves, enthousiastes ou découragés à l'excès, égarés à chaque instant dans l'interprétation et l'appréciation des choses, le calme de l'existence leur est à peine connu, et l'agitation de leur vie les pousse vers l'aliénation mentale. Que de fois nous avons gémi sur l'avenir d'intéressantes personnes qui offraient ces dispositions morales au plus haut point, et chez lesquelles la folie imminente n'attendait, pour faire explosion, qu'une cause occasionnelle incapable de faire chanceler une raison forte ou même ordinaire! Qu'au lieu donc de les laisser courir sur les bords glissants de l'abîme, on se hâte d'appliquer la loi des contrepoids ou de l'équilibre aux sujets qui montrent par trop saillantes de pareilles dispositions, et plus particulièrement à ceux dont les penchants sont héréditaires. Les moyens sont dictés par le sens commun; on éloigne tout ce qui développerait les facultés déjà prépondérantes, et l'on exerce assidûment les facultés opposées. (*Voy.* Imagination.)

Le traitement de la folie est très difficile et très compliqué; et, déclarons-le tout d'abord, il est presque impossible aux familles de discerner, de vouloir ou de pouvoir ce qu'il faut à l'égard des aliénés. La seule présence des personnes et des choses habituelles est déjà un grand obstacle à leur guérison. « Rien, disent MM. Falret et Voisin, n'est mieux constaté que l'heureuse influence de l'isolement pour le traitement des aliénés; isoler les aliénés, c'est changer tout leur mode d'existence, c'est les éloigner des personnes, des lieux et des circonstances qui ont provoqué ou qui entretiennent le trouble des facultés intellectuelles et affectives; c'est substituer à des localités ordinaires, des établissements d'une manière tout à fait spéciale, et ôter à l'esprit en désordre le point d'appui qu'il trouve dans une multitude d'impressions, d'associations d'idées, d'émotions et de souvenirs sans cesse renaissants; c'est faire succéder une conduite à la fois ferme et douce à de molles condescendances, qui tendent à perpétuer le délire, et les leçons de l'expérience à un aveugle empirisme. » On peut considérer comme en quelque sorte unanime, en médecine, l'opinion si bien exprimée en ces

termes par deux médecins qui s'occupent avec le plus de distinction des maladies mentales.

Des intérêts de plusieurs genres se combinent pour déterminer les familles à reléguer les aliénés dans les établissements publics ou particuliers. D'abord, la sûreté publique peut justement en imposer l'obligation. La liberté qu'on laisse à ces malades dans leurs domiciles compromet leur vie et celle des personnes qui les entourent; ils peuvent dissiper leur fortune, ou bien on est obligé d'obtenir un jugement qui les frappe d'interdiction; mille raisons doivent faire préférer le séjour dans un établissement. Nous savons qu'il existe à cet égard d'opiniâtres préjugés, de vives répugnances. L'aliéné, dit-on, n'a pas toujours perdu complétement l'usage de sa raison, et des sentiments qui honorent l'humanité se retrouvent encore en lui; quelle cruauté, quelle conduite téméraire de le soustraire soudainement à tout ce qu'il connaît, à tout ce qu'il aime, pour l'entourer d'objets nouveaux! Un tel bouleversement n'est-il pas capable de déranger à jamais sa pauvre tête déjà malade? Nous pourrions réfuter une à une ces considérations et beaucoup d'autres de même espèce, mais les faits parfaitement avérés valent mieux que les explications; or, l'expérience a prouvé sans réplique qu'il se guérissait infiniment plus de fous dans les établissements que quand on les gardait dans les familles. Dans la belle maison spéciale de santé de Vanves, il a été récemment observé un résultat bien remarquable de l'isolement. Une jeune dame aliénée était, depuis plusieurs mois, renfermée dans sa famille; elle croyait, entre autres objets de son délire, que son mari lui faisait de fréquentes infidélités, et elle avait eu sur ce point des hallucinations si fortes, qu'elle assurait l'avoir surpris plusieurs fois en flagrant délit. Aussitôt arrivée dans l'établissement, et mise en rapport avec d'autres dames malades, elle est frappée de ce spectacle étrange, et bientôt un retour sur elle-même lui fait reconnaître son égarement. Elle fait appeler l'un des médecins, et lui tient ce langage : « Monsieur, je me trouve ici à côté d'une dame qui se croit réduite en cendres et craint d'être éparpillée par le vent. Une autre s'alarme de son dépérissement, de son étisie, et son embonpoint est énorme. Une troisième se dit reine d'Arabie, etc., toutes ces personnes sont évidemment atteintes de folie. L'impression que m'a faite leur délire m'a portée à la réflexion, et j'ai reconnu, dans mon recueillement, que j'étais aussi folle. Mais je sens que ma guérison commence, aidez-moi... » En effet, dès le jour de son arrivée, et de la manière que nous l'avons dit, a commencé sa convalescence.

La séparation est encore peu de chose pour les sympathies des parents, qui se figurent que les asiles d'aliénés ne respirent que la rigueur, la dureté, la tristesse et la désolation. Il est très vrai que, pendant trop longtemps, telle fut la condition de cette classe intéressante de malades. Mais ce siècle a vu une immense réforme s'opérer dans leur sort, et le nom de leur immortel bienfaiteur Pinel doit être présent à tous les esprits et à tous les cœurs, quand on invoque les philanthropiques progrès qu'a faits de nos temps le traitement des maladies mentales. Plus de cachots, de chaînes, de brutalités inhumaines et insensées à l'égard des fous, ainsi que cela se pratiquait, ainsi que nous l'avons péniblement retrouvé en Syrie, en Égypte. Quand leur intérêt ou la sûreté de tous le commande, on les punit, on se préserve par des privations, par des entraves, et jamais par des châtiments. On a d'ailleurs en vue de leur procurer la plus grande somme de bien-être possible. Si, depuis l'illustre Pinel, les fous sont l'objet de si bienveillantes attentions dans les établissements publics, à plus forte raison doit-on trouver des soins aussi empressés dans les maisons spéciales. Il faut avoir visité les plus remarquables d'entre elles, pour se faire une juste idée de la recherche qu'on a mise pour éloigner le sentiment d'une captivité nécessaire, et pour procurer des sensations agréables aux aliénés. La capitale et ses environs renferment plusieurs de ces maisons spéciales, dont le riant aspect et la discipline humaine doivent bannir les idées sombres qu'on se fait généralemen des asiles d'aliénés. C'est une prison assurément bien sup-

portable que celle dans laquelle on a joli appartement, bonne table, billard et autres jeux, instruments de musique, bibliothèque, vastes jardins, tableaux et occupations champêtres, etc., à sa disposition. Avec cela des serviteurs attentifs, des geôliers-médecins toujours remplis de prévenances, et dont les pensées s'exercent avec une constante sollicitude sur les moyens d'amélioration de l'état de leurs pensionnaires. Il est de ces établissements particuliers dont l'étendue et la beauté ne le cèdent en rien aux plus belles habitations de campagne, et dans lesquels tout semble avoir été prévu, calculé, pour que d'incessantes sensations de plaisir appellent et attachent au monde extérieur l'aliéné qui, d'ordinaire, vit trop dans l'intérieur de lui-même. Tel est, en première ligne, l'établissement que MM. Falret et Voisin ont fondé à Vanves, près Paris, et qui occupe un rang distingué non-seulement en France, mais en Europe. Tel est le bel établissement de M. Esquirol à Ivry, et bien d'autres encore fondés dans la capitale, la banlieue, la province, et qui, sans être au niveau de ceux de Vanves et d'Ivry, sont néanmoins très remarquables.

Nous ne pouvons que le redire, la séquestration des aliénés est la mesure la plus salutaire pour leur sûreté, leur rétablissement, le repos et la sécurité des familles. Disons cependant quelque chose de ce qu'il convient de faire à ces malades, selon les périodes et les apparences du mal, pendant qu'on vit avec eux. Nous avons exprimé plus haut que la lésion cérébrale à laquelle correspondait l'aliénation pouvait s'arrêter au début, comme le dérangement naissant de tous les autres organes. Que conseilleriez-vous à l'homme dont l'estomac, journellement irrité par des boissons ou des aliments malsains, serait menacé d'une inflammation violente ? Vous changeriez son régime. Eh bien : modifier ou changer autant qu'on le peut le régime moral devient l'indication la plus pressante, lorsque des idées ou des sentiments prédominants commencent à troubler le cerveau. Malheureusement la situation n'est pas aussi favorable que pour prévenir la gastrite : car nous ne pouvons disposer que des influences extérieures, et la pensée n'est point soumise aux impressions actuelles des sens : elle fermente, indépendante des sensations, au dedans de nous-mêmes. Cependant il n'est point douteux qu'on fera une chose éclairée et utile en essayant, avec assiduité et persévérance, les moyens de diversion aux préoccupations mentales qui ont développé les premiers signes de folie. Mais beaucoup d'adresse est nécessaire pour obtenir de grands effets du précepte excellent de distraire l'esprit, et de l'exercer dans le sens opposé aux préoccupations maladives. Cette conduite réussit d'autant mieux, qu'elle paraît avoir été moins calculée. Il est désavantageux que les malades soient convaincus qu'on s'occupe obstinément de les distraire, et les distractions qui semblent s'offrir d'elles-mêmes atteignent plus sûrement le but désiré. Comme très souvent la santé physique est troublée à l'invasion de la folie, on insiste, au besoin, sur cette circonstance, pour conseiller divers moyens qui sont censés ne s'adresser qu'au corps. Avant tout, l'exercice journalier : les fonctions du système nerveux se partagent entre le mouvement, la sensibilité et l'intelligence : plus on accorde au premier, moins on laisse d'activité aux deux autres. Ainsi l'on se trouvera bien d'occuper le corps le plus possible. Les distractions mentales viennent en seconde ligne, et les plus efficaces seront celles qui auront le caractère le plus opposé aux idées maladives. Il est rare que le régime alimentaire n'ait pas aussi besoin de quelques modifications, eu égard aux symptômes d'excitation qui se manifestent particulièrement du côté de la tête. Des aliments doux, légers, principalement végétaux ; de l'eau simple, mucilagineuse ou acidulée ; des lavements, des bains tièdes des pieds et de tout le corps, conviennent au plus grand nombre, aux premiers indices de l'aliénation. Cette diète débilitante deviendrait cependant nuisible, si le sujet était d'une constitution faible et son délire triste. Il est très essentiel d'éloigner les influences qui troubleraient le sommeil, l'insomnie existant déjà et étant très défavorable.

Nous n'avons pas parlé encore du langage qu'il convenait de tenir aux aliénés au début de la folie, et c'est un point bien important. Il est très commun de voir des gens sensés, qui n'ont aucune expérience des maladies mentales, discuter avec les fous, comme s'ils n'avaient que des erreurs de jugement à rectifier ; s'étonner, s'obstiner, en voyant que leur logique rigoureuse reste sans effet, et ne change en rien les délirantes opinions du pauvre malade. Dans leur inexpérience, ils sont quelque temps à se convaincre que les malheureux rebelles à leurs discours ont le cerveau dérangé, et ne sont pas plus capables de penser et de sentir juste, que ne l'est celui qui est dans le délire aigu d'une fièvre cérébrale. Que faire donc ? ne rien dire ? Le plus souvent ; mais agir avec à-propos, fermeté, justice et bienveillance. Il est inutile de s'opiniâtrer à combattre de fausses perceptions, de faux jugements, c'est plus qu'en pure perte pour soi ; on exaspère souvent les malades. Ayez alors la patience de les laisser dire sans avoir l'air de les écouter ; ce n'est plus l'homme, c'est un automate qui parle. Ce qu'il y a de mieux à faire, c'est de détourner l'attention du fou par une combinaison adroite, ainsi qu'on le pratique pour les enfants ; la distraction réussira mieux que la réfutation des discours insensés. Mais si vous pouvez saisir des moments lucides pendant lesquels vous serez écouté, l'aliéné reconnaissant ses erreurs, ne laissez pas perdre ces occasions ; vos remarques sensées jetteront des semences de raison dans sa pauvre tête malade. Déployez alors tout ce que votre intelligence et vos sympathies vous suggéreront d'entraînant. Il est des instants où une impression juste et forte peut changer la disposition maladive du cerveau.

L'aliénation mentale, complétement déclarée et dans toute sa vigueur, réclame d'autres soins et une surveillance plus active. L'aliéné peut se nuire à lui-même, et nuire à tout ce qui l'environne ; d'où la nécessité d'une foule de prévoyances et de précautions, qui varient beaucoup, suivant les individus et les genres de délires. Comment vivre un seul instant en repos, quand on est auprès d'un maniaque furieux, d'un mélancolique suicide ou homicide, et qu'on est responsable de leurs actions ? Sans doute en les enfermant, en leur mettant la camisole de force, on pourra se mettre à l'abri de leurs excès ; mais quel temps les laissera-t-on dans cet état de réclusion et de contrainte, qui, en protégeant les assistants, leur fait un grand mal à eux-mêmes ? Et quel moment choisir pour les délivrer ? Ils vous imploreront quelquefois en méditant contre vous une horrible vengeance ; ils auront recouvré une lueur de raison pour vous rassurer ou vous attendrir, et ils abuseront sur-le-champ d'une liberté conquise par la ruse. Soyez circonspect, bienveillant, avare de punitions, mais tenez-vous sur vos gardes ; ayez des moyens en réserve pour être toujours le plus fort, et ne laissez jamais sous leurs mains d'armes offensives. Du reste, il est rare que les maniaques fassent du mal automatiquement : le plus souvent ils ont une intention morale, ils sont mus par un sentiment de vengeance dont le motif a été imaginé ou exagéré par eux. Certains hallucinés doivent être comptés parmi les plus redoutables. La voix illusoire qui leur commande le meurtre les rend facilement meurtriers.

Les fous qu'on nomme raisonnants, de la classe des monomanes, des mélancoliques, exigent une surveillance encore plus sévère que les maniaques délirants. En effet, ceux-là joignent souvent à la ténacité de leurs préoccupations morbides, qu'ils savent n'être pas approuvées, la ruse nécessaire pour en dissimuler temporairement l'existence, quand ils croient avoir intérêt à les déguiser pour atteindre leur fin plus sûrement. Mais l'homme prévenu, qui a le libre usage de toutes ses facultés, et qui connaît l'idée fixe du monomane, ne se laisse pas facilement prendre aux embûches que peut lui tendre l'astuce incomplète d'un aliéné. En accueillant d'un air de confiance les protestations de son bon sens, il ne diminue en rien la surveillance ; il a d'ailleurs mille moyens de s'assurer si la guérison est simulée ou réelle.

L'exercice, les occupations, les distractions, le régime diététique que nous avons conseillés pour l'invasion de la folie, conviennent à son traitement dans toutes les périodes. Il nous est impossible d'entrer ici dans les détails nombreux que comporterait ce sujet. Nous disons seulement que toutes les influences auxquelles peut être soumis un fou méritent d'être appréciées d'avance. Et voilà précisément pourquoi il est si difficile de les traiter convenablement dans les familles. Le défaut de discernement, d'expérience, les condescendances, les irrésolutions ou des impossibilités locales, font naître à chaque instant de nouvelles difficultés, prolongent la durée de l'aliénation, et définitivement la rendent incurable.

Le traitement de la folie ne repose pas tout entier sur l'hygiène spéciale du corps et de l'esprit : de tout temps on a eu recours à des agents curatifs d'une autre espèce. Mais que pouvons-nous dire quand nous ne parlons pas à des médecins, qui doivent seuls en régler l'emploi ? Comment oser mentionner les purgatifs, la saignée, les applications froides, les douches sur la tête, l'opium, le camphre, la digitale, le quinquina, le mercure, les dépuratifs, les exutoires, etc., moyens dont l'à-propos fait seul le succès, et qui pourraient nuire beaucoup en des mains inhabiles ?

Les signes qui annoncent le rétablissement des aliénés découlent naturellement du retour à l'ordre régulier de leurs facultés intellectuelles, morales et affectives. Leurs idées fausses ont disparu, leurs sentiments se montrent ce qu'ils étaient avant et ce qu'ils doivent être. Ils se rappellent souvent, avec tristesse et une espèce de honte, l'état dont ils sont heureusement sortis. Ils ont besoin d'encouragement, de consolations. Les voyages, quelquefois convenables dans le cours même de la folie, ont un succès plus marqué pour en assurer la convalescence. Du reste, il ne faut point se hâter de prononcer la guérison : nous avons déjà prévenu que la folie pouvait avoir et des intervalles lucides et de longues intermittences. Il est prudent d'observer la convalescence bien franche pendant au moins un ou deux mois, et de ne jamais oublier par la suite (à cause des précautions qui se lient à ce souvenir), que la rechute est plus facile qu'une première atteinte... (*Voir, pour des dé-*

tails plus circonstanciés et relatifs à la fo-
lie, les articles DÉMENCE, MANIE, MONO-
MANIE, MÉLANCOLIE, SUICIDE.)

FOMENTATION. On appelle ainsi les
linges ou les pièces de laine ou de flanelle imbibés de liqueurs émollientes,
aromatiques ou spiritueuses, que l'on
applique sur certaines parties du corps
pour satisfaire à diverses indications thérapeutiques. Les fomentations *émollien-*
tes avec l'eau de guimauve ou de sureau
ont une action fort analogue à celle des
cataplasmes, mais sont moins lourdes et
plus faciles à supporter. Il faut avoir
soin seulement de les renouveler plus
souvent et de prendre quelques précautions propres à conserver la chaleur et
l'humidité. La meilleure consiste à recouvrir la pièce de flanelle qui sert de
fomentation, d'une autre pièce de taffetas gommé, maintenue elle-même avec
un mouchoir, une serviette ou une
bande, suivant la partie sur laquelle on
l'applique. Les fomentations doivent être
renouvelées à peu près toutes les trois
heures.

FONDEMENT. *Voy.* ANUS.

FORCE. On prend le plus généralement pour indice de la force, le développement de la puissance musculaire;
mais, entendue ainsi, il ne faut pas
croire que la force s'allie toujours avec
une santé parfaite et à l'abri de tout
dérangement; au contraire, beaucoup
de ces gens robustes et sanguins, qui
semblent doués d'une vigueur à toute
épreuve, sont très sujets à devenir malades et malades sérieusement, pour peu
qu'ils se livrent aux écarts qu'un penchant naturel leur fait assez volontiers
rechercher. La force de résistance vitale, suivant l'heureuse expression de
l'école de Montpellier, est toute différente de cette force musculaire et sanguine qui fait les athlètes, mais non
pas toujours les gens sains et bien portants. Un tempérament bien équilibré,
le fameux *temperamentum temperatum*
des anciens, est de beaucoup préférable;
mais il n'est pas très commun dans nos
habitudes de civilisation corrompue.
Un célèbre physiologiste a prétendu
que l'homme vivant était dans un état

de lutte perpétuelle avec tout ce qui
l'entoure; il est certain que, dès que le
corps est privé de vie, l'action de l'air,
de l'humidité, de la chaleur et de toutes les autres causes de dissolution qui
existent dans la nature, a bientôt amené
la décomposition et la dissociation des
divers éléments qui le composent. Suivant que ces éléments sont liquides,
gazeux ou terreux, ils se volatilisent,
s'écoulent ou se déposent, par une sorte
d'analyse naturelle; mais c'est là n'envisager qu'une des faces de la question.
Dieu a doué l'homme non-seulement
d'une force de résistance qui s'oppose
à l'action nuisible des agents extérieurs,
mais encore d'une force d'assimilation
et d'association qui fait qu'il s'approprie
ces éléments qui l'environnent, et que
tous deviennent plus ou moins, pour lui,
des agents d'entretien et de conservation, bien loin d'être des causes de destruction. Ainsi, l'air qu'il *respire* va revivifier dans le poumon le sang, qui,
dans l'acte de la circulation, a perdu
une partie de ses qualités; la chaleur
qui l'entoure entretient les fonctions de
la peau, et l'économie a, dans la transpiration, une ressource puissante contre une température trop élevée, de
même que la force de réaction qui
surgit de l'activité organique sait repousser les atteintes d'un froid trop rigoureux. Tant que la santé se maintient,
c'est plutôt une action de conservation
que de destruction qu'exercent sur
notre corps les divers agents qui nous
environnent; seulement il faut savoir
user sobrement de ces agents, et s'armer, au besoin, des moyens de préservation indiqués par les circonstances.
Dans l'état de maladie, les forces sont
tantôt diminuées, tantôt exaltées et tantôt perverties. Par le fait même de cette
apparence, souvent trompeuse, qui porte
à juger de l'état des forces par celui de
l'énergie musculaire, les personnes
étrangères à l'art ont de la peine à se
persuader qu'un malade, *affaibli* par
une inflammation fébrile du poumon,
sera *fortifié* par une saignée; qu'un
autre, abattu par les souffrances et les
évacuations d'une irritation d'entrailles,
sera relevé par la diète et les sangsues.....
et c'est ce qui fa qu'on trouve souvent, dans les personnes peu éclairées,

tant de répugnance à se soumettre, en pareil cas, aux ordonnances du médecin, seul appréciateur compétent de l'état de *force* ou de faiblesse du malade. Nous n'en dirons pas davantage sur ce sujet, satisfaits d'avoir indiqué l'écueil où viennent trop souvent échouer des soins dirigés par une charité mal entendue. (*Voy.* le mot FAIBLESSE.)

FORGES. Bourg situé en Normandie, à neuf lieues de Rouen et à vingt-cinq de Paris. C'est un lieu plein de ressources et d'un séjour agréable; Louis XIII s'y rendit, en 1632, conjointement avec Anne d'Autriche et le cardinal de Richelieu. Les trois sources d'eaux minérales tirent leur nom actuel de ces illustres personnages.

Les eaux de Forges sont toutes également froides, rouillées et irisées à leur surface; toutes contiennent des dépôts ocreux, jaunes et rouges. La source de la *Reinette* charrie, en outre, des flocons jaunâtres dont la quantité augmente au lever du soleil, avant son coucher, et lorsqu'il doit faire de l'orage ou pleuvoir abondamment. Elles sont inodores, limpides, plus pesantes que l'eau ordinaire, et offrent un goût de fer assez marqué; l'impression en est d'abord fraîche et astringente.

Ces eaux contiennent des carbonates de chaux, de fer, des chlorures de sodium et de magnésium, du sulfate de magnésie, un peu de silice et du gaz acide carbonique. La source dite la Cardinale est la plus chargée de fer et de principes solides; c'est aussi la plus gazeuse des trois, elle contient par pinte d'eau ou un kilogramme en poids, quatre grains de sel environ, dans lequel total le fer n'entre guère que pour un grain. La source de la Reinette ne contient, pour la même quantité de liquide, qu'un grain et demi de sels, dont le fer ne forme que la douzième partie tout au plus.

Les eaux de Forges sont toniques et apéritives, suivant le style des vieux médecins; elles sont surtout emménagogues, c'est-à-dire qu'elles favorisent l'écoulement des règles. On les conseille dans l'atonie de l'estomac, les fleurs blanches et les pâles-couleurs; elles conviennent, en général, dans tous les flux chroniques. Lépecq de la Cloture les employa avec succès contre les diarrhées sans fièvre qui régnèrent épidémiquement en 1768; il les conseillait aussi dans quelques hydropisies et contre l'œdème.

Leur influence est telle sur quelques fonctions importantes, ainsi que dans certaines infirmités des femmes, qu'on peut leur accorder de favoriser *indirectement* la fécondité; toutefois, quant à la stérilité d'Anne d'Autriche, ou à l'impuissance de son royal époux, guéris, dit-on, par ces eaux, nous croyons que le fait mérite quelque restriction. Louis XIII, il est vrai, était marié depuis dix-huit années (en 1614), lorsqu'il fut à Forges; mais Louis XIV n'est venu au monde que six ans après, en 1638. Dès lors n'est-il pas permis de revendiquer aux eaux de Forges les honneurs de cette tardive paternité?

Ces eaux ne sont avantageuses, ni contre la goutte, ni contre le scorbut, ni dans les maladies de poitrine; il faut en défendre l'usage aux personnes pléthoriques atteintes d'une inflammation, ou que menace le retour d'une hémorrhagie. On ne les emploie qu'en boisson, jamais en bains. C'est toujours par la source de Reinette que l'on commence, et à la dose de deux verres matin et soir; on passe ensuite à la source Royale, et, au bout de quelque temps, à la Cardinale, qui est, comme nous l'avons dit, la plus énergique des trois. Toutefois, beaucoup de malades ne font usage que de la Reinette; on peut en boire au repas aussi bien que dans l'intervalle.

Les eaux de Forges peuvent se transporter au loin; mais il faut avoir la précaution de ne les puiser aux sources qu'avant ou après le lever du soleil.

FOSSES NASALES. On donne ce nom à deux vastes cavités placées derrière le nez, communiquant avec l'arrière-gorge, par deux ouvertures assez étendues. Elles peuvent être le siége d'un assez grand nombre d'altérations, dont quelques-unes ont beaucoup d'importance.

Et d'abord elles peuvent communiquer avec la cavité de la bouche, ce qui forme un des degrés avancés du bec de lièvre, comme nous l'avons vu en parlant de cette maladie. D'autres fois, les deux fosses nasales n'en forment qu'une seule. Enfin, elles peuvent manquer l'une et l'autre; de là la réunion des deux orbites en un seul, et souvent même la fusion des deux yeux, d'où résulte le vice de conformation, si singulier, que l'on a désigné sous le nom de cyclopis, par allusion à la fable si connue des cyclopes.

Les maladies les plus ordinaires des fosses nasales sont l'inflammation de la membrane qui les revêt, l'hémorrhagie, les ulcères de cette membrane, les corps étrangers, enfin les polypes.

L'inflammation des fosses nasales est aussi désignée sous le nom de coryza, et plus vulgairement sous celui de rhume de cerveau. Cette dernière expression étant consacrée par l'usage, nous l'adopterons, et nous y renvoyons ce que nous avons à dire sur ce sujet. (*Voy.* RHUME DE CERVEAU.)

L'hémorrhagie des fosses nasales est également fort commune : on la connaît sous le nom d'épistaxis; dans le monde, elle est plus connue sous celui de saignement de nez. (*Voy.* HÉMORRHAGIE.)

Nous dirons quelques mots ici des corps étrangers, des ulcères et des polypes.

Les corps étrangers qu'on trouve dans les fosses nasales sont, le plus souvent, des noyaux, des pois, des haricots, que les enfants y introduisent en jouant. Comme ces corps ont la propriété d'absorber l'humidité et d'augmenter de volume, il devient quelquefois difficile de parvenir à les extraire. On a cité le cas d'un jeune enfant, dans les narines duquel s'était introduit un pois qui y avait germé et poussé dix à douze racines. Il y a quelques années, nous fûmes appelés pour un cas assez embarrassant de corps étranger, introduit dans les deux fosses nasales. Une jeune fille s'était introduit dans les fosses nasales, pendant son sommeil, une aiguille enfilée d'un fort long morceau de fil. L'aiguille, qui était piquée dans l'oreiller, fut aspirée et pénétra la tête la première. La jeune fille, réveillée par la sensation qui résulta du passage du corps étranger, tira le fil qui sortait par la narine. L'aiguille se fixa par sa pointe, dans la pa-roi inférieure de la fosse nasale, tandis que sa partie postérieure appuyait avec force contre une anfractuosité de la paroi interne, de sorte que les tractions opérées sur le fil enfonçaient davantage la pointe de l'aiguille. On ne pouvait la dégager en portant la tête de l'aiguille en arrière; car elle était elle-même fixée. Nous ne pûmes arriver à extraire le corps étranger, qu'en courbant sa partie moyenne avec une pince, ce qui permit de dégager ses deux extrémités.

On croyait autrefois, et l'on croit encore aujourd'hui dans le monde, que des insectes peuvent s'introduire dans les fosses nasales, et de là se faire jour dans le crâne. Aucune observation bien certaine ne prouve la possibilité d'un pareil fait.

On a profité, dans des intentions criminelles, de la proximité du cerveau pour introduire dans les fosses nasales des corps vulnérants, destinés à blesser cet organe. Trop souvent des infanticides ont été commis de cette manière. C'est un crime bien maladroit, puisque rien n'est plus facile que de le reconnaître : on ne pouvait compter sur l'impunité que dans le temps où l'on prononçait en médecine légale sans faire les autopsies. Aujourd'hui c'est un crime beaucoup plus rare.

Les *ulcères* des fosses nasales sont ou simples et bénins, ou putrides et malins : ces derniers portent aussi le nom d'ozène. Les premiers n'ont rien de particulier : ils sont en général produits par des causes externes, des contusions, des déchirures de la membrane interne du nez. Une des causes les plus ordinaires de ces ulcères est la mauvaise habitude où sont les malades d'introduire le petit doigt dans la narine pour arracher le mucus séché qui s'y trouve. Des lotions émollientes, et le soin de s'abstenir de toute pratique excitante, suffisent pour amener la guérison.

Les ulcères putrides sont, au contraire, une maladie fort sérieuse et des plus insupportables, par l'odeur fétide qu'ils exhalent. Cette infirmité repoussante éloigne les malades de la société de leurs semblables, et les isole au milieu du monde qui les entoure. Du reste, la maladie est mal connue, dans ses symptômes et dans ses altérations, parce qu'elle est rare et a été peu observée. Le traitement en est entièrement empirique. Nous ne nous y arrêterons pas.

Les polypes du nez sont loin d'être rares; ils forment deux variétés fort distinctes. Les uns sont mous, gélatineux, formés par un tissu lâche, contenant un liquide dans les mailles : on les nomme muqueux; d'autres sont durs, résistants, d'une couleur rouge : on les désigne sous le nom de fibreux ou de sarcomateux. Ces derniers sont beaucoup plus graves que les polypes muqueux : outre le volume énorme qu'ils peuvent prendre, ils jouissent de la fâcheuse propriété de devenir cancéreux. Les ravages qu'ils causent sont terribles, et il n'est point d'organe qu'ils ne finissent par détruire. Nous nous rappelons le cas d'un jeune homme de vingt-deux ans, chez lequel un polype fibreux du nez avait envahi les deux fosses nasales, la gorge, l'orbite, et s'était étendu jusque dans le crâne. On conçoit tout ce que l'on doit craindre de semblables végétations. Aussi doit-on chercher à les enlever avant qu'elles n'aient pris un grand développement et causé d'irrémédiables ravages. De plus, il leur arrive quelquefois de donner lieu à des saignements de nez fort difficiles à arrêter, et qui même ont amené la mort dans quelques cas. Deux moyens sont le plus habituellement employés pour enlever les polypes des fosses nasales : l'arrachement et la ligature. Celle-ci consiste à passer autour du pédicule du polype un fil métallique, que l'on serre jusqu'à ce que ce corps soit séparé; mais ce moyen est souvent impossible : presque toujours il est fort difficile à exécuter, et la réussite en est douteuse. L'arrachement convient dans un bien plus grand nombre de cas, aussi est-ce le procédé le plus employé : il consiste à saisir le polype avec des pinces à mors très solides, et à l'arracher en tordant les parties qui le fixent aux parois des fosses nasales. Les inconvénients de ce moyen sont : la douleur qu'il cause, et l'hémorrhagie, souvent excessive, qui en est la suite.

FRACTURES. (De *frango*, je casse.) Solution de continuité d'un ou de plusieurs os, produite en général par une cause externe, mais qui cependant peut quelquefois être déterminée par une contraction violente et subite des muscles.

L'étude des fractures forme une des parties les plus importantes de la chirurgie, tant à cause de la fréquence de leurs accidents, qu'à cause des suites fâcheuses qu'elles peuvent avoir pour les blessés, si un traitement convenable n'est pas appliqué. Disons aussi que c'est une des portions de l'art chirurgical qui demande le plus de soins et les connaissances les plus précises. Et cependant, presque toujours, loin des grandes villes, le traitement des fractures est confié à des empiriques nommés rebouteurs, jouissant, dans le pays, d'une réputation incontestée. Ni les insuccès, ni les difformités, ni même les mutilations d'un grand nombre de ses malades, ne peuvent porter atteinte à la gloire du rebouteur. S'il ne réussit pas, c'est que le succès était impossible, et chacun en prend son parti. Qu'au contraire, un médecin n'obtienne pas une cure parfaite, sans examiner les causes de cet insuccès, sans tenir compte de l'indocilité du malade, de la complication de la fracture, immédiatement on le taxe d'ignorance; et il doit se trouver heureux, si on ne le traîne pas devant les tribunaux, pour lui demander des dommages et intérêts, comme nous en avons vu un récent exemple. Le public devrait bien se persuader que toute l'adresse manuelle d'un individu, toute l'habitude qu'il peut avoir, ne peuvent suppléer à des connaissances anatomiques précises. Et la seule considération que ces empiriques n'emploient qu'un seul et même procédé pour tous les cas, devrait suffire pour faire connaître combien cette manière de faire est ridicule, puisque jamais deux cas de fracture ne sont exactement semblables.

Les fractures peuvent être multiples, c'est-à-dire, occuper plusieurs os à la fois ou plusieurs portions du même os; le plus ordinairement elles sont uniques. Celles des membres sont beaucoup plus communes que celles des autres parties. Il est quelques circonstances qui favorisent la production des fractures : telles sont la vieillesse, la maigreur considérable, la fragilité maladive des os dans le rachitis et le cancer, quelquefois la goutte, le scorbut et la syphilis. On a dit que le froid avait une influence sur la production des fractures. Il est vrai que les fractures sont plus communes l'hiver et dans les temps froids, mais c'est seulement parce que les causes des chutes sont plus multipliées à cette époque de l'année.

Les fractures peuvent être produites directement par le choc d'un corps, tel qu'un bâton, une pierre, etc. D'autres fois, l'os se trouve pressé par les deux extrémités, de manière que ses courbes naturelles sont exagérées; il se rompt à l'endroit le plus faible; c'est ainsi qu'agissent la plupart des chutes. En tombant sur le pied, un individu se casse la cuisse; c'est que le fémur (os de la cuisse), se trouvant pressé entre le poids du corps, d'une part, et la résistance du sol de l'autre, a sa courbure naturelle augmentée, et sa résistance n'étant pas suffisante, il cède à son point le moins fort, c'est-à-dire à la réunion de son tiers inférieur avec les deux tiers supérieurs. La même chose s'applique aux os de la jambe et du bras.

Nous avons dit que, dans quelques cas, des fractures ont été produites par des contractions musculaires. Le plus souvent l'accident est arrivé, parce que l'os était altéré, et qu'alors il a suffi du moindre effort pour amener la solution de continuité. Cependant on cite des observations de fractures par efforts musculaires chez des individus sains. Botentuit rapporte qu'un jeune homme se cassa le bras en frappant un volant avec la raquette. Le docteur Chamseru a vu un enfant qui s'était cassé le bras en lançant une pierre. Un homme très fort, voulant donner un coup de poing à un camarade, et ayant manqué son adversaire, se cassa le bras. Il serait facile de multiplier les exemples.

Les premiers effets qui résultent d'une fracture sont : l'impossibilité de se servir du membre fracturé, une douleur plus ou moins vive, une déformation de la partie, un changement dans la direction du membre, une mobilité contre nature sur le trajet d'un os, enfin une sensation toute particulière, que l'on obtient en faisant frotter les fragments l'un contre l'autre, sensation désignée sous le nom de crépitation.

Rien ne semble si facile, au premier aspect, que de reconnaître une fracture; et, dans le plus grand nombre des cas, cela est vrai. Quelquefois, au contraire, cela devient une des plus grandes difficultés de la chirurgie; on peut même se trouver dans l'impossibilité de la résoudre. Cela tient surtout au gonflement inflammatoire des parties, qui se développe quelques heures après l'accident, qui augmente pendant les premiers jours, et qui persiste quelquefois pendant assez longtemps pour rendre inutiles tous les efforts de l'art. Or, c'est une difficulté qui ne peut se présenter que par l'incurie et la négligence des malades. Trop souvent les blessés et les personnes qui les entourent ne se décident à appeler un médecin, que lorsqu'ils voient apparaître des accidents qui les effraient; et le gonflement énorme qui survient quelquefois est bien de nature à inspirer des craintes. Alors le médecin a les mains liées, il ne peut agir avant que l'inflammation soit tombée; et, d'un autre côté, elle est des plus opiniâtres, puisqu'elle est entretenue par l'état des parties contuses et fracturées, et que les fragments agissent comme une épine toujours présente pour la ranimer. Nous ne pouvons donc trop insister près des gens du monde, sur l'indispensable nécessité où ils sont de faire appeler un médecin, dès qu'il peut y avoir quelque crainte de fracture; car c'est le moyen non-seulement de rendre facile la constatation du mal, mais encore de mettre le médecin à même de prévenir ou de modérer le gonflement et l'inflammation consécutifs.

Parmi les signes de fracture que nous avons énumérés plus haut, il n'en est pas un seul qui caractérise spécialement cette lésion. Ils sont presque tous communs à la contusion ou à la luxation : ce n'est que sur leur réunion qu'on peut établir son jugement. Ainsi le gonflement, la douleur, l'impossibilité d'exercer des mouvements, le raccourcissement et la déformation appartiennent aussi bien aux luxations qu'aux fractures. Il est cependant de la plus haute importance d'établir la nature de la maladie, puisque le traitement est fort différent, et que la moindre erreur aura pour résultat de laisser le malade estropié.

La réunion des os fracturés se fait en général très lentement : ce n'est guère qu'au bout de quarante jours que la cicatrice, que l'on nomme cal, présente quelque solidité. Si l'os est destiné à supporter un poids considérable, comme cela arrive pour les os de la jambe, ce n'est guère qu'au bout de trois mois qu'on peut compter sur la consolidation suffisante. Du reste, il est une foule de circonstances qui font varier la durée de temps nécessaire à la formation du cal. Et d'abord, la disposition des fragments, lorsqu'ils ne sont pas parfaitement affrontés, qu'ils ne se touchent que par un point de leur circonférence, ou lorsqu'ils sont fort obliques par rapport l'un à l'autre, on conçoit qu'il faut un temps très long pour donner à la cicatrice la solidité nécessaire. Quelquefois c'est un état particulier de l'économie qui s'oppose à la réunion. Ainsi un célèbre chirurgien anglais, Adanson, cite l'observation d'une femme chez laquelle une fracture de jambe ne se consolida pas pendant plusieurs mois que dura sa grossesse : la guérison se fit promptement après l'accouchement.

Il est aussi des circonstances locales qui peuvent compliquer les fractures et en augmenter beaucoup la gravité. Les organes voisins de l'os brisé peuvent être atteints : cela s'observe très fréquemment dans les fractures des os du crâne, de la poitrine ou des hanches ; et c'est cette même lésion des viscères qui fait tout le danger de ce genre d'accidents. La fracture n'est plus qu'une lésion bien secondaire. D'autres complications sont les contusions des chairs qui environnent les os brisés, les plaies des parties molles, produites par la cause fracturante, ou par l'un des fragments, habituellement par le supérieur ; la déchirure d'une grosse artère, ou d'une grosse veine, ou d'un tronc nerveux volumineux ; la multiplicité des fragments et des esquilles, et enfin la luxation de l'une des extrémités de l'os brisé.

Avant de passer au traitement, arrê-

tons-nous sur ce qu'il y a à faire avant l'arrivée du médecin dans un cas de fracture reconnue ou présumée.

La manière de relever et de transporter les blessés est si importante, que nous croyons utile d'entrer dans quelques détails sur la conduite à tenir en pareil cas. « Lorsque la fracture occupe un des membres supérieurs, le malade peut, sans aucun secours, se transporter du lieu de l'accident à celui où il doit être pansé : il maintient avec le membre sain celui qui est malade, on le place dans une écharpe pour l'empêcher de ballotter. Il peut encore seul venir chercher du secours lorsque la fracture occupe quelques-uns des os de la face. Mais il n'en est par de même lorsque la lésion affecte les os du crâne, parce qu'alors il y a presque toujours en même temps commotion au cerveau, parce que la marche est alors impossible. Dans tous ces cas, le malade doit être relevé et transporté. Presque toujours ce sont des personnes étrangères à l'art qui se chargent de ce soin, et il est rare que, privées des lumières nécessaires, ces personnes n'occasionnent pas quelque préjudice au malade. En effet, pour le relever, ou elles ne tiennent aucun compte du membre fracturé, ou celui-ci est saisi seulement par une de ses extrémités et soulevé plus ou moins rudement, et il résulte de ces deux causes de grands mouvements des fragments l'un sur l'autre, et une augmentation manifeste du déplacement et de la douleur.

« C'est quelquefois à dos d'homme ou sur une chaise ; à l'armée, c'est souvent sur un fusil, qui sert de siége, que le transport se fait ; et, pendant tout le trajet, le membre fracturé est abandonné à son poids, et obéit à toutes les impulsions que lui imprime une marche plus ou moins pénible et irrégulière. Il en est de même lorsque quatre hommes prennent le blessé chacun par un membre, soit que le membre fracturé soit saisi seulement près du tronc, et la partie qui tient au fragment inférieur abandonnée à elle-même, soit que cette partie ait été elle-même saisie par une cinquième personne, parce qu'il est très difficile qu'un si grand nombre d'individus combinent tellement leurs mouvements, qu'il n'en résulte aucun déplacement entre les fragments.

» On évite une grande partie de ces graves inconvénients lorsque l'on transporte le malade sur un brancard, et de là sur son lit. Il résulte de tout ceci que, dans la plupart des cas, lorsque le chirurgien est appelé près du malade, il trouve le déplacement, la difformité, la douleur et l'irritation singulièrement augmentés par le genre de secours qui ont été administrés. » (*Dictionnaire de Médecine et de Chirurgie pratique, article* Fracture.)

Nous ne saurions trop insister, près des gens du monde, sur l'importance de ces remarques ; et le chirurgien n'a que trop souvent occasion de déplorer les suites de l'ignorance et du peu de soins des personnes qui portent aux blessés les premiers secours. Aussi serait-il à désirer qu'on laissât les malades couchés par terre, sur le lieu de leur chute, et qu'un homme de l'art fût appelé pour diriger toutes les manœuvres convenables pour relever le blessé. Nous ne saurions mieux faire que d'emprunter le passage suivant au savant professeur qui nous a fourni la première citation :

« A moins que les vêtements ne soient assez minces pour permettre de constater la fracture et dans quel état se trouve la partie, on doit commencer par mettre la partie à découvert, non pas en retirant les vêtements et les chaussures entiers, mais en les coupant préalablement sur place avec des ciseaux. On constate l'existence de la fracture. Lorsque le médecin l'a reconnue, il saisit d'une main la partie du membre qui tient au fragment le plus mobile, c'est-à-dire à l'inférieur, tandis que de l'autre, il embrasse fortement celle qui comprend l'autre fragment, qu'il fixe aussi solidement. Alors il tire sur la partie mobile, qu'il redresse et qu'il replace autant que possible dans ses rapports naturels. Il ordonne aux personnes qui l'assistent de relever le blessé et de le placer sur le brancard, et, continuant toujours de maintenir les fragments dans un rapport exact, il accompagne le membre jusqu'à ce qu'il soit convenablement déposé sur un oreiller. De cette

manière, on évite au malade toutes les douleurs qui résultent du déplacement des fragments et des mouvements qui pourraient leur être imprimés. S'il s'agit d'une fracture de cuisse, le chirurgien ne pourra que difficilement saisir le membre au-dessus et au-dessous de la fracture. Alors il charge un aide de fixer le bassin, tandis que lui-même saisit à deux mains le membre près du genou pour l'allonger et l'étendre autant que possible ; et il cherche à combiner ses mouvements avec ceux de cet aide, de manière à ce qu'il en résulte le moins de déplacement possible. Du reste, la meilleure manière de prendre et de relever le blessé est celle-ci : il faut qu'il entoure de ses deux bras le cou d'un aide fort et vigoureux, qui le tient lui-même à bras le corps ; un autre aide embrasse le bassin (les hanches), et un dernier s'empare du membre sain, tandis que le chirurgien se charge du membre fracturé. A un signal de celui-ci, le malade est enlevé : on glisse le brancard au-dessous de lui, et l'on n'a qu'à le poser dessus : le membre sera placé dans la demi-flexion. Pour une fracture de cuisse, les oreillers devront former un double plan incliné de bas en haut depuis la fesse jusqu'au jarret, et du haut en bas depuis le jarret jusqu'au talon. Pour une fracture de jambe, les oreillers formeront un plan horizontal. Il sera bon aussi, pour arrêter les mouvements qui pourraient être imprimés pendant le transport, de placer autour de la fracture une simple cravate nouée, ou un bandage roulé avec des attelles légères, en carton ou en bois. Cette précaution devient surtout de la plus haute importance quand la fracture est comminative ou à plusieurs fragments. » (*Dictionnaire de Médecine et de Chirurgie pratique, huitième volume, pag.* 398, *article* Fracture.) Il faudra autant que possible éviter le transport dans des lieux escarpés et à terrain inégal, et surtout dans des escaliers. Lorsqu'il faut descendre rapidement, la tête du malade doit être tournée en avant, afin que le poids du corps ne se reporte pas sur l'endroit fracturé. Les pieds, au contraire, seront dirigés en avant lorsqu'il s'agira d'une montée un peu rapide.

L'opération de placer le blessé dans

son lit se fait dans le même ordre et avec les mêmes précautions que lorsqu'il s'agit de le mettre sur le brancard.

Le lit destiné aux personnes affectées de fractures doit présenter certaines conditions particulières; car il ne peut être refait qu'à de longs intervalles, et ne doit pas s'affaisser et se déformer sous le poids du corps. Il faut donc en exclure les lits de plume et les matelas de laine; les sommiers de crin sont les plus convenables pour cet usage. Le lit devra être fait sur un plan bien horizontal, afin que le malade ne glisse pas vers les pieds. On aura soin aussi de ne pas placer sous la tête et sous les épaules des oreillers trop épais, qui placeraient les malades comme assis dans leur lit. On fera attacher au plafond une corde qui descend à portée du malade, et on la termine par une poignée de bois. Cette corde lui est très commode pour se soulever et satisfaire à ses besoins. Tous ces petits détails sont fort importants; ils ont une grande influence sur l'heureux résultat du traitement, et on ne saurait y donner trop d'attention.

Le repos est absolument indispensable pendant tout le temps que dure le traitement. Sans cela, les fragments éprouvent de continuels changements de rapports, et la consolidation devient impossible. Du reste, il est une foule d'inventions destinées à faciliter le changement de linge et même de lit des blessés: les plus connus sont les lits mécaniques de Daujon. Leur plus grand inconvénient et leur prix élevé. Ce n'est guère que dans les hôpitaux qu'on les a tout disposés sous la main. Aussi sont-ils assez rarement employés, et un lit bien fait nous paraît préférable à toutes ces machines compliquées.

Dans la pratique de la ville, les malades sont en général entourés d'oreillers d'édredon ou de plume: ils ont l'inconvénient de s'échauffer beaucoup, de s'affaisser presque indéfiniment; il serait beaucoup préférable d'employer des coussins de balle d'avoine, dont on peut changer souvent le contenu. On devra avoir soin de ne pas les remplir, sans quoi ils deviennent fort durs, et ne peuvent s'adapter à la forme des parties.

Le traitement des fractures représente trois choses à faire: réduire la fracture,

c'est-à-dire, remettre les parties dans leurs rapports naturels; maintenir la fracture réduite, c'est ce que l'on cherche à obtenir par le moyen des bandages et appareils; enfin, prévenir et combattre les accidents qui se développent.

Il ne peut être question ici de donner la description des manœuvres au moyen desquelles on remplit la première indication, ou des différentes espèces de bandages qui servent à remplir la seconde: ce sont des détails tout techniques, qui ne peuvent être destinés qu'à des médecins. Nous n'avons donc pas à nous en occuper. Qu'il nous suffise de quelques mots sur les précautions à prendre après la consolidation de la fracture. Lorsqu'elle siége aux membres inférieurs, ce n'est qu'avec les plus grands ménagements qu'on enlèvera l'appareil; on maintiendra encore pendant une huitaine de jours un bandage roulé autour du membre, puis on le laissera pendant quelques jours tout à fait libre, mais sans permettre au malade de le lever. Les premiers jours il restera assis, et ce n'est que plus tard qu'on lui permettra de tenter quelques pas, appuyé sur des béquilles: chaque jour le chirurgien devra examiner avec le plus grand soin le membre malade, pour voir si les efforts musculaires ne produisent pas un changement de direction. Au moindre signe de déviation, il ne faudrait pas hésiter à réappliquer l'appareil.

On doit, avant tout, prendre les plus grandes précautions pour que les malades ne fassent pas de chutes: il suffirait alors d'un effort peu considérable pour reproduire la fracture. Aussi, lorsque le malade ne peut être conduit par une ou deux personnes, vaut-il mieux le placer dans un appareil à roulettes, semblable à ceux qui sont destinés aux enfants qui apprennent à marcher, et qui offrent l'avantage de soutenir le corps sous les aisselles, et même de permettre de s'asseoir, plutôt que de lui confier des béquilles, qui, le plus souvent, deviennent des causes de chute pour des personnes inhabiles à s'en servir. Nous avons eu occasion d'observer d'assez nombreux accidents produits par des béquilles.

Les accidents qui sont la suite du traitement des fractures sont: la gêne des mouvements, la difformité du membre, enfin la formation d'eschares gangréneuses sur différentes parties du corps. La gêne des mouvements tient à deux causes différentes : premièrement à l'atrophie, à la diminution du volume des muscles qui ont été comprimés depuis longtemps, mais surtout à l'immobilité qu'ont dû conserver les articulations voisines pendant tout le temps du traitement. En général, cette raideur persiste assez longtemps, et ce n'est que par l'exercice qu'on la voit disparaître.

On hâte ce moment par l'emploi des bains mucilagineux et de quelques eaux minérales, spécialement des bains de Saint-Amand. La formation d'eschares gangréneuses tient à ce que le malade est obligé de garder la même position pendant longtemps, et à ce que les parties saillantes, comprimées continuellement par le poids du corps, finissent par se modifier. Du reste, cet accident ne s'observe guère que chez les individus affaiblis, très maigres ou très âgés.

Il arrive quelquefois, par suite de l'indocilité du malade, ou la mauvaise direction du traitement, que la fracture ne se consolide pas, et que chacun des fragments se cicatrise à part et reste mobile sur l'autre. C'est ce que l'on nomme une fausse articulation. Au membre supérieur, une fracture non consolidée n'est guère qu'un inconvénient, c'est une infirmité véritable quand elle siége aux membres inférieurs; car ceux-ci, étant destinés à servir de support, ne peuvent plus remplir leurs fonctions; et alors il faut recourir à des traitements longs, à des opérations douloureuses, pour remédier à cet accident. Le traitement de ce genre de maladies est une des conquêtes de la chirurgie moderne.

Enfin, il est des fractures qui s'accompagnent de désordres tels, qu'elles nécessitent l'amputation immédiate, les malades devant succomber à la gravité des accidents qui en seront la suite. Dans cette catégorie se trouvent la plupart des fractures par armes à feu. C'est une chose vraiment effrayante que de voir se développer une série de symptômes terribles pour une fracture en apparence bien peu grave. Aussi, combien de chirurgiens hésitent à proposer les amputations qui ne paraissent pas justifiées, et ont plus tard à regretter cette faiblesse, lorsque les accidents ont paru et ne permettent plus de recourir à l'opération, qui offrirait cependant la seule chance de salut! Maintenant que l'expérience a prononcé, que la question a été complétement résolue par des faits malheureusement trop nombreux, il est du devoir du chirurgien de ne pas hésiter à pratiquer l'amputation, comme il est du devoir des blessés et des personnes qui l'entourent de ne pas se jeter dans un système de temporisation funeste.

Ces généralités sur les fractures nous semblent suffisantes pour un ouvrage comme celui-ci : entrer dans le détail de chaque fracture, c'eût été dépasser notre but, puisque, nous l'avons dit ailleurs (Introduction, page 7), nous n'avons point voulu initier le public aux dogmes d'une science dont les abords sont difficiles et laborieux, mais seulement mettre à sa disposition des connaissances qui puissent lui être utiles.

FRELATÉ (VIN). *Voy.* ce dernier mot.

FRICTION. Les frictions avec la main nue, ou avec une flanelle, ou du coton, imprégnés de liquides spiritueux; avec une brosse, avec un linge chaud, etc., sont un puissant moyen de rubéfier la peau et d'y appeler les fluides qui se portaient vicieusement dans d'autres parties. On frictionne avec succès les parties inférieures du corps chez les enfants dont les reins et les jambes sont faibles, les filles et les femmes dont les règles viennent mal, les vieillards dont les membres inférieurs ont de la disposition à l'enflure, etc. Souvent les frictions et le massage soulagent les douleurs rhumatismales, les crampes, etc. C'est un moyen simple, et par cela même trop peu apprécié, quoique, de fait, il devienne souvent très efficace. (*Voy.* les mots LINIMENT ET ONCTIONS.)

FRISSON. Un sentiment de froid, accompagné de pâleur et de constriction de la peau, qui se hérisse de cette foule de petits points saillants qui la font ressembler à la chair ou mieux à la peau d'une poule plumée, caractérise le frisson. S'il est intense, le tremblement des membres et le claquement des dents viennent s'y joindre. Le frisson marque le début d'un grand nombre de maladies fébriles : chez les blessés, il est toujours l'indice de quelque complication fâcheuse; on le voit survenir dans l'indigestion, l'hémorrhagie intérieure, et dans beaucoup d'autres cas encore. Pour combattre le frisson, l'instinct seul indique le coucher dans un lit chaud et bien couvert, l'apposition de serviettes chaudes sur le corps, d'un fer échauffé, ou d'une bouteille d'eau chaude enveloppée d'un linge, aux pieds du malade, l'usage d'une boisson légèrement excitante, telle que le thé, par exemple.

FROID. On trouvera aux mots CHALEUR ET ASPHYXIE par le froid, les principaux effets produits sur l'économie par l'action du froid. Le froid, avait dit Hippocrate, est l'ennemi des nerfs : il est certain que son action est d'autant plus marquée, que les sujets sont plus nerveux et plus délicats. Il est fort nuisible aux enfants, trop jeunes pour réagir efficacement contre son action débilitante, aux personnes qui toussent et ont la poitrine irritable, aux convalescents, aux rhumatisants, etc. Il y a d'ailleurs deux effets fort différents produits par l'application extérieure du froid: le premier est un effet sédatif et affaiblissant, le second, au contraire, est un effet de réaction qui exalte les forces et peut aller jusqu'à l'inflammation; d'où l'opinion que le froid *fortifie*, ce qui n'est vrai qu'autant qu'il est modéré et qu'il s'exerce sur des personnes placées dans des conditions favorables à la réaction. La médecine a très fréquemment recours à l'action d'un froid artificiel, soit à l'extérieur, soit à l'intérieur, et en tire souvent les résultats les plus avantageux. Les boissons froides sont convenables dans un grand nombre de circonstances, et c'est un préjugé tout à fait barbare qui les fait si souvent refuser à des malades que l'on gorge de boissons tièdes, lourdes et nauséeuses, au lieu de leur accorder le verre d'eau fraîche propre à calmer leur soif. On trouvera aux mots ATMOSPHÈRE, CLIMAT, MÉTÉOROLOGIE, etc., ce qu'il y a de plus important à connaître sur les effets du froid atmosphérique, effets qui varient suivant le degré du froid et suivant la sécheresse ou l'humidité qui s'y joint.

FROIDES (HUMEURS). *Voy.* ÉCROUELLES.

FRUIT. Les botanistes appellent *fruit* la portion du végétal uniloculaire ou multiloculaire qui sert de réceptacle aux graines. Le *fruit* est donc, à l'égard des plantes, ce que l'*œuf* est à l'égard des animaux : il est destiné par la nature à maintenir la perpétuité des espèces; car il n'est pas autre chose que l'ovaire fécondé. Presque toujours les fruits, même les fruits simples, et surtout les fruits composés, renferment un nombre considérable de graines, ou du moins plusieurs graines. Il serait évidemment rationnel et philosophique de considérer chaque graine comme un fruit, puisque chaque graine fécondée renferme un embryon capable de se développer jusqu'à devenir adulte, si toutefois il n'éprouve aucune entrave accidentelle, et si du reste il est bien constitué; mais l'opinion contraire a prévalu, et les phytologistes donnent le nom de fruit à l'ensemble des graines et des enveloppes qui les protègent, quels que soient leur nombre et leur structure.

Les fruits comestibles et les fruits vénéneux ne doivent ici être envisagés que d'une manière générale; car déjà on a pu lire, au mot ALIMENT, un grand nombre de détails intéressants relatifs au même sujet; et d'ailleurs, chaque espèce botanique fournit elle-même l'occasion de signaler explicitement les services qu'elle peut rendre.

Quelques auteurs, l'illustre Van Swieten en particulier, attribuent de graves inconvénients à l'usage des fruits consommés par les adultes et par les enfants surtout. Les diarrhées, les coliques, les empâtements abdominaux, et plus tard les fièvres, les scrofules et les maladies cutanées les plus graves, sont, d'après eux, les effets ordinaires et presque certains de ce genre d'alimentation. Mais il est évident que c'est là confondre l'abus avec l'usage, l'excès avec la modération. Demandez aux individus pléthoriques, aux hommes de cabinet, aux marins fatigués par une longue et laborieuse campagne, si l'usage des fruits leur est nuisible? Il est bien entendu que je parle seulement des fruits mûrs, dont la séve est convenablement élaborée. D'ailleurs, les aliments fournis par le règne animal n'ont-ils pas les mêmes inconvénients? ne donnent-ils pas lieu à des affections morbides aussi graves, quand ils sont de qualité inférieure ou qu'ils ont subi une préparation malfaisante?

Qui ignore l'utilité des fruits acidules dans une multitude de maladies? Des inflammations réfractaires à toutes sortes de médications n'ont-elles pas cédé à l'emploi, continué longtemps, des pêches et des raisins? Linnæus prétendait s'être guéri de la goutte, en mangeant chaque jour une grande quantité de fraises, il en faisait même la base principale de son régime. Je dois cependant à la vérité de dire que j'ai vu un malheureux succomber au choléra, après avoir ingéré dans son estomac une jatte entière de ce fruit délicieux. Mais le choléra, qui n'a pas respecté les hommes sobres, les médecins eux-mêmes, devait-il respecter les gens avides et les gourmands? Certains fruits doux et sucrés, tels que les figues, les dattes, les jujubes, sont fort utiles aux personnes délicates et sujettes à la toux; on s'en sert pour composer les boissons dites pectorales. Généralement ce n'est pas l'usage des fruits, mais seulement l'*abus* qui peut devenir nuisible.

Je termine en signalant comme une des erreurs les plus grossières et comme un préjugé ridicule, l'opinion de ces auteurs qui n'ont craint de regarder les vers intestinaux comme engendrés par des vers qui se nourrissent des fruits comestibles. Une larve d'insecte se transformerait donc, au gré de leur caprice et de leur absurdité, en véritables helminthes d'une organisation inférieure à celle que déjà ils possèdent, et surtout à celle qu'ils doivent revêtir dans leur dernière métamorphose.

FUMIGATIONS. On désigne sous ce nom les vapeurs ou gaz de diverses natures appliqués sur la totalité ou sur quelques parties du corps. Lorsque ces agents sont dirigés sous forme de colonne et avec une certaine force, de manière à frapper la partie malade, ils constituent alors des douches de vapeur. (*Voy.* ce mot.) Les substances employées pour les fumigations, et leur mode d'administration varient beaucoup; ainsi, l'on peut se servir de la vapeur d'eau pure ou chargée de principes mucilagineux, aromatiques, etc., de celle du benjoin, de l'alcool, de l'éther, du mercure et de ses préparations, d'acides sulfureux, de chlore, etc.

Les appareils ne varient pas moins, depuis la simple fumigation excitante donnée au lit, en plaçant dans une bassinoire du sucre ou du benjoin, avec un peu de braise, jusqu'aux appareils si élégants et si compliqués que l'on rencontre dans les établissements thermaux de Paris. Les fumigations sont générales ou partielles; les premières, dans lesquelles le corps tout entier est plongé, ne peuvent guère se donner qu'avec la vapeur d'eau; elles constituent alors ce qu'on appelle bains de vapeurs, étuves humides. A l'hôpital Saint-Louis, ces bains se donnent de la manière suivante : les malades sont enfermés dans une petite salle qui présente six marches ou degrés en pierre; la vapeur d'eau, amenée par un conduit, qui part d'un réservoir où l'eau est en ébullition, sort de petites ouvertures pratiquées à la partie supérieure d'un poêle destiné à échauffer davantage la salle. Les malades, en tirant le cordon d'une sonnette, indiquent quand il faut fermer ou ouvrir le tuyau de communication qui amène la vapeur; la chaleur étant d'autant plus intense que son degré est plus élevé, les malades se placent suivant leur susceptibilité sur les différents gradins. La température moyenne, celle du quatrième gradin, peut atteindre 40 à 45 degrés.

Dans les étuves ou bains russes, dont l'usage commence à se répandre à Paris, le malade, en sortant de l'atmosphère de vapeur se fait arroser d'eau froide, et on le place de suite dans un lit chaud; il s'établit alors une réaction accompagnée d'une légère sueur et d'un sentiment particulier de bien-être. La sensation de chaleur que l'on éprouve aux mains après avoir touché de la neige peut donner une idée de cette réaction, véritable effort de la nature, pour résister à la soustraction du calorique. Quoique le plus souvent l'usage des bains de vapeur russes ne soit pas suivi d'accidents, nous pensons néanmoins qu'ils ne doivent pas être pris sans l'avis du médecin, et surtout qu'on ne doit pas en faire une sorte de spécifique contre toutes les maladies chroniques. Ce que nous venons de dire s'applique aux bains de vapeurs ordinaires; ces derniers sont administrés avec avantage pour combattre certaines affections dartreuses et rhumatismales. Dans les fumigations partielles, la vapeur peut envelopper tout le corps à l'exception de la tête; le malade est alors renfermé dans une boîte, que la tête seule dépasse au moyen d'une ouverture circulaire pratiquée à la partie supérieure de l'appareil; d'autres fois un membre seulement, ou une autre partie du corps, est exposé à l'action de la vapeur au moyen d'appareils ingénieux dus à MM. Darcet et Biett. Suivant les propriétés des substances réduites en vapeurs, ces fumigations sont excitantes, antisyphilitiques, etc. Elles ont de plus une action commune qui est d'exciter la transpiration et de déterminer une légère rougeur de la peau.

Les bains de vapeurs usités déjà chez les peuples anciens sont fort répandus parmi les Turcs et quelques nations du Nord; dans ces contrées, on les considère plutôt comme des objets de luxe et d'agrément, que comme des moyens de guérison; en France, on ne les emploie guère que pour le traitement des maladies. L'administration des hôpitaux de Paris a pourvu aux besoins des indigents de la capitale en faisant délivrer gratuitement des fumigations aux malades du dehors qui viennent les réclamer. Le nombre de ceux-ci s'élève annuellement à plus de vingt-huit mille.

FUREUR UTÉRINE. *Hystéromanie, nymphomanie, érotomanie*, etc. Le dérèglement, la tyrannie du sens génital, avec ou sans délire, chez la femme, a reçu ces divers noms; un état pareil s'appelle satyriasis chez l'homme. Que devient quelquefois la liberté morale? quelle triste condition pour l'âme humaine d'être dominée par les sens!

Nous pensons, avec M. le docteur Deslandes, qui a traité de l'*Onanisme et des autres abus vénériens* avec un talent remarquable, qu'on a trop resserré le cadre de la nymphomanie, en n'y comprenant que les cas où, toute pudeur bannie, elle se produit avec le désordre des maladies mentales et nécessite la réclusion. Nous admettons deux degrés, et ce point de vue nous paraît essentiellement pratique; car il n'y a pas que l'hystéromanie délirante qui ait besoin d'être distinguée et secourue. Ainsi envisagée, la fureur utérine n'est plus une maladie si rare; et, pour en observer des exemples, il n'est plus nécessaire de pénétrer dans les asiles d'aliénés. Nous considérons comme nymphomanes au premier degré les filles ou femmes chez lesquelles l'appétit sexuel est démesuré, tyrannique, insatiable, au point de tourmenter opiniâtrement leur esprit si elles résistent, ou d'altérer leur santé quand elles veulent le satisfaire dans toute son exigence, avec un époux ou par des manœuvres solitaires. Comment ne ferions-nous pas une maladie d'un penchant désordonné qui ne doit pas exister tel dans l'ordre normal de la nature? Mais, dira-t-on, ce peut n'être qu'une mauvaise habitude, un vice, un abus, tandis que vous en faites un état maladif. Distinguons. Tout le temps que les excès vénériens ne sont provoqués que par des images, des souvenirs voluptueux, ils ne doivent, en effet, être rapportés qu'au mauvais emploi des facultés mentales; c'est une coupable faiblesse, un vice, et non pas une maladie. Mais ce dérèglement, purement moral, n'est pas de longue durée, les organes sexuels surexcités ne tardent pas à donner l'éveil à l'imagination; ainsi s'établit un cercle vicieux de sollicitations tour à tour morales et physiques, et plus tard la volonté est enchaînée par l'habitude. Lorsque la progression vénérienne en est venue à ce point, que le sens génital captive l'imagination, confisque le libre arbi-

tre, et conduit à des excès préjudicia-
bles à la santé, quoique la femme cache encore soigneusement les penchants qui l'obsèdent, nous pensons
qu'il existe un premier degré de nymphomanie.

La fureur utérine, au second degré,
la seule qu'aient décrite les auteurs, s'accompagne d'un désordre moral qui lui
a fait assigner un rang dans l'ordre des
maladies mentales. Dans ce triste état,
les femmes, même les plus pudiques,
tiennent les propos les plus licencieux,
exécutent les gestes les plus indécents,
prennent les postures les plus obscènes.
Ce délire érotique est des plus opiniâtres
sur son objet, rien ne peut faire diversion au penchant à l'amour physique.
Il y a en même temps chaleur, tension,
dans le bas-ventre et les seins, prurit
voluptueux, envies fréquentes d'uriner,
spasmes divers dans le ventre, l'œsophage, la gorge, soif, mouvements de
fièvre, etc.

La prédisposition à la nymphomanie
se tire principalement du degré de sensibilité de l'appareil génital; et l'on sait que
cette condition est beaucoup plus variable chez la femme que chez l'homme.
Les causes de cette sensibilité spéciale ont
été cherchées tour à tour dans la conformation des organes sexuels, et particulièrement de leur tissu érectile, ou
dans le volume du cervelet. Nous ne
pouvons ici débattre ces deux opinions
opposées. Qu'il nous suffise de présenter
comme un fait établi que les femmes,
dont les parties sexuelles jouissent de la
sensibilité voluptueuse la plus vive et la
plus persévérante, sont les plus prédisposées à la nymphomanie. Ses causes
occasionnelles sont : les excès d'onanisme, de coït, ou la continence forcée,
des éruptions prurigineuses survenues
aux parties, des ascarides dans le rectum, le vagin, l'usage des aphrodisiaques, notamment des cantharides; quelquefois les purgatifs, et spécialement
les aloétiques, la menstruation, la grossesse, des irritations de la matrice, de
la vessie, des intestins, etc. Parmi les
causes morales, tout ce qui appelle et
fixe l'attention sur les plaisirs amoureux,
tableaux, lectures, entretiens, rêveries
érotiques.

Qu'il soit le résultat d'une disposition

native ou acquise, l'appétit vénérien démesuré est un malheur digne d'une
grande sollicitude; l'hygiène physique
et morale est parfois si faible contre la
brutalité des instincts ! Pensez-vous qu'il
suffirait de quelques discours sur les
avantages de la sobriété pour réduire
l'homme que l'activité de ses organes
digestifs rend vorace, à ne manger que
comme celui qui n'a que peu ou point
d'appétit? Malheureusement, il en est de
même pour les filles ou femmes, peu
communes du reste, chez lesquelles le
sens génital jouit d'une activité déréglée. Celles-là, il faut les plaindre et les
secourir, réservant le blâme dans toute
sa sévérité pour ces nymphomanes factices que l'imagination a corrompues,
et que l'habitude maintient dans le vice.
Quelle situation plus digne de respect et
d'admiration que celle de la femme qui
lutte avec courage contre l'empire des
sens, dont l'âme, fortifiée dans la vertu,
gémit et s'indigne des exigences brutales de la matière ! A celles-là nous n'a-
vons pas besoin de recommander l'éloignement de toutes les circonstances
extérieures qui exerceraient la pensée
dans une direction que les sensations
instinctives ont déjà trop fortement imprimée. Leur conscience les avertit suffisamment de se tenir en garde contre
les provocations venues du dehors, qui
redoubleraient l'impétuosité des impulsions intérieures. La vie sédentaire,
contemplative, est extrêmement nuisible aux femmes que tourmente l'excitation spontanée des organes généra-
teurs; l'exercice du corps et les occupations de l'esprit leur sont éminemment
salutaires : en même temps qu'on la
dompte par la fatigue musculaire, on
calme aussi la sensibilité nerveuse, générale et locale, par des bains entiers
ou de siége, des lotions partielles, des
lavements, un régime doux et des boissons émulsionnées que nous indiquerons bientôt. Cependant, quand les forces sont en échec et que la sensibilité
prédomine, un régime tonique et non
excitant, les préparations de fer, de
quinquina, une nourriture graduellement plus substantielle, la gymnastique
modérée, les bains frais l'été, doivent
être préférés à la diète débilitante. Sans
éviter les approches conjugales, dont

Elles peuvent même avoir besoin, les femmes mariées nymphomanes agiraient sagement en ne couchant pas dans le même lit que leur mari, dont le voisinage les excite sans pouvoir les satisfaire, surtout quand à une affection de cœur s'ajoute l'activité exaltée du sens génital... Nous ne pouvons que le redire, cette avidité d'excitation voluptueuse des organes génitaux est une source de calamités qu'il faut surveiller et dont on doit prévoir les fâcheuses conséquences. La femme qui résiste en souffre; celle qui se livre à toute l'impétuosité de ses penchants, à moins qu'elle ne soit très robuste, épuise sa santé, quelquefois celle de son mari, et, définitivement, l'immoralité est plus à craindre. Que de fois nous avons été surpris et affligé de l'imprudence d'époux qui osaient prôner indiscrètement la lascivité de leurs femmes! La fidélité conjugale est-elle donc si générale et si éprouvée, qu'on puisse ainsi découvrir le côté le plus vulnérable?

Lorsque la nymphomanie en est venue à ce point, que la propension vénérienne domine exclusivement la femme, et que le délire érotique, avec un cortége de dégoûtantes obscénités, se prépare ou existe, il devient indispensable de ne plus la perdre de vue, de l'isoler, de la surveiller comme une folle. On cherchera la cause de cette maladie génito-cérébrale, et on l'attaquera directement. En attendant, on s'efforcera de modérer, de calmer l'ardeur vénérienne par d'abondantes boissons d'eaux de melon, de concombre, de citrouille, de pastèque, de pourpier, de lin, de nénuphar, de veau, de poulet, émulsionnées; des bains de siége, simples ou rendus plus émollients et narcotiques avec de la guimauve, de la laitue, de la morelle, de la jusquiame; des bains tièdes généraux, des applications froides aux parties, à la nuque; des lavements d'eau de lin et de nymphœa; des aliments doux, légers, principalement végétaux. Parfois des émissions sanguines, répétées, sont nécessaires, des opérations chirurgicales aux organes génitaux ont guéri quelques nymphomanies, etc... (*Voy.* se rattachant au sujet, AMOUR *physique*, CONTINENCE et ONANISME.)

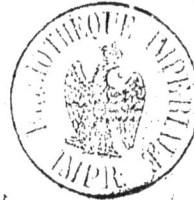

FIN DU PREMIER VOLUME

Paris. — Typographie et Lithographie LACOUR, rue Soufflot, 18.

CONDITIONS DE LA SOUSCRIPTION :

LE DICTIONNAIRE DE MÉDECINE USUELLE ET DOMESTIQUE

se compose de deux volumes grand in-8 à deux colonnes, imprimés en caractères neufs, et dont l'ensemble comprend plus de 1,400 pages (près de 3,000 colonnes).

Chaque volume contient la matière de plus de trois volumes ordinaires.

PRIX DE L'OUVRAGE

ENVOYÉ *FRANCO* PAR TOUTE LA FRANCE ET L'ALGÉRIE

18 FRANCS.

IMPRIMERIE DE MADAME VEUVE LACOUR, RUE SOUFFLOT, 18.